Farmácia Clínica
&
Atenção Farmacêutica
Contexto Atual, Exames Laboratoriais e
Acompanhamento Farmacoterapêutico

2ª edição

Revisada, atualizada e ampliada

CIÊNCIAS FARMACÊUTICAS

A Ciência e a Arte de Ler Artigos Científicos – **Braulio Luna Filho**
A Saúde Brasileira Pode Dar Certo – **Lottenberg**
Biossegurança Aplicada a Laboratório e Serviços de Saúde – **Mastroeni**
Ciências Farmacêuticas - Abordagem em Farmácia Hospitalar – **Magalhães Gomes**
Cuidados e Manejo de Animais de Laboratório – **Valderez** Bastos Valero Lapchik, Vania Gomes de Moura Mattaria e **Gui Mi Ko**
Cuidados Paliativos – Diretrizes, Humanização e Alívio de Sintomas – **Franklin Santana**
Entomologia Médica e Veterinária – Carlos Brisola **Marcondes**
Epidemiologia 2ª ed. – **Medronho**
Farmacêuticos em Oncologia: Uma Nova Realidade 2ª ed. – José Ricardo **Chamhum** de Almeida
Farmácia Clínica – **Ferracini e Mendes**
Farmacobotânica 2ª ed. – **Oliveira Akisue**
Farmacognosia – **Oliveira e Akisue**
Fitormônios - Abordagem Natural da Terapia Hormonal – **Alves e Silva**
Fundamentos de Cromatografia Aplicada a Fitoterápicos – Fernando de **Oliveira**, José Luiz Aiello, Gokithi **Akisue** e Elfriede Marianne Bacchi
Fundamentos de Farmacobotânica – **Oliveira e Akisue**
Gestão Estratégica em Farmácia Hospitalar - Aplicação Prática de um Modelo de Gestão para Qualidade – Cleuber Esteves **Chaves**
Guia de Consultório - Atendimento e Administração – **Carvalho Argolo**
Hormônios e Metabolismo: Integração e Correlações Clínicas – **Poian e Alves**
Laboratório Clínico Médico-veterinário 2ª ed. – **Matos Margarida**
Microbiologia 5ª ed. – **Trabulsi**
O que Você Precisa Saber sobre o Sistema Único de Saúde – **APM-SUS**
Oncohematologia - Manual de Diluição, Administração e Estabilidade de Medicamentos Citostáticos – Gilberto **Barcelos Souza**
Politica Públicas de Saúde Interação dos Atores Sociais – **Lopes**
Prática em Equoterapia – **Evelin Maluf** Rodrigues Alves
Prática Farmacêutica no Ambiente Hospitalar 2ª ed. – Wladmir Mendes **Borges Filho** e Fabio Teixeira **Ferracini**
Práticas de Morfologia Vegetal – **Oliveira e Saito**
Procedimentos de Primeiros Socorros para Cães – Rogério **Cury** Pires
Radiofarmácia – **Ralph Santos** Oliveira
Serpentes Peçonhentas Brasileiras – Manual de Identificação, Prevenção e Procedimentos – **Cabral**
Técnicas de Laboratório 3ª ed. – **Moura**
Tecnologia do Pescado - Ciência, Tecnologia, Inovação e Legislação – **Gonçalves**
Um Guia para o Leitor de Artigos Científicos na Área da Saúde – **Marcopito Santos**

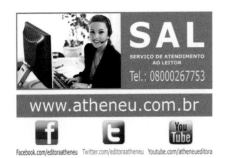

Farmácia Clínica & Atenção Farmacêutica

Contexto Atual, Exames Laboratoriais e Acompanhamento Farmacoterapêutico

2ª edição

Revisada, atualizada e ampliada

Paulo Caleb Júnior de Lima Santos

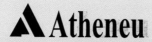

EDITORA ATHENEU

> São Paulo — Rua Jesuíno Pascoal, 30
> Tel.: (11) 2858-8750
> Fax: (11) 2858-8766
> E-mail: atheneu@atheneu.com.br
>
> Rio de Janeiro — Rua Bambina, 74
> Tel.: (21)3094-1295
> Fax: (21)3094-1284
> E-mail: atheneu@atheneu.com.br
>
> Belo Horizonte — Rua Domingos Vieira, 319 — conj. 1.104

CAPA: *Paulo Verardo*

PRODUÇÃO EDITORIAL: *Texto & Arte Serviços Editoriais*

CIP-BRASIL. CATALOGAÇÃO NA PUBLICAÇÃO
SINDICATO NACIONAL DOS EDITORES DE LIVROS, RJ

> S237f
>
> Santos, Paulo Caleb Júnior de Lima
>   Farmácia clínica & atenção farmacêutica : contexto atual, exames laboratoriais e acompanhamento farmacoterapêutico / Paulo Caleb Júnior de Lima Santos. - 2. ed. rev., atual. e ampl. - Rio de Janeiro : Atheneu, 2018.
>   : il.
>
>   Inclui bibliografia
>   ISBN 978-85-388-0837-4
>
>   1. Farmacologia. I. Título.
>
> 17-44940   CDD: 615
>   CDU: 615

25/09/2017   27/09/2017

SANTOS, P. C. J. L.
Farmácia Clínica & Atenção Farmacêutica: Contexto Atual, Exames Laboratoriais e Acompanhamento Farmacoterapêutico. 2ª edição.

© EDITORA ATHENEU
São Paulo, Rio de Janeiro, Belo Horizonte, 2018.

Editor

Paulo Caleb Júnior de Lima Santos
Professor-Adjunto na Escola Paulista de Medicina da Universidade Federal de São Paulo (EPM/Unifesp), no Departamento de Farmacologia. Orientador de Mestrado e Doutorado pelo Programa de Pós-Graduação (PPG) em Farmacologia da Unifesp e do PPG em Ciências Médicas da Faculdade de Medicina da Universidade de São Paulo (FMUSP). Pós-Doutorado pelo Laboratório de Genética e Cardiologia Molecular do Instituto do Coração do Hospital das Clínicas da FMUSP (InCor-HCFMUSP). Doutor pela Faculdade de Ciências Farmacêuticas da USP. Farmacêutico-Bioquímico pela Universidade Federal de Alfenas (Unifal – MG). Habilitação em Análises Clínicas e Toxicológicas pela Unifal – MG.

Colaboradores

Alessandra Rezende Mesquita
Docente no Departamento de Farmácia Social da Faculdade de Farmácia da Universidade Federal de Minas Gerais (UFMG). Doutora em Ciências da Saúde. Mestre em Ciências Farmacêuticas. Graduada em Farmácia na Universidade Federal de Sergipe (UFS). Atuou como Professora no Curso de Farmácia na UFS (Campus de Lagarto) e Professora voluntária da disciplina Assistência Farmacêutica na UFS (Campus São Cristovão). Trabalhou como Farmacêutica Hospitalar pela Fundação Hospitalar de Saúde de Sergipe. Foi conteudista do Curso de Qualidade de Profissionais da Assistência Farmacêutica e Capacitação para o Sistema Hórus. Atuando sobretudo nos temas: Comunicação Farmacêutico-Paciente, Atenção Farmacêutica, Assistência Farmacêutica e Ensino Farmacêutico.

Alexandre da Costa Pereira
Médico pela Faculdade de Medicina da Universidade de São Paulo (FMUSP). *Research Fellowship* pela Harvard Medical School. Cardiologista pelo Instituto do Coração do Hospital das Clínicas da FMUSP (InCor-HCFMUSP). Doutor em Cardiologia pelo InCor-HCFMUSP. Médico-Assistente e Pesquisador do InCor-HCFMUSP. Coordenador do Laboratório de Genética e Cardiologia Molecular do InCor-HCFMUSP.

Amouni Mohmoud Mourad
Doutora em Ciências em Ciências da Saúde da Faculdade de Medicina da Santa Casa de São Paulo (FCMSCSP). Professora do Curso de Farmácia da Universidade Presbiteriana Mackenzie (UPM). Coordenadora das Atividades Complementares do Centro de Ciências Biológicas e da Saúde (CCBS) da UPM. Professora no Curso *lato sensu* em Farmácia Clínica na UPM. Assessora Técnica do Conselho Regional de Farmácia de São Paulo.

Ana Cristina Lo Prete
Docente e Orientadora da Graduação e Pós-Graduação em Farmacologia Clínica do Centro Universitário São Camilo. Docente e Orientadora da Graduação e Pós-Graduação em Atenção Farmacêutica e Farmácia Clínica da Universidade Guarulhos. Docente da Universidade São Judas Tadeu. Doutora pela Faculdade de Ciências Farmacêuticas da Universidade de São Paulo (USP). Mestre pela Faculdade de Ciências Farmacêuticas da USP. Farmacêutica-Bioquímica pela Universidade Camilo Castelo Branco.

Ângela Cristine Bersch Ferreira
Possui Graduação em Nutrição pela Universidade Federal do Rio Grande do Sul (UFRGS). Especialista em Nutrição Clínica pela Universidade Gama Filho e Mestre em Ciências pelo Programa de Pós-Graduação em Cirurgia Plástica da Universidade Federal de São Paulo (Unifesp). Doutorado em Andamento pelo Programa de Nutrição em Saúde Pública da Universidade de São Paulo (USP). Pesquisadora do Instituto de Pesquisa do Hospital do Coração (HCor).

Atecla Nunciata Lopes Alves
Farmacêutica Pesquisadora no Laboratório de Hormônios e Genética Molecular do Hospital das Clínicas da Faculdade de Medicina da Universidade de São Paulo (HCFMUSP) – Laboratório de Investigação Médica. Pós-Doutorado em Biologia Química pela Universidade Federal de São Paulo (Unifesp) com ênfase em Técnicas de Espectrometria de Massas. Doutorado e Mestrado em Toxicologia e Análises Toxicológicas pela Faculdade de Ciências Farmacêuticas de Universidade de São Paulo (FCFUSP). Farmacêutica-Bioquímica pela USP.

Blície Jennifer Balisa Rocha
Graduada em Farmácia pela Universidade Tiradentes. Especialista em Farmacologia Clínica pela Universidade Castelo Branco. Mestre na área de Ciências da Saúde (Atenção Farmacêutica) na Universidade Federal de Sergipe (LEPFS/UFS). Doutora na área de Ciências da Saúde (Atenção Farmacêutica) na LEPFS/UFS. Docente e atual Coordenadora Geral dos Cursos de Graduação da Faculdade Guanambi – BA.

Bruna Cipriano Almeida Barros
Mestranda em Hematologia no Programa de Pós-Graduação em Medicina, Universidade Federal de São Paulo (Unifesp). Farmacêutica pela Universidade de Sorocaba (Uniso).

Bruna Mateus de Castilho
Farmacêutica pela Universidade de Araraquara (Uniara). Mestranda em Ciências Farmacêuticas no Programa de Pós-Graduação em Ciências Farmacêuticas, Universidade Paulista "Júlio de Mesquita Filho" (Unesp).

Camilo Molino Guidoni
Docente da Universidade Estadual de Londrina (UEL). Doutor pela Faculdade de Ciências Farmacêuticas de Ribeirão Preto da Universidade de São Paulo (FCFRP-USP). Colaborador do Centro de Pesquisa em Assistência Farmacêutica e Farmácia Clínica (CPAFF). Farmacêutico-Bioquímico pela Universidade Federal do Espírito Santo (UFES).

Carlos Eduardo Pulz Araujo
Coordenador do Curso de Farmácia da Universidade São Francisco de Bragança Paulista (USF). Coordenador e Docente do Programa de Pós-graduação *lato sensu* em Farmacologia Clínica da USF. Docente dos Cursos de Farmácia, Medicina, Odontologia, Fisioterapia e Psicologia da USF. Graduado em Farmácia pela Universidade Metodista de Piracicaba (Unimep). Mestre e Doutor em Ciências – Área de Farmacologia pela Universidade Estadual de Campinas (Unicamp). Avaliador de Cursos do SINAES/INEP/MEC. Docente do Instituto Brasil de Pós-Graduação, Capacitação, Assessoria e Educação à Distância – I-Bras.

Chiara Erminia da Rocha
Mestre em Saúde Coletiva pela Universidade Federal de Pernambuco (UFPE). Doutora em Ciências da Saúde pela Universidade Federal de Sergipe (UFS).

Cristiane de Cassia Bergamaschi
Docente e Orientador do Curso de Mestrado do Programa de Pós-Graduação em Ciências Farmacêuticas, linha Uso Racional de Medicamentos, Universidade de Sorocaba (Uniso). Graduada em Farmácia Bioquímica pela Universidade Federal de Alfenas (Unifal – MG). Doutora em Farmacologia, Anestesiologia e Terapêutica pela Faculdade de Odontologia de Piracicaba da Universidade Estadual de Campinas (FOP-Unicamp). Pós-Doutorado no Centro de Pesquisas Odontológicas e Faculdade de Odontologia São Leopoldo Mandic.

Diogo Pilger
Professor da Faculdade de Farmácia da Universidade Federal do Rio Grande do Sul (UFRGS) e do Programa de Pós-Graduação em Assistência Farmacêutica em Rede (PPGASFAR). Doutor em Farmácia pela Universidade de Granada – Espanha. Farmacêutico pela UFRGS.

Divaldo Pereira de Lyra Junior
Farmacêutico e Mestre em Ciências Farmacêuticas pela Universidade Federal de Pernambuco (UFPE). Doutor pela Faculdade de Ciências Farmacêuticas de Ribeirão Preto da Universidade de São Paulo (FCFRP-USP). Pós-Doutor pela Escola de Enfermagem de Ribeirão Preto da USP. Atualmente é Professor-Associado I da Universidade Federal de Sergipe (UFS), Disciplina Assistência Farmacêutica, Atenção Farmacêutica e Farmácia Hospitalar. Orientador no Programa de Pós-Graduação (Mestrado e Doutorado) em Ciências da Saúde e no Programa de Pós-Graduação (Mestrado e Doutorado) em Ciências Farmacêuticas da UFS. Líder do Grupo de Ensino e Pesquisa em Farmácia Social. Coordenador do Laboratório de Ensino e Pesquisa em Farmácia Social/UFS. Membro da Rede Brasileira de Assistência Farmacêutica. Chefe da Unidade de Gerenciamento das Atividades de Pós-Graduação do Hospital Universitário da UFS/EBSERH.

Dominique Toti Oliveira
Graduanda do Curso de Farmácia da Universidade de Sorocaba (Uniso).

Dyego Carlos Souza Anacleto de Araújo
Farmacêutico pela Universidade Federal da Paraíba (UFPB). Mestrando em Ciências Farmacêuticas pela Universidade Federal de Sergipe (UFS) e Pesquisador do Laboratório de Ensino e Pesquisa em Farmácia Social (LEPFS/UFS).

Edilma Maria de Albuquerque Vasconcelos
Mestranda em Ciências Farmacêuticas no Programa de Pós-Graduação em Ciências Farmacêuticas, Universidade Paulista "Júlio de Mesquita Filho" (Unesp).

Eloi Marcos de Oliveira Lago
Graduação em Farmácia e Bioquímica pela Universidade de Guarulhos (UnG), Mestrado em Farmácia pela Universidade de São Paulo (USP), Especialização em Análises Clínicas, Especialização em Docência no Ensino Superior e MBA em Gestão de Instituição de Ensino, ambos pela UnG. Coordenador do Curso de Farmácia, Diretor da Área de Saúde e Professor da Disciplina de Farmacologia da UnG.

Estael Luzia Coelho Madeira da Cruz
Graduação em Farmácia pela Universidade Federal de Juiz de Fora (UFJF) e Mestrado em Ciências pela Faculdade de Ciências Farmacêuticas de Ribeirão Preto/Universidade de São Paulo (FCFRP/USP). Atualmente, está alocada no Serviço Farmacêutico da FCFRP/USP e é uma das Farmacêuticas Clínicas desta instituição. Possui foco de atuação nas áreas de Gestão de Medicamentos, Dispensação e Cuidado Farmacêutico. Responsável Técnica pela Farmácia Ensino da FCFRP, desempenha atividades nos três eixos do conhecimento: Ensino, Pesquisa e Extensão.

Felipe Tadeu Carvalho Santos
Farmacêutico-Bioquímico pela Universidade Federal de Alfenas (Unifal – MG). Especialista em Saúde da Família pela Faculdade Santa Marcelina. Mestre em Saúde Coletiva pela Universidade de Brasília (UnB).

Fernando de Sá Del Fiol
Graduação em Farmácia pela Universidade Metodista de Piracicaba. Mestrado e Doutorado em Farmacologia pela Universidade Estadual de Campinas (Unicamp). Aperfeiçoamento em Doenças Infecciosas na Medical School da Harvard University (Boston – EUA).

Gabriela Andrade Conrado Carvalho
Farmacêutica e Mestre em Ciências Farmacêuticas pela Universidade Federal de Sergipe (UFS). Doutoranda em Ciências da Saúde pela UFS.

Giselle de Carvalho Brito
Mestre em Ciências Farmacêuticas pela Universidade Federal de Sergipe (UFS). Doutora em Ciências da Saúde pela UFS.

Izadora Menezes da Cunha Barros
Farmacêutica Graduada pela Universidade Tiradentes. Mestre em Ciências Farmacêutica e Doutora pelo Programa de Pós-Graduação em Ciências da Saúde da Universidade Federal de Sergipe (UFS), com a linha de pesquisa Comunicação Farmacêutica. Chefe da Unidade de Farmácia Clínica do Hospital Universitário de Sergipe.

Jacqueline Tereza da Silva
Graduação em Nutrição pelo Centro Universitário São Camilo. Especialização em Saúde Pública com ênfase em Estratégia Saúde da Família. Mestranda pelo Programa de Nutrição em Saúde Pública da Faculdade de Saúde Pública da Universidade de São Paulo (FSP/USP). Técnica em Pesquisa Clínica no Instituto de Pesquisa do Hospital do Coração – HCor.

Jaqueline Scholz
Orientadora da Pós-Graduação em Cardiologia da Faculdade de Medicina da Universidade de São Paulo (FMUSP). Doutora em Cardiologia pela FMUSP. Diretora do Programa de Tratamento Tabagismo do Instituto do Coração do Hospital das Clínicas (InCor) da FMUSP, criadora do *software* PAF – Programa de Assistência ao Fumante.

Larissa Helena Lobo Torres
Professora-Adjunta na Faculdade de Ciências Farmacêuticas da Universidade Federal de Alfenas (Unifal). Pós-Doutorado pelo Departamento de Análises Clínicas e Toxicológicas da Universidade de São Paulo (USP). Doutorado e Mestrado em Toxicologia e Análises Toxicológicas pela Faculdade de Ciências Farmacêuticas da USP (FC-FUSP). Farmacêutica com Habilitação em Análises Clínicas e Toxicológicas pela Unifal.

Lauro Cesar da Silva Maduro
Graduação em Farmácia pela Universidade Federal dos Vales do Jequitinhonha e Mucuri – Campus JK. Mestre em Ciências Farmacêuticas pela Faculdade de Ciências Farmacêuticas de Ribeirão Preto da Universidade de São Paulo (FCFRP-USP), sendo atualmente Doutorando na mesma instituição. Pesquisador no Centro de Pesquisa em Assistência Farmacêutica e Farmácia Clínica (CPAFF). Desenvolve atividades na área de Assistência Farmacêutica e Políticas de Saúde.

Leiliane Rodrigues Marcatto
Mestranda no Laboratório de Genética e Cardiologia Molecular do Instituto do Coração (InCor) do Hospital das Clínicas da Faculdade de Medicina da Universidade de São Paulo (FMUSP). Farmacêutica pelo Centro Universitário São Camilo.

Leonardo Régis Leira Pereira
Professor-Associado (Livre-Docente) da Faculdade de Ciências Farmacêuticas de Ribeirão Preto da Universidade de São Paulo (FCFRP-USP). Pós-Doutorado pela Universidade de Pavia, Itália. Docente da Disciplina de Farmácia Clínica e Terapêutica da FCFRP-USP. Coordenador do Centro de Pesquisa em Assistência Farmacêutica e Farmácia Clínica (CPAFF-USP).

Liliane Ribeiro Braga
Farmacêutica. Consultora Farmacêutica da Secretaria das Comissões de Ética.

Lívia Maria Gonçalves Barbosa
Farmacêutica Clínica Unidade de Terapia Intensiva e Equipe Multidisciplinar de Terapia Nutricional do Hospital Sírio-Libanês, SP. Especialista em Farmácia Clínica pelo Hospital Pró-Cardíaco, RJ. Aprimoramento em Farmácia Clínica e Atenção Farmacêutica pela Universidade do Chile. Especialista em Farmácia Hospitalar pela Sociedade Brasileira de Farmácia Hospitalar (SBRAFH). Especialista em Terapia Nutricional pela Sociedade Brasileira de Nutrição Enteral e Parenteral (SBNPE). Coordenadora da Comissão Assessora de Farmácia Clínica do Conselho Regional de Farmácia do Estado de São Paulo (CRF-SP), biênio 2014-2015.

Lucas Borges Pereira
Pós-Doutorando no Instituto de Biociências da Universidade de São Paulo (IB-USP). Bacharel em Bioquímica pela Universidade Federal de Viçosa (UFV) e Doutor em Ciências pelo Programa de Pós-Graduação em Biologia da Relação-Patógeno Hospedeiro, oferecido pelo Departamento de Parasitologia da Universidade de São Paulo (USP) sob orientação da Dra. Célia Garcia. Realizou Doutorado sanduíche na University of Georgia no grupo coordenado pela Dra. Silvia Moreno e Dr. Roberto Docampo (EUA) e Università Degli Studi di Padova (Itália) sob orientação do Dr. Rosário Rizutto. Pós-Doutorado pela Rutgers University (EUA), onde atuou no grupo coordenado pelo Dr. Andrew P. Thomas em projeto financiado pelo NIH. Possui experiência em Bioquímica, Biologia Molecular e Celular de Parasitas.

Luciana Sacilotto
Médica-Assistente da Unidade de Arritmia do Instituto do Coração do Hospital das Clínicas da Faculdade de Medicina da Universidade de São Paulo (InCor-HCFMUSP). Especialista em Arritmia Clínica pela Sociedade Brasileira de Arritmias Cardíacas (Sobrac).

Luciane Cruz Lopes
Docente e Orientadora do Curso de Mestrado do Programa de Pós-Graduação em Ciências Farmacêuticas, linha Uso Racional de Medicamentos, Universidade de Sorocaba (Uniso). Doutora em Farmacologia, Anestesiologia e Terapêutica pela Faculdade de Odontologia de Piracicaba da Universidade Estadual de Campinas (FOP-Unicamp) e Pós-Doutor em Epidemiologia Clínica pela McMaster University – Canadá. Farmacêutica-Bioquímica formada pela Faculdade de Ciências Farmacêuticas da Universidade Estadual Paulista "Júlio Mesquita Filho" (Unesp), Araraquara.

Luciane Maria Ribeiro Neto
Farmacêutica-Bioquímica, Mestre e Doutora em Medicina Veterinária pela Faculdade de Medicina Veterinária e Zootecnia (FMVZ-USP). Pós-Doutorado em Endocrinologia pela Faculdade de Medicina da Universidade Federal de São Paulo (Unifesp). Gerente da Secretaria Central das Comissões de Ética do Conselho Regional de Farmácia do Estado de São Paulo (CRF-SP). Professora do Curso de Farmácia do Centro Universitário São Camilo.

Luciene Alves Moreira Marques
Farmacêutica pela Universidade Federal de Alfenas (Unifal – MG). Mestre em Farmacologia pela Universidade Estadual de Campinas (Unicamp). Doutora em Psicobiologia pela Universidade Federal de São Paulo (Unifesp).

Marcel da Rocha Chehuen
Docente da Universidade Paulista (Unip). Pós-Doutorando pela Escola de Educação Física e Esporte da Universidade de São Paulo (EEFE/USP). Doutor pela EEFE/USP. Especialista em Condicionamento Físico Aplicado à Reabilitação Cardíaca pelo Instituto do Coração do Hospital das Clínicas da Faculdade de Medicina da Universidade de São Paulo (InCor-HCFMUSP). Graduado em Educação Física pela Universidade Federal de Juiz de Fora (UFJF).

Marcelo Polacow Bisson
Farmacêutico pela Faculdade de Ciências Farmacêuticas de Ribeirão Preto da Universidade de São Paulo (FCFRP-USP). Especialista em Farmácia Hospitalar pela Sociedade Brasileira de Farmácia Hospitalar e Serviços de Saúde (SBRAFH), Mestre e Doutor em Farmacologia pela Faculdade de Odontologia de Piracicaba da Universidade Estadual de Campinas (FOP-Unicamp).

Maria Carolina de Oliveira e Silva
Farmacêutica pela Universidade de Sorocaba (Uniso). Mestre em Ciências Farmacêuticas pelo Programa de Pós-Graduação em Ciências Farmacêuticas da Uniso.

Maria José Faus Dáder
Diretora da Cátedra María José Faus Dáder de Atenção Farmacêutica da Universidade de Granada, Espanha. Professora Catedrática de Bioquímica e Biologia Molecular da Faculdade de Farmácia da Universidade de Granada, Espanha. Doutora em Farmácia pela Universidade de Granada, Espanha.

Mariana Del Grossi
Fisioterapeuta pela Pontifícia Universidade Católica de Campinas (PUC-Campinas). Mestranda em Ciências Farmacêuticas no Programa de Pós-graduação em Ciências Farmacêuticas, Universidade de Sorocaba (Uniso).

Marion Braga
Técnica Responsável no Laboratório de Erros Inatos do Metabolismo (LEIM) da Universidade Federal de São Paulo (Unifesp). Pós-Graduanda em Administração de Empresas pela Fundação Getulio Vargas (FGV). Especializada em Gestão da Qualidade em Saúde pela FGV. Farmacêutica pela Faculdade de Medicina do ABC (FMABC).

Maurilio de Souza Cazarim
Farmacêutico, bolsista FAPESP de Doutorado pelo Programa de Ciências Farmacêuticas da Pós-Graduação da Faculdade de Ciências Farmacêuticas de Ribeirão Preto da Universidade de São Paulo (FCFRP-USP), Programa Conceito 7 na CAPES. Mestre em Ciências Farmacêuticas pela FCFRP-USP, com aprofundamento em Farmacoeconomia e Cuidado Farmacêutico, bolsista FAPESP. Especialista em Saúde Pública pelo Programa de Atenção Integral à Saúde – Faculdade de Medicina de Ribeirão Preto, Universidade de São Paulo (FMRP-USP – Residência Multiprofissional). Graduado em Farmácia, currículo generalista, pela Universidade Federal de Juiz de Fora (UFJF).

Maurílio Pacheco-Neto
Professor-Assistente na Universidade do Vale do Sapucaí (Univás – MG). Mestrado em Ciências Médicas pelo Programa de Fisiopatologia Experimental da Faculdade de Medicina da Universidade de São Paulo (FMUSP). Farmacêutico com Habilitação em Análises Clínicas e Toxicológicas pela Universidade Federal de Alfenas (Unifal – MG).

Michele Melo Silva Antonialli
Docente e Orientadora da Pós-Graduação em Atenção Farmacêutica e Farmácia Clínica da Universidade Guarulhos. Docente da Graduação da Universidade São Judas Tadeu. Mestre e Doutora em Farmacologia pelo Instituto de Ciências Biomédicas da Universidade de São Paulo (USP). Especialista em Farmácia Hospitalar e Clínica pelo Hospital das Clínicas da Faculdade de Medicina da USP. Farmacêutica pela Universidade Federal de Goiás (UFG).

Miriam Sanches do Nascimento Silveira
Docente do Curso de Graduação em Farmácia, Universidade de Sorocaba (Uniso). Graduação em Farmácia pela Universidade Federal do Ceará (UFC). Doutora em Ciências Médicas pela Universidade Estadual de Campinas (Unicamp). Docente do Curso de Graduação em Enfermagem da Uniso. Enfermeira pela Pontifícia Universidade Católica (PUC). Mestre em Ciências Farmacêuticas no Programa de Pós-Graduação em Ciências Farmacêuticas da Uniso.

Natan Daniel da Silva Junior
Graduação em Educação Física pela Faculdades Integradas São Pedro. Especialista em Condicionamento Físico Aplicado à Reabilitação Cardíaca pelo Instituto do Coração do Hospital das Clínicas da Faculdade de Medicina da Universidade de São Paulo (InCor-HCFMUSP). Mestre e Doutor em Ciências pela Faculdade de Medicina da Universidade de São Paulo (FMUSP). Especialista do Laboratório da Escola de Educação Física e Esporte da USP.

Patrick Luiz Cruz de Souza
Docente da Escola Superior da Amazônia (Esamaz) e do Instituto de Desenvolvimento Educacional (IDE Pós-Graduação). Farmacêutico na Secretaria de Estado de Saúde Pública do Pará. Mestre em Ciências Farmacêuticas pela Universidade Federal do Pará (UFPA). Farmacêutico pela UFPA.

Patricia de Carvalho Mastroianni
Graduada em Farmácia pela Faculdades Oswaldo Cruz (FOC). Especialista em Farmácia Clínica pelo Hospital das Clínicas da Faculdade de Medicina da Universidade de São Paulo (HCFM-USP), Saúde Pública pela Universidade de Brasília (UnB) e Vigilância Sanitária pela Faculdade de Saúde Pública da USP (FSP-USP). Mestre e Doutora em Ciências da Saúde pela Universidade Federal de São Paulo (Unifesp), estágio Pós-Doutoral em Farmácia Social pela Universidade de Sevilla. Livre-Docente em Deontologia e Assistência Farmacêutica e Professor-Adjunto Doutor do Departamento de Fármacos e Medicamentos da Faculdade de Ciências Farmacêuticas da Universidade Estadual Paulista "Júlio de Mesquita Filho" (Unesp).

Patrícia Melo Aguiar
Graduação em Farmácia e Mestrado em Ciências Farmacêuticas pela Universidade Federal de Sergipe (UFS). Doutorado em Ciências pelo Programa de Pós-Graduação em Fármaco e Medicamentos da Universidade de São Paulo (USP). Atuou como Professora Temporária no Curso de Farmácia na UFS e Tutora no Curso de Especialização em Gestão da Assistência Farmacêutica pela Universidade Federal de Santa Catarina (UFSC). Também atuou como Coordenadora da Equipe USP, Conteudista e Revisora Técnica do Formulário Terapêutico Nacional (2015-2017). Atualmente é Pós-Doutoranda e Docente Contratada do Departamento de Farmácia da USP.

Patricia Viviane Gaya
Médica Pesquisadora do Programa de Tratamento Tabagismo do Instituto do Coração do Hospital das Clínicas da Faculdade de Medicina da Universidade de São Paulo (InCor-HCFMUSP).

Paulo Caleb Júnior de Lima Santos
Professor-Adjunto na Escola Paulista de Medicina da Universidade Federal de São Paulo (EPM/Unifesp), no Departamento de Farmacologia. Orientador de Mestrado e Doutorado pelo Programa de Pós-Graduação (PPG) em Farmacologia da Unifesp e do PPG em Ciências Médicas da Faculdade de Medicina da Universidade de São Paulo (FMUSP). Pós-Doutorado pelo Laboratório de Genética e Cardiologia Molecular do Instituto do Coração do Hospital das Clínicas da FMUSP (InCor-HCFMUSP). Doutor pela Faculdade de Ciências Farmacêuticas da USP. Farmacêutico-Bioquímico pela Universidade Federal de Alfenas (Unifal – MG). Habilitação em Análises Clínicas e Toxicológicas pela Unifal – MG.

Paulo Roque Obreli-Neto
Docente das Faculdades Integradas Ourinhos (FIO). Pós-Doutorado pela Faculdade de Ciências Farmacêuticas de Ribeirão Preto da Universidade de São Paulo (FCFRP-USP). Doutor em Ciências da Saúde pela Universidade Estadual de Maringá (UEM). Colaborador do Centro de Pesquisa em Assistência Farmacêutica e Farmácia Clínica (CPAFF). Farmacêutico-Industrial pela Universidade Federal do Paraná (UFPR).

Pollyanna Farias Castro Pereira de Lyra
Farmacêutica e Bacharel em Direito pela Universidade Tiradentes (UNIT) em Aracaju – SE. Mestre e Doutoranda pelo Programa de Pós-Graduação em Ciências da Saúde da Universidade Federal de Sergipe (UFS). Membro do Laboratório de Farmacologia Pré-Clínica, sob orientação do Prof. Dr. Lucindo José Quintans Jr. É Professora Colaboradora Voluntária da Disciplina "Deontologia e Legislação Farmacêutica" do Departamento de Farmácia (DFA) da UFS. Tem experiência profissional na área de Assistência Farmacêutica, com ênfase em Judicialização da Saúde.

Rafael de Oliveira Alvim
Graduado em Educação Física pela Universidade Federal de Juiz de Fora (UFJF). Especialista em Condicionamento Físico Aplicado à Reabilitação Cardíaca pelo Instituto do Coração do Hospital das Clínicas da Faculdade de Medicina da Universidade de São Paulo (InCor-HCFMUSP). Mestre em Ciências Médicas pela FMUSP. Doutorado em Cardiologia pela FMUSP. Professor Convidado do Departamento de Fisiologia da UFJF.

Rodolfo Delfini Cançado
Professor-Associado do Departamento de Medicina da Faculdade de Ciências Médicas da Santa Casa de São Paulo. Mestrado em Medicina (Clínica Médica) e Doutorado em Ciências da Saúde pela Faculdade de Ciências Médicas da Santa Casa de São Paulo (FCMSCSP). Médico Hematologista do Hospital Samaritano/São Paulo.

Rosa Camila Lucchetta
Farmacêutica pela Faculdade de Ciências Farmacêuticas da Universidade Estadual Paulista "Júlio de Mesquita Filho" (Unesp), com especialização do tipo Residência Integrada Multiprofissional em Atenção Hospitalar pelo Hospital de Clínicas da Universidade Federal do Paraná (UFPR) e Mestrado em Ciências Farmacêuticas pela UFPR.

Silvio Barberato Filho
Graduação em Farmácia e Bioquímica pela Universidade Estadual Paulista "Júlio de Mesquita Filho" (Unesp). Mestrado e Doutorado em Fármaco e Medicamentos pela Universidade de São Paulo (USP).

Sueli Miyuki Yamauti
Farmacêutica da Universidade Federal de São Paulo (Unifesp) e Mestre em Ciências Farmacêuticas pela Universidade de Sorocaba (Uniso).

Solange Aparecida Petilo de Carvalho Brícola
Doutora em Ciências pela Faculdade de Medicina da Universidade de São Paulo (FMUSP). Farmacêutica Clínica do Serviço de Clínica Geral do Hospital das Clínicas da Universidade de São Paulo (HCFMUSP) e do Núcleo de Assistência Domiciliar Interdisciplinar (NADI). Docente da Graduação e Pós-Graduação do Curso de Farmácia da Universidade Presbiteriana Mackenzie.

Tânia Regina Ferreira
Mestranda em Ciências Farmacêuticas no Programa de Pós-Graduação em Ciências Farmacêuticas, Universidade Estadual Paulista "Júlio de Mesquita Filho" (Unesp).

Tatiane Mieko de Meneses Fujii
Graduação em Nutrição pelo Centro Universitário São Camilo. Mestre em Ciências pelo Programa de Nutrição em Saúde Pública pela Faculdade de Saúde Pública da Universidade de São Paulo (FSP/USP). Doutorado em andamento pelo Programa de Saúde Pública da FSP/USP. Nutrigeneticista do Centro de Genomas®.

Tiago Marques dos Reis
Farmacêutico Generalista pela Universidade Federal de Alfenas (Unifal – MG). Mestre em Assistência Farmacêutica pela Universidade Federal do Rio Grande do Sul (UFRGS). Doutor em Ciências pela Faculdade de Ciências Farmacêuticas de Ribeirão Preto, Universidade de São Paulo (FCFRP-USP).

Dedicatória

À minha querida esposa, Silmara, e ao nosso filho, Lucas.

Paulo Caleb Júnior de Lima Santos
Editor

Agradecimentos

Primeiramente, agradeço aos amigos e aos colegas que contribuíram com suas *expertises* e despenderam seus preciosos tempos para a composição desta obra.

Às instituições: Universidade Federal de São Paulo (Unifesp, São Paulo), Universidade Federal de Alfenas (Unifal – MG), Faculdade de Ciências Farmacêuticas da Universidade de São Paulo (USP), Laboratório de Genética e Cardiologia Molecular do Instituto do Coração e Faculdade de Medicina da USP, pela contribuição em minha formação e pelas parcerias no desenvolvimento científico.

À Editora Atheneu e aos seus colaboradores, pela oportunidade e auxílio.

Aos meus familiares, pelo amor.

Paulo Caleb Júnior de Lima Santos
Editor

Academic notes

Apresentação

A obra Farmácia Clínica & Atenção Farmacêutica: Contexto Atual, Exames Laboratoriais e Acompanhamento Farmacoterapêutico foi desenvolvida para auxiliar na atuação de excelência dos profissionais farmacêuticos e dos graduandos em Farmácia. O corpo autoral foi composto por docentes e pesquisadores das melhores instituições do país e experientes nas diversas facetas da Atenção Farmacêutica.

A obra é constituída por 34 capítulos, divididos em três partes. A primeira: conceitos, contexto atual, atribuições clínicas do farmacêutico, aspectos legais e éticos, habilidades de comunicação e semiologia farmacêutica, MIP, dispensação e prescrição farmacêutica, entendendo os exames laboratoriais, prática e seguimento farmacoterapêutico. A segunda parte: fisiopatologia das doenças, diagnóstico laboratorial, aspectos medicamentosos, atenção farmacêutica, acompanhamento farmacoterapêutico e casos clínicos. A terceira parte está rica em informações úteis ao dia a dia do farmacêutico: experiências brasileiras e internacionais em atenção farmacêutica, farmácia clínica em hospitais, interações medicamentosas, uso racional de medicamentos, monitorização de fármacos, exames genéticos e a importância do exercício físico e da nutrição clínica como tratamentos não farmacológico.

O objetivo é disponibilizar material científico, completo, didático e de fácil entendimento aos farmacêuticos e graduandos para que, com conhecimento, exerçam a Atenção Farmacêutica aos pacientes.

Paulo Caleb Júnior de Lima Santos
Editor

Sumário

PARTE 1

1 Atenção farmacêutica: histórico, conceitos e contexto atual, 3
Marcelo Polacow Bisson

2 Aspectos legais dos cuidados farmacêuticos, 15
Divaldo Pereira de Lyra Junior, Gabriela Andrade Conrado Carvalho, Pollyanna Farias Castro Pereira de Lyra

3 Aspectos da ética farmacêutica no exercício da atenção farmacêutica, 31
Luciane Maria Ribeiro Neto, Liliane Ribeiro Braga

4 Atribuições clínicas do profissional farmacêutico, 39
Felipe Tadeu Carvalho Santos, Luciene Alves Moreira Marques

5 Habilidades de comunicação para farmacêuticos, 55
Alessandra Rezende Mesquita, Divaldo Pereira de Lyra Junior, Dyego Carlos Souza Anacleto de Araújo, Izadora Menezes da Cunha Barros

6 Semiologia farmacêutica, 67
Chiara Erminia da Rocha, Giselle de Carvalho Brito

7 Medicamentos isentos de prescrição (MIP), dispensação e prescrição farmacêutica, 77
Amouni Mohmoud Mourad, Solange Aparecida Petilo de Carvalho Brícola

8 Importância dos exames laboratoriais na atenção farmacêutica, 99
Marion Braga, Leiliane Rodrigues Marcatto, Paulo Caleb Júnior de Lima Santos

9 Método Dáder de acompanhamento farmacoterapêutico, 109
Diogo Pilger, Maria José Faus Dáder

PARTE 2

10 Atenção farmacêutica no *diabetes mellitus*, 123
Camilo Molino Guidoni, Paulo Roque Obreli-Neto, Leonardo Régis Leira Pereira

11 Cuidados farmacêuticos no diabetes mellitus: resolução de casos clínicos, 145
Blície Jennifer Balisa-Rocha, Divaldo Pereira de Lyra Junior, Giselle de Carvalho Brito, Patrícia Melo Aguiar

12 Atenção farmacêutica na hipertensão arterial, 161
Diogo Pilger

13 Atenção farmacêutica ao paciente com dislipidemia, 173
Ana Cristina Lo Prete, Paulo Caleb Júnior de Lima Santos

14 Exames laboratoriais no cenário da hipertensão arterial sistêmica e das dislipidemias, 189
Ana Cristina Lo Prete, Patrick Luiz Cruz de Souza

15 Atenção farmacêutica na anticoagulação oral, 199
Leiliane Rodrigues Marcatto, Luciana Sacilotto, Paulo Caleb Júnior de Lima Santos

16 Atenção farmacêutica aos pacientes com distúrbios da tireoide, 211
Ana Cristina Lo Prete, Michele Melo Silva Antonialli

17 Atenção farmacêutica no uso de antibióticos, 225
Fernando de Sá Del Fiol, Silvio Barberato Filho

18 Atenção farmacêutica no uso de analgésicos, antipiréticos e medicamentos para tratamento da enxaqueca, 243
Luciane Cruz Lopes, Cristiane de Cassia Bergamaschi, Bruna Mateus de Castilho, Edilma Maria de Albuquerque Vasconcelos, Miriam Sanches do Nascimento Silveira, Tânia Regina Ferreira, Sueli Miyuki Yamauti, Bruna Cipriano Almeida Barros

19 Anti-inflamatórios e medicamentos utilizados no tratamento da artrite reumatoide, osteoartrite e gota, 267
Cristiane de Cassia Bergamaschi, Luciane Cruz Lopes, Tânia Regina Ferreira, Bruna Cipriano Almeida Barros, Mariana Del Grossi, Maria Carolina de Oliveira e Silva, Dominique Toti Oliveira, Edilma Maria de Albuquerque Vasconcelos, Miriam Sanches do Nascimento Silveira

20 Atenção farmacêutica nas enfermidades psiquiátricas, 301
Luciene Alves Moreira Marques

21 Dispensação de psicofármacos e orientação farmacêutica no balcão da farmácia, 337
Estael Luzia Coelho Madeira da Cruz, Lauro Cesar da Silva Maduro, Lucas Borges Pereira, Maurilio de Souza Cazarim, Tiago Marques dos Reis

22 Atenção farmacêutica aos pacientes em uso abusivo de medicamentos psicotrópicos, 351
Patrícia de Carvalho Mastroianni, Rosa Camila Lucchetta

23 Atenção farmacêutica ao paciente em tratamento antitabagismo, 363
Jaqueline Scholz, Patricia Viviane Gaya, Paulo Caleb Júnior de Lima Santos

24 Atenção farmacêutica na anemia por deficiência de ferro, 377
Rodolfo Delfini Cançado, Paulo Caleb Júnior de Lima Santos

25 Atenção farmacêutica e exames laboratoriais no monitoramento de riscos hepático e renal, 393
Eloi Marcos de Oliveira Lago

PARTE 3

26 Experiências brasileiras em atenção farmacêutica, 407
Leiliane Rodrigues Marcatto, Paulo Caleb Júnior de Lima Santos

27 Experiências internacionais em atenção farmacêutica, 413
Leiliane Rodrigues Marcatto, Paulo Caleb Júnior de Lima Santos

28 Experiências da farmácia clínica em hospitais, 423
Lívia Maria Gonçalves Barbosa

29 Interações medicamentosas, 431
Carlos Eduardo Pulz Araujo

30 Monitorização terapêutica de fármacos, 467
Atecla Nunciata Lopes Alves, Maurílio Pacheco-Neto

31 Promoção do uso racional de medicamentos, 487
Maurílio Pacheco-Neto, Atecla Nunciata Lopes Alves, Larissa Helena Lobo Torres

32 Exames genéticos e suas implicações na efetividade e na toxicidade de fármacos, 501
Paulo Caleb Júnior de Lima Santos, Leiliane Rodrigues Marcatto, Alexandre da Costa Pereira

33 A importância do exercício físico como tratamento não farmacológico, 513
Rafael de Oliveira Alvim, Natan Daniel da Silva Junior, Marcel da Rocha Chehuen

34 A importância da nutrição clínica como tratamento não farmacológico, 525
Ângela Cristine Bersch Ferreira, Jacqueline Tereza da Silva, Tatiane Mieko de Meneses Fujii

Parte 1

1 Atenção farmacêutica: histórico, conceitos e contexto atual,

2 Aspectos legais dos cuidados farmacêuticos

3 Aspectos da ética farmacêutica no exercício da atenção farmacêutica

4 Atribuições clínicas do profissional farmacêutico

5 Habilidade de comunicação para farmacêuticos

6 Semiologia farmacêutica

7 Medicamentos isentos de prescrição (MIP), dispensação e prescrição farmacêutica

8 Importância dos exames laboratoriais na atenção farmacêutica

9 Método Dáder de acompanhamento farmacoterapêutico

Atenção farmacêutica: histórico, conceitos e contexto atual

Marcelo Polacow Bisson

Para o farmacêutico exercer as ações de atenção farmacêutica temos que ter bem definidos os conceitos e as responsabilidades do profissional, e quais as habilidades clínicas que devemos ter para praticar uma abordagem focada no paciente.

O farmacêutico pode, com esse direcionamento clínico, melhorar os resultados farmacoterapêuticos, seja por meio de aconselhamento, de programas educativos e motivacionais, ou até da elaboração de protocolos clínicos, com base em evidências comprovadas, com estabelecimento dos melhores regimes terapêuticos e monitoração desses procedimentos.

O farmacêutico pode trabalhar com pacientes individualmente, em grupos, famílias, e, seja qual for o grupo, o profissional deve sempre incentivar o paciente a desenvolver hábitos saudáveis de vida, a fim de melhorar os resultados terapêuticos, trabalhando, sempre que possível, junto com os demais membros da equipe multidisciplinar de saúde.

Está comprovado que o trabalho do farmacêutico aumenta a adesão do paciente aos regimes farmacoterapêuticos, diminui custos nos sistemas de saúde, ao monitorar reações adversas e interações medicamentosas, e melhora a qualidade de vida dos pacientes.

Podemos definir a farmácia clínica como toda atividade executada pelo farmacêutico voltada diretamente ao paciente através do contato direto com este ou através da orientação a outros profissionais clínicos, como o médico e o dentista. Engloba as ações de atenção farmacêutica (*pharmaceutical care*), e tem como conceito internacionalmente o estabelecido por Hepler & Strand em 1990, cuja definição é a seguinte:

> "A missão principal do farmacêutico é prover a Atenção Farmacêutica, que é a provisão responsável de cuidados relacionados a medicamentos com o propósito de conseguir resultados definidos que melhorem a qualidade de vida dos pacientes."[1-7]

Atenção Farmacêutica no Brasil

Em 2002, foi publicado um relatório intitulado "Atenção Farmacêutica no Brasil: trilhando caminhos". Esse relatório representa o registro do caminho trilhado até o momento para a promoção da Atenção Farmacêutica no Brasil, proposto pelo grupo coordenado pela OPAS/OMS (Organização Pan-Americana da Saúde/Organização Mundial de Saúde) e com a participação de profissionais de várias partes do país, e teve como finalidade divulgar os trabalhos realizados até a presente data, como um instrumento para a ampliação da participação de entidades e profissionais interessados.

O grupo de trabalho que elaborou o relatório teve o objetivo geral de promover a Atenção Farmacêutica no Brasil, e os objetivos específicos de elaborar uma proposta de pré-consenso para a promoção da Atenção Farmacêutica no Brasil, de propor a harmonização de conceitos inerentes à prática farmacêutica relacionados à promoção da Atenção Farmacêutica, elaborar e implementar recomendações e estratégias de ação e incentivar a criação de mecanismos de cooperação e fórum permanente.

Nas discussões foram utilizados documentos produzidos pela OMS e OPAS. Um dos conceitos utilizados na discussão trata da missão da prática farmacêutica e que se define como a "provisão de medicamentos e outros produtos e serviços para a saúde e ajudar as pessoas e a sociedade a utilizá-los da melhor forma possível".

Existe uma série de recomendações internacionais, com o propósito de promover a qualidade, o acesso, a efetividade e o uso racional de medicamentos. Na Conferência sobre uso racional de medicamentos, realizada em 1985, ao encerrá-la, o diretor geral da OMS chama a atenção para as responsabilidades dos governos, da indústria farmacêutica, dos prescritores e farmacêuticos, das universidades e outras instituições de ensino, organizações profissionais não governamentais, o público, os usuários e as associações de consumidores, os meios de comunicação e a própria OMS para a promoção do uso racional de medicamentos.

Dentre as estratégias e recomendações propostas, estão aquelas voltadas para a formulação de políticas nacionais de medicamentos e o repensar do papel do farmacêutico no Sistema de Atenção à Saúde, ilustrado pelos informes das reuniões promovidas pela OMS em Nova Délhi, Tóquio, Vancouver e de Haia, além do Fórum Farmacêutico das Américas.[8-14]

Do relatório "Atenção Farmacêutica no Brasil: trilhando caminhos" foram tiradas algumas propostas de conceitos que são importantes de serem citadas, como as descritas a seguir.

Atenção Farmacêutica[5,12,15-18]

É um modelo de prática farmacêutica, desenvolvida no contexto da Assistência Farmacêutica. Compreende atitudes, valores éticos, comportamentos, habilidades, compromissos e corresponsabilidades na prevenção de doenças, promoção e recuperação da saúde, de forma integrada à equipe de saúde. É a interação direta do farmacêutico com o usuário, visando uma farmacoterapia racional e a obtenção de resultados definidos e mensuráveis, voltados para a melhoria da qualidade de vida. Essa interação também deve envolver as concepções dos seus sujeitos, respeitadas as suas especificidades biopsicossociais, sob a ótica da integralidade das ações de saúde.

Problema relacionado com medicamento (PRM)

É um problema de saúde, relacionado ou suspeito de estar relacionado à farmacoterapia, que interfere nos resultados terapêuticos e na qualidade de vida do usuário.

O PRM é real quando manifestado ou potencial na possibilidade de sua ocorrência. Pode ser ocasionado por diferentes causas, tais como: as relacionadas ao sistema de saúde, ao usuário e seus aspectos biopsicossociais, aos profissionais de saúde e ao medicamento.

A identificação de PRMs segue os princípios de necessidade, efetividade e segurança, próprios da farmacoterapia.

Acompanhamento farmacoterapêutico

É um componente da Atenção Farmacêutica e configura um processo no qual o farmacêutico "se responsabiliza pelas necessidades do usuário relacionadas ao medicamento, por meio da detecção, prevenção e resolução de Problemas Relacionados aos Medicamentos (PRM), de forma sistemática, contínua e documentada, com o objetivo de alcançar resultados definidos, buscando a melhoria da qualidade de vida do usuário".

A promoção da saúde também é componente da Atenção Farmacêutica, e ao fazer o acompanhamento é imprescindível que se faça também a promoção. Entende-se por resultado definido a cura, o controle ou o retardamento de uma enfermidade, compreendendo os aspectos referentes à efetividade e à segurança.

Atendimento farmacêutico

É o ato em que o farmacêutico, fundamentado em sua práxis, interage e responde às demandas dos usuários do sistema de saúde, buscando a resolução de problemas de saúde que envolvam ou não o uso de medicamentos. Esse processo pode compreender escuta ativa, identificação de necessidades, análise da situação, tomada de decisões, definição de condutas, documentação e avaliação, entre outros.

Intervenção farmacêutica

É um ato planejado, documentado e realizado junto ao usuário e a profissionais de saúde, que visa resolver ou prevenir problemas que interferem ou podem interferir na farmacoterapia, sendo parte integrante do processo de acompanhamento/seguimento farmacoterapêutico. Atenção Farmacêutica pressupõe condutas do farmacêutico que correspondem às Intervenções em Saúde (IS), que incluem a Intervenção Farmacêutica (IF), como um aspecto do acompanhamento farmacoterapêutico.

Processo de seguimento farmacoterapêutico

O processo de seguimento farmacoterapêutico de um paciente é a principal atividade de Atenção Farmacêutica. Esse processo é composto de três fases principais: anamnese farmacêutica, interpretação de dados e processo de orientação, os quais serão discutidos neste capítulo.

O farmacêutico que desejar acompanhar os pacientes submetidos a farmacoterapia deverá possuir as habilidades e conhecimentos necessários à sua execução.

A principal ferramenta de trabalho do farmacêutico no seguimento farmacoterapêutico é a informação (de medicamentos, da patologia envolvida e da especificidade do paciente). O seguimento de pacientes pode ser realizado tanto no âmbito ambulatorial como no hospitalar, farmácia pública e domicílio do paciente (*home care*).

Seguir um paciente significa acompanhá-lo, portanto o trabalho de seguimento envolve documentação, consultas de retorno nos casos ambulatoriais e vínculo profissional farmacêutico-paciente, o qual só se concretiza com confiança mútua adquirida ao longo do tempo.

Informações importantes para o farmacêutico

Para o paciente internado utiliza-se o prontuário médico, que contém os seguintes dados:
- Dados do paciente.
- Formulário de consentimento.
- Prescrição médica.
- Controles diversos (PA, temperatura, ingestão hídrica, diurese etc.).
- Dados laboratoriais.
- Procedimentos diagnósticos.
- Consultas e interconsultas.
- Registros do centro cirúrgico.
- História clínica e exames físicos.
- Registro da administração de medicamentos.
- Diversos (p. ex., registro da sala de emergência).

Para o paciente da Farmácia Pública ou Ambulatorial, o farmacêutico deverá buscar as informações necessárias através da Anamnese Farmacêutica realizada em uma consulta, objetivando traçar um histórico de uso de medicamentos.

Após obter as informações necessárias, o farmacêutico interpretará os dados colhidos e partirá para o processo de Orientação Farmacêutica.

O farmacêutico da farmácia de dispensação é o último e, no caso dos medicamentos de venda livre, o único integrante dos profissionais de saúde que está em contato com o paciente antes que este tome a decisão de consumir os medicamentos, daí a sua responsabilidade ética e profissional.

A realização da Ficha Farmacoterapêutica e o acompanhamento do paciente permitem relacionar os problemas do paciente com a administração dos medicamentos. É possível que um medicamento seja responsável pelo aparecimento de determinados sintomas ou patologias, ou ainda a causa de uma complicação da enfermidade. A análise do perfil farmacoterapêutico poderá permitir ao profissional adverti-lo.

Também poderá coletar dados para documentar as reações adversas a medicamentos que podem ser a causa da hospitalização dos pacientes em 5% dos casos. Alguns autores afirmam que 27% das enfermidades não cirúrgicas que levam a internações têm problemas com os medicamentos: reações adversas, interações, utilização errada, tratamento inadequado etc. Outros autores encontraram uma porcentagem maior (42%) de reações adversas nas internações de pacientes psiquiátricos. Esses resultados não são tão surpreendentes, se tivermos em conta que pacientes hospitalizados utilizam, em média, seis medicamentos no mês anterior à sua internação.

É possível ter o registro das Reações Adversas a Medicamentos (RAM) anteriores, por exemplo ototoxicidade produzida por aminoglicosídeos, acidez ou ardor estomacal ocasionado por algum anti-inflamatório não esteroide ou hipersensibilidade a algum medicamento. O conhecimento dessas RAM ajuda a preveni-las.

A consulta farmacêutica deve ser realizada em local privativo, que pode ser chamado de consultório farmacêutico ou consultório de orientação farmacêutica. Esse consultório deve oferecer algumas características básicas, como ambiente tranquilo, mesas e cadeiras confortáveis para o paciente e acompanhante, microcomputador (com unidade de CD-ROM e acesso à internet) para arquivamento de fichas farmacoterapêuticas dos pacientes e informações sobre drogas e patologias.

Outra característica do consultório farmacêutico envolve a singeleza da decoração, pois o excesso de adereços como quadros ou figuras pode desviar a atenção do paciente no processo de orientação. No caso de executar o seguimento dos pacientes com base em fichas manuscritas, é importante dispor de arquivo com chave para garantir a confidencialidade das informações.

As consultas, sempre que possível, devem ser previamente agendadas, principalmente nos casos de acompanhamento de patologias crônicas, como hipertensão e diabetes.

Antes de iniciar um programa de acompanhamento de pacientes, é importante definir aqueles que serão acompanhados e quais serão as abordagens aplicadas

A primeira etapa do processo de anamnese farmacêutica envolve a apresentação do farmacêutico e os motivos do acompanhamento, sempre lembrando na primeira consulta de solicitar a autorização por escrito do paciente para evitar contratempos judiciais no futuro como ocorre em outros países, por exemplo os Estados Unidos, onde é frequente o paciente alegar constrangimento ilegal.

O propósito da entrevista deve ser esclarecido mostrando ao paciente que essa consulta não tem o caráter de diagnóstico médico e, sim, de traçar um histórico de uso de medicamentos para garantir segurança e aumento de eficácia dos tratamentos farmacológicos.

Condutas, como sempre se referir ao paciente como senhor/senhora e pelo nome, são fundamentais para estabelecer uma relação de cordialidade e educação que culminará com o estabelecimento de elo de confiança do paciente.

Durante o processo de anamnese e orientação, a linguagem deve ser sempre clara e adaptada ao nível cultural e educacional do paciente. As questões em aberto devem ser esclarecidas, e o paciente deve ter tempo de responder as questões e não ser interrompido, salvo se o assunto estiver sendo demasiadamente desviado do foco principal da consulta.

O tom da voz deve ser ajustado conforme as necessidades do paciente, por exemplo, um indivíduo idoso pode ter dificuldades auditivas, o que obrigará o farmacêutico a elevar o tom. Se o paciente não estiver colaborativo, dando respostas lacônicas, é importante procurar obter o *feedback* dele.

A consulta sempre deve ser dirigida dos tópicos gerais para os específicos, lembrando sempre de anotar as informações e orientações mais importantes e passá-las ao paciente ao final da entrevista, que deve ser encerrada com um agradecimento pela atenção e, se for o caso, marcação de uma nova consulta para a continuação do processo de seguimento farmacoterapêutico.

Um assunto que vem sendo discutido em vários países diz respeito à cobrança de honorários por esse processo de seguimento. Nos Estados Unidos, temos relatos de planos de reembolso que são efetuados por empresas de medicina de grupo para farmacêuticos que acompanham seus pacientes. Em países como Brasil e outros da América Latina, não existe o hábito das empresas e dos pacientes de arcarem com o custo do acompanhamento, porém essa realidade parece estar mudando, com o rápido processo de globalização pelo qual o mundo está passando e a abertura dos mercados de saúde a empresas americanas, que estão acostumadas a trabalhar dentro de princípios de Atenção Farmacêutica, fato esse que tem reduzido os custos de saúde.

Entretanto, em países que não cobram pelo processo de seguimento farmacoterapêutico, os farmacêuticos conseguem ganhos indiretos, como por exemplo fidelidade de seus pacientes e consequente incremento de faturamento de suas farmácias.

Critérios de seleção de pacientes

Normalmente, os farmacêuticos não têm tempo e oportunidade de entrevistar e fazer o seguimento farmacoterapêutico de todos os pacientes que vão à farmácia ou passam pelo ambulatório. É comum que o farmacêutico, em uma rápida verificação dos medicamentos consumidos pelo paciente e em uma breve conversa, dimensione as necessidades de acompanhamento do mesmo. Isso permite fazer uma primeira seleção do paciente que pode requerer um acompanhamento mais minucioso. Para a seleção, pode-se utilizar diferentes critérios que incluam aqueles pacientes que:

1. Apresentam sinais ou sintomas que sugerem problemas relacionados com os medicamentos: reações adversas a medicamentos ou resposta terapêutica inadequada.

2. Recebem medicamentos com uma estreita margem entre a ação terapêutica e ação tóxica, que podem requerer a monitorização da concentração no sangue. Por exemplo: fenobarbital, metotrexato.

3. Consomem muitos medicamentos (polifarmacoterapia) ou padecem de várias enfermidades.

4. São psiquiátricos ou idosos que recebem um grande número de medicamentos e que, com elevada frequência, apresentam problemas relacionados com a medicação.

Anamnese farmacêutica

A definição de Anamnese Farmacêutica, de acordo com a Resolução CFF n. 585/13, é o procedimento de coleta de dados sobre o paciente, realizada pelo farmacêutico por meio de entrevista, com a finalidade de conhecer sua história de saúde, elaborar o perfil farmacoterapêutico e identificar suas necessidades relacionadas à saúde.[8]

As seguintes informações devem ser obtidas do paciente e anotadas nas chamadas fichas farmacoterapêuticas, que podem ser manuscritas ou digitadas, para iniciar o processo de anamnese farmacêutica.

Para fins de organização, as perguntas devem ser formuladas em blocos de questões, iniciando-se sempre pelas informações demográficas, sociais e dietéticas do paciente, obtendo também dados de histórico de patologias bem como suas queixas e de seus familiares. Essas informações permitem ao farmacêutico verificar os riscos aos quais o paciente está suscetível, pois, muitas vezes, o tipo de profissão do paciente, o tipo de residência e estilo de vida acabam por interferir no resultado da terapêutica, quase sempre negativamente.

É importante na anamnese anotar os dados de origem étnica do paciente, pois muitos medicamentos apresentam variação de atividade em função dessas variáveis; por exemplo, os inibidores de enzima conversora de angiotensina apresentam uma menor eficiência anti-hipertensiva em pacientes negros. Sabemos também que os medicamentos agem distintamente em pacientes de sexos diferentes, principalmente os de natureza hormonal e os que sofrem alterações de metabolismo. Os pacientes do sexo feminino apresentam maior incidência de reações adversas em relação aos de sexo masculino. Tais fatos justificam anotar a etnia e o sexo do paciente.

A seguir, são efetuadas então questões relativas ao uso de medicamentos, aqueles utilizados atualmente e prescritos por médicos e dentistas, os prescritos no passado e o uso de medicamentos sem prescrição atualmente e no passado. Nessas questões, deve-se sempre procurar traçar as indicações sob o prisma do paciente para observarmos o seu grau de entendimento sobre o uso de medicamentos e os motivos que levaram à interrupção quando esta veio a acontecer. A marca comercial também deve ser sempre anotada devido a possíveis variações em sua eficiência terapêutica.

Após as questões sobre os medicamentos, devem ser anotados dados do histórico de alergias do paciente, que podem direcionar a seleção de medicamentos mais seguras para serem utilizadas por ele, assim como dados do *compliance* do paciente, palavra inglesa que pode ser traduzida como adesão ao tratamento.

Resolução CFF n. 585/13[8]

Em setembro de 2013 o Conselho Federal de Farmácia (CFF) editou a Resolução n. 585/2013, que regulamenta as atribuições clínicas do farmacêutico, que, por definição, constituem os direitos e responsabilidades desse profissional no que concerne a sua área de atuação.

É necessário diferenciar o significado de "atribuições", escopo dessa resolução, de "atividades" e de "serviços". As atividades correspondem às ações do processo de trabalho. O conjunto de atividades será identificado no plano institucional, pelo paciente ou pela sociedade, como "serviços".

Os diferentes serviços clínicos farmacêuticos, por exemplo, o acompanhamento farmacoterapêutico, a conciliação terapêutica ou a revisão da farmacoterapia, caracterizam-se por um conjunto de atividades específicas de natureza técnica. A realização dessas atividades encontra embasamento legal na definição das atribuições clínicas do farmacêutico. Assim, uma lista de atribuições não corresponde, por definição, a uma lista de serviços.

A Farmácia Clínica, que teve início no âmbito hospitalar, nos Estados Unidos, a partir da década de 1960, atualmente incorpora a filosofia do *Pharmaceutical Care* e, como tal, expande-se a todos os níveis de atenção à saúde. Essa prática pode ser desenvolvida em hospitais, ambulatórios, unidades de atenção primária à saúde, farmácias comunitárias, instituições de longa permanência e domicílios de pacientes, entre outros.

A expansão das atividades clínicas do farmacêutico ocorreu, em parte, como resposta ao fenômeno da transição demográfica e epidemiológica observado na sociedade. A crescente morbimortalidade relativa às doenças e agravos não transmissíveis e à farmacoterapia repercutiu nos sistemas de saúde e exigiu um novo perfil do farmacêutico.

Nesse contexto, o farmacêutico contemporâneo atua no cuidado direto ao paciente, promove o uso racional de medicamentos e de outras tecnologias em saúde, redefinindo sua prática a partir das necessidades dos pacientes, família, cuidadores e sociedade.

Por fim, é preciso reconhecer que a prática clínica do farmacêutico em nosso país avançou nas últimas décadas. Isso se deve ao esforço visionário daqueles que criaram os primeiros serviços de Farmácia Clínica no Brasil, assim como às ações lideradas por entidades profissionais, instituições acadêmicas, organismos internacionais e iniciativas governamentais.

As distintas realidades e as necessidades singulares de saúde da população brasileira exigem bastante trabalho e união de todos.

O êxito das atribuições descritas nessa resolução deverá ser medido pela efetividade das ações propostas e pelo reconhecimento, pela sociedade, do papel do farmacêutico no contexto da saúde.

Atividades clínicas permitidas pela Resolução CFF n. 585/13

São atribuições clínicas do farmacêutico relativas ao cuidado à saúde, nos âmbitos individual e coletivo:

I- Estabelecer e conduzir uma relação de cuidado centrada no paciente;

II- Desenvolver, em colaboração com os demais membros da equipe de saúde, ações para a promoção, proteção e recuperação da saúde, e a prevenção de doenças e de outros problemas de saúde;

III- Participar do planejamento e da avaliação da farmacoterapia, para que o paciente utilize de forma segura os medicamentos de que necessita, nas doses, frequência, horários, vias de administração e duração adequados, contribuindo para que o mesmo tenha condições de realizar o tratamento e alcançar os objetivos terapêuticos;

IV- Analisar a prescrição de medicamentos quanto aos aspectos legais e técnicos;

V- Realizar intervenções farmacêuticas e emitir parecer farmacêutico a outros membros da equipe de saúde, com o propósito de auxiliar na seleção, adição, substituição, ajuste ou interrupção da farmacoterapia do paciente;

VI- Participar e promover discussões de casos clínicos de forma integrada com os demais membros da equipe de saúde;

VII- Prover a consulta farmacêutica em consultório farmacêutico ou em outro ambiente adequado, que garanta a privacidade do atendimento;

VIII- Fazer a anamnese farmacêutica, bem como verificar sinais e sintomas, com o propósito de prover cuidado ao paciente;

IX- Acessar e conhecer as informações constantes no prontuário do paciente;

X- Organizar, interpretar e, se necessário, resumir os dados do paciente, a fim de proceder à avaliação farmacêutica;

XI- Solicitar exames laboratoriais, no âmbito de sua competência profissional, com a finalidade de monitorar os resultados da farmacoterapia;

XII- Avaliar resultados de exames clínico-laboratoriais do paciente, como instrumento para individualização da farmacoterapia;

XIII- Monitorar níveis terapêuticos de medicamentos, por meio de dados de farmacocinética clínica;

XIV- Determinar parâmetros bioquímicos e fisiológicos do paciente, para fins de acompanhamento da farmacoterapia e rastreamento em saúde;

XV- Prevenir, identificar, avaliar e intervir nos incidentes relacionados aos medicamentos e a outros problemas relacionados à farmacoterapia;

XVI- Identificar, avaliar e intervir nas interações medicamentosas indesejadas e clinicamente significantes;

XVII- Elaborar o plano de cuidado farmacêutico do paciente;

XVIII- Pactuar com o paciente e, se necessário, com outros profissionais da saúde as ações de seu plano de cuidado;

XIX- Realizar e registrar as intervenções farmacêuticas junto ao paciente, família, cuidadores e sociedade;

XX- Avaliar, periodicamente, os resultados das intervenções farmacêuticas realizadas, construindo indicadores de qualidade dos serviços clínicos prestados;

XXI- Realizar, no âmbito de sua competência profissional, administração de medicamentos ao paciente;

XXII- Orientar e auxiliar pacientes, cuidadores e equipe de saúde quanto à administração de formas farmacêuticas, fazendo o registro dessas ações, quando couber;

XXIII- Fazer a evolução farmacêutica e registrar no prontuário do paciente;

XXIV- Elaborar uma lista atualizada e conciliada de medicamentos em uso pelo paciente durante os processos de admissão, transferência e alta entre os serviços e níveis de atenção à saúde;

XXV- Dar suporte ao paciente, aos cuidadores, à família e à comunidade com vistas ao processo de autocuidado, incluindo o manejo de problemas de saúde autolimitados;

XXVI- Prescrever, conforme legislação específica, no âmbito de sua competência profissional;

XXVII- Avaliar e acompanhar a adesão dos pacientes ao tratamento, e realizar ações para a sua promoção;

XXVIII- Realizar ações de rastreamento em saúde, baseadas em evidências técnico-científicas e em consonância com as políticas de saúde vigentes.

São atribuições do farmacêutico relacionadas à comunicação e educação em saúde:[8]

I- Estabelecer processo adequado de comunicação com pacientes, cuidadores, família, equipe de saúde e sociedade, incluindo a utilização dos meios de comunicação de massa;

II- Fornecer informação sobre medicamentos à equipe de saúde;

III- Informar, orientar e educar os pacientes, a família, os cuidadores e a sociedade sobre temas relacionados à saúde, ao uso racional de medicamentos e a outras tecnologias em saúde;

IV- Desenvolver e participar de programas educativos para grupos de pacientes;

V- Elaborar materiais educativos destinados à promoção, proteção e recuperação da saúde e prevenção de doenças e de outros problemas relacionados;

VI- Atuar no processo de formação e desenvolvimento profissional de farmacêuticos;

VII- Desenvolver e participar de programas de treinamento e educação continuada de recursos humanos na área da saúde.

São atribuições do farmacêutico relacionadas à gestão da prática, produção e aplicação do conhecimento:

I- Participar da coordenação, supervisão, auditoria, acreditação e certificação de ações e serviços no âmbito das atividades clínicas do farmacêutico;

II- Realizar a gestão de processos e projetos, por meio de ferramentas e indicadores de qualidade dos serviços clínicos prestados;

III- Buscar, selecionar, organizar, interpretar e divulgar informações que orientem a tomada de decisões baseadas em evidência, no processo de cuidado à saúde;

IV- Interpretar e integrar dados obtidos de diferentes fontes de informação no processo de avaliação de tecnologias de saúde;

V- Participar da elaboração, aplicação e atualização de formulários terapêuticos e protocolos clínicos para a utilização de medicamentos e outras tecnologias em saúde;

VI- Participar da elaboração de protocolos de serviços e demais normativas que envolvam as atividades clínicas;

VII- Desenvolver ações para prevenção, identificação e notificação de incidentes e queixas técnicas relacionados aos medicamentos e a outras tecnologias em saúde;

VIII- Participar de comissões e comitês no âmbito das instituições e serviços de saúde, voltados para a promoção do uso racional de medicamentos e da segurança do paciente;

IX- Participar do planejamento, coordenação e execução de estudos epidemiológicos e demais investigações de caráter técnico-científico na área da saúde;

X- Integrar comitês de ética em pesquisa;

XI- Documentar todo o processo de trabalho do farmacêutico.

Para entendermos melhor o conceito de atenção farmacêutica apresentado por

Hepler & Strand em 1990, é importante conhecermos outros conceitos, que são apresentados a seguir.

Cuidados relacionados ao medicamento

A atenção farmacêutica não envolve somente a terapia medicamentosa, mas também decisões sobre o uso de medicamentos em pacientes individualmente. Apropriadamente, podemos incluir nessa área a seleção dos medicamentos, doses, vias, métodos de administração, monitoração terapêutica, informações ao paciente e aos membros da equipe multidisciplinar de saúde e aconselhamento de pacientes.[5,19-28]

Atenção

O conceito central de atenção ou cuidado (*care*) é o de propiciar bem-estar aos pacientes, e no contexto amplo de saúde podemos ter o cuidado médico, o de enfermagem e o cuidado farmacêutico ou atenção farmacêutica

Os profissionais de saúde, em cada uma de suas especialidades, devem cooperar para o pronto restabelecimento da saúde dos seus pacientes, bem como melhorar seu cuidado global. No caso específico do farmacêutico, este deve utilizar seus conhecimentos e habilidades para propiciar ao paciente resultado otimizado na utilização de medicamentos.

Devemos partir do princípio de que a saúde e o bem-estar de nossos pacientes são supremos e que essa atenção seja diretamente voltada a ele, com o contato físico ou através dos outros profissionais de saúde, aconselhando, sugerindo, definindo terapias que melhor se adaptem à situação clínica do paciente.

Resultados

É objetivo da atenção farmacêutica melhorar a qualidade de vida dos pacientes mediante resultados definitivos, que podem ser traduzidos de maneira genérica como:

1. Cura da doença do paciente;

2. Eliminação ou redução de uma sintomatologia do paciente;

3. Segurando ou diminuindo o progresso de uma doença;

4. Prevenção de uma doença ou de uma sintomatologia.

Esses resultados implicam três funções principais:

a. Identificar problemas potenciais e atuais relacionados a medicamentos;

b. Resolver problemas atuais com medicamentos;

c. Prevenir problemas potenciais relacionados a medicamentos.

Os problemas relacionados a medicamentos se apresentam mais comumente da seguinte maneira:

1. Indicações sem tratamento: ocorrem quando o paciente tem um problema médico que requer terapia medicamentosa mas não está recebendo um medicamento para essa indicação;

2. Seleção inadequada do medicamento: ocorre quando o paciente faz uso de um medicamento errado para a indicação de certa patologia;

3. Dosagem subterapêutica: ocorre quando o paciente está recebendo o medicamento correto, porém em uma dosagem menor do que aquela que seria necessária para seu estado clínico;

4. Fracasso no recebimento da medicação: ocorre quando o paciente tem um problema médico porém não recebe a medicação de que precisa (por questões financeiras, sociais, psicológicas ou farmacêuticas);

5. Sobredosagem: ocorre quando o paciente tem um problema médico mas recebe uma dosagem que lhe está sendo tóxica;

6. Reações Adversas a Medicamentos (RAM): ocorrem quando o paciente apresenta um problema médico resultado de uma reação adversa ou efeito adverso;

7. Interações medicamentosas: ocorrem quando o paciente tem um problema médico resultado de uma interação droga-droga, droga-alimento ou droga-exame laboratorial;

8. Medicamento sem indicação: ocorre quando o paciente faz uso de um medicamento que não tem uma indicação médica válida para aquele quadro clínico apresentado por ele.

Os pacientes podem apresentar características que interferem com o alcance dos objetivos terapêuticos. Eles podem não aderir ao tratamento com medicamentos prescritos, ou podem apresentar respostas imprevisíveis devido a variações biológicas do seu organismo.

Esses mesmos pacientes também são responsáveis pelo sucesso da terapêutica medicamentosa, uma vez que, pelo não cumprimento das recomendações e mudanças de hábitos de vida, pode-se comprometer um plano terapêutico. Por isso, farmacêuticos e outros profissionais de saúde devem educar seus pacientes sobre comportamentos que podem auxiliar na melhora dos resultados de saúde.

Qualidade de vida

Existem atualmente algumas ferramentas para medir a qualidade de vida dos pacientes. O farmacêutico deve estar familiarizado com a literatura a esse respeito. Uma completa avaliação da qualidade de vida do paciente inclui avaliações objetivas e subjetivas (do próprio paciente), e este deve também ser envolvido, e passar informações aos profissionais de saúde para se estabelecer objetivos de qualidade de vida em suas terapias.

Responsabilidade

A relação paciente/farmacêutico é fundamental para atingir os objetivos propostos, porém é necessário que haja pleno consentimento por parte do primeiro para a realização do processo de acompanhamento farmacoterapêutico e educação. Por isso, deve haver o estabelecimento de uma relação de confiança mútua, além de uma autorização formal para o exercício das atividades clínicas do farmacêutico.

Ética e legalmente, o farmacêutico deve garantir o sigilo de todas as informações obtidas durante todas as ações de farmácia clínica, e propiciar ao paciente relativa tranquilidade para passar dados que podem ser importantes durante o tratamento.

Referências

1. American College of Clinical Pharmacy. The definition of clinical pharmacy. Pharmacotherapy 2008;28:816-7.
2. American Pharmacist Association; National Association of Chain Drug Stores Foundation. Medication therapy management in pharmacy practice: core elements of an MTM service model (version 2.0). Journal of the American Pharmacists Association 2008;48:341-53.
3. American Pharmacist Association. Medication Therapy Management Services. Developing a practice as an independent MTM Pharmacist. Fort Myers: APhA 2008. 8p.
4. American Society of Healthy-System Pharmacists. ASHP guidelines on documenting pharmaceutical care in patient medical records. American Journal of Health-system Pharmacy 2003;60:705-7.
5. Bisson MP. Farmácia Clínica & Atenção Farmacêutica. 2. ed. Barueri: Manole, 2007. 371p.

6. Hepler CD, Strand LM. Opportunities and responsabilities in pharmaceutical care. Am J Hosp Pharm 1990; 47:533-543.
7. Hepler CD. Clinical pharmacy, pharmaceutical care, and the quality of drug therapy. Pharmacotherapy 2004;24:1491-8.
8. Brasil. Conselho Federal de Farmácia. Resolução n. 585 de 2013.
9. Brasil. Ministério da Saúde. Portaria MS/GM n. 2.488, de 21 de outubro de 2011.
10. Brasil. Ministério da Saúde. Diretrizes do NASF: Núcleo de Apoio à Saúde da Família. Brasília: Ministério da Saúde, 2010. 152p.
11. Brasil. Ministério da Saúde. Secretaria de Assistência à Saúde. Departamento de Sistemas e Redes Assistenciais. Protocolos Clínicos e Diretrizes Terapêuticas: medicamentos excepcionais. Brasília: Ministério da Saúde, 2002. 604p.
12. Organização Pan-Americana da Saúde. Atenção farmacêutica no Brasil: trilhando caminhos: relatório 2001-2002/Adriana Mitsue Ivama [et al.]. Brasília: Organização Pan-Americana da Saúde, 2002. 46p.
13. World Health Organization. Essential drugs strategy: mission, priorities for action, aproaches. Geneva: DAP/WHO, 1996.
14. World Health Organization. How to develop and implement a national drug policy. 2. ed. Geneva, 2001. 83p.
15. Fernández-Ilimós F, Faus MJ, Martin C. Análisis de la literatura sobre pharmaceutical care: 10 años. Granada: Universidad de Granada, 2001.
16. Hepler CD, Strand LM, Tromp D, Sakolchai S. Critically examining pharmaceutical care. J Am Pharm Assoc 2002;42:18-9.
17. Hepler CD, Grainger-Rousseau TJ. Pharmaceutical care versus traditional drug treatment. Is there a difference? Drugs 1995;49:1-10.
18. Strand LM. Conferencia de Clausura. In: Forum "10 Años de Atención Farmacéutica", 17-19 maio 2001, Granada.
19. Koh LT, Corrigan JM, Donalson MS. To err is human - Building a safer health system. Washington, D.C.: National Academy Press, 1999.
20. Leape LL, Bates DW, Cullen DJ, et al. Pharmacist participation on physician rounds and adverse drug events in the intensive care unit. JAMA 1999;282:267-270.
21. Lesar TS, Briceland L, Stein DS. Factors related to errors in medication prescribing. JAMA 1997;277:312-317.
22. Mikeal RL, et al. Quality of pharmaceutical care in hospitals. Am J Hosp Pharm 1975;32:567-574.
23. Nau DP, Grainger-Rousseau TJ, Doty R, et al. Preparing pharmacists for pharmaceutical care. J Am Pharm Assoc (Wash) 1998;38:644-5.
24. Organización Mundial de la Salud. Uso racional de los medicamentos: Informe de la Conferencia de Expertos. Nairobi, 25-29 de noviembre de 1985. Ginebra, 1986. 304p.
25. Sistema Nacional de Informações Tóxico-Farmacológicas (Sinitox). Estatística anual de casos de intoxicação e envenenamento: Brasil, 1999. Rio de Janeiro: Ministério da Saúde/Fundação Oswaldo Cruz/Centro de Informação Científica e Tecnológica, 2000. 99p.
26. van Mil JW, Schulz M, Tromp TF. Pharmaceutical care, European developments in concepts, implementation, teaching, and research: a review. Pharm World Sci 2004;26:303-11.
27. Woods D. Estimate of 98000 deaths from medical errors is too low, says specialist. BMJ 2000;320:1362.
28. Wolfson DJ, Booth TG, Roberts PI. The community pharmacist and adverse drug reaction: monitoring: a examination of the potential role in the United Kingdom. Pharm J 1993;251:21-24.

Aspectos legais dos cuidados farmacêuticos

2

Divaldo Pereira de Lyra Junior
Gabriela Andrade Conrado Carvalho
Pollyanna Farias Castro Pereira de Lyra

Dos primórdios ao cuidados farmacêuticos no Brasil

A Farmácia foi uma das primeiras profissões de nível superior no Brasil a ser criada após a vinda da Família Real, em 1808. No Brasil, a profissão de farmacêutico se desenvolveu entre 1824 e 1960, sendo ele, geralmente, também o dono da farmácia. O farmacêutico era um indivíduo ilustre, culto e uma das figuras mais importantes da sociedade, como destaca o educador Ruben Alves: "o farmacêutico, um dos homens mais ilustres e lidos da cidade, presença cívica certa ao lado do prefeito e do padre, pronto a discursar quando o bacharel faltava, tendo sempre uma frase em latim para ser citada na hora certa... E o farmacêutico fazia suas poções, e a gente lavava, em água quente, os vidros vazios em que ele iria pôr os seus remédios". Desde o início da formação, a profissão farmacêutica no Brasil era focada na manipulação de medicamentos.[1]

Os práticos em farmácia e os farmacêuticos eram os profissionais de saúde mais demandados nas cidades, principalmente no interior do país. Ademais, em alguns estados, o curso de Farmácia nasceu antes do curso de Medicina. Entretanto, a partir da década de 1960, ocorreu a abertura do mercado nacional e as indústrias multinacionais chegaram ao Brasil, com incentivos fiscais que tornaram a concorrência desigual com as poucas indústrias brasileiras.[2-4]

Nesse sentido, é importante destacar que as indústrias multinacionais vieram à América Latina para dar saída a parte significativa de sua produção, encalhada na Europa depois da Segunda Guerra Mundial, principalmente para as populações das ascendentes classes média e alta, recém-urbanizadas, pouco escolarizadas e inseridas em um modelo médico-industrial. Tal fato se justifica pelo advento de novos fármacos após a Segunda Guerra Mundial, pelos custos de produção substanciais, pelo menor acesso aos medicamentos subsidiados pelos governos nacionais, pelos primeiros registros com acidentes relacionados à farmacoterapia e pela consequente rigidez na regulamentação do uso de medicamentos na Europa e nos Estados Unidos.

Embora fosse um momento econômico favorável para o Brasil, as farmácias comunitárias que manipulavam formulações começaram a quebrar, e as pequenas indústrias brasileiras entraram em declínio, pois não contavam com os mesmos incentivos fiscais que as multinacionais, o que inviabilizava qualquer concorrência mercadológico. No varejo, as multinacionais definiram duas estratégias relevantes para alavancar suas vendas: o mito de que o medicamento industrializado era isento de risco e, portanto, não poderia fazer mal ("se bem não fizer, mal não vai fazer") e a mercantilização desses produtos, que passaram a ser percebidos pela população como bens de consumo.

Nesse contexto, a conjunção de tais fatos teve influência direta no declínio da posição social do farmacêutico no país. Segundo Rubem Alves, "triste destino teve o farmacêutico, sem recursos para sobreviver em um mundo de remédios prontos. Foi devorado pelo banquete antropofágico das multinacionais".[1] Isso significa que a profissão foi afetada diretamente pelas multinacionais, o que refletiu em sua prática e identidade profissional, bem como em seus aspectos legais.

Em 1973, a aprovação da Lei Federal n. 5.991 trouxe pontos importantes no que se refere à provisão do cuidado farmacêutico. Um exemplo foi a criação das drogarias, lojas de fábrica das multinacionais que, inicialmente, diferenciam-se da farmácia por venderem apenas medicamentos industrializados. A partir desse novo modelo, a figura do farmacêutico como referência da comunidade foi relegada a segundo plano, visto que o medicamento a ser vendido já estava pronto, sob supervisão de um farmacêutico industrial. Em decorrência disso, o farmacêutico perdeu a propriedade exclusiva, tornando-se o responsável técnico das farmácias comunitárias. Logo, para a população, o farmacêutico na farmácia não era mais necessário.[5]

Consequentemente, entre 1970 e 1976, mais de 90% dos estudantes de Farmácia optaram por fazer "bioquímica" e/ou ser donos de laboratório de análises clínicas em detrimento de serem proprietários de farmácias comunitárias. Entretanto, o mercado das análises clínicas era dividido com outras profissões, como médicos, biomédicos, biólogos, entre outras. Por isso, os poucos farmacêuticos do país passaram a atuar em indústrias e laboratórios, em especial nas regiões Sul e Sudeste, sendo responsáveis técnicos pelas farmácias comunitárias, sem necessariamente estarem presentes. Então, foi criada a nova figura dos "assinacêuticos", ou seja, profissionais que eram responsáveis técnicos e que não trabalhavam.

"Assinar" farmácias comunitárias gerou discussões acerca da profissão no país, o que fez os proprietários elaborarem mais de 20 projetos de lei no congresso nacional com o objetivo de acabar com a obrigatoriedade a responsabilidade técnica do farmacêutico. O varejo farmacêutico advogava que o farmacêutico atrapalha as vendas, muitas vezes não trabalha, não tem função e não é importante para o negócio. Assim, a figura desse profissional perdeu mais força e passou a ser menos reconhecida pela sociedade. Do mesmo modo, havia a proposta de se venderem de medicamentos nos supermercados: um estímulo à automedicação. Vale ressaltar que, em 1990, apenas 23% dos brasileiros tinham acesso aos medicamentos.

O fim da década de 1990 foi caracterizado por muitas denúncias nos meio de comunicação sobre medicamentos falsificados, o que fez a sociedade se mobilizar e questionar o cumprimento da Lei n. 5.991/1973, que versava sobre a obrigatoriedade do farmacêutico na farmácia. Na mesma época foi apresentado um projeto de lei que aglutinava os projetos anteriormente propostos, visando extinguir a obrigatoriedade do farmacêutico na farmácia. Em represália, estudantes e farmacêuticos saíram às ruas em protesto em todo o Brasil, o que levou a proposta de um substitutivo do deputado Ivan Valente na Comissão de Defesa do Consumidor. O projeto de Lei n. 4.385/1994 estabelecia regras para o funcionamento das farmácias, com um farmacêutico durante todo horário de funcionamento, venda exclusiva de medicamentos e correlatos, proibição de propaganda de medicamentos etc.[6]

Em 1998, foi criada a Agência Nacional de Vigilância Sanitária (Anvisa), pela Lei n. 9.782/1999, vinculada ao Ministério da Saúde, com a missão de proteger e promover a saúde da população, garantindo a segurança sanitária de produtos e serviços e participando da construção de seu acesso.[7] Essa agência reguladora foi juridicamente criada como autarquia de regime especial, que exerce o controle sanitário de todos os produtos e serviços (nacionais ou importados) submetidos à vigilância sanitária, tais como medicamentos, alimentos, cosméticos, saneantes, derivados do tabaco, produtos médicos, sangue e hemoderivados e serviços de saúde. A Anvisa publicou a Resolução da Diretoria Colegiada (RDC) n. 328/1999, que dispõe sobre requisitos exigidos para a dispensação de produtos de interesse à saúde em farmácias e drogarias.[8]

O crime de falsificação de medicamentos já era previsto no Código Penal, mas a grande repercussão causada após as denúncias da mídia ocasionou a edição da Lei n. 9.695/1998, a qual passou a tipificar a falsificação, a adulteração e a alteração de medicamentos no rol de crimes hediondos (quando há dolo), a fim de assegurar a proteção à saúde pública, com penas de 10-15 anos de prisão.[9] Os crimes hediondos são comparáveis àqueles que causam lesividade muito significativa e repulsão social, recebendo a aplicação de medidas mais rígidas, como o tráfico de drogas, estupro, entre outros.

Entre 2007 e 2011, foram realizadas 224 operações conjuntas entre a Anvisa e a Polícia Federal, totalizando 659 prisões em flagrantes.[10] Dentre os presos, cerca de 70% eram proprietários dos estabelecimentos inspecionados, 15%, farmacêuticos responsáveis técnicos, e 5%, outras pessoas envolvidas em atividades criminosas. Apesar dos dados, em 2015, o art. 273 da citada lei foi considerado inconstitucional, e o tempo de prisão dos crimes cometidos (10-15 anos) por falsificação foi modificado, porque os ministros do Supremo Tribunal de Justiça consideraram as penas de violavam os princípios da proporcionalidade e da razoabilidade, principalmente quando não havia dano real à saúde pública. Essa alteração pode ser considerada um equívoco, afinal, um lote de comprimidos pode atingir milhares de pessoas.

Após o escândalo dos medicamentos falsificados, em 1998, ocorreram diversas conquistas, graças à aprovação da Política Nacional de Medicamentos (Portaria n. 3.916/1998), da Lei dos Genéricos (Lei n. 9.787/1999) e da Política Nacional de Assistência Farmacêutica (Resolução n. 338/2004) pelo Ministério da Saúde.[11-13] A Política Nacional de Medicamentos foi aprovada pela Comissão Intergestores e pelo Conselho Nacional de Saúde, sendo a primeira referência sobre medicamentos no Sistema Único de Saúde.[14] Essa política foi formulada com base nas diretrizes da Organização Mundial da Saúde com o propósito, dentre outros, de promover o acesso e o uso racional de medicamentos considerados essenciais pela população, apresentando muitos avanços na última década. Apesar disso, o número de farmacêuticos no SUS ainda é insuficiente, sobretudo na dispensação de medicamentos nas unidades básicas de saúde.[15]

Em 2004, a aprovação da Política Nacional de Assistência Farmacêutica reforçou o caráter amplo da assistência farmacêutica, com ações voltadas à promoção, à proteção e à recuperação da saúde, garantindo os princípios de universalidade, integralidade e equidade do SUS.[16] Essa política teve importante papel na inserção da atenção farmacêutica como prática norteadora das atividades do farmacêutico dentro da assistência farmacêutica. Mais recentemente, a política serviu como base para proposta de integração da assistência farmacêutica nas redes de atenção à saúde, visando assegurar o acesso e o uso correto de medicamentos com a garantia da integralidade do cuidado e a resolutividade das ações em saúde.[17]

Na mesma época, ocorreu a aprovação da Lei dos Genéricos (Lei n. 9.787/1999), que é parte da Política Nacional de Medicamentos, promovendo o acesso de medicamentos mediante estímulo à concorrência e à redução dos preços.[12] A Lei previa, incialmente, que a substituição do medicamento de marca pelo genérico só poderia ser feita pelo farmacêutico presente na farmácia. Posteriormente, na RDC n. 16/2007, foi ratificado o papel do farmacêutico na substituição dos medicamentos, bem como foi colocado que é dever do profissional explicar, detalhadamente, ao paciente ou usuário a dispensação realizada, bem como fornecer toda a orientação necessária ao consumo racional do medicamento genérico.[18] Tais medidas contribuíram, dentre outros fatores, para o fortalecimento do papel do farmacêutico no cuidado ao paciente.

Nesse contexto, foi criado o Programa Nacional de Qualificação da Assistência Farmacêutica no âmbito do SUS (Qualifar-SUS), organizado em quatro eixos: estrutura, educação, informação e cuidado, considerado prioritário para a implementação das diretrizes das Políticas Nacionais citadas anteriormente. Dentre seus eixos, destaca-se os cuidados farmacêuticos, pois propõe que o farmacêutico atue na clínica de maneira resolutiva, sistêmica, humanizada e com impacto nos resultados em saúde dos pacientes, otimizando os benefícios e minimizando os riscos relacionados à farmacoterapia.[17]

A legislação e os cuidados farmacêuticos

Nas últimas décadas, a morbimortalidade relacionada aos medicamentos tem representado um desafio para a saúde pública.[19] Uma revisão sistemática mostrou alta prevalência de admissões hospitalares decorrentes de problemas relacionados aos medicamentos em 12 diferentes países. Além disso, estimou-se que o uso inadequado de medicamentos por parte dos pacientes custa até 290 bilhões de dólares/ano ao sistema de saúde.[20] Isso significa que os gastos com medicamentos são semelhantes aos gastos com seus efeitos indesejáveis, justificando que os gestores em saúde introduzam serviços clínicos farmacêuticos capazes de reduzir os riscos associados à farmacoterapia.[19-21]

Desde 1960, com advento da Farmácia Clínica, estudam-se maneiras de aprimorar o uso de medicamentos nos hospitais norte-americanos. Mas isso ainda era insuficiente, porque boa parte da população não estava hospitalizada. Então, em 1990, os professores Hepler e Strand criaram o conceito de cuidados farmacêuticos (*pharmaceutical care*) nos Estados Unidos e, no fim da década de 1990, esse conceito chegou no Brasil.[22]

Um dos marcos para a início dos cuidados farmacêuticos foi a realização do I Concurso de Aconselhamento ao Paciente, em 1995, durante o XVIII Encontro Nacional de Estudantes de Farmácia (ENEF), em Natal (RN), justamente onde a Farmácia Clínica foi iniciada no país, no final dos anos de 1970.[23] Estudantes e professores envolvidos nesse processo despertaram para a necessidade de mudanças quanto ao cuidado ao usuário de medicamentos. Em 1997, o movimento estudantil de Farmácia teve papel de destaque no aprofundamento do debate, com a realização do XX ENEF, no Recife (PE), cujo tema principal foi "A atenção farmacêutica: instrumento de saúde", vislumbrando uma nova tendência para os próximos anos.[23]

Nesse contexto, o Ministério da Saúde e a Organização Pan-americana da Saúde/Organização Mundial de Saúde promoveram a primeira consulta pública de experiências, na cidade de Fortaleza, em 2001, e nas reuniões complementares realizadas em Brasília, para elaborar a proposta de Consenso Brasileiro de Atenção Farmacêutica.[24] A proposta foi discutida em diversos eventos e na I Conferência Nacional de Política de Medicamentos e Assistência Farmacêutica, em 2003.

Concomitantemente, o Conselho Federal de Farmácia publicou a Resolução n. 357/2001,[25] sobre o regulamento técnico das Boas Práticas de Farmácia, que regulamentava atividades desenvolvidas nas farmácias comunitárias, incluindo manipulação de produtos magistrais, homeopáticos e dispensação de plantas medicinais, trazendo inovações relevantes para a época no que diz respeito aos cuidados e serviços farmacêuticos, por exemplo:

- O conceito e a prestação de serviços farmacêuticos, como serviços de atenção à saúde prestados pelo farmacêutico.
- A dispensação é referida como um ato de orientação, e não apenas de fornecimento de medicamentos.
- A presença e atuação do farmacêutico é um requisito essencial para a dispensação de medicamentos aos pacientes, não podendo ser exercida por mandato nem representação.
- Recomenda o acompanhamento da adesão e do efeito dos tratamentos prescritos, bem como a elaboração de perfil farmacoterapêutico, a documentação e o registro das atividades profissionais do farmacêutico.
- Menciona a prestação de procedimentos de aplicação de injetáveis, pequenos curativos, nebulização e/ou inalação, verificação de temperatura e pressão arterial, determinação de parâmetros bioquímicos e fisiológicos, assim como colocação de brincos.
- A farmácia é considerada um estabelecimento de prestação de serviços farmacêutico de interesse público e/ou privado, articulada ao SUS, destinada a prestar assistência farmacêutica e orientação sanitária individual ou coletiva, onde se processe à manipulação e/ou à dispensação de produtos e correlatos com finalidade profilática, curativa, paliativa, estética ou para fins de diagnósticos.
- Recomenda a existência de um local adequado (sala de cuidados) que assegure privacidade para a entrevista do farmacêutico com o paciente e garanta o sigilo profissional.
- Afirma que a automedicação responsável é responsabilidade do farmacêutico, considerando sinais e sintomas que possam ser objetos de sua intervenção.
- Menciona que a seleção para a dispensação de medicamentos não sujeitos a prescrição deve ser realizada em função do perfil farmacológico dos pacientes.
- Assegura que a prestação da assistência farmacêutica domiciliar deve atender à melhora do acesso dos pacientes e da população em geral aos cuidados farmacêuticos, devendo ser uma prática documentada e que não vise promoção, publicidade, propaganda ou outra forma de indução de consumo de medicamentos.

Em consonância com o processo evolutivo, e por influência política de diversos setores da sociedade, a Anvisa editou, após consulta pública, a RDC n. 44/2009, referente às Boas Práticas Farmacêuticas.[26] Essa RDC se aplica às farmácias e drogarias em todo o território nacional, abrangendo farmácias públicas, postos de medicamentos e unidades volantes, apresentando alguns avanços associados aos cuidados farmacêuticos, como:

- O ambiente destinado aos serviços farmacêuticos deve contar com espaço específico para os pacientes que demandam atendimento individualizado, sendo garantidos sua privacidade e seu conforto.
- Além da dispensação, as farmácias e drogarias podem prestar serviços farmacêuticos com atenção farmacêutica (atenção farmacêutica domiciliar, aferição de parâmetros fisiológicos e bioquímicos e administração de medicamentos) e perfuração de lóbulo auricular para colocação de brincos.
- A atenção farmacêutica deve ter como objetivos a prevenção, a detecção e a resolução de problemas relacionados a medicamentos, além de promover o uso racional dos medicamentos, a fim de melhorar a saúde e a qualidade de vida dos usuários.

- A aferição de determinados parâmetros fisiológicos e bioquímicos do usuário pode ser realizada a fim de permitir o acompanhamento de informações quanto ao estado de saúde do usuário e situações de risco, bem como possibilitar a avaliação da efetividade do tratamento prescrito por profissional habilitado.
- A administração de medicamentos também fica permitida, nos termos e condições dessa resolução.
- Protocolos para as atividades relacionadas à atenção farmacêutica devem ser elaborados, incluindo referências bibliográficas e indicadores para avaliação dos resultados.
- As atividades devem ser documentadas de maneira sistemática e contínua, com o consentimento expresso do usuário, de modo a permitir a avaliação de seus resultados.
- O farmacêutico deve orientar o usuário a buscar assistência de outros profissionais de saúde, quando julgar necessário, considerando as informações ou resultados decorrentes das ações de atenção farmacêutica.
- O farmacêutico deve contribuir para a farmacovigilância, notificando a ocorrência ou suspeita de evento adverso ou queixa técnica às autoridades sanitárias.
- O farmacêutico poderá realizar atenção farmacêutica, disponibilizada pelo estabelecimento farmacêutico devidamente licenciado e autorizado pelos órgãos sanitários competentes, no domicílio do usuário.
- A aferição de parâmetros fisiológicos (pressão arterial e temperatura corporal) ou bioquímicos (glicemia capilar) oferecida na farmácia e drogaria deve ter como finalidade fornecer subsídios para a atenção farmacêutica e a monitoração da farmacoterapia, não tendo fins diagnósticos.
- Após a prestação do serviço farmacêutico, deve ser entregue ao usuário a Declaração de Serviço Farmacêutico, conforme descrito na resolução, com a frase de alerta, quando houver medida de parâmetros fisiológicos e bioquímicos: "Este procedimento não tem finalidade de diagnóstico e não substitui a consulta médica ou a realização de exames laboratoriais".[26]
- É vedado o uso de qualquer dependência da farmácia ou da drogaria como consultório ou outro fim diverso do licenciamento, bem como ofertar outros serviços não anteriormente descritos.

A regulamentação sanitária dos serviços farmacêuticos possibilitou a consolidação de algumas experiências em todo o país. Todavia, ainda era preciso investir em estratégias mais resolutivas que de fato influenciassem no ensino e nas práticas profissionais. Assim, em 2012, o Conselho Federal de Farmácia reuniu, em Brasília, 40 professores e pesquisadores de cursos de Farmácia de disciplinas ligadas à clínica farmacêutica e representantes de instituições do segmento comunitário, da farmácia clínica e da atenção farmacêutica em torno de um amplo debate sobre os serviços farmacêuticos em farmácias comunitárias. Esses profissionais participaram da Oficina sobre Serviços Farmacêuticos em Farmácias Comunitárias, a fim de construir um pensamento comum acerca das práticas dos cuidados farmacêuticos, incluindo o ato da prescrição farmacêutica.[27] Ao final das atividades, foram alinhados conceitos que podem subsidiar futuras estratégias e ações do conselho de classe sobre essa temática.

No ano seguinte, os relatores da oficina e os revisores do documento final foram convidados a integrar um grupo de consultores *ad hoc* do Conselho Federal de Farmácia que se debruçaram sobre a elaboração de uma proposta de resolução sobre atribuições clínicas do farmacêutico, a qual foi colocada em consulta pública sob o n. 06/2013.[28] Após 232 contribuições, a maioria favorável às resoluções e de autoria de farmacêuticos, foi realizado o processo de avaliação das contribuições pelos consultores *ad hoc*.

Ao final da consulta pública foi redigido o texto final da Resolução n. 585/2013 retratou atribuições clínicas diferentes, como orientação, informação, educação do paciente, da família e comunidade:[29]

Art. 7º São atribuições clínicas do farmacêutico relativas ao cuidado à saúde, nos âmbitos individual e coletivo:

I – estabelecer e conduzir relação de cuidado centrada no paciente;

II – desenvolver, em colaboração com os demais membros da equipe de saúde, ações para a promoção, proteção e recuperação da saúde, e a prevenção de doenças e de outros problemas de saúde;

III – participar do planejamento e da avaliação da farmacoterapia, para que o paciente utilize de forma segura os medicamentos de que necessita, nas doses, frequência, horários, vias de administração e duração adequados, contribuindo para que o mesmo tenha condições de realizar o tratamento e alcançar os objetivos terapêuticos;

IV – analisar a prescrição de medicamentos quanto aos aspectos legais e técnicos;

V – realizar intervenções farmacêuticas e emitir parecer farmacêutico a outros membros da equipe de saúde, com o propósito de auxiliar na seleção, adição, substituição, ajuste ou interrupção da farmacoterapia do paciente;

VI – participar e promover discussões de casos clínicos de forma integrada com os demais membros da equipe de saúde;

VII – prover a consulta farmacêutica em consultório farmacêutico ou em outro ambiente adequado, que garanta a privacidade do atendimento;

VIII – fazer a anamnese farmacêutica, bem como verificar sinais e sintomas, com o propósito de prover cuidado ao paciente;

IX – Acessar e conhecer as informações constantes no prontuário do paciente;

X – organizar, interpretar e, se necessário, resumir os dados do paciente, a fim de proceder à avaliação farmacêutica;

XI – solicitar exames laboratoriais, no âmbito de sua competência profissional, com a finalidade de monitorar os resultados da farmacoterapia;

XII – avaliar resultados de exames clínico-laboratoriais do paciente, como instrumento para individualização da farmacoterapia;

XIII – monitorar níveis terapêuticos de medicamentos, por meio de dados de farmacocinética clínica;

XIV – determinar parâmetros bioquímicos e fisiológicos do paciente, para fins de acompanhamento da farmacoterapia e rastreamento em saúde;

XV – prevenir, identificar, avaliar e intervir nos incidentes relacionados aos medicamentos e a outros problemas relacionados à farmacoterapia;

XVI – identificar, avaliar e intervir nas interações medicamentosas indesejadas e clinicamente significantes;

XVII – elaborar o plano de cuidado farmacêutico do paciente;

XVIII – pactuar com o paciente e, se necessário, com outros profissionais da saúde, as ações de seu plano de cuidado;

XIX – realizar e registrar as intervenções farmacêuticas junto ao paciente, família, cuidadores e sociedade;

XX – avaliar, periodicamente, os resultados das intervenções farmacêuticas realizadas, construindo indicadores de qualidade dos serviços clínicos prestados;

XXI – realizar, no âmbito de sua competência profissional, administração de medicamentos ao paciente;

XXII – orientar e auxiliar pacientes, cuidadores e equipe de saúde quanto à administração de formas farmacêuticas, fazendo o registro destas ações, quando couber;

XXIII – fazer a evolução farmacêutica e registrar no prontuário do paciente;

XXIV – elaborar lista atualizada e conciliada de medicamentos em uso pelo paciente durante os processos de admissão, transferência e alta entre os serviços e níveis de atenção à saúde;

XXV – dar suporte ao paciente, aos cuidadores, à família e à comunidade com vistas ao processo de autocuidado, incluindo o manejo de problemas de saúde autolimitados;

XXVI – prescrever, conforme legislação específica, no âmbito de sua competência profissional;

XXVII – avaliar e acompanhar a adesão dos pacientes ao tratamento, e realizar ações para a sua promoção;

XXVIII – realizar ações de rastreamento em saúde, baseadas em evidências técnico-científicas e em consonância com as políticas de saúde vigentes.

Art. 8º – São atribuições do farmacêutico relacionadas à comunicação e educação em saúde:

I – estabelecer processo adequado de comunicação com pacientes, cuidadores, família, equipe de saúde e sociedade, incluindo a utilização dos meios de comunicação de massa;

II – fornecer informação sobre medicamentos à equipe de saúde;

III – informar, orientar e educar os pacientes, a família, os cuidadores e a sociedade sobre temas relacionados à saúde, ao uso racional de medicamentos e a outras tecnologias em saúde;

IV – desenvolver e participar de programas educativos para grupos de pacientes;

V – elaborar materiais educativos destinados à promoção, proteção e recuperação da saúde e prevenção de doenças e de outros problemas relacionados;

VI – atuar no processo de formação e desenvolvimento profissional de farmacêuticos;

VII – desenvolver e participar de programas de treinamento e educação continuada de recursos humanos na área da saúde.

Art. 9º São atribuições do farmacêutico relacionadas à gestão da prática, produção e aplicação do conhecimento:

I – participar da coordenação, supervisão, auditoria, acreditação e certificação de ações e serviços no âmbito das atividades clínicas do farmacêutico;

II – realizar a gestão de processos e projetos, por meio de ferramentas e indicadores de qualidade dos serviços clínicos prestados;

III – buscar, selecionar, organizar, interpretar e divulgar informações que orientem a tomada de decisões baseadas em evidência, no processo de cuidado à saúde;

IV - interpretar e integrar dados obtidos de diferentes fontes de informação no processo de avaliação de tecnologias de saúde;

V - participar da elaboração, aplicação e atualização de formulários terapêuticos e protocolos clínicos para a utilização de medicamentos e outras tecnologias em saúde;

VI - participar da elaboração de protocolos de serviços e demais normativas que envolvam as atividades clínicas;

VII - desenvolver ações para prevenção, identificação e notificação de incidentes e queixas técnicas relacionados aos medicamentos e a outras tecnologias em saúde;

VIII - participar de comissões e comitês no âmbito das instituições e serviços de saúde, voltados para a promoção do uso racional de medicamentos e da segurança do paciente;

IX - participar do planejamento, coordenação e execução de estudos epidemiológicos e demais investigações de caráter técnico científico na área da saúde;

X - integrar comitês de ética em pesquisa;

XI - documentar todo o processo de trabalho do farmacêutico.

A aprovação dessa resolução fortaleceu os serviços farmacêuticos, aumentou a oferta de formações específicas e repercutiu nos meios de comunicação, visto que a atuação efetiva do farmacêutico no cuidado direto ao paciente, à família e à comunidade nas farmácias comunitárias é uma necessidade social que, infelizmente, ainda não é atendida na íntegra. Nesse contexto, a atribuição alusiva à prescrição farmacêutica foi a mais polêmica e motivou o Conselho Federal de Medicina a contestar na justiça sua aprovação. É importante destacar que o farmacêutico não será mais importante porque prescreve, mas porque realiza as atribuições que se complementam.

A prática da prescrição farmacêutica dependente começou nos hospitais norte-americanos no fim da década de 1990. No Reino Unido, no início dos anos 2000, o sistema de saúde observou que o número de médicos era insuficiente para atender à atenção primária e autorizou que alguns profissionais, como enfermeiros e farmacêuticos, pudessem ter maior responsabilidade quanto ao manejo clínico dos pacientes e prescrever intervenções, incluindo a farmacoterapia.

A autorização para que farmacêuticos possam selecionar, iniciar, adicionar, substituir, ajustar, repetir ou interromper a farmacoterapia visou ampliar a cobertura e a resolutividade dos serviços de saúde. Para tanto, as farmácias, haja vista sua capilaridade e posição estratégica, tornaram-se estabelecimentos de atenção primária integrados ao sistema de saúde. Essa iniciativa serviu de referência para alterações nos marcos regulatórios de países como África do Sul, Austrália, Canadá e Nova Zelândia, onde houve incentivo ao desenvolvimento de mudanças curriculares, especializações baseadas na prática e a elaboração de protocolos que dão suporte ao ato da prescrição.

No Brasil, desde muito tempo, diversos documentos legais faziam referência à prescrição como seleção, indicação ou escolha de medicamentos para o tratamento de sinais e sintomas autolimitados. Após a Oficina sobre Serviços Farmacêuticos em Farmácias Comunitárias, em 2012, foi decidido que a prescrição farmacêutica não deveria constar no rol dos serviços farmacêuticos, pois é um ato profissional passível de ser realizado após a prestação de qualquer serviço farmacêutico (CFF, 2013). Vale ressaltar que a prescrição é um conjunto de ações documentadas que não é exclusiva de qualquer profissão e pode ter seu manejo compartilhado. Logo, a Resolução n.

586/2013 deliberou que a função do farmacêutico é minimizar riscos e reduzir danos:[30]

Parágrafo único. A prescrição farmacêutica de que trata o caput deste artigo constitui uma atribuição clínica do farmacêutico e deverá ser realizada com base nas necessidades de saúde do paciente, nas melhores evidências científicas, em princípios éticos e em conformidade com as políticas de saúde vigentes.

Art. 4º O ato da prescrição farmacêutica poderá ocorrer em diferentes estabelecimentos farmacêuticos, consultórios, serviços e níveis de atenção à saúde, desde que respeitado o princípio da confidencialidade e a privacidade do paciente no atendimento.

Art. 5º O farmacêutico poderá realizar a prescrição de medicamentos e outros produtos com finalidade terapêutica, cuja dispensação não exija prescrição médica, incluindo medicamentos industrializados e preparações magistrais – alopáticos ou dinamizados –, plantas medicinais, drogas vegetais e outras categorias ou relações de medicamentos que venham a ser aprovadas pelo órgão sanitário federal para prescrição do farmacêutico.

§ 1º O exercício deste ato deverá estar fundamentado em conhecimentos e habilidades clínicas que abranjam boas práticas de prescrição, fisiopatologia, semiologia, comunicação interpessoal, farmacologia clínica e terapêutica.

§ 2º O ato da prescrição de medicamentos dinamizados e de terapias relacionadas às práticas integrativas e complementares deverá estar fundamentado em conhecimentos e habilidades relacionados a estas práticas.

Art. 6º O farmacêutico poderá prescrever medicamentos cuja dispensação exija prescrição médica, desde que condicionado à existência de diagnóstico prévio e apenas quando estiver previsto em programas, protocolos, diretrizes ou normas técnicas, aprovados para uso no âmbito de instituições de saúde ou quando da formalização de acordos de colaboração com outros prescritores ou instituições de saúde.

§ 1º Para o exercício deste ato será exigido, pelo Conselho Regional de Farmácia de sua jurisdição, o reconhecimento de título de especialista ou de especialista profissional farmacêutico na área clínica, com comprovação de formação que inclua conhecimentos e habilidades em boas práticas de prescrição, fisiopatologia, semiologia, comunicação interpessoal, farmacologia clínica e terapêutica.

§ 2º Para a prescrição de medicamentos dinamizados será exigido, pelo Conselho Regional de Farmácia de sua jurisdição, o reconhecimento de título de especialista em Homeopatia ou Antroposofia.

§ 3º É vedado ao farmacêutico modificar a prescrição de medicamentos do paciente, emitida por outro prescritor, salvo quando previsto em acordo de colaboração, sendo que, neste caso, a modificação, acompanhada da justificativa correspondente, deverá ser comunicada ao outro prescritor.

Art. 7º O processo de prescrição farmacêutica é constituído das seguintes etapas:

I – identificação das necessidades do paciente relacionadas à saúde;

II – definição do objetivo terapêutico;

III – seleção da terapia ou intervenções relativas ao cuidado à saúde, com base em sua segurança, eficácia, custo e conveniência, dentro do plano de cuidado;

IV – redação da prescrição;

V – orientação ao paciente;

VI – avaliação dos resultados;

VII – documentação do processo de prescrição.

Art. 8º No ato da prescrição, o farmacêutico deverá adotar medidas que contribuam para a promoção da segurança do paciente, entre as quais se destacam:

I – basear suas ações nas melhores evidências científicas;

II – tomar decisões de forma compartilhada e centrada no paciente;

III – considerar a existência de outras condições clínicas, o uso de outros medicamentos, os hábitos de vida e o contexto de cuidado no entorno do paciente;

IV – estar atento aos aspectos legais e éticos relativos aos documentos que serão entregues ao paciente;

V – comunicar adequadamente ao paciente, seu responsável ou cuidador, as suas decisões e recomendações, de modo que estes as compreendam de forma completa;

VI – adotar medidas para que os resultados em saúde do paciente, decorrentes da prescrição farmacêutica, sejam acompanhados e avaliados.

Art. 9º A prescrição farmacêutica deverá ser redigida em vernáculo, por extenso, de modo legível, observados a nomenclatura e o sistema de pesos e medidas oficiais, sem emendas ou rasuras, devendo conter os seguintes componentes mínimos:

I – identificação do estabelecimento farmacêutico, consultório ou do serviço de saúde ao qual o farmacêutico está vinculado;

II – nome completo e contato do paciente;

III – descrição da terapia farmacológica, quando houver, incluindo as seguintes informações:

a) nome do medicamento ou formulação, concentração/dinamização, forma farmacêutica e via de administração;

b) dose, frequência de administração do medicamento e duração do tratamento;

c) instruções adicionais, quando necessário.

IV – descrição da terapia não farmacológica ou de outra intervenção relativa ao cuidado do paciente, quando houver;

V – nome completo do farmacêutico, assinatura e número de registro no Conselho Regional de Farmácia;

VI – local e data da prescrição.

Art. 10 A prescrição de medicamentos, no âmbito do SUS, estará necessariamente em conformidade com a Denominação Comum Brasileira (DCB) ou, em sua falta, com a Denominação Comum Internacional (DCI).

Art. 11 A prescrição de medicamentos, no âmbito privado, estará preferentemente em conformidade com a DCB ou, em sua falta, com a DCI.

Art. 12 É vedado ao farmacêutico prescrever sem a sua identificação ou a do paciente, de forma secreta, codificada, abreviada, ilegível ou assinar folhas de receituários em branco.

Art. 13 Será garantido o sigilo dos dados e informações do paciente, obtidos em decorrência da prescrição farmacêutica, sendo vedada a sua utilização para qualquer finalidade que não seja de interesse sanitário ou de fiscalização do exercício profissional.

Art. 14 No ato da prescrição, o farmacêutico deverá orientar suas ações de maneira ética, sempre observando o benefício e o interesse do paciente, mantendo autonomia profissional e científica em relação às empresas, instituições e pessoas físicas que tenham interesse comercial ou possam obter vantagens com a prescrição farmacêutica.

Art. 15 É vedado o uso da prescrição farmacêutica como meio de propaganda e publicidade de qualquer natureza.

Art. 16 O farmacêutico manterá registro de todo o processo de prescrição na forma da lei.

Art. 17 Consideram-se, para os fins desta resolução, o preâmbulo, as definições de termos (glossário) e as referências contidas no Anexo.

Art. 18 Esta resolução entrará em vigor nesta data, revogando-se as disposições em contrário.

Em vários sistemas de saúde, a prescrição compartilhada é considerada um modelo de prática multiprofissional. Por conseguinte, tem características específicas e é efetivada de acordo com as necessidades de cuidado do paciente, com as responsabilidades e limites de atuação de cada profissional. No caso do farmacêutico, a efetivação da prática requer local adequado para que se possam prover os serviços farmacêuticos e seus componentes.

Atualmente, no Brasil, existem cerca de 80 mil farmácias, e poucas realizam serviços clínicos. Todavia, o proprietário da farmácia não vislumbrava quaisquer oportunidades relativas aos serviços e, desde a aprovação da Lei n. 5.991/1973, tentava, de todas as maneiras, acabar com a obrigatoriedade legal da presença do farmacêutico.[5] A aprovação da Lei n. 13.021/2014 veio para dar novos rumos ao varejo quanto à visão do farmacêutico, proporcionando, na verdade, novas oportunidades de ganhos com os novos serviços e responsabilidades quanto à prestação de cuidados ao pacientes, suas famílias e a comunidade. A seguir, alguns avanços obtidos com a Lei n. 13.021/2014:[31]

• A farmácia, como estabelecimento de prestação de serviços de saúde, destinada a prestar assistência farmacêutica e assistência à saúde e orientação sanitária individual e coletiva, propiciando a oferta de serviços e ao mesmo tempo a possibilidade de parcerias com o setor público.

• As farmácias de qualquer natureza requerem, obrigatoriamente, para seu funcionamento, a responsabilidade e a assistência técnica de farmacêutico habilitado na forma da lei, durante todo o horário de funcionamento.

• As farmácias de qualquer natureza poderão dispor, para atendimento imediato à população, de medicamentos, vacinas e soros que atendam ao perfil epidemiológico de sua região demográfica.

• A farmácia privativa de unidade hospitalar ou similar se destina exclusivamente ao atendimento de seus usuários, aplicando-se as mesmas exigências legais previstas para a farmácia comunitária, quanto às instalações,

equipamentos, responsabilidade técnica e registro em Conselho Regional de Farmácia.
- O farmacêutico e o proprietário dos estabelecimentos farmacêuticos agirão sempre solidariamente, realizando todos os esforços no sentido de promover o uso racional de medicamentos.
- O proprietário da farmácia não poderá desautorizar ou desconsiderar as orientações técnicas emitidas pelo farmacêutico, e deve proporcionar condições adequadas ao perfeito desenvolvimento das atividades profissionais do farmacêutico.
- O farmacêutico, no exercício de suas atividades deve:
    a. notificar aos profissionais de saúde, aos órgãos sanitários competentes, bem como ao laboratório industrial, os efeitos colaterais, as reações adversas, as intoxicações, voluntárias ou não, a farmacodependência, observados e registrados na prática da farmacovigilância;
    b. organizar e manter cadastro atualizado com dados técnico-científicos das drogas, fármacos e medicamentos disponíveis na farmácia;
    c. proceder ao acompanhamento farmacoterapêutico de pacientes, internados ou não, em estabelecimentos hospitalares ou ambulatoriais, de natureza pública ou privada;
    d. estabelecer protocolos de vigilância farmacológica de medicamentos, produtos farmacêuticos e correlatos, visando assegurar seu uso racionalizado, além de segurança e eficácia terapêutica;
    e. estabelecer o perfil farmacoterapêutico no acompanhamento sistemático do paciente, mediante elaboração, preenchimento e interpretação de fichas farmacoterapêuticas;
    f. prestar orientação farmacêutica, com vistas a esclarecer ao paciente a relação risco-benefício, a conservação e a utilização de fármacos e medicamentos inerentes à terapia, às interações medicamentosas e à importância de seu correto manuseio.

A aprovação da Lei n. 13.021/2014 dá o amparo legal para que o farmacêutico foque seus serviços e cuidados no uso racional dos medicamentos e no bem-estar dos pacientes.[31] Assim, o profissional com perfil clínico tem as condições necessárias para reorganizar seu processo de trabalho, incorporando o cuidado a rotina e delegando para outros profissionais da equipe as atividades gerenciais ou burocráticas (como pedidos, escalas de serviços ou registro de medicamentos no Sistema Nacional de Gerenciamento de Produtos Controlados), para que sejam feitas sob sua supervisão.

Sem dúvidas, as novas leis, regulamentos sanitários e resoluções profissionais permitem vislumbrar mudanças paradigmáticas no modelo de prática profissional para os próximos anos. Durante a transição entre os modelos, os farmacêuticos certamente vivenciarão situações conflituosas que colocarão à prova sua postura ética, suas competências profissionais e sua capacidade de interpretar a legislação, bem como os direitos dos beneficiários de seus serviços. Portanto, conhecer e refletir sobre a legislação relacionada aos cuidados farmacêuticos pode ser uma estratégia decisiva para o planejamento e a consolidação do futuro profissional.

Referências

1. Alves R. Conversas com quem gosta de ensinar. 5.ed. Campinas: Papirus, 2002.
2. Santos MRC. Profissão farmacêutica no Brasil: história, ideologia e ensino. São Paulo: Holos, 1999.
3. Lyra Junior. Impacto de um programa de atenção farmacêutica no cuidado de um grupo de idosos atendidos na Unidade Básica Distrital de Saúde Dr. Ítalo Baruffi, Ribeirão Preto (SP) [tese]. Ribeirão Preto: Faculdade de Ciências Farmacêuticas de Ribeirão Preto, Universidade de São Paulo, 2005.

4. Edler FC. Boticas e pharmácias: uma história ilustrada da Farmácia no Brasil. Rio de Janeiro: Casa da Palavra, 2006.
5. Brasil. Lei n. 5.991, de 17 de dezembro de 1973. Dispõe sobre o controle sanitário do comércio de drogas, medicamentos, insumos farmacêuticos e correlatos, e dá outras providências. Brasília: Diário Oficial da República Federativa do Brasil 19 dez 1973; Seção 1: 13049.
6. Brasil. Projeto de Lei n. 4.385, de 23 de janeiro de 1994. Dá nova redação ao art. 15 da Lei n. 5.991, de 17 de dezembro de 1973, que "dispõe sobre o controle sanitário do comércio de drogas, medicamentos, insumos farmacêuticos e correlatos, e dá outras providências". Brasília: Diário do Congresso Nacional 24 fev. 1994; Seção 1: 2218. Disponível em: http://imagem.camara.gov.br/Imagem/d/pdf/DCD24FEV1994.pdf#page=30; acessado em 10 de abril de 2017.
7. Brasil. Lei n. 9.782, de 26 de janeiro de 1999. Define o Sistema Nacional de Vigilância Sanitária, cria a Agência Nacional de Vigilância Sanitária, e dá outras providências. Brasília: Diário Oficial da União 27 jan 1999; Seção 1: 1. Disponível em: http://www.planalto.gov.br/ccivil_03/Leis/L9782.htm; acessado em 12 de março de 2017.
8. Brasil. Agência Nacional de Vigilância Sanitária. Resolução RDC n. 328, de 22 de julho de 1999. Dispõe sobre requisitos exigidos para a dispensação de produtos de interesse à saúde em farmácias e drogarias. Brasília: Diário Oficial da República Federativa do Brasil, 26 jul 1999. Disponível em: http://www.anvisa.gov.br/anvisalegis/resol/328_99.htm; acessado em 20 de março 2012.
9. Brasil. Lei 9.695, de 20 de agosto de 1998. Acrescenta incisos ao art. 1º da Lei n. 8.072, de 25 de junho de 1990, que dispõe sobre os crimes hediondos, e altera os artigos 2º, 5º e 10º da Lei n. 6.437, de 20 de agosto de 1997, e dá outras providências. Brasília, 1998a. Brasília: Diário Oficial da União 21 ago 1998; Seção 1: 1.
10. Hurtado RL, Lasmar MC. Medicamentos falsificados e contrabandeados no Brasil. Cad. Saúde Pública. 2014 Abr;30(4):891-5.
11. Brasil. Portaria n. 3.916, de 30 de outubro de 1998. Dispõe sobre a aprovação da Política Nacional de Medicamentos. Disponível em: http//www.saude.gov.br/doc/portariagm3916; acessado em 12 de junho de 2006.
12. Brasil. Agência Nacional de Vigilância Sanitária. Lei n. 9.787, de 10 de fevereiro de 1999. Altera a Lei n. 6.360, de 23 de setembro de 1976, que dispõe sobre a vigilância sanitária, estabelece o medicamento genérico, dispõe sobre a utilização de nomes genéricos em produtos farmacêuticos e dá outras providências. Brasília: Diário Oficial da República Federativa do Brasil, 11 fev 1999; Seção 1: 1. Disponível em: http://www.planalto.gov.br/ccivil_03/leis/L9787.htm; acessado em 25 de março de 2012.
13. Brasil. Resolução CNS n. 338, de 6 de maio de 2004. Aprova a Política Nacional de Assistência Farmacêutica. Disponível em: http://bvsms.saude.gov.br/bvs/saudelegis/cns/2004/res0338_06_05_2004.html; acessado em 12 de dezembro de 2016.
14. Portela AS, Leal AAF, Werner RPB, Simões MOS, Medeiros ACD. Políticas públicas de medicamentos: trajetória e desafios. Rev Ciênc Farm Básica Apl. 2010;31(1):9-14.
15. Melo DO, Castro LLC. A contribuição do farmacêutico para a promoção do acesso e uso racional de medicamentos essenciais no SUS. Ciência & Saúde Coletiva. 2017;22(1):235-44.
16. Oliveira LCF, Assis MMA, Barboni AR. Assistência farmacêutica no Sistema Único de Saúde: da Política Nacional de Medicamentos à atenção básica à saúde. Ciência & Saúde Coletiva. 2010;15(Supl. 3):3561-7.
17. Brasil. Ministério da Saúde. Serviços farmacêuticos na atenção básica à saúde/ Ministério da Saúde, Secretaria de Ciência, Tecnologia e Insumos Estratégicos. Departamento de Assistência Farmacêutica e Insumos Estratégicos. Cuidado farmacêutico na atenção básica, Caderno 1. Brasília: Ministério da Saúde, 2014.
18. Brasil. Agência Nacional de Vigilância Sanitária. Resolução RDC n. 16, de 2 de março de 2007. Aprova Regulamento Técnico para Medicamentos Genéricos. Brasília: Diário Oficial da República Federativa do Brasil, 5 mar 2007. Disponível em: http://bvsms.saude.gov.br/bvs/saudelegis/anvisa/2007/rdc0016_02_03_2007.html; acessado em 27 de março 2012.
19. Isetts BJ, Brummel AR, Ramalho-de-Oliveira D, Moen DW. Managing drug-related morbidity and mortality in the patient-centered medical home. Med Care. 2012;50:997-1001.
20. Engleberg Center for Health Reform at Brookings and The Dartmouth Institute for Health Policy and Clinical Practice. Brookings-dartmouth accountable care organization toolkit. Washington, DC: The Brookings Institution, 2011. Disponível em: https://xteam.brookings.edu/bdacoln/Documents/ACO%20Toolkit%20January%202011.pdf; acessado em 8 de abril de 2017.
21. Aspen P, Wolcott JA, Bootman JL. Preventing medication errors. Washington: National Academy Press, 2007.
22. Hepler CD, Strand LM. Oportunities and responsabilities in pharmaceutical care. American Journal of Hospital Pharmacy. 1990 Mar;47:533-43.
23. Lyra Junior DP et al. Política de Farmacovigilância na Atenção Farmacêutica. Anais do 4º Congresso Científico Brasileiro dos Estudantes de Farmácia; 1997, Recife. Caderno de Teses do ENEF do Recife: UFPE, 1997. p.30-42.
24. Ivama AM, Noblat L, Castro Ms, Oliveira NVBV, Jaramillo NM, Rech N et al. Consenso brasileiro de atenção farmacêutica: proposta. Brasília: Organização Pan-Americana da Saúde, 2002.

25. CFF – Conselho Federal de Farmácia. Resolução n. 357, de 20 de abril de 2001. Aprova o regulamento técnico das Boas Práticas de Farmácia.
26. Brasil. Ministério da Saúde. Agência Nacional de Vigilância Sanitária. Resolução da Diretoria Colegiada n. 44, de 17 de agosto de 2009. Dispõe sobre as Boas Práticas Farmacêuticas para o controle sanitário do funcionamento, da dispensação e da comercialização de produtos e da prestação de serviços farmacêuticos em farmácias e drogarias e dá outras providências. Brasília, 2009. Disponível em: http://portal.anvisa.gov.br/wps/wcm/connect/b981ce0040a1e519ab02fb10144b0ab5/180809_rdc_44.pdf?MOD=AJPERES; acessado em 30 de março de 2010.
27. CFF – Conselho Federal de Farmácia. Relatório da Oficina sobre serviços farmacêuticos em farmácias comunitárias. Brasília: CFF, 2012.
28. CFF – Conselho Federal de Farmácia. Consulta Pública n. 6/2013. Regulamenta a prescrição farmacêutica e dá outras providências. Disponível em: http://www.cff.org.br/pagina.php; acessado em 10 de abril de 2017.
29. CFF – Conselho Federal de Farmácia. Resolução n. 585, de 23 de agosto de 2013. Regulamenta as atribuições clínicas do farmacêutico e dá outras providências. Disponível em: http://www.cff.org.br/userfiles/file/resolucoes/585; acessado em 2 de fevereiro de 2017.
30. CFF – Conselho Federal de Farmácia. Resolução n. 586, de 29 de agosto 2013, Regulamenta a prescrição farmacêutica e dá outras providências. Disponível em: http://www.cff.org.br/userfiles/file/resolucoes/586.pdf; acessado em 2 de fevereiro de 2017.
31. Brasil. Lei n. 13.021 de 8 de agosto de 2014. Dispõe sobre o exercício e fiscalização de atividades farmacêuticas. Brasília: Diário Oficial da União, 11 ago 2014; Seção 1: 1. Disponível em: http://www.planalto.gov.br/ccivil_03/_Ato2011-2014/2014/Lei/L13021.htm; acessado em 10 de abril de 2017.

Aspectos da ética profissional no exercício da atenção farmacêutica

3

Luciane Maria Ribeiro Neto
Liliane Ribeiro Braga

Ética

A palavra "ética" deriva dos termos gregos éthos (costumes, maneiras de proceder) e êthos (caráter, maneira de ser do ser humano).[1] Segundo Aristóteles (1979), a ética retrata o relacionamento com as pessoas, ou seja, é a preocupação com o outro, com o próximo.[2] Portanto, a ética é um conjunto de valores que orientam o comportamento do homem em relação aos outros homens na sociedade em que vivem, garantindo o bem-estar social, ou seja, é a maneira como o homem deve se comportar em seu meio social.[1,3]

A ética reflete sobre o comportamento social e cria normas universais para estabelecer as melhores ações humanas. Ela se delimita, fundamentalmente, pelos valores morais que decorrem dessa ação, considerando o agir bem como um dever de agir.[3]

Ética profissional

A ética profissional, segundo Bittar (2009), está vinculada às ideias de utilidade moral na execução de suas atividades desenvolvidas com finalidade social, que ressalta o fator social do trabalho, em que a profissão representa uma ação moral, na medida em que, por meio dela, é possível transformar o ambiente, a conduta e as condições de vida das pessoas que dela dependem. Portanto, a codificação da ética do profissional procura reunir, em um instrumento regulador, as relações de valor existentes entre o ideal moral traçado e os diversos campos da conduta humana.[1]

Desse modo, pode-se entender ética profissional como um conjunto de regras que indicam o comportamento do indivíduo, na qualidade de membro da profissão, sendo que a essência dessas regras é garantir a conveniência ou a utilidade desse grupo social, a fim de que ele possa alcançar melhor as finalidades propostas ao conjunto da sociedade.[4] O bom desempenho profissional em consonância com a ética é possível à medida que este desenvolve sua função, sendo responsável pela garantia dos direitos de outrem.[5]

Com relação à profissão farmacêutica no Brasil, em 1960, foi promulgada a Lei n.

3.820, criando o Conselho Federal de Farmácia (CFF) e os Conselhos Regionais de Farmácia (CRF), dotados de personalidade jurídica de direito público, autonomia administrativa e financeira, destinados a zelar pela fiel observância dos princípios da ética e da disciplina da classe dos que exercem atividades profissionais farmacêuticas no país,[6] o que possibilitou a transformação da ética profissional em algo claro e prescritivo, para efeitos de controle corporativo, institucional e social.

Por conseguinte, o primeiro Código de Ética Farmacêutica foi elaborado e aprovado pelo CFF em 5 de junho de 1962, por meio da Resolução CFF n. 6. Posteriormente, vieram as atualizações, com a aprovação das resoluções n. 103/73, n. 130/77, n. 152/80, n. 227/91, n. 290/96 e n. 417/04. Atualmente, é a Resolução n. 596/14 que regimenta a classe farmacêutica e será abordada adiante neste capítulo.[7-12]

Ética profissional e atenção farmacêutica

Simultâneamente à evolução do Código de Ética Farmacêutica, a Atenção Farmacêutica foi se tornando a "atividade-chave" da profissão farmacêutica, sendo, inicialmente, conceituada pela Organização Mundial da Saúde como a prática profissional na qual o paciente é o principal beneficiário das ações do farmacêutico,[13] tendo como principal característica o somatório de atitudes, comportamentos, corresponsabilidades e habilidades na prestação da farmacoterapia, com o objetivo de alcançar resultados terapêuticos eficientes e seguros, privilegiando a saúde e a qualidade de vida do paciente.[14]

A prática da atenção farmacêutica envolve macrocomponentes como educação em saúde, orientação farmacêutica, dispensação, atendimento farmacêutico e acompanhamento farmacoterapêutico, além do registro sistemático das atividades, mensuração e avaliação dos resultados.[15] Portanto, essa prática traz dilemas éticos complexos que devem ser regulados pelo Código de Ética Profissional.

Nesse sentido, com a evolução do Código de Ética, fica clara a mudança da profissão farmacêutica, que deixa de ser centrada no medicamento e se torna uma profissão focada na promoção, na proteção e na recuperação da saúde.

A Figura 3.1 apresenta os dispositivos (artigos e incisos) relacionados à atenção farmacêutica que foram contemplados ao longo dos anos pelo CFF nas revisões do Código de Ética Farmacêutica e retratam a evolução, no Brasil, dos aspectos relacionados à atuação clínica do farmacêutico. Nessa figura, excetua-se a Resolução n. 596/14, que regimenta a classe farmacêutica e será abordada posteriormente.

Como visto, no Brasil, as mudanças no Código de Ética estão diretamente relacionadas à evolução do conceito de Farmácia Clínica que, mundialmente, ao longo dos anos, incluiu todas as atividades relacionadas ao uso racional e seguro do medicamento. Exemplo disso foi a modificação, em 1969, do Código de Ética da Profissão Farmacêutica da American Pharmacists Association (AphA), quando os farmacêuticos foram incentivados a cuidar de cada paciente como um profissional de saúde essencial, empregando todas as suas habilidades e conhecimentos. É importante citar que o Código de Ética da Profissão Farmacêutica da AphA, de 1952, estabelecia que os farmacêuticos não podiam discutir os efeitos terapêuticos dos medicamentos com os pacientes e que deveriam encaminhá-los ao médico ou dentista, caso houvesse alguma dúvida.[16]

Ainda nesse sentido, a International Pharmaceutical Federation (FIP) elaborou o *Code of Ethics for Pharmacy* em 1997, propondo um modelo para todas as organizações farmacêuticas mundiais. Esse código contempla oito princípios essenciais para o farmacêutico:[17]

Res. 103/73[10]
Res. 130/77[11]

Art. 6° - Nas relações com a coletividade o Farmacêutico não poderá:
VII. Fornecer, ou permitir que se forneçam, ainda que gratuitamente, produtos, medicamentos, ou drogas para serem utilizados inadequadamente;

Res. 152/80[12]

Art. 6° - Nas relações com a coletividade o Farmacêutico não poderá:
IV - Prestar serviço profissional ou colaboração à entidade ou empresa onde sejam desrespeitados princípios éticos ou inexistam condições que assegurem adequada assistência farmacêutica;
VII. Fornecer, ou permitir que se forneçam, ainda que gratuitamente, produtos, medicamentos, ou drogas para serem utilizados inadequadamente;

Res. 227/91[13]

Art. 1° - A Farmácia é uma profissão a serviço da saúde do ser humano e da coletividade e tem por fim a promoção, proteção e recuperação da saúde, no nível individual ou coletivo, centradas no medicamento.
Art. 13 - As relações do farmacêutico com os pacientes, não são somente de ordem profissional. Também abrangem os aspectos moral e social, não devendo haver, portanto, discriminação de religião, raça, sexo, nacionalidade, cor, opção sexual, idade, condição social, política ou de qualquer natureza.
Art. 16 - É dever do Farmacêutico:
VII. Informar e assessorar ao paciente sobre a utilização correta do medicamento;
IX. Atualizar e ampliar os seus conhecimentos técnico-científicos e sua cultura geral, visando ao bem público e a efetiva prestação de serviços ao ser humano;
Art. 17 - É vedado ao Farmacêutico:
V. Praticar a dispensação indevida como forma de obter vantagem econômica;
XIV. Fornecer ou permitir que forneçam, medicamentos ou drogas para serem utilizadas inadequadamente;
Art. 18 - É vedado ao Farmacêutico:
V. Induzir a prática da "empurroterapia", ou praticar a dispensação indevida como forma de obter vantagens econômicas;
Art. 19 - É vedado ao Farmacêutico:
VI. Anunciar produtos farmacêuticos ou processos e meios que induzam a empurroterapia" ou ao uso indiscriminado de medicamentos;

Res. 290/96[14]

Art. 1° - A Farmácia é uma profissão a serviço do ser humano e tem por fim a promoção, a proteção e a recuperação da saúde, individual e coletiva.
Art. 13 - As relações do farmacêutico com os pacientes não são apenas de ordem profissional, mas também de natureza moral e social, não devendo haver qualquer discriminação em razão da religião, raça, sexo, nacionalidade, cor, opção sexual, idade, condição social, política ou de qualquer outra natureza.
Art. 15 - É dever do Farmacêutico: VII. Informar e assessorar ao paciente sobre a utilização correta do medicamento;
VIII. Aconselhar e prescrever medicamentos de livre dispensação, nos limites da atenção primária à saúde;
X. Atualizar e ampliar seus conhecimentos técnicos-científicos e sua cultura geral, visando o bem público e à efetiva prestação de serviços ao ser humano, observando as normas e princípios do Sistema Nacional de Saúde, em especial quanto a atenção primária à saúde;
Art. 17 - É vedado ao Farmacêutico:
V. Praticar a dispensação indevida como forma de obter vantagem econômica;

Res. 417/04[15]

PREÂMBULO
O FARMACÊUTICO É UM PROFISSIONAL DA SAÚDE, CUMPRINDO-LHE EXECUTAR TODAS AS ATIVIDADES INERENTES AO ÂMBITO PROFISSIONAL FARMACÊUTICO, DE MODO A CONTRIBUIR PARA A SALVAGUARDA DA SAÚDE PÚBLICA E, AINDA, TODAS AS AÇÕES DE EDUCAÇÃO DIRIGIDAS À COMUNIDADE NA PROMOÇÃO DA SAÚDE.
Art. 11 - O farmacêutico, durante o tempo em que permanecer inscrito em um Conselho Regional de Farmácia, independentemente de estar ou não no exercício efetivo da profissão, deve:
III. Exercer a assistência farmacêutica e fornecer informações ao usuário dos serviços;
IX. Contribuir para a promoção da saúde individual e coletiva, principalmente no campo da prevenção, sobretudo quando, nessa área, desempenhar cargo ou função pública;
Art. 16 - São direitos do farmacêutico:
II. Interagir com o profissional prescritor, quando necessário, para garantir a segurança e a eficácia da terapêutica farmacológica, com fundamento no uso racional de medicamentos;

Figura 3.1 Dispositivos relacionados à atenção farmacêutica que foram contemplados ao longo dos anos (1973 a 2004) nas atualizações do Código de Ética Farmacêutica.

Fontes: Brasil (1973; 1977; 1980; 1991; 1996; 2004).[7-12]

1. Sua principal responsabilidade é o bem do paciente.
2. Oferecer a mesma dedicação para todos.
3. Respeitar o direito individual de escolher o tratamento.
4. Respeitar e salvaguardar o direito individual de confidencialidade.
5. Cooperar com os colegas e com outros profissionais, respeitando seus valores e suas atitudes.
6. Atuar com honestidade e integridade em suas relações profissionais.
7. Suprir as necessidades do indivíduo, da comunidade e da sociedade.
8. Manter e desenvolver os conhecimentos e as técnicas profissionais.

Corroborando com essa proposta da FIP, o CFF publicou, em 25 de março de 2014, uma nova revisão do Código de Ética Farmacêutica, a Resolução CFF n. 596,[18] na qual, já em seu preâmbulo, é possível identificar que o farmacêutico é um profissional da saúde e tem por obrigação respeitar e salvaguardar o indivíduo e, consequentemente, a sociedade, tal como na Resolução CFF n. 417/04: "O farmacêutico é um profissional da saúde, cumprindo-lhe executar todas as atividades inerentes ao âmbito profissional farmacêutico, de modo a contribuir para a salvaguarda da saúde e, ainda, todas as ações de educação dirigidas à coletividade na promoção da saúde".[15]

As atribuições relacionadas à atenção farmacêutica constituem prerrogativas do farmacêutico legalmente habilitado e registrado no Conselho Regional de Farmácia de sua jurisdição, sendo assim, o atual Código de Ética Farmacêutica determina:[18]

Art. 9º O trabalho do farmacêutico deve ser exercido com autonomia técnica e sem a inadequada interferência de terceiros, tampouco com objetivo meramente de lucro, finalidade política, religiosa ou outra forma de exploração em desfavor da sociedade.

[...]

Art. 14 É proibido ao farmacêutico:

[...]

XXXIX exercer a profissão e funções relacionadas à Farmácia, exclusivas ou não, sem a necessária habilitação legal;

[...]

Além da habilitação legal e da autonomia técnica:

Art. 12 O farmacêutico, [...], deve:

[...]

III exercer a profissão farmacêutica respeitando os atos, as diretrizes, as normas técnicas e a legislação vigentes;

[...]

VIII assumir, com responsabilidade social, ética, sanitária, ambiental e educativa, sua função na determinação de padrões desejáveis em todo o âmbito profissional;

[...]

Art. 18 Na relação com os Conselhos, obriga-se o farmacêutico a:

I observar as normas (resoluções e deliberações) e as determinações (acórdãos e decisões) dos Conselhos Federal e Regionais de Farmácia.

À medida que o farmacêutico se insere na atenção ao paciente, suas responsabilidades profissionais aumentam. Assim, o farmacêutico tem o dever de:

Art. 12 [...]

VII respeitar a vida, jamais cooperando com atos que intencionalmente atentem contra ela ou que coloquem em risco a integridade do ser humano ou da coletividade.

Dessa maneira, a atenção farmacêutica deve ser conduzida com foco no paciente, com a colaboração dos demais profissionais da saúde e em prol da promoção, proteção e recuperação da saúde, devendo o farmacêutico manter atualizados seus conhecimentos técnicos e científicos, para aprimorar continuamente o desempenho de sua atividade profissional, independentemente do cargo que ocupa e jamais exercendo com fins meramente comerciais:

Art. 7º [...] manter atualizados os seus conhecimentos técnicos e científicos para aprimorar, de forma contínua, o desempenho de sua atividade profissional.

Art. 8º A profissão farmacêutica, em qualquer circunstância, não pode ser exercida sobrepondo-se à promoção, prevenção e recuperação da saúde e com fins meramente comerciais.

[...]

Art. 12 O farmacêutico, [...], deve:

[...]

IX contribuir para a promoção, proteção e recuperação da saúde individual e coletiva, sobretudo quando, nessa área, ocupar cargo ou desempenhar função pública;

[...]

Art. 14 É proibido ao farmacêutico:

XXIV exercer atividade no âmbito da profissão farmacêutica em interação com outras profissões, concedendo vantagem ou não aos demais profissionais habilitados para direcionamento de usuário, visando ao interesse econômico e ferindo o direito deste de escolher livremente o serviço e o profissional;

[...]

XXXII exercer interação com outros estabelecimentos, farmacêuticos ou não, de forma a viabilizar a realização de prática vedada em lei ou regulamento;

[...]

Art. 17 O farmacêutico, perante seus pares e demais profissionais da equipe de saúde, deve comprometer-se a:

[...]

VI manter relacionamento harmonioso com outros profissionais, limitando-se às suas atribuições, no sentido de garantir unidade de ação na realização das atividades a que se propõe em benefício individual e coletivo;

[...]

VIII respeitar as opiniões de farmacêuticos e outros profissionais, mantendo as discussões no plano técnico-científico.

Para que o farmacêutico possa exercer a atenção farmacêutica centrada no paciente, é seu direito:

Art. 11 É direito do farmacêutico:

[...]

II interagir com o profissional prescritor, quando necessário, para garantir a segurança e a eficácia da terapêutica, observado o uso racional de medicamentos;

III exigir dos profissionais da saúde o cumprimento da legislação sanitária vigente, em especial quanto à legibilidade da prescrição;

[...]

XI decidir, justificadamente, sobre o aviamento ou não de qualquer prescrição, bem como fornecer as informações solicitadas pelo usuário.

Levando em consideração que, na atenção farmacêutica, o farmacêutico deve agir, prevenir, identificar, avaliar e intervir nos incidentes relacionados aos medicamentos e a outros problemas relacionados à farmacoterapia, além de identificar, avaliar e intervir nas interações medicamentosas indesejadas e clinicamente significantes; elaborando plano de cuidado farmacêutico do paciente e registrando as intervenções farmacêuticas junto ao paciente, à família, aos cuidadores e à sociedade, com vistas ao processo de autocuidado e, ao final, avaliar e acompanhar a adesão dos pacientes ao tratamento, e realizar ações para a sua promoção,[19] o Código de Ética Farmacêutica estabelece:

Art. 12 O farmacêutico [...] deve:

[...]

IV respeitar o direito de decisão do usuário sobre seu tratamento, sua própria saúde e bem-estar, excetuando-se aquele que, mediante laudo médico ou determinação judicial, for considerado incapaz de discernir sobre opções de tratamento ou decidir sobre sua própria saúde e bem-estar;

[...]

VI guardar sigilo de fatos e informações de que tenha conhecimento no exercício da profissão, excetuando-se os casos amparados pela legislação vigente, cujo dever legal exija comunicação, denúncia ou relato a quem de direito;

[...]

X garantir ao usuário o acesso à informação independente sobre as práticas terapêuticas oficialmente reconhecidas no país, de modo a possibilitar a sua livre escolha;

[...]

Art. 14 É proibido ao farmacêutico:

IV praticar ato profissional que cause dano material, físico, moral ou psicológico, que possa ser caracterizado como imperícia, negligência ou imprudência;

[...]

XXVII submeter-se a fins meramente mercantilistas que venham a comprometer o seu desempenho técnico, em prejuízo da sua atividade profissional;

[...]

XL aviar receitas com prescrições médicas ou de outras profissões, em desacordo com a técnica farmacêutica e a legislação vigente.

Diante de todo o exposto, é importante destacar que o farmacêutico deve adaptar a ética pessoal aos mandamentos mínimos que norteiam o comportamento de sua categoria, em que a liberdade ética do profissional esbarra nas exigências da instituição que as controla e, ainda, perante a coletividade.[1] Por isso, o farmacêutico, em suas relações profissionais deve:

Art. 17 O farmacêutico, perante seus pares e demais profissionais da equipe de saúde, deve comprometer-se a:

I manter relações cordiais com a sua equipe de trabalho, observados os preceitos éticos;

[...]

III prestar colaboração aos colegas que dela necessitem, assegurando-lhes consideração, apoio e solidariedade que reflitam a harmonia e o prestígio da categoria;

[...]

V empenhar-se em elevar e firmar seu próprio conceito, procurando manter a confiança dos membros da equipe de trabalho e dos destinatários do seu serviço.

Considerações finais

Assim, nesse contexto, verifica-se a importância da existência de normas éticas, uma vez que estas garantem publicidade, oficialidade e igualdade aos profissionais.[20] Portanto, todas as capacidades necessárias ou exigidas para o desempenho da atenção farmacêutica serão consideradas deveres ético-profissionais previstos no Código de Ética Farmacêutica, que estabelece os princípios éticos no relacionamento com seus pares, demais profissionais de saúde e, principalmente, com o paciente e a sociedade no geral, orientando a prática diária da profissão.

Referências

1. Bittar ECB. Curso de ética jurídica: ética geral e profissional. 6.ed. São Paulo: Saraiva, 2009.
2. Aristóteles. Ética a Nicômaco. In: Aristóteles. 4. ed. São Paulo: Abril Cultural, 1991. (Coleção Os Pensadores).
3. Ristow E. Ética: função jurisdicional, e o princípio da razoabilidade. Itajaí: S & T, 2007.
4. Zubioli A. Ética farmacêutica. São Paulo: Sobravime, 2004.
5. Gonçalves M, Darossi M, Stacciarini S. Ética e direito na convivência social: breve análise sobre a importância do código de ética profissional do advogado. Revista da Unifebe. 2010;1(8):122-40.
6. Brasil. Lei n. 3.820, de 11 de novembro de 1960. Cria o Conselho Federal e os Conselhos Regionais de Farmácia, e dá outras Providências. Brasília: Diário Oficial da União, 21 nov 1960; Seção 1: 15029.
7. Brasil. Conselho Federal de Farmácia. Resolução CFF n. 103, de 11 de outubro de 1973. Modifica o código de ética da profissão farmacêutica e estabelece normas e obrigações para o exercício da atividade do profissional fixando, pelas infrações, as sanções previstas na Lei n. 3.820/60. Disponível em: http://www.cff.org.br/userfiles/file/resolucoes/103.pdf; acessado em 20 de fevereiro de 2017.
8. Brasil. Conselho Federal de Farmácia. Resolução CFF n. 130, de 7 de fevereiro de 1977. Aprova o Código de Ética da Profissão Farmacêutica. Disponível em: http://www.cff.org.br/userfiles/file/resolucoes/130.pdf; acessado em 20 de fevereiro de 2017.
9. Brasil. Conselho Federal de Farmácia. Resolução CFF n. 152, de 15 de janeiro de 1980. Altera o Código de Ética da Profissão Farmacêutica. Disponível em: http://www.cff.org.br/userfiles/file/resolucoes/152.pdf; acessado em 20 de fevereiro de 2017.
10. Brasil. Conselho Federal de Farmácia. Resolução CFF n. 227, de 17 de dezembro de 1991. Aprova o novo Código de Ética da Profissão Farmacêutica. Brasília: Diário Oficial da União, 23 dez 1991; Seção 1: 30156.
11. Brasil. Conselho Federal de Farmácia. Resolução CFF n. 290, de 26 de abril de 1996. Aprova o Código de Ética Farmacêutica. Brasília: Diário Oficial da União, 12 jun 1996; Seção 1: 10380.
12. Brasil. Conselho Federal de Farmácia. Resolução CFF n. 417, de 29 de setembro de 2004. Aprova o Código de Ética da Profissão Farmacêutica. Brasília: Diário Oficial da União, 17 nov 2004; Seção 1: 306-7.
13. Organização Mundial de Saúde (OMS). El papel del farmaceutico en el sistema de atención de salud. Tókio: OMS, 1993.
14. Martinez Romero F. Atención farmacéutica en España: un gran compromiso. Buenos Aires: Farmacia Profesional, 1996. p. 6-12.
15. Organização Pan-americana de Saúde (OPAS). Proposta consenso brasileiro de atenção farmacêutica. Atenção farmacêutica no Brasil: "trilhandocaminhos" Brasília: OPAS/MS, 2002.
16. Higby GJ. The continuing evolution of american pharmacy practice, 1952-2002. Journal of the American Pharmacists Association. 2002;42(1):12-5.
17. Merrills J. The basis of ethics. In: Pharmaceutical ethics. Chichester: John Wiley & Sons, 2002.

18. Brasil. Conselho Federal de Farmácia. Resolução CFF n. 596, de 21 de fevereiro de 2014. Dispõe sobre o Código de Ética Farmacêutica, o Código de Processo Ético e estabelece as infrações e as regras de aplicação das sanções disciplinares. Brasília: Diário Oficial da União, 25 mar 2014; Seção 1: 99-103.

19. Brasil. Conselho Federal de Farmácia. Resolução CFF n. 585, de 29 de agosto de 2013. Regulamenta as atividades clínicas do farmacêutico e dá outras providências. Brasília: Diário Oficial da União, 25 set 2013: Seção 1: 186.

20. Nalini JR. Ética geral e profissional. 6.ed. São Paulo: Revista dos Tribunais, 2008.

Atribuições clínicas do profissional farmacêutico

4

Felipe Tadeu Carvalho Santos
Luciene Alves Moreira Marques

Introdução

Ao longo do século XX, as crescentes transformações das tecnologias e dos serviços de saúde fizeram com que discussões acerca da atuação do profissional farmacêutico fossem o foco de intensos debates, principalmente nos Estados Unidos e na Europa, tendo algumas repercussões na América Latina, no intuito de fortalecer a atuação efetiva dos serviços prestados por esse profissional.[1,2] No Brasil, as discussões oficiais iniciaram somente na segunda metade da década de 1990 e se estendem até os dias atuais, na tentativa de desenvolver estratégias de atuação que possibilitem suprir as necessidades de saúde e do uso de medicamentos evidenciadas na sociedade.

A garantia de medidas que visam a adoção de meios para propiciar o uso racional e seguro, assim como o acesso efetivo aos medicamentos, tem sido uma preocupação atual, diante de um contexto em que o medicamento tem se destacado como um insumo terapêutico essencial ao cuidado da saúde da população e ocupado uma posição hegemônica entre as terapias utilizadas. Diante disso, a disponibilidade de medicamentos e o acesso aos mesmos pela população têm sido considerados indicadores de eficácia e equidade dos sistemas de saúde.

Quando utilizado de maneira racional e segura, o medicamento se apresenta como um recurso de expressivo valor terapêutico. Entretanto, quando utilizado de modo inadequado, vem a ser um problema de saúde pública mundial.[3] Dessa maneira, os medicamentos passam a estar no foco não somente dos usuários, mas também dos gestores dos sistemas de saúde, pois a sua sustentabilidade está vinculada a custos elevados, prescrições irracionais, produtos com potencial tóxico, desperdícios, aspectos relacionados à morbidade e mortalidade. Além disso, a qualidade da atenção à saúde pode ser entendida pelo grau de competência profissional na eficiência da utilização dos recursos, assim como pelos riscos expostos aos pacientes e pela satisfação dos usuários.[4,5]

A evidência crescente do número de reações negativas relacionadas aos medicamentos tem se tornado uma realidade, e vários fatores têm contribuído para isso, como a utilização indiscriminada de medicamentos e o aumento do consumo de medicamentos sem orientação profissional, uma prática cada vez mais frequente, independentemente do contexto socioeconômico e cultural dos indivíduos. Outro fator se deve à construção de um vínculo do serviço farmacêutico com o usuário relacionado ao modelo curativista, centrado no medicamento, com a farmácia tendo apenas a função restritiva de disponibilizar o insumo.[4,6,7]

Segundo a Sociedade Brasileira de Vigilância de Medicamentos (Sobravime), o medicamento faz parte de um complexo médico-industrial que influi na percepção da saúde e da doença, tanto dos profissionais de saúde quanto da sociedade. O farmacêutico constitui um ator primordial no processo de formação das pessoas quanto ao uso efetivo e seguro dos medicamentos, pois, como reflete a Sobravime, a medicalização de um número crescente de problemas da vida não constitui apenas um processo individual em que o futuro consumidor se convence de que se encontra na anormalidade, mas trata-se também de um fenômeno coletivo, próprio das sociedades em crescimento, que criam uma raridade do normal, afirmando que esse é o melhor.[8,9]

O medicamento é uma tecnologia de saúde importante e pode contribuir de maneira significativa para a melhoria da qualidade de vida da população. Entretanto, necessita ser entendido em um contexto em que a enfermidade não é vista apenas pelo fator patológico ou fisiológico, mas tem uma abrangência biopsicossocial. O restabelecimento da saúde envolve um contexto multidimensional, resultado de fatores biológicos, sociais, culturais e psicológicos, não sendo entendido apenas pela ausência de sinais e sintomas.[10] Vale destacar que o insumo medicamentoso não é apenas simbólico ou coadjuvante em alguns casos, mas também não vem a ser a única alternativa absoluta e efetiva. Assim, o produto farmacológico necessita ser utilizado de modo a extrair o máximo de benefícios com o mínimo de riscos aos usuários, associado a demais alternativas terapêuticas no enfrentamento efetivo do desequilíbrio do organismo do indivíduo.

Dessa maneira, surge a necessidade de o farmacêutico rediscutir o seu papel como profissional de saúde e entender o uso do medicamento a partir do indivíduo e não do produto em si. A atuação do profissional farmacêutico passa então a ser estruturada em uma perspectiva ampliada do cuidado, por meio de ações voltadas para a clínica farmacêutica, a qual não somente permite o restabelecimento da relação terapêutica entre o profissional e o paciente, mas também cria um compromisso no desenvolvimento de ações voltadas para hábitos e estilos de vida saudáveis, que vão além da esfera medicalizante.

Reconfiguração do papel social do farmacêutico

A saúde é vista como um processo amplo e complexo, que detém uma pluralidade de vertentes e transformações. Dessa maneira, configura-se a necessidade de uma amplitude assistencial, que possibilite uma atuação sistêmica e construtora. A implementação de diferentes abordagens com múltiplas teorias, para operar diante das preposições de saúde da população tem sido necessária, de modo a incorporar habilidades de direcionamento do cuidado e a abranger todas as demandas trazidas pelo usuário.

A análise dos desdobramentos do processo saúde-doença tem conduzido a uma evolução do conceito biomédico do cuidado, cujo olhar está voltado prioritariamente para a doença e seus respectivos sintomas, propiciando assim uma visão pouco holística e limitada do indivíduo. A partir de então, surge a incorporação de diversos valores ligados a atenção à saúde na sua conjuntura mais atualizada e moderna, como qualidade de vida, realidade social, relações pessoais, intersetorialidade, cidadania, entre outros.[11,12]

Nesse contexto, cresce a necessidade do desenvolvimento de habilidades e conhecimentos, não sendo suficientes somente as aptidões técnicas específicas, mas uma participação mais ativa e abrangente dos profissionais prestadores do cuidado. Entre os atores envolvidos nos processos de saúde está o farmacêutico, que, conjuntamente com outros profissionais e a comunidade assistida, passa a instituir um olhar aproximado e ampliado para o bem-estar da população, para que as atividades profissionais venham a atender uma necessidade social.

Oliveira e Varela (2008)[13] reforçam a importância de se efetivar a Farmácia Social como uma área interdisciplinar presente na formação do farmacêutico, uma vez que permite oferecer ferramentas precisas, através dos conhecimentos de teorias e métodos das ciências sociais e humanísticas, voltadas para a investigação dos aspectos psicossociais relacionados à farmacoterapia, assim como propicia a evolução da relação comunicativa existente entre os pacientes e os profissionais.

A atuação do farmacêutico na promoção do uso racional e seguro de medicamentos e, de forma expansiva, na promoção, prevenção e recuperação da saúde da população precisa acontecer de modo a superar o discurso tecnicista, ou seja, deve considerar aspectos situacionais, emotivos e subjetivos, que constituem a realidade do indivíduo. O farmacêutico é incorporado assim no processo de integração com o usuário e se torna um canal importante de interação com o paciente, em que os sujeitos constroem, através de uma aproximação, uma relação de confiança capaz de distinguir e hierarquizar necessidades, de modo a incorporar novas práticas de vida.[14,15]

Diante dessa realidade, constitui-se equivocada a visão da Assistência Farmacêutica que tem como objeto o medicamento, pois as ações necessitam estar voltadas para o sujeito, ou seja, para os usuários do sistema de atenção à saúde.[16] A consolidação efetiva do profissional farmacêutico no cuidado pode ser concretizada em meio à superação de algumas dificuldades relacionadas, principalmente, ao entendimento do serviço de farmácia e da redefinição do farmacêutico como integrante da rede assistencial, assim como através de uma participação mais voltada para a gestão da clínica e os benefícios trazidos com o uso de medicamentos.

As atribuições clínicas que estão relacionadas ao cuidado em saúde remetem ao sentido de responsabilidade social do farmacêutico, de modo que esse profissional passe a redefinir sua prática a partir das necessidades da sociedade. A aproximação com o paciente permite conhecer aspectos importantes e que contribuem para o sucesso da terapia farmacológica, como a aceitabilidade do tratamento e as expectativas trazidas pelo usuário quanto ao uso de medicamentos, que refletem diretamente na adesão e na pactuação da forma de utilização da farmacoterapia indicada. Nessa ótica, o papel social do farmacêutico traz para esse profissional outras dimensões e responsabilidades visando uma efetivação da clínica inclusiva e abrangente quanto à realidade trazida pelo paciente. Assim, além da importante atuação na pesquisa e produção de medicamentos, serviços gerenciais e de logística, destaca-se a atuação do farmacêutico no contato direto com os usuários do sistema, visando uma farmacoterapia efetiva e a produção do cuidado.[3,10]

A evolução da atenção farmacêutica

A prática clínica assistencial farmacêutica foi iniciada historicamente na década de 1960, com a instituição do movimento da farmácia clínica nos serviços hospitalares, que objetivava a aproximação do farmacêutico ao paciente, possibilitando o desenvolvimento de habilidades relacionadas à farmacoterapia. No decorrer das décadas de 1970 e 1980, surgiram várias discussões com o intuito de redefinir o papel do farmacêutico perante o usuário, assim como de estender a atuação da farmácia clínica a outros níveis de atenção à saúde. Dessa maneira, o conceito de farmácia clínica foi ampliado e passou a incorporar aspectos referentes à realização, por parte do farmacêutico, de serviços capazes de garantir um tratamento farmacoterapêutico eficaz e de propiciar a criação de uma relação conveniente entre o profissional e o usuário. A farmácia clínica contemporânea passa então a incorporar a filosofia da prática que ficou conhecida no Brasil como Atenção Farmacêutica ou Cuidado Farmacêutico.[2,8,17]

Em 1990, Hepler & Strand[18] propuseram o conceito de *"pharmaceutical care"*, e foram os primeiros a utilizar essa terminologia na literatura científica, que foi traduzida no Brasil como Atenção Farmacêutica. A partir de então, a Atenção Farmacêutica foi definida pelos autores como: "a provisão responsável do tratamento farmacológico com o objetivo de alcançar resultados satisfatórios na saúde, melhorando a qualidade de vida do paciente". Em 1993, ocorreu a reunião de peritos da Organização Mundial da Saúde (OMS), que discutiu o papel dos farmacêuticos nos sistemas de atenção à saúde, tendo então sido publicado o documento conhecido como "Declaração de Tóquio", que possibilitou a ampliação e divulgação desse novo modelo de prática de atuação, uma vez que o farmacêutico foi reconhecido como beneficiário da Atenção Farmacêutica ao público e definido como dispensador da atenção sanitária juntamente com outros membros da equipe de saúde.[2,8,19]

O termo Atenção Farmacêutica foi oficializado no Brasil com a publicação da "Proposta de Consenso Brasileiro de Atenção Farmacêutica" em 2002, que foi resultado de discussões envolvendo entidades e instituições, sob a coordenação da Organização Pan-Americana da Saúde (OPAS). A finalidade do consenso foi uniformizar os conceitos e a prática profissional no país. Assim, a Atenção Farmacêutica foi definida como "um modelo de prática farmacêutica, desenvolvida no contexto da Assistência Farmacêutica. Compreende atitudes, valores éticos, comportamentos, habilidades, compromissos e corresponsabilidades na prevenção de doenças, promoção e recuperação da saúde, de forma integrada à equipe de saúde. É a interação direta do farmacêutico com o usuário, visando uma farmacoterapia racional e a obtenção de resultados definidos e mensuráveis, voltados para a melhoria da qualidade de vida. Essa interação também deve envolver as concepções dos seus sujeitos, respeitadas as suas especificidades biopsicossociais, sob a ótica da integralidade das ações de saúde".[20]

O consenso apresenta ainda alguns macrocomponentes da prática profissional para o exercício da Atenção Farmacêutica: educação em saúde (incluindo a promoção do uso racional de medicamentos); orientação farmacêutica; dispensação; atendimento farmacêutico; acompanhamento/seguimento farmacoterapêutico; registro sistemático das atividades, mensuração e avaliação dos resultados.[20]

A Atenção Farmacêutica, na perspectiva do cuidado, operacionaliza-se por meio da oferta de serviços de clínica farmacêutica, que permite ao farmacêutico o gerenciamento integrado da farmacoterapia, propiciando a responsabilização por um controle mais eficaz das doenças. Os serviços clínicos farmacêuticos, também chamados de serviços cognitivos, são aquelas atividades que têm interação direta com o paciente e a finalidade de melhorar o processo do uso de medicamentos e propiciar uma melhoria na qualidade de vida das pessoas.[21]

A Agência Nacional de Vigilância Sanitária (Anvisa), por meio da sua Diretoria Colegiada, publicou a Resolução n. 44, de 17 de agosto de 2009, que regulamenta a disponibilização de serviços farmacêuticos em farmácias e drogarias. O documento explicita como deve ser estruturada a Atenção Farmacêutica em estabelecimentos farmacêuticos e a forma de registro das atividades desenvolvidas, além de dar outras providências. Como destacam Correr e Otuki (2013),[21] apesar do avanço em ter resoluções de órgãos regulamentadores importantes que buscam a qualificação dos serviços farmacêuticos prestados à população, vale destacar que ainda prevalece um destaque para a realização de serviços técnicos, como aferição de pressão arterial, perfuração de brincos, entre outros, o que limita a percepção do serviço farmacêutico como um serviço clínico, voltado para a melhoria no processo da gestão do uso de medicamentos e das condições de vida das pessoas. Pode-se refletir que tais limitações expressam a restrição no acesso da população a serviços clínicos farmacêuticos, mediante um processo de reafirmação desse profissional no país, quanto a sua funcionalidade e efetividade de atuação. Pereira e Freitas (2008)[2] apontam que, antes da implantação da Atenção Farmacêutica, é necessário garantir o acesso do usuário ao serviço de saúde e aos medicamentos, dar mais ênfase no diálogo com o paciente, de modo a investir mais tempo nessa ação, e conscientizar o profissional farmacêutico de sua responsabilidade no processo. Talvez esses sejam alguns dos próximos passos a serem trilhados pela Assistência Farmacêutica no Brasil.

A regulamentação das atribuições clínicas do farmacêutico foi efetivada no país por meio da Resolução n. 585, de 29 de agosto de 2013, do Conselho Federal de Farmácia (CFF), que discorre sobre os direitos e as responsabilidades desse profissional no que concerne a sua área de atuação. O desenvolvimento das atribuições clínicas pelo farmacêutico carece de ocorrer em todos os lugares e níveis de atenção, com vistas a trazer benefícios para a saúde da população. A resolução apresenta as atribuições divididas em três aspectos: relativas ao cuidado à saúde, relativas à comunicação e educação em saúde e relacionadas à gestão da prática, produção e aplicação do conhecimento.

Atuação do farmacêutico na perspectiva do cuidado

A prestação do cuidado tem como foco primordial o ser humano e como características principais a consideração do outro, a partir de uma relação de mútuo reconhecimento e de confiança. A atuação do farmacêutico clínico vai além da realização de um procedimento assistencial, e envolve a otimização de relações e o comprometimento de todos os envolvidos no processo.[22] O desenvolvimento do cuidado, no vislumbre da Atenção Farmacêutica, tem o propósito de alcançar resultados concretos na terapia farmacológica que melhorem a qualidade de vida dos pacientes.[18]

Na Resolução n. 585/2013, do Conselho Federal de Farmácia (CFF), o cuidado farmacêutico centrado no paciente está definido como "relação humanizada que envolve o respeito às crenças, expectativas, experiências, atitudes e preocupações do paciente ou cuidadores quanto às suas condições de saúde e ao uso de medicamentos, na qual farmacêutico e paciente compartilham a tomada de decisão e a responsabilidade pelos resultados em saúde alcançados".[23]

O conceito de cuidado farmacêutico passa então a ser incorporado, de maneira mais explícita, no escopo da atuação profissional, e surgem assim outras publicações que complementam e ampliam o entendimento dessa terminologia. O Ministério da Saúde (MS) publicou em 2014 uma série de cadernos sobre o "Cuidado Farmacêutico na Atenção Básica", que traz a definição de Cuidado Farmacêutico: "constitui a ação integrada do farmacêutico com a equipe de saúde, centrada no usuário, para promoção, proteção, e recuperação da saúde e prevenção de agravos. Visa à educação em saúde e à promoção do uso racional de medicamentos prescritos e não prescritos, de terapias alternativas e complementares, por meio dos serviços da clínica farmacêutica e das atividades técnico-

-pedagógicas voltadas ao indivíduo, à família, à comunidade e à equipe de saúde".[17]

Alguns aspectos importantes estão envolvidos na prática do cuidado farmacêutico e podem ser extraídos a partir da resolução do CFF e da publicação do MS. Vale salientar que o cuidado vai além da compreensão superficial do outro, mas envolve também o conhecimento de aspectos de vida que contribuem para a resolutividade da farmacoterapia e as intervenções em saúde.[24] Passa a ser fundamental um olhar voltado para a promoção da saúde e a contribuição da qualidade de vida do paciente, em que o foco não está somente na farmacoterapia curativa. Além disso, ganha relevância o processo educativo, de corresponsabilização e empoderamento dos envolvidos nas ações em saúde, aliado à necessidade de integração junto à equipe de saúde no alcance de resultados significativos para a vida das pessoas. Dessa maneira, faz-se necessária a incorporação, na metodologia de trabalho do farmacêutico, de aptidões políticas, de relacionamento e de uma visão ampliada dos aspectos do cuidado, de modo a não se manter rendido a um arcabouço técnico imponderante e limitado.

O espectro do cuidado, que remete à aplicação da clínica farmacêutica, retrata a configuração de políticas saudáveis e a criação de ambientes propícios de promoção da saúde e exige assim aptidões voltadas para a política e que sejam capazes de compreender todos os aspectos que compõem o ser humano.[8,11] A centralização do olhar farmacêutico passa a ser superada e busca atingir uma visão expandida do usuário, de modo a construir uma assistência voltada para o bem-estar completo do indivíduo. O farmacêutico carece ainda de desenvolver e estimular práticas não convencionais em saúde, a partir de alternativas terapêuticas complementares, que são inseridas no processo do cuidado e valorizam a interdisciplinaridade.[25] Assim, a inserção do profissional farmacêutico no contexto da promoção à saúde tem se configurado de modo a construir uma identidade, a partir de novas práticas, que transcendem a disponibilização do insumo farmacológico e que têm como fundamentos básicos a redução dos riscos de morbimortalidade e o uso racional dos medicamentos.

Outro aspecto interessante quanto ao cuidado se deve às novas responsabilidades do farmacêutico a partir das práticas clínicas e à responsabilização pelas necessidades do paciente relacionadas aos medicamentos.[26] A abrangência do conceito de cuidado centrado no paciente envolve o comprometimento do profissional farmacêutico com o compartilhamento da tomada de decisão e a responsabilização pelos resultados alcançados com o usuário, com vistas à construção de uma relação humanizada e harmônica, de modo a considerar as dificuldades trazidas pelo paciente quanto ao uso de medicamentos.

Algumas estratégias de atuação clínica farmacêutica testadas em estudos controlados e randomizados, voltadas para a concretização das ações de cuidado e que podem ser utilizadas em vários níveis de atenção à saúde, são apresentadas no Caderno 1 da série "Cuidado Farmacêutico na Atenção Básica" do Ministério da Saúde:[17]

1. Ações de revisão da farmacoterapia: consistem na avaliação, pelo farmacêutico, de medicamentos utilizados pelos pacientes, prescritos ou não, com a finalidade de identificar problemas relacionados à farmacoterapia que comprometem o resultado terapêutico, como reações adversas, interações medicamentosas e baixa adesão ao tratamento. Consistem ainda na proposição de soluções para esses problemas junto ao paciente ou outros profissionais de saúde, chamadas de intervenções farmacêuticas, que fazem parte do plano de cuidado do paciente.

2. Ações de conciliação de medicamentos: consistem na análise completa da história de medicação dos pacientes, de modo a conciliar todos os medicamentos prescritos por profissionais diferentes para um mesmo

usuário, que se faz necessária principalmente na transição entre níveis assistenciais.

3. Ações para avaliação e promoção da adesão terapêutica: estão relacionadas à utilização de múltiplas estratégias, principalmente para pacientes que utilizam vários medicamentos de uso contínuo, como orientação ao usuário, material educativo e monitoramento, que podem ser utilizadas de forma combinada para favorecer o entendimento e a adesão ao tratamento.

4. Ações de aconselhamento ao usuário: consistem na troca de informações relativas à farmacoterapia utilizada de forma a possibilitar um aumento da compreensão, do letramento em saúde e da capacidade de tomada de decisão dos pacientes quanto aos seus medicamentos, contribuindo também para a adesão ao tratamento.

5. Ações de acompanhamento dos resultados da farmacoterapia: são necessárias para pacientes com tratamentos mais complexos e com dificuldade na utilização dos medicamentos, pois requerem um seguimento farmacoterapêutico mais prolongado para o acompanhamento dos resultados e das metas terapêuticas propostas.

Para o desenvolvimento das estratégias citadas de atuação clínica do farmacêutico, é necessária a realização de consultas farmacêuticas com o paciente, em ambiente privado e de forma individualizada.[17] Conforme descrevem Correr e Otuki (2013),[21] a consulta farmacêutica consiste em quatro etapas: acolhimento e coleta de dados dos pacientes; avaliação e identificação de problemas relacionados à farmacoterapia; elaboração e pactuação de um plano de cuidado com o paciente; e o seguimento do usuário para acompanhamento das metas terapêuticas, quando necessário.

Oliveira, Brummel e Miller (2010)[27] descrevem que cada encontro ou consulta farmacêutica requer um processo de revisão sistemática projetada para identificar e resolver problemas relacionados à farmacoterapia, com o propósito de promover resultados positivos com o uso de medicamentos. Os autores abordam ainda as responsabilidades do farmacêutico clínico no atendimento de pacientes:

a. necessidade de ter o foco no paciente como um todo, ou seja, não ter um olhar fragmentado de apenas um medicamento ou uma doença específica;

b. identificar as necessidades e expectativas trazidas pelo paciente com relação à farmacoterapia utilizada;

c. promover a utilização adequada e segura das terapias medicamentosas por meio da identificação e resolução de problemas relacionados aos medicamentos;

d. registrar os atendimentos realizados, assim como os resultados atingidos;

e. colaborar com todos os membros da equipe de cuidado do paciente.

Uma série de atribuições do profissional farmacêutico voltadas para o cuidado em saúde, nos âmbitos individual e coletivo, é apresentada na Resolução CFF n. 585/2013 e pode ser evidenciada na Tabela 4.1.

O farmacêutico no processo de comunicação e educação em saúde

As atribuições clínicas relacionadas à comunicação e educação em saúde do profissional farmacêutico, conforme definidas na Resolução CFF n. 585/2013, são elencadas na Tabela 4.2. Ao longo do texto são discutidas as facetas da comunicação e da educação em saúde voltadas para os pacientes e outros profissionais de saúde.

O processo de comunicação em saúde está alicerçado em bases humanísticas que

Tabela 4.1. Atribuições clínicas do farmacêutico relativas ao cuidado à saúde

I - Estabelecer e conduzir uma relação de cuidado centrada no paciente.
II - Desenvolver, em colaboração com os demais membros da equipe de saúde, ações para a promoção, proteção e recuperação da saúde, e a prevenção de doenças e de outros problemas de saúde.
III - Participar do planejamento e da avaliação da farmacoterapia, para que o paciente utilize de forma segura os medicamentos de que necessita, nas doses, frequência, horários, vias de administração e duração adequados, contribuindo para que o mesmo tenha condições de realizar o tratamento e alcançar os objetivos terapêuticos.
IV - Analisar a prescrição de medicamentos quanto aos aspectos legais e técnicos.
V - Realizar intervenções farmacêuticas e emitir parecer farmacêutico a outros membros da equipe de saúde, com o propósito de auxiliar na seleção, adição, substituição, ajuste ou interrupção da farmacoterapia do paciente.
VI - Participar e promover discussões de casos clínicos de forma integrada com os demais membros da equipe de saúde.
VII - Prover a consulta farmacêutica em consultório farmacêutico ou em outro ambiente adequado, que garanta a privacidade do atendimento.
VIII - Fazer a anamnese farmacêutica, bem como verificar sinais e sintomas, com o propósito de prover cuidado ao paciente.
IX - Acessar e conhecer as informações constantes no prontuário do paciente.
X - Organizar, interpretar e, se necessário, resumir os dados do paciente, a fim de proceder à avaliação farmacêutica.
XI - Solicitar exames laboratoriais, no âmbito de sua competência profissional, com a finalidade de monitorar os resultados da farmacoterapia.
XII - Avaliar resultados de exames clínico-laboratoriais do paciente, como instrumento para individualização da farmacoterapia.
XIII - Monitorar níveis terapêuticos de medicamentos, por meio de dados de farmacocinética clínica.
XIV - Determinar parâmetros bioquímicos e fisiológicos do paciente, para fins de acompanhamento da farmacoterapia e rastreamento em saúde.
XV - Prevenir, identificar, avaliar e intervir nos incidentes relacionados aos medicamentos e a outros problemas relacionados à farmacoterapia.
XVI - Identificar, avaliar e intervir nas interações medicamentosas indesejadas e clinicamente significantes.
XVII - Elaborar o plano de cuidado farmacêutico do paciente.
XVIII - Pactuar com o paciente e, se necessário, com outros profissionais da saúde as ações de seu plano de cuidado.
XIX - Realizar e registrar as intervenções farmacêuticas junto ao paciente, família, cuidadores e sociedade.
XX - Avaliar, periodicamente, os resultados das intervenções farmacêuticas realizadas, construindo indicadores de qualidade dos serviços clínicos prestados.

XXI - Realizar, no âmbito de sua competência profissional, administração de medicamentos ao paciente.
XXII - Orientar e auxiliar pacientes, cuidadores e equipe de saúde quanto à administração de formas farmacêuticas, fazendo o registro dessas ações, quando couber.
XXIII - Fazer a evolução farmacêutica e registrar no prontuário do paciente.
XXIV - Elaborar uma lista atualizada e conciliada de medicamentos em uso pelo paciente durante os processos de admissão, transferência e alta entre os serviços e níveis de atenção à saúde.
XXV - Dar suporte ao paciente, aos cuidadores, à família e à comunidade com vistas ao processo de autocuidado, incluindo o manejo de problemas de saúde autolimitados.
XXVI - Prescrever, conforme legislação específica, no âmbito de sua competência profissional.
XXVII - Avaliar e acompanhar a adesão dos pacientes ao tratamento, e realizar ações para a sua promoção.
XXVIII - Realizar ações de rastreamento em saúde, baseadas em evidências técnico-científicas e em consonância com as políticas de saúde vigentes.

Fonte: Resolução nº 585, de 29 de agosto de 2013, do Conselho Federal de Farmácia.[23]

Tabela 4.2. Atribuições clínicas do farmacêutico relacionadas à comunicação e educação em saúde

I - Estabelecer processo adequado de comunicação com pacientes, cuidadores, família, equipe de saúde e sociedade, incluindo a utilização dos meios de comunicação de massa.
II - Fornecer informação sobre medicamentos à equipe de saúde.
III - Informar, orientar e educar os pacientes, a família, os cuidadores e a sociedade sobre temas relacionados à saúde, ao uso racional de medicamentos e a outras tecnologias em saúde.
IV - Desenvolver e participar de programas educativos para grupos de pacientes.
V - Elaborar materiais educativos destinados à promoção, proteção e recuperação da saúde e prevenção de doenças e de outros problemas relacionados.
VI - Atuar no processo de formação e desenvolvimento profissional de farmacêuticos.
VII - Desenvolver e participar de programas de treinamento e educação continuada de recursos humanos na área da saúde.

Fonte: Resolução nº 585, de 29 de agosto de 2013, do Conselho Federal de Farmácia.[23]

perpassam pela educação e informação em saúde. Na dimensão relacional, destaca-se a habilidade de comunicação como um ponto crucial e capaz de alicerçar a nova formatação de expansão do trabalho farmacêutico na conjuntura da clínica. Tal profissional passa a exercer um importante papel de educador e de aproximação com o usuário. O processo de educar implica algo além da simples disseminação do conhecimento, mas envolve processos que contribuem para a mudança de atitude e conduta com relação ao uso de medicamentos pelas pessoas, assim como visa o empoderamento do usuário quanto à terapia farmacológica utilizada e sua condição de saúde.

A relação terapêutica criada entre o farmacêutico e o usuário está baseada nos pilares do respeito mútuo, vínculo de confiança e troca contínua de experiências. A partir de então, cria-se a necessidade de elaboração de uma dimensão comunicativa e uma rede de atenção conversacional, ligada à perspectiva da integralidade. O complexo comunicativo envolve processos, estratégias e inventividades, que são capazes de agregar os atores sociais envolvidos com os problemas de saúde a serem enfrentados, inclusive com relação ao uso indiscriminado de medicamentos. A comunicação farmacêutico-paciente não pode ser caracterizada apenas como o repasse de informações, mas precisa estar centrada no aumento da capacidade do paciente em resolver seus problemas relacionados com os medicamentos utilizados, ou seja, reconhecer o usuário como sujeito de sua própria saúde e transformação, de modo a possibilitar o aconselhamento, que é caracterizado pelo diálogo e pela participação ativa do paciente.[15,21]

A aproximação do farmacêutico com as linhas de cuidado do paciente, de forma a assumir um papel clínico assistencial, traz novas responsabilidades e possibilidades de intervenção desse profissional junto à comunidade. Vieira (2007)[8] discorre sobre alguns domínios importantes norteadores do trabalho do farmacêutico, para o desenvolvimento da promoção à saúde e possibilidade de atuação como transformador da realidade. São eles: reorientação dos serviços de farmácia, o desenvolvimento de habilidades da comunidade e o incentivo à ação comunitária. Quanto ao primeiro domínio, ressalta-se a expressiva importância do reconhecimento da farmácia como um estabelecimento de saúde, humanizado e promotor de hábitos saudáveis de vida. Com relação às ações de reorientação da assistência farmacêutica, destacam-se algumas relacionadas à comunicação e educação: necessidade da oferta de informação com qualidade e melhoria da comunicação com o paciente; ampliação da integração entre os farmacêuticos e a equipe da farmácia com os demais serviços de saúde; necessidade de fornecimento de educação continuada aos profissionais de saúde para assuntos relativos a medicamentos; e elaboração de educação em saúde de acordo com o perfil epidemiológico e as demandas encontradas na comunidade.

Quanto ao desenvolvimento de habilidades da comunidade, é interessante definir a atuação do farmacêutico, que abrange um espectro ampliado de ação. Dessa forma, o primeiro passo é identificar as necessidades da comunidade quanto às informações e orientações em saúde para direcionar as ações planejadas. Na mesma perspectiva, o incentivo à ação comunitária permeia o desenvolvimento da consciência política na comunidade, de modo a favorecer seu desenvolvimento sustentável, como o estímulo às discussões relacionadas às práticas saudáveis de vida, além do desenvolvimento conjunto de ações de prevenção de doenças e o estabelecimento de prioridades para a educação em saúde.[8,11]

Todo profissional de saúde tem o papel de educador e construtor de meios propícios para o desenvolvimento e a recuperação do bem-estar das pessoas. A comunicação é tida como premissa básica para o exercício dessa função. A Política Nacional de Educação Popular em Saúde (Pneps) define Educação Popular como "práxis político-pedagógica orientadora da construção de processos educativos e de trabalho social emancipatórios, intencionalmente direcionada à promoção da autonomia das pessoas, à horizontalidade entre os saberes populares e técnico-científicos, à formação da consciência crítica, à cidadania participativa, ao respeito às diversas formas de vida, à superação das desigualdades sociais e de todas as formas de discriminação, violência e opressão".[28]

O cuidado em saúde vem a ser um dos eixos estratégicos da educação popular, o qual visa a construção de horizontes éticos para o cuidado como ação não apenas sanitária, mas social, política, cultural, individual e coletiva. Além disso, a educação está inserida na perspectiva da produção social da saúde, na qual se integram a diversidade de saberes e práticas de cuidado permeadas pela amorosidade, pelo diálogo e pela escuta, solidariedade e autonomia.[28]

A troca de saberes e de experiências se faz permanente na abordagem educativa, assim como a aproximação do profissional com a realidade vivenciada pelos membros da ação em saúde. Os farmacêuticos podem contribuir em processos educativos para modificar essa realidade, por meio de intervenções coletivas, com grupos de usuários, famílias e na comunidade, principalmente nos sistemas públicos de saúde, e utilizar essas práticas de educação em saúde como espaços para abordagem interdisciplinar, tornando as atividades mais criativas e participativas. Os grupos educativos se tornam viáveis, uma vez que possibilitam a inclusão e a identificação entre os participantes, de forma que cada indivíduo possa enxergar no outro a sua realidade e propiciar a busca do amparo dos seus problemas de saúde. Alguns temas podem ser destacados, como: a utilização correta das diferentes formas farmacêuticas; o esclarecimento sobre possíveis reações adversas; as interações medicamentosas e demais especificidades de cada fármaco; a automedicação; bem como as questões relacionadas ao acesso e ao uso abusivo dos medicamentos.[14,29]

É relevante destacar que a falta de informação sobre os medicamentos é considerada uma das vertentes mais significativas e de maior impacto, em termos mundiais, sobre as razões pelas quais os indivíduos não cumprem adequadamente seus tratamentos. Dessa forma, a orientação quanto à farmacoterapia e à segurança no uso de medicamentos vem a ser uma necessidade crescente nos sistemas de saúde. Orientar o usuário e desenvolver ações educativas sobre medicamentos não são atividades exclusivas do farmacêutico, pois estão relacionadas às atribuições de todos os profissionais da equipe de saúde.[15] Faz-se fundamental que o farmacêutico possa realizar a educação permanente de outros profissionais envolvidos no processo de uso de medicamentos e na assistência aos pacientes.

Em meio a uma rede de envolvimento do cuidado à saúde, vários atores fazem parte desse teatro de operações, na prática e responsabilidade da direção dos processos, o que envolve tanto o usuário quanto outros profissionais. Entre os componentes da equipe, o farmacêutico é incluído como profissional voltado para a atuação que envolve a informação e o matriciamento acerca da utilização de medicamentos, insumo esse essencial na assistência à saúde.[30] Assim, as ações direcionadas à equipe contribuem para o desenvolvimento de conhecimentos e habilidades na promoção e orientação do uso racional de medicamentos, bem como na melhoria na gestão da clínica obtida dos resultados de saúde com o uso de medicamentos.[17] Como descrevem Dupotey Varela et al. (2011),[31] a habilidade de melhorar a comunicação interprofissional do farmacêutico está entre as principais necessidades a serem desenvolvidas para a efetivação do reconhecimento farmacêutico integrado com uma equipe multiprofissional voltada para o cuidado.

O farmacêutico na gestão do conhecimento

As atribuições do farmacêutico clínico na gestão da prática, produção e aplicação do conhecimento é ampla, uma vez que o arcabouço de atuação desse profissional propicia uma aproximação de informações em saúde, principalmente quanto à tecnologia do uso de medicamentos, que permitem contribuir para o planejamento e a execução de ações de saúde de uma população. Assim, várias são as formas de atuação do farmacêutico clínico na gestão do conhecimento, como: levantamento, análise e avaliação de dados quanto à utilização de medicamentos e outras tecnologias de saúde; participação em comissões e grupos de discussão sobre a promoção do uso racional de medicamentos e a segurança do paciente; participação na elaboração e atualização de formulários e protocolos relacionados à farmacoterapia e à prestação ou validação de serviços clínicos; participação em estudos epidemiológicos e que direcionam a tomada de decisão baseada em evidências na saúde, principalmente na área de medicamentos; entre outras, como se pode interpretar no art. 9º da Resolução CFF n. 585/2013 na Tabela 4.3.

O conhecimento tem sido cada vez mais evidenciado e propagado como elemento fundamental para a construção dos destinos da humanidade, pois permite a análise de uma realidade a partir do levantamento de dados e informações. Entretanto, conhecer a realidade não consiste apenas na transposição de um contexto para o pensamento, requer uma reflexão crítica que se dá a partir de um conhecimento acumulado e que irá gerar uma síntese, o concreto pensado, como refletem Lima e Mioto (2007).[32] No contexto da saúde, o desenvolvimento de pesquisas e metodologias de produção, interpretação e análise de informações referentes ao processo saúde-doença, à compreensão dos indivíduos e às respostas relacionadas à assistência prestada à comunidade é fundamental para a aplicabilidade do conhecimento gerado diante de uma realidade que pode se tornar efetivamente transformadora.

No campo da Assistência Farmacêutica, é necessário o desenvolvimento de pesquisas que propiciam o levantamento de dados e o acompanhamento de indicadores clínicos relacionados à tecnologia do uso de medicamentos. A OMS destaca que pesqui-

Tabela 4.3 Atribuições clínicas do farmacêutico relacionadas à gestão da prática, à produção e à aplicação do conhecimento

I - Participar da coordenação, supervisão, auditoria, acreditação e certificação de ações e serviços no âmbito das atividades clínicas do farmacêutico.
II - Realizar a gestão de processos e projetos, por meio de ferramentas e indicadores de qualidade dos serviços clínicos prestados.
III - Buscar, selecionar, organizar, interpretar e divulgar informações que orientem a tomada de decisões baseadas em evidência, no processo de cuidado à saúde.
IV - Interpretar e integrar dados obtidos de diferentes fontes de informação no processo de avaliação de tecnologias de saúde.
V - Participar da elaboração, aplicação e atualização de formulários terapêuticos e protocolos clínicos para a utilização de medicamentos e outras tecnologias em saúde.
VI - Participar da elaboração de protocolos de serviços e demais normativas que envolvam as atividades clínicas.
VII - Desenvolver ações para prevenção, identificação e notificação de incidentes e queixas técnicas relacionados aos medicamentos e a outras tecnologias em saúde.
VIII - Participar de comissões e comitês no âmbito das instituições e serviços de saúde, voltados para a promoção do uso racional de medicamentos e da segurança do paciente.
IX - Participar do planejamento, coordenação e execução de estudos epidemiológicos e demais investigações de caráter técnico-científico na área da saúde.
X - Integrar comitês de ética em pesquisa.
XI - Documentar todo o processo de trabalho do farmacêutico.

Fonte: Resolução nº 585, de 29 de agosto de 2013, do Conselho Federal de Farmácia.[23]

sas de avaliação do uso de medicamentos contribuem para o levantamento de informações quanto aos problemas relacionados aos medicamentos e podem contribuir para a elaboração de respostas de enfrentamento que possibilitam uma utilização racional da farmacoterapia. A avaliação do uso de medicamentos possui os seguintes objetivos:

a. assegurar uma terapia adequada para os padrões de cuidado;

b. controlar e avaliar os gastos com medicamentos;

c. prevenir problemas relacionados aos medicamentos;

d. avaliar a eficácia da terapia medicamentosa;

e. identificar áreas que requerem formação complementar de profissionais.[33]

Nos serviços de clínica farmacêutica, o armazenamento seguro e adequado dos registros dos atendimentos realizados é de extrema importância, pois eles refletem um histórico da utilização de medicamentos e dos resultados e intervenções advindos do acompanhamento farmacoterapêutico. As anotações clínicas farmacêuticas são ricas fontes de informação geradoras de conhecimento, que contribuem para a elaboração do plano de cuidado e a construção da história clínica do paciente. Além disso, podem contribuir significativamente com pesquisas relacionadas à tecnologia do uso de medicamentos.

Bergsten-Mendes (2008)[34] divide as necessidades de atuação do farmacêutico em dois grupos de ações, que refletem de forma muito próxima importantes campos de inserção do farmacêutico clínico na gestão da prática e da aplicação do conhecimento. O primeiro trata de ações para diagnóstico da racionalidade da utilização de medicamentos, que viabiliza o papel do farmacêutico na construção de bancos de dados que permitem conhecer os medicamentos que estão sendo utilizados, pois sem esse tipo de conhecimento torna-se difícil e inconsistente o planejamento de ações no que diz respeito aos medicamentos. O segundo grupo está relacionado a ações para "tratar" os problemas encontrados, dos quais, entre outras atividades elencadas pelo autor, destaca-se a necessidade de o farmacêutico atuar:

1. Como membro de comissões multiprofissionais, por exemplo, Comissão de Infecção Hospitalar, Comissão de Farmácia e Terapêutica, Comissão de Revisão de Prontuários, entre outras, de forma a participar da seleção de medicamentos, da elaboração de guias farmacoterapêuticos, do monitoramento de eventos adversos por medicamentos e da análise de diagnóstico quanto à utilização da terapia medicamentosa; e

2. Integrado à equipe multiprofissional de atenção à saúde como especialista de medicamentos, discutindo alternativas terapêuticas e alertas sobre interações e reações adversas, além de contribuir para a individualização terapêutica.

A preocupação quanto ao desenvolvimento de alternativas que contribuam com a utilização adequada de medicamentos e a minimização dos potenciais riscos desses insumos tecnológicos para a sociedade tem mobilizado espaços de discussão e oportunidades de contribuição importantes para o farmacêutico clínico. Em 14 de maio de 2013, o Ministério da Saúde publicou a Portaria n. 834, que institui o Comitê Nacional para a Promoção do Uso Racional de Medicamentos, cuja finalidade é orientar e propor ações e atividades para a promoção do uso racional de medicamentos no âmbito da Política Nacional de Promoção da Saúde. Além do desenvolvimento de ações e estratégias para a promoção do uso racional de medicamentos no país, o comitê nacional tem como função o estímulo à criação de comitês locais, de conformação multiprofissional e de caráter articulador e consultivo. O farmacêutico, nesse contexto, pode assumir um papel de facilitador, contribuindo com seus conhecimentos, experiências e habilidades relacionadas aos medicamentos e propondo ações promotoras da qualificação do acesso seguro e efetivo à terapia medicamentosa.[17,35]

Dessa maneira, pode-se observar o quanto é relevante a consolidação da clínica farmacêutica em todos os pontos prestadores de serviços de saúde e que têm o medicamento como insumo terapêutico. São fundamentais a aproximação do profissional farmacêutico com a realidade prática do uso de medicamentos e o compartilhamento da sua experiência em fóruns, comitês e qualquer outra oportunidade que possibilite a produção do conhecimento no planejamento de intervenções de saúde junto à comunidade.

Referências

1. Funchal-Witzel MDR, et al. Brazilian scientific production on pharmaceutical care from 1990 to 2009. Braz J Pharm Sci, São Paulo, June 2011;47:2.
2. Pereira LRL, Freitas O. A evolução da Atenção Farmacêutica e a perspectiva para o Brasil. Rev Bras Cienc Farm 2008;44(4):601-12.
3. Nicoline CB, Vieira R de CPA. Assistência farmacêutica no Sistema Único de Saúde (SUS): percepções de graduandos em Farmácia. Interface (Botucatu), Botucatu, dez. 2011;(15):39.
4. Araujo ALA de, Pereira LRL, Ueta JM, Freitas O. Perfil da assistência farmacêutica na atenção primária do Sistema Único de Saúde. Ciênc Saúde Coletiva 2008;(13):611-17.
5. Provin MP, Campos AP, Nielson SEO, Amaral R. Atenção Farmacêutica em Goiânia: inserção do farmacêutico na Estratégia Saúde da Família. Saúde Soc 2010;19(3):717-24.
6. Rozenfeld S. Farmacêutico: profissional de saúde e cidadão. Ciênc Saúde Coletiva 2008;(13):561-568.
7. Loyola Filho A I de, et al. Estudo de base populacional sobre o consumo de medicamentos entre idosos: Projeto Bambuí. Cad Saúde Pública, Rio de Janeiro abr. 2005;(21):2.
8. Vieira FS. Possibilidades de contribuição do farmacêutico para a promoção da saúde. Ciênc Saúde Coletiva, Rio de Janeiro, mar. 2007;12(1):213-20.
9. Sociedade Brasileira de Vigilância de Medicamentos (Sobravime). O que é uso racional de medicamentos. São Paulo: Sobravime, 2001. p.50-6.
10. Bortolon PC, Karnikowski MGO, Assis M. Automedicação versus indicação farmacêutica: o profissional de farmácia na atenção primária à saúde do idoso. Revista APS jul./dez. 2007; 10(2):200-9.
11. Leite SN. Que "promoção da saúde"? Discutindo propostas para a atuação do farmacêutico na promoção da saúde. Ciênc Saúde Coletiva, Rio de Janeiro, dec. 2007; (12):6.
12. Castro CCH, Quevedo MP. O farmacêutico e a promoção de saúde: uma união possível na prática? [Trabalho de conclusão de curso]. São Paulo: Faculdade Santa Marcelina. Residência Multiprofissional em Saúde da Família, 2013.
13. Oliveira DR, Varela ND. La investigación cualitativa en Farmacia: aplicación en la Atención Farmacéutica. Rev Bras Ciênc Farm, São Paulo, dec. 2008; 44(4):763-72.
14. Vinholes ER, Alano GM, Galato D. A percepção da comunidade sobre a atuação do Serviço de Atenção Farmacêutica em ações de educação em saúde relacionadas à promoção do uso racional de medicamentos. Saúde Soc, São Paulo, jun. 2009;(18):2.
15. Possamai FP, Dacoreggio MS. A habilidade de comunicação com o paciente no processo de atenção farmacêutica. Trab Educ Saúde, Rio de Janeiro, nov. 2007;(5):3.
16. Mendes EV. As redes de atenção à saúde. 2. ed. Brasília: Organização Pan-Americana da Saúde, 2011. 549p.
17. Brasil. Ministério da Saúde. Secretaria de Ciência, Tecnologia e Insumos Estratégicos, Departamento de Assistência Farmacêutica e Insumos Estratégicos. Serviços Farmacêuticos na Atenção Básica à Saúde. Brasília, 2014 (Cuidado farmacêutico na Atenção Básica, caderno 1).
18. Hepler CD, Strand LM. Opportunities and responsibilities in pharmaceutical care. Am J Hosp Pharm 1990;47:533-43.
19. Organização Mundial da Saúde (OMS). The role of the pharmacist in the health care system. Geneva: OMS, 1994. 24p. (Report of a WHO Meeting).
20. Organização Pan-Americana da Saúde (OPAS). Proposta: consenso brasileiro de atenção farmacêutica. Atenção farmacêutica no Brasil: "trilhando caminhos". Brasília: OPAS, 2002.
21. Correr C J, Otuki M. A prática farmacêutica na farmácia comunitária. Porto Alegre: Artmed; 2013. 434p.
22. American College of Clinical Pharmacy. The definition of clinical pharmacy. Pharmacotherapy 2008;28(6):816-7.
23. Conselho Federal de Farmácia (Brasil). Resolução CFF nº 585, de 29 de agosto de 2013. Regulamenta as atribuições clínicas do farmacêutico e dá outras

providências. Diário Oficial da União, Brasília/DF, 25 setembro de 2013. Seção 1, p. 186.

24. Rovers JP, Currie JD. Guia prático da atenção farmacêutica: manual de habilidades clínicas. São Paulo: Pharmabooks, 2010. 303p.

25. Marques LAM, et al. Atenção farmacêutica e práticas integrativas e complementares no SUS: conhecimento e aceitação por parte da população são-joanense. Physis, Rio de Janeiro, 2011;(21):2.

26. Cipolle RJ, Strand LM, Morley PC. Pharmaceutical Care Practice: the clinician's guide. 2. ed. McGraw-Hill. 2004. 394p.

27. Oliveira DR, Brummel AR, Miller DB. Medication therapy management: 10 years of experience in a large integrated health care system. Journal of Managed Care Pharmacy April 2010;16(3):185-95.

28. Brasil. Ministério da Saúde. Secretaria de Gestão Estratégica e Participativa. Política Nacional de Educação Popular em Saúde. Brasília, 2012. Disponível em: http://www.crpsp.org.br/diverpsi/arquivos/PNEPS-2012.PDF. Acessado em: 02 de maio de 2015.

29. Brasil. Ministério da Saúde. Secretaria de Atenção à Saúde. Diretrizes do NASF: Núcleo de Apoio à Saúde da Família. Brasília: Ministério da Saúde, 2009. (Cadernos de Atenção Básica, n. 27).

30 Loch-Neckel G, Crepaldi MA. Pharmacist contributions for basic care from the perspective of professionals of familial health care teams. Braz J Pharm Sci São Paulo, June 2009;(45):2.

31. Dupotey Varela NM, et al. What is the role of the pharmacist?: physicians' and nurses' perspectives in community and hospital settings of Santiago de Cuba. Braz J Pharm Sci, São Paulo, Dec. 2011;(47):4.

32. Lima TCS, Mioto RCT. Procedimentos metodológicos na construção do conhecimento científico: a pesquisa bibliográfica. Rev Katálysis, Florianópolis, 2007; 10, n. spe.

33. Organização Mundial da Saúde (OMS). Introduction to Drug Utilization Research. Geneva: OMS, 2003. 48p. Disponível em: <http://apps.who.int/medicinedocs/pdf/s4876e/s4876e.pdf>. Acessado em: 03 de maio de 2015.

34. Bergsten-Mendes G. Uso racional de medicamentos: o papel fundamental do farmacêutico. Ciênc Saúde Coletiva, Rio de Janeiro, 2008.

35. Brasil. Ministério da Saúde. Portaria nº 834, de 14 de maio de 2013. Redefine o Comitê Nacional para a Promoção do Uso Racional de Medicamentos. Diário Oficial da União, Poder Executivo, Brasília/DF, 30 de maio de 2013.

Habilidades de comunicação para farmacêuticos

5

Alessandra Rezende Mesquita
Divaldo Pereira de Lyra Junior
Dyego Carlos Souza Anacleto de Araújo
Izadora Menezes da Cunha Barros

Na prática de atenção farmacêutica, o farmacêutico tem a responsabilidade de identificar, prevenir e resolver problemas relacionados a medicamentos e otimizar a farmacoterapia do paciente. Para tanto, é necessário ao profissional um conjunto de competências, ou seja, conhecimentos, habilidades e atitudes que tornem possível a construção da relação terapêutica e alcance dos resultados esperados. Dentre essas competências, estão as habilidades de comunicação.

A literatura mostra que a origem da palavra "comunicação" é latina (*communicare*) e significa "ato de repartir, compartilhar, tornar comum". O dicionário *Michaelis* (2017) define a comunicação como ato que envolve a transmissão e a recepção de mensagens entre o transmissor e o receptor, por meio da linguagem oral, escrita ou gestual, utilizando sistemas convencionais de signos e símbolos. A comunicação não ocorre somente a partir da transmissão de mensagens para o outro, mas depende, também, da coparticipação do outro na compreensão dessas mensagens.

Para entender melhor a importância do domínio das habilidades de comunicação na prática da atenção farmacêutica, analise o caso a seguir.

Caso

J.P. é farmacêutico no Centro de Saúde "Viva Bem", onde são realizados serviços de atenção farmacêutica aos pacientes encaminhados pela equipe de saúde da família. Hoje, ele vai atender à senhora M.S.

M.S. tem 65 anos, é aposentada e sempre trabalhou como dona de casa. Com relação à escolaridade, tem ensino fundamental incompleto. Atualmente, mora com o marido de 70 anos e cuida de seus dois netos. A paciente apresenta, há 10 anos, hipertensão arterial sistêmica, para a qual utiliza os medicamentos enalapril 20 mg (1 comprimido de manhã e à noite), hidroclorotiazida 25 mg (1 comprimido de manhã) e hipercolesterolemia, para a qual ela usa sinvastatina 40 mg (1 comprimido de manhã). Há 2 anos, foi diagnosticada com *diabetes mellitus* tipo II, e para esse problema utiliza o medicamento metformina 850 mg (1 comprimido de manhã e 1 comprimido no almoço). A paciente adquire seus medicamentos no SUS, e às vezes se esquece de utilizá-los. Além disso, adora doces e não pratica atividades físicas. No dia dessa consulta, M.S. trouxe consigo os exames realizados havia um mês: glicemia jejum: 164 mg/dL; HbA1C: 9,5%; colesterol total: 249 mg/dL; HDL: 54 mg/dL; LDL: 172 mg/dL; triglicérides: 180 mg/dL e colesterol não HDL: 195 mg/dL.

Enquanto o farmacêutico organizava a sala para iniciar os atendimentos, M.S. se encontrava na sala de espera da unidade, aguardando ser chamada para ser atendida pelo farmacêutico. Nesse dia, a unidade estava bem cheia, porque, além das consultas, era dia de vacinação. Essa agitação deixou a paciente ainda mais ansiosa. Em sua cabeça, passavam pensamentos como: "Essa consulta é porque não consigo controlar minha pressão e meu açúcar no sangue", "Será que vou ter que usar insulina? Eu não quero isso!" e "Será que o farmacêutico vai me ajudar?".

M.S. passou 10 minutos esperando e o farmacêutico J.P. chamou-a para entrar no consultório. Ele vestia um jaleco branco e um crachá de identificação. O consultório contava com uma mesa com duas cadeiras dispostas frente a frente, de modo que farmacêutico e paciente ficavam separados pela mesa.

Farmacêutico: – Bom dia, senhora M.S. Meu nome é J.P., sou o seu farmacêutico, muito prazer. Sente-se, por favor. Foi o médico da equipe de Saúde da Família quem pediu que a senhora viesse, não foi?

Paciente: – O médico do posto falou que eu tomo vários remédios, mas não estou conseguindo controlar minha pressão nem o *diabetes*. Ele disse que, se eu não conseguir baixar o açúcar do meu sangue em 3 meses, vou precisar usar insulina (preocupada). Eu não quero usar insulina, Deus me livre! ... Aí ele mandou eu vir aqui falar com o senhor.

Farmacêutico: – Calma, senhora. Nós vamos verificar todos seus exames e os medicamentos que a senhora utiliza. A insulina não é motivo para a senhora se preocupar agora. Se um dia for necessário, vou ensinar como pode utilizar. A senhora vai se acostumar rápido e também vai se sentir melhor.

Paciente: – Como não é motivo para me preocupar? Se não consegui controlar o *diabetes* até hoje, acha que vou conseguir em 3 meses? Olha aqui o tanto de medicamentos que já tomo – tira uma sacola cheia de caixas de medicamentos da bolsa. – O médico vai me passar insulina, tenho certeza!

Farmacêutico: – Calma, a senhora tem que ficar tranquila. Eu quero resolver seu problema, mas para isso a senhora precisa deixar que eu ajude, está bem? Fale-me um pouco sobre sua alimentação. A senhora come muito açúcar?

Paciente: – Ah... como sim. Só consigo me acalmar comendo doce.

Farmacêutico: – Então, esse vai ser o primeiro passo para controlar seu *diabetes*. A senhora precisa cortar as massas e os doces...

Paciente: – Tentei outras vezes e nunca consegui. O médico já pediu, mas é uma das poucas coisas que me trazem felicidade, não quero tirar isso também.

Farmacêutico: – Senhora, eu só estou tentando ajudar. Vou lhe fazer algumas perguntas a partir de agora e verei seus exames.

A partir de então, o farmacêutico deu início à anamnese. Iniciou com os dados sociodemográficos, a história clínica e pediu para ver os exames que a paciente havia trazido. Em seguida, verificou as prescrições e cada um dos medicamentos que M.S. havia trazido em sua sacola. Durante a anamnese, o farmacêutico passou a maior parte do tempo olhando os exames ou escrevendo no prontuário.

M.S. respondeu a todas as perguntas, mas, às vezes, olhava seu relógio, pensava no almoço e se perguntava: "– Para que ele escreve isso tudo?". Durante a anamnese, quando o farmacêutico perguntou sobre a metformina, M.S. novamente ficou nervosa e começa a falar.

Paciente: – Eu tomo esse comprimido tem dois anos, mas o açúcar continua ruim. Como eu falei, minha mãe também teve *diabetes* e ficou cega. Minha vizinha está usando insulina, todo dia tem que se furar várias vezes. Acho horrível...

Nesse momento, a auxiliar de farmácia bate na porta e entra na sala pela segunda vez para tirar uma dúvida sobre um medicamento para tuberculose.

Farmacêutico: – Então, senhora M.S., a metformina é de manhã e no almoço. E a sinvastatina?

A paciente olhou para a caixa de medicamento e continuou respondendo. A consulta prosseguiu e o farmacêutico disse:

Farmacêutico: – Senhora, para finalizar essa parte, vou medir sua pressão arterial e a glicemia capilar.

A paciente M. S. observa a situação. O farmacêutico se aproxima, levanta a manga de sua blusa e coloca o esfigmomanômetro; sua pressão mediu 155/80 mmHg. Em seguida, pega o glicosímetro.

Paciente: – Ah, o senhor vai olhar o açúcar também?

O farmacêutico olha de maneira serena e balança a cabeça afirmativamente, estende a mão e pede um dos dedos da paciente. De posse de todas as informações necessárias sobre ela, o farmacêutico avaliou a farmacoterapia com relação à presença de problemas relacionados aos medicamentos. Ao verificar a adesão ao tratamento, o farmacêutico notou que a paciente não compreendia bem como utilizar seus medicamentos.

Para resolver esse problema, o farmacêutico explicou para que servia a farmacoterapia e como a paciente deveria usar cada um dos medicamentos. Essa explicação levou cerca de 20 minutos, e durante a fala o farmacêutico utilizou alguns termos que a paciente não entendeu. Mesmo assim, ela balançava a cabeça confirmando entendimento. Em alguns momentos, M.S. mostrou-se inquieta e com os braços cruzados. Ao final da explicação o farmacêutico diz:

Farmacêutico: – É isso, senhora M.S., é assim que a senhora vai usar cada medicamento, entendeu?

Paciente: – Entendi.

Farmacêutico: – Então, por hoje, paramos por aqui. Vou analisar todos os medicamentos que a senhora usa, e na próxima semana nos encontramos novamente. Tudo bem?

Paciente: – Tudo bem. Até lá!

Segundo a literatura, a prática da atenção farmacêutica junto ao paciente e a outros profissionais de saúde envolvidos no processo de cuidado é essencial para solucionar problemas relacionados a medicamentos e para o alcance dos objetivos farmacoterapêuticos. Todavia, no caso, existem aspectos da comunicação farmacêutico-paciente que podem ser melhorados? Como esse farmacêutico poderia alcançar maior resolutividade em suas intervenções e estabelecer a relação terapêutica com a paciente?

Nas últimas décadas, o papel dos farmacêuticos mudou a partir da modificação das regulamentações federais, currículos e práticas profissionais, estimuladas por necessidades de mercado, morbimortalidade relacionada aos medicamentos e intervenções das instituições profissionais. Desde então, uma vasta literatura sobre comunicação farmacêutica tem sido escrita nas últimas quatro três décadas.

O desenvolvimento de uma comunicação farmacêutico-paciente efetiva requer treinamento ou aprimoramento da comunicação verbal e não verbal dos profissionais, por meio de aulas expositivas, dialogadas, pacientes simulados, virtuais e reais. Na prática, a importância de investir na aprendizagem e avaliação da comunicação farmacêutico-paciente não pode ser subestimada. Por conseguinte, para compreender como melhorar a comunicação, será abordadas, aqui, a comunicação verbal (*linguagem, reposta empática, escuta ativa, assertividade e comunicação persuasiva*) e a maneira como a comunicação é influenciada pelos elementos não verbais (*objética, prôxemica, cinésica, oculésica e háptica*).

No caso apresentado, o farmacêutico J.P. iniciou o diálogo se apresentando e cumprimentando a paciente. O acolhimento é importante para que o paciente se sinta em um ambiente diferenciado e que não tenha receio de perguntar ou expressar suas preocupações. No entanto, estudos realizados no Brasil mostraram que menos da metade dos farmacêuticos recebe o paciente de maneira acolhedora. É importante que o paciente seja recebido com cordialidade pelo profissional de saúde, que deverá se apresentar, cumprimentá-lo e, sempre que possível, chamá-lo pelo nome.

A respeito da comunicação verbal, um primeiro ponto que deve ser abordado é o uso de uma linguagem que seja compreensível para o interlocutor. Para que a comunicação seja efetiva, é preciso que o farmacêutico adapte sua linguagem ao nível sociocultural do paciente. No caso é possível perceber que, algumas vezes, a paciente parece confusa e que sua linguagem é simples. Em dois estudos brasileiros realizados em redes de farmácia do Nordeste, utilizando pacientes simulados, foi possível observar que os farmacêuticos se preocuparam em adequar sua linguagem ao nível de compreensão dos pacientes que compravam medicamentos para diarreia, dor de cabeça, tosse ou sinusite. Assim, o farmacêutico precisa escutar com atenção os detalhes das falas e ser sensível à capacidade de entendimento do paciente, a fim de adequar a linguagem e facilitar a compreensão.

O uso de linguagem demasiadamente técnica sobre os problemas de saúde ou medicamentos pode causar ruídos de comunicação e dificultar a construção da relação terapêutica. No entanto, vale salientar que a linguagem técnica pode ser utilizada, desde que os termos sejam também esclarecidos ao paciente em linguagem inteligível. Nesse sentido, é importante que o farmacêutico confirme, por meio de questionamento e repetição, o entendimento do paciente a respeito das informações transmitidas.

Outras duas habilidades indispensáveis para o estabelecimento de uma relação farmacêutico-paciente efetiva são a *escuta* e a *resposta empática*. É comum encontrar farmacêuticos, ao analisar a história clínica dos pacientes, preocupados com a efetividade do tratamento, com a manifestação de reações adversas, com a identificação dos problemas relacionados a medicamentos, com a busca por interações medicamentosas ou em como ajustar os horários a fim de melhorar a adesão. Durante muito tempo, o farmacêutico foi denominado "profissional do medicamento", e talvez por isso suas ações ainda estejam centradas na farmacoterapia. É preciso, entretanto, alterar o foco de suas ações para os pacientes e, assim, buscar compreender como a doença e/ou o tratamento estão presentes na vida destes.

Outro aspecto relevante é o fato de o processo de cuidar ser simbolicamente associado à imagem do médico. No entanto, estudos mostram que as falhas na comunicação entre médicos e pacientes deixam lacunas importantes na compreensão do processo saúde-doença. Estudo realizado com idosos mostra que as consultas são rápidas e enfatizam o diagnóstico e o prognóstico das doenças, fornecendo poucas informações sobre a farmacoterapia. Além disso, os médicos dão menor importância aos aspectos subjetivos da consulta, desconsiderando necessidades, expectativas, nível de escolaridade e deficiências (auditivas, visuais e cognitivas). Diante dessa falha, o farmacêutico pode, muitas vezes, ser o primeiro profissional a prestar orientações sobre a farmacoterapia.

Na farmácia comunitária ou no ambulatório, essa compreensão somente será possível por meio da escuta, uma habilidade essencial para que o profissional consiga entender como o paciente compreende sua realidade, suas angústias e suas necessidades. O processo de escuta não é simples e requer um esforço considerável. Para escutar, é necessário, antes de tudo, querer. Portanto, deve-se dedicar toda atenção ao que está sendo dito, evitando quaisquer distrações, ocupar-se ou falar apressadamente. Na prática, é preciso utilizar postura, gestos e frases que demonstrem interesse e incentivem o paciente a continuar seu relato.

Dentre as barreiras que dificultam o processo de escuta, destaca-se o julgamento antecipado. Carl Rogers, psicólogo americano e teórico das teorias humanísticas da personalidade, em seu livro *Tornar-se pessoa* (2009), refere que: "a nossa primeira reação a maior parte das afirmações que ouvimos das pessoas é uma avaliação imediata, é mais um juízo do que uma tentativa de compreensão. Quando alguém exprime um sentimento, uma atitude, uma opinião, nossa tendência é quase imediatamente sentir: 'está certo', 'que besteira', 'não é normal', 'não tem sentido', 'não está certo', 'não fica bem'. Raramente permitimos a nós mesmos compreender precisamente o que significa para essa pessoa o que está dizendo".

Em outras palavras, para escutar, é necessário se despir de preconceitos, vieses ou padrões de referência, de modo que seja possível compreender em vez de avaliar ou julgar. No caso em discussão, o processo de escuta, por diversas vezes, mostrou-se falho, em consequência das interrupções durante a consulta ou mesmo do fato de o farmacêutico não demonstrar interesse quanto à angústia da paciente para com o uso de insulina. Quando não se é capaz de escutar e compreender o paciente, dificilmente o farmacêutico será capaz de apresentar uma resposta empática.

A palavra "empatia" deriva do alemão *einfühlung* e está relacionada à capacidade de apreender sentimentos e de se identificar com a perspectiva do outro, manifestando reações que expressam essa compreensão e esse sentimento. Assim, uma resposta empática articula o aspecto cognitivo (adotar o ponto de vista do interlocutor), o afetivo (experimentação da emoção do outro, mantendo-se a distância emocional necessária) e o comportamental (expressar compreensão). Respostas empáticas, ao longo do tempo, produzem confiança, e as pessoas começam a se sentir compreendidas.

No caso dessa paciente, o farmacêutico não foi capaz de apresentar uma resposta empática. A partir das falas da paciente, é possível observar que ela está angustiada com o possível uso de insulina: "Eu não quero usar insulina, Deus me livre!" e "Minha vizinha está usando insulina, todo dia tem que se furar várias vezes. Acho horrível...".

O farmacêutico, por sua vez, tenta ajudar, minimizando sua preocupação: "A insulina não é motivo para a senhora se preocupar agora. Se um dia for necessário, vou ensinar como pode utilizar. A senhora vai se acostumar rápido e também vai se sentir melhor", mas não é disso que a paciente precisa no momento. Ela está preocupada com o que pode acontecer se não controlar sua glicemia, por isso, precisa de alguém que seja capaz de escutar e esteja disposto a entender seus sentimentos. A seguir, uma possibilidade de resposta empática que poderia ser dada pelo farmacêutico:

Farmacêutico: – Bom dia, senhora M.S. Meu nome é J.P., sou o seu farmacêutico, muito prazer. Sente-se, por favor. Foi o médico da equipe de Saúde da Família quem pediu que a senhora viesse, não foi?

Paciente: – O médico do posto falou que eu tomo vários remédios, mas não estou conseguindo controlar minha pressão nem o *diabetes*. Ele disse que, se eu não conseguir baixar o açúcar do meu sangue em 3 meses, vou precisar usar insulina (preocupada). Eu não quero usar insulina, Deus me livre!... Aí ele mandou eu vir aqui falar com o senhor.

Farmacêutico: – A senhora me parece realmente muito preocupada. A possibilidade de usar insulina está deixando a senhora nervosa, não é?

Paciente: – Está, sim. Não gosto de pensar na ideia de ser furada todos os dias.

Farmacêutico: – É... realmente deve ser difícil. Gostaria de tentar ajudá-la a controlar o *diabetes*... talvez consigamos evitar que a senhora precise usar insulina. Vou lhe fazer algumas perguntas e verificar seus exames, está bem?

Paciente: – Claro. Pode ficar à vontade.

Nesse diálogo, o farmacêutico não minimiza as preocupações da paciente, pelo contrário, ele escuta suas inquietações e mostra compreensão sobre sua experiência afetiva. Para tanto, é preciso dar ênfase a perguntas abertas, que, embora mais difíceis de formular, permitem ao paciente falar sobre suas dúvidas e inquietações com as próprias palavras, sendo mais eficazes para a coleta de informações. Um estudo realizado no Brasil mostrou que, quando o farmacêutico faz uso de perguntas fechadas (com respostas "sim" ou "não"), reduz a liberdade de expressão do paciente, tornando-os passivos durante o processo de entrevista, o que pode resultar na perda de informações importantes. Portanto, perguntas abertas e bem formuladas, além da escuta do paciente, geram a resposta empática do farmacêutico, fortalecendo a relação terapêutica e promovendo maior resolutividade nas intervenções.

Outro aspecto relevante da comunicação verbal é a *assertividade*, a qual parte da premissa de que é necessário compreender que os seres humanos têm direitos, devendo ser tratados de maneira justa e com respeito. Assim, a abordagem assertiva deve ser utilizada para defender os direitos, pensamentos, sentimento e crenças individuais, de maneira direta e não agressiva. Em comunicações assertivas, o farmacêutico apresenta suas ideias com sinceridade e confiança, mesmo que o conteúdo dessa fala possa não agradar o interlocutor.

No decorrer do atendimento apresentado no caso, o farmacêutico faz a seguinte colocação: "Calma, a senhora tem que ficar tranquila. Eu quero resolver o seu problema, mas para isso a senhora precisa deixar que eu ajude, está bem?". Nessa fala, o farmacêutico expressa, de maneira assertiva, que precisa haver cooperação da paciente para que ele possa ajudar. Esse tipo de comunicação durante as consultas com pacientes afirma a necessidade do respeito e pode auxiliar na efetividade da comunicação. O desenvolvimento da assertividade também é importante na comunicação com outros profissionais, em que o farmacêutico precisa, de maneira clara, demonstrar sua opinião e suas decisões.

Vale salientar que os pacientes também utilizam a assertividade em sua comunicação, e o farmacêutico deve ficar atento a isso. No caso, a paciente M.S. se mostra assertiva quando fala sobre retirar açúcar de sua alimentação: "O médico já pediu, mas é uma das poucas coisas que me trazem felicidade, não quero tirar isso também". Em situações como essa, em que a postura do paciente pode interferir nos resultados esperados da farmacoterapia, o farmacêutico pode utilizar outra técnica de comunicação verbal, a *comunicação persuasiva*.

Na comunicação persuasiva, o farmacêutico deve demonstrar, em uma linguagem clara e compreensível, por que é importante o paciente mudar sua opinião, suas crenças, atitudes ou comportamentos. A comunicação persuasiva na saúde visa, em geral, aumentar a consciência do paciente sobre sua saúde, suas doenças e seu tratamento, além da importância de um estilo de vida saudável. Para que a comunicação persuasiva seja efetiva, dois pontos são essenciais: primeiro, o paciente deve ter confiança e compreender que a intervenção do profissional é para seu próprio benefício; e segundo, o conteúdo das mensagens deve fazer algum sentido em sua vida.

Para M.S., o farmacêutico deveria utilizar técnicas persuasivas em aspectos nos quais há resistência à mudança, como para demonstrar a importância da retirada de carboidratos ou mesmo para utilização da insulina para sua saúde. Assim, para ser persuasivo, o farmacêutico deve, primeiro, conhecer e refletir sobre os fatores que fazem o paciente agir de determinada maneira, bem como suas experiências e crenças, e, a partir disso, preparar a argumentação e utilizar uma linguagem compreensível, com analogias para permitir ao paciente compreender a informação transmitida, refletindo em mudanças de atitudes.

Agora, vamos voltar para a consulta do farmacêutico J.P. com a senhora M.S., focando os aspectos não verbais da comunicação. No início da descrição do caso é possível observar a paciente na sala de espera e, em seguida, o farmacêutico vindo até ela. Tanto a sala de espera quanto a vestimenta do farmacêutico são partes do processo de comunicação e têm influência na interação farmacêutico-paciente. Esse tipo de comunicação não verbal é denominado *objética*.

A objética é o tipo de comunicação não verbal que se refere à utilização dos objetos de comunicação, os quais são diferenciais na interpretação da mensagem recebida. A literatura mostra que a maneira como o farmacêutico está vestido é um importante componente no estabelecimento da relação com o paciente. Se, por um lado, alguns autores mostraram que o estilo de vestir ou o uso de jaleco não influenciaram significativamente na identificação do farmacêutico como profissional de saúde estudos mais recentes mostram que o uso do jaleco e a identificação por meio de crachá, em farmácias independentes ou redes, demonstram maiores competência e profissionalismo, gerando mais conforto e confiança. Portanto, esses objetos são importantes para identificar o farmacêutico como profissional de saúde para o paciente.

Na sala de espera, a quantidade de pessoas e a agitação fizeram que a paciente se sentisse mais ansiosa. Tanto na sala de espera quanto no consultório farmacêutico, é importante prover ao paciente um ambiente onde ele se sinta acolhido. No entanto, em países em desenvolvimento, como Brasil, Etiópia e Polônia, o número de consultórios em farmácias comunitárias ainda é restrito. Estudo realizado no Brasil ressaltou que a falta de privacidade foi uma das razões mais mencionadas pelos pacientes para a deficiência da comunicação de farmacêuticos em unidades de saúde.

Há relatos que um consultório acolhedor, somado a orientações humanizadas, poderiam aumentar o número de consultas privativas. Na Inglaterra, os pacientes consideraram que a existência de um consultório privativo para o cuidado farmacêutico é um critério essencial para a escolha da farmácia. Do mesmo modo, um estudo realizado nos Estados Unidos mostrou que os pacientes idosos desejam privacidade durante as consultas sobre o uso de medicamentos. Logo, é preciso investir na criação de um ambiente privativo na farmácia comunitária, silencioso, confortável e com limpeza adequada.

Quanto ao consultório do caso, são descritos o cenário (a mesa e as cadeiras) e o posicionamento do farmacêutico em relação ao paciente. Isso se refere à *proxêmica*, um aspecto da comunicação não verbal que diz respeito à distância física entre as pessoas quando se comunicam. Embora existam diferenças culturais, a maioria das pessoas está confortável com determinada distância quando interagem. Todavia, distintos cenários de comunicação exigem diferentes distâncias entre as pessoas. Por exemplo, um palestrante em um congresso normalmente está mais longe da plateia que um médico quando conversa com o paciente.

A distância entre as pessoas é importante para a efetividade da comunicação e o conforto das partes envolvidas, variando de acordo com a situação e com diferenças culturais. Por exemplo, se, em um atendimento, o farmacêutico entra na farmácia, fala com o paciente que o está esperando e vai para o outro lado, solicitando que o paciente fale o que necessita, a maioria dos pacientes provavelmente não consideraria essa distância confortável, poderia ser vista como indiferença por parte do profissional. Todavia, se o farmacêutico entra na farmácia, fala com o paciente e se aproxima de tal modo que seu braço fique encostado no braço do paciente, isso também não seria uma situação confortável. Portanto, é preciso observar atentamente os sinais não verbais dos pacientes, pois estes vão demonstrar quando se provoca desconforto por estar muito perto ou muito longe.

Para auxiliar nesse tipo de comunicação, alguns aspectos estruturais do ambiente de trabalho devem ser observados. Por exemplo, o fato de o farmacêutico e o paciente estarem sentados durante a orientação fornecida demonstra mais disponibilidade de tempo. A remoção de obstáculos físicos, como o balcão da farmácia ou as janelas com grades para entrega de medicamentos nas unidades de saúde, pode facilitar a interação. No caso, a mesa separando farmacêutico e paciente pode ser uma barreira, principalmente para estabelecer a relação terapêutica e em situações nas quais é necessário mostrar a comunicação de apoio ao paciente. Uma mesa redonda, na qual farmacêutico e paciente pudessem se aproximar quando necessário, é uma boa opção para diminuir essa barreira.

A *cinésica* diz respeito ao movimento do corpo e às expressões faciais. Isso inclui, por exemplo, o movimento da cabeça, dos braços, das pernas, dos olhos e assim por diante. Na descrição do caso, é possível observar alguns aspectos da cinésica da paciente M.S., como os braços cruzados, aparentando que estava inquieta. O movimento corporal pode ter um impacto profundo na maneira como uma mensagem é comunicada e interpretada. M.S. afirmou estar compreendendo as informações transmitidas pelo farmacêutico, mas os gestos mostravam que isso não era verdade.

A análise das expressões faciais, da postura e dos gestos do paciente é fundamental para identificar o entendimento deste sobre o que está sendo dito. Por outro lado, as expressões do farmacêutico também devem ser observadas. Esse profissional deve utilizar sua expressão facial para demonstrar interesse pela mensagem que lhe está sendo transmitida. Além disso, deve estar atento para que suas expressões e gestos sejam condizentes com sua comunicação verbal.

No decorrer da anamnese, o farmacêutico passou a maior parte do tempo olhando apenas para os exames ou escrevendo no prontuário, deixando de manter contato visual com o paciente. O significado de *ver* é perceber pelo sentido da visão, diferente de *olhar*, que consiste em observar atentamente; examinar; avaliar; julgar; ponderar e considerar.

Em geral, o contato visual (*oculésica*) é a primeira forma de relação não verbal que se estabelece, e não deve ter o intuito apenas de *ver* o usuário, por meio do sentido da visão, mas *olhar* o usuário como um todo, identificando suas particularidades. O *olhar* é ver com outros olhos, além dos sentidos e da ciência, é perceber ou dar atenção a aspectos que simplesmente não são verbalizados, mas que estão presentes nos usuários e podem ser importantes para a obtenção de resultados positivos.

Na prática, é possível perceber que, na maioria das vezes, os profissionais de saúde, incluindo o farmacêutico, não estão preparados para olhar o usuário. Quando isso acontece, o profissional tende a olhar superficialmente, deixando de perceber expressões de dúvida, medo e angústia quanto às doenças, aos sintomas e às percepções sobre a farmacoterapia. Assim, não encarar o usuário de frente pode ser prejudicial para o estabelecimento da relação terapêutica, principalmente porque o processo de comunicação é recíproco e pode revelar desinteresse, medo e falta de confiança nas orientações fornecidas.

Alguns aspectos podem causar problemas de comunicação, como timidez, apreensão em se comunicar e falta de prática durante a formação, podendo gerar nervosismo excessivo ou ansiedade no farmacêutico. Com relação ao ato de olhar fixamente nos olhos dos usuários, alguns profissionais o consideram constrangedor. Desse modo, o desenvolvimento das habilidades de comunicação pode minimizar as limitações pessoais de cada profissional e ensiná-los a olhar com mais atenção.

As habilidades de comunicação ensinam o profissional a perceber alguns sinais, os quais podem complementar positivamente a comunicação verbal, por exemplo, olhar muito para a boca do farmacêutico quando não escuta bem (idosos e deficientes auditivos); olhar para o chão quando é tímido (a); olhar para cima se está com sono ou muito para os lados quando está desinteressado com as orientações, mentindo ou omitindo informações. No caso, durante o atendimento, o farmacêutico realizou aferição de pressão arterial e da glicemia capilar. Para a realização destes procedimentos, foi necessário tocar na paciente.

O toque diz respeito à comunicação não verbal denominada *háptica*. Esse ato pode ser extremamente importante para a comunicação com o paciente e geralmente é utilizado para reduzir a tensão, promover relações afetivas e reforçar as capacidades terapêuticas dos profissionais de saúde. A utilização do toque no cuidado ao paciente pode envolver diversos contextos, como o emocional, o da relação entre o paciente e o farmacêutico e do quão confortáveis eles estão para utilizá-lo.

Na prática, existem três tipos de toques:

1. **Toque instrumental:** caracteriza-se pelo contato físico deliberado, necessário para a realização de um procedimento específico, como aferir a pressão arterial, fazer um curativo ou aplicar uma injeção.
2. **Toque afetivo:** contato espontâneo, não necessariamente ligado a um procedimento profissional, como um beijo ou um abraço carinhoso.
3. **Toque terapêutico:** tem a função de auxiliar na prevenção, cura ou controle de doenças, sendo necessário demonstrar interesse e confiança, como o toque de apoio em usuários que estão tristes ou o toque firme quando estes estão com dúvidas.

No fim do atendimento, o farmacêutico questiona se a paciente compreendeu todas as informações fornecidas e ela responde afirmativamente. Todavia, ao analisar sua comunicação não verbal, é possível observar que ela não havia entendido (distração, inquietude, braços cruzados). Nesse sentido, evidencia-se que, apesar de a comunicação verbal confirmar, a não verbal pode transmitir que não. Para tanto, confirmar o entendimento dos pacientes sobre o tratamento é essencial para motivar o autocuidado e o controle da doença. Validar ou realizar *feedback* das orientações fornecidas aos pacientes são meios de identificar a necessidade de reorientação das ações educativas e planejar cuidados condizentes com suas necessidades reais e potenciais.

Uma estratégia que pode ser utilizada para facilitar a compreensão dos pacientes sobre seus problemas de saúde e sua farmacoterapia é a utilização da comunicação escrita e de recursos visuais. A *comunicação verbal escrita* pode ser feita por meio de folders, cartas, e-mails etc., sendo uma estratégia com diversas utilidades na prática farmacêutica, como fixar a informação verbal transmitida ao paciente. No caso da paciente M.S., o farmacêutico poderia utilizar a comunicação escrita, por exemplo, para deixar claro quais os horários de utilização dos medicamentos. Esse tipo de comunicação também é relevante na comunicação entre o farmacêutico e outros profissionais de saúde, na medida em que permite o intercâmbio de informações.

Vale salientar que, na comunicação escrita, o farmacêutico deve, assim como na comunicação verbal, adequar a linguagem ao receptor, de modo a facilitar a compreensão. A compreensão é o processo de interpretar o significado das palavras ou figuras a fim de entender seu significado coletivo. Além disso, a mensagem deve ser concisa, para não extenuar o receptor, e deve ter coerência com a mensagem verbal transmitida. Outra estratégia é a utilização de *recursos visuais*. Sabe-se que parte dos pacientes tem dificuldade em compreender informações relativas à saúde. Assim, pesquisas mostram que a inclusão de recursos visuais em materiais informativos influencia na atenção, na compreensão, na recordação e na adesão ao tratamento do paciente.

A utilização de recursos visuais pode aumentar a velocidade da informação e de transferência de mensagem, mostrando-se superior ao texto, visto que atrai a atenção e aumenta a recordação e a compreensão acerca das informações. Na educação em saúde sobre a farmacoterapia, uma das contribuições dos recursos visuais é seu poder de atrair a atenção dos pacientes e familiares quanto à utilização dos medicamentos, além de estimulá-los a permanecer atentos à informação. Dentre os recursos visuais utilizados, destacam-se as ilustrações e os pictogramas.

As ilustrações são quaisquer desenhos que estejam acompanhando um texto. Esse relacionamento do texto com a ilustração não deve ser encarado como um diálogo complementar entre duas linguagens, pois a ilustração, por si só, é possuidora de linguagem com discurso próprio, semelhante ao texto. Essas imagens são consideradas imagens pictóricas, as quais são utilizadas para aumentar a legibilidade e a compreensão de uma mensagem. Sua função é atrair o leitor, despertar e manter seu interesse pela leitura, bem como complementar e reforçar a informação.

Na área da saúde, as ilustrações têm sido utilizadas para a elaboração de bulas e para campanhas voltadas à promoção da saúde, em panfletos e cartilhas. Nessas situações, as ilustrações desempenham um papel importante na eficiência comunicativa dos materiais impressos. Para tanto, a utilização dessas imagens é recomendada quando é necessário explicar visualmente uma ação que envolva um procedimento, haja vista a maior capacidade de detalhamento.

Em comparação a os outros recursos visuais, os pictogramas são mais utilizados na área da saúde, principalmente no que diz respeito às orientações sobre o uso de medicamentos. Esses símbolos gráficos são utilizados com mais frequência por transmitirem informações mais precisas e exatas em comparação com os demais, ou seja, apresentam maiores concisão gráfica, densidade semântica e funcionalidade comunicativa.

Os pictogramas são símbolos gráficos de indicação, sinalização e informação, ou seja, são imagens que associam figuras e conceitos, podendo ser utilizados para transmitir informações de maneira clara, ágil e simples. Esses símbolos podem expressar uma mensagem em um formato compacto e podem ser mais visíveis em um ambiente "movimentado e agitado" do que uma mensagem escrita, tendo, portanto, mais impacto que as palavras. Essas imagens são um tipo particular de símbolo gráfico que se situam entre o verbo e a imagem. Do verbo, os pictogramas assumem a necessidade de se exprimir por conceitos e narrativas simples. Da imagem, aceitam a necessidade de se expressarem por objetos, figuras concretas do mundo percebido, geometrizadas e estilizadas.

A partir das informações apresentadas neste capítulo, pode-se sugerir que o farmacêutico busque aprimorar suas competências clínicas por meio de treinamentos teórico-práticos, com ênfase no desenvolvimento de habilidades de comunicação que favoreçam o relacionamento interpessoal e o processo de cuidado. Nas universidades, o uso de metodologias ativas pode ser determinante para a formação dos futuros profissionais e para a consolidação dos serviços de cuidados farmacêuticos.

Referências consultadas

Arbach JMI. O fato gráfico: o humor gráfico como gênero jornalístico [tese]. São Paulo: Escola de Comunicações e Artes, Universidade de São Paulo, 2007.

Barros IMC, Alcântara TS, Mesquita AR, Bispo ML, Rocha CE, Moreira VP, Lyra Jr DP. Understanding of pictograms from the United States Pharmacopeia Dispensing Information (USP-DI) among elderly Brazilians. Patient Prefer Adherence. 2014;8:1493-501.

Barros IMC, Alcântara TS, Santos ACO, Mesquita AR, Paixão FP, Lyra Jr DP. The use of pictograms in the health care: A literature review. Res. Social Adm. Pharm. 2014;10(5):704-19.

Barros IMC, Alcântara TS, Santos ACO, Paixão FP, Araújo GG, Lyra Jr DP. Semantic validation of subtitles and analysis of understanding of pictograms taken from the United States Pharmacopeia Dispensing Information (USP-DI). Afr. J. Pharm. Pharmacol. 2014;8(40):6-11.

Beardsley RS. Communication skills development in colleges of pharmacy. Am J Pharm Educ. 2001;65:307–14.

Bentley JP, Stroup LJ, Wilkin NE, Bouldin AS. Patient evaluations of pharmacist performance with variations in attire and communication levels. J Am Pharm Assoc. 2003;45(5):600-7.

Berger BA. Habilidades de comunicação para farmacêuticos: construindo relacionamentos, otimizando o cuidado aos pacientes. São Paulo: Pharmabooks, 2011.

Brasil. Ministério da Educação. Conselho Nacional de Educação. Resolução CNE/CP n. 3, de 18 de dezembro de 2002. Institui as Diretrizes Curriculares Nacionais Gerais para a organização e o funcionamento dos cursos superiores de tecnologia. Brasília: Diário Oficial da República Federativa do Brasil, 25 dez 2002.

Chan AH, Chan KW. Effects of prospective-user factors and sign design features on guessability of pharmaceutical pictograms. Patient Educ Couns. 2013;90(2):268-75.

Brasil. Conselho Federal de Farmácia. Resolução CFF n. 585, de 29 de agosto de 2013. Regulamenta as atividades clínicas do farmacêutico e dá outras providências. Brasília: Diário Oficial da União, 25 set 2013: Seção 1: 186.

Cretton-Scott E, Johnson L, King S. Pharmacist attire and its impact on patient preference. Pharm Pract (Granada). 2011 Apr;9(2):66-71.

Damasceno MMC, Zanetti ML, Carvalho ECC, Teixeira CRS, Araújo MFM, Alencar AMPG. A comunicação terapêutica entre profissionais e pacientes na atenção em diabetes mellitus. Rev. Latino-Am. Enfermagem. 2012;20(4):685-92.

Del Prette A, Del Prette ZAP. Psicologia das relações interpessoais: vivências para o trabalho em grupo. Petrópolis: Vozes, 2001.

Dowse R, Ramela T, Browne SH. An illustrated leaflet containing antiretroviral information targeted for low-literate readers: development and evaluation. Patient Educ Couns. 2011;85(3):508-15.

Driesenaar JA, Smet PAGM, Van Hulten R, Hu L, Van Dulmen S. Communication during counseling sessions about inhaled corticosteroids at the community pharmacy. Patient Prefer Adherence. 2016 Nov 2;10:2239-54.

Falcone EM. A função da empatia na terapia cognitivo comportamental. In: Marinho ML, Cabalho VE (orgs.). Psicologia clínica e da saúde. Londrina: UEL; Granada: APICSA, 2001. p.137-54.

Ha JF, Longnecker N. Doctor-patient communication: a review. Ochsner J. 2010 Spring;10(1):38-43.

Freire P. Pedagogia do oprimido. 42.ed. Rio de Janeiro: Paz e Terra, 2005.

Goh BQ, Tay AHP, Khoo RSY, Goh BK, Lo PFK, Lo PFL. Effectiveness of medication review in improving medication knowledge and adherence in primary care patients. Proceedings Of Singapore Healthcare. 2014;23(2):134-41.

Houts PS, Doak CC, Doak LG, Loscalzo MJ. The role of pictures in improving health communication: a review of research on attention, comprehension, recall, and adherence. Patient Educ Couns. 2006;61:173-90.

Kerr A, Strawbridge J, Kelleher C, Mertens F, Pype P, Deveugele M et al. How can pharmacists develop patient-pharmacist communication skills? A realist review protocol. Systematic Reviews. 2017;6(1):14.

Khanfar NM, Zapantis A, Alkhateeb FM, Clauson KA, Beckey C. Patient attitudes toward community pharmacist attire. J Pharm Pract. 2013 Aug;26(4):442-7.

Kripalani S, Schmotzer B, Jacobson TA. Improving medication adherence through graphically enhanced interventions in coronary heart disease (IMAGE-CHD): a randomized controlled trial. J Gen Intern Med. 2012;27(12):1609-17.

Lyra Jr DP, Rocha CE, Abriata JP, Gimenes FR, Gonzalez MM, Pelá IR. Influence of pharmaceutical care intervention and communication skills on the improvement of pharmacotherapeutic outcomes with elderly Brazilian outpatients. Patient Educ Couns. 2007 Oct;68(2):186-92.

Matos CR. Pictogramas e seu uso nas instruções médicas: estudo comparativo entre repertórios para instruções de uso de medicamentos. 169f [dissertação]. São Paulo: Escola de Comunicações e Artes da Universidade de São Paulo, 2009.

Medeiros GCR, Silva PQ, Silva AS, Leal LB. Pictogramas na orientação farmacêutica: um estudo de revisão. Rev. Bras. Farm. 2011;92(3):96-103.

Merks P, Kaźmierczak J, Olszewska AE, Häggström MK. Comparison of factors influencing patient choice of community pharmacy in Poland and in the UK, and identification of componentes of pharmaceutical care. Patient Prefer Adherence. 2014 May 14;8:715-26.

Mesquita AR, Lyra DP Jr, Brito GC, Balisa-Rocha BJ, Aguiar PM, Almeida Neto AC. Developing communication skills in pharmacy: a systematic review of the use of simulated patient methods. Patient Educ Couns. 2010;78(2):143-8.

Mesquita AR, Oliveira Sá DA, Santos AP, Almeida Neto A, Lyra DP Jr. Assessment of pharmacist's recommendation of non-prescription medicines in Brazil: a simulated patient study. Int J Clin Pharm. 2013 Aug;35(4):647-55.

Mesquita AR, Souza WM, Boaventura TC, Barros IM, Antoniolli AR, Silva WB et al. The effect of active learning methodologies on the teaching of pharmaceutical care in a Brazilian pharmacy faculty. PLoS One. 2015 May 13;10(5):e0123141.

Mesquita AR, Lyra Júnior DP. Habilidades de comunicação como ferramentas para a relação entre o farmacêutico e o usuário. In: Lyra Júnior DP, Marques TC. As bases da dispensação racional de medicamentos para farmacêuticos. São Paulo: Pharmabooks, 2012. p.99-116.

Michaelis: dicionário brasileiro da língua portuguesa. 2017. Disponível em: http://michaelis.uol.com.br/; acessado em 18 de fevereiro de 2017.

Mobach MP. The counter and consultation room work explored in the Netherlands. Pharm World Sci. 2008 Aug;30(4):360-6.

Mok G, Vaillancourt R, Irwin D, Wong A, Zemek R, Alqurashi W. Design and validation of pictograms in a pediatric anaphylaxis action plan. Pediatr Allergy Immunol. 2015;26(3):223-33.

Nakamura C, Zeng-Treitler Q. A taxonomy of representation strategies in iconic communication. Int J Hum Comput Stud. 2012;70(8):535-51.

Nunes-da-Cunha I, Arguello B, Martinez FM, Fernandez-Llimos F. A comparison of patient-centered care in pharmacy curricula in the United States and Europe. Am J Pharm Educ. 2016 Jun 25;80(5):83.

Obreli-Neto PR, Pereira LR, Guidoni CM, Oliveira Baldoni A, Marusic S, Lyra-Júnior DP et al. Use of simulated patients to evaluate combined oral contraceptive dispensing practices of community pharmacists. PLoS One. 2013 Dec 4;8(12):e79875.

Rao D, Gilbert A, Strand LM, Cipolle RJ. Drug therapy problems found in ambulatory patient populations in Minnesota and South Australia. Pharm World Sci. 2007 Dec;29(6):647-54.

Roberts W, Strayer J. Empathy, emotional expressiveness and prosocial behavior. Child Development. 1996 Apr;67(2):449-70.

Rocha CE, Bispo ML, dos Santos AC, Mesquita AR, Brito GC, de Lyra DP Jr. Assessment of community pharmacists' counseling practices with simulated patients who have minor illness. Simul Healthc. 2015 Aug;10(4):227-38.

Rogers CR. Tornar-se pessoa. 6.ed. São Paulo: WMF Martins Fontes, 2009.

Shah B, Chewning B. Conceptualizing and measuring pharmacist-patient communication: a review of published studies. Res Social Adm Pharm. 2006 Jun;2(2):153-85.

Shiyanbola OO, Mott DA, Croes KD. The structural and process aspects of pharmacy quality: older adults' perceptions. Int J Clin Pharm. 2016 Feb;38(1):96-106.

Silva T, Dal-Pizzol F, Bello CM, Mengue SS, Schenkel EP. Drug package inserts and the adequacy of patient's drug information. Rev Saude Publica. 2000 Apr;34(2):184-9.

Stevenson FA, Cox K, Britten N, Dundar Y. A systematic review of the research on communication between patients and health care professionals about medicines: the consequences for concordance. Health Expect. 2004 Sep;7(3):235-45.

Surur AS, Teni FS, Girmay G, Moges E, Tesfa M, Abraha M. Assessment of the structural and process aspects of pharmaceutical care at a university hospital in Ethiopia. J Pharm Bioallied Sci. 2015 Apr-Jun;7(2):97-102.

Watkins K, Seubert L, Schneider CR, Clifford R. Post hoc evaluation of a common-sense intervention for asthma management in community pharmacy. BMJ Open. 2016 Nov 18;6(11):e012897.

Watson MC, Norris P, Granas AG. A systematic review of the use of simulated patients and pharmacy practice research. The International Journal of Pharmacy Practice, 2006;14:83-93.

Xu T, Almeida Neto AC, Moles RJ. A systematic review of simulated-patient methods used in community pharmacy to assess the provision of non-prescription medicines. Int J Pharm Pract. 2012 Oct;20(5):307-19.

Semiologia farmacêutica

6

Chiara Erminia da Rocha
Giselle de Carvalho Brito

Introdução

A semiologia é a ciência que estuda os sinais e sintomas das enfermidades e, a partir de sua interpretação e de seu ordenamento, determina-se o diagnóstico. No entanto, na área farmacêutica, não se realiza diagnóstico, mas, sim, a constatação de situações clínicas que orientam as tomadas de decisões farmacêuticas. Ante ao exposto, a mais importante delas é a identificação de situações de risco à saúde do paciente e, assim, o encaminhamento do paciente ao clínico.

Nesse sentido, a semiologia torna-se uma ciência importante para o farmacêutico no que diz respeito à constatação de sinais e sintomas que oferecem risco à saúde do paciente, bem como à orientação daqueles que desejam consumir medicamentos sem indicação médica ou de qualquer outro profissional de saúde. É fato que, no último século, os medicamentos foram alguns dos principais responsáveis pelo aumento da expectativa de vida da população mundial. Por outro lado, os problemas relacionados aos medicamentos são fatores de risco à saúde tão perigosos quanto o alcoolismo, o sedentarismo, o tabagismo etc. Nos Estados Unidos, por exemplo, o custo das doenças relacionadas à farmacoterapia triplicou nos últimos anos, ultrapassando 177 bilhões de dólares.

Consequentemente, a morbimortalidade relacionada aos medicamentos já é reconhecida como um problema de saúde pública, contribuindo de maneira importante com o incremento das internações hospitalares. Assim, é fundamental explorar a semiologia enquanto ciência que contribui para a constatação, por parte do farmacêutico, de situações de risco à saúde do paciente. Para tanto, o farmacêutico deverá entender duas definições básicas.

1. **Sintomas:** trata-se de moléstias ou sensações subjetivas da enfermidade, tais como dor, náuseas e tontura. Observe que, nessa definição, utiliza-se o termo *moléstia*, e não *doença*, pois aquela se relaciona mais intimamente com sintoma, visto que se desconhece a patogenia. O paciente relata seus sintomas na anamnese realizada por qualquer profissional de saúde, inclusive o farmacêutico.

2. Sinais: manifestações objetivas ou físicas de uma doença que o profissional de saúde identifica ou provoca, e, para tanto, utiliza seus órgãos dos sentidos. Ou seja, são dados comprovados e extraídos de uma avaliação, tais como pressão arterial, pulso, respiração e temperatura.

O farmacêutico obterá essas informações a partir da anamnese do paciente. Nesse sentido, ele assume um papel fundamental na avaliação da condição clínica do paciente, no direcionamento do cuidado ou da necessidade de intervenções médicas. O conhecimento da fisiopatologia e dos métodos de avaliação das doenças permite ao farmacêutico a tomada de decisão sobre a escolha da melhor alternativa terapêutica disponível e a maneira como o cuidado à saúde foi prestado ao paciente. Além disso, as decisões englobam a educação em saúde do usuário e a prescrição farmacêutica.

Ao iniciar o processo de abordagem, é preciso esclarecer ao paciente que alguns questionamentos serão necessários e os porquês. Como o paciente tem a "capacidade de se autodiagnosticar", o farmacêutico necessariamente precisa reavaliar esse quadro clínico. Tal necessidade é explicada porque o paciente se baseia na própria experiência com a sintomatologia, comparando as informações obtidas por conhecidos e pelos meios de comunicação. Na anamnese, o farmacêutico deverá estabelecer quais as informações a serem obtidas do paciente ao longo da abordagem e, assim, garantir a melhor conduta ao paciente, a farmacoterapia mais indicada, efetiva e segura.

No Brasil, o Conselho Federal de Farmácia, ao aprovar as resoluções n. 357/2001 e n. 499/2008, incluiu nestas avanços da prática profissional farmacêutica que requerem a aquisição de competências clínicas na gestão de algumas entidades mórbidas. A publicação das resoluções n. 585/2013, que trata das atribuições clínicas do farmacêutico, e n. 586/2013, que trata do ato da prescrição farmacêutica de medicamentos isentos de prescrição, legalizaram, por exemplo, a prática da automedicação responsável.

Com base nesses pressupostos, os farmacêuticos precisam ser capacitados e encorajados a realizar questionamentos estruturados para o paciente (a fim de obter informações clínicas relevantes), prover orientações baseadas em evidências científicas sobre suas queixas, bem como acompanhar o efeito da intervenção farmacêutica proposta. Nesse contexto, as perguntas do Quadro 6.1 podem facilitar o processo de abordagem.

Nesse contexto, segue o exemplo de uma entidade mórbida, manejada clinicamente pelo farmacêutico, em que se destacam algumas informações básicas no âmbito semiológico.

Definição do transtorno ou problema de saúde

O farmacêutico deve reconhecer e definir o transtorno ou problema de saúde para prescrever o medicamento isento de prescrição mais indicado para aquele paciente, visando o uso racional de medicamentos. Como exemplo, neste capítulo, será utilizada a doença de pele escabiose como a definição do problema de saúde. As características da escabiose podem ser observadas na Tabela 6.1.

O que o farmacêutico precisa saber?

Algumas observações devem ser realizadas pelo farmacêutico antes de iniciar o tratamento com medicamentos isentos de prescrição (MIP). O diagnóstico da escabiose, por exemplo, baseia-se em quatro observações: sintomatologia, lesões cutâneas, topografia das lesões e epidemiologia. Na farmácia, caberá ao farmacêutico investigar os sinais clínicos apresentados e os sintomas relatados pelo paciente e, então, decidir se ele poderá se tratar com escabicidas de uso tópico.

Quadro 6.1 Exemplos de perguntas que podem facilitar a abordagem

O que o(a) senhor(a) está sentindo?
Há quanto tempo esses sintomas apareceram?
Como o(a) senhor(a) classifica a gravidade do sintoma?
O(a) senhor(a) percebe se algum fator precipita, desencadeia ou agrava o sintoma?
O(a) senhor(a) já apresentou sintomas como este alguma vez?
O que o(a) senhor(a) fez para tratar esses sintomas?
Se usou algum medicamento, qual o nome do medicamento?
Qual o resultado obtido com o uso do medicamento?
O(a) senhor(a) tem algum outro problema de saúde?
O(a) senhor(a) usa algum outro medicamento?
O(a) senhor(a) apresentou algum sinal específico além do sintoma, como sangramento etc.?
O(a) senhor(a) tem alergia a algum medicamento? Qual o medicamento?
A senhora está grávida ou amamentando?
O(a) senhor(a) faz alguma dieta especial?

Tabela 6.1 Características da doença-exemplo

Doença	Causada por	Transmitida por	Sintomas	Locais de infecção	Período de infecção
Escabiose	Ácaro *Sarcoptes scaibiei* var. *hominis*	Contato interpessoal, roupas contaminadas, sem preferência por idade, sexo e etnia	Prurido, ardência persistente, presença de marcas em relevo em forma de zigue-zague ou "S", lesões como nódulos marrons, *rash* ou bolhas	Entre os dedos das mãos e dos pés, virilha e regiões púbicas, axilas, dobras dos cotovelos e dos joelhos, pulso, umbigo, seios, parte baixa das nádegas, cintura e abdome, cabeça, face, pescoço, palmas das mãos e solas dos pés são afetados em crianças e adolescentes, e raramente são observados em adultos	Se o indivíduo nunca foi infectado antes, os sintomas podem aparecer em aproximadamente 4-6 semanas após a infecção. Caso contrário, após subsequente infecção, os sintomas podem aparecer dentro das primeiras 24 horas

O farmacêutico, então, poderá orientar o melhor tratamento ou verificar se aquele indivíduo deverá ser encaminhado ao médico para melhores investigação e diagnóstico da doença. Nesse caso, o profissional médico mais indicado para encaminhamento é o dermatologista. Para tanto, a realização de questionamentos é indispensável, sendo estes específicos para aquela abordagem. São exemplos:

- "Qual é a sua idade?".
- "Apresenta alguma doença?".
- Se mulher: "Está grávida ou amamentando?". Em caso de resposta afirmativa, encaminhar ao médico. A farmacoterapia deve ser utilizada com cautela durante o primeiro trimestre da gravidez, e a amamentação deve ser descontinuada, temporariamente, durante o tratamento.
- "Quais são os sinais mais frequentes?".
- "É a primeira vez que apresenta esses sinais?".
- "Há quanto tempo os sinais têm se manifestado?".
- "Os sinais são constantes ou intermitentes?".
- "Existem outros membros na família que apresentam os mesmos sinais ou sintomas?". Um dos indícios de confirmação de sarna é a presença de sintomas nos demais moradores da residência. Isto posto, o farmacêutico deverá sempre questionar se outras pessoas da casa estão na mesma situação, pois todas deverão receber o tratamento. O farmacêutico também deverá informar que os inseticidas *sprays* e pulverizadores não são indicados para erradicação do ácaro. O tipo de ácaro que contamina humanos é específico e diferente da espécie que infecta cães e outros animais. Os ácaros que contaminam os animais não conseguem se reproduzir na pele humana e, consequentemente, morrem.
- "Utilizou algum medicamento para o tratamento?".
- "Que tipo de medicamento foi utilizado?".
- "Qual a resposta ao medicamento?".
- "Utiliza algum outro medicamento?".

Situações de encaminhamento ao médico?

O farmacêutico deverá encaminhar ao médico aqueles indivíduos que já apresentaram outros eventos de escabiose, assim como crianças de colo, gestantes e lactantes que apresentam os sintomas pela primeira vez. Indivíduos que alegam ter cumprido o tratamento de maneira correta e que os sintomas persistem por mais de três semanas, após o tratamento, também deverão ser remitidos ao médico, pois poderão estar apresentando resistência ao tratamento.

Além disso, determinadas feridas na pele requerem tratamento com antibióticos, e sintomas como reações cutâneas e coceiras requerem o auxílio de anti-histamínicos e corticoides para controlá-los. Nesses casos, somente o médico poderá indicar essa farmacoterapia.

Quando os indivíduos observarem, além dos sintomas supracitados, a pele seca e crostosa com prurido pouco intenso ou ausente, os pacientes deverão ser encaminhados ao médico. Pode-se suspeitar de que esses indivíduos são portadores de escabiose norueguesa, que é a forma mais invasiva da escabiose comum. Em razão da baixa imunidade, esse tipo de escabiose é predominante em pacientes imunossuprimidos (transplantados, usuários de glicocorticoides potentes, portadores do vírus HIV), debilitados ou desnutridos.

Orientações do farmacêutico

A orientação farmacêutica pode promover o uso racional, maximizar os benefícios obtidos pelo uso correto do medicamento, minimizar os riscos decorrentes de sua utilização, principalmente no tocante à absorção sistêmica da formulação tópica caso administrada em lesões na pele que estejam abertas, reduzir os custos da terapia total e auxiliar outros profissionais de saúde. No Quadro 6.2, seguem algumas das orientações que devem ser dadas aos pacientes para essa doença-exemplo.

Quadro 6.2 Orientações que devem ser dadas aos pacientes para essa doença-exemplo

Orientar quanto ao cumprimento completo da farmacoterapia, por exemplo, 5 dias seguidos, a depender da gravidade do quadro
Todos os moradores da casa e os parceiros sexuais (dos últimos 30 dias) devem ser tratados simultaneamente com medicamento tópico ou sistêmico, a depender do quadro clínico apresentado
A formulação tópica do tipo emulsão deve ser aplicada no corpo todo, exceto nas mucosas (partes íntimas) e na face. Aplicar com atenção nas pontas dos dedos e abaixo das unhas. Caso o paciente necessite lavar as mãos, orientar para reaplicação do produto
Orientar a reaplicação do produto após o intervalo de 1 semana
O uso da ivermectina só é indicado nas formas mais graves ou refratárias, e só poderá ser vendida sob prescrição médica
O farmacêutico pode indicar o uso de pasta d'água ou talco mentolado para aliviar os sintomas do prurido e dos eczemas que ainda persistem mesmo após o controle da infestação
As unhas do paciente devem ser cortadas regularmente, a fim de diminuir as lesões ocasionadas pelo ato de coçar
A pessoa é considerada infectada até o tratamento ser finalizado com sucesso, contudo, após 24 horas do início do tratamento, o risco de transmissão é mínimo
O tipo de ácaro que infesta os humanos é diferente do tipo que infesta cães e outros animais
Orientar os pacientes adultos para se absterem de contato sexual até o tratamento ser completado com sucesso
Orientar o paciente que, mesmo ele cumprindo corretamente o tratamento, os sintomas de coceira e *rash* podem persistir por 2-3 semanas

Alternativas terapêuticas

Tratamento medicamentoso

O papel do farmacêutico é facilitar a adesão ao tratamento, dispensando o medicamento, orientando e educando o paciente com relação aos cuidados a serem observados, à duração do tratamento e à prevenção das recidivas.

Tratamento tópico

- **Benzoato de benzila:** é considerado um medicamento muito eficaz, contudo, é menos efetivo que a permetrina e pode ocasionar, com certa frequência, irritações cutâneas, principalmente se houver escoriações. Utilizado em loção a 25%, em todo o corpo durante 3 noites consecutivas, repetir por mais 3 dias após um intervalo de 7 dias. Seu uso é desaconselhado em crianças menores.
- **Deltametrina:** derivado das piretrinas, tem eficácia semelhante à da permetrina, porém, exige 4 aplicações intercaladas por um período de 24 horas.
- **Enxofre:** o enxofre tem sido utilizado há décadas como escabicida de relevante eficácia e de baixo custo. Empregado a 5-10% em pasta d'água, creme lanete ou em vaselina, é aplicado por 3 dias, com uma pausa de 1 semana e repetido por mais 3 dias. Eficiente e pouco irritante, é o mais indicado para lactentes, gestantes e quando a pele se encontra irritada. Contudo, apresenta alguns inconvenientes, como mau odor, manchas nas roupas e ressecamento ou eczematização da pele.

- **Monossulfiram:** é um monossulfeto de tetraetiltiuram, cuja preparação para uso tópico (sabonete ou loção a 25%) apresenta comprovada ação na erradicação da escabiose (sarna), pediculose (piolho) e ftiríase (chato e carrapato). O monossulfiram apresenta baixa absorção pela pele e, quando isso ocorre, é rapidamente excretado, não metabolizado, pelas vias urinárias. Uma única aplicação em geral é suficiente, e apresenta a vantagem de poder ser utilizado em casos com infecção secundária, diluído em água (2 vezes para adultos e 3 para crianças) ou em forma de sabonete.
- **Permetrina:** piretroide sintético que atua sobre as células nervosas do parasita, atrasando a polarização e causando morte. Apresenta alta eficácia e bom perfil de segurança. Atualmente, é considerado tratamento tópico de primeira escolha para escabiose comum. O creme de permetrina a 5% está disponível para crianças com mais de 2 meses de idade. Tem indicação eletiva no tratamento de gestantes, mulheres em aleitamento e nos casos em que há presença de lesões escoriadas em grande quantidade. Quando utilizado corretamente, a probabilidade de efeitos tóxicos sistêmicos é mínima. Apresenta boa tolerância local, contudo, cerca de 3% dos pacientes relatam prurido ou queimação após a aplicação.

As Tabelas 6.2 e 6.3 apresentam os principais tratamentos tópicos utilizados para o tratamento da escabiose e as devidas considerações.

Tratamento não medicamentoso

O farmacêutico deve estimular as práticas não medicamentosas em todos os pacientes, com o objetivo de diminuir a severidade dos sintomas e evitar as chances de difusão da doença para outras áreas do corpo e para os indivíduos contatados. Porém, a maioria dos pacientes não apresentará melhora significativa de seu quadro clínico utilizando somente essas medidas, sem o uso de medicamentos.

Algumas indicações de tratamento não medicamentoso são:

- As roupas pessoais e as roupas de cama devem ser lavadas com sabonete escabicida.
- As roupas pessoais e as roupas de cama devem ser passadas constantemente durante o tratamento.
- As roupas pessoais e as roupas de cama que não puderem ser lavadas devem ser acondicionadas em um saco plástico e isoladas por mais de cinco dias de qualquer contato humano.
- Os membros da família que não apresentam sinais e sintomas clínicos da escabiose podem utilizar o sabonete escabicida no banho diário. É importante destacar que o sabonete é de uso próprio e não pode ser compartilhado.
- Não compartilhar roupas pessoais.
- Ao emprestar roupas, ter o devido cuidado de lavar e passar antes de usar.

Cuidados especiais

Caso a erupção e o prurido persistam por algum tempo após o tratamento, não significa que o tratamento não funcionou. Esses sintomas podem perdurar por algumas semanas. Contudo, caso haja reincidência dos sintomas por um longo período, o médico deverá ser consultado e poderá receitar um medicamento para aliviar a coceira.

Atenção deverá ser dada aos amigos/colegas, familiares/pessoas que vivem no mesmo domicílio ou parceiros sexuais, quanto ao aparecimento de sintomas e sinais da infestação.

Cuidados na administração

Administração tópica

O tratamento tópico será o foco das intervenções farmacêuticas diante do paciente com escabiose, por isso, é válido que o pro-

Tabela 6.2 Medicamentos, via de administração, apresentação, posologia, duração do tratamento, contraindicações e cuidados especiais para o tratamento da escabiose

Medicamento	Via de administração/ apresentações	Posologia	Duração do tratamento	Contraindicações	Cuidados especiais
Benzoato de benzila	Uso tópico/loção 25%	1 ou 2 vezes/dia Crianças: diluição de 1 medida do produto para 2 medidas de água Adultos: diluição de 1 medida do produto para 1 medida de água	3 dias	Hipersensibilidade aos componentes da fórmula. Não aplicar em lesões na pele, feridas e/ou queimaduras	Uso em gestantes requer cuidados e monitoração rigorosa Muito irritante à pele Evitar uso com outras substâncias que causem sensibilidade da pele (p. ex., ácido salicílico, hidroquinona)
Deltametrina	Uso tópico/loção 20%	1 vez/dia	4 dias e repetir o tratamento após 1 semana	Hipersensibilidade aos componentes da fórmula Não aplicar em lesões na pele, feridas e ou queimaduras	–
Enxofre	Uso tópico/pasta d'água, creme lanete ou em vaselina 5-10%	1 vez/dia	3 dias e repetir o tratamento após 1 semana	Hipersensibilidade aos componentes da fórmula. Não aplicar em lesões na pele, feridas e/ou queimaduras	–
Ivermectina	Uso oral/comprimido	200 mcg/kg, por via oral, ou 250 mcg/kg, por via oral	200 mcg/kg – repetir após 10 e 14 dias 250 mcg/kg – repetir após 1 semana	Hipersensibilidade aos componentes da fórmula. Não é recomendado para gestantes ou lactantes e para crianças que pesem menos de 15 kg	Orientar para ingerir o medicamento com 250 mL de água e com o estômago vazio. Ingestão com alimento pode aumentar consideravelmente a biodisponibilidade da ivermectina
Monosulfiram	Uso tópico/sabonete ou solução alcoólica 25%	1 vez/dia	3 dias	Hipersensibilidade aos componentes da fórmula. Não aplicar em lesões na pele, feridas e/ou queimaduras	Por ser elaborado em um meio alcoólico e tem um alto poder irritativo, principalmente em crianças
Permetrina	Uso tópico/creme ou loção a 1% e 5%	Aplicar dose única sobre a pele e deixar agir por 8-14 horas	Repetir a aplicação após 2 semanas	Hipersensibilidade aos componentes da fórmula. Não aplicar em lesões na pele, feridas e/ou queimaduras Crianças com menos de 2 meses de idade	Crianças menores de 2 anos de idade e gestantes só poderão fazer uso sob supervisão médica

Fontes: adaptado de Formulário Terapêutico Nacional (2010); Finkel e Pray (2007); Lexicomp (2009).

Tabela 6.3 Interações medicamentosas e reações adversas no tratamento da escabiose

Medicamento	Interações medicamentosas	Reações adversas
Benzoato de benzila	Não há relatos de ocorrência de interações clinicamente relevantes	Irritação local De maneira menos frequente, podem ocorrer vertigem, dor de cabeça, náusea, vômitos, diarreias, convulsões, dispneias e reações cutâneas
Deltametrina	Não há relatos de ocorrência de interações clinicamente relevantes	Irritação cutânea, ocular e reações de hipersensibilidade, principalmente do tipo respiratória Caso ocorra absorção sistêmica, podem-se relatar efeitos gastrointestinais e neurológicos agudos
Enxofre	Não há relatos de ocorrência de interações clinicamente relevantes	Prurido, dermatite, enrubescimento e esfoliação da pele
Ivermectina	Varfarina: pode resultar em aumento dos valores da razão normalizado internacional (RNI). Por isso, deve-se monitorar cuidadosamente a RNI, para evitar sangramento	Diarreia, náuseas, vômito, dor abdominal Elevação sérica das enzimas hepáticas Eosinofilia, reação de Mazzotti em indivíduos infectados, causada por morte de microfilárias e caracterizada por artralgia ou mialgia, febre, linfoadenopatia, prurido, erupções cutâneas, taquicardia, hipotensão e alterações oftálmicas Cefaleia, tontura, desmaios, insônia, tremores, sonolência
Monossufiram	Não há relatos de ocorrência de interações clinicamente relevantes	–
Permetrina	Não há relatos de ocorrência de interações clinicamente relevantes	Pouco frequentes: prurido, eritema, queimação local Raros: exantema, edema

Fontes: adaptado de Formulário Terapêutico Nacional (2010); Finkel e Pray (2007); Lexicomp (2009).

fissional ressalte a forma de uso de cada medicamento. O farmacêutico também deverá informar ao paciente que a administração tópica é utilizada com o objetivo de se obter um efeito local na pele. Por isso, deve-se informar que os pacientes não deverão aplicar os produtos em locais da pele que sofreram abrasão, queimadura ou desnudamento, a fim de evitar a ocorrência de absorção das substâncias que pode resultar em efeitos sistêmicos. Os modos de uso das principais substâncias de uso tópico estão descritos a seguir:

- **Benzoato de benzila:** deve ser aplicado após o banho, preferencialmente à noite, durante 3 dias consecutivos, com o corpo ainda úmido nas regiões mais atingidas, deixando secar e realizando, em seguida, nova aplicação, sem enxaguar. Retirar o produto no banho da manhã seguinte. Caso o paciente necessite lavar as mãos, deverá fazer a reaplicação do produto.
- **Deltametrina:** após o banho, deve-se friccionar com a ponta dos dedos a loção em toda a região afetada, deixando permanecer até o próximo banho. Repetir o procedimento por 4 dias consecutivos.
- **Enxofre:** com a pele limpa e seca, o enxofre associado a pasta d'água, creme lanete ou vaselina deverá ser aplicado 1 vez/dia, para aliviar o prurido nas regiões mais afetadas, contudo, não deve ser aplicado em locais em que a pele apresente lesões. Repetir esse procedimento durante 3 dias e fazer a reaplicação após 1 semana.
- **Permetrina:** aplicar o produto nas regiões afetadas (do pescoço até os dedos dos pés) e deixar agir por 8-14 horas antes de removê-lo com água; a aplicação pode ser repetida após 1 semana se ainda houver infestação ativa.

Referências consultadas

Bigby M. A systematic review of the treatment of scabies. Archives of Dermatology. 2000;136(3):387-9.

Blenkinsopp A, Paxton P, Blenkinsopp J. Symptoms in the pharmacy: a guide to the management of common illness. 5.ed. London: Blackwell, 2005. p.175-9.

Brasil. Ministério da Saúde. Secretaria de Ciência, Tecnologia e Insumos Estratégicos. Departamento de Assistência Farmacêutica e Insumos Estratégicos. Formulário Terapêutico Nacional 2010. 2.ed. Brasília: Ministério da Saúde, 2010.

Brasil. Conselho Federal de Farmácia. Resolução n. 357/2001. Brasília: Diário Oficial da República Federativa do Brasil, 27 mar 2001; Seção 1:24-31.

Brasil. Conselho Federal de Farmácia. Resolução n. 499. Brasília: Diário Oficial da República Federativa do Brasil, 23 dez 2008; Seção 1:164-7.

Brasil. Conselho Federal de Farmácia. Resolução n. 585, de 29 de agosto de 2013. Brasília: Diário Oficial da República Federativa do Brasil, 25 set 2013.

Brasil. Conselho Federal de Farmácia. Resolução n. 586, de 29 de agosto de 2013. Brasília: Diário Oficial da República Federativa do Brasil, 26 set 2013.

Commens C. The treatment of scabies. Australian Prescriber. 2000;23(2):33-53.

Fisterra – Guias Clínicas: Sarna. Disponível em: http://www.fisterra.com/guias2/sarna.asp; acessado em 1 de novembro de 2010.

Finkel R, Pray WS. Guia de dispensação de produtos terapêuticos que não exigem prescrição. Porto Alegre: Artmed, 2007.

Lexicomp. Geriatric dosage handbook. 14.ed. APhA, 2009.

Llimos FF, Faus MJ, Gastelurrutia MA, Baena MI, Martinez-Martinez F. Evolución del concepto de problemas relacionados con medicamentos: resultados como el centro del nuevo paradigma. Seguimiento Farmacoterapêutico. 2005;3(4):167-88.

Medscape News. Sexually Transmitted Diseases Treatment Guidelines, 2006: Scabies. Disponível em: http://www.medscape.com/viewarticle/543426_20; acessado em 1 de novembro de 2010.

Mehuys E, Van Bortel L, De Bolle L, Van Tongelen I, Remon JP, De Looze D. Self-medication of upper gastrointestinal symptoms: a community pharmacy study. Ann Pharmacother. 2009;43(5):890-8.

Rocha CE. Semiologia aplicada à farmácia: uma ferramenta necessária para o farmacêutico. In: Lyra Jr D, Marques TC. Bases da dispensação racional de medicamentos para farmacêuticos. São Paulo: Pharmabooks, 2012.

Rottenkolber D, Schmiedl S, Rottenkolber M, Farker K, Saljé K, Mueller S et al.; Net of Regional Pharmacovigilance

Centers. Adverse drug reactions in Germany: direct costs of internal medicine hospitalizations. Pharmacoepidemiol Drug Saf. 2011;20(6):626-34.

Stanford University. Scabies (Sarcoptes scabiei var. hominis). Disponível em: http://www.stanford.edu/group/parasites/ParaSites2009/LeighaWinters_Scabies/LeighaWinters_Scabies.htm; acessado em 7 de fevereiro de 2017.

Vieira FS. Possibilidades de contribuição do farmacêutico para a promoção da saúde. Ciência & Saúde Coletiva. 2007;12(1):213-20.

Walker GJ, Johnstone PW. Interventions for treating scabies (Cochrane Review). Cochrane Database Syst Rev. 2004;(2):CD000320.

Centers for Disease Control and Prevention. Disponível em: http://www.cdc.gov/parasites/scabies/index.html; acessado em 7 de fevereiro de 2017.

Medicamentos isentos de prescrição (MIP), dispensação e prescrição farmacêutica

Amouni Mohmoud Mourad
Solange Aparecida Petilo de Carvalho Brícola

Medicamentos isentos de prescrição - MIPs

O objetivo deste capítulo é a descrição de um momento histórico vivido pelos profissionais farmacêuticos com a publicação de normas legais que consolidam o papel do farmacêutico como profissional de saúde.

As normas que alicerçam esse novo perfil profissional são a RDC n. 138/03; a RDC n. 44/09, a Resolução de Diretoria Colegiada n. 586/13 e a Lei n. 1.3021/14.

Segundo a Organização Mundial da Saúde (OMS), os medicamentos isentos de prescrição (MIPs) são aqueles aprovados pelas autoridades sanitárias para tratar sintomas e males menores, disponíveis sem prescrição ou receita médica devido à sua segurança e eficácia, desde que utilizados conforme as orientações disponíveis nas bulas e rotulagens. Os MIPs são internacionalmente conhecidos pela sigla OTC (*Over The Counter*).[1]

Os MIPs são indicados para males menores que são caracterizados como doenças com alta morbidade e baixa gravidade e são considerados de elevada segurança de uso, eficácia comprovada cientificamente ou de uso tradicional reconhecido, de fácil utilização e baixo risco de abuso, como, por exemplo, os antiácidos, os analgésicos e os antitérmicos. O uso dos MIPs tende a ser aceito hoje pelos órgãos sanitários como parte integrante do sistema de saúde (CRF-SP, 2010).[2]

A principal condição a ser observada sobre os MIPs é o fácil acesso do usuário desses medicamentos, sem necessidade de solicitar orientação quanto a seu uso, e dessa forma ocorre a automedicação, que acaba estimulando o uso irracional de medicamentos. Porém, existe a automedicação responsável, que é definida pela OMS como "prática dos indivíduos em tratar seus próprios sintomas e males menores com medicamentos aprovados e disponíveis sem a prescrição médica e que são seguros quando usados segundo as instruções". A OMS recomenda a automedicação responsável como forma de desonerar o sistema público de saúde. Essa prática não pode em hipótese alguma ser confundida com autoprescrição (uso sem receita médica de medicamentos tarjados). Há exemplos de alguns países como EUA, Canadá, Japão e países da União Europeia, onde a automedicação responsável é prática consolidada e utilizada principalmente para o tratamento de sintomas e doenças sem gravidade, como gripes, resfriados, dores de cabeças comuns, alguns tipos de micoses, dores musculares, entre outras enfermidades.[2]

No Brasil, a situação caracterizada pelo paradoxo é evidente, ou seja, por um lado a população precisa de atendimento na saúde e disponibilidade de medicamentos, porém se depara com a falta de acesso aos medicamentos; por outro lado, a cultura institucionalizada da população que tem o hábito de enxergar o medicamento como simples mercadoria, sem considerar os riscos de seu uso inadequado, o que estimula o consumo irracional de medicamentos como a solução dos males de saúde presentes.[2]

Certamente, para haver uma melhora nessa conduta, o desafio e principal obstáculo que deve ser superado é a minimização dos estímulos para automedicação, que reflete a necessidade de melhora no atendimento aos pacientes em situações que demandam uma urgência aos seus males. As estratégias para minimizar a automedicação estão bem traçadas, porém precisam ser colocadas em prática; elas compreendem a disponibilidade maior de médicos, mais vagas nos serviços de saúde e principalmente uma normatização mais efetiva para as atuais propagandas abusivas de medicamentos.[2]

Uma pergunta que pode surgir, e o farmacêutico deve estar preparado para esclarecer, é de como esses MIPs são disponibilizados com essa condição de serem de venda livre. Para melhor compreensão sobre como caracterizá-los, é importante começar pelo entendimento das regras para o registro deles como sendo da categoria isenta de prescrição médica. Para tanto, em 29 de maio 2003, a Anvisa publicou a Resolução 138, que regulamenta os MIPs. No preâmbulo dessa resolução fica explícita a preocupação com a necessidade de implementar ações que venham contribuir para a melhoria da qualidade no uso de MIPs. A partir do expresso na Lei n. 6.360, de 23 de setembro de 1976, e considerando as legislações específicas que normatizam o registro de medicamentos na Anvisa, bem como considerando a utilização dos seguintes critérios: índice terapêutico, toxicidade, legislações internacionais e a lista de medicamentos essenciais (Rename), adotou-se a RDC n. 138/03 e determinou-se sua publicação.[3]

Destacam-se os seguintes artigos, que dão o embasamento legal para utilizar a lista de medicamentos enquadrados como MIPs, e que são liberados de tarja na sua embalagem.

Art. 1º Todos os medicamentos cujos grupos terapêuticos e indicações terapêuticas estão descritos no Anexo: Lista de Grupos e Indicações Terapêuticas Especificadas (GITE), respeitadas as restrições textuais e de outras normas legais e regulamentares pertinentes, são de venda sem prescrição médica, à exceção daqueles administrados por via parenteral, que são de venda sob prescrição médica.

Nesse artigo há o direcionamento para que não haja confusão referente a qual é ou não um MIP, com destaque para os injetáveis, que, independentemente do medicamento, quando estiver nessa forma farmacêutica jamais pode ser considerado MIP.

Art. 2º Todos os medicamentos, cujos grupos terapêuticos e indicações terapêuticas não estão descritos no GITE, são de venda sob prescrição médica.

Esse artigo descarta qualquer possibilidade de incluir por analogia algum medicamento nessa condição de isento de prescrição que não faça parte dessa lista, exceto se for publicada atualização incluindo outro medicamento.

Art. 3° As associações medicamentosas, ou duas ou mais apresentações em uma mesma embalagem para uso concomitante ou sequencial, cujo grupo terapêutico e indicação terapêutica de pelo menos um de seus princípios ativos não se encontrarem especificados no GITE, são de venda sob prescrição médica.

Esse artigo deixa muito claro que quando os MIPs estão associados a medicamentos sujeitos à prescrição eles são automaticamente considerados medicamentos sob prescrição, e suas embalagens apresentarão tarja com os dizeres de sua venda sob prescrição médica.

Art. 4° O enquadramento na categoria de venda de medicamentos homeopáticos segue a regulamentação específica de registro e comercialização."

Para os homeopáticos, a legislação especifica é que dita as normas de qual deles será considerado MIP.

Art. 6° Todos os medicamentos novos são de venda sob prescrição médica, sujeitos a reavaliação do enquadramento na categoria de venda no momento de sua renovação, de acordo com dados de farmacovigilância.

Parágrafo único. Os medicamentos novos com o tempo mínimo de comercialização de cinco anos no mercado americano ou europeu (desde que aprovados pelo FDA ou EMEA), com grupos terapêuticos e indicações descritos no GITE, com apresentação de dados de farmacovigilância (PSUR) e comprovante de enquadramento na categoria de venda sem prescrição médica no país onde o produto é comercializado, poderão requisitar enquadramento na categoria para medicamento de venda sem prescrição médica, a qualquer momento desde o início do processo de registro.

Importante a exigência destacada nesse artigo, tendo em vista que vai ao encontro da preocupação de garantia na qualidade da assistência à saúde, pois o tempo exigido para enquadrar um medicamento na categoria MIP leva em consideração dados da farmacovigilância que refletem o comportamento do medicamento no ambiente real de sua utilização.

Portanto, é de suma importância que os farmacêuticos se apropriem dos conceitos e esclarecimentos disponíveis nas normas legais publicadas e atualizadas dinamicamente, pois elas são o suporte indispensável para conduta correta técnica e juridicamente, pois amparam no que tange às atividades profissionais, não esquecendo que existe uma linha muito tênue entre o certo e o errado no quesito saúde da população e todo subsídio legal é sempre muito bem-vindo.

Para o farmacêutico ter segurança na identificação das categorias e indicações terapêuticas dos MIPs, é importante ter fácil acesso à Lista de Grupos e Indicações Terapêuticas Especificadas (GITE), de acordo com a Tabela 7.1.

A partir da Tabela 7.1 o farmacêutico poderá pesquisar a qualquer momento os grupos terapêuticos e as indicações terapêuticas como norteador da sua conduta mediante males menores, e certamente ao aplicar os algoritmos para esses males conseguirá fazer as orientações de forma adequada e eficaz.

Dispensação de medicamentos isentos de prescrição médica

Conforme a Figura 7.1, a embalagem dos MIPs já é caracterizada pela ausência de tarja, porém com identificação do nome do produto, princípio ativo e indicação popular do medicamento.

Tabela 7.1. Lista de Grupos e Indicações Terapêuticas Especificadas (GITE)

Grupos terapêuticos	Indicações terapêuticas	Observações
Antiacneicos tópicos e adstringentes	Acne, acne vulgar, rosácea	Restrição: retinoides
Antiácidos, antieméticos, Eupépticos, enzimas	Acidez estomacal, azia, desconforto estomacal, dor de estômago, dispepsia	Restrições: metoclopramida, bromoprida, mebeverina
Digestivas	enjoo, náusea, vômito epigastralgia, má digestão, queimação, pirose, esofagite péptica, distensão abdominal, cinetose, hérnia de hiato	Inibidor da bomba de próton
Antibacterianos tópicos	Infecções bacterianas da pele	Permitidos: bacitracina e neomicina
Antidiarreicos	Diarreia, disenteria	Restrições: loperamida infantil, opiáceos
Antiespasmódicos	Cólica, cólica menstrual, dismenorreia, desconforto pré-menstrual, cólica biliar/renal/intestinal	Restrição: mebeverina
Anti-histamínicos	Alergia, coceira, prurido, coriza, rinite alérgica, urticária, picada de inseto, ardência, ardor, conjuntivite alérgica, prurido senil, prurido nasal, prurido ocular alérgico, febre do feno, dermatite atópica, eczemas	Restrições: adrenérgicos, corticoides (exceto hidrocortisona de uso tópico)
Antisseborreicos	Caspa, dermatite seborreica, seborreia, oleosidade	
Antissépticos orais, antissépticos bucofaríngeos	Aftas, dor de garganta, profilaxia das cáries	
Antissépticos nasais, fluidificantes nasais, umectantes nasais	Antissépticos nasais, fluidificantes nasais, umectantes nasais	
Antissépticos oculares	Antissépticos oculares	Restrições: adrenérgicos (exceto nafazolina com concentração < 0,1%), corticoides
Antissépticos da pele e mucosas	Assaduras, dermatite de fraldas, dermatite de contato, dermatite amoniacal, intertrigo mamário/perianal/interdigital/axilar, odores dos pés e axilas	
Antissépticos urinários	Disúria, dor/ardor/desconforto para urinar	

[continua]

Tabela 7.1. Lista de Grupos e Indicações Terapêuticas Especificadas (GITE) [continuação]

Grupos terapêuticos	Indicações terapêuticas	Observações
Antissépticos vaginais tópicos	Higiene íntima, desodorizante	
Aminoácidos, vitaminas, minerais	Suplemento vitamínico e/ou mineral pós-cirúrgico/cicatrizante, suplemento vitamínico e/ou mineral como auxiliar nas anemias carenciais suplemento vitamínico e/ou mineral em dietas restritivas e inadequadas, suplemento vitamínico e/ou mineral em doenças crônicas/convalescença, suplemento vitamínico e/ou mineral em idosos, suplemento vitamínico e/ou mineral em períodos de crescimento acelerado, suplemento vitamínico e/ou mineral na gestação e aleitamento, suplemento vitamínico e/ou mineral para recém-nascidos, lactentes e crianças em fase de crescimento, suplemento vitamínico e/ou mineral para prevenção do raquitismo, suplemento vitamínico e/ou mineral para a prevenção/tratamento auxiliar na desmineralização óssea pré e pós-menopausal, suplemento vitamínico e minerais antioxidantes, suplemento vitamínico e/ou mineral para prevenção de cegueira noturna/xeroftalmia, suplemento vitamínico como auxiliar do sistema imunológico	
Anti-inflamatórios	Lombalgia, mialgia, torcicolo, dor articular, artralgia, Inflamação da garganta, dor muscular, dor na perna, dor varicosa, contusão, hematomas, entorses, tendinites, cotovelo de tenista, lumbago, dor pós-traumática, dor ciática, bursite, distensões, flebites superficiais, inflamações varicosas, quadros dolorosos da coluna vertebral, lesões leves oriundas da prática esportiva	Permitidos: naproxeno, ibuprofeno, cetoprofeno. Tópicos não esteroidais

[continua]

Tabela 7.1. Lista de Grupos e Indicações Terapêuticas Especificadas (GITE) [continuação]

Grupos terapêuticos	Indicações terapêuticas	Observações
Antiflebites	Dor nas pernas, dor varicosa, sintomas de varizes, dores das pernas relacionadas a varizes, dores após escleroterapia venosa	
Antifiséticos, antiflatulentos, carminativos	Eructação, flatulência, empachamento, estufamento, aerofagia pós-operatória, gases, meteorismo	
Antifúngicos, antimicóticos	Micoses de pele, frieira, micoses de unha, pano branco, infecções fúngicas das unhas, onicomicoses, dermatomicoses, pitiríase versicolor, tínea das mãos, tínea dos pés, pé de atleta, tínea do corpo, micose de praia, tínea da virilha, candidíase cutânea, monilíase cutânea, dermatite seborreica, dermatomicoses superficiais, vulvovaginites, dermatite perianal, balanopostite, candidíase vaginal, candidíase oral	Permitidos: tópicos
Anti-hemorroidários	Sintomas de hemorroidas	Permitidos: tópicos
Antiparasitários orais, Anti-helmínticos	Verminoses	Permitidos: mebendazol, levamizol
Antiparasitários tópicos, escabicidas, ectoparasiticidas	Piolhos, sarna, escabiose, carrapatos, pediculose, lêndea	
Antitabágicos	Alívio dos sintomas decorrente do abandono do hábito de fumar, alívio dos sintomas da síndrome de abstinência	Restrições: bupropiona, vareniclina
Analgésicos, antitérmicos, antipiréticos	Dor, dor de dente, dor de cabeça, dor abdominal e pélvica, enxaqueca, sintomas da gripe, sintomas do resfriados, febre, cefaleia, dores reumáticas, nevralgias, lombalgia, mialgia, torcicolo, dor articular, artralgia, inflamação da garganta, dor muscular, contusão, hematomas, entorses, tendinites, cotovelo de tenista, lumbago, dor pós-traumática, dor ciática, bursite, distensões	Permitidos: analgésicos (exceto narcóticos)

[continua]

Tabela 7.1. Lista de Grupos e Indicações Terapêuticas Especificadas (GITE) [continuação]

Grupos terapêuticos	Indicações terapêuticas	Observações
Ceratolíticos	Descamação, esfoliação da pele, calos, verrugas, verruga plantar, verruga vulgar	
Cicatrizantes	Feridas, escaras, fissuras de pele e mucosas, rachaduras	
Colagogos, coleréticos	Distúrbios digestivos, distúrbios hepáticos	
Descongestionantes nasais tópicos	Congestão nasal, obstrução nasal, nariz entupido	Restrições: vasoconstritores
Descongestionantes nasais sistêmicos	Congestão nasal, obstrução nasal, nariz entupido	Permitido: fenilefrina
Emolientes e lubrificantes cutâneos e de mucosas	Hidratante, dermatoses hiperqueratóticas, dermatoses secas, pele seca e áspera, ictiose vulgar, hiperqueratose palmar e plantar, ressecamento da pele, substituto artificial da saliva, saliva artificial para tratamento da xerostomia	
Emolientes, lubrificantes e adstringentes oculares	Secura nos olhos, falta de lacrimejamento, irritação ocular	
Expectorantes, balsâmicos, mucolíticos. Sedativos da tosse	Tosse, tosse seca, tosse produtiva, tosse irritativa, tosse com catarro, mucofluidificante	
Laxantes, catárticos, prisão de ventre,	Obstipação intestinal	
Reidratante oral	Hidratação oral, reidratação oral	
Relaxantes musculares	Torcicolo, contratura muscular, dor muscular, lumbago, entorses	
Rubefacientes	Vermelhidão, rubor	
Tônicos orais	Estimulante do apetite, astenia	

Após a introdução sobre o que são MIPs e quais são suas indicações, o próximo passo é entender a importância da dispensação dos mesmos e portanto, reportar as conceituação da dispensação, começando pela oficial: conforme o inciso XV da Lei n. 5.991/73, Dispensação é o ato de fornecimento ao consumidor de drogas, medicamentos, insumos farmacêuticos e correlatos, a título remunerado ou não.[4] Porém, segundo Galato et al., a dispensação faz parte do processo de atenção à saúde, uma demanda cada vez mais presente nos tempos atuais, e deve ser considerada uma ação integrada do farmacêutico com os outros profissionais da saúde, em especial com os prescritores. No contexto atual, a dispensação é o elo primordial entre o farmacêutico e o usuário do medicamento, caracterizada nas etapas do processo de atendimento farmacêutico diante de uma prescrição com ênfase na prevenção, identificação e resolução de problemas relacionados à farmacoterapia. O início da dispensação se dá pela análise da prescrição, com a identificação do sujeito que está sendo atendido, pois isso determina os caminhos tomados nesse processo com base nas necessidades do paciente. Outra contribuição é a disponibilização de um tempo adequado para a realização das orientações necessárias para o uso correto do medicamento. Deve-se, também, identificar o grau de conhecimento dos medicamentos pelo paciente, possibilitando dessa maneira a avaliação da efetividade e segurança. A partir daí, se torna mais viável que o farmacêutico passe a atuar na farmacovigilância, que deve ser parte integrante das atividades do farmacêutico sempre que interagir com o paciente e detectar possíveis reações adversas ou outros problemas ligados aos medicamentos. Portanto, vale ressaltar que as habilidades de intercomunicação pessoal e o conhecimento do farmacêutico sobre as doenças que acometem os pacientes são considerados requisitos para que seja possível a identificação dos problemas relacionados à farmacoterapia.[5]

Inserida nas etapas da Assistência Farmacêutica, a dispensação é o processo em que se disponibiliza o medicamento ao usuário, geralmente em resposta à apresentação de

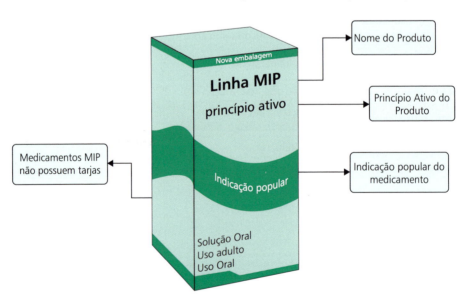

Figura 7.1 Modelo de embalagem de medicamento MIP.

Fonte: aula da Profa. Dra. Bruna Maria Roesler FR603 – Farmácia- Unicamp 2012. Disponível em: https://www.passeidireto.com /arquivo /3367432/ aula-medicamentos-isentos-de-prescricao.

uma receita elaborada por um profissional autorizado. Essa atividade, realizada ou em uma unidade de saúde pública ou em um estabelecimento privado, representa a oportunidade de oferecer ao usuário a orientação adequada, na tentativa de evitar os riscos associados à terapêutica medicamentosa.[6]

O panorama atual exige do farmacêutico uma conduta pautada no conhecimento multidisciplinar, visando o acompanhamento do paciente com visão humanista e ética. Para viabilizar essa nova realidade, existem normas regulamentadoras chaves, por exemplo a RDC n. 44/09 da Anvisa, que resgata o papel do farmacêutico como profissional de saúde capaz de realizar a assistência farmacêutica no seu sentido mais amplo, uma vez que o resgate da prestação de serviços farmacêuticos básicos, como a verificação de parâmetros bioquímicos como a da glicemia capilar e de parâmetros fisiológicos como a aferição da pressão arterial e verificação da temperatura corpórea, aproxima o farmacêutico do paciente, gerando um vínculo de cumplicidade que exige um atendimento muito mais qualificado. Isso possibilita melhor compreensão do quadro do paciente e gera uma dispensação diferenciada e racional, com informações importantes agregadas a essa atividade.[2]

Vale lembrar que a dispensação de MIPs é um trabalho árduo, pois envolve mudança de paradigma, tendo em vista que são medicamentos de livre acesso, e nem sempre o paciente procura o farmacêutico para se informar sobre esses medicamentos. Esse é um passo muito importante na atuação do farmacêutico para incentivar a dispensação dos MIPs, pois, pela prática da automedicação estimulada por diversos fatores, há que se salientar as propagandas, muito difundidas, que passam a imagem de que ao tomar algum desses medicamentos o paciente estará restabelecendo sua saúde, e fazem com que esse consumidor julgue desnecessária a intervenção farmacêutica.

A seguir estão alguns exemplos de riscos causados pelo uso inadequado de MIPs que o farmacêutico poderá utilizar para convencer o paciente da importância de orientação no uso desses medicamentos.

Um problema que pode ser citado é o das interações medicamentosas ou mesmo reações indesejáveis com MIPs rotineiramente utilizados, e que podem acontecer a qualquer momento:

Paracetamol

Aumenta o efeito dos anticoagulantes orais.

Diminui os efeitos de anticonvulsivantes.

Ácido acetilsalicílico

Aumenta a toxicidade do metotrexato.

Diminui o efeito dos inibidores da ECA (enzima conversora de angiotensina), betabloqueadores e diuréticos de alça tiazídicos.

Ibuprofeno

O uso concomitante de qualquer AINE com os seguintes fármacos deve ser evitado, especialmente nos casos de administração crônica: ácido acetilsalicílico, paracetamol, colchicina, outros anti-inflamatórios não esteroides, corticosteroides, glicocorticoides, corticotrofina, agentes anticoagulantes ou trombolíticos, inibidores de agregação plaquetária, antidiabéticos orais ou insulina, anti-hipertensivos e diuréticos, ácido valproico, plicamicina, compostos de ouro, ciclosporina, metotrexato, lítio, probenecida, inibidores da ECA e digoxina. Desaconselha-se o uso concomitante de bebida alcoólica.[7]

Para que possa fazer uma dispensação adequada e coerente e possa identificar as possíveis interações ou outros problemas relacionados aos medicamentos o farmacêutico deverá ter atenção redobrada ao receber a prescrição e fazer uma avaliação criteriosa. Portanto, para avaliar uma prescrição é necessário saber a quem ela está direcionada. A forma de identificar essa informação pode ser através de perguntas, tais como: "Esta medicação é para você?", ou "O senhor é o Fulano? (nome escrito na prescrição)". Se a resposta for negativa, deverá ser investigada a relação entre o comprador e o paciente, identificando se a pessoa que está adquirindo o medicamento é o cuidador (indivíduo responsável pelos cuidados à saúde), uma pessoa próxima ao paciente (familiar) ou apenas alguém que está fazendo um favor ao mesmo. Essa informação é imprescindível para obter informações que possibilitem avaliar a aplicabilidade do medicamento (pela indicação) e a posologia (pelas características do paciente: idade, peso, doenças etc.).[5]

A dispensação ideal deve aliar o caráter técnico do procedimento de entrega que garanta o recebimento de um medicamento ou dispositivo dentro dos padrões de qualidade, segurança e orientações que promovam o uso adequado e apropriado dos medicamentos.[8]

Resolução n. 586, de 29 de agosto de 2013, do CFF, regulamenta a prescrição farmacêutica

O preâmbulo da Resolução n. 586/13 descreve o avanço e a inovação "ao considerar a prescrição como uma atribuição clínica do farmacêutico, definir sua natureza, especificar e ampliar o seu escopo para além do produto e descrever seu processo na perspectiva das boas práticas, estabelecendo seus limites e a necessidade de documentar e avaliar as atividades de prescrição".[9]

O entendimento e a aceitação do farmacêutico da sua responsabilidade como coadjuvante no tratamento medicamentoso e em especial o trabalho multidisciplinar; amparado na demanda por serviços farmacêuticos que desde 2009 foram autorizados pela RDC n. 44/09 da Anvisa, bem como os avanços tecnológicos e a incorporação da Assistência Farmacêutica no rol dos financiamentos à saúde, induziram a uma nova definição na divisão social do trabalho entre todos os profissionais da saúde em prol da saúde da população.[9,10]

Com isso o farmacêutico tem a oportunidade de oficializar uma prática comum que acontece há muito tempo na indicação dos medicamentos isentos de prescrição farmacêutica, sem consignar por escrito suas orientações. Essa norma traz benefícios para a sociedade, considerando que, em decorrência da dificuldade de assistência, frequentemente, a população toma decisões de tratamento de automedicação, escolhendo terapias que em muitos casos não são efetivas, seguras e, portanto, contraindicadas, implicando desfechos negativos na saúde e elevando os custos para os sistemas de saúde. Salienta-se, ainda, que essa dificuldade de acesso à saúde pode favorecer o agravamento da condição clínica, gerar novos problemas de saúde e até mesmo retardar o diagnóstico precoce e o início de terapia efetiva. Os estabelecimentos farmacêuticos, pela sua ampla distribuição geográfica, e o farmacêutico, por sua formação acadêmica, que propicia o desenvolvimento da sua competência bem como a sua disponibilidade sem necessidade de marcação antecipada de consulta, representam, muitas vezes, a primeira e única possibilidade de acesso da população ao cuidado em saúde, especialmente das famílias com condições socioeconômicas desfavoráveis. A necessidade de documentar as recomendações ao paciente no ato da prescrição farmacêutica outorga um grau de responsabilidade sanitária pela segurança do paciente e permite a rastreabilidade das ações pelo órgão fiscalizador. Isso possibilita maior controle sobre os riscos decorrentes da utilização de medicamentos e o desenvolvimento de ações visando seu uso responsável.[11]

Um aspecto essencial para uma reflexão mais aprofundada é a descrição publicada pelo Conselho Federal de Farmácia relatando que o farmacêutico, apesar de ser um profissional estratégico para o sistema de saúde, costuma ser subutilizado.[11]

Para que a farmácia retorne à atividade de estabelecimento de saúde, desempenhando importante função social e tendo o farmacêutico como líder, torna-se necessário investir na formação que resulte na melhoria do atendimento e, consequentemente, na conscientização da população para o uso correto dos medicamentos. Para isso, o farmacêutico deve possuir o conhecimento teórico, aliado à habilidade de comunicação nas relações interpessoais.[12]

A prescrição farmacêutica no Brasil será bem-sucedida se forem observadas as experiências dos países que já têm essa pratica efetivada.

Alguns países desenvolvidos, tais como Estados Unidos, Canadá, Espanha, Alemanha, França, Suécia, entre outros, encontraram menores dificuldades para implantar e implementar a Atenção Farmacêutica, pois, além de possuírem um serviço de saúde bastante estruturado, já reconheciam o farmacêutico como profissional imprescindível na área de saúde, devido à sua efetiva atuação como farmacêutico clínico. Assim, os países considerados referência já contam com alguns serviços de Atenção Farmacêutica estruturados, os quais se encontram atualmente em fase de aperfeiçoamento, discutindo os honorários do farmacêutico na prestação da Atenção Farmacêutica. Por outro lado, em outros países, como o Brasil, ainda há problemas em relação ao acesso aos medicamentos pela população e ausência do profissional farmacêutico em algumas drogarias, farmácias e Unidades Básicas de Saúde (UBS).[13]

Atualmente pode-se constatar que nas drogarias e farmácias a presença do farmacêutico está cada vez maior, pois esse é fator de suma importância para que a prescrição farmacêutica descrita e garantida na legislação escrita faça parte do ambiente real.

A Resolução n. 586/13 do CFF regula a prescrição farmacêutica. Sua publicação foi ensejada pelo panorama atual do mundo contemporâneo, que demonstra os modelos de assistência à saúde passando por profundas e sensíveis transformações, resultantes da demanda por serviços, da incorporação de tecnologias e dos desafios de sustentabilidade do seu financiamento. Esses fatores provocam mudanças na forma de produzir o cuidado à saúde das pessoas, que contribuem para a redefinição da divisão social do trabalho entre as profissões da saúde.

A ideia de expandir para outros profissionais, entre os quais o farmacêutico, maior responsabilidade no manejo clínico dos pacientes, intensificando o processo de cuidado, tem propiciado alterações nos marcos de regulação em vários países. Com base nessas mudanças, foi estabelecida, entre outras, a autorização para que distintos profissionais possam selecionar, iniciar, adicionar, substituir, ajustar, repetir ou interromper a terapia farmacológica. Essa tendência surgiu pela necessidade de ampliar a cobertura dos serviços de saúde e incrementar a capacidade de resolução desses serviços.[9]

É fato que, em vários sistemas de saúde, profissionais não médicos estão autorizados a prescrever medicamentos. É assim que surge o novo modelo de prescrição como prática multiprofissional. Essa prática tem modos específicos para cada profissão e é efetivada de acordo com as necessidades de cuidado do paciente, e com as responsabilidades e limites de atuação de cada profissional. Isso favorece o acesso e aumenta o controle sobre os gastos, reduzindo, assim, os custos com a provisão de farmacoterapia racional, além de propiciar a obtenção de melhores resultados terapêuticos. A literatura internacional demonstra benefícios da prescrição por farmacêuticos segundo diferentes modelos, realizada tanto de forma independente ou em colaboração com outros profissionais da equipe de saúde. O farmacêutico, neste último caso, prescreve medicamentos definidos em programas de saúde no âmbito dos sistemas públicos, em rotinas de instituições ou conforme protocolos clínicos e diretrizes terapêuticas preestabelecidos. Essa resolução encerra a concepção de prescrição como a ação de recomendar algo ao paciente. Tal recomendação pode incluir a seleção de opção terapêutica, a oferta de serviços farmacêuticos ou o encaminhamento a outros profissionais ou serviços de saúde.[9]

Para o farmacêutico assumir essa nova concepção de atuação com maior autonomia técnica, é de suma importância a compreensão dessa norma, que foi muito favorecida com a publicação da Lei Federal n. 13.021/ 2014. Essa lei vem ao encontro das premissas que visam o atendimento qualificado à população com respeito aos seus direitos para alcançar a melhora de sua saúde.

A Lei n. 13.021/14 dispõe sobre o exercício e a fiscalização das atividades farmacêuticas.[14] Essa lei subsidia, na esfera federal, a atividade de prescrição farmacêutica, pois as alterações da Lei n. 5.991/73 atendem a demanda emergente do serviço de saúde pleiteado pelos profissionais farmacêuticos. Destacam-se alguns artigos que norteiam a visão de farmácia como estabelecimento de saúde.

Art. 1º As disposições desta Lei regem as ações e serviços de assistência farmacêutica executados, isolada ou conjuntamente, em caráter permanente ou eventual, por pessoas físicas ou jurídicas de direito público ou privado.

Art. 2º Entende-se por assistência farmacêutica o conjunto de ações e de serviços que visem assegurar a assistência terapêutica integral e a promoção, a proteção e a recuperação da saúde nos estabelecimentos públicos e privados que desempenhem atividades farmacêuticas, tendo o medicamento como insumo essencial e visando ao seu acesso e ao seu uso racional.

Art. 3º Farmácia é uma unidade de prestação de serviços destinada a prestar assistência farmacêutica, assistência à saúde e orientação sanitária individual e coletiva, na qual se processe a manipulação e/ou dispensação de medicamentos magistrais, oficinais, farmacopeicos ou industrializados, cosméticos, insumos farmacêuticos, produtos farmacêuticos e correlatos.

Parágrafo único. As farmácias serão classificadas segundo sua natureza como:

I- farmácia sem manipulação ou drogaria: estabelecimento de dispensação e comércio de drogas, medicamentos, insumos farmacêuticos e correlatos em suas embalagens originais;

II- farmácia com manipulação: estabelecimento de manipulação de fórmulas magistrais e oficinais, de comércio de drogas, medicamentos, insumos farmacêuticos e correlatos, compreendendo o de dispensação e o de atendimento privativo de unidade hospitalar ou de qualquer outra equivalente de assistência médica.

Art. 4º É responsabilidade do poder público assegurar a assistência farmacêutica, segundo os princípios e diretrizes do Sistema Único de Saúde, de universalidade, equidade e integralidade.

Art. 5º No âmbito da assistência farmacêutica, as farmácias de qualquer natureza requerem, obrigatoriamente, para seu funcionamento, a responsabilidade e a assistência técnica de farmacêutico habilitado na forma da lei.

Nota-se que a junção da Lei n. 13.021/14 com a Resolução n. 586/13 é a oportunidade que os farmacêuticos têm para finalmente exercerem seu trabalho com o respaldo de normas voltadas à saúde pública, com o farmacêutico como protagonista.

Diante do reconhecimento legal da farmácia como estabelecimento de saúde previsto na Lei n. 13.021/14, a Resolução n. 586/13 ganha força no sentido do exercício no escopo clínico que o farmacêutico ainda não está tão inserido e atualmente é prerrogativa dele assumir ou não tal função.

A Resolução n. 586/13, descrita a seguir, tem muitas vantagens para o farmacêutico, para a farmácia e em especial para a população, que terá seu direito à saúde garantido.

Art. 1º Regulamentar a prescrição farmacêutica, nos termos desta resolução.

Art. 2º O ato da prescrição farmacêutica constitui prerrogativa do farmacêutico legalmente habilitado e registrado no Conselho Regional de Farmácia de sua jurisdição.

Art. 3º Para os propósitos desta resolução, define-se a prescrição farmacêutica como ato pelo qual o farmacêutico seleciona e documenta terapias farmacológicas e não farmacológicas, e outras intervenções relativas ao cuidado à saúde do paciente, visando à promoção, proteção e recuperação da saúde, e à prevenção de doenças e de outros problemas de saúde.

Parágrafo único - A prescrição farmacêutica de que trata o *caput* deste artigo constitui uma atribuição clínica do farmacêutico e deverá ser realizada com base nas necessidades de saúde do paciente, nas melhores evidências científicas, em princípios éticos e em conformidade com as políticas de saúde vigentes.

Art. 4º O ato da prescrição farmacêutica poderá ocorrer em diferentes estabelecimentos farmacêuticos, consultórios, serviços e níveis de atenção à saúde, desde que respeitado o princípio da confidencialidade e a privacidade do paciente no atendimento.

Art. 5º O farmacêutico poderá realizar a prescrição de medicamentos e outros produtos com finalidade terapêutica, cuja dispensação não exija prescrição médica, incluindo medicamentos industrializados e preparações magistrais - alopáticos ou dinamizados -, plantas medicinais, drogas vegetais e outras categorias ou relações de medicamentos que venham a ser aprovadas pelo órgão sanitário federal para prescrição do farmacêutico.

§ 1º O exercício deste ato deverá estar fundamentado em conhecimentos e habilidades clínicas que abranjam boas práticas de prescrição, fisiopatologia, semiologia, comunicação interpessoal, farmacologia clínica e terapêutica.

§ 2º O ato da prescrição de medicamentos dinamizados e de terapias relacionadas às práticas integrativas e complementares deverá estar fundamentado em conhecimentos e habilidades relacionados a estas práticas.

Art. 6º O farmacêutico poderá prescrever medicamentos cuja dispensação exija prescrição médica, desde que condicionado à existência de diagnóstico prévio e apenas quando estiver previsto em programas, protocolos, diretrizes ou normas técnicas, aprovados para uso no âmbito de instituições de saúde ou quando da formalização de acordos de colaboração com outros prescritores ou instituições de saúde.

§ 1º Para o exercício deste ato será exigido, pelo Conselho Regional de Farmácia de sua jurisdição, o reconhecimento de título de especialista ou de especialista profissional farmacêutico na área clínica, com comprovação de formação que inclua conhecimentos e habilidades em boas práticas de prescrição, fisiopatologia, semiologia, comunicação interpessoal, farmacologia clínica e terapêutica.

§ 2º Para a prescrição de medicamentos dinamizados será exigido, pelo Conselho Regional de Farmácia de sua jurisdição, o reconhecimento de título de especialista em Homeopatia ou Antroposofia.

§ 3º É vedado ao farmacêutico modificar a prescrição de medicamentos do paciente, emitida por outro prescritor, salvo quando previsto em acordo de colaboração, sendo que, neste caso, a modificação, acompanhada da justificativa correspondente, deverá ser comunicada ao outro prescritor.

Art. 7º O processo de prescrição farmacêutica é constituído das seguintes etapas:

I- identificação das necessidades do paciente relacionadas à saúde;

II- definição do objetivo terapêutico;

III- seleção da terapia ou intervenções relativas ao cuidado à saúde, com base em sua segurança, eficácia, custo e conveniência, dentro do plano de cuidado;

IV- redação da prescrição;

V- orientação ao paciente;

VI- avaliação dos resultados;

VII- documentação do processo de prescrição.

Art. 8º No ato da prescrição, o farmacêutico deverá adotar medidas que contribuam para a promoção da segurança do paciente, dentre as quais se destacam:

I- basear suas ações nas melhores evidências científicas;

II- tomar decisões de forma compartilhada e centrada no paciente;

III- considerar a existência de outras condições clínicas, o uso de outros medicamentos, os hábitos de vida e o contexto de cuidado no entorno do paciente;

IV- estar atento aos aspectos legais e éticos relativos aos documentos que serão entregues ao paciente;

V- comunicar adequadamente ao paciente, seu responsável ou cuidador, as suas decisões e recomendações, de modo que estes as compreendam de forma completa;

VI- adotar medidas para que os resultados em saúde do paciente, decorrentes da prescrição farmacêutica, sejam acompanhados e avaliados.

Art. 9º A prescrição farmacêutica deverá ser redigida em vernáculo, por extenso, de modo legível, observados a nomenclatura e o sistema de pesos e medidas oficiais, sem emendas ou rasuras, devendo conter os seguintes componentes mínimos:

I- identificação do estabelecimento farmacêutico ou do serviço de saúde ao qual o farmacêutico está vinculado;

II- nome completo e contato do paciente;

III- descrição da terapia farmacológica, quando houver, incluindo as seguintes informações:

a) nome do medicamento ou formulação, concentração/dinamização, forma farmacêutica e via de administração;

b) dose, frequência de administração do medicamento e duração do tratamento;

c) instruções adicionais, quando necessário.

IV- descrição da terapia não farmacológica ou de outra intervenção relativa ao cuidado do paciente, quando houver;

V- nome completo do farmacêutico, assinatura e número de registro no Conselho Regional de Farmácia;

VI- local e data da prescrição.

Art. 10 A prescrição de medicamentos, no âmbito do Sistema Único de Saúde (SUS), estará necessariamente em conformidade com a Denominação Comum Brasileira (DCB) ou, em sua falta, com a Denominação Comum Internacional (DCI).

Art. 11 A prescrição de medicamentos, no âmbito privado, estará preferentemente em conformidade com a DCB ou, em sua falta, com a DCI.

Art. 12 É vedado ao farmacêutico prescrever sem a sua identificação ou a do paciente, de forma secreta, codificada, abreviada, ilegível, ou assinar folhas de receituários em branco.

Art. 13 Será garantido o sigilo dos dados e informações do paciente, obtidos em decorrência da prescrição farmacêutica, sendo vedada a sua utilização para qualquer finalidade que não seja de interesse sanitário ou de fiscalização do exercício profissional.

Art. 14 No ato da prescrição, o farmacêutico deverá orientar suas ações de maneira ética, sempre observando o benefício e o interesse do paciente, mantendo autonomia profissional e científica em relação às empresas, instituições e pessoas físicas que tenham interesse comercial ou possam obter vantagens com a prescrição farmacêutica.

Art. 15 É vedado o uso da prescrição farmacêutica como meio de propaganda e publicidade de qualquer natureza.

Art. 16 O farmacêutico manterá registro de todo o processo de prescrição na forma da lei.

Art. 17 Consideram-se, para os fins desta resolução, o preâmbulo, as definições de termos (glossário) e as referências contidas no Anexo.

Art. 18 Esta resolução entrará em vigor nesta data, revogando-se as disposições em contrário. Walter da Silva Jorge João Presidente – CFF.[9]

Se forem destrinchados os artigos dessa Resolução, nota-se que ela é autoexplicativa, portanto deve ser tirado dela tudo que gera vantagens à população acerca da utilização de medicamentos isentos de prescrição médica.

Inicialmente a Resolução 586/13 estabelece a prescrição farmacêutica com diferentes níveis de complexidade. Os farmacêuticos, na sua característica de formação generalista, têm uma formação específica em matérias que permitem um conhecimento adequado sobre o medicamento, desde o seu desenvolvimento, indicação, mecanismos de ação, doses, características farmacocinéticas e condições seguras de uso. Porém, diante dessa oportunidade de interação direta com o paciente para identificar os problemas deste, mediante os diferentes níveis de complexidade da prescrição farmacêutica e a constante evolução do arsenal terapêutico, é necessário desenvolver ações que aperfeiçoem a qualificação do farmacêutico para prescrever.[15]

Uma das primeiras vantagens a ser citada acerca dessa Resolução é que ela recomenda quais são os conteúdos mínimos desejáveis para a qualificação do farmacêutico que deseja assumir essa atribuição e estabelece o requisito de reconhecimento da formação de especialista na área clínica para o profissional que pretende exercer a prescrição farmacêutica em níveis de maior complexidade.[15]

De acordo com o previsto na Resolução do Conselho Federal de Farmácia n. 586/13, artigo 5°, o farmacêutico pode fazer a prescrição de medicamentos e outros produtos com finalidade terapêutica, cuja dispensação não exija prescrição médica, incluindo medicamentos industrializados e preparações magistrais - alopáticos ou dinamizados -, plantas medicinais, drogas vegetais e outras categorias ou relações de medicamentos que venham a ser aprovadas pelo órgão sanitário federal para prescrição do farmacêutico. Entretanto, o profissional deverá realizar o ato da prescrição seguindo o preconizado pela normatização do CFF e também as normas sanitárias vigentes que tratam da prestação de serviços farmacêuticos, dispensação e manipulação, se for o caso, de medicamentos. A prescrição de MIPs resulta sempre de uma consulta farmacêutica, pois esse ato é uma atribuição clínica do farmacêutico, decorrência de uma demanda do paciente ou de encaminhamento por outro profissional de saúde, acompanhada de uma cuidadosa avaliação, seleção da melhor conduta e documentação do processo. Uma vez que a prescrição resulta de um atendimento individualizado, no caso da farmácia com manipulação, não é previsto que exista um estoque prévio dos medicamentos magistrais já preparados para dispensar aos pacientes que necessitem de um medicamento passível de ser prescrito pelo farmacêutico.[16]

Nas apostilas dos cursos de Prescrição Farmacêutica – Introdução do CRF-SP, destacam-se algumas condições que devem ser consideradas e que levam a uma reflexão dos profissionais.

Nesse curso, o Conselho Regional de Farmácia do Estado de São Paulo descreve que no Brasil o livre acesso aos MIPs por meio do autosserviço não contribui para a saúde pública. Salienta que, ao contrário, essa medida cerceia o direito da população à assistência farmacêutica, direito esse assegurado como parte integrante do direito à saúde, garantido pela Constituição Federal e reafirmado pela Lei Orgânica da Saúde, Política Nacional de Medicamentos e Política Nacional de Assistência Farmacêutica.[17]

O autosserviço desestimula a população na busca de orientação profissional para aquisição de medicamentos que, embora isentos de prescrição, não devem ser isentos de orientação profissional. É nesse cenário que o papel do farmacêutico, como profissional responsável pela orientação da utilização correta dos medicamentos, faz-se fundamental.[17]

A prescrição farmacêutica é o ato pelo qual o farmacêutico seleciona e documenta terapias farmacológicas, não farmacológicas e outras intervenções relativas ao cuidado à saúde do paciente, visando a promoção, proteção e recuperação da saúde e a prevenção de doenças e de outros problemas de saúde. O exercício desse ato deverá ser fundamentado em conhecimentos e habilidades clínicas que abranjam boas práticas de prescrição, fisiopatologia, semiologia, comunicação interpessoal, farmacologia clínica e terapêutica. O ato da prescrição de medicamentos dinamizados e de terapias relacionadas às práticas integrativas e complementares deverá ser fundamentado em conhecimentos e habilidades relacionados a essas práticas.

Nesse mesmo curso foram discutidos argumentos contrários e favoráveis à Resolução n. 586/13, apresentados de acordo com os questionamentos que chegaram diretamente ao CRF-SP ou à Diretoria. Entre os argumentos contrários estão:

Alegação: a prescrição farmacêutica é antiética, pois o profissional irá prescrever e dispensar. A resposta do CRF-SP foi que o exercício profissional do farmacêutico não corresponde a uma atividade comercial. A função essencial do farmacêutico é prestar serviços de caráter clínico-assistencial ao paciente, e esses serviços devem ser fundamentados nas necessidades de saúde do paciente e no respeito à ética e na responsabilidade profissional. Explicação: quando um paciente, voluntariamente, procura pelos serviços farmacêuticos com o intuito de ser auxiliado no tratamento de um problema de saúde autolimitado, por exemplo, em que a prescrição de um medicamento de venda livre possa atender às suas expectativas, esse ato não caracteriza conflito de interesses. Por outro lado, qualquer atitude que leve o farmacêutico a ceder a pressões de ordem econômica constitui má conduta profissional, passível das sanções disciplinares previstas no Código de Ética da profissão. Explicação: atualmente os MIPs já podem ser indicados pelo farmacêutico (visto que são isentos de prescrição médica), o que ocorre no dia a dia das farmácias e drogarias. A diferença é que essa indicação ocorrerá de forma escrita e não somente verbal. Não é o fato de registrar o ato – isto é, de prescrever – que o tornará antiético.

A documentação (prescrição) da recomendação do MIP trará mais segurança ao paciente e credibilidade ao trabalho do farmacêutico e, em consequência, aumento da credibilidade e valorização dos profissionais (Figura 7.2).

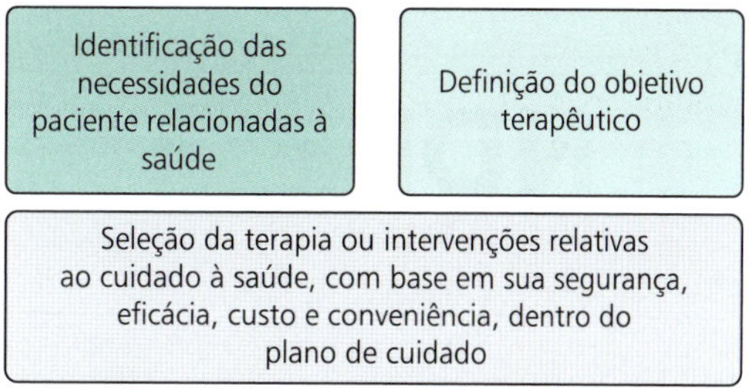

O processo da prescrição é constituído das seguintes etapas:

Atendendo a essas etapas, o farmacêutico terá melhores condições de seguir sua interação com os pacientes, com grande possibilidade de uma ação mais efetiva.

No ato da prescrição, o farmacêutico deverá adotar medidas que contribuam para a promoção da segurança do paciente, dentre as quais se destacam as da Figura 7.3.

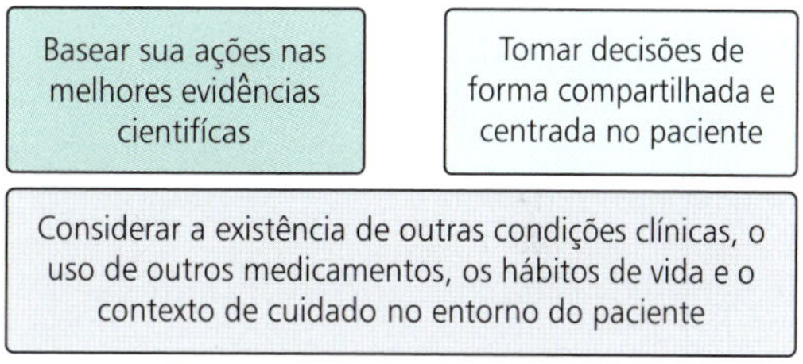

Atualmente as melhores evidências científicas estão disponíveis a um clique, a tecnologia está a favor da globalização em todos os níveis, principalmente no acesso às melhores bases científicas, que disponibilizam muitos artigos gratuitamente, além dos diversos aplicativos cada vez mais fáceis de manusear.

Figura 7.2 Etapas do processo da prescrição.

Figura 7.3 Medidas que contribuem para a promoção da segurança do paciente.

O CRF-SP, no curso de Prescrição Farmacêutica- Introdução, apresenta um modelo de prescrição destacando que a redação da prescrição deverá ser em vernáculo (português), por extenso, de modo legível; nomenclatura e sistema de pesos e medidas oficiais; sem emendas ou rasuras (Figura 7.4).

A utilização desses modelos de prescrição está condicionada à identificação do distúrbios menores, que é "enfermidade aguda de baixa gravidade, de breve período de latência, que desencadeia uma reação orgânica a qual tende a cursar sem dano para o paciente e que pode ser tratada de forma eficaz e segura com medicamentos e outros produtos com finalidade terapêutica, cuja dispensação não exija prescrição médica, incluindo medicamentos industrializados e preparações magistrais - alopáticos ou dinamizados -, plantas medicinais, drogas vegetais ou com medidas não farmacológicas".

NDF
Nome da Farmácia

FARMÁCIA

Nome Completo do Paciente

Nome do medicamento/formulação

Dose, frequência e duração do tratamento

Instruções adicionais

Substituir por descrição da terapia farmacológica:
- nome do medicamento/formulação
- concentração/dinamização
- forma farmacêutica
- via de administração;
- dose, frequência de administração do medicamento e duração do tratamento;
- instruções adicionais, quando necessário.

Descrição da terapia não farmacológica ou de outra intervenção relativa ao cuidado do paciente

Nome Completo do Farmacêutico

Assinatura
Número do CRF

Cidade, (dia) de (mês) de (ano)

Substituir por endereço do estabelecimento farmacêutico, consultório ou do serviço de saúde ao qual o farmacêutico está vinculado

Nome da Rua, 123 - Bairro - Cidade - SP
CEP 00000-000 - Tel.: (xx) 0000-0000

Figura 7.4 Modelo de receita para prescrição farmacêutica de MIP.

Fonte: <http://portal.crfsp.org.br/prescricao-farmaceutica.html>.

Para identificar esse males, pode ser utilizado um algoritmo de entrevista farmacêutica (Figura 7.5).

A primeira parte do algoritmo direciona para o início da entrevista farmacêutica, com a coleta do máximo possível de informações para a caracterização do paciente; em seguida vem a formulação do plano de ação, identificando se é um transtorno menor, e, se não for, o encaminhamento ao médico é o caminho que deve ser adotado. Na última parte está a identificação do transtorno menor, com a seleção do tratamento com MIP e a sugestão ao paciente do monitoramento e seguimento do tratamento (Figura 7.6).

Ao fazer a anamnese/entrevista, deve-se ter cuidado com perguntas compostas, ou seja, duas ou mais perguntas feitas que o paciente tenha tido tempo de responder a cada umas delas. Perguntas induzidas, que trazem em si uma possibilidade de resposta, também devem ser sistematicamente evitadas, a fim de manter a qualidade da entrevista.

Na cidade de São Paulo, a Resolução n. 586/13 gerou resultados positivos, com a publicação da Portaria n. 338/2014-SMS.G, que estabelece as Normas para Prescrição e Dispensação de Medicamentos no Município de São Paulo (Diário Oficial Cidade de São Paulo, 2014).[18]

Nessa Portaria, o destaque está no artigo 4° § 4°:

Art. 4° Para fins de prescrição de medicamentos são considerados prescritores os seguintes profissionais: médico, cirurgião-dentista, enfermeiro, nutricionista e farmacêutico.

§ 1° Ao cirurgião-dentista é permitido prescrever medicamentos para fins odontológicos.

§ 2° Ao enfermeiro é permitido prescrever medicamentos conforme protocolos ou outras normativas técnicas estabelecidas pelo gestor municipal.

§ 3° Ao nutricionista é permitido realizar a prescrição dietética de suplementos nutricionais, conforme a Resolução

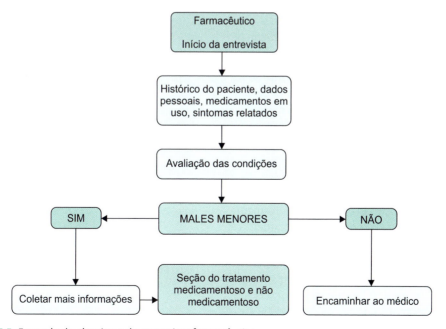

Figura 7.5 Exemplo de algoritmo de entrevista farmacêutica.

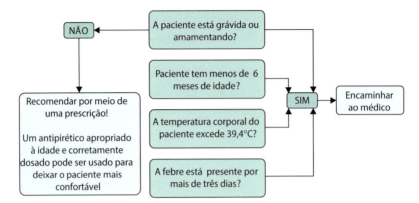

Figura 7.6 Modelo de algoritmo para males menores - Febre. Baseado no curso de Prescrição Farmacêutica – Módulo Introdução do CRF-SP.

CFM n. 390 de 27 de outubro de 2006.

§ 4º Ao farmacêutico é permitido prescrever medicamentos: de acordo com a Lista de Grupos e Indicações Terapêuticas Especificadas (GITE), isentos de prescrição médica, conforme a Resolução do Conselho Federal de Farmácia (CFF) n. 586, de 29 de agosto de 2013; e de acordo com protocolos ou outras normativas técnicas estabelecidas pelo gestor municipal, quando se tratar de medicamentos sob prescrição médica.

Essa Portaria, que explicitamente se refere à Resolução 586/13, denota a perspectiva de avanços e de aceitação do farmacêutico nas equipes multidisciplinares como prescritor.

A abordagem da regulamentação da prescrição farmacêutica é um marco histórico para atuação do farmacêutico, que se coloca num patamar de profissional da saúde com autorização expressa para exercer efetivamente seu papel de corresponsável pelo tratamento e acompanhamento do paciente.

Diante desse novo panorama, espera-se que os profissionais farmacêuticos que atuam diretamente com a população se conscientizem e assumam com responsabilidade essa função. É condição imprescindível a atualização e a constante qualificação para reverter essa oportunidade em benefício da saúde pública, contemplando o preconizado na Constituição Federal, na Lei 8.080/90, além das diversas normas publicadas para que a população consiga alcançar o respeito tão necessário acerca da saúde para cada cidadão.

Referências

1. Associação Brasileira da Indústria de Medicamentos Isentos de Prescrição – Abimip. Conheça o MIP. Disponível em: http://www.abimip.org.br /site / conteudo.php? p=conheca_o_mip. Acessado em: 13 de junho de 2015.

2. Conselho Regional de Farmácia-SP/CRF-SP. Projeto Farmácia Estabelecimento de Saúde - Fascículo II - Medicamentos Isentos de Prescrição Médica. 2010. Disponível em: http://portal.crfsp.org.br/ phocadownload/fasciculo_ii_internet.pdf. Acessado em: 13 de junho de 2015.

3. Brasil. RDC 138/2003. Disponível em: http://www.cff.org.br/userfiles/33%20%20BRASIL_%20MINIST%C3%89RIO%20DA%20SA%C3%9ADE%202003%20RDC_138_2003_ANVISA.pdf. Acessado em: 02 de junho de 2015.

4. Brasil. Lei 5.991/73. Disponível em: http://www2.camara.leg.br/ legin/ fed/ lei/1970-1979/lei-5991-17-dezembro-1973-358064-norma-pl.html. Acessado em: 13 de junho de 2015.

5. Galato D, Alano GM, Trauthman SC, Vieira AC. A dispensação de medicamentos: uma reflexão sobre o

processo. Rev Bras Ciênc Farm [Internet]. 2008 de setembro [acessado em: 13 de junho de 2015]; 44 (3): 465-75. Disponível em: http://www.scielo.br /scielo.php?script=sci_arttext&pid=S1516-93322008000300017&lng=en. http://dx.doi.org/10.1590/S1516-93322008000300017.

6. Alencar TOS, Bastos VP, Alencar BR, Freitas IV. Dispensação farmacêutica: uma análise dos conceitos legais em relação à prática profissional. Rev Ciênc Farm Básica Apl 2011;32(1):89-94. ISSN 1808-4532.

7. Interações medicamentosas de Advil (ibuprofeno): Disponível em http://www.medicinanet.com.br/bula/detalhes/307/interacoes_medicamentosas_advil_ibuprofeno.htm. Acessado em: 13 de junho de 2015.

8. Angonesi D, Rennó MUP. Dispensação farmacêutica: proposta de um modelo para uma prática. Ciênc Saúde Coletiva [serial na internet]. Setembro 2011 [cited 2015 13 de junho]; 16 (9):3883-91. Disponível em: http://www.scielosp.org/scielo.php?script=sci_arttext&pid=S1413-81232011001000024&lng=en. http://dx.doi.org/10.1590/S1413-81232011001000024.

9. Brasil. Conselho Federal de Farmácia. Resolução 586/13. Disponível em: http://www.cff.org.br/userfiles/file/resolucoes/586.pdf. Acessado em: 13 de junho de 2015.

10. Brasil. Resolução RE 41/2000. Disponível em: http://www.anvisa.gov.br/divulga/noticias/2009/pdf/180809_rdc_44.pdf. Acessado em: 13 de junho de 2015.

11. Brasil. Conselho Federal de Farmácia (CFF). Carta aberta sobre prescrição farmacêutica. Disponível em: http://www.cff.org.br/noticia.php?id=1325. Acessado em: 13 de junho de 2015.

12. Pereira LRL, Freitas O. A evolução da atenção farmacêutica e a perspectiva para o Brasil. Rev Bras Ciênc Farm [Internet]. Dez 2008 [cited 2015 13 de junho]; 44(4): 601-12. Disponível em: http://www.scielo.br/scielo.php?script=sci_arttext&pid=S1516-93322008000400006&lng=en. http://dx.doi.org/10.1590/S1516-93322008000400006. (Chaud, Gremião, Freitas, 2004).

13. Pereira LRL, Freitas O. A evolução da atenção farmacêutica e a perspectiva para o Brasil. Rev Bras Cienc Farm [Internet]. Dez 2008 [cited 2015 13 de junho]; 44(4): 601-12. Disponível a partir de: http://www.scielo.br/scielo.php?script=sci_arttext&pid=S1516-93322008000400006&lng=en. http://dx.doi.org/10.1590/S1516-93322008000400006.

14. Brasil. Lei 13.021, de 8 de agosto de 2014. Disponível em: http://www.planalto.gov.br/ccivil_03/_Ato2011 2014/2014/Lei/L13021.htm. Acessado em: 14 de junho de 2015.

15. Conselho Regional de Farmácia/MG - CRF-MG. Prescrição deve alterar grade curricular dos cursos de graduação: Disponível em: http://www.crfmg.org.br/externo/profissional_empresa/revistas/18.pdf. Acessado em: 14 de junho de 2015.

16. Conselho Regional de Farmácia do Estado de São Paulo - CRF-SP. Atente-se – Procedimentos para prescrição farmacêutica de MIPs. Disponível em: http://portal.crfsp.org.br/noticias/6381-tratamento-de-transtornos-menores.html. Acessado em 14 de junho de 2015.

17. Conselho Regional de Farmácia do Estado de São Paulo/CRF-SP. Apostila do curso Prescrição Farmacêutica – Introdução, disponibilizada aos profissionais que realizam esse curso.

18. Diário Oficial da Cidade de São Paulo. Portaria n. 338/2014-SMS. Disponível em: http://www2.hu.usp.br/wp-content/uploads/2014/02/Portaria-SMS-338.2014-Prescri%C3%A7%C3%A3o-e-Dispensa%C3%A7%C3%A3o-de-Medicamentos-em-UBSs.pdf. Acessado em: 14 de junho de 2015.

Importância dos exames laboratoriais na atenção farmacêutica

Marion Braga
Leiliane Rodrigues Marcatto
Paulo Caleb Júnior de Lima Santos

Os exames laboratoriais têm como utilidade fornecer informações que possibilitam diagnosticar, avaliar o prognóstico, determinar as concentrações tóxicas e terapêutica dos fármacos, avaliar as concentrações de drogas e de substâncias, além de monitorar a efetividade farmacoterapêutica.

Em conjunto com a anamnese e o exame clínico, os exames laboratoriais são usados a fim de confirmar um diagnóstico, fornecer informações úteis sobre a condição clínica do paciente ou acompanhar o tratamento.[1]

Profissionais da saúde utilizam os exames laboratoriais com o intuito de avaliar os pacientes e reduzir as incertezas clínicas. Compete a esses profissionais a responsabilidade de solicitar e interpretar adequadamente os exames laboratoriais, garantindo que os objetivos do tratamento farmacológico sejam alcançados.

A complexidade da prestação de serviços médico-laboratoriais evidencia a necessidade de investimento na capacitação de profissionais dos laboratórios clínicos. É necessário que o analista conheça a farmacodinâmica e a farmacocinética dos medicamentos utilizados pelo paciente para interpretar adequadamente os resultados laboratoriais e saber orientar sobre as possíveis interações.

Tanto o uso errôneo como solicitações diminuídas ou excessivas de exames laboratoriais e de procedimentos diagnósticos são amplamente citados na literatura. Portanto, revisões criteriosas devem ocorrer, especialmente quando existe a intenção de reduzir o número de exames solicitados, para que a qualidade do atendimento clínico não seja comprometida.[1-6]

A confiabilidade no resultado do exame realizado no laboratório clínico depende da execução e do monitoramento do controle e garantia da qualidade, evitando erros em todo o processo.[7]

A implementação de um ensaio laboratorial deve ser direcionada para responder questões clínicas fundamentais. Com o tempo, o avanço tecnológico, a necessidade de ampliação e demais demandas laboratoriais, torna-se indispensável a padronização de uma nova técnica analítica, incluindo a substituição de uma metodologia vigente. Aumentar o valor clínico de testes laboratoriais permite ao profissional de saúde realizar o cuidado ao paciente de forma mais eficaz. Em última análise, o farmacêutico deve estar em constante atualização para aprimorar a prestação de serviços de saúde e melhorar os resultados na farmacoterapia.[8]

Gestão da qualidade no laboratório clínico

A influência de fatores externos e internos pode comprometer a relação existente entre o resultado do exame e o quadro clínico do paciente. Dessa forma, torna-se fundamental a implantação de sistemas de gestão da qualidade visando o controle e a redução de fontes de erros nas fases pré-analítica, analítica e pós-analítica.[1,6,9]

A fase pré-analítica consiste na garantia de qualidade da coleta de informações sobre o paciente: preparo do paciente, coleta de dados, coleta das amostras, transporte, manipulação e armazenamento do material biológico.[9]

A obtenção de todos os dados pertinentes envolvendo o paciente é útil em diversos momentos da análise clínica, que incluem: nome, data de nascimento, idade, gênero, endereço, medicamentos e suplementos em uso, entre outros. As características clínicas do paciente e suas demais informações cadastrais são elementos fundamentais na interpretação de resultados laboratoriais, especialmente em casos onde esse resultado encontra-se fora da normalidade. Com base nas informações da fase pré-analítica, como endereço e idade por exemplo, o profissional da saúde pode obter indícios para o diagnóstico, considerando fatores epidemiológicos, socioeconômicos, fisiopatológicos e de risco.

A maioria dos problemas clinicamente importantes que interferem nos exames laboratoriais encontra-se nos processos pré-analíticos. No preparo do paciente para a coleta, o profissional da saúde deve fornecer orientação prévia adequada, minimizando a influência das variáveis pré-analíticas, tais como: dieta, tempo de jejum, consumo de álcool, tabagismo e restrição de exercícios físicos extenuantes no período que antecede a coleta do material biológico.[1]

A fase analítica consiste na realização do exame. Na maioria dos laboratórios, é a etapa mais automatizada e com menor interferência humana, permitindo que laboratórios aumentem a qualidade e reduzam o tempo de liberação de laudos.[6]

É necessário o monitoramento da variação das análises laboratoriais para garantir a qualidade dos resultados. Para isso, são utilizadas análises estatísticas que auxiliam na identificação de erros sistemáticos e erros aleatórios ocorridos nos ensaios. A correção desses erros é realizada pelo profissional através de um plano de ação, que pode levar à completa reprovação e à repetição da análise. A técnica de Regras Múltiplas de Westgard utiliza cinco regras de controle diferentes para julgar a aceitabilidade de uma corrida analítica. Por comparação, um procedimento de regra única de controle utiliza um único critério ou um único par de limites de controle, assim como um gráfico de Levey-Jennings, com limites de controle calculados como $x \pm 2DP$ (média mais ou menos 2 desvios-padrão) ou $x \pm 3DP$ (média mais ou menos 3 desvios-padrão).[9,10] A precisão e a exatidão de um método analítico variam conforme os critérios estabelecidos durante a padronização, seguindo as recomendações da RDC 27 e RE 899 da Anvisa.[11,12]

A fase pós-analítica envolve a liberação do resultado por meio de um laudo emitido pelo responsável técnico, assim como o recebimento, interpretação e uso da informação para o cuidado ao paciente. Nessa etapa são necessários a capacitação da equipe de apoio e o conhecimento técnico dos profissionais responsáveis pelos laudos. Os principais erros laboratoriais nessa etapa estão associados à transcrição manual dos resultados, que podem ser evitados utilizando a transmissão automatizada de dados dos dispositivos para o sistema de informação do laboratório ou hospital como parte da estratégia para prevenir laudos incompletos e incorretos.[6]

Interferência medicamentosa em exames laboratoriais

Sabe-se que muitos fármacos podem alterar os resultados de exames laboratoriais, interferindo no diagnóstico laboratorial ou no resultado do monitoramento farmacoterapêutico. Nesse cenário, é necessário obter informações sobre todos os medicamentos utilizados pelo paciente antes da coleta do material. Os resultados falso-positivos podem gerar interpretação errônea sobre o acometimento do paciente por um problema de saúde que ele não apresenta ou denotar insucesso terapêutico, enquanto os resultados falso-negativos podem ocasionar o não tratamento de um problema de saúde.[13]

Dois mecanismos importantes para a interferência em exames laboratoriais são: a interferência analítica (*in vitro*) ou a interferência fisiológica (*in vivo*).[7]

A interferência fisiológica pode ocorrer por indução ou inibição enzimática, competição metabólica e ação farmacológica, quando o fármaco ou seus produtos de biotransformação são responsáveis pela modificação de um componente biológico, por meio de mecanismos fisiológicos, farmacológicos ou toxicológicos.[14] Por exemplo, o uso de fenobarbital pode gerar interferência fisiológica na dosagem plasmática de bilirrubina, pois induz a glicuronil-transferase, aumentando a conjugação de bilirrubina.[15]

Já a interferência analítica em determinações plasmáticas ocorre por meio de ligação às proteínas e de reações cruzadas com outros componentes plasmáticos, situações em que o fármaco ou seus metabólitos influenciam na análise em algum estágio do processo analítico, sendo que o grau de interferência varia de acordo com o procedimento técnico utilizado e a concentração sérica do fármaco no organismo.[14,16]

Devido à grande quantidade de fármacos que causam alterações em testes laboratoriais por meio de uma variedade de mecanismos farmacológicos, físicos, químicos e metabólicos citados na literatura, o profissional deve estar ciente da potencial influência dos fármacos nos resultados de exames laboratoriais, e uma maior atenção deve ser dada à coleta dos dados do paciente nos laboratórios de análises clínicas, principalmente quanto ao uso de fármacos.[17,18]

Exames laboratoriais e a RDC 585/2013 do CFF

A farmácia clínica, voltada a todos os níveis de atenção à saúde, teve seu início na década de 1960, em hospitais nos Estados Unidos. Desde o começo da formação acadêmica, os alunos de graduação de farmácia norte-americanos são incentivados à atuação clínica, com o desenvolvimento de atividades envolvendo o cuidado ao paciente.[19]

No Brasil, a Resolução RDC 585/2013 do Conselho Federal de Farmácia- CFF tem como objetivo regulamentar as atribuições clínicas do farmacêutico, considerando as demais resoluções já publicadas.

O papel do farmacêutico vai muito além da dispensação de medicamentos. As atribuições clínicas do farmacêutico, descritas no artigo 2°, visam à promoção, proteção e recuperação da saúde, além da prevenção de doenças e de outros problemas de saúde. Essas ações devem ser trabalhadas em conjunto com os demais profissionais da saúde em todas as atividades que envolvam o cuidado ao paciente, incluindo as discussões de casos clínicos e o acesso e a atualização de prontuários, conforme descrito nos incisos I, II, VI, IX XXIII, do artigo 7° no Capítulo I.

Entre as atribuições do farmacêutico clínico descritas no Capítulo I, artigo 7°, encontram-se, no âmbito de sua competência profissional, solicitar exames laboratoriais para monitorar os resultados da farmacoterapia (inciso XI), avaliar os resultados de exames laboratoriais que visam a individualização da farmacoterapia (inciso XII) e determinar quais os parâmetros bioquímicos e fisiológicos do paciente que serão acompanhados (inciso XIV).

Ainda conforme o Capítulo I, artigo 7°, o farmacêutico pode, baseado na farmacocinética clínica, monitorar os níveis terapêuticos dos medicamentos (inciso XIII), além de identificar, avaliar e intervir nas interações medicamentosas indesejadas e que tenham relevância clínica (inciso XVI).

Significado clínico dos exames laboratoriais

Os exames laboratoriais, além de úteis no diagnóstico, são extremamente importantes no monitoramento farmacoterapêutico, instrumento para a realização da adequada atenção farmacêutica.

As efetividades farmacológicas em diversas patologias são avaliadas por exames, por exemplo: no diabetes (glicemia e hemoglobina glicada), na dislipidemia (colesterol total e frações e triglicerídeos), na anticoagulação oral (RNI – relação normatizada internacional), nos distúrbios da tireoide (hormônios tireoidianos e TSH – hormônio estimulante da tireoide), na gota (ácido úrico) e na anemia por deficiência de ferro (hemoglobina e perfil do ferro).

Além disso, os exames laboratoriais são utilizados no monitoramento de efeitos hepáticos e renais adversos advindos de medicamentos, especialmente para fármacos potencialmente hepato ou nefrotóxicos, ou para pacientes com maior suscetibilidade.

A Tabela 8.1 mostra exemplos de exames laboratoriais e das respectivas finalidades e interpretações. A contextualização com a atenção farmacêutica da patologia em questão pode ser vista nos capítulos mencionados nessa tabela.

Resumidamente, os exames laboratoriais são fundamentais para alguns diagnósticos e para o acompanhamento da terapêutica. É crucial que o farmacêutico entenda sobre os exames e suas possíveis interações para que possa exercer a atenção farmacêutica de forma adequada e responsável, promovendo a saúde individual e coletiva. O profissional deve estar constantemente atualizado, respeitando a legislação vigente e seguindo as diretrizes de órgãos competentes.

Tabela 8.1 Exames laboratoriais e suas principais finalidades e interpretações[20-27]

Exame laboratorial	Principais finalidades e interpretações	Capítulo relacionado
Glicemia	A dosagem de glicose no sangue é utilizada para diagnosticar o diabetes, a hipoglicemia e ainda monitorar o tratamento do diabetes. O valor de glicose plasmática considerado normal é < 100 mg/dL em jejum e < 140 mg/dL no teste de glicemia de 2 horas após sobrecarga de 75 g de glicose (TOTG – teste oral de tolerância à glicose). É considerada tolerância diminuída à glicose quando o valor de glicemia em jejum está dentro do intervalo de ≥ 100 mg/dL a < 126 mg/dL e quando o valor de glicemia de 2 horas no TOTG estiver dentro do intervalo de ≥ 140 mg/dL a < 200 mg/dL. E, para o diagnóstico do diabetes, os valores são: ≥ 126 mg/dL para o jejum, ou um valor de glicose plasmática casual ≥ 200 mg/dL, ou um valor ≥ 200 mg/dL no TOTG.	10
Hemoglobina glicada	A hemoglobina glicada também é utilizada como critério para o diagnóstico e o monitoramento do controle do diabetes. A medida da hemoglobina glicada avalia o grau de exposição à glicemia, e os valores, geralmente, refletem maior período a essa exposição comparado ao exame da glicemia em jejum. O diagnóstico do diabetes se faz com o valor de hemoglobina glicada > 6,5%. Os valores entre 5,7% e 6,4% são indicativos de indivíduos que apresentam alto risco para o desenvolvimento de diabetes. Para os diabéticos, valores < 7% são considerados indicadores de bom controle da doença.	10
Colesterol total e frações	O colesterol é o principal lipídio associado às doenças ateroscleróticas. Seu metabolismo ocorre no fígado, sendo transportado no sangue por lipoproteínas. A avaliação do risco cardiovascular engloba os resultados do colesterol total e suas frações, que são o LDL (lipoproteína de baixa densidade), o HDL (lipoproteína de alta densidade) e o VLDL (lipoproteína de densidade muito baixa). Os valores de referência do CT (colesterol total) são: desejável, < 200 mg/dL; limítrofe, 200-239 mg/dL; e alto, ≥ 240 mg/dL. Os de LDL são: ótimo, < 100 mg/dL; desejável, 100-129 mg/dL; limítrofe, 130-159 mg/dL; alto, 160-189 mg/dL; e muito alto ≥ 190 mg/dL. Enquanto valores aumentados de CT e de LDL representam risco cardiovascular, maiores valores de HDL minimizam esse risco. Para o HDL, o valor desejável é > 60 mg/dL.	13
Triglicerídeos	Os triglicerídeos (TG) são produzidos no fígado e transportados no sangue por VLDL (80%) e por LDL (15%). Este, juntamente com o CT e frações, é útil para a avaliação do risco cardiovascular. Os valores aumentados de TG podem estar relacionados a síndrome nefrótica, hipotireoidismo, diabetes, entre outros, e os valores diminuídos de TG podem estar relacionados a desnutrição, perda de peso, entre outros. O valor considerado desejável é < 150 mg/dL, limítrofe, entre 150-200 mg/dL, alto, entre 200-499 mg/dL, e muito alto, ≥ 500 mg/dL.	13

[continua]

Tabela 8.1 Exames laboratoriais e suas principais finalidades e interpretações[20-27] [continuação]

Exame laboratorial	Principais finalidades e interpretações	Capítulo relacionado
TP (tempo de protrombina)	O TP permite avaliar o tempo de coagulação da via extrínseca e o fibrinogênio. Este é indicado para avaliar alterações da coagulação, função hepática e para monitorar a terapia com anticoagulante oral antagonista de vitamina K. O monitoramento é realizado pelo RNI (relação normalizada interacional), que se baseia na relação do valor do TP da amostra do paciente, em segundos, pela média dos resultados do TP das amostras controles, em segundos, elevado ao ISI (índice de sensibilidade internacional). O valor de RNI terapêutico é indicado pelo médico e depende das condições clínicas do paciente.	15
TSH (hormônio estimulante da tireoide)	O TSH é um dos exames mais importantes no diagnóstico das desordens tireoidianas. O TSH é um hormônio secretado pela adeno-hipófise que estimula a tireoide a liberar T3 (tri-iodotironina) e T4 (tiroxina). É indicado para monitorar as terapias desses distúrbios, especialmente a de reposição de hormônio tireoidiano. Pode estar aumentado em hipotireoidismo primário não tratado, uso de medicamentos/drogas, amiodarona e antagonistas da dopamina. E pode estar diminuído em hipertireoidismo, adenoma tireoidiano, desidratação aguda, entre outros.	16
T4 (tiroxina)	O T4 é o maior produto secretado pela glândula tireoide. É ligado à TBG (globulina ligadora de tiroxina), pré-albumina e albumina no sangue. Esse exame reflete a atividade secretora, possibilitando o diagnóstico de hipertireoidismo e de hipotireoidismo, a monitoramento desses distúrbios e da terapia. Pode estar aumentado em: hipertireoidismo, ou uso de certos medicamentos (exemplos: estrogênio, amiodarona); e pode estar diminuído em: hipotireoidismo, hipoproteinemia ou uso de certos medicamentos (exemplos: fenitoína, corticosteroides). A mensuração do T4 livre não sofre influência significativa dos níveis circulantes de TBG e, por isso, pode ser considerada mais precisa.	16
T3 (tri-iodotironina)	O T3 é secretado pela tireoide, porém somente um terço de sua concentração total provém da tireoide. Os dois terços restantes resultam da conversão de T4 em T3 nos tecidos periféricos. A maior parte de T3 é transportada ligada a proteínas. Este é indicado para auxiliar no diagnóstico e no monitoramento de alterações na tireoide.	16

[continua]

Tabela 8.1 Exames laboratoriais e suas principais finalidades e interpretações[20-27] [continuação]

Exame laboratorial	Principais finalidades e interpretações	Capítulo relacionado
Ácido úrico	O ácido úrico (AU) é o produto final do metabolismo das purinas e é sintetizado no fígado e na mucosa intestinal. O AU é indicado para monitorar o tratamento da gota e monitorar o tratamento quimioterápico de neoplasias para evitar deposição de uratos. Pode estar aumentado em: gota, insuficiência renal, cetoacidose, doenças mieloproliferativas, entre outras. E pode estar diminuído em: excreção renal aumentada, doença hepática grave, porfiria, presença de alguns medicamentos.	19
Proteína C reativa (PCR)	A PCR é uma das principais proteínas que atuam na fase aguda de processos infecciosos e inflamatórios, infarto do miocárdio, neoplasia etc. Pode ser utilizado no monitoramento terapêutica de doenças reumáticas e na discriminação de processos infecciosos bacterianos de processos infecciosos virais; também é utilizado para avaliar o risco cardiovascular de forma independente de outros fatores de risco já conhecidos. Quando utilizado para a finalidade de determinação do risco cardiovascular, o teste deve ser ultrassensível e há a necessidade da exclusão da existência de um processo inflamatório ou infeccioso.	19
Hemoglobina	A mensuração da concentração da hemoglobina é importante para o diagnóstico das anemias e para o monitoramento do tratamento das diversas anemias e em pacientes com deficiência renal crônica. Segundo a Organização Mundial da Saúde, os critérios de diagnóstico de anemia em crianças variam de < 11,0 g/dL até < 12,0 g/dL, dependendo da idade. Para grávidas, o diagnóstico de anemia é realizado com valores < 11,0 g/dL. Para mulheres e homens adultos, os valores considerados são < 12,0 g/dL e < 13,0 g/dL, respectivamente.	24
Ferro sérico (FS)	A determinação do FS é indicada para diagnóstico diferencial das anemias, diagnóstico de hemocromatose, de hemossiderose e de intoxicação aguda por ferro, especialmente em crianças. Como exemplos, valores diminuídos são identificados na anemia por deficiência de ferro (ferropriva) e valores aumentados, nas sobrecargas de ferro.	24

[continua]

Tabela 8.1 Exames laboratoriais e suas principais finalidades e interpretações[20-27] [continuação]

Exame laboratorial	Principais finalidades e interpretações	Capítulo relacionado
CTLF (capacidade total de ligação do ferro)	O teste da CTLF é útil no diagnóstico diferencial das anemias e nas sobrecargas de ferro. Essa mensuração é utilizada para calcular a saturação de transferrina (ST = FS / CTLF). A CTLF está aumentada na deficiência de ferro, perda de sangue aguda ou crônica, lesão hepática aguda, e está diminuída na hemocromatose, cirrose hepática, talassemias, entre outros. Já a ST está diminuída na deficiência de ferro e aumentada na sobrecarga de ferro.	24
Ferritina sérica	A ferritina é a principal proteína do sistema reticuloendotelial que armazena ferro no corpo. Esse teste é indicado para diagnosticar deficiências e sobrecargas de ferro, prognosticar e monitorar deficiência de ferro, determinar a resposta da terapia com ferro ou adesão ao tratamento, monitorar o estado de ferro em pacientes com doença renal crônica, auxiliar como marcador inflamatório, entre outros. Pode estar diminuída na deficiência de ferro e pode estar aumentada em hepatopatias agudas e crônicas, alcoolismo, processos malignos, inflamações, hemocromatose, entre outros.	24
AST (aspartato aminotransferase) ou TGO (transaminase glutâmico oxalacética)	A AST é uma enzima encontrada em quantidade elevada no fígado, coração e músculos esqueléticos. Porém, também é encontrada em outros tecidos. Esse teste é indicado para o diagnóstico de doenças hepáticas e para o monitoramento da utilização de fármacos potencialmente hepatotóxicos, como acetazolamida, alopurinol, amoxicilina, calcitriol, citarabina, cloranfenicol, clindamicina, fluoxetina, haloperidol, diazepam, isotretinoína, enalapril, metronidazol, valproato de sódio, entre outros. A AST pode estar aumentada na cirrose hepática, em lesões teciduais hepáticas, no infarto do miocárdio, na hemocromatose, na hepatite, no câncer do fígado, em pancreatites, na deficiência de piridoxina, nas doenças musculoesqueléticas, entre outros.	25
ALT (alanina aminotransferase) ou TGP (transaminase glutâmico pirúvica)	A ALT é uma enzima encontrada em maiores quantidades no fígado. As lesões no fígado causam a liberação dessa enzima na corrente sanguínea e a sua mensuração é indicada para o diagnóstico de doenças hepáticas e monitoração de fármacos que causam hepatotoxicidade, assim como a AST. Valores elevados dessa enzima são encontrados no etilismo, hepatites virais, cirrose hepática, colestase, hemocromatose, anemia hemolítica, hipotireoidismo, insuficiência cardíaca, entre outros.	25
Creatinina	A creatinina é formada pela hidrólise da creatina e da fosfocreatina no músculo. Ela é filtrada no glomérulo e secretada no túbulo proximal, e parte é reabsorvida. A mensuração da creatinina é indicada para a avaliação da taxa de filtração glomerular e para o monitoramento da utilização de fármacos potencialmente nefrotóxicos. A creatinina pode estar aumentada em doenças renais, em doenças musculares (gigantismo e acromegalia), e pode estar diminuída na gravidez, em perdas de massa muscular esquelética, entre outros.	25

Referências

1. Henry JB. Diagnósticos clínicos e tratamento por métodos laboratoriais. 2. ed. Barueri: Manole, 2008.
2. Bossuyt PMM, Johannes RB, Linnet K, Moons KGM. Beyond diagnostic accuracy: the clinical utility of diagnostic tests. Clin Chem 2012;58(12):1636-43.
3. Burd EM. Validation of laboratory-developed molecular assays for infectious diseases. Clin Microbiol Rev 2010;23(3):550-76.
4. Kavsak PA, Hammett-Stabler CA. Clinical biochemistry year in review – the clinical "good", the analytical "bad", and the "ugly" laboratory practices. Clin Biochem 2014; 47(18):255-6.
5. Murray PR, Masur H. Current approaches to the diagnosis of bacterial and fungal bloodstream infections for the ICU. Crit Care Med 2012;40(12):3277-82.
6. Plebani M, Laposata M, Lundberg GD. The brain-to-brain loop concept for laboratory testing 40 years after its introduction. Am J Clin Pathol2011; 136:829-33.
7. Wallach J. Interpretação de exames laboratoriais. 8. ed. São Paulo: Guanabara Koogan, 2009.
8. O'Kane DJ, Ebert TA, Hallaway BJ, Roberts SG, Bhuiyan AKMJ, Tenner KS. A laboratorian's perspective on evaluation and implementation of new laboratory tests. Clinical Chemistry 1997; 43:9, 771-80.
9. Burtis CA, Ashwood ER. Princípios de laboratório; interpretação clínica de procedimentos laboratoriais. In: Tietz Fundamentos de Química. 4. ed. Rio de Janeiro: Guanabara Koogan, 1998. p. 2-47; 189-196.
10. Westgard JO, Barry PL. Improving quality control by use of multirule control procedures. In: Cost-Effective Quality Control: Managing the Quality and Productivity of Analytical Processes. Washington: AACC Press, 1986. p. 92-117.
11. Brasil. Agência Nacional de Vigilância Sanitária-Anvisa. Resolução RDC Nº 27, de 17 de maio de 2012. Dispõe sobre os requisitos mínimos para a validação de métodos bioanalíticos empregados em estudos com fins de registro e pós-registro de medicamentos. Anvisa Publicações Eletrônicas. 2015. Disponível em: http://bvsms.saude.gov.br/bvs/saudelegis/anvisa/2012/rdc0027_17_05_2012.pdf. Altera RE Nº 899, de 29/05/2003; Altera RE Nº 1.170, de 19/04/2006. Diário Oficial da União - Ministério da Saúde, Brasília, DF, Brasil, Nº 98, Seção 1, p. 93 de 22/05/2012. Acesso em: 06 de abril de 2015.
12. Brasil. Agência Nacional de Vigilância Sanitária-Anvisa. Resolução RE Nº 899, de 29 de maio de 2003. Determina a publicação do "Guia para validação de métodos analíticos e bioanalíticos". Anvisa Publicações Eletrônicas. 2015. Disponível em: http://www.anvisa. gov.br/areas/coges/legislacao/2003/RE_899_2003.pdf. Revoga a RE Nº 475, de 19/03/2002. Vigente com alterações. Alterado pela RDC Nº 27, de 17/05/2012. Diário Oficial da União - Ministério da Saúde, Brasília, DF, Brasil, Nº 104, Seção 1, p. 56 de 02/06/2003. Acesso em: 06 de abril de 2015.
13. Ferreira MM, Costa VL, Januário SJ. Curso de Interferências de Medicamentos em Exames Laboratoriais. Conselho Regional de Farmácia do Estado de São Paulo (CRF-SP). São Paulo, 2012.
14. Neto NC. Check-up do idoso. Fleury, 2007. Disponível em: <http://www.fleury.com.br/medicos/medicina-e-saude/artigos/Pages/check-up-do-idoso.aspx>. Acesso em: 06 de abril de 2015.
15. Rang HP, et al. Pharmacology. 5. ed. Rio de Janeiro: Elsevier, 2004.
16. Giacomelli LRB, Pedrazzi AHP. Interferência dos medicamentos nas provas laboratoriais de função renal. Arquivos Ciência Saúde Unipar, 5(1): 79-85. Paraná, 2001. Disponível em: <http://revistas.unipar.br/saude/article/viewFile/1109/972>. Acesso em: 06 de abril de 2015.
17. Colombeli ASS. Avaliação do potencial de interferência analítica de fármacos na análise química do exame de urina. Universidade Federal de Santa Catarina, Florianópolis, 2006. Disponível em: <https://repositorio.ufsc.br/bitstream/
18. Costa LF, et al. Atenção farmacêutica para portadores de cuidados especiais. Revista Eletrônica de Farmácia 2006; 3(2):19-21, 2006. Disponível em: <http://www.revistas.ufg.br/index.php/REF/article/view/2098/2033>. Acesso em: 9 de setembro de 2013.
19. McGivney MS, Hall DL, Stoehr GP, Donegan TE. Instructional Design and Assessment. An introductory pharmacy practice experience providing pharmaceutical care to elderly patients. American Journal of Pharmaceutical Education 2011;75(8):159.
20. Wallach J. Interpretação de exames laboratoriais. 8. ed. Rio de Janeiro: Guanabara Koogan, 2009.
21. Sociedade Brasileira de Diabetes. Diretrizes da Sociedade Brasileira de Diabetes. São Paulo: AC Farmacêutica, 2014.
22. Sociedade Brasileira de Cardiologia. V Diretriz Brasileira de Dislipidemias e Prevenção da Aterosclerose. Arquivo Brasileiro de Cardiologia 2013; 101(4), supl. 1:1-22.
23. Rocha AT, Paiva EF, Lichtensten A, Milani-Jr R, Cavalheiro-Filho C, Maffei FH, et al. Trombolismo venoso: profilaxia em pacientes clínicos - Parte I. Associação Médica Brasileira e Conselho Federal de Medicina, 2005.
24. Brenda G, Vaisman M, Sgarbi JA, Bergoglio LM, Andrada NC, Bravo PP, et al. Diretrizes clínicas praticas para o manejo do hipotireoidismo. Arq Bras Endocrinol Metab 2013; 57(4):265-99.

25. Sivera F, Andrés M, Carmona L, Kydd ASR, Moi J, Seth R, et al. Multinational evidence-based recommendations for the diagnosis and management of gout: integrating systematic literature review and expert opinion of a broad panel of rheumatologists in the 3e initiative. Ann Rheum Dis 2013; 0(0):1-8.

26. Cançado RD, Chiattone CS. Anemia ferropênica no adulto – causas, diagnóstico e tratamento. Revista Brasileira de Hematologia e Hemoterapia 2010; 32(3):240-6.

27. Aloma MJ. Factors affecting the development of adverse drug reactions. Saudi Pharmaceutical Journal 2014; 22:83-94.

Método Dáder de acompanhamento farmacoterapêutico

9

Diogo Pilger
Maria José Faus Dáder

De modo geral, o seguimento farmacoterapêutico (SFT) é uma atividade que pretende otimizar os resultados da farmacoterapia nos aspectos da efetividade e segurança. Trata-se de um serviço profissional que tem por objetivo a detecção de problemas relacionados com os medicamentos (PRM) para prevenção e resolução de resultados negativos associados aos medicamentos (RNM).[1,2]

Assim, o SFT é uma prática assistencial que tem como foco:

1) Avaliação constante dos efeitos dos medicamentos para verificar se estão atingindo o propósito sem causar problema adicional;

2) Tomada de decisões que promovem o alcance dos objetivos terapêuticos planejados no paciente e com o uso dos medicamentos.

Assim, é importante assinalar que essa atividade implica um compromisso e deve ser provido de forma continuada, sistematizada e documentada em colaboração com o paciente e demais profissionais de saúde para alcançar resultados concretos que melhorem a qualidade de vida do paciente.[2,3]

O método

Originalmente o Método Dáder de SFT foi desenvolvido para o âmbito de farmácia comunitária.[1] Entretanto, sofreu adaptações para distintos âmbitos assistenciais,[4-6] grupos populacionais[7] e até países.[8]

De modo geral, o método centra-se em três aspectos fundamentais:

Análise global: o farmacêutico avalia a situação do paciente em relação aos seus problemas de saúde e medicamentos, através da elaboração do estado situacional e avaliação da farmacoterapia.

Plano de ação: o farmacêutico executa as intervenções com o paciente para resolver e prevenir problemas na farmacoterapia a fim de alcançar os objetivos definidos.

Controle e avaliação do processo: o farmacêutico, junto com o paciente, avalia periodicamente se os objetivos planejados estão sendo alcançados (Figura 9.1).

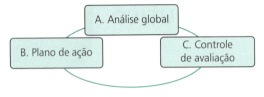

Figura 9.1 Esquema do processo de SFT.

De modo mais detalhado, o Método Dáder contempla sete etapas para realizar o SFT. A Figura 9.2 sinaliza essas etapas.

Oferta do serviço

A oferta do serviço pode ser realizada quando o farmacêutico percebe alguma necessidade ou demanda do paciente relacionada com seus medicamentos. Concretamente, podem ser identificadas algumas situações:

- O paciente procura esclarecimentos ou solicita informações sobre algum medicamento, problema de saúde ou parâmetro laboratorial;
- O paciente sinaliza alguma preocupação ou queixa relacionada com os medicamentos que usa ou com os problemas de saúde;
- O farmacêutico identifica algum parâmetro clínico fora da normalidade, de acordo com a situação clínica do paciente;
- O farmacêutico detecta algum PRM durante o processo de dispensação dos medicamentos;
- O paciente solicita o serviço;
- O médico indica o serviço de SFT.

No momento da oferta do serviço, é fundamental explicar de forma clara, concisa e na linguagem mais apropriada para o paciente do que se trata, qual o objetivo e as principais características. Recomenda-se fazer a oferta abordando os aspectos positivos da terapia, evitando os negativos, porém promessas ou abordagens triunfais sobre o SFT também de-

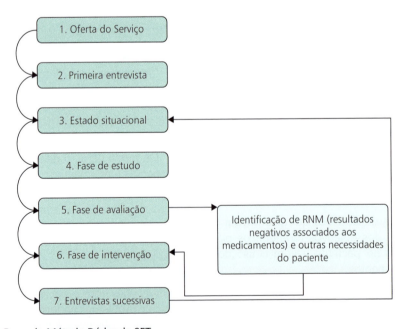

Figura 9.2 Fases do Método Dáder de SFT.

vem ser evitadas, já que nem sempre se atingem os resultados planejados.

Essa oferta do serviço, pelas características do atendimento nas farmácias, é realizada no balcão de atendimento. Entretanto, as etapas seguintes necessitam de um local mais reservado. Quando for realizado em outro serviço assistencial, por exemplo, ambulatório ou hospital, pode ser oferecido à equipe de saúde na perspectiva de colaborar para alcançar os melhores resultados na farmacoterapia.

Caso o paciente aceite o serviço, será agendada uma entrevista (atendimento), marcando uma data e hora na agenda. Na ocasião, o paciente deverá levar uma sacola com todos os medicamentos, exames e relatórios médicos recentes que tem em casa.

Primeira entrevista

De modo amplo, na primeira entrevista se obtêm os seguintes dados do paciente:
- Quem é o paciente;
- Quais medicamentos toma;
- Quais problemas de saúde tem;
- Quais parâmetros biológicos e/ou fisiológicos apresenta.

Essa entrevista deve ser realizada em um local apropriado, reservado, sem interrupções, para se obter a melhor história clínica do paciente. Na farmácia comunitária é necessário dispor de um local para esse tipo de atendimento distinto do balcão de atendimento.

Para obter a informação necessária, a entrevista do Método Dáder de SFT está estruturada em três partes:

a) Preocupações e problemas de saúde: momento de fazer uma pergunta aberta sobre as preocupações do paciente com relação a sua saúde.

b) Medicamentos: momento de obter a informação sobre os medicamentos que o paciente levou na sacola para avaliar conhecimento, adesão do paciente, bem como sobre a necessidade, efetividade e segurança da farmacoterapia. Para tanto, a entrevista do método está estruturada com um conjunto de perguntas que devem ser feitas para cada medicamento:

- Toma/utiliza o medicamento?
- Para que toma/utiliza?
- Quem prescreveu ou indicou?
- Desde quando usa/toma?
- Até quando vai tomar?
- Quanto toma?
- Esquece de tomar?
- Quando se sente bem, deixa de tomar em alguma ocasião? E quando se sente mal?
- Como se sente ao tomar o medicamento?
- Como nota o efeito do medicamento?
- Como utiliza?
- Tem alguma dificuldade na administração?
- Sabe de alguma precaução ou algum cuidado que deve ter para usar o medicamento?
- Sente algo estranho ou diferente com o uso do medicamento?

Essas são as perguntas originalmente estipuladas pelo método. Entretanto, em sistemas de saúde como no Brasil, a pergunta de acesso do medicamento (*Como faz para conseguir o medicamento?*) é fundamental, uma vez que ela pode revelar alguma dificuldade para aquisição do medicamento e consequentemente na adesão ao tratamento.

c) Revisão geral por sistemas: consiste em realizar uma série de perguntas sobre o estado geral do paciente por aparelhos e sistemas, desde a cabeça até os pés.

Esse momento da entrevista pretende identificar novos problemas de saúde e medicamentos que não foram mencionados anteriormente, obter informações que o paciente não mencionou e verificar as informações obtidas anteriormente, corrigir erros etc.

Quando é realizada em ambiente hospitalar, a entrevista deve ser complementada com informações coletadas do prontuário e de outros profissionais. Entretanto, a entrevista com o paciente no leito é indispensável para o farmacêutico iniciar a relação farmacoterapêutica e elaborar a história terapêutica. Outro aspecto, na entrevista de paciente internado, é obter as informações dos medicamentos tanto que usava antes como no internamento.

Como já mencionado, essa entrevista e os atendimentos em SFT precisam ser realizados em um local distinto do balcão da farmácia, e, ao finalizar a entrevista, no caso da farmácia comunitária, o farmacêutico sinaliza ao paciente que irá avaliar o caso e posteriormente entra em contato ou deixa agendada uma data para um novo encontro.

Estado situacional

As informações obtidas até este momento são organizadas para obter uma visão geral do estado de saúde do paciente. O Método Dáder utiliza um documento chamado *"estado situacional"*, que reflete, de modo resumido, a relação entre os problemas de saúde e os medicamentos. Trata-se de uma ferramenta que permite analisar um momento transversal da história clínica do paciente, uma "fotografia do paciente" numa data específica. O estado situacional a partir dessa etapa do método será o documento que irá registrar todas as alterações no estado de saúde do paciente, sendo elaborado um novo estado situacional a cada mudança verificada na saúde do paciente.

Como é possível observar na Figura 9.3, o estado situacional possui uma configuração de alinhamento horizontal entre os problemas de saúde e os medicamentos que o paciente usa para os respectivos problemas de saúde.

Para favorecer a compreensão e o preenchimento do estado situacional, as distintas partes que o compõem estão detalhadas a seguir:

- Data: data em que o estado situacional estiver sendo elaborado;
- Paciente: nome, iniciais ou número de identificação;
- Sexo: gênero do paciente: masculino ou feminino;
- Idade: idade em anos;
- IMC: índice de massa corporal – peso (kg)/altura^2 (m);
- Alergias: descrição de alergias a medicamento(s);
- Início: no campo Problemas de Saúde: data de início do diagnóstico ou aparecimento do problema de saúde; no campo Medicamentos: data em que iniciou com o princípio ativo e a dose descrita;
- Problema de saúde: referido pelo paciente ou para o qual tenha algum medicamento prescrito. Colocar um problema de saúde em cada linha. Como configuração, o método sugere que os diagnósticos médicos documentados dos problemas de saúde sejam seguidos de * (asterisco). Se o problema de saúde foi relatado pelo paciente, colocar entre aspas (" ");
- Controlado: coloca-se S (sim) ou N (não), relacionado ao controle do problema de saúde. Para saber se está controlado ou não, é necessário focar nos parâmetros de efetividade. Para problemas de saúde em que não há parâmetros definidos, como dor, por exemplo, usa-se a percepção do paciente para avaliar a efetividade;
- Preocupa: definido como P (pouco), R (regular) e B (bastante), refere-se ao grau de preocupação do paciente com relação ao seu problema de saúde;
- Substância ativa: preencher com o princípio ativo e a dose. O medicamento deve estar na mesma linha (alinhado) que o problema

de saúde que está tratando no paciente. De acordo com a situação, pode haver um ou mais medicamentos para tratar o mesmo problema de saúde;
- Posologia prescrita: dose prescrita ou indicada, por exemplo: 1-0-0 (cada algarismo indica a quantidade da forma farmacêutica que o paciente usa nas distintas horas de refeições, no exemplo, usa 1 no café da manhã);
- Posologia utilizada: dose que o paciente usa na realidade, independentemente da orientação ou prescrição;
- Observações: dados relevantes sobre o estado de saúde do paciente e que devem estar acessíveis para o processo de SFT. Esse espaço é de livre uso para o profissional que estiver utilizando o método justamente para não perder informações ou etapas no processo de cuidado;
- Parâmetros: parâmetros de avaliação e seus resultados.

Os outros componentes do estado situacional e que são preenchidos nas etapas posteriores de avaliação são:
- N (necessidade): avaliação da necessidade do medicamento ou da estratégia terapêutica. Será S (sim, se for necessário) ou N (não, sem necessidade).
- E (efetividade): avaliação da efetividade do medicamento ou da estratégia terapêutica. Será S (efetivo) ou N (inefetivo).
- S (segurança): avaliação da segurança do medicamento. Será S (seguro) ou N (inseguro).
- Classificação dos RNM: resultado da avaliação de resultados negativos associados a medicamentos, classificados de acordo com a tabela de RNM adotadas pelo Método (Figura 9.3).
- Data da IF: data em que ocorreu a intervenção.

A visualização do estado geral de saúde do paciente, usando o estado situacional, pode gerar dúvidas sobre a situação clínica, aspectos relacionados com medicamentos, problemas de saúde manifestados ou em risco de desenvolver. O passo seguinte é realizar a busca por informação técnica para se inteirar do estado clínico do paciente e esclarecer qualquer dúvida.

Fase de estudo

Nessa etapa se pretende obter informação objetiva sobre os problemas de saúde e medicamentos do paciente. Trata-se de encontrar a melhor evidência científica disponível a partir de uma busca de informação, que se realiza com o máximo rigor possível, em fontes atualizadas, relevantes e centradas na situação clínica do paciente. Para que a fase de estudo seja o mais eficiente possível, a busca de informação deverá ser primeiro pelo problema de saúde seguido do tratamento de cada um dos problemas de saúde.

De modo geral, a fase de estudo pretende obter a informação necessária que permita:

a) avaliar criticamente a necessidade, efetividade e segurança do tratamento que o paciente está utilizando numa data determinada (etapa posterior da fase de estudo – fase de avaliação);

b) elaborar um plano de ação com o paciente e a equipe de saúde que permita melhorar e/ou preservar os resultados da farmacoterapia;

c) promover a tomada de decisões clínicas baseada na evidência científica durante todo o processo de SFT.

Na Tabela 9.1 são sinalizados aspectos importantes na fase de estudo.

Por outro lado, a busca de informação sobre os problemas de saúde e medicamentos deverá ser recompilada atendendo à situação clínica de um paciente concreto. É conveniente focar somente nas informações necessárias para a análise e resolução do caso.

Diferentes tipos de documentos científicos e técnicos fornecem informações, sendo

Estado Situacional									Data: 13/04/2015			
Paciente: 012												
Sexo: F				Idade: 66			IMC: 25,4		Alergias: dipirona			
Problemas de saúde				Medicamento					Avaliação			IF
Início	Problema de saúde	Cont	Preoc	Início	Substância ativa		Posologia		N	E	S	Clas. RNM	Data
						Prescrita	Utilizada					
2010	HTA*	N	B	2013	Ramipril 2,5 mg	1-0-1	1-0-0					
					Hidroclorotiazida 12,5 mg	1-0-0	1-0-0					
2012	DM2*	S	R	2012	Metformina 850 mg	1-0-0	1-0-0					
03/15	Gastrite*	S	B	03/2915	Omeprazol 20 mg	1-0-0	1-0-0					
X	"Dor de cabeça"	S	R	XXXX	Paracetamol 500 mg	Se Nec	Se nec					

*Diagnóstico médico   Preoc: Pouco (P), Regular (R), Bastante (B)   N: Necessidade, E: Efetividade, S: Segurança

Observações		Data	Parâmetro
		10/04	HbA1c 6,4%
			P.A 145/90 mmHg
		02/04	150/95 mmHg
		25/03	150/98 mmHg

Figura 9.3 Exemplo de estado situacional.

Tabela 9.1 Aspectos relacionados com a fase de estudo

Necessidades de informação
Problemas de saúde: definição, causas, indicadores/parâmetros de controle do problema de saúde, fatores agravantes, critérios de encaminhamento ao médico, tratamento (início, tratamento de eleição, alternativas) etc.
Medicamentos: indicação, ação farmacológica e mecanismo de ação, objetivo terapêutico, dose, normas do correto uso e administração, efeitos adversos, parâmetros de efetividade e segurança, aspectos que podem comprometer a efetividade e segurança etc.

Objetivos
Avaliar a farmacoterapia: necessidade, efetividade e segurança.
Elaborar um plano de trabalho: apoiar as decisões, conhecer a forma de intervir, trabalhar com a equipe de saúde.
Educar o paciente: aumentar o conhecimento, envolvê-lo na tomada de decisões, desenvolver habilidades, modificar atitudes.

necessário aprender a eleger o mais adequado de acordo com as necessidades para cada caso.

Fase de avaliação

A fase de avaliação consiste em julgar se a farmacoterapia é necessária, efetiva e segura. Esta etapa identificará se o paciente apresenta ou tem risco de apresentar algum RNM. A identificação dos RNM se realiza por meio de um processo sistemático de perguntas iniciando com a primeira linha do estado situacional que tenha medicamentos (Figura 9.3).

A primeira premissa que deve ser cumprida é que a farmacoterapia é necessária para o paciente. Se aceita que um medicamento(s) é (são) necessário(s) quando o paciente apresenta (ou está em risco de sofrer) um problema de saúde que justifique seu uso, sem que isso implique realizar a avaliação da prescrição. Por isso, a primeira pergunta que se realiza é: O(s) medicamento(s) é (são) necessário(s)?

A segunda premissa que a farmacoterapia deve cumprir é ser efetiva para o paciente. Considera-se que um medicamento é efetivo quando alcança o objetivo terapêutico estabelecido, de acordo com a situação clínica do paciente. Entende-se que a melhora de um problema de saúde deve-se à ação conjunta dos medicamentos que o estão tratando. É por isso que a avaliação da efetividade também é feita com o conjunto de medicamentos que tratam o problema de saúde. Assim, após a avaliação da necessidade da farmacoterapia, se indagará sobre a efetividade, realizando a seguinte pergunta: O(s) medicamento(s) está (ão) sendo efetivo(s)?

Finalmente, a terceira premissa que uma farmacoterapia deve cumprir é com relação à segurança. O medicamento é considerado inseguro ou não seguro quando agrava algum problema de saúde (manifestado ou não) que apareça no estado de situação. A avaliação da segurança dos medicamentos, diferentemente de como é realizada no momento da avaliação da necessidade ou efetividade, deve ser feita por medicamento individualmente. Isso se deve ao fato de os medicamentos, mesmo que prescritos para atuar conjuntamente sobre o problema de saúde, apresentam um perfil de segurança distinto entre si. Assim, a pergunta é: O medicamento é seguro? (a pergunta é para cada medicamento individualmente).

Na Figura 9.4 são apresentados o processo sistemático de avaliação da farmacoterapia, que deve ser feito para cada medicamento ou estratégia terapêutica que aparece no estado situacional, e um exemplo de estado situacional com a avaliação realizada.

O terceiro consenso de Granada sobre problemas relacionados a medicamentos e resultados negativos associados ao medicamento definiu que RNM são resultados não adequados na saúde do paciente ao objetivo da farmacoterapia e que os PRM são as situações que, durante o processo de uso dos medicamentos, causam ou podem causar o aparecimento dos RNM, sendo, portanto, elementos do processo. Esse consenso definiu a classificação de RNM utilizada no Método Dáder (Tabela 9.2).

Para transferir a informação obtida na fase de avaliação, o farmacêutico dispõe de uma tabela de RNM (Tabela 9.3). Essa tabela permite elaborar uma lista de RMN ou risco de RNM detectados em uma determinada data. Na tabela se assinalam o RNM detectado, o(s) medicamento(s) envolvido(s), a classificação do RNM, sua causa e a avaliação do farmacêutico sobre o que entende pela sua aparição e fundamento do RNM identificado. O preenchimento da tabela pretende que não se perca informação da história farmacoterapêutica, onde é necessário que fiquem registrados o raciocínio clínico e as decisões realizadas na farmacoterapia.

Fase de intervenção (plano de atuação)

Neste momento a análise situacional foi concluída, além de coletada uma série de informações sobre problemas de saúde e medicamentos. A avaliação do caso e a detecção de suspeitas de RNMs foram realizadas, tendo ainda sido identificados problemas relacionados com medicamentos, por exemplo, falta de adesão ao tratamento.

A partir desse momento o farmacêutico irá iniciar uma série de intervenções, conjuntamente com o paciente e demais profissionais de saúde, para atuar e solucionar os PRMs a fim de resolver os RNMs.

Uma intervenção farmacêutica é definida como qualquer ação que surge de uma tomada de decisão prévia e trata de modificar alguma característica do tratamento, do paciente ou das condições presentes que o envol-

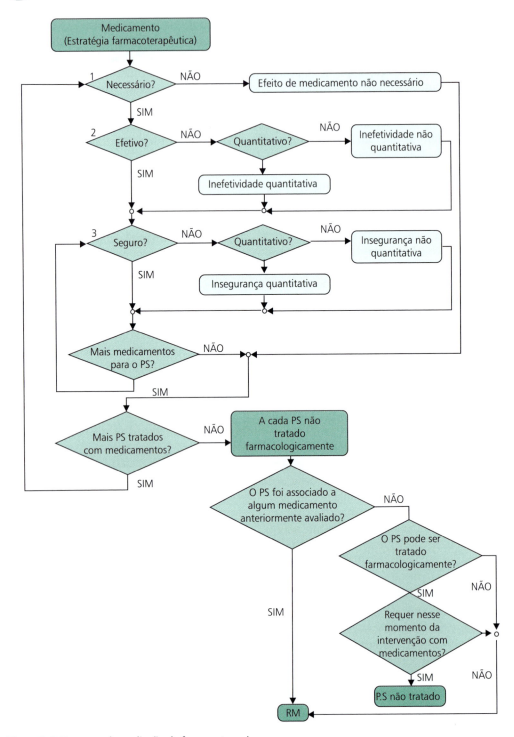

Figura 9.4 Processo de avaliação da farmacoterapia.

Tabela 9.2 Classificação dos resultados negativos associados ao medicamento

Necessidade
Problema de saúde não tratado: o paciente sofre um problema de saúde em consequência de não receber um medicamento de que necessita.
Efeito de um medicamento não necessário: o paciente sofre um problema de saúde associado a receber um medicamento de que não necessita.

Efetividade
Inefetividade não quantitativa: o paciente sofre um problema de saúde associado a uma inefetividade não quantitativa do medicamento.
Inefetividade quantitativa: o paciente sofre um problema de saúde associado a uma inefetividade quantitativa do medicamento.

Segurança
Insegurança não quantitativa: o paciente sofre um problema de saúde associado a uma insegurança não quantitativa do medicamento.
Insegurança quantitativa: o paciente sofre um problema de saúde associado a uma insegurança quantitativa do medicamento.

Tabela 9.3 Resumo da fase de avaliação

RNM	Medicamento envolvido	Classificação RNM	Causa (PRM)	Observações do farmacêutico

vam. De modo geral, a ação do farmacêutico nessa etapa poderá ser:

1) Educar o paciente sobre aspectos relacionados com a adesão, medidas higiênico-dietéticas etc. para conseguir um melhor cuidado e seguimento dos problemas de saúde e uso dos medicamentos.

2) Encaminhar o paciente para o médico quando é necessário comunicar um PRM/RNM.

3) Preservar, manter ou melhorar os resultados positivos já alcançados.

Para que a intervenção seja adequada e efetiva, o SFT propõe a elaboração de um plano de trabalho continuado no tempo, em que se instaurem orientações gerais para a monitorização e avaliação periódica dos resultados da farmacoterapia (Figura 9.5).

No plano de ação, o farmacêutico abordará junto com o paciente as possíveis intervenções que permitam melhorar ou preservar a saúde do paciente (prevenir ou resolver os RNM e preservar os resultados positivos já alcançados com a farmacoterapia, respectivamente). Por fim, também po-

Estado Situacional   Data: 13/04/2015

Paciente: 012			
Sexo: F	Idade: 66	IMC: 25,4	Alergias: dipirona

Problemas de saúde				Medicamento			Avaliação				IF
Início	Problema de saúde	Cont	Preoc	Início	Substância ativa	Posologia Prescrita	Posologia Utilizada	N	E	S	Clas. RNM	Data
2010	HTA*	N	B	2013	Ramipril 2,5 mg	1-0-1	1-0-0			S		
					Hidroclorotiazida 12,5 mg	1-0-0	1-0-0	S	N	S	Inef	
2012	DM2*	S	R	2012	Metfomina	1-0-0	1-0-0	S	S	S	—	
03/15	Gastrite*	S	B	03/2915	Omeprazol 20 mg	1-0-0	1-0-0	S	S	S		
X	"Dor de cabeça"	S	R	XXXX	Paracetamol 500 mg	Se Nec	Se nec	S	S	S		

*Diagnóstico médico   Preoc: Pouco (P), Regular (R), Bastante (B)   N: Necessidade, E: Efetividade, S: Segurança

Observações	Data	Parâmetro
	10/04	HbA1c 6,4%
		P.A 145/90 mmHg
	02/04	150/95 mmHg
	25/03	150/98 mmHg

Figura 9.5 Exemplo de estado situacional com avaliação da farmacoterapia.

derá ser necessário envolver ações no marco da prevenção das enfermidades.

De modo resumido, o Método Dáder recomenda efetuar os seguintes passos durante a fase de intervenção:

Definir os objetivos com o paciente: trata-se de estabelecer as metas exequíveis que permitam melhorar e/ou manter o estado de saúde do paciente.

Priorizar os objetivos: considerar a relevância clínica dos problemas de saúde (gravidade objetiva dos problemas de saúde), assim como as preferências do paciente (gravidade subjetiva) para realizar uma intervenção ou outra.

Estabelecer as intervenções farmacêuticas: escolher o tipo de intervenção mais adequada para alcançar o objetivo. A melhor forma é considerar, com base na evidência científica, quais as intervenções que demonstraram melhores resultados e foram mais efetivas no controle dos distintos problemas de saúde, comprovando que são viáveis e adaptadas às circunstâncias particulares do caso. Nesse momento, será fundamental que o farmacêutico envolva o paciente na tomada de decisão. É importante ressaltar que um aspecto chave em qualquer intervenção é a educação em saúde. Por fim, o farmacêutico irá desenvolver distintas habilidades comunicativas para aperfeiçoar o desempenho de sua atividade assistencial.

Planejar as intervenções farmacêuticas: para finalizar a estratégia de intervenção, é preciso determinar como irão ser introduzidas as intervenções no tempo. Às vezes, é necessário que as intervenções sejam realizadas gradualmente; em outras, por exemplo em situações de gravidade, podem se iniciar várias ações simultaneamente.

A etapa de intervenção apresenta distintas características de acordo com o local onde o SFT é realizado. Em ambientes em que a equipe é facilmente acessível, como hospitais e ambulatórios por exemplo, a interação com essa equipe facilita o desenvolvimento do plano e as intervenções. Entretanto, no caso da farmácia comunitária, o envolvimento e a responsabilidade do paciente ainda são maiores para promover as intervenções.

Entrevistas sucessivas (resultado das intervenções e/ou de novas ações)

Uma vez realizada a programação das intervenções com o propósito de alcançar os objetivos, o desenho do plano de atuação estará finalizado. A partir de então, o farmacêutico programará novas entrevistas com o paciente para avaliar o desfecho das intervenções aplicadas. Esses encontros sucessivos após a fase de intervenção finalizam o processo de seguimento do paciente, tornando-o cíclico, uma vez que uma nova situação clínica será configurada, necessitando da elaboração de um novo estado situacional.

De modo mais detalhado, as entrevistas sucessivas têm como objetivos:

Conhecer a resposta do paciente e/ou médico adiante da intervenção realizada. Desta forma se poderá determinar se a intervenção foi aceita ou não pelo médico ou outro profissional de saúde e/ou paciente. As mudanças decorrentes da intervenção devem ser registradas: resolução de PRM/RNM, mudanças na farmacoterapia, introdução de novos hábitos de vida ou medidas higiênico-dietéticas por parte do paciente etc.

Comprovar a continuidade da intervenção. Trata-se de assegurar que as mudanças atingidas após as intervenções se mantêm ao longo do tempo. Essa avaliação deverá ser realizada periodicamente, segundo a sua natureza, com reforço das condutas positivas.

Obter informação sobre o resultado da intervenção farmacêutica. Passado o tempo necessário, a avaliação das variáveis clínicas (sinais, sintomas, medidas metabólicas e fisiológicas) deve ser feita a fim de avaliar a intervenção. O resultado da intervenção é favorável se o resultado conseguido cumpre com o objetivo terapêutico estabelecido para o paciente, ou bom se o estado de saúde do paciente permaneceu preservado e se era adequado. Em caso contrário, considera-se que a situação não está resolvida, podendo dar lugar a novas intervenções.

Iniciar novas intervenções. Essas novas intervenções estão destinadas a reforçar a consecução de um objetivo ou alcançar outros. Também poderão iniciar-se novas intervenções farmacêuticas que podem ir surgindo: aparecimento de novos problemas de saúde ou novos medicamentos ou a realização de alguma consulta pelo paciente etc.

Todas as mudanças resultantes das intervenções geram novos estados situacionais. As informações obtidas durante as entrevistas sucessivas devem ser registradas nas folhas de entrevistas sucessivas e adicionadas ao estado situacional.

Referências

1. Sabater-Hernández D, Silva-Castro MM, Faus MJ. Método Dáder: Guía de Seguimiento Farmacoterapéutico. 3. ed. Granada: GIAF-UGR, 2007.
2. Comité de Consenso. Tercer Consenso de Granada sobre Problemas Relacionados con los Medicamentos (PRM) y Resultados Negativos asociados a la Medicación (RNM). Ars Pharm 2007; 48:5-17.
3. Ivama AM, Noblat L, Castro MS, Oliveira NVBV, Jaramilo NM, Rech N. Consenso Brasileiro de Atenção Farmacêutica: proposta. Brasília: OPAS; 2002.
4. Fajardo PC, Baena MI, Alcaide J, Martínez Olmos J, Faus MJ, Martínez Martínez F. Adaptación del Método Dáder de seguimiento farmacoterapéutico al nivel asistencial de atención primaria. Seguimiento Farmacoterapéutico 2005;3(3):158-64.
5. Silva Castro MM, Calleja MA, Tuneu i Valls L, Faus MJ. Seguimiento farmacoterapéutico en pacientes hospitalizados: Método Dáder. Granada: Gráficas Zaidín, 2008.

6. Silva-Castro MM, Calleja MA, Machuca M, Fernández-Llimós F, Faus MJ. Seguimiento farmacoterapéutico a pacientes hospitalizados: adaptación del Método Dáder. Seguimiento Farmacoterapéutico 2003;1(2):73-81.
7. Fontana-Raspanti D, Solá-Uthurry N. Seguimiento farmacoterapéutico en pacientes pediátricos hospitalizados: adaptación de la metodología Dáder. Farm Hosp 2003;27:78-83.
8. Amariles P, Giraldo N. Método Dáder de seguimiento farmacoterapéutico a pacientes y problemas relacionados con la utilización de medicamentos en el conjunto de Colombia. Seguim Farmacoter 2003;1(3):99-104.

Parte 2

10 Atenção farmacêutica no *diabetes mellitus*

11 Cuidados farmacêuticos no *diabetes mellitus*: resolução de casos clínicos

12 Atenção farmacêutica na hipertensão arterial

13 Atenção farmacêutica ao paciente com dislipidemia

14 Exames laboratoriais no cenário da hipertensão arterial sistêmica e das dislipidemias

15 Atenção farmacêutica na anticoagulação oral

16 Atenção farmacêutica aos pacientes com distúrbio da tireoide

17 Atenção farmacêutica no uso de antibióticos

18 Atenção farmacêutica no uso de analgésicos, antipiréticos e medicamentos para tratamento da enxaqueca

19 Anti-inflamatórios e medicamentos utilizados no tratamento da artrite reumatoide, osteoartrite e gota

20 Atenção farmacêutica nas enfermidades psiquiátricas

21 Dispensação de psicofármacos e orientação farmacêutica no balcão da farmácia

22 Atenção farmacêutica aos pacientes em uso abusivo de medicamentos psicotrópicos

23 Atenção farmacêutica ao paciente em tratamento antitabagismo

24 Atenção farmacêutica na anemia por deficiência de ferro

25 Atenção farmacêutica e exames laboratoriais no monitoramento de riscos hepático e renal

Parte

2

Atenção farmacêutica no *diabetes mellitus*

10

Camilo Molino Guidoni
Paulo Roque Obreli-Neto
Leonardo Régis Leira Pereira

Diabetes mellitus

O *diabetes mellitus* (DM) é uma das doenças crônicas não transmissíveis (DCNT) mais prevalente no mundo, caracterizada por hiperglicemia crônica com distúrbios no metabolismo dos carboidratos, lipídios e proteínas, resultantes das alterações na produção, na secreção e/ou no mecanismo de ação da insulina.[1-3]

A insulina é um hormônio produzido no pâncreas que permite que a glicose entre nas células do organismo, onde é convertida na energia necessária para o funcionamento dos músculos e tecidos.[2]

O DM pode ser classificado nas seguintes categorias: tipo 1 (DM1), tipo 2 (DM2), gestacional e tipos específicos de DM devido a outras causas.[2-4] O DM1 aparece principalmente na infância ou na adolescência, devido à destruição das células beta de natureza autoimune ou idiopática, ocasionando deficiência absoluta de insulina, requerendo reposição do hormônio.[1-4]

O DM2 é o mais frequente, e corresponde a aproximadamente 90-95% dos casos. Aparece insidiosamente, principalmente em adultos;[1-4] entretanto, sua frequência está aumentando em crianças e adolescentes.[2] Na maioria dos pacientes (principalmente naqueles com sobrepeso ou obesidade), essa enfermidade ocorre devido, inicialmente, à resistência insulínica; posteriormente, ocorre também redução na secreção desse hormônio (insulinopenia). Em alguns pacientes (principalmente naqueles com baixo peso ou peso normal) a insulinopenia ocorre no início da apresentação da enfermidade, associada ou não à resistência insulínica.[1-3]

O DM gestacional, que aparece ou é diagnosticado durante a gravidez, pode ocasionar sérios riscos para a saúde da mãe e seu bebê, e aumenta o risco de desenvolvimento de DM2 na mãe após o parto.[2-4]

Há outras formas menos frequentes de DM, como as que ocorrem devido a defeitos genéticos funcionais das células beta e/ou na ação da insulina, induzidas por fármacos, agentes químicos ou infecções.[1-4]

Alguns indivíduos apresentam valores de glicemia em um nível intermediário, que são altos para serem considerados normais, porém estão abaixo dos critérios de diagnóstico de DM. Essa condição clínica é o pré-diabetes ou intolerância à glicose (IGT), que é caracterizada por glicemia de jejum alterada e/ou tolerância diminuída à glicose.[2-4]

As transições demográficas, nutricionais e epidemiológicas ocorridas no século XX alteraram o perfil de risco, e as DCNT passaram a representar um importante problema de saúde pública em todo o mundo.[5] O aumento na incidência do DM é atribuído a vários fatores:[2]

- Envelhecimento da população com fatores predisponentes;
- Alterações dietéticas, com crescente substituição dos alimentos ricos em fibras, vitaminas e minerais por produtos industrializados;
- Sedentarismo, favorecido por mudanças na estrutura de trabalho e avanços tecnológicos;
- Obesidade;
- Glicemia elevada durante a gravidez afetando o feto;
- Tabagismo, entre outros.

A prevalência mundial de DM em 1995 na população adulta (20-79 anos) era de 4,0% (135 milhões), estimada em 5,9% para 2007 (246 milhões),[6] 8,3% em 2013 (382 milhões) e 10,1% para 2035 (592 milhões).[2]

A maioria das pessoas (80%) com DM vive nas regiões economicamente menos desenvolvidas do mundo. Estudos recentes demonstram que a cada ano 10 milhões de pessoas desenvolvem o DM, ou seja, três casos novos a cada 10 segundos.[2] Na Figura 10.1 está representada a prevalência da enfermidade em algumas regiões do mundo em 2013.

O Brasil tem o maior número de adultos (20-79 anos) com DM das Américas Central e do Sul. O país possuía 4,9 milhões de pacientes com DM em 1995, 6,9 milhões em 2007,[6] 11,9 milhões em 2013, estimando-se que esse número alcance 19,2 milhões de pessoas em 2035.[2]

Estima-se que aproximadamente 6,9% (316 milhões) de pessoas (20-79 anos) apresentaram quadro de IGT em 2013, e projeta-se para 2035 uma prevalência de 8,0% (471 milhões de indivíduos),[2] fato que aumentará significativamente a prevalência de DM e que é negligenciado por alguns países.

Uma situação preocupante é observada quando o assunto é DM na infância, pois essa doença é crônica, e dados recentes indicam que uma em cada três crianças nascidas nos Estados Unidos desenvolverá DM em algum momento da vida. Quando essa enfermidade é diagnosticada nos jovens, a expectativa de vida é reduzida, em média, de 10 a 20 anos.[6]

Em adição, a International Diabetes Federation (IDF) estima que mais de 175 milhões de pessoas em todo o mundo, ou quase metade de todos os indivíduos com DM, desconhecem a presença da doença, sendo que a maioria desses casos é referente ao DM2.[2]

Assim, observa-se que 873 milhões de pessoas no mundo apresentaram alteração nas concentrações da glicemia plasmática em 2013, incluindo aquelas com diagnóstico de DM, de IGT e aquelas que desconhecem a presença da enfermidade.[2]

O paciente com DM apresenta sintomas decorrentes de insulinopenia ou déficit na ação da insulina, tais como polidipsia, poliúria, polifagia, emagrecimento, fraqueza, parestesias, turvação e diminuição da acuidade visual. A evolução da patologia sem o tratamento ou controle glicêmico ideal pode acarretar complicações agudas (cetoacidose diabética, estado hiperosmolar hiperglicêmico, hipoglicemia, acidose lática, entre outras) e crônicas, tais como as microvasculares (retinopatia, nefropatia, neuropatia, entre outras) e macrovasculares (amputações, disfunção sexual, doenças cardiovasculares, vasculares periféricas e cerebrovasculares).[1,3-5]

Além disso, essa enfermidade caracteriza-se por comprometer vários sistemas orgânicos e promover alta morbimortalidade, além de reduzir a qualidade de vida e elevar os encargos para os sistemas de saúde, diminuindo a capacidade de trabalho e a expectativa de vida.[5]

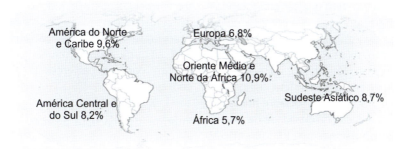

Figura 10.1 Prevalência de *diabetes mellitus* em seis regiões mundiais no ano de 2013 em pacientes de 20 a 79 anos.

Fonte: Adaptado do 6º Atlas da International Diabetes Federation, 2013.[2]

Segundo a Sociedade Brasileira de Diabetes (SBD), três são os critérios aceitos para o diagnóstico de DM, utilizando-se a glicemia como referência (Tabela 10.1):[3]
- Sintomas de poliúria, polidipsia e perda ponderal acrescidos de glicemia casual ≥ 200 mg/dL.
- Glicemia de jejum ≥ 126 mg/dL.
- Glicemia de 2 horas pós-sobrecarga de 75 g de glicose ≥ 200 mg/dL.

Em janeiro de 2010, a Associação Americana do Diabetes indicou como critério diagnóstico, além dos já ditos, a hemoglobina glicada ≥ 6,5%.

Os custos para os cuidados de uma enfermidade crônica são elevados, e muitas vezes,

Tabela 10.1 Valores de glicose plasmática (em mg/dL) para diagnóstico de *diabetes mellitus* e seus estágios pré-clínicos

Categoria	Jejum*	2 horas após 75 g de glicose	Casual**
Glicemia normal	< 100 mg/dL	< 140 mg/dL	-
Tolerância à glicose diminuída	> 100 e < 126 mg/dL	≥ 140 e < 200 mg/dL	-
Diabetes mellitus	≥ 126 mg/dL	≥ 200 mg/dL	> 200 mg/dL (com sintomas clássicos)***

*O jejum é definido como a falta de ingestão calórica por no mínimo 8 horas. **Glicemia plasmática casual é aquela realizada a qualquer hora do dia, sem se observar o intervalo desde a última refeição. *** Os sintomas clássicos são poliúria, polidipsia, polifagia e perda de peso. Nota 1: O diagnóstico de *diabetes mellitus* deve sempre ser confirmado pela repetição do teste em outro dia, a menos que haja hiperglicemia inequívoca com descompensação metabólica aguda ou sintomas óbvios de *diabetes mellitus*. (Fonte: Sociedade Brasileira de Diabetes, 2015.[3]) Nota 2: Em janeiro de 2010, a Associação Americana do Diabetes indicou como critério diagnóstico, além dos já ditos, a hemoglobina glicada ≥ 6,5%.

além do custo direto, têm que ser considerados também os custos indiretos, que compreendem a redução dos dias trabalhados e da produtividade no trabalho, além da aposentadoria precoce, entre outros. Entretanto, nesses casos os encargos ultrapassam a esfera financeira, relacionando também custos sociais e humanísticos, levando à redução da qualidade de vida e, muitas vezes, a problemas que interferem psicologicamente na saúde do usuário.[7]

O DM é uma das principais causas de óbito, insuficiência renal que evolui para diálise ou transplante, amputações de membros inferiores, doenças coronarianas, entre outras.[3-4] A necessidade de reformulação dos serviços prestados aos pacientes com DM é observada quando se constatou que o número de consultas médicas não foi eficaz para prevenir as hospitalizações ou re-hospitalizações dos pacientes com DM.[8]

Diante disso, pode-se afirmar que o modelo tradicional de acompanhamento dos pacientes com DM, realizado pela equipe de saúde e utilizado pela maioria dos países, está sendo inadequado, o que justifica a adoção de novas políticas e estratégias de saúde. Entre as mudanças propostas e considerando especificamente o papel dos farmacêuticos, observa-se que o modelo atual de dispensação dos medicamentos não é efetivo, tornando-se imperativa a adoção de novas metodologias nos serviços farmacêuticos, destacando a Atenção Farmacêutica, que pode contribuir para a otimização da terapêutica e o controle da enfermidade, assim como o rastreamento e a prevenção da ocorrência de novos casos.[7, 9-10]

O farmacêutico no tratamento e manejo do *diabetes mellitus*

O farmacêutico é um dos profissionais de saúde mais acessíveis para a população, estando presentes em inúmeros estabelecimentos farmacêuticos em todo o país, estando, dessa forma, em uma posição estratégica para executar serviços de educação e prevenção em DM, além de acompanhamento farmacoterapêutico para os pacientes já diagnosticados com a doença.

A educação em DM é uma ferramenta importantíssima para promover a prática do autocuidado na prevenção e tratamento da doença, e deve envolver pacientes, familiares e cuidadores.[3-4] Os serviços de educação em DM podem ser realizados no próprio estabelecimento de saúde (farmácias, unidades de saúde do Sistema Único de Saúde) ou em locais de fácil acesso para a população (escolas, praças, centros de convivência). Esse tipo de serviço pode ser pontual (ocorrer apenas em datas específicas para sensibilizar a população; exemplo: Dia Internacional de Combate ao DM) ou contínuo (encontros periódicos com os pacientes). O primeiro é mais recomendado para pacientes que não apresentam DM, e o segundo, para pacientes com DM (Tabela 10.2).

O rastreamento do DM2 e DM gestacional é um serviço muito importante (Tabela 10.3), pois esses tipos de DM são assintomáticos durante grande período de tempo, na maioria dos pacientes (estima-se que metade dos pacientes com DM não apresenta diagnóstico médico), sendo diagnosticados em muitos casos somente após o surgimento de alguma complicação aguda ou crônica da doença, tais como retinopatia, nefropatia, miopatia diabética, infarto agudo do miocárdio e/ou complicações perinatais ou do parto, no caso do DM gestacional.

Segundo a Resolução da Diretoria Colegiada (RDC) n. 44/2009, o farmacêutico pode realizar a aferição de determinados parâmetros fisiológicos e bioquímicos para subsidiar informações quanto ao estado de saúde do paciente e situações de risco.[11] Assim, nos serviços de rastreamento de DM é recomendado que o farmacêutico realize o teste de glicemia capilar utilizando o aparelho glicosímetro digital.

Tabela 10.2 Recomendações da Sociedade Brasileira de Diabetes (2015) e da American Diabetes Association (2016) relacionadas aos serviços de educação em *diabetes mellitus*

Planejamento	Os programas de educação em *diabetes mellitus* devem sem elaborados de acordo com a idade, o nível sociocultural e as necessidades dos pacientes
Número de pacientes participantes	Relação custo-benefício aponta para programas em grupo Programas individualizados permitem estabelecimento de metas individuais, e garantem que cada paciente siga seu ritmo e seu tempo
Metodologias de educação	Incorporar estratégias comportamentais e psicossociais Uso de situações problematizadoras é essencial nos programas educativos Uso de novas tecnologias como mensagens de texto de celular tem se mostrado efetivo Usar método de perguntar, ouvir e responder
Conteúdo sugerido (deve ser baseado no planejamento elaborado)[a]	Definição de *diabetes mellitus* Tipos de *diabetes mellitus* Complicações do *diabetes mellitus* Prevenção do *diabetes mellitus* Diagnóstico do *diabetes mellitus* Tratamento não medicamentoso Autocuidado Técnica de aplicação de insulina
Objetivos (realizar periodicamente avaliações dos resultados)	Imediato: aumento do conhecimento Intermediário: desenvolver atitudes que levem à mudança de comportamento Pós-intermediários: melhora clínica e metabólica Longo prazo: melhora do estado de saúde e da qualidade de vida, reduzindo ou prevenindo as complicações crônicas
Medidas para avaliação de alterações de comportamento	Comer saudavelmente Praticar atividade física Vigiar as taxas de níveis séricos de glicose Tomar os medicamentos Resolver problemas Adaptar-se saudavelmente Reduzir os riscos

[a] O conteúdo sugerido é semelhante para a abordagem de pacientes que apresentam *diabetes mellitus* e para pacientes que não o apresentam.

Fonte: Sociedade Brasileira de Diabetes, 2015; e American Diabetes Association, 2016.[3,4]

Tabela 10.3 Recomendações da American Diabetes Association (2016) para busca de pacientes com *diabetes mellitus*

Diabetes mellitus	Recomendações de rastreamento
Diabetes mellitus tipo 1 assintomático	A American Diabetes Association não recomenda busca de pacientes com DM1 devido à baixa incidência na população geral e à sintomatologia clássica da doença
Diabetes mellitus tipo 2 assintomático	Realização de exames a cada 3 anos a partir dos 45 anos de idade, particularmente em pessoas com IMC > 25 kg/m² Considerar realização de exames em pessoas < 45 anos que apresentam fatores de risco adicionais como: IMC > 25 kg/m² Inatividade física Histórico familiar de DM2 (primeiro grau) Membros de etnias de alto risco (exemplo: afro-americanos, latinos, índios) Mulheres que deram a luz a bebês > 4 kg ou com histórico de DM gestacional Hipertensão arterial (pressão arterial > 140/90 mmHg ou em uso de medicamentos anti-hipertensivos) HDL < 40 mg/dL e/ou triglicerídeos > 250 mg/dL Mulheres com síndrome do ovário policístico Histórico de pré-diabetes em teste prévio Outras condições clínicas associadas a resistência à insulina (exemplo: obesidade severa, acanthosis nigricans) Histórico de doença cardiovascular
Diabetes mellitus tipo 2 assintomático em crianças	1. Critério: Sobrepeso (IMC > percentil 85 para idade e sexo, > percentil 85 para peso por altura, ou peso > 120% do ideal para a altura) Mais quaisquer dois dos seguintes critérios: Histórico familiar de DM2 (primeiro e segundo graus) Etnias (exemplo: afro-americano, latinos, índios) Sinais de resistência à insulina ou condições associadas a resistência à insulina (*Acanthosis nigricans*, hipertensão arterial, dislipidemia, síndrome do ovário policístico) Histórico materno de DM ou DM gestacional 2. Idade de início: 10 anos ou no início dos sintomas da puberdade (se ocorrer numa idade precoce) 3. Frequência dos exames: a cada 3 anos
Diabetes mellitus gestacional	Rastrear DM2 não diagnosticado na primeira consulta de pré-natal utilizando algum exame padronizado de diagnóstico de DM Glicemia 2 horas após sobrecarga com 75 g de glicose na 24ª-28ª semanas de gestação Rastrear DM persistente 6-12 semanas após o parto em mulheres com histórico de DM gestacional Rastrear DM e pré-diabetes a cada 3 anos em mulheres com histórico de DM gestacional

DM: *Diabetes mellitus*; DM1: *Diabetes mellitus* tipo 1; DM2: *Diabetes mellitus* tipo 2; HDL: Lipoproteína de alta densidade; IMC: Índice de Massa Corporal.
Fonte: American Diabetes Association, 2016.[4]

A aferição desse parâmetro não tem finalidade diagnóstica, mas serve como importante ferramenta para identificar potenciais alterações. Os pacientes com concentrações plasmáticas de glicemia acima dos valores de referência devem ser encaminhados para o profissional médico para avaliação e diagnóstico.

Pode-se ressaltar ainda que, quando a aferição da glicemia capilar é realizada ao acaso (o paciente não está em jejum), o farmacêutico deve observar os valores de referência para glicemia casual (Tabela 10.1) a fim de evitar interpretações incorretas, que podem gerar intervenções inadequadas por parte do profissional.

O tratamento farmacológico do DM deve ser baseado em estratégias para solucionar a(s) alteração(ões) fisiológica(s) presente(s) em cada paciente. O tratamento do DM1 envolve o uso de insulina em esquemas que mimetizem a secreção fisiológica normal desse hormônio (Figuras 10.2A, 10.2B) (Tabela 10.4).[12]

O tratamento do DM2 é heterogêneo, pois no início da doença a maioria dos pacientes apresenta resistência à insulina, o que requer o uso de medicamentos sensibilizadores da ação desse hormônio (Tabela 10.5). Com a evolução da doença ocorre a redução na produção da insulina, o que requer a reposição da mesma de maneira indireta (secretagogos de insulina) e/ou direta (insulina). Ainda convém destacar que é frequente a ocorrência de aumento da reabsorção de glicose pelos rins, podendo ser necessário o uso de medicamentos que inibam essa alteração, além de alterações na absorção de glicose proveniente de alimentos, tornando necessário o uso de medicamentos que retardam a velocidade de absorção de carboidratos.[12,13]

Observam-se na literatura divergências entre as diretrizes de sociedades médicas, pesquisadores e profissionais clínicos nas recomendações de tratamento farmacológico do DM2. Entretanto, existe consenso de que a metformina deva ser o fármaco de escolha para o início do tratamento, pois apresenta custo-efetividade adequada, principalmente na redução de complicações micro e macrovasculares do DM, com reduzido risco de ocorrência de hipoglicemia quando utilizada em monoterapia. Assim, em situações em que for necessária terapia combinada, deverão ser associados antidiabéticos com ações que atendam às necessidades específicas de cada paciente, o que na maioria das vezes envolverá a metformina associada a um ou mais antidiabéticos orais e/ou insulina (Figura 10.3).[3-4,12-13]

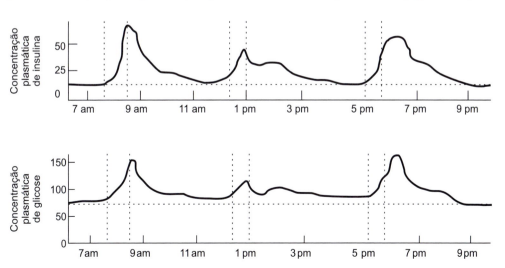

Figura 10.2A Padrão de secreção de insulina/concentração plasmática de glicose em um indivíduo que não apresenta *diabetes mellitus* e realiza três refeições diárias.

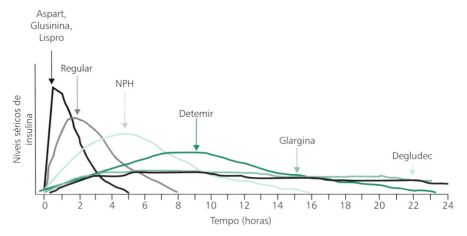

Figura 10.2B Características farmacocinéticas das insulinas e análogos de insulina disponíveis no Brasil.

Tabela 10.4 Características farmacocinéticas das insulinas e análogos de insulina disponíveis no Brasil

Classificação		Nome		Perfil farmacocinético para a via subcutânea		
		Genérico	Comercial	Início	Pico	Duração
Bolus	Ultrarrápida	Aspart[a]	Novorapid®(NN)	< 15 min	30-90 min	4-6 horas
		Glulisina[a]	Apidra®(SA)	< 15 min	30-90 min	4-6 horas
		Lispro[a]	Humalog®(EL)	< 15 min	30-90 min	4-5 horas
	Rápida	Regular	Humulin® R(EL) Insunorm®R(AP) Novolin® R(NN)	30-60 min	2-3 horas	5-8 horas
Basal	Intermediária	NPH[b]	Humulin® N(EL) Insunorm®N(AP) Novolin® N(NN)	2-4 horas	4-10 horas	14-18 horas
	Longa duração	Detemir[a]	Levemir®(NN)	2 horas	Não possui	12-24 horas
		Glargina[a]	Lantus® (SA) Veluxus®(ME)	2 horas	Não possui	16-24 horas
		Degludec[a]	Tresiba®(NN)	2-3 horas	Não possui	Até 72 horas
Basal-Bolus	Insulinas mistas	Aspart[ab] (70) + Aspart[a] (30)	Novomix® 30(NN)	< 15 min	4-10 horas	14-18 horas
		Lispro[ab] (75) + Lispro[a] (25)	Humalog® Mix 25 (EL)	< 15 min	4-10 horas	14-18 horas
		Lispro[ab] (50) + Lispro[a] (50)	Humalog® Mix 50 (EL)	< 15 min	4-10 horas	14-18 horas
		NPH[b] (70) + Regular (30)	Humulin® 70/30(EL) Insunorm® 70/30(AP)	30 min	4-10 horas	14-18 horas

[a] Análogos de insulina; [b] Preparações contendo protamina (apresentam aspecto turvo); min. = minutos; AP: Aspen Pharma®. EL: Eli Lilly®. ME: Medley®. NPH: neutral protamine Hagedorn. NN: Novo Nordisk®. SA: Sanofi-Aventis®.

Fonte: adaptado de Obreli-Neto PR, Baldoni AO, Guidoni CM, 2013.[12]

Tabela 10.5 Mecanismos de ação e efetividade dos antidiabéticos orais e parenterais disponíveis no Brasil

Representantes	Efetividade (redução)[a]	Ação
Biguanidas Metformina	Glicemia jejum: 60-70 mg/dL HbA1c: 1,5-2,0%	Reduzem a resistência à insulina (sensibilizadores).
Tiazolidinedionas Pioglitazona	Glicemia jejum: 35-65 mg/dL HbA1c: 1,5-2,0%	
Sulfonilureias Clorpropamida Glibenclamida Gliclazida Glimepirida	Glicemia jejum: 60-70 mg/dL HbA1c: 1,5-2,0%	Secretagogos de insulina (ligam-se a receptor SUR no canal de K+/ATP-dependente localizados nas células beta pancreáticas e aumentam a secreção de insulina; independentemente dos níveis séricos de glicose do indivíduo). As sulfonilureias apresentam efeito secretagogo de início mais lento e de maior duração. As glinidas apresentam efeito secretagogo de início mais rápido e de menor duração.
Glinidas Nateglinida Repaglinida	Glicemia jejum: 20-30 mg/dL HbA1c: 0,5-1,0%	
Inidores da DPP-4 Linagliptina Vildagliptina Saxagliptina Sitagliptina	Glicemia jejum: 30 mg/dL HbA1c: 0,6-0,8%	Secretagogos de insulina (inibem a enzima DPP-4, que é responsável pela rápida degradação do GLP-1; um hormônio secretado pelo intestino delgado após a ingestão de refeições substanciais, que se liga a receptor próprio nas células beta pancreáticas e estimula a secreção de insulina dependente dos níveis séricos de glicose do indivíduo).
Análogos de GLP-1 Exenatida Liraglutida	Glicemia jejum: 30 mg/dL HbA1c: 0,8-1,2%	Secretagogos de insulina (análogos de GLP-1, mimetizam a ação desse hormônio, que é secretado pelo intestino delgado após a ingestão de refeições substanciais, estimulando a secreção de insulina dependente dos níveis séricos de glicose do indivíduo).
Inibidores SGLT2 Canagliflozina Dapagliflozina Empagliflozina	Glicemia jejum: 30 mg/dL HbA1c: 0,5-1,0%	Inibidores da reabsorção de glicose pelos rins (inibem o cotransportador de sódio glicose 2, que é responsável pela reabsorção da glicose, e que está em número aumentado em vários pacientes com DM2).
Inibidores da α-glicosidase Acarbose	Glicemia jejum: 30 mg/dL HbA1c: 0,6-0,8%	Retardam a velocidade de degradação de carboidratos (inibem a enzima α–glicosidase, que é responsável pela clivagem de carboidratos, presentes na alimentação, em glicose; carboidratos necessitam ser clivados a glicose para serem absorvidos).

[a] Redução média em monoterapia; quando em terapia combinada, pode ocorrer efeito sinérgico (maiores reduções de HbA1c e glicemia de jejum); DM2: *Diabetes mellitus* tipo 2; DPP-4: Dipeptidil peptidase-4. GLP-1: Glucagon Like Peptide-1; SGLT2: inibidores do cotransportador de sódio-glicose 2; HbA1c: hemoglobina glicada.

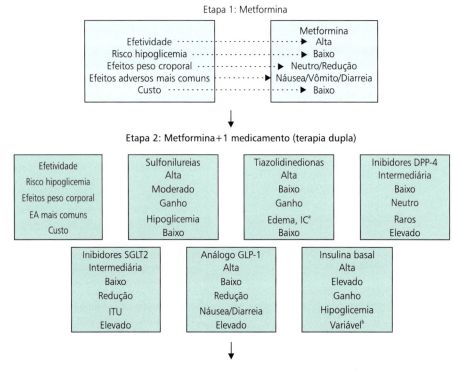

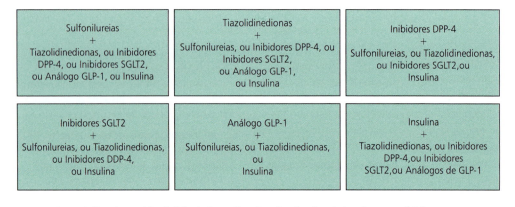

Etapa 4: Terapia combinada injetável=metformina+insulina basal+insulina nas refeições ou Análogo GLP-1

Figura 10.3 Recomendações gerais para terapia medicamentosa no *diabetes mellitus* tipo 2.

Mudar para a próxima etapa a cada 3 meses quando não ocorrer alcance do objetivo terapêutico (hemoglobina glicada e glicemia de jejum).
IC: insuficiência cardíaca. DPP-4: dipeptidil peptidase-4. GLP-1: Glucagon like peptide-1.
[a] Pode ocorrer piora da IC.
[b] As insulinas NPH e regular apresentam baixo custo, porém os análogos de insulina apresentam custo elevado.
[c] Geralmente é utilizada insulina basal.
Fonte: American Diabetes Association, 2016.[4]

Depois da escolha da melhor opção farmacológica para o tratamento do DM e da prescrição desse medicamento pelo médico, terá início o processo de dispensação. Nesse momento, caberá ao farmacêutico assumir a responsabilidade de profissional de saúde e garantir que o uso do medicamento seja adequado.

Na dispensação o farmacêutico deverá realizar a análise farmacoterapêutica da prescrição médica, observando a presença de contraindicações, interações medicamentosas potenciais e que sejam clinicamente relevantes, histórico do paciente de reações adversas aos medicamentos prescritos e adequação do regime posológico prescrito às características do paciente, considerando sua condição clínica e o tratamento farmacológico (Tabela 10.6).[14]

Além disso, caberá ao farmacêutico garantir que o paciente receba as informações necessárias que facilitem o uso adequado dos medicamentos prescritos, confirmando se o indivíduo armazenou o conhecimento sobre o nome dos medicamentos, para que servem, como utilizá-los e quais os efeitos esperados (Tabela 10.7). Essas informações tornam-se fundamentais principalmente durante a primeira dispensação, sendo que nas dispensações posteriores, para o mesmo paciente e sem alterações no tratamento farmacológico prescrito, o farmacêutico deverá direcionar seu foco de atuação para o monitoramento do uso dos medicamentos, avaliando a adesão, a efetividade e a segurança dos fármacos no controle do DM.[14]

A assistência global do paciente com DM deve ser direcionada para o controle glicêmico, o tratamento das comorbidades, a pesquisa e/ou o tratamento das complicações da enfermidade.[4] Assim, o cuidado prestado ao paciente com DM transcende o descontrole glicêmico característico da enfermidade e passa a representar uma enormidade de variáveis que necessitam ser controladas.

Os objetivos do tratamento do DM buscam reduzir as complicações microvasculares e macrovasculares da doença, bem como suas manifestações agudas (Tabela 10.8). Para isso é imprescindível não reduzir os objetivos do tratamento do DM apenas ao controle da glicemia.[3-4]

No atendimento inicial do paciente com DM, deve ser realizada uma avaliação médica completa para classificar o tipo da doença, detectar complicações, revisar o tratamento da enfermidade e controlar os fatores de riscos, o que permitirá auxiliar na formulação de um plano de cuidado contínuo, porém torna-se fundamental destacar que pessoas com DM devem assumir um papel ativo nos seus cuidados e ser acompanhadas por uma equipe de saúde, que pode incluir médicos, enfermeiros, nutricionistas, farmacêuticos, entre outros.[4]

A melhora no controle do DM pode ser alcançada por meio do tratamento não farmacológico ou farmacológico. O primeiro tem como finalidade primária retardar a implantação da doença e, quando diagnosticada, evitar ou adiar o tratamento farmacológico ou evitar o aumento do número de medicamentos necessários para o controle da enfermidade. O segundo deve ser introduzido quando não se obtiver sucesso com o primeiro ou em pacientes com risco elevado. Em ambos são necessárias a compreensão e a adesão do paciente, pois se trata de doença crônica, cujo controle se baseia na redução do número de agravamentos, ocasionados pelo controle glicêmico inadequado.

O tratamento não farmacológico dispensado ao paciente com DM inclui educação em saúde, modificações nos hábitos de vida (alimentação e atividade física), redução de peso e diminuição ou abandono de alguns vícios prejudiciais à saúde, como fumo e álcool.[3-4]

Assim, é possível afirmar que a mudança dos hábitos de vida pode prevenir ou retardar o desenvolvimento de complicações, reduzindo substancialmente o custo dessa enfermidade.[16] No entanto, a mudança no estilo de vida não é tão simples, e depende de fatores psicológicos, sociais e econômicos,[17] sendo importante que o cuidado prestado a esse paciente seja conduzido por uma equipe interdisciplinar, como descrito anteriormente.

Tabela 10.6 Informações para realizar análise farmacoterapêutica da prescrição medicamentosa contendo antidiabéticos

Classe	Contraindicações[a]	Interações medicamentosas[b]	Posologia
Biguanidas Metformina	Acidose metabólica, incluindo CAD Uso de contrastes contendo iodo. Cr > 1,4 mg/dL em mulheres Cr > 1,5 mg/dL em homens Histórico de hipersensibilidade à metformina	Cimetidina	**Usual:** Metformina 500-2.550 mg/dia, divididos nas principais refeições do dia. **Pacientes com declínio da função renal:** Evitar uso. **Pacientes com declínio da função hepática:** Evitar uso. **Pacientes idosos:** Evitar uso de metformina em pacientes com > 80 anos
Sulfonilureias Clorpropamida Glibenclamida Gliclazida Glimepirida	CAD DM1 não deve ser tratado com sulfonilureias Histórico de hipersensibilidade às sulfonilureias	Apresenta apenas IM teóricas	**Usual:** Clorpropamida 125-500 mg 1×/dia Glibenclamida 5-20 mg 1-2×/dia Gliclazida 30-120 mg 1– 2×/dia Glimepirida 1-8 mg 1– 2×/dia **Pacientes com declínio da função renal:**[c] Evitar uso. Se necessário, gliclazida ou glimepirida preferencialmente. **Pacientes com declínio da função hepática:** Redução de dose é recomendada. **Pacientes idosos:** Preferencialmente gliclazida ou glimepirida.[c]
Tiazolidinedionas Pioglitazona	Insuficiência cardíaca Classe III ou IV NYHA. Histórico de hipersensibilidade à pioglitazona.	Apresenta apenas IM teóricas	**Usual:** Pioglitazona 15-45 mg 1×/dia. **Pacientes com declínio da função renal:** Não requer ajuste de dose. **Pacientes com declínio da função hepática:** Evitar uso em pacientes com elevação das transaminases hepáticas. **Pacientes idosos:** Sem recomendações de uso especial.

[continua]

Tabela 10.6 Informações para realizar análise farmacoterapêutica da prescrição medicamentosa contendo antidiabéticos [continuação]

Classe	Contraindicações[a]	Interações medicamentosas[b]	Posologia
Inibidores da DPP-4 Linagliptina Saxagliptina Sitagliptina Vildagliptina	Histórico de hipersensibilidade aos inibidores da DPP-4	Apresenta apenas IM teóricas	**Usual:** Linagliptina 5 mg 1×/dia Vildagliptina 50-100 mg 1-2×/dia Saxagliptina 2,5-5 mg 1×/dia Sitagliptina 50-100 mg 1-2×/dia **Pacientes com declínio da função renal:** Vildagliptina não requer ajuste de dose. Ajustar para os demais. **Pacientes com declínio da função hepática:** Preferir não utilizar saxagliptina. **Pacientes idosos:** Sem recomendações de uso especial.
Inibidores SGLT2 Canagliflozina Dapagliflozina Empagliflozina	Diálise Doença renal em estádio final Clcr < 30 mL/min Histórico de hipersensibilidade aos inibidores SGLT2	Apresenta apenas IM teóricas	**Usual:** Canagliflozina 100-300 mg 1×/dia. Dapagliflozina 5-10 mg 1×/dia. Empagliflozina 10-25 mg 1×/dia. **Pacientes com declínio da função renal:** Evitar uso. **Pacientes com declínio da função hepática:** Não requer ajuste de dose. **Pacientes idosos:** Utilizar com cautela em pacientes > 75 anos.
Glinidas Nateglinida Repaglinida	CAD DM1 não deve ser tratado com glinidas Histórico de hipersensibilidade às glinidas	Genfibrozila: repaglinida Rifampicina: nateglinida	**Usual:** Nateglinida 120-360 mg 3×/dia (antes refeições) Repaglinida 0,5-16 mg 3×/dia (antes refeições) **Pacientes com declínio da função renal:** Maior risco de hipoglicemia (iniciar com menor dose terapêutica). **Pacientes com declínio da função hepática:** Não requer alterações. **Pacientes idosos:** Maior risco de hipoglicemia (iniciar com menor dose terapêutica).

[continua]

Tabela 10.6 Informações para realizar análise farmacoterapêutica da prescrição medicamentosa contendo antidiabéticos [continuação]

Classe	Contraindicações[a]	Interações medicamentosas[b]	Posologia
Análogos de GLP-1[d] Exenatida Liraglutida	Hipersensibilidade a algum componente do produto Histórico pessoal ou familiar de câncer da tireoide Histórico pessoal ou familiar de neoplasia endócrina múltipla do tipo 2	Apresenta apenas IM teóricas	**Usual:** Exenatida 5-10 mg 2-3×/dia (~60 minutos antes das refeições). Liraglutida 0,6-1,8 mg 1×/dia. **Pacientes com declínio da função renal:** Evitar uso. **Pacientes com declínio da função hepática:** Sem recomendações de uso especial. **Pacientes idosos:** Sem recomendações de uso especial.
Inibidores α-glicosidase Acarbose	Cirrose Ulceração colônica Doenças inflamatórias intestinais Obstrução intestinal ou quadros que predisponham a obstrução intestinal CAD Hipersensibilidade à acarbose	Apresenta apenas IM teóricas	**Usual:** Acarbose 25-100 mg 3×/dia (junto com a primeira mordida das principais refeições). **Pacientes com declínio da função renal:** Evitar uso. **Pacientes com declínio da função hepática:** Evitar uso. **Pacientes idosos:** Sem recomendações de uso especial.

[a] Foram incluídas contraindicações absolutas; [b] Foram incluídas interações medicamentosas potenciais clinicamente relevantes (classificadas como grave e estabelecidas no Micromedex); [c] Gliclazida e glimepirida apresentam menor risco de hipoglicemia em pacientes com declínio da função renal; [d] Via de administração subcutânea; CAD: cetoacidose diabética. Cr: creatinina sérica. IM: interações medicamentosas. DM1: *diabetes mellitus* tipo 1; DPP-4: dipeptidil peptidase-4; GLP-1: Glucagon like peptide-1; SGLT2: inibidores do cotransportador de sódio-glicose 2; NYHA: New York Heart Association.

No paciente com DM1, a introdução do uso da insulina ocorre imediatamente após o diagnóstico da enfermidade, e deverá ser utilizada por toda a vida, associada às medidas não farmacológicas. O estudo Diabetes Control and Complications Trial (DCCT) mostrou que o uso intensivo da insulina no DM1 (três ou mais doses diárias de diferentes insulinas ou sistema de infusão contínua) tem se mostrado efetivo na melhora do controle glicêmico, reduzindo a frequência de complicações microvasculares crônicas do DM.[3-4]

O tratamento recomendado para o DM1 consiste na aplicação de injeções de doses múltiplas de insulina (3-4 injeções por dia de insulina com diferentes tipos de ação) ou sistema de infusão contínua do hormônio. A dose diária de insulina depende de inúmeros fatores, entre os quais idade, peso corporal, tempo de diagnóstico do DM, estado do local de aplicação de insulina (presença de lipodistrofia) e ingestão de alimentos, do automonitoramento e dos valores de hemoglobina glicada, da rotina diária, da prática e da intensidade da atividade física, entre outros.[4]

De forma geral, a dose de insulina pode variar de 0,5 a 2,0 U/kg/dia, sendo recomendados a quantidade de insulina basal diária (40% a 60% da dose total) e o restante em

Tabela 10.7. Orientações durante a dispensação de antidiabéticos (1ª dispensação)

Nome	Para que serve	Como utilizar	O que esperar
Metformina	Tratamento do DM Reduzir resistência à insulina Prevenir complicações micro e macrovasculares do DM	Ingerir os comprimidos durante ou após refeições substanciais para reduzir efeitos adversos gastrointestinais	**Positivo:** reduzir GJ (após 2-4 semanas) e HbA1c. **Negativo:** náusea, vômito, diarreia, desconforto gástrico, que geralmente são transitórios. Procurar profissional de saúde caso sintomas persistam por > 5 dias ou caso apresente outros sinais/sintomas desagradáveis
Sulfonilureias	Tratamento do DM Estimulam a secreção de insulina Prevenir complicações microvasculares do DM	Ingerir os comprimidos antes de refeições substanciais. Cuidado para não ingerir o medicamento e permanecer em jejum prolongado	**Positivo:** reduzir GJ (após 2-4 semanas) e HbA1c. **Negativo:** hipoglicemia e ganho de peso. Procurar profissional de saúde caso episódios de hipoglicemia forem frequentes e/ou graves (ingerir alimento contendo açúcar caso tenha sintomas de hipoglicemia).
Inibidores da DPP-4	Tratamento do DM Estimulam a secreção de insulina Prevenir complicações microvasculares do DM	Não existem recomendações relativas à ingestão em jejum ou junto com alimentos	**Positivo:** reduzir GJ (após 2-4 semanas) e HbA1c. **Negativo:** efeitos adversos são incomuns.
Inibidores SGLT2	Tratamento do DM Inibem a reabsorção de glicose pelos rins Prevenir complicações microvasculares do DM	Ingerir preferencialmente antes da primeira refeição do dia	**Positivo:** reduzir GJ (após 2-4 semanas) e HbA1c, e promover redução do peso corporal. **Negativo:** ITU. Procurar profissional de saúde caso apresentar dor suprapúbica, dor nos flancos, noctúria, disúria.
Tiazolidinedionas	Tratamento do DM Reduzir a resistência à insulina Prevenir complicações microvasculares do DM	Não existem recomendações relativas à ingestão em jejum ou junto com alimentos	**Positivo:** reduzir GJ (após 6-8 semanas) e HbA1c. **Negativo:** Edema e complicação de IC. Procurar profissional de saúde caso apresentar edema de membros inferiores, ganho de peso (recomendar paciente pesar uma vez a cada 5 dias no início do tratamento).
Glinidas	Tratamento do DM Estimulam a secreção de insulina Prevenir complicações microvasculares do DM	Ingerir os comprimidos antes das refeições substanciais (~15 minutos). Não ingerir os comprimidos se não realizada a refeição (risco de hipoglicemia)	**Positivo:** reduzir GJ (após 2-4 semanas) e HbA1c. **Negativo:** hipoglicemia e ganho de peso. Procurar profissional de saúde caso episódios de hipoglicemia forem frequentes e/ou graves (ingerir alimento contendo açúcar caso apresentar sintomas de hipoglicemia).

[continua]

Tabela 10.7. Orientações durante a dispensação de antidiabéticos (1ª dispensação) [continuação]

Nome	Para que serve	Como utilizar	O que esperar
Análogos de GLP-1	Tratamento do DM Estimulam a secreção de insulina Prevenir complicações microvasculares do DM	Aplicar via subcutânea antes de refeições substanciais (< 60 minutos). É necessário intervalo > 6 horas entre as administrações	**Positivo:** reduzir GJ (após 2-4 semanas), HbA1c, e promover redução de peso corporal. **Negativo:** náusea, vômito, diarreia, desconforto gástrico, que geralmente são transitórios. Procurar profissional de saúde caso sintomas persistam por > 5 dias ou caso apresente outros sinais/sintomas desagradáveis.
Inibidores da α-glicosidase	Tratamento do DM Retardam a velocidade de degradação de carboidratos Prevenir complicações microvasculares do DM	Ingerir os comprimidos junto com a primeira mordida de refeições substanciais	**Positivo:** reduzir GJ (após 2-4 semanas) e HbA1c.

DM: *diabetes mellitus*; GJ: glicemia de jejum; GLP-1: glucagon like peptide-1. HbA1c: hemoglobina glicada DPP-4: dipeptidil peptidase-4; DM2: SGLT2: inibidores do cotransportador de sódio-glicose 2; IC: insuficiência cardíaca. ITU: infecção do trato urinário; HbA1c: hemoglobina glicada.

bolus correção (quantidade de insulina rápida ou análogo ultrarrápido para alcançar a meta terapêutica desejada) e *bolus* refeição (quantidade de insulina necessária para metabolizar **versus** gramas de carboidratos).[3]

O tratamento clássico utiliza duas doses de insulina neutral protamine Hagedorn (NPH) (antes do café da manhã e antes de dormir), com três doses de insulina regular (antes do café da manhã, almoço e jantar). Entretanto, com o surgimento dos análogos de insulina de ação ultrarrápida (lispro, asparte eglulisina),[3] outros esquemas terapêuticos podem ser prescritos, sendo importantes a individualização da terapêutica e o atendimento e acompanhamento do farmacêutico.

Nos pacientes com DM2, o tratamento inicial deve começar com modificações no estilo de vida, e, quando essas não forem suficientes para alcançar ou manter as metas glicêmicas, deve-se iniciar o tratamento medicamentoso em monoterapia.[4] Na escolha inicial do medicamento e na avaliação de associações medicamentosas, devem-se observar os mecanismos de resistência à insulina, a falência progressiva da célula beta, os transtornos metabólicos e comorbidades associadas, as complicações micro e macrovasculares que acompanham a história natural do DM2,[3] bem como os aspectos econômicos e sociais dos pacientes. Algumas etapas descritas a seguir podem auxiliar no entendimento do tratamento farmacológico do DM2 (ver Figura 10.3):

ETAPA 1: A metformina, se não contraindicada e se tolerada pelo paciente, é a monoterapia inicial no tratamento do DM2 na maioria dos casos, excepcionalmente quando os pacientes com DM2 recentemente diagnosticado e marcadamente sintomático e/ou com concentração elevada de glicose plasmática ou hemoglobina glicada, deve ser considerado iniciar a terapêutica com insulina (com ou sem agentes adicionais). Sendo assim, para todos os pacientes que inicialmente forem diagnosticados com hemoglobina glicada ≥ 9,0%, considerar iniciar a terapêutica com uma combinação dupla de medicamen-

Tabela 10.8. Objetivos do tratamento do *diabetes mellitus* segundo a Sociedade Brasileira de Diabetes (2015) e a American Diabetes Association (2016) para adultos

Parâmetro		Objetivo terapêutico	
		American Diabetes Association (2016)	Sociedade Brasileira de Diabetes (2015)
Glicemia	Glicemia jejum	80-130 mg/dL*	70-130 mg/dL
	Glicemia pós-prandial[a]	< 180 mg/dL*	Até 160 mg/dL
	Hemoglobina glicada	< 7,0%*	< 7,0%
Pressão arterial		< 140/< 90 mmHg[b]	< 140/< 80 mmHg (< 60 anos)** < 150/< 80 mmHg (≥ 60 anos)**[c]
Lipídeos	LDL[d]	Redução de 30-50% ou > 50% do valor basal	Redução de 30-50% ou > 50% do valor basal
	HDL	> 40 mg/dL (homens) ou > 50 mg/dL (mulheres)	> 40 mg/dL (homens) ou > 50 mg/dL (mulheres)
	Triglicerídeos	< 150 mg/dL	< 150 mg/dL

* Objetivos terapêuticos glicêmicos mais ou menos rigorosos podem ser adequados para alguns pacientes. Os objetivos devem ser individualizados com base na duração do *diabetes mellitus*, expectativa de vida, comorbidades, doenças ateroscleróticas cardiovasculares conhecidas ou complicações microvasculares avançadas, não percepção de hipoglicemia, e considerações individuais dos pacientes.
** A Sociedade Brasileira de Diabetes baseou-se nas evidências do Eighth Joint National Committee (JNC 8) (79).
[a] 1-2 horas após o início da refeição.
[b] Meta terapêutica de pressão arterial sistólica (< 130mmHg) e diastólica inferiores (≤ 80 mmHg), pode ser benéfica para alguns pacientes (jovens, pacientes com albuminúria, e/ou pacientes com hipertensão arterial sistêmica associado à presença de outro fator de risco para doença aterosclerótica cardiovascular). Não é recomendado reduzir pressão arterial de idosos < 130/70mmHg, pois pressão arterial sistólica < 130mmHg não mostrou efeito redutor na ocorrência de eventos macrovasculares graves, e pressão arterial diastólica < 70mmHg foi associada à maior mortalidade, em idosos.
[c] Meta terapêutica de pressão arterial sistólica < 130mmHg pode ser apropriada para pacientes mais jovens, com maior expectativa de vida, maior risco de acidente vascular cerebral ou evidência de lesão renal; se puderem ser obtidos sem eventos adversos ou risco para o paciente.
[d] O objetivo de LDL depende da presença de doença aterosclerótica cardiovascular e/ou fatores de risco para doença aterosclerótica cardiovascular (objetivos mais rígidos para pacientes com alto risco de doença aterosclerótica cardiovascular).
Legenda. HDL = Lipoproteína de alta densidade (High Density Lipoprotein). LDL = Lipoproteína de baixa densidade (Low Density Lipoprotein).

Fonte: American Diabetes Association, 2015; Sociedade Brasileira de Diabetes, 2016.[3,4]

tos (incluindo, se necessário, a insulina), para alcançar mais rapidamente a concentração de hemoglobina glicada desejada. Além disso, considerar iniciar a terapia combinada com insulina quando o paciente recém-diagnosticado com DM2 e com glicemia de jejum entre 300-350 mg/dL e/ou hemoglobina glicada entre 10-12%. Por conseguinte, à medida que o paciente consegue reduzir os valores glicêmicos, a complexidade do tratamento pode, potencialmente, ser posteriormente simplificada.[4]

ETAPA 2: Se o objetivo terapêutico da hemoglobina glicada não é alcançado após aproximadamente 3 meses com o uso de dose máxima em monoterapia, considerar uma combinação de metformina com uma das seguintes opções: sulfonilureia, tiazolidinediona, inibidores da dipeptidil peptidase-4 (DPP-4), inibidores do cotransportador de sódio-glicose 2 (SGLT2), análogos do *glucagon like peptide-1* (GLP-1) ou insulina basal. A escolha do segundo medicamento deve ser baseada nas preferências do paciente, nas características individuais, nas comorbidades, nas características do antidiabético ou da insulina, nas interações medicamentosas, no objetivo da redução dos parâmetros glicêmicos, no risco de efeitos adversos (especialmente hipoglicemia), entre outros.

Vale considerar que secretagogos de ação rápida (glinidas – repaglinida ou nateglinida) podem ser utilizados em vez de sulfonilureias em pacientes com horários de refeição irregulares ou que desenvolvam hipoglicemia pós-prandial com o uso de uma sulfonilureia. Outros fármacos, como inibidores da α-glicosidase, podem ser utilizados em situações específicas, mas seu uso não é favorável devido à modesta efetividade, à frequência de administração e/ou a reações adversas.[4]

ETAPA 3: Em pacientes que não alcançam o objetivo terapêutico com a terapia dupla, utilizando a metformina associada a outro medicamento antidiabético, em aproximadamente 3 meses, pode-se iniciar a associação de mais um fármaco com mecanismo de ação diferente dos utilizados no tratamento anterior, iniciando a terapia tripla.[4]

ETAPA 4: Devido à natureza progressiva do DM2, a insulinoterapia é eventualmente indicada para muitos pacientes com essa doença, principalmente nos casos mais severos. Dessa forma, se o paciente não alcançar os objetivos terapêuticos após 3 meses de uso do tratamento triplo, a insulinização deverá ser realizada. De forma geral, a insulina basal é normalmente prescrita em associação com metformina e, possivelmente, análogos de GLP-1 ou análogos de insulina. A dose inicial de insulina basal é de 10 U/dia ou 1-2 U/kg/dia, com o ajuste de 10-15% ou 2-4 U duas vezes semanalmente para alcançar glicemia de jejum alvo. Para casos em que ocorra hipoglicemia, deve-se verificar a causa e/ou reduzir 4 U ou 10-20% da insulina.[4] Os documentos da Sociedade Brasileira de Diabetes (2015)[3] e da American Diabetes Association (2016)[4] apresentam tabelas e algoritmos com esquemas terapêuticos e ajustes de doses de insulina para o tratamento de pacientes com DM2.

Vale destacar que inúmeros são os fatores que podem contribuir para o não alcance do controle glicêmico e, consequentemente, podem influenciar na transição das etapas descritas acima. Dentre esses fatores, destacam-se doses insuficientes dos medicamentos, erro de administração, interação medicamentosa, não adesão ao tratamento medicamentoso, entre outros. Assim, o farmacêutico tem um papel fundamental no tratamento do paciente, contribuindo na otimização do tratamento farmacológico e na qualidade de vida dos pacientes com DM.

Acompanhamento farmacoterapêutico

Diante do exposto anteriormente neste capítulo, pode-se afirmar que os conhecimentos referentes à fisiopatologia e à terapêutica do DM são fundamentais para que o acompanhamento farmacoterapêutico seja o mais adequado possível, correlacionando na fase de avaliação as variáveis subjetivas e objetivas obtidas junto ao paciente, para que o plano terapêutico proposto alcance os resultados esperados, estimulando a adesão ao tratamento, reduzindo possíveis problemas relacionados ao tratamento farmacológico e, consequentemente, melhorando a qualidade de vida e o controle do DM.

Nesse contexto, para que obtenha êxito no manejo dos pacientes com DM, o farmacêutico necessita ter uma formação clínica sólida que esteja baseada no desenvolvimento dos conhecimentos, das habilidades e das atitudes esperadas para a execução desse serviço farmacêutico. Portanto, dominar o conhecimento sobre o DM, bem como suas complicações e as formas adequadas do tratamento não farmacológico e farmacológico, é fundamental para o sucesso do acompanhamento farmacoterapêutico. Assim, torna-se imperativo conhecer a prática da Atenção Farmacêutica.

Entretanto, num levantamento do nosso grupo de pesquisa, que está em processo de publicação, foram encontrados 58 artigos científicos publicados no Scielo (www.scielo.br), utilizando os descritores "Atenção Farmacêutica" ou "Pharmaceutical Care"; entretanto, os resultados foram surpreendentes, pois quando os artigos foram analisados de forma individualizada observou-se que apenas nove eram de um estudo de Atenção Farmacêutica. Assim, quase 85% das publicações utilizam esse descritor de forma inadequada. Esse fato destaca a necessidade de melhorar a qualificação metodológica dos pesquisadores brasileiros para atuarem na área de Atenção Farmacêutica, pois, apesar de o conceito ser difundido no Brasil, muitos ainda o utilizam de forma inadequada ou desconhecem essa prática.

Para corroborar essa problemática, sabemos que se torna fundamental conhecer e utilizar as ferramentas disponíveis para realizar um atendimento farmacêutico de qualidade e obter as informações de forma adequada. Isso é imprescindível para o sucesso do acompanhamento desse paciente. Entretanto, em um estudo realizado pelo nosso grupo de pesquisa, observamos que apenas aproximadamente 47% dos farmacêuticos que trabalham em farmácias comunitárias privadas conheciam o conceito de Atenção Farmacêutica, e, desses, somente 2,5% mostraram também dominar o conhecimento de como realizar na prática essa atividade.[18]

Outro estudo realizado no Nordeste do Brasil mostrou que aproximadamente 52% dos farmacêuticos analisam as prescrições antes da dispensação e que menos da metade informa os pacientes sobre as interações medicamentosas (38,5%) e reações adversas (46,2%).[19] Esses números são preocupantes, uma vez que, segundo a proposta de consenso de Atenção Farmacêutica redigida no Brasil em 2002, essa prática, para ser considerada completa e adequada, deveria começar no momento da dispensação dos medicamentos.

Nosso grupo de pesquisa publicou, em 2012, um estudo nos Arquivos Brasileiros de Endocrinologia e Metabologia sobre o tratamento farmacológico dos pacientes com DM atendidos pelo Sistema Único de Saúde no distrito sanitário oeste do município de Ribeirão Preto-SP. Foram identificados 3.982 pacientes com DM, com média de 60,6 anos, sendo 61% do sexo feminino e 60% tratados com monoterapia. Observou-se ainda que as doses dos antidiabéticos orais e da insulina eram maiores nos pacientes que utilizavam maior número de fármacos, o que indica a progressão do DM, associada à piora do manejo da doença, e quanto maior o número de medicamentos maior a necessidade de orientação do farmacêutico no momento da dispensação.[20]

Em adição, um estudo do nosso grupo analisou o perfil de consultas médicas e de medicamentos para o tratamento de comorbidades em pacientes com DM atendidos no Sistema Único de Saúde, tendo sido encontrado que os medicamentos do sistema cardiovascular foram os mais prescritos (60,0% referentes a captopril ou enalapril). Com relação às consultas médicas, os pacientes apresentaram média de 5,1 visitas ao ano, na atenção primária, na atenção secundária e no atendimento de emergência.[21]

Além do processo de dispensação, torna-se fundamental que o farmacêutico seja capaz de realizar a anamnese farmacêutica de forma completa, com a finalidade de buscar os dados subjetivos e objetivos, dentro da metodologia SOAP (subjetivos, objetivos, avaliação e plano), tais como os dados socioeconômicos e demográficos, a história familiar, o diagnóstico, os medicamentos prescritos e não prescritos que o paciente utiliza, os hábitos de vida, os resultados de exames antropométricos, hemodinâmicos e laboratoriais, entre outros.

Durante o processo de Atenção Farmacêutica, principalmente quando o acompanhamento é realizado junto aos pacientes com DM, torna-se imperativo que durante esse processo, após a anamnese farmacêutica, sejam fornecidas aos usuários do serviço as orientações sobre a doença, enfatizando os principais sinais e sintomas do DM, além de informar ao paciente os riscos da hiperglicemia, principalmente quando mantida por períodos extensos, e como reconhecer os sintomas da hipoglicemia. Os pacientes ainda necessitam conhecer os possíveis agravamentos do DM e que estes têm origem a partir do controle deficiente da glicemia sanguínea. Portanto, cabe ao farmacêutico, como profissional da saúde, instruir os pacientes sobre qual a importância das medidas não farmacológicas no manejo da doença.

Entretanto, espera-se que a maior contribuição dos farmacêuticos no manejo dos pacientes com DM seja no tratamento farmacológico, pois nesse momento esse profissional, quando bem-treinado, poderá correlacionar os medicamentos prescritos com os resultados laboratoriais, principalmente a hemoglobina glicada, no caso específico do DM. Quando o paciente não apresenta o controle esperado da doença, o farmacêutico pode investigar junto aos pacientes se eles estão utilizando os medicamentos de maneira adequada, aplicando metodologias específicas para avaliar a adesão dos pacientes ao tratamento farmacológico.

Essa análise será de grande valia para a equipe de saúde, pois as informações referentes à adesão do paciente são fundamentais para nortear as prescrições médicas e alterações medicamentosas no esquema terapêutico proposto. Entretanto, sabe-se que não existe um teste para monitorar a adesão que possa ser considerado "padrão ouro", pois cada método apresenta vantagens, desvantagens e limitações, cabendo ao farmacêutico selecionar o(s) método(s) mais adequado(s) ao seu local de trabalho, os recursos e tecnologias disponíveis, aliados ao perfil dos pacientes atendidos. Vale ressaltar que os métodos de avaliação da adesão à farmacoterapia fornecem somente uma estimativa do comportamento atual de adesão do paciente, portanto os resultados precisam ser interpretados com cautela.[22]

Caso o paciente com DM não seja aderente ao tratamento farmacológico prescrito, há uma grande possibilidade de que ele não esteja alcançando o controle satisfatório nos parâmetros laboratoriais (glicemia de jejum, pós-prandial e hemoglobina glicada). Assim, caberá ao farmacêutico investigar se a não adesão ao tratamento é intencional ou não, e oferecer as informações necessárias ao paciente para que esse problema seja corrigido.

Nosso grupo de pesquisa publicou um trabalho científico utilizando a metodologia de Atenção Farmacêutica, em que foram acompanhados 33 pacientes com DM durante 12 meses, tendo sido identificados 142 problemas relacionados aos medicamentos, com a não adesão ao tratamento farmacológico alcançando aproximadamente 54% do total de problemas identificados. Ao longo do acompanhamento farmacoterapêutico, a adesão dos pacientes ao tratamento farmacológico aumentou 39%, o que coincidiu com a redução de aproximadamente 11% nos valores de hemoglobina glicada e de aproximadamente 27% nos valores de glicemia de jejum. Esses resultados mostraram que existe correlação entre a adesão ao tratamento farmacológico e o controle do DM.[9]

Aliada à redução nos valores do perfil glicêmico dos pacientes com DM, a Atenção Farmacêutica ainda proporcionou diminuição nas doses dos antidiabéticos orais e da insulina, reduzindo aproximadamente 25%, 10% e 2% as doses de metformina, insulina e glibenclamida, respectivamente, durante o acompanhamento farmacoterapêutico. Esses resultados ressaltam que durante a Atenção

Farmacêutica a abordagem do tratamento não farmacológico, por meio do empoderamento do paciente, traz resultados significativos ao controle do DM.[23]

Portanto, segundo nossa experiência, a avaliação da adesão dos pacientes é uma importante contribuição do farmacêutico aos demais profissionais da equipe de saúde, uma vez que os farmacêuticos estão em contato com os pacientes mensalmente durante a dispensação dos medicamentos, e nesse momento podem ressaltar a importância da adesão ao tratamento para o controle do DM.

Entretanto, torna-se comum na literatura encontrar correlação entre adesão ao tratamento prescrito e o conhecimento do paciente com relação ao seu diagnóstico, tratamento e agravamentos da doença. Esse tema foi abordado num artigo de revisão que discutia a adesão ao tratamento farmacológico de pacientes com câncer de mama, no qual os autores mostraram que essas pacientes apresentavam maiores índices de adesão ao tratamento quando comparadas aos pacientes com outras doenças crônicas, tais como o DM, e ressaltavam que essa diferença poderia ser devido ao maior conhecimento que essas mulheres apresentavam sobre o câncer de mama e sobre a importância do tratamento farmacológico. Esses achados ressaltam a importância do farmacêutico como educador em saúde, empoderando o paciente para que este possa tomar a decisão consciente sobre o seu tratamento.[24]

Para conseguir obter resultados satisfatórios, torna-se necessário transformar essa realidade. Portanto, cabe ao farmacêutico desenvolver habilidades de comunicação, além de construir uma relação de empatia com o usuário, o que torna o processo de Atenção Farmacêutica mais eficiente. Além disso, o conhecimento sobre os medicamentos e as doenças é importante para o desenvolvimento do processo de acompanhamento, aumentando a relação de confiança entre paciente e farmacêutico e promovendo o uso seguro e racional de medicamentos. Diante disso, pode-se concluir que, quando existem lacunas de conhecimento, elas contribuem para que o farmacêutico tenha dificuldades em prevenir, identificar e resolver os problemas relacionados à farmacoterapia e, consequentemente, exercer adequadamente sua atividade.[25]

Além de melhorar as condições clínicas dos pacientes com DM, como mencionado anteriormente, a Atenção Farmacêutica pode proporcionar impacto econômico positivo no sistema de saúde. Em 2011, nosso grupo de pesquisa publicou um estudo que mostra que o custo direto médio dos pacientes que receberam a Atenção Farmacêutica não sofreu variação durante os 12 meses de acompanhamento, mantendo-se em US$ 11,40 *per capita*. Entretanto, nos pacientes do grupo controle o custo direto médio aumentou cerca de 20%, passando, durante o estudo, de US$ 8,90 para US$ 10,80 *per capita*. Mesmo com esses valores, os pacientes que não receberam a Atenção Farmacêutica tiveram um custo médio inferior ao do grupo intervenção.[23] Esses resultados consideraram apenas o custo direto, provavelmente num estudo com tempo estendido, e levando em conta os resultados clínicos e os custos indiretos, tais como internação hospitalar para controle de agravamentos, o impacto econômico poderia ser mais ampliado em favor do grupo intervenção, conforme já discutido anteriormente neste capítulo. Entretanto, sabe-se que em curto prazo as chances de observar redução de custos com a implantação da Atenção Farmacêutica são extremamente reduzidas.

Nesse sentido, observa-se também que o país necessita de um farmacêutico preparado para o manejo da terapêutica, acostumado a trabalhar de forma integrada, aproximando-se dos pacientes e dos demais profissionais da saúde, com uma formação mais humanizada, para mudar o perfil atual de apenas "entregar" os medicamentos ou "esconder-se" nas atividades administrativas e gerenciais das farmácias, drogarias, unidades de saúde ou hospitais.

Referências

1. Organização Mundial de Saúde. Definition, diagnosis and classification of Diabetes Mellitus and its complications: report of OMS consultation, 1999. Disponível em: <http://www.OMS.int/diabetes/publications/Definition%20and%20diagnosis%20of%20diabetes_new.pdf>. Acesso em: 15 de maio de 2015.
2. International Diabetes Federation. Diabetes Atlas. 6. ed. Brussel, 2013. Backgrounder. Disponível em: <http://www.idf.org/diabetesatlas>. Acesso em: 08 maio de 2015.
3. Sociedade Brasileira de Diabetes. Diretrizes da Sociedade Brasileira de Diabetes: 2014-2015/Sociedade Brasileira de Diabetes. São Paulo: AC Farmacêutica, 2015.
4. American Diabetes Association-ADA. Standards of Medical Care in Diabetes. Diabetes Care 2016; 39(1): S1-S112.
5. ToscanoCM. As campanhas nacionais para detecção das doenças crônicas não-transmissíveis: diabetes e hipertensão arterial. Ciência e Saúde Coletiva 2004; 9(4): 885-895.
6. International Diabetes Federation. Diabetes Atlas. 3. ed. Brussel, 2006. Backgrounder. Disponível em: <http://www.eatlas.idf.org/webdata/docs/backgroundopeningpc.pdf>. Acesso em: 07 de junho de 2007.
7. Guidoni CM, Olivera CMX, Freitas O, Pereira LRL. Assistência ao diabetes no Sistema Único de Saúde: análise do modelo atual. Brazilian Journal of Pharmaceutical Sciences 20019; 45(1): 37-48.
8. Caporale JE, Calvo H, Gagliardino JJ. Costos de atención médica de personas con diabetes anteriores y posteriores a su hospitalización en Argentina. Revista Panamericana de Salud Pública 2006; 20(6): 361-368.
9. Borges APS, Guidoni CM, Ferreira LD, Freitas O, Pereira LRL. The pharmaceutical care of patients with type 2 diabetes mellitus. Pharmacy World & Science 2010; 32: 730-736.
10. Obreli-Neto PR, Marusic S, Guidoni CM, Baldoni Ade O, Renovato RD, Pilger D, Cuman RK, Pereira LRL. Economic evaluation of a pharmaceutical care program for elderly diabetic and hypertensive patients in primary health care: a 36-month randomized controlled clinical trial. Journal of Managed Care & Specialty Pharmacy 2015; 21(1): 66-75.
11. Brasil. Agência Nacional de Vigilância Sanitária. Resolução da Diretoria Colegiada nº 44/2009. Brasília: Anvisa, 2009.
12. Obreli-Neto PR, Baldoni AO, Guidoni CM. Farmacoterapia. Guia terapêutico de doenças mais prevalentes. São Paulo: Pharmabooks, 2013.
13. Defronzo RA, et al. International textbook of diabetes mellitus. 4th edition. Oxford: Wiley Blackwell, 2015.
14. Correr CJ, Otuki MF. A prática farmacêutica na farmácia comunitária. Porto Alegre: Artmed, 2013.
15. James PA, Oparil S, Carter BL, Cushman WC, Dennison-Himmelfarb C, Handler J, et al. 2014 Evidence-Based Guideline for the Management of High Blood Pressure in Adults. Report From the Panel Members Appointed to the Eighth Joint National Committee (JNC 8). JAMA 2014; 311(5): 507-520.
16. Diabetes Prevention Program Group. Reduction in the incidence of type 2 diabetes with lifestyle intervention or metformin. New England Journal of Medicine 2002;346: 393-403.
17. Molena-Fernandes CA, Nardo NJ, Tasca RS, Pelloso SM, Cuman RKN. A importância da associação de dieta e de atividade física na prevenção e controle do diabetes mellitus tipo 2. Acta Scientiarum Health Science 2005; 27 (2): 195-205.
18. Reis TM, Guidoni CM, Giroto E, Rascado RR, Mastroianni PC, Cruciol JM, Pereira LRL. Pharmaceutical Care in Brazilian community pharmacies: knowledge and practice. African Journal of Pharmacy and Pharmacology 2015; 9(9): 287-94.
19. Reis TM, Rocha KSS, Barros IMC, Santos LMC, Paixão FP, Almeida FHO, Lyra Júnior DP, Pereira LRL. Pharmacists' skills in conducting clinical services in community pharmacies in urban areas of Northeast Brazil. Latin American Journal of Pharmacy 2015; 34(4): 725-31.
20. Guidoni CM, Borges APS, Freitas O, Pereira LRL. Prescribing patterns and therapeutic implications for diabetes mellitus: a population-based analysis. Arquivos Brasileiros de Endocrinologia e Metabologia 2012; 56:120-127.
21. Guidoni CM, Borges APS, Freitas O, Pereira LRL. Analysis of comorbidities treatment and profile of medical consultations in diabetes mellitus. Ciência e Saúde Coletiva 2013; 18: 3015-3022.
22. Obreli-Neto PR, Baldoni AO, Guidoni CM, Bergamini D, Hernandes KC, Luz RT, Silva FB, Silva ROE, Pereira LRL, Cuman RKN. Métodos de avaliação de adesão à farmacoterapia. Revista Brasileira de Farmácia 2012; 93: 403-10.
23. Borges APS, Guidoni CM, Ferreira LD, Freitas O. Pereira LRL. Economic evaluation of outpatients with type 2 diabetes mellitus assisted by a pharmaceutical care service. Arquivos Brasileiros de Endocrinologia e Metabologia 2011; 55: 686-691.
24. Ayres LR, Baldoni AO, Borges APS, Pereira LRL. Adherence and discontinuation of oral hormonal therapy in patients with hormone receptor positive breast cancer. International Journal of Clinical Pharmacy 2014; 36: 45-54.
25. Galato d, Alano GM, Trauthman SC, Vieira AC. A dispensação de medicamentos: uma reflexão sobre o processo para prevenção, identificação e resolução de problemas relacionados à farmacoterapia. Brazilian Journal Pharmaceutical Sciences 2008; 44(3): 465-75.

Cuidados farmacêuticos no *diabetes mellitus*: resolução de casos clínicos

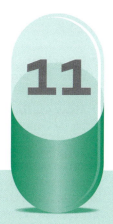

Blície Jennifer Balisa-Rocha
Divaldo Pereira de Lyra Junior
Giselle de Carvalho Brito
Patrícia Melo Aguiar

Neste capítulo, serão exploradas todas as fases do seguimento farmacoterapêutico a partir da resolução comentada de um caso clínico, a saber: (1) avaliação inicial; (2) elaboração de um plano de cuidados; (3) acompanhamento da evolução do paciente (avaliação dos resultados). Para tanto, será utilizado o método de documentação denominado *Pharmacotherapy Workup*, oriundo do *Pharmacist Workup of Drug Therapy* – PWDT, inicialmente proposto por Strand, Morley e Cipolle (1998).

Caso 1

Paciente idosa, aposentada, viúva, finalizou o ensino superior em Contabilidade, mora sozinha e tem três filhos. Tem plano de saúde, adquire seus medicamentos no ambulatório da unidade básica de saúde e/ou em farmácias comunitárias privadas. Na primeira consulta, a paciente relatou que se preocupa com o fato de ser portadora de *diabetes mellitus* (DM) tipo 2 há mais de 10 anos e que, embora afirme tomar os hipoglicemiantes adequadamente, não consegue se adaptar à dieta prescrita pela nutricionista, principalmente porque não consegue parar de ingerir doces: "meu fraco é doce" (sic). Não gosta de produtos *diet*. Relata fazer atividade física em casa (simulador de escada), mas sem frequência estabelecida. Além disso, apresenta dislipidemia há mais de 20 anos e hipertensão arterial sistêmica (HAS) há 6 meses. Relatou que a mãe foi portadora de DM e as irmãs também são portadoras de HAS e dislipidemia. Queixa-se de dores nos braços e desconfia de que seja tendinite. No dia do atendimento, apresentou: PA (em mmHg) = 158/84; glicemia capilar (jejum) = 191 mg/dL; peso = 79 kg; circunferência da cintura = 107 cm. Exames coletados: colesterol total = 306 mg/dL; triglicerídeos = 242; hemoglobina glicada = 8,2%.

Medicamentos que utiliza:
- **glimepirida 6 mg:** 1 comprimido no almoço;
- **vildagliptina 50 mg + metformina 850 mg:** 1 comprimido no café e outro no jantar;

- **losartana 100 mg + hidroclorotiazida 25 mg:** 1/2 comprimido no café da manhã;
- **sinvastatina 20 mg:** um comprimido antes de dormir.

Diante da apresentação do caso clínico, a fim de auxiliar a paciente no controle de seus parâmetros clínicos e na resolução de suas queixas, você, o(a) farmacêutico(a), deve iniciar o processo de cuidados pela etapa de avaliação inicial. Essa etapa fornecerá subsídios para a elaboração do plano de cuidados e posterior avaliação dos resultados, semelhante ao que os demais profissionais da saúde executam em sua prática clínica.

Primeira fase do seguimento farmacoterapêutico: avaliação inicial

Durante a consulta farmacêutica é preciso coletar informações com o objetivo de verificar se as necessidades farmacoterapêuticas da paciente estão sendo atendidas e se existem problemas farmacoterapêuticos que precisam ser prevenidos ou resolvidos. Assim, caberá a você, o(a) farmacêutico(a), avaliar de modo global a paciente para propor um plano de cuidados que vise uma farmacoterapia indicada, efetiva, segura e conveniente.

Coleta de dados

A consulta farmacêutica tem início com a coleta de dados da paciente. Esta é feita por meio de anamnese e exame clínico, no entanto, a escuta da fala da paciente é a principal fonte de informações. Como a avaliação inicial deve ser ampla, esta geralmente é a consulta mais longa, pois também se realizam a avaliação dos problemas de saúde atuais e pregressas, da experiência do paciente com medicamentos e da história da farmacoterapia (o que inclui alergias e reações adversas) e a revisão por sistemas e órgãos, a fim de obter informações complementares. Nesta etapa, é preciso avaliar a compreensão da experiência vivida do paciente com a doença e com seus medicamentos. Vale ressaltar que o principal objetivo na avaliação inicial é determinar os desejos e expectativas desta paciente, de modo que seja possível elencar suas preocupações prioritárias.

Segundo Cipolle, Strand e Morley (2012), é preciso coletar as informações do paciente presentes no Quadro 11.1 durante a avaliação inicial.

Quadro 11.1 Informações a ser coletadas na avaliação inicial da paciente

Dados demográficos
Idade, gênero, peso, altura
Índice de massa corporal
Ocupação, outras condições de moradia
Informação sobre medicamentos
Experiências vividas com medicamentos
História medicamentosa
Alergia e história de RAM
Lista de medicamentos em uso
Informação clínica
Razão para o encontro/queixa principal
História clínica relevante
Revisão dos sistemas

Existem vários modelos de documentação da prática clínica disponíveis na literatura, e tais dados devem estar registrados de maneira estruturada no prontuário do paciente. A partir da coleta desses dados, é possível compreender a paciente e sua história. Nesta etapa, algumas perguntas podem auxiliar na identificação do problema prioritário, como "dos problemas de saúde que a senhora relatou, qual deles preocupa mais? Por quê?". Nesse momento, a paciente relata que todos os problemas de saúde a preocupam, mas enfatiza que o DM "é silencioso e, se não controlar, o jeito será usar a insulina (sic)". Esse é um indício de que, no plano de cuidados, deve-se priorizar o controle do DM; além dessa percepção da paciente, há os fatores genéticos (mãe também portadora de DM) e as questões comportamentais (consumo de açúcar e resistência ao uso de produtos *diet*). Entretanto, isso não exclui a abordagem de todos os problemas de saúde e as demais queixas trazidas pela paciente.

Como mencionado, o relato da paciente será a fonte de informação prioritária, e o uso de perguntas abertas que permitam à paciente demonstrar sua relação com os medicamentos deve ser estimulado. Caberá a você ter habilidade na condução da entrevista, para manter o foco da consulta de maneira sistemática e documentada.

"A senhora tem hipertensão, *diabetes* e colesterol elevado, tem medicamentos prescritos para o controle dessas doenças e, ainda assim, os valores não estão dentro dos parâmetros desejáveis. O que a senhora acha que está acontecendo? O que a senhora pode fazer para melhorar sua saúde?".

Nesse momento, a abordagem suscita as necessidades relacionadas aos medicamentos percebidas pela paciente e o modo como ela deverá se corresponsabilizar por seu autocuidado. Portanto, trabalhar o empoderamento é essencial, especialmente quando a queixa principal da paciente é o DM, doença cujo sucesso do controle se dá por inúmeros fatores, incluindo o manejo da doença e da farmacoterapia do paciente. Observe que essas perguntas abertas permitem abordar atitudes, expectativas, crenças e medos com relação ao tratamento.

Os dados apresentados no início deste capítulo, na forma de caso clínico, são indispensáveis para a avaliação inicial e foram oriundos de exames clínicos, laboratoriais e prescrições médicas. Assim, após a paciente aceitar o convite para ser inserida no serviço de seguimento farmacoterapêutico, foi convidada a trazer, na primeira consulta, toda a sua história médica documentada (seus medicamentos, prescrições médicas e últimos exames). Durante a avaliação inicial, é possível avaliar o panorama de sua história clínica, que inclui a queixa principal, o DM, a história da doença atual (além do descontrole da DM, da pressão arterial oscila e do colesterol elevado), a história médica pregressa (histórico dos partos, internações, as cirurgias feitas), as histórias social e familiar (viúva, mora só e tem três filhos) e a revisão por sistemas em anexo. O perfil farmacoterapêutico inclui medicamentos em uso, plantas medicinais, medicamentos anteriores, histórico de alergias, reações adversas a medicamentos e a experiência de medicação do paciente.

Revisão da farmacoterapia e classificação dos problemas farmacoterapêuticos

Esta etapa da avaliação inicial tem início durante a primeira consulta, mas é contínua, ocorrendo a cada nova queixa da paciente ou quando há alguma alteração na farmacoterapia. A revisão da farmacoterapia é concretizada no período interconsultas, pois, nesse momento, caberá a você se apoderar das melhores evidências clínicas para fazer a avaliação sistemática da necessidade, da efetividade, da segurança de todos os medicamentos em uso e da conveniência do tratamento (adesão).

Quanto à avaliação da indicação/necessidade da farmacoterapia, você deverá conhecer a indicação, a dose, a via de administração, a frequência e a duração do tratamento de cada medicamento em uso. Esses dados fornecerão subsídios para avaliar, posteriormente, a resposta da paciente em termos de efetividade e segurança. Nesta fase, você deve questionar, continuamente, se o problema de saúde da paciente é causado pela farmacoterapia ou se é algo que precisa ser tratado com a adição de um novo medicamento. As respostas a essas perguntas conduzirão às intervenções no plano de cuidados.

No caso da paciente em estudo, todos os medicamentos em uso são indicados para os problemas de saúde diagnosticados (DM: glimepirida, vildagliptina 50 mg + metformina 850 mg; HAS: losartana 100 mg + hidroclorotiazida 25 mg; dislipidemia: sinvastatina 20 mg); entretanto, ela apresenta uma queixa não diagnosticada e não tratada (dor no braço), a qual sugere a presença de um problema farmacoterapêutico, suspeitando-se de um PRM e da necessidade de medicamento adicional (PRM 2, segundo Cipolle, Strand e Morley, 2012), visto que se trata de uma condição não tratada. Esse PRM somente será confirmado (ou não) depois da prescrição de um novo tratamento pelo médico, que será contatado dentro das ações do plano de cuidados, e de este se mostrar efetivo para tal queixa.

Para a avaliação da efetividade da farmacoterapia, deve-se observar se o uso do medicamento está proporcionando o alcance dos objetivos terapêuticos previamente estabelecidos. Assim, é preciso estabelecer esses objetivos com base nos sinais e sintomas do paciente ou nos exames laboratoriais. No caso da paciente, os objetivos terapêuticos seriam aqueles mostrados na Tabela 11.1.

É possível observar que, mesmo os medicamentos sendo os mais indicados para tais condições de saúde, nenhum dos objetivos terapêuticos estão sendo alcançados. Observa-se, então, que esses são problemas de efetividade. No plano de cuidados, será necessário traçar intervenções para alcançar tais controles. Caso essa intervenção sugira um aumento das doses dos medicamentos (concentração e/ou frequência), você estará diante de um PRM de dose baixa (PRM 4, segundo Cipolle, Strand e Morley, 2012), no entanto, caso essa ação não promova melhora e haja necessidade de se trocar por um medicamento mais efetivo, estar-se-á diante de um PRM de medicamento inefetivo (PRM 4, segundo Cipolle, Strand e Morley, 2012).

Com relação aos aspectos de segurança da farmacoterapia, deve-se observar se alguma queixa da paciente é um novo problema de saúde oriundo do uso de um medicamento (reação adversa ao medicamento – RAM) ou se um problema de saúde já existente é agravado por estar em doses elevadas. Inicialmente, não há suspeitas nessa paciente. Entretanto, a cada nova revisão da farmacoterapia, você deverá observar se houve relação temporal entre mudanças na farmacoterapia e o aparecimento de novas queixas/problemas de saúde, sendo possível suspeitar, assim, de PRM de segurança. Para tanto, algumas perguntas vão auxiliar na avaliação da segurança do tratamento: "Essa queixa surgiu após a introdução de um novo medicamento?" (PRM 5 – PRM de RAM, segundo Cipolle, Strand e

Tabela 11.1 Objetivos terapêuticos para o caso clínico apresentado

Problema de saúde	Valores atuais	Objetivos a serem alcançados
HAS	PA (em mmHg): 158/84	< 130/85
DM	Glicemia capilar (Jejum): 191 mg/dL Hemoglobina glicada: 8,2%	< 110 mg/dL 7,5% (em idosos)
Dislipidemia	Colesterol total: 306 mg/dL LDL-C: não disponível HDL-C: não disponível Triglicerídios: 242 mg/dL	< 200 mg/dL > 100 mg/dL < 40 mg/dL < 150 mg/dL

Fontes: 7ª Diretriz Brasileira de Hipertensão Arterial (2016); Diretrizes da Sociedade Brasileira de Diabetes (2015).

Morley, 2012); "Essa queixa surgiu pois a paciente está utilizando o medicamento em uma frequência curta ou em uma dose elevada?" (PRM 6 – PRM de dose alta, segundo Cipolle, Strand e Morley, 2012).

Por fim, na avaliação da adesão ao tratamento, é preciso identificar como se dá a relação dessa paciente com o cumprimento do tratamento, se ela compreendeu a maneira como os medicamentos foram prescritos e se ela fez alguma alteração por conta própria. Por ser idosa e em uso de polifarmácia, se tem predisposição ao abandono do tratamento, e isso deve ser reforçado no plano de cuidados, pois existem dois tipos de não adesão: não adesão involuntária (não intencional) e voluntária (intencional).

Um dos pontos que devem ser investigados, nesse caso, é a acessibilidade ao tratamento, pois isso acarreta diretamente a não adesão involuntária. Assim, vale a pena questionar à paciente: "Como a senhora adquire seus medicamentos?", "Já chegou a ficar algum tempo sem tomá-los? Por quê?". Além disso, a depender da capacidade cognitiva da idosa, talvez ela tenha dificuldade em compreender as orientações recebidas pelo médico, fazendo-se necessário confrontar as informações contidas na prescrição com aquelas fornecidas pela paciente: "A senhora poderia me dizer como toma esse medicamento?", "A forma que a senhora me relatou é a mesma que o médico lhe explicou?". Tais questões permitem que a paciente demonstre as dificuldades em cumprir o tratamento ou se segue de modo inconsistente as instruções do prescritor. Ademais, possibilitam que ela demonstre, de maneira racional, a decisão de não utilizar seus medicamentos ou fazê-lo de modo diferente das instruções recebidas.

A literatura aponta diversos fatores para a não adesão (acesso aos medicamentos, condições socioeconômicas e culturais, conhecimento sobre os medicamentos, capacidade cognitiva, complexidade da farmacoterapia, aspectos religiosos, expectativas e medos ligados ao tratamento, melhora ou agravamento da condição clínica etc.). Assim, caberá a você, o(a) farmacêutico(a), compreender, sem julgamentos, as razões apresentadas pela paciente e, em comum acordo, abordar, no plano de cuidados, as vantagens em superar esse problema farmacoterapêutico (PRM 7, segundo Cipolle, Strand e Morley 2012).

Segunda fase do seguimento farmacoterapêutico: plano de cuidados

Concluída a fase de avaliação inicial e identificados os possíveis PRM apresentados pela paciente, você deverá elaborar um plano de cuidado com a finalidade de resolver cada um dos problemas encontrados, promover o alcance dos objetivos terapêuticos e prevenir o surgimento de novos problemas farmacoterapêuticos.

Vale ressaltar que um plano de cuidado deve ser formulado para cada problema de saúde do paciente, havendo ou não PRM, e cada plano é registrado em formulário próprio. Durante a elaboração desse plano, você deverá seguir estas etapas:

1. Determinar os objetivos terapêuticos.
2. Definir as intervenções para resolver e/ou prevenir PRM e para alcançar os objetivos terapêuticos.
3. Agendar o retorno da paciente para a avaliação dos resultados. Embora um plano deva ser delineado para cada problema de saúde da paciente, para fins didáticos, será exemplificada, aqui, apenas a elaboração do plano de cuidados para o DM tipo 2.

Na primeira seção do plano, você deverá relatar o nome técnico do problema de saúde, fazer um breve relato da situação atual e indicar tratamentos e respostas anteriores, conforme pode ser visto no Quadro 11.2.

Quadro 11.2 Descrição do problema de saúde

Problema de saúde: *diabetes mellitus* tipo 2	Data: xx/02/2016
Descrição/história: apresenta diagnóstico há mais de 10 anos e cita grande inquietação com a doença. Afirma que não deixa de utilizar seus medicamentos, mas não adere à dieta prescrita pela nutricionista. "Meu fraco é o doce (*sic*)". Anteriormente, utilizou outros medicamentos para o DM tipo 2, porém, não se recorda dos nomes. Até o momento, não apresenta controle da doença. Preocupa-se com sua farmacoterapia: "O *diabetes* é silencioso e, se não controlar, o jeito será usar a insulina (*sic*)".	

Objetivos terapêuticos

Após a descrição do problema de saúde, no caso, o DM tipo 2, você deverá negociar os objetivos terapêuticos com a paciente (e com outros profissionais, quando apropriado). Um objetivo terapêutico é a resposta desejada ou ponto final que você e a paciente querem alcançar com a farmacoterapia.

Durante o processo de negociação com a paciente, você deverá definir objetivos que sejam realistas e condizentes com as capacidades dela. Ao estabelecer um objetivo terapêutico, é preciso definir três componentes essenciais:

1. Definir um parâmetro clínico mensurável (p. ex., sinais, sintomas ou exames laboratoriais) para o problema de saúde.
2. Estabelecer um valor desejável para esse parâmetro.
3. Determinar um prazo para o alcance do objetivo terapêutico, considerando o tempo necessário para que as intervenções produzam o efeito esperado.

Voltando ao caso clínico, deve-se questionar: "Quais objetivos nós e a paciente tentaremos alcançar para o DM tipo 2? E em quanto tempo?". Como indicado na Tabela 11.1, a Sociedade Brasileira de Diabetes recomenda o uso de dois parâmetros para a monitoração do DM: a glicemia capilar de jejum (meta de < 110 mg/dL) e a hemoglobina glicada (meta de 7,5%, em idosos). Os últimos exames laboratoriais da paciente estão acima dos valores desejados e, embora ela conheça os objetivos terapêuticos dessa doença, relata que não os alcança há muitos anos. Diante desse cenário, você deve estabelecer, sempre em conjunto com a paciente, os objetivos de curto e longo prazos. No Quadro 11.3, é possível verificar os objetivos acordados, suas unidades de medida e o prazo para seu alcance.

Quadro 11.3 Objetivos terapêuticos estabelecidos em acordo com a paciente

Objetivos terapêuticos
1. Glicemia de jejum ≤ 150 mg/dL em 3 meses (final: ≤ 110 mg/dL)
2. Hemoglobina glicada ≤ 7,9 em 3 meses (final: ≤ 7,5%).

Intervenções farmacêuticas

Definidos os objetivos terapêuticos, você deverá planejar as intervenções necessárias. Entende-se por intervenção farmacêutica o "ato profissional planejado, documentado e realizado pelo farmacêutico, com a finalidade de otimização da farmacoterapia, promoção, proteção e recuperação da saúde, prevenção de doenças e de outros problemas de saúde". As intervenções devem ser individualizadas segundo as necessidades do paciente, sua condição clínica e seus PRM.

Você deverá listar todas as alternativas possíveis para resolver os PRM e, em conjunto com a paciente, escolher aquela mais resolutiva e conveniente. Em geral, no plano de cuidados, devem ser priorizados os níveis de tomada de decisão na seguinte ordem:

1. Intervenções para resolver os PRM, como iniciar farmacoterapia, alterar dose ou intervalo posológico, trocar medicamento, retirar medicamento, orientar o paciente etc.
2. Intervenções para alcançar objetivos terapêuticos, como iniciar farmacoterapia, alterar o regime terapêutico, encaminhamento para outros profissionais, educação ou informação ao paciente, instruções sobre como utilizar os medicamentos etc.
3. Intervenções para prevenir futuros PRM, como iniciar farmacoterapia, orientar ou educar o paciente etc.

Voltando ao caso da paciente, é preciso perguntar: "O que você vai fazer ou como você vai intervir para resolver os PRM identificados na avaliação inicial?". No que diz respeito aos medicamentos, observa-se que a paciente faz uso de três fármacos, sendo que um deles está na dose máxima (vildagliptina: 100 mg/dia). Entretanto, ainda existe a possibilidade de se aumentar a dose da metformina ou da glimepirida ou inserir insulina para melhorar o controle do DM tipo 2. Definidas as estratégias de intervenção, deve-se fazer o seguinte questionamento: "Quais intervenções serão colocadas em prática para garantir que a paciente alcance os objetivos terapêuticos?". Ao conversar com a paciente sobre as possibilidades de intervenção, ela citou que prefere aumentar a dose da metformina em vez de utilizar a insulina, como pode ser observado nas Tabelas 11.2 e 11.3. De modo a viabilizar essa intervenção proposta, durante o acompanhamento da paciente, foi escrita uma carta ao médico sugerindo o aumento da dose para a associação vildagliptina 50 mg + metformina 1.000 mg (Figura 11.1).

Tabela 11.2 PRM a ser resolvido e alternativas terapêuticas

Descrição do problema: descontrole do DM tipo 2, verificado pelos valores elevados de glicemia de jejum e hemoglobina glicada		
Medicamento: vildagliptina 50 mg + metformina 850 mg	PRM: 4	Real ☐ Potencial ☐
Alternativas terapêuticas: 1. Aumento da dose do medicamento para vildagliptina 50 mg + metformina 1.000 mg (selecionada) 2. Introdução de insulina		

Tabela 11.3 Plano farmacoterapêutico da paciente

Plano farmacoterapêutico		
Medicamento	Esquema posológico	Registro de alteração
Glimepirida 6 mg, comprimido	0-1-0 (via oral)	-
Vildagliptina 50 mg + metformina 850 mg, comprimido	1-0-1 (via oral)	Aumento da dose: carta enviada ao médico sugerindo vildagliptina 50 mg + metformina 1.000 mg, comprimido, 1-0-1.

Após o delineamento das intervenções para resolver os PRM, você deve questionar: "As intervenções já propostas serão suficientes para o alcance dos objetivos terapêuticos?", "É preciso propor intervenções complementares?". Ao retornar à análise inicial da paciente, é possível notar que:

> Prezado(a) Dr.(a) X,
>
> A Farmácia X está oferecendo um novo serviço denominado "Cuidado Farmacêutico", que visa trabalhar com outros profissionais de saúde para garantir que as necessidades farmacoterapêuticas dos pacientes sejam atendidas. A paciente X iniciou seu acompanhamento nesse serviço em janeiro de 2016 com queixa de descontrole do *diabetes mellitus* tipo 2. Durante a avaliação inicial da paciente, foi constatado o uso de glimepirida 6 mg (0-1-0) e da associação vildagliptina 50 mg/metformina 850 mg (1-0-1). Notamos que a vildagliptina está prescrita na dose máxima, e a glimepirida, próximo dela; entretanto, a dose da metformina ainda se encontra distante da máxima permitida (dose máxima: 2.500 mg/dia). A paciente apresentou os últimos valores do exame laboratorial de creatinina dentro da normalidade e não relatou efeito adverso com o uso da metformina, em especial os gastrointestinais.
>
> Diante disso, envio esta carta para que o(a) doutor(a) possa avaliar a possibilidade de substituir a associação prescrita para vildagliptina 50 mg/metformina 1.000 mg (1-0-1).
>
> Agradecemos a atenção e a parceria no cuidado de saúde da paciente X. Em caso de dúvida sobre esta carta ou nosso serviço, favor entrar em contato na Farmácia X, fone X.
>
> Atenciosamente,
> Farmacêutico(a) X
> CRF X

Figura 11.1 Modelo de uma carta enviada pelo farmacêutico ao médico.
Fonte: Klasco (2017).

- A paciente não consegue se adaptar à dieta prescrita pela nutricionista, principalmente porque não consegue parar de ingerir doces: "Meu fraco é doce" (sic).
- A paciente relata fazer atividade física em casa (simulador de escada), mas sem frequência estabelecida.
- A paciente informa que conhece os objetivos terapêuticos do DM tipo 2, mas não os atinge há anos.

A fala da paciente traz informações preciosas que serão muito úteis na construção das intervenções complementares. Primeiro, embora a paciente conheça os objetivos terapêuticos, parece não reconhecer a importância do estilo de vida para o alcance deles e deposita nos medicamentos sua esperança "Eu tomo os medicamentos direitinho, não sei por que não melhoro (sic)". Com base nesse cenário, podem-se elaborar as seguintes estratégias:

1. **Doença:** compreender o entendimento da paciente a respeito da doença e reforçar riscos e problemas decorrentes do não alcance dos objetivos terapêuticos.
2. **Tratamento:** reforçar que o tratamento dessa doença requer, além dos medicamentos, mudanças no estilo de vida.
3. **Objetivos pessoais:** evidenciar que existe discrepância entre os objetivos pessoais dela (aceitou participar da consulta farmacêutica porque deseja controlar o DM tipo 2) e o comportamento atual.
4. **Prós e contras da mudança nos hábitos de vida:** investigar o quanto a paciente está disposta a mudar. Para isso, pode-se utilizar uma técnica muito comum chamada "régua de disposição". Pergunta-se a ela: "Em uma escala de 1 a 10, em que 1 significa não tão importante, e 10, extremamente importante, o quão importante é,

para você, mudar os hábitos de vida?". No caso apresentado, a paciente indicou uma nota 3 para a alimentação e 6 para atividade física (Tabela 11.4). Em seguida, em vez de perguntar "Por que nota 3 para a alimentação, e não 7?", deve-se explorar o que a paciente pensa sobre a mudança. Por exemplo, perguntar "Parece que a senhora ainda não está disposta a mudar. O que teria que acontecer para mudar a sua nota para sete?". Isso ajudará a paciente a pensar nos prós e contras da mudança. Para auxiliar nesse processo, pode-se elaborar com a paciente um quadro listando as vantagens e desvantagens da mudança de comportamento (Quadro 11.4).

5. **Auxiliar na mudança desses hábitos:** como observado no item anterior, a paciente ainda se encontra relutante em mudar a alimentação. Assim, você, como farmacêutico(a), deve compreender o momento da paciente, fornecer apoio e fortalecer a esperança na possibilidade de mudança. Também se pode contatar a nutricionista para realizar pequenos ajustes na dieta, dentro das possibilidades da paciente. É muito importante não forçar a mudança de comportamento, pois se trata de uma escolha do paciente, e não do cuidador. Por outro lado, a paciente em estudo está mais disposta a mudar a prática de atividade física, sendo possível, assim, estabelecer em conjunto uma rotinas para o uso do simulador de escada – a paciente foi previamente liberada pelo médico, mas não realizava esse exercícios com regularidade (Quadro 11.5).

Tabela 11.4 Notas atribuídas para a importância em mudar os hábitos de vida

Alimentação
1	2	**3**	4	5	6	7	8	9	10

Atividade física
1	2	3	4	5	**6**	7	8	9	10

Quadro 11.4 Prós e contras elencados pela paciente para a mudança nos hábitos de vida

Alimentação	
Prós	**Contras**
Perder peso	É minha válvula de escape
Diminuir o colesterol, pressão arterial e açúcar do sangue	

Atividade física	
Prós	**Contras**
Perder peso	Mais uma coisa para fazer
Diminuir colesterol, pressão arterial e açúcar do sangue	Menos tempo disponível para descansar e ficar com a família
Diminuir dores no corpo	
Dar mais energia para o dia a dia	

Retorno da paciente

A última atividade do plano de cuidados é programar uma avaliação do acompanhamento da paciente (Quadro 11.6), de modo a determinar o progresso em direção à realização dos objetivos terapêuticos e aos resultados desejados. O tempo que deve transcorrer entre as consultas farmacêuticas depende de muitos fatores. Em geral, o(a) farmacêutico(a) deve considerar os seguintes questionamentos:

1. Quando se iniciará a ação dos medicamentos?
2. Quando podem ser mais bem observados ou medidos os efeitos benéficos dos medicamentos?
3. Quando se pode observar o efeito máximo dos medicamentos?
4. Em quanto tempo aparecerão as reações adversas dos medicamentos?
5. Qual a disponibilidade da paciente?

Quadro 11.5 Resumo das intervenções complementares propostas para o alcance dos objetivos terapêuticos

Outras intervenções para otimizar a farmacoterapia
1. Educação em saúde – o que é o *diabetes mellitus* tipo 2, causas, tratamento (farmacológico e não farmacológico) e sua importância para o alcance dos objetivos terapêuticos
2. Explorar a resistência à mudança na alimentação (qual o motivo da resistência? Quais as razões da paciente? Conversar sobre os prós e contras do comportamento atual e da mudança de atitude). Estabelecer contato com a nutricionista para intervenções conjuntas
3. Estabelecer uma rotina de atividades físicas
4. Motivar a paciente para a mudança, mesmo que pequena

Quadro 11.6 Prazo para retorno da paciente

Próxima consulta
90 dias (avaliar o valor da glicemia de jejum e da hemoglobina glicada, bem como a mudança de comportamento mediante a alimentação e a prática de atividades físicas)

Normalmente, pacientes que apresentam quadros mais graves ou PRM de maior complexidade podem requerer seguimento mais frequente, ao passo que aqueles sem PRM podem ter consultas mais espaçadas. Além do contato presencial, a avaliação da resposta do paciente pode ser realizada por ligação telefônica, e-mail, mensagem etc. Voltando ao estudo de caso, é preciso questionar: "Quando é necessário encontrar novamente a paciente para avaliar os resultados da farmacoterapia e os resultados das intervenções?". Considerando a necessidade de retorno ao médico para alteração na dose da metformina e o tempo necessário para mudança efetiva no exame laboratorial de hemoglobina glicada, foi estipulado prazo de três meses para o retorno da paciente para a consulta farmacêutica presencial. Durante esse tempo, você, o(a) farmacêutico(a), pode monitorar a progressão das mudanças no estilo de vida por meio de ligações telefônicas mensais.

Ao final do desenvolvimento do plano de cuidado, é recomendável que seja realizada uma revisão em conjunto com a paciente. Deve-se perguntar se ela está satisfeita com o plano e se prevê alguma dificuldade para sua implementação.

Terceira fase do seguimento farmacoterapêutico: valiação dos resultados

Por definição, os resultados do seguimento farmacoterapêutico devem ser mensuráveis e documentados. Nesta etapa, você, o(a) farmacêutico(a), deverá determinar, a cada novo encontro, se os resultados traçados para a paciente foram alcançados. É importante ressaltar a necessidade de preencher uma ficha de avaliação dos resultados para cada problema de saúde que esteja sendo tratado com medicamentos. Neste capítulo, para fins didáticos, será preenchida a ficha de avaliação que diz respeito ao *diabetes mellitus* apresentado pela paciente em questão.

Durante a avaliação dos resultados, o(a) farmacêutico(a) deve se guiar pelo seguinte roteiro:

1. Avaliação da efetividade da farmacoterapia escolhida para a paciente.

2. Avaliação da segurança dos medicamentos que estão sendo utilizados.
3. Avaliação da adesão à farmacoterapia.
4. Investigação do surgimento de novos PRM.
5. Agendamento da próxima consulta.

De acordo com Cipolle, Morley e Strand (2012), na avaliação da efetividade, deve-se considerar a melhora dos sinais e sintomas clínicos e/ou dos valores laboratoriais. Na paciente em questão, a avaliação da efetividade dos hipoglicemiantes pode ser vista pelos seguintes parâmetros clínicos (Tabela 11.5).

Na terceira avaliação da paciente, houve discreta melhora na glicemia de jejum, momento que coincidiu com o período de aumento da dose da metformina. No entanto, na avaliação seguinte, a hemoglobina glicada se mostrou descompensada. A experiência desse acompanhamento indicou que, embora a avaliação dos resultados da efetividade da farmacoterapia seja realizada com base em parâmetros clínicos, é importante ressaltar que nenhum dos objetivos terapêuticos estabelecidos para essa paciente poderia ser alcançado caso o(a) farmacêutico(a) não considerasse suas crenças, experiências subjetivas e motivação em mudar os hábitos de vida. Isso se aplica de maneira especial ao tratamento do *diabetes mellitus*, no qual a efetividade dos hipoglicemiantes e o sucesso do tratamento estão intimamente ligados a adequados hábitos alimentares (principal desafio no caso clínico apresentado) e de a rotina de atividade física do paciente.

No caso clínico apresentado, além das habilidades e competências próprias, você teve de buscar auxílio de outros profissionais de saúde, como médico (alteração da dose do medicamento), nutricionista (dieta), profissionais de educação física e psicólogo (segundo a paciente, ingerir doce "é minha válvula de escape"). Somente com a colaboração de uma equipe multidisciplinar os objetivos terapêuticos da paciente foram alcançados. Para tanto, você teve de vencer outro desafio: sensibilizar a paciente para que frequentasse mais consultas. Portanto, ofertar o serviço de seguimento farmacoterapêutico em um local que reúna todos esses profissionais pode facilitar esse processo.

A avaliação da segurança da farmacoterapia inclui provas de reações adversas aos medicamentos e/ou toxicidade. O(a) farmacêutico(a) deve estar atento aos parâmetros de segurança de acordo com cada tipo de medicamento utilizado pelo paciente, bem como, a quando estes poderão ocorrer, pois a agenda das consultas é influenciada por tais dados. Para tanto, um estudo minucioso sobre a farmacoterapia do paciente é indispensável durante o seguimento da farmacoterapia. Nesta fase, além das características dos medicamentos, o(a) farmacêutico(a) deve ter acesso à fontes de informações, com ferramentas que permitam realizar o cruzamento de dados dos medicamentos com as características fisiológicas e patológicas do paciente, de modo que toda decisão clínica considere as particularidades de cada paciente.

Tabela 11.5 Avaliação dos resultados – efetividade

Problema de saúde: *diabetes mellitus*						
Parâmetro de avaliação	Início /01/16	1ª avaliação /02/16	2ª avaliação /05/16	3ª avaliação /06/16	4ª avaliação /07/16	5ª avaliação /10/16
Glicemia de jejum	191 mg/dL	191 mg/dL	174 mg/dL	170 mg/dL	140 mg/dL	125 mg/dL
HbA1c	8,2%	8,2%	–	9,2%	–	7,9%

No caso da paciente, o aumento da dose da metformina poderia ocasionar o aparecimento de reações adversas frequentemente ligadas ao uso desse fármaco, tais como diarreia, flatulência, distensão abdominal etc. Além disso, a literatura recomenda o acompanhamento das funções renais em idosos que utilizam a metformina, visto que esses pacientes são mais suscetíveis ao desenvolvimento de acidose lática com o uso desse fármaco. Felizmente, a paciente não apresentou PRM relacionado à segurança dos hipoglicemiantes prescritos para ela (Tabela 11.6).

A influência da adesão ao tratamento nos resultados do paciente deve ser avaliada a cada consulta. Após a análise dos resultados planejados, você deverá verificar se o paciente apresenta novos PRM e reiniciar, caso necessário, o ciclo do seguimento farmacoterapêutico. A partir dessas avaliações, tome decisões clínicas sobre a conduta que se seguirá, documentando mudanças na farmacoterapia e modificações do plano de cuidado. No caso da paciente, a adesão ao tratamento não se configurou como um problema, visto que ela "tomava os remédios direitinho". No entanto, fez-se necessária a realização de intervenções educativas a fim de elucidar a paciente sobre os motivos de o *diabetes mellitus* continuar descompensado e para conscientizá-la sobre a importância das mudanças nos hábitos de vida (dieta e atividade física). Tais intervenções também se mostraram oportunas para que a paciente não perdesse a "confiança" na farmacoterapia, pois ela relatou que adere ao tratamento e, ainda assim, não compreendia o motivo de o *diabetes mellitus* ser descontrolado. Esclarecer esse assunto é fundamental para evitar que a paciente desenvolva uma experiência subjetiva negativa com medicamentos e, consequentemente, evita o surgimento de um novo PRM ligado à adesão.

Na sequência da avaliação dos resultados, a determinação do estado de cada problema de saúde do paciente deve ser documentada, fornecendo o *status* dos resultados. Nesse ponto, a avaliação dos resultados está intimamente ligada aos objetivos estabelecidos no(s) plano(s) de cuidado e os PRMs que foram identificados de cada paciente (Quadro 11.7).

Na primeira consulta de avaliação dos resultados, a paciente apresentou melhora parcial, e a glicemia de jejum reduziu de 191 mg/dL para 174 mg/dL, graças, provavelmente, a efeitos nos ajustes da farmacoterapia propostos para a paciente (aumento da dose da metformina). Na segunda avaliação dos resultados, os parâmetros clínicos indicaram a necessidade de realização de intervenções educativas e da inserção de outros profissionais de saúde (nutricionista e educador físico) no cuidado à paciente. Somente após o trabalho multidisciplinar foi possível obter melhora e, posteriormente, estabilizar o quadro clínico da paciente.

É importante salientar que você poderia propor outras alternativas para alcançar os objetivos terapêuticos da paciente, como inserção de insulina (contato com o médico)

Tabela 11.6 Avaliação dos resultados – segurança

Problema de saúde: *diabetes mellitus*						
Parâmetro de avaliação	Início /01/16	1ª avaliação /02/16	2ª avaliação /05/16	3ª avaliação /06/16	4ª avaliação /07/16	5ª avaliação /10/16
Creatinina	0,8	–	1,0	–	–	0,8
Desconforto gastrointestinal	não apresentou	não apresentou	não apresentou	não apresentou	não apresentou	não apresentou

Cuidados farmacêuticos no *diabetes mellitus*: resolução de casos clínicos | 157

Quadro 11.7 Avaliação dos resultados – determinação do estado de cada problema de saúde do paciente

Parâmetro de avaliação	Início __/05/16	1ª avaliação __/06/16	2ª avaliação __/07/16	3ª avaliação __/10/16	4ª avaliação __/__/__	5ª avaliação __/__/__
SITUAÇÃO **Inicial:** objetivos estabelecidos; início de nova farmacoterapia **Resolvido:** Objetivos alcançados; término da farmacoterapia **Estável:** objetivos alcançados; mantém a mesma farmacoterapia **Melhora:** progresso adequado; mantém a mesma farmacoterapia **Melhora parcial:** progresso adequado; ajustes na farmacoterapia **Sem melhora:** sem progresso; mantém a mesma farmacoterapia **Piora:** declínio na saúde; ajustes na farmacoterapia **Fracasso:** objetivos não alcançados; descontinuar e iniciar farmacoterapia diferente **Morte**	Melhora parcial	Sem melhora	Melhora	Estável		
Novos PRM identificados	x nenhum neste momento __ Documentado	x nenhum neste momento __ Documentado	x nenhum neste momento __ Documentado	x nenhum neste momento __ Documentado	__ nenhum neste momento __ Documentado	__ nenhum neste momento __ Documentado

ou outros medicamentos mais potentes. No entanto, respeitar a alternativa terapêutica acordada com a paciente faz parte da filosofia do seguimento farmacoterapêutico como condição indispensável ao sucesso dessa prática. Além disso, alternativas não farmacológicas, por vezes, mostram-se mais benéficas e indicadas para a saúde dos pacientes, pois evitam a ocorrência de PRM.

O próximo passo na avaliação de resultados é a identificação de novas condições clínicas que requerem tratamento medicamentoso ou de um novo PRM referente à farmacoterapia já utilizada pelo paciente. A paciente não apresentou tais situações.

A última atividade na consulta de avaliação dos resultados é o agendamento para dar continuidade ao seguimento farmacoterapêutico. Isso faz parte do processo e requer comprometimento em manter contato com cada paciente ao longo de todo o curso da terapia (Cipolle, Morley e Strand, 2012). No caso da paciente, por tratar-se de uma doença crônica (*diabetes mellitus*), a "alta" do seguimento farmacoterapêutico não será possível. No entanto, após a verificação da estabilidade dos parâmetros clínicos, o agendamento da próxima avaliação pode obedecer a maiores intervalos de tempo (Quadro 11.8).

Quadro 11.8 Avaliação dos resultados – agendamento das consultas

Data	Próxima avaliação	Comentários
11/16	Avaliar a estabilidade dos parâmetros clínicos relacionados ao DM/ocorrência de novos PRM ou condição clínica	Verificar a possibilidade de espaçar as consultas, caso a paciente se mantenha estável

A etapa de avaliação dos resultados permite o acúmulo de experiência clínica na prática do seguimento farmacoterapêutico, além de fortalecer a relação terapêutica farmacêutico-paciente.

Caso 2

Homem, branco, 72 anos, casado, mora com a esposa e apenas um dos três filhos. É aposentado, trabalhava com sonda de perfuração em uma petrolífera. Cursou o ensino fundamental completo e um curso técnico. Tem acesso ao sistema de saúde pelo plano de saúde. Os médicos que o acompanham são a Dra. S. (clínica Geral) e o Dr. P. (endocrinologista). Altura: 1,64 m; peso: 62 kg; circunferência abdominal: 81 cm. Fuma de 10-20 cigarros por dia, bebe entre 2-6 xícaras de café por dia. Parou de ingerir bebida alcoólica há 2 anos. Na revisão dos sistemas e da história pessoal, informou ter *diabetes mellitus* tipo 2 há 30 anos, dores nos pés e constipação. Não tem alimentação adequada, usa adoçante, gosta de mamão, abacaxi, banana e laranja, não toma chás. Não realiza atividades físicas. Vacina-se contra a gripe todos os anos. Relata que deseja melhorar a saúde e espera que os medicamentos o ajudem. Não apresenta preocupação quanto à farmacoterapia, porém, reclama de que não a compreende muito bem, e isso o incomoda muito. Acredita em Deus, mas não segue qualquer religião. Nunca apresentou reações adversas aos medicamentos. Quando tinha 28 anos, sofreu um acidente no trabalho e perdeu dois dedos. Tem cinco irmãos, dos quais um tinha *diabetes mellitus* e faleceu. O pai e o avô também tinham a doença. No dia do atendimento, apresentou PA (em mmHg): 130/80 e glicemia capilar 220 mg/dL.

Medicamentos que utiliza:
- **glimepirida 4 mg:** 1 comprimidos antes do jantar;
- **metformina 850 mg:** 1 comprimido antes do café e do jantar;

- **fosfato de codeína/paracetamol:** 1 comprimido por dia, por 120 dias.

Caso 3

Homem, branco, 75 anos, casado, mora com a esposa, a sogra e o filho. É caminhoneiro aposentado, estudou até o ensino fundamental e é atendido pelo SUS. Adquire seus medicamentos no Programa Aqui tem Farmácia Popular do Brasil. Os médicos que o acompanham são a Dra. S. (clínica Geral) e o Dr. P. (endocrinologista), em clínicas particulares. Altura: 1,60 m; peso: 65 kg; circunferência da cintura: 91 cm. Não fuma, ingere entre 2-6 xícaras de café por dia. Parou de beber bebidas alcoólicas há 10 anos. Na revisão dos sistemas e da história pessoal, informou ter hipertensão arterial sistêmica (HAS) e *diabetes mellitus* tipo 2 há 9 anos. Expressa o desejo de controlar e compreender seu tratamento medicamentoso. Não acredita que os medicamentos possam controlar a HAS, a glicemia e os triglicerídeos. O paciente questiona os efeitos dos medicamentos. É católico praticante. Tem alergia a penicilina. Utiliza óculos. Fez cirurgia a *laser* nos olhos por complicações na retina causada pelo *diabetes mellitus*. Foi hospitalizado duas vezes por causa da pressão descontrolada e frisa que nunca foi para a emergência por causa do *diabetes mellitus*. A mãe teve HAS. A alimentação é exagerada, mas diz que "come tudo e nada faz mal". Tem sempre "garrafadas em casa". Toma chá de "pata de vaca" quase todos os dias e come amora de vez em quando, pois acredita que seja terapêutica. Já utilizou captopril e hidroclorotiazida, parou porque não fazia mais efeito. Vacina-se todos os anos. Faz 30 minutos de caminhada entre 2-3 vezes na semana. No dia do atendimento, apresentou PA (em mmHg): 154/90 e glicemia capilar 255 mg/dL.

Medicamentos que utiliza:
- **olmesartana 20 mg:** 1 comprimido às 10h e às 20h30min (alimentação não influencia);

- **Colírio tartarato de brimonidina 0,2% e timolol 0,5%:** 1 gota em cada olho às 7h e às 19h;
- **Metformina 850 mg:** 1 comprimido às 12h30.

Caso 4

Mulher, branca, nascida em 20 de junho de 1954, solteira, aposentada, mora com um irmão e é técnica de enfermagem, com ensino superior incompleto. Tem acesso ao sistema de saúde pelo SUS. Adquire seus medicamentos em farmácias comunitárias. Os médicos que a acompanham são a Dra. S. (clínica geral) e o Dr. P. (endocrinologista). Altura: 1,45 m; peso: 59 kg; circunferência da cintura: 97 cm. Não fuma, não consome bebidas alcoólicas, bebe café entre 2-6 xícaras por dia. Na revisão dos sistemas e da história pessoal, informou ter hipertensão arterial sistêmica (HAS) e *diabetes mellitus* tipo 2 há 13 anos. Relata que deseja "ficar boa". Expressa preocupação com a grande quantidade de medicamentos que ingere. A paciente sente medo de utilizar vários medicamentos. Relata entender sua farmacoterapia e aderir ao tratamento. A paciente elaborou, por conta própria, uma tabela de horários para seus medicamentos. Tem alergia a camarão, azeitona, salsicha e inseticida. Ficou internada, em dezembro de 2008, por 11 dias, por causa crises de HAS e *diabetes mellitus*. Relata que toma "muito cuidado com a alimentação", não come açúcar, ingere pouco sal e gordura. Toma chás todos os dias: abacate e boldo. Faz 45 minutos de caminhada em dias alternados e participa do grupo de canto da pastoral na igreja. Tem um plano funerário "para não dar trabalho aos parentes". No dia do primeiro atendimento farmacêutico, a paciente apresentou PA (mmHg): 144/81 e glicemia capilar 256 mg/dL.

Medicamentos que utiliza:
- **captopril 25 mg:** 1 comprimido 3 vezes ao dia;

- **glibenclamida 5 mg:** 1 comprimido 2 vezes ao dia;
- **metformina 850 mg:** 1 comprimido antes das refeições.

Referências consultadas

Brasil. Conselho Federal de Farmácia (CFF). Resolução n. 585 de, 29 de agosto de 2013. Regulamenta as atribuições clínicas do farmacêutico e dá outras providências. Brasília: Diário Oficial da União, 25 set 2013: Seção 1: 186.

Cipolle RJ, Strand LM, Morley PC. Pharmaceutical care practice: the patient-centered approach to medication management services. 3.ed. New York: McGraw-Hill Education, 2012.

Klasco RK. (ed.). Drugdex system. Thomson Micromedex. Disponível em: http://portalsaude.saude.gov.br/index.php/oministerio/principal/periodicos; acessado em 31 de agosto de 2017.

Malachias MVB, Souza WKSB, Plavnik FL, Rodrigues CIS, Brandão AA, Neves MFT et al. 7ª Diretriz Brasileira de Hipertensão Arterial. Arq Bras Cardiol. 2016;107(3Supl.3):1-83.

Milech A, Oliveira JEP, Vencio S. Diretrizes da sociedade brasileira de diabetes (2015-2016). São Paulo: AC Farmacêutica, 2016.

Oliveira DR. Atenção farmacêutica: da filosofia ao gerenciamento da terapia medicamentosa. São Paulo: RCN, 2011.

Atenção farmacêutica na hipertensão arterial

Diogo Pilger

Os benefícios da prática da atenção farmacêutica e resultados das intervenções nos pacientes hipertensos já são bem comprovados e documentados, demonstrando a eficácia e efetividade na redução dos níveis pressóricos e melhora na adesão à terapia.[1-3] O farmacêutico tem uma responsabilidade estratégica no manejo desses pacientes, devendo estar instrumentalizado com os métodos de trabalho, apropriado dos planos terapêuticos e ter conhecimento sobre a enfermidade, os fatores de risco e seus tratamentos.

Hipertensão arterial

A pressão arterial (PA) é a força de tensão que o sangue exerce sobre as paredes dos vasos. A hipertensão arterial sistêmica (HAS) é uma condição clínica caracterizada por níveis elevados e sustentados de pressão arterial (PA > 140/90 mmHg). Os altos e constantes valores podem acarretar alterações de órgãos-alvo nos níveis cardíaco, cerebral e renal.[4]

A relevância clínica da HAS é por ser um fator de risco cardiovascular (FRCV) relacionado ao aumento do risco de o indivíduo sofrer de alguma doença cardiovascular (DCV): a) doença coronariana: infarto agudo do miocárdio ou angina; b) acidente cerebrovascular; e c) doença arterial periférica.[5] Assim, a HAS é um dos principais fatores de risco modificáveis na prevenção de eventos cardiovasculares.[4,5]

Epidemiologia

As baixas taxas de controle associadas a altas taxas de prevalência fazem da hipertensão arterial um sério problema de saúde pública.[4]

A prevalência de HAS no Brasil se situa em valores acima de 30% para a população adulta, e diversos estudos populacionais apontam taxas que variam de 22,3% a 43,9%, considerando o valor de pressão arterial > 140/90 mmHg. Essas taxas podem chegar a 50% para indivíduos com 60 a 69 anos e 75% em indivíduos com mais de 70 anos.[4]

Entretanto, é importante observar que qualquer dado de prevalência é uma estimativa e depende muito da metodologia empregada para a amostragem e da coleta dos dados.

As doenças cardiovasculares são responsáveis por aproximadamente 17 milhões de mortes anuais no mundo, sendo 9,7 milhões causados por complicações da HAS.[6] No Brasil não é diferente, e o país está entre os dez países com maior índice de mortes por essas doenças.[6,7]

Na prática da atenção farmacêutica, é muito comum tratar de pacientes que apresentam HAS, justamente pela alta prevalência de casos na população. É importante também ressaltar que o indivíduo que apresenta HAS usualmente apresenta outras enfermidades que devem ser consideradas na avaliação das necessidades relacionadas com os medicamentos.

Fisiopatologia

Todo profissional de saúde precisa ter o adequado entendimento da regulação da pressão arterial no organismo e consequentemente da hipertensão para a compreensão do manejo da enfermidade e principalmente dos mecanismos de ação e regulação que os distintos anti-hipertensivos apresentam, uma vez que a pressão arterial em qualquer indivíduo, hipertenso ou normotenso, tem os mesmos mecanismos de controle.

A regulação da pressão arterial é uma das funções fisiológicas mais complexas do organismo, dependendo das ações integradas dos sistemas cardiovascular, renal, neural e endócrino.

A pressão arterial é resultado do produto do fluxo sanguíneo (débito cardíaco – DC) pela resistência à passagem do sangue através das arteríolas pré-capilares (resistência vascular periférica – RVP).

Assim, ocorre elevação da pressão arterial quando um ou os dois componentes (DC ou RVP) apresentam algum aumento.

$$PA = DC \times RVP$$

PA – pressão arterial

DC – débito cardíaco

RVP – resistência vascular periférica

O aumento do débito cardíaco pode ocorrer por aumento da frequência cardíaca, contratilidade do miocárdio, volume sanguíneo circulante e aumento do retorno venoso. Ainda pode ocorrer pelo aumento da atividade simpática do sistema nervoso central.

O aumento da resistência vascular periférica retarda a ejeção do volume sistólico, e assim ocorre o aumento da pressão arterial. Esse processo ocorre por vasoconstrição periférica alterada ou algum estreitamento dos vasos periféricos. A vasoconstrição, por sua vez, é resultado da atividade simpática aumentada, responsividade de catecolaminas aumentada ou aumento da concentração de angiotensina II.

Etiologia

Hipertensão primária e secundária

A elevação da pressão arterial é causada por uma combinação de fatores (multifatorial), e de acordo com a causa ela pode ser classificada como primária ou secundária.

Em aproximadamente 10% dos casos de hipertensão arterial uma causa específica é identificada e nesses casos ela pode ser revertida e curada com o manejo adequado: medicamentoso ou muitas vezes cirúrgico. Em tais situações define-se a hipertensão arterial como secundária.[8] As causas desse tipo de hipertensão podem ser: doença renal crônica, aldosteronismo primário, coarctação da aorta, síndrome de Cushing, feocromocitoma, lesões renovasculares ou induzidas por drogas.

Entretanto, na maioria dos casos a causa da elevação da pressão arterial não é identificada, e descobrir qual dos mecanismos de regulação está mais ativo é mais difícil, podendo vários deles contribuir para a etiologia. Nesses casos define-se como hipertensão arterial primária. Essa forma não tem cura, sendo somente controlada.[5]

A herança genética associada a fatores ambientais e comportamentais é condição que contribui para o desenvolvimento da HAS.[5] Entre os fatores que influenciam a etiologia da hipertensão arterial primária temos: história familiar, sedentarismo, excesso de peso e obesidade, dieta rica em sódio, idade, estresse, raça e etilismo. Cabe ao farmacêutico saber identificar e manejar os fatores de risco modificáveis para auxiliar no controle dos valores de pressão arterial.

Apresentação clínica[5,8]

Na maioria das situações, o único sinal de hipertensão que o paciente apresenta é a pressão elevada, podendo o restante do exame físico ser normal. As queixas do paciente com relação à hipertensão são inespecíficas, provavelmente associações casuais ou crenças difundidas.

A identificação de causas secundárias (hipertensão arterial secundária), fatores de risco cardiovascular, comorbidades e presença de lesão em órgão-alvo é importante para definir o prognóstico do paciente e o tratamento.

As principais investigações que precisam ser feitas para diagnosticar hipertensão arterial secundária são complementares, como exames de imagem, bioquímicos, entre outros.

Com relação à investigação de doença cardiovascular clínica, é necessária a avaliação da presença de insuficiência cardíaca, angina de peito, infarto do miocárdio prévio, acidente vascular cerebral ou episódio isquêmico transitório prévio.

Diagnóstico e classificação da hipertensão[4,5,9,10]

O diagnóstico da HAS é realizado com repetidas medidas da pressão arterial em diferentes dias, apresentando valores elevados e sustentados. Nunca uma medida isolada pode ser considerada para se realizar o diagnóstico.

O diagnóstico depende da medida da pressão arterial, e não de sintomas relatados pelo paciente, uma vez que ela normalmente é assintomática, o que muitos chamam de doença silenciosa.

O médico é o único profissional capacitado para realizar o diagnóstico, ficando a cargo do farmacêutico realizar monitorações da pressão arterial e indicar a busca por uma avaliação médica quando identificados valores anormais de pressão arterial.

Medida da pressão arterial

A medida da pressão arterial é um processo simples e fácil de ser realizado, porém requer alguns cuidados importantes que devem ser observados. Essa medida serve tanto para o diagnóstico como para o controle do paciente em tratamento.

A aferição ou medida da pressão arterial nas farmácias comunitárias está respaldada pela Resolução da Diretoria Colegiada (RDC) n. 44 da Agência Nacional de Vigilância Sanitária (Anvisa), que dispõe sobre as boas práticas farmacêuticas em drogaria e farmácia.[11] Cabe lembrar que em nenhum momento o farmacêutico realiza o diagnóstico da HAS, e, se o indivíduo apresentar valores acima dos da referência, sempre deve ser encaminhado para o médico a fim de realizar a investigação diagnóstica ou a mudança de terapia, dependendo do caso.

Mesmo sendo um procedimento simples de ser realizado, a medida da pressão necessita de diversos cuidados para garantir uma medida fidedigna e correta. Esses cuidados se concentram em: a) uso de equipamento adequado; b) correto preparo do paciente para a medida; e c) técnica padronizada.

Com relação ao equipamento, a medida pode ser realizada pelo método indireto, com técnica auscultatória e uso de esfigmomanômetro de coluna de mercúrio ou anaroide, ou então por aparelhos semiautomáticos digitais de braço. Esses últimos devem ser validados por alguma organização técnico-científica. Além disso, os métodos devem utilizar aparelhos calibrados, e a calibração deve ser realizada no mínimo uma vez ao ano. A Sociedade Brasileira de Hipertensão (SBH) divulga em seu site (http://www.sbh.org.br/medica/monitores.asp) uma relação de monitores comercializados no Brasil que têm sua medida validada e aprovada pela Anvisa.[12]

Com relação ao preparo do paciente e à técnica, devem-se seguir algumas recomendações, de acordo com a SBH.[4] Recomenda-se que seja elaborado um procedimento operacional padrão (POP) para realizar essa medida. Estas são as recomendações:

Preparo do paciente:

1. Explicar o procedimento ao paciente e deixá-lo em repouso por no mínimo 5 minutos em um ambiente calmo.
- O paciente não deve conversar durante a medida.
- As dúvidas devem ser esclarecidas antes ou após o procedimento

2. O paciente NÃO deve:
- estar com a bexiga cheia;
- ter praticado exercício físico nos 60 minutos anteriores;
- ter ingerido bebidas alcoólicas, café ou alimentos;
- ter fumado nos 30 minutos anteriores.

3. Posicionamento do paciente: o indivíduo deve estar na posição sentada, pernas descruzadas, pés apoiados no chão, dorso recostado na cadeira e relaxado. O braço deve estar na altura do coração (nível do ponto médio do esterno ou 4º espaço intercostal), livre de roupas, apoiado, com a palma da mão voltada para cima e o cotovelo ligeiramente fletido.

Procedimento da medida da pressão arterial:

1. Medir a circunferência do braço (aproximadamente no meio) e selecionar o manguito de tamanho adequado (Tabela 12.1).

2. Colocar o manguito, sem deixar folgas, 2 a 3 cm acima da fossa cubital.

3. Centralizar o meio da parte compressiva do manguito sobre a artéria braquial.

Tabela 12.1 Tamanho do manguito a ser utilizado de acordo com a circunferência do braço do paciente

Circunferência do braço (cm)	Denominação do manguito	Bolsa de borracha (cm)	
		Largura	Comprimento
35-45	Adulto grande	16	32
27-34	Adulto	12	23
20-26	Adulto pequeno	10	17
16-22	Infantil	9	18
11-15	Criança	6	12
≤ 10	Recém-nascido	4	8

4. Estimar o nível da pressão sistólica pela palpação do pulso radial. O seu reaparecimento corresponderá à PA sistólica.

5. Palpar a artéria braquial na fossa cubital e colocar a campânula ou o diafragma do estetoscópio sem compressão excessiva.

6. Inflar rapidamente até ultrapassar 20 a 30 mmHg do nível estimado da pressão sistólica, obtido pela palpação.

7. Proceder à deflação lentamente (velocidade de 2 mmHg por segundo).

8. Determinar a pressão sistólica pela ausculta do primeiro som (fase I de Korotkoff), que é em geral fraco, seguido de batidas regulares, e, após, aumentar ligeiramente a velocidade de deflação.

9. Determinar a pressão diastólica no desaparecimento dos sons (fase V de Korotkoff).

10. Auscultar cerca de 20 a 30 mmHg abaixo do último som para confirmar seu desaparecimento e depois proceder à deflação rápida e completa.

11. Se os batimentos persistirem até o nível zero, determinar a pressão diastólica no abafamento dos sons (fase IV de Korotkoff) e anotar os valores da sistólica/diastólica.

12. Sugere-se esperar em torno de 1 minuto para nova medida repetindo o procedimento.

13. Informar e entregar ao paciente algum registro dos valores da pressão arterial obtidos.

14. Anotar os valores exatos sem "arredondamentos" e o braço em que a pressão arterial foi medida.

Para a medida da pressão arterial em aparelhos semiautomáticos, todas as recomendações são válidas, com exceção dos passos 4 a 11, uma vez que a medida é feita automaticamente pelo aparelho, sendo necessário somente acioná-lo, seguindo as orientações do fabricante.

De acordo com cada paciente, é importante observar o manguito a ser utilizado na medida da pressão arterial. Os manguitos variam pelo tamanho da circunferência do braço do paciente, que deve ser medido antes do início do procedimento.

A partir dos valores da pressão arterial tem-se a classificação do paciente com base nos valores da pressão arterial diastólica (PAD) e da pressão arterial sistólica (PAS). (Tabela 12.2).

Os valores que definem o paciente com hipertensão arterial sistêmica são pressão arterial sistólica > 140 mmHg e/ou pressão arterial diastólica > 90 mmHg medidas em consultório.

Essas cifras devem estar alteradas em pelo menos três ocasiões distintas.

Não existe um limite divisor entre a pressão arterial elevada e a normal, já que o risco cardiovascular aumenta com o aumento da pressão arterial. Os valores foram estabelecidos arbitrariamente para definir quais eram os indivíduos que apresentavam maior risco cardiovascular e se beneficiariam com o tratamento.

Tratamento da hipertensão arterial

Objetivos terapêuticos[4,13]

O principal objetivo terapêutico da hipertensão arterial sistêmica é a redução da pressão arterial e a diminuição da morbidade e mortalidade associadas ao desenvolvimento de eventos cardiovasculares e lesão em órgão-alvo (coração, cérebro e rim).

As recomendações das diretrizes de tratamento de hipertensão arterial preconizam como objetivo terapêutico os seguintes valores e pressão arterial para distintas situações de pacientes (Tabela 12.3):[4,9,10,14]

Tabela 12.2 Classificação da pressão arterial de acordo com os valores encontrados nas medidas[4,13]

Classificação	Pressão sistólica (mmHg)	Pressão diastólica (mmHg)
Ótima	< 120	< 80
Normal	< 130	< 85
Limítrofe ou pré-hipertensão	130-139	85-89
Hipertensão estágio 1	140-159	90-99
Hipertensão estágio 2	160-179	100-109
Hipertensão estágio 3	≥ 180	≥ 110
Hipertensão sistólica isolada	≥ 140	< 90

Quando os valores das pressões sistólica e diastólica situam-se em categorias diferentes, utiliza-se a maior para classificação da pressão arterial.

Tabela 12.3 Diretrizes de tratamento de hipertensão arterial

Condição clínica do paciente	Valor de pressão arterial
Hipertensos e comportamento limítrofe com risco cardiovascular alto e muito alto, ou com três ou mais fatores de risco (*diabetes mellitus*, síndrome metabólica ou lesão em órgão-alvo) Hipertensos com insuficiência renal com proteinúria > 1,0 g/L	130/80 mmHg*
Demais pacientes hipertensos	< 140/90 mmHg

* As diretrizes das diversas sociedades científicas ainda não apresentam um valor de consenso. Valor definido pela Sociedade Brasileira de Hipertensão.

Além disso, o objetivo do paciente hipertenso não é somente o tratamento da hipertensão arterial, mas de todos os fatores de risco cardiovasculares passíveis de se eliminar, reduzir ou controlar (*diabetes mellitus*, obesidade, sedentarismo, dislipidemia etc.).

A abordagem para o tratamento da hipertensão arterial, sempre que possível, deve ser multiprofissional, para se obter o máximo de benefício do tratamento e melhorar os resultados em saúde no paciente.

Tratamento não farmacológico[4,9,10,14]

A mudança do estilo de vida e a adoção de medidas não farmacológicas são fundamentais para o controle da hipertensão arterial e devem fazer parte da estratégia de promoção à saúde, e não só do tratamento da hipertensão. Essas mudanças de estilo de vida são as recomendações de início de tratamento para pacientes recém-diagnosticados com baixo risco cardiovascular e também reforçadas para todos os pacientes em tratamento medicamentoso da HAS.

- Perda de peso: A redução da circunferência abdominal e a perda de peso apresentam relação na redução da pressão arterial e melhora das alterações metabólicas associadas. As medidas antropométricas propostas são o índice de massa corporal (IMC) mais próximo a 25 kg/m^2 e circunferência abdominal menor que 102 cm para homens e menor que 88 cm para mulheres. Pequenas perdas do peso corporal promovem a redução da pressão arterial, e a manutenção dessa perda de peso é o grande desafio.
- Prática de atividade física: Para a prevenção e tratamento da HAS, o exercício físico se mostrou eficaz, principalmente o tipo aeróbico moderado. Além disso, em longo prazo, há um benefício sobre a prevenção de doenças cardiovasculares. A recomendação é de no mínimo 30 minutos de atividade física ao dia, 5 a 7 vezes na semana, de forma regular, moderada e contínua. A avaliação da frequência cardíaca por teste ergométrico é recomendada para início dessa atividade física.

Inicialmente, as atividades devem ser leves a moderadas até a adaptação total do indivíduo, podendo em seguida ter a intensidade aumentada, quando não houver contraindicações.

- Redução da ingestão de sal: Cada indivíduo apresenta uma relação distinta entre a pressão arterial e o sal. Os indivíduos que apresentam um aumento da pressão arterial com a ingestão de sal são chamados de sensíveis ao sal. A redução do consumo de sal demonstrou redução e controle da pressão arterial tanto em indivíduos sensíveis como em não sensíveis. Entretanto, a maior dificuldade dos pacientes em seguir essa recomendação é o fato de o sal ser adicionado na fase industrial de preparo do alimento. O uso de temperos alternativos como cebola, alho, orégano etc. deve ser estimulado na substituição do sal.
- Alimentação adequada: Algumas dietas específicas se mostraram relevantes na redução da pressão arterial:
- DASH (*Dietary Approaches to Stop Hypertension*): privilegia frutas, hortaliças, fibras, minerais e laticínios com baixos teores de gordura;
- Dieta do Mediterrâneo: propõe alto consumo de frutas, peixes, oleaginosas e hortaliças;
- Restrição do consumo de álcool: A redução do consumo de bebida alcoólica reduz a pressão arterial. O consumo de uma quantidade maior está diretamente relacionado a elevação da pressão arterial e a problemas cardiovasculares. Entretanto, não está clara a relação da quantidade que pode ser ingerida, e as recomendações são de 30 g de etanol por dia para homens e 15-20 g para mulheres.
- Cessação tabágica: Para a prevenção de eventos cardiovasculares é fundamental a eliminação do tabaco nos hábitos do indivíduo, associação essa já bem estabelecida. O que não se observou ainda é a relação sobre o controle da pressão arterial.

Tratamento farmacológico

Os fármacos utilizados no tratamento da hipertensão arterial atuam em mecanismos distintos de bloqueio/regulação da pressão arterial. A seguir uma abordagem das propriedades dos distintos grupos de medicamentos:

1. Diuréticos.
2. Antagonistas adrenérgicos.
3. Bloqueadores de canal de cálcio.
4. Antagonistas do sistema renina-angiotensina.
5. Vasodilatadores diretos.

Diuréticos (Quadro 12.1)

Quadro 12.1 Diuréticos

Tiazídicos	Clortalidona Hidroclorotiazida* Indapamida
De alça	Furosemida*
Poupadores de potássio	Amilorida Espironolactona* Triantereno

* Medicamentos disponíveis na Relação Nacional de Medicamentos[15] (Rename) 2014 do Ministério da Saúde.

O efeito anti-hipertensivo dos diuréticos não está totalmente elucidado, porém sabe-se que promovem uma redução do volume pela diurese e assim diminuem o débito cardíaco, sendo que nas semanas seguintes, pelo uso contínuo, o efeito duradouro ocorre por causa da diminuição da resistência vascular periférica.

Os diuréticos tiazídicos são mais efetivos no tratamento da hipertensão do que os de alça, porém esses últimos são mais potentes.

No uso clínico, os diuréticos tiazídicos são há muito tempo a primeira linha de tratamento na hipertensão leve e moderada, sendo os primeiros a mostrar redução da mortalidade cardiovascular,[16] tendo se demonstrado benéficos para pacientes negros e idosos, porém com efetividade limitada para indivíduos com função renal diminuída. Uma grande vantagem dos tiazídicos é a administração uma vez ao dia.

Os diuréticos de alça são utilizados para o tratamento de hipertensos com disfunção renal (filtração glomerular < 30 mL/min/1,73 m^2) e nos casos de insuficiência cardíaca e renal com retenção de volume (edemas), porém devem ser evitados em outras situações pelo curto período de ação e por não sustentarem o efeito sobre a pressão arterial.

Os diuréticos poupadores de potássio apresentam menor efeito diurético, porém quando associados a outros diuréticos auxiliam na prevenção de hipocalemia.

Efeitos adversos: os diuréticos tiazídicos têm boa tolerabilidade, principalmente quando usados em doses baixas. Podem, entretanto, causar hipocalemia, hipomagnesemia, hiponatremia e aumento da glicemia, triglicerídeos e colesterol. Outros efeitos ainda são impotência e diminuição da libido. A furosemida pode causar ainda hipouricemia.

Antagonistas adrenérgicos (Quadro 12.2)

Quadro 12.2 Antagonistas adrenérgicos

Bloqueadores centrais/ Ação central	Clonidina Metildopa*
Betabloqueadores	
Não seletivos	Propranolol* Timolol
Seletivos	Atenolol* Metoprolol*
Alfa e betabloqueadores	Carvedilol* Labetalol

* Medicamentos disponíveis na Rename 2014.

Ação central

Esses medicamentos estimulam os receptores alfa-2-adrenérgicos pré-sinápticos no sistema nervoso central, reduzindo o tônus simpático, o que reflete na diminuição da frequência cardíaca, do débito cardíaco e da resistência vascular periférica total.

O uso não está indicado como primeira escolha, mas sim em associação com outros anti-hipertensivos. A clonidina tem indicação para hipertensão resistente, e a metildopa, para tratamento da HAS durante a gravidez.

Efeitos adversos: os efeitos adversos estão relacionados à ação central: bradicardia, palpitação, sonolência, boca seca, xerostomia, tontura, cefaleia, impotência, entre outros.

Betabloqueadores

A atuação desses medicamentos pelo bloqueio dos receptores beta resulta na redução da frequência cardíaca, do retorno venoso, do débito cardíaco e do trabalho cardíaco. Alguns deles ainda promovem vasodilatação.

Seu uso clínico para tratamento da HAS está demonstrado em monoterapia ou associados a outros anti-hipertensivos, com especial resultado para pacientes com idade inferior a 60 anos.

Esses medicamentos são associados principalmente no tratamento de HAS associada a doença cardíaca isquêmica, principalmente após infarto do miocárdio ou insuficiência cardíaca estável.

Todos os betabloqueadores têm atividade equivalente e estão contraindicados para pacientes asmáticos.

Efeitos adversos: broncoespasmos, bradicardia, insônia, pesadelos, disfunção sexual, entre outros.

Alfabloqueadores

Atuam pela inibição dos receptores alfa-adrenérgicos pós-sinápticos, resultando em vasodilatação das veias e arteríolas e redução da resistência vascular periférica.

Seu uso clínico não é recomendado como monoterapia, e são utilizados somente em associação com outros anti-hipertensivos.

Efeitos adversos: tontura, cefaleia, fadiga, hipotensão postural.

Bloqueadores de canal de cálcio (Quadro 12.3)

Quadro 12.3 Bloqueadores de canal de cálcio

Di-hidropiridínicos	Anlodipino*
	Nifedipino*
Outros	Diltiazem
	Verapamil*

* Medicamentos disponíveis na Rename 2014.

Os bloqueadores de canal de cálcio atuam inibindo o influxo de cálcio nas células, diminuindo assim a força de contração, o tônus do músculo liso vascular e a resistência vascular.

Os derivados di-hidropiridínicos são potentes vasodilatadores, provocando aumento reflexo da frequência cardíaca; já os não di-hidropiridínicos têm atividade antiarrítmica, maior potência depressora da contração cardíaca, e não aumentam a frequência cardíaca.

São muito utilizados no tratamento inicial por causarem menos efeitos colaterais comparados aos betabloqueadores.

Efeitos colaterais: cefaleia, tontura, rubor facial, edema de extremidades, obstinação intestinal.

Antagonista do sistema renina-angiotensina (Quadro 12.4)

Os inibidores da enzima conversora de angiotensina (IECA) atuam sobre a pressão arterial pelo bloqueio da transformação de angiotensina I em II. A diminuição da angiotensina II promove uma vasodilatação arteriolar e redução nos níveis de aldosterona, que

Quadro 12.4 Antagonista do sistema renina-angiotensina	
Antagonista da enzima conversora de angiotensina (IECA)	Captopril* Enalapril* Lisinopril
Bloqueadores de receptores de angiotensina (ARA II)	Ibesartana Losartana* Valsartana
Antagonista de renina	Alisquireno

* Medicamentos disponíveis na Rename 2014.

tem um papel secundário da retenção de fluidos. Além disso, a inibição da enzima conversora diminui a metabolização da bradiquinina (promovendo acúmulo de quinina, responsável pela tosse) e estimula a síntese de outras substâncias que têm efeito vasodilatador.

Os IECAs podem ser utilizados em monoterapia e são usados com frequência associados a diuréticos em casos de hipertensão moderada e no tratamento da hipertensão resistente grave. Não foi encontrada superioridade de eficácia entre os diferentes IECAS, e eles apresentaram redução de morbidade e mortalidade em pacientes com insuficiência cardíaca e infarto agudo do miocárdio. Esses medicamentos desempenham um papel importante no tratamento da hipertensão arterial de pacientes diabéticos pelo papel nefroprotetor em longo prazo.

Efeitos adversos: tosse seca persistente (20%), hipotensão, hipercalemia, alteração de paladar, entre outros.

Os antagonistas de receptor de angiotensina (ARA) possuem ações similares aos IECAs, atuando diretamente nos receptores de angiotensina e sem efeito sobre a bradiquinina, por isso não apresentam o efeito colateral da tosse.

Os ARAs tem uma forte indicação quando os IECAS não são tolerados, pela menor produção de tosse e angioedema. Apresentam eficácia na prevenção de mortalidade e morbidade cardiovascular semelhante à dos IECAs, efeito sobre a prevenção de morbidade e mortalidade cardiovascular em pacientes com insuficiência cardíaca e prevenção de acidente vascular cerebral, além de apresentarem uma nefroproteção em pacientes portadores de *diabetes mellitus* tipo 2 com nefropatia estabelecida.

Efeitos adversos: hipercalemia, fadiga, tontura, entre outros.

O alisquereno, inibidor direto da renina, atua pela inibição direta da ação da renina, com consequente diminuição da formação de angiotensina.

Efeitos adversos: elevação de ureia sérica e creatinina, fadiga, tontura, entre outros.

Vasodilatadores diretos (Quadro 12.5)

Quadro 12.5. Vasodilatadores diretos
Hidralazina*
Minoxidil
Nitroglicerina

* Medicamentos disponíveis na Rename 2014.

Esses medicamentos atuam no tônus arteriolar em locais distintos, de forma localizada ou pelo sistema nervoso autônomo, promovendo o relaxamento muscular e consequentemente a vasodilatação e redução da resistência vascular periférica.

Seu uso clínico como monoterapia está contraindicado, sendo associados a diuréticos e betabloqueadores.

Devido aos graves efeitos adversos, em geral esses medicamentos são reservados para casos específicos, como emergência hipertensiva, tratamento de HAS em *diabetes mellitus*, hipertensão gestacional, perigo de hipotensão postural como idosos ou com doença cerebrovascular.

Efeitos adversos: cefaleia, retenção de líquidos, hipotensão ortostática, angina, impotência, taquicardia, vermelhidão.

Adesão

Um dos grandes desafios para o farmacêutico, além das questões vinculadas à avaliação da efetividade e da segurança dos medicamentos anti-hipertensivos utilizados pelos pacientes, são os aspectos relacionados à adesão, que são muito demandados no atendimento em atenção farmacêutica por qualquer paciente crônico.

Além do desafio de qualquer paciente crônico, os pacientes hipertensos ainda têm um componente adicional, que é o fato de a hipertensão arterial ser uma patologia sem sintomas, ou seja, os indivíduos muitas vezes não se percebem doentes ou padecendo de algum problema de saúde ou em risco de sofrer as complicações cardiovasculares.

Considerações finais

O papel do farmacêutico no manejo de um paciente hipertenso atrelado à atenção farmacêutica é abordar os fatores de risco associados à HAS, além da monitoração dos parâmetros de efetividade e segurança vinculados ao tratamento tanto não farmacológico como farmacológico, utilizando-se das ferramentas de educação em saúde e dos processos de trabalho da Atenção Farmacêutica.

Referências

1. Machado M, Bajcar J, Guzzo GC, Einarson TR. Sensitivity of patient outcomes to pharmacist interventions. Part II: Systematic review and meta-analysis in hypertension management. Ann Pharmacother 2007;41(11):1770-81. doi:10.1345/aph.1K311.
2. Cheema E, Sutcliffe P, Singer DRJ. The impact of interventions by pharmacists in community pharmacies on control of hypertension: a systematic review and meta-analysis of randomized controlled trials. Br J Clin Pharmacol 2014;78(6):1238-47.
3. Santschi V, Chiolero A, Colosimo AL, et al. Improving blood pressure control through pharmacist interventions: a meta-analysis of randomized controlled trials. J Am Heart Assoc 2014;3(2):e000718.
4. Sociedade Brasileira de Cardiologia, Sociedade Brasileira de Hipertensão Sociedade Brasileira de Nefrologia. VI Diretrizes Brasileiras de Hipertensão. Arq Bras Cardiol 2010;95(suppl 1):1-51.
5. Messerli FH, Williams B, Ritz E. Essential hypertension. Lancet 2007;370(9587):591-603.
6. World Health Organization. A Global Brief on Hypertension - Silent killer, global public health crisis. Geneve: World Health Organization, 2013.
7. World Health Organization. Global Atlas on Cardiovascular Disease Prevention and Control. Geneve: World Health Organization, 2011.
8. Rossi GP, Seccia TM, Pessina AC. Secondary hypertension: the ways of management. Curr Vasc Pharmacol 2010;8(6):753-68.
9. James PA, Oparil S, Carter BL, et al. 2014 evidence-based guideline for the management of high blood pressure in adults: report from the panel members appointed to the Eighth Joint National Committee (JNC 8). JAMA 2014;311(5):507-20.
10. Parati G, Stergiou G, O'Brien E, et al. European Society of Hypertension practice guidelines for ambulatory blood pressure monitoring. J Hypertens 2014;32(7):1359–66.
11. Brasil. Ministério da Saúde. Agência NAcional de Vigilância Sanitária. Resolução da Diretoria Colegiada (RDC) nº 44, de 17 de agosto de 2009. Diário Oficial da União. DF, 17 de agosto de 2009.
12. Sociedade Brasileira de Hipertensão. http://www.sbh.org.br/medica/monitores.asp. Acesso: 15 de junho de 2015.
13. Brasil. Ministério da Saúde. Secretaria de Atenção à Saúde. Departamento de Atenção Básica. Estratégias para o cuidado de pessoa com doença crônica: hipertensao arterial sistêmica. Ministério da Saúde. Brasília, 2013.
14. Mancia G, Fagard R, Narkiewicz K, et al. 2013 ESH/ESC guidelines for the management of arterial hypertension: the Task Force for the management of arterial hypertension of the European Society of Hypertension (ESH) and of the European Society of Cardiology (ESC). J Hypertens 2013;31(7):1281-357.
15. Brasil. Ministério da Saúde. Secretaria de Ciência, Tecnologia e Insumos Estratégicos. Departamento de Assistência Farmacêutica e Insumos Estratégicos. Relação Nacional de Medicamentos Essenciais: Rename 2014. 9ª ed. Ministério da Saúde. Brasília, 2015.

16. ALLHAT Officers and Coordinators for the ALLHAT Collaborative Research Group. The Antihypertensive and Lipid-Lowering Treatment to Prevent Heart Attack Trial. Major outcomes in high-risk hypertensive patients randomized to angiotensin-converting enzyme inhibitor or calcium channel blocker vs diuretic: The Antihypertensive and Lipid-Lowering Treatment to Prevent Heart Attack Trial (ALLHAT). JAMA 2002; 288(23): 2981-97.

Atenção farmacêutica ao paciente com dislipidemia

13

Ana Cristina Lo Prete
Paulo Caleb Júnior de Lima Santos

Dislipidemia é um conjunto de distúrbios crônicos que se caracteriza por alterações nas concentrações de lipídios ou lipoproteínas no sangue, intimamente relacionados a eventos de infarto do miocárdio, acidente vascular cerebral e doença vascular periférica.

Isso se deve ao fato de o colesterol estar associado ao depósito e consequente obstrução das artérias, processo denominado aterosclerose. Desse modo, a lipoproteína que tem esse lipídio como principal constituinte, a LDL (lipoproteína de baixa densidade), está relacionada ao desenvolvimento de aterosclerose, enquanto a HDL (lipoproteína de alta densidade), responsável tanto pela esterificação do colesterol quanto pela promoção do transporte reverso do colesterol, está associada a menor chance desse desenvolvimento.

Nesse contexto, o aumento dos níveis plasmáticos de LDL-C, a redução dos níveis de HDL-C e o aumento de triglicerídeos (TG) são fatores de risco para eventos cardiovasculares (CV), que, segundo a Organização Mundial da Saúde (OMS), são a principal causa de mortes no mundo. No entanto, existem outros fatores de risco para as doenças CV.

É importante ressaltar que a causalidade da dislipidemia é multifatorial, ocorrendo em decorrência de influências da genética, dos hábitos alimentares, da atividade física e demais fatores de risco, tais como: idade, sexo, etnia, obesidade, sedentarismo, *diabetes mellitus*, tabagismo, hipertensão arterial e uso de certos medicamentos.

Estudos brasileiros mostram que, há mais de 10 anos, o país apresenta mais de 30% dos óbitos decorrentes de doenças CV. Estudos posteriores evidenciaram que 12,7% das hospitalizações, não relacionadas a gestações, e 27,4% das internações de indivíduos de 60 anos ou mais foram causadas por doenças CV, e que 16,5% da população adulta se autorrefere como dislipidêmica. Também entre crianças e adolescentes, a prevalência de dislipidemia no Brasil é alta, variando entre 28 e 40%.

Vale ressaltar que, devido aos resultados de diversos estudos que mostram a significativa incidência de dislipidemias em crianças e adolescentes, mesmo na ausência de obesidade, o perfil lipídico deve ser avaliado ainda na infância, especialmente quando houver histórico familiar de doenças CV e dislipidemia.

Por fim, por serem os distúrbios dislipidêmicos assintomáticos, é de extrema importância que os profissionais da saúde orientem sobre a necessidade de investigação laboratorial frequente. Nesse cenário, devido ao fácil acesso à população, cabem ao farmacêutico, além das habituais orientações a respeito do tratamento medicamentoso, também orientações e esclarecimentos sobre as dislipidemias, para pacientes e mesmo para indivíduos não portadores de distúrbio no metabolismo lipídico.[1-5]

Diagnóstico

Para o diagnóstico básico das dislipidemias são necessárias as determinações do colesterol total (CT), colesterol de HDL (HDL-C) e triglicerídeos (TG).

Enquanto o CT e HDL-C são determinados diretamente por kits laboratoriais, os valores de colesterol de VLDL (VLDL-C) são estimados pela proporção de TG, também determinado diretamente por kit, em relação ao colesterol dessa lipoproteína. Já o colesterol de LDL (LDL-C) pode ser calculado pela fórmula de Friedewald, quando TG ≤ 400 mg/dL, ou dosado diretamente.

Em termos de classificação, as dislipidemias podem ser primárias, quando de origem genética, ou secundárias, quando ocorrem como consequência de hábitos de vida, juntamente com um componente genético de menor impacto (componente poligênico).

Independentemente de a causa ser primária ou secundária, em termos laboratoriais, as dislipidemias são divididas em quatro tipos, considerando-se os valores de CT, LDL-C, HDL-C e dos TG. São elas: hipercolesterolemia isolada, quando na ocorrência de elevação isolada do LDL-C (≥ 160 mg/dL); hipertrigliceridemia isolada, quando a elevação é somente nos TG (≥ 150 mg/dL) como reflexo do aumento de VLDL-C (lipoproteína de densidade muito baixa), lipoproteína de densidade intermediária (IDL) e quilomícrons; hiperlipidemia mista, na qual há aumento de LDL-C (≥ 160 mg/dL) e TG (≥ 150 mg/dL); e HDL-C baixo, quando a redução do HDL-C (homens < 40 mg/dL e mulheres < 50 mg/dL) ocorre de forma isolada ou em associação ao aumento de LDL-C ou de TG.

Houve um Consenso Brasileiro para a normatização da determinação laboratorial do perfil lipídico com a flexibilização do jejum. É importantíssimo relatar que: a interpretação clínica dos resultados deverá levar em consideração o motivo da indicação do exame, o estado metabólico do paciente e a estratificação do risco para o estabelecimento das metas terapêuticas.

As Tabelas 13.1 e 13.2 mostram valores referenciais, com e sem jejum, para adultos e para crianças e adolescentes.

Metas terapêuticas

As metas lipídicas sofrem interferência de acordo com o risco CV, como estipulado na V Diretriz Brasileira de Dislipidemias e Prevenção da Aterosclerose (Tabela 13.3).

Pacientes com baixo risco CV deverão receber orientação individualizada, com metas estabelecidas pelos valores referenciais do perfil lipídico (citados anteriormente).

São exemplos de condições de alto risco: doença aterosclerótica arterial coronariana, cerebrovascular ou obstrutiva periférica; aterosclerose subclínica, significativa e documentada; procedimentos de revascularização arterial; *diabetes mellitus*; doença renal crônica; e hipercolesterolemia familiar. Ainda, são pacientes considerados de alto risco aqueles com ERG (escore de risco global) > 20% para homens e > 10% para mulheres no período de 10 anos.

As Tabelas 13.4 a 13.7 mostram a atribuição de pontos de acordo com o risco CV e o ERG em 10 anos, de acordo com o gênero.[4,6]

Tabela 13.1 Valores referenciais e de alvo terapêutico conforme avaliação de risco cardiovascular estimado pelo médico solicitante do perfil lipídico para adultos > 20 anos

Lípides	Com jejum (mg/dL)	Sem jejum (mg/dL)	Categoria referencial
Colesterol total*	< 190	< 190	Desejável
HDL-C	> 40	> 40	Desejável
Triglicérides**	< 150	< 175	Desejável
			Categoria de risco
LDL-C	< 130	< 130	Baixo
	< 100	< 100	Intermediário
	< 70	< 70	Alto
	< 50	< 50	Muito alto
Não-HDL-C	< 160	< 160	Baixo
	< 130	< 130	Intermediário
	< 100	< 100	Alto
	< 80	< 80	Muito alto

* CT > 310 mg/dL há probabilidade de HF.
** Quando os níveis de triglicérides estiverem acima de 440 mg/dL (sem jejum) o médico solicitante fará outra prescrição para a avaliação de TG com jejum de 12 h e será considerado um novo exame de triglicérides pelo laboratório clínico.
Fonte: Consenso Brasileiro para a Normatização da Determinação Laboratorial do Perfil Lipídico.

Tabela 13.2 Valores referenciais desejáveis do perfil lipídico para crianças e adolescentes

Lípides	Com jejum (mg/dL)	Sem jejum (mg/dL)
Colesterol total*	< 170	< 170
HDL-C	> 45	> 45
Triglicérides (0-9a)**	< 75	< 85
Triglicérides (10-19a)**	< 90	< 100
LDL-C	< 110	< 110

*CT > 230 mg/dL há probabilidade de HF.
**Quando os níveis de triglicérides estiverem acima de 440 mg/dL (sem jejum) o médico solicitante fará outra prescrição para a avaliação de TG com jejum de 12 h e será considerado um novo exame de triglicérides pelo laboratório clínico.
Fonte: Consenso Brasileiro para a Normatização da Determinação Laboratorial do Perfil Lipídico.

Tabela 13.3 Meta primária (LDL-C) de acordo com o risco CV

Nível de risco	Meta primária (LDL-C)
Alto	< 70 mg/dL
Intermediário	< 100 mg/dL
Baixo	Meta individualizada*

Fonte: V Diretriz Brasileira de Dislipidemias e Prevenção da Aterosclerose.

Tabela 13.4 Atribuição de pontos de acordo com o risco cardiovascular global para mulheres

Pontos	Idade(anos)	HDL-C	CT	PAS (não tratada)	PAS (tratada)	Fumo	Diabetes
-3				< 120			
-2		60+					
-1		50-59			< 120		
0	30-34	45-49	< 160	120-129		Não	Não
1		35-44	160-199	130-139			
2	35-39	< 35		140-149	120-139		
3			200-239		130-139	Sim	
4	40-44		240-279	150-159			Sim
5	45-49		280+	160+	140-149		
6					150-159		
7	50-54				160+		
8	55-59						
9	60-64						
10	65-69						
11	70-74						
12	75+						
Pontos							Total

Fonte: V Diretriz Brasileira de Dislipidemias e Prevenção da Aterosclerose.

Tabela 13.5 Risco cardiovascular global em 10 anos: para mulheres

Pontos	Risco (%)	Pontos	Risco (%)	Pontos	Risco (%)	Pontos	Risco (%)
≤ 2	< 1	13	10,0	6	3,3	21+	> 30
-1	1,0	14	11,7	7	3,0		
0	1,2	15	13,7	8	4,5		
1	1,5	16	15,9	9	5,3		
2	1,7	17	18,5	10	5,3		
3	2,0	18	21,5	11	7,3		
4	2,4	19	24,8	12	8,6		
5	2,8	20	28,5				

Fonte: V Diretriz Brasileira de Dislipidemias e Prevenção da Aterosclerose.

Atenção farmacêutica ao paciente com dislipidemia 177

Tabela 13.6 Atribuição de pontos de acordo com o risco cardiovascular global: para homens

Pontos	Idade (anos)	HDL-C	CT	PAS (não tratada)	PAS (tratada)	Fumo	Diabetes
2		60+		< 120			
-1		50-59					
0	30-34	45-49	< 160	120-129	< 120	Não	Não
1		35-44	160-199	130-139			
2	35-39	< 35	200-239	140-159	120-139		
3			240-279	160+	130-139		Sim
4			280+		140-159	Sim	
5	40-44				160		
6	45-49						
7							
8	50-54						
9							
10	55-59						
11	60-64						
12	65-69						
13							
14	70-74						
15+	75+						
Pontos							Total

Fonte: V Diretriz Brasileira de Dislipidemias e Prevenção da Aterosclerose.

Tabela 13.7 Risco cardiovascular global em 10 anos: para homens

Pontos	Risco (%)	Pontos	Risco (%)
< 3 ou menos	< 1	13	15,6
-2	1,1	11	18,4
-1	1,4	15	21,6
0	1,0	10	25,3
1	1,9	17	29,4
2	2,3	18	> 30
3	2,8		
4	3,3		
5	3,9		
6	4,7		
7	5,6		
8	6,7		
9	7,9		
10	9,1		
11	11,2		
12	13,2		

Fonte: V Diretriz Brasileira de Dislipidemias e Prevenção da Aterosclerose.

Tratamento das dislipidemias

Independentemente da necessidade ou não da medicação, a terapia nutricional com utilização de técnicas adequadas de mudança do comportamento dietético deve sempre ser adotada ao paciente dislipidêmico, além das correções no estilo de vida, como perda de peso, prática de atividade física e cessação do tabagismo.

Com relação à decisão médica pelo tratamento farmacológico, a avaliação laboratorial do perfil lipídico assim como os fatores de risco secundários ou comorbidades apresentadas pelo paciente devem ser considerados.

Caso necessária introdução medicamentosa, deve-se estabelecer o melhor tratamento farmacológico, realizado por estatinas, resinas, ezetimiba, niacina, fibratos, entre outros. A Tabela 13.8 sintetiza os mecanismos de ação e as principais atividades farmacológicas dos hipolipemiantes.

Estatinas

As estatinas são inibidores da hidroximetilglutaril coenzima A redutase (HMG-CoA), que é necessária na síntese do colesterol. A redução de LDL-C ocorre principalmente por maior síntese dos receptores de LDL na membrana celular, em consequência da diminuição intracelular do colesterol com a inibição da HMG-CoA redutase.

São indicadas como primeira opção para terapias de prevenção primária e secundária aos eventos CV. No Brasil estão disponíveis sinvastatina, pravastatina, pitavastatina, fluvastatina, atorvastatina e rosuvastatina. Uma metanálise, com aproximadamente 170 mil pacientes, indicou redução de 10% de mortalidade por todas as causas para cada 40 mg/dL de redução do LDL-C comestatinas.

Resinas

As resinas são sequestradores dos ácidos biliares, que, assim, reduzem a absorção enteral do colesterol. A redução hepática do colesterol pode acarretar aumento plasmático de TG.

A colestiramina é a resina disponível no Brasil. O estudo clínico Lipid Research Clinics Coronary Prevention Trial reportou 19% de redução no desfecho primário combinado de morte por doença coronariana e infarto do miocárdio.

Tabela 13.8 Mecanismos de ação e as principais atividades farmacológicas dos hipolipemiantes

Fármaco	Mecanismo de ação	Atividade farmacológica
Estatinas	Inibidores da HMG-CoA redutase	Terapia mais validada por estudos clínicos para reduzir eventos CV. Reduz LDL-C de 15 a 55%, dependendo do tipo da estatina
Resinas	Sequestradores dos ácidos biliares	Reduz LDL-C de 5 a 30%, dependente da dose
Ezetimiba	Inibidor da absorção de colesterol	Reduz LDL-C de 10 a 25%
Niacina	Atua no tecido adiposo e liga-se a receptor ligado à proteína G	Aumenta HDL-C em até 30% e reduz LDL-C em aproximadamente 20%
Fibratos	Ligam-se a fatores de transcrição PPAR (receptores ativados pelo proliferador de peroxissomos)	Aumenta HDL-C de 5 a 30% e reduz TG de 10 a 60%, dependente de dose e do tipo

Ezetimiba

A ezetimiba atua em receptores (NPC1L1) envolvidos no transporte do colesterol no intestino delgado. Há inibição da absorção do colesterol, inclusive do colesterol biliar, e, consequentemente, a diminuição do colesterol hepático, o aumento da síntese de receptores de LDL e a redução do LDL-C plasmático. A adição de ezetimiba ao tratamento com estatinas é recomendada quando as metas de LDL-C não são atingidas. Um recente estudo clínico randomizado (IMPROVE-IT) mostrou significativa redução de eventos CV para a utilização da adição de ezetimiba à sinvastatina, comparada à sinvastatina em monoterapia.

Niacina

A niacina, também conhecida como ácido nicotínico, atua no tecido adiposo e liga-se a receptor ligado à proteína G (GPR109A), que inibe a liberação de ácidos graxos na circulação. Também inibe a atividade da diacilglicerol aciltransferase-2 nos hepatócitos, acarretando diminuição da síntese hepática de TG. É um fármaco capaz de aumentar em até 30% o HDL-C pelas ações nas concentrações de apoB e Lp(a).

Fibratos

Os fibratos ligam-se a fatores de transcrição PPAR (receptores ativados pelo proliferador de peroxissomos) expressos em vários tecidos, inclusive no hepático. A ativação desses fatores gera aumento de expressão de genes associados à hidrólise de TG e à degradação de ácidos graxos.

São exemplos de fibratos disponíveis: bezafibrato, ciprofibrato, etofibrato, fenofibrato e genfibrozila. Em uma metanálise com mais de 45 mil pacientes, a terapia com fibratos reduziu o risco relativo de eventos CV em 10%, eventos coronarianos em 13%, sem benefício em mortalidade CV.[4,7-9]

Novos fármacos

Inibidores da PCSK9

(*protein convertase subtilis inkexin type 9*)

A PCSK9 apresenta função central no metabolismo do colesterol por aumentar a degradação de receptores de LDL. Os inibidores dessa proteína agem no aumento da expressão de receptores de LDL e, consequentemente, na redução da concentração plasmática do LDL-C (de 20 a 50%). Estudos clínicos têm apresentado bons resultados para dois anticorpos monoclonais (alirocumabe e evolocumabe). No entanto, a disponibilidade e o desempenho no tratamento de longo prazo necessitam ser acompanhados.

Inibidores da MTP

(*microsomal transfer protein*)

A MTP (proteína de transferência microssomal de triglicerídeos), expressa predominantemente em hepatócitos e enterócitos, é responsável pela transferência de triglicerídeos para apolipoproteína B. Assim, a inibição da MTP reduz concentrações plasmáticas de colesterol. O lomitapide reduziu cerca de 50% do LDL-C em pacientes com hipercolesterolemia familiar homozigótica, mas aumentou concentrações de TG. Estudos disponíveis mostram relação risco-benefício aceitável, e o FDA (US Food and Drug Administration) aprovou o medicamento para o tratamento da hipercolesterolemia familiar homozigótica.

Inibidores da síntese de apolipoproteína B

A apoB é a proteína estrutural mais importante das lipoproteínas aterogênicas.

O mipomersen é um oligonucleotídeo antissenso de segunda geração, administrado por injeção subcutânea, que interage com a síntese de apoB, diminuindo-a. Consequentemente, há reduções de concentrações plasmáticas de VLDL, LDL e Lp(a). Os principais efeitos colaterais do mipomersen são: reações locais da aplicação, sintomas semelhantes aos da gripe e acúmulo de gordura hepática. Até o momento não existe evidência de benefício CV, e o uso é proposto para dislipidemias graves.[4,10]

Atenção farmacêutica ao paciente com dislipidemia

A atenção farmacêutica ao paciente com dislipidemia é de suma importância devido: à alta incidência na população, à ausência de sintomatologia, ao uso de múltiplos fármacos e até mesmo à falta de informações ou orientações não fundamentadas ao usuário da farmacoterapia. Vários desses fatores contribuem para parte significativa dos pacientes tratados com hipolipemiantes não atingir a meta terapêutica.

Por ser uma doença assintomática, cabe também ao farmacêutico orientar que a população faça o monitoramento constante de seu perfil lipídico.

Com relação ao tratamento medicamentoso, é sabido que a não adesão terapêutica é um problema multifatorial causado muitas vezes pela divergência entre a prescrição médica e o comportamento do paciente. Outros fatores como a polifarmácia, o potencial de toxicidade, o alto custo dos medicamentos e a faixa etária também dificultam a obtenção das metas terapêuticas, com estimativas de até 80% dos pacientes sem atingir a meta terapêutica.

Além disso, o farmacêutico muitas vezes se depara com o problema da automedicação, na maioria das vezes influenciada por recomendações de pessoas como parentes, amigos e auxiliares de farmácia. Nesse caso, o farmacêutico deve, antes de tudo, encaminhar o paciente ao médico para que seja avaliada a ocorrência ou não do distúrbio, com posterior acompanhamento da farmacoterapia prescrita, se houver diagnóstico confirmatório.

Por fim, o farmacêutico deve avaliar a farmacoterapia de todos os distúrbios/comorbidades, uma vez que diversos medicamentos podem causar dislipidemias (Tabela 13.9), assim como vários outros podem inte-

Tabela 13.9 Principais classes de medicamentos e suas respectivas alterações no perfil lipídico

Medicamentos	CT	TG	HDL-C
Diuréticos	—	↑	↓
Beta-bloqueadores	—	↑	↓
Anticoncepcionais	↑	↑	—
Corticosteróides	↑	↑	—
Anabolizantes	↑	—	↓
Estrógenos	Variável	→↑	→↓
Progestágenos	Variável	→↑	→↓
Isotretinoína	↑	↑	↑
Ciclosporinas	↑	↑↑	↑
Inibidores de protease	↑	↑↑↑	—

Fonte: III Diretriz Bras. Dislipidemia, 2001.

ragir com os hipolipemiantes, alterando sua ação (discutido adiante).

Desse modo, a fim de otimizar os resultados e evitar problemas relacionados a medicamentos (PRM), o farmacêutico deve orientar o paciente e desenvolver um plano de seguimento farmacoterapêutico. Nesse plano devem constar as orientações a respeito dos horários de administração prescritos, da importância da adesão e manutenção do tratamento. Por fim, deve também orientar o paciente a procurar profissionais que auxiliem na adequação nutricional e na prática de atividade física.

Alguns estudos têm demonstrado a importância da atenção farmacêutica em pacientes dislipidêmicos, como o que avaliou que as intervenções farmacêuticas resolveram 82,2% dos PRM em pacientes usuários de hipolipemiantes, reduzindo os níveis de LDL-C. Outro estudo demonstrou que a atenção farmacêutica realizada em farmácias comunitárias, por meio de um programa de monitoramento para otimização da terapêutica, reduziu significativamente a descontinuidade da terapia hipolipemiante, além de ter contribuído para a economia dos custos.

Desse modo, é possível evidenciar que a intervenção farmacêutica é eficaz na melhora da adesão terapêutica, na identificação e solução dos PRM, resultando em controle dos níveis lipêmicos.[11-13]

Orientações sobre forma e horário de administração

Estatinas: quando em dose diária única, devem ser administradas à noite, por ser o horário de maior síntese de colesterol hepático. Com exceção da lovastatina, a qual apresenta melhor absorção na presença de alimentos, as demais estatinas não têm sua absorção influenciada pela dieta e, dessa forma, podem ser administradas na presença ou ausência de alimentos. Caso haja dor abdominal, é recomendado serem tomadas após a alimentação.

Fibratos: assim como as estatinas, os fibratos também devem ser administrados à noite, na presença ou ausência de alimentos, devendo ser ingeridos após alimentação se o paciente apresentar desconforto abdominal. O único fibrato a ser tomado 30 minutos antes do jantar ou do almoço (se duas doses por dia) é a genfibrozila.

Resinas: devem ser tomadas 15 minutos antes das refeições, acompanhadas de pelo menos 150 mL (1 xícara) de água. O paciente deve ainda ser orientado a praticar atividade física, comer frutas e legumes, a fim de minimizar a constipação intestinal. Além disso, deve ser orientado a evitar o consumo de bebidas gaseificadas, uma vez que elas aumentam a flatulência já causada pela medicação.

Devido à interferência na absorção de medicamentos e alimentos, os demais medicamentos de que o paciente faça uso devem ser tomados 1h antes ou 4h depois da administração das resinas. A suplementação de vitaminas lipossolúveis e de ferro pode ser necessária.

Ezetimiba: embora tenha sido relatado discreto aumento da sua absorção quando ingerida juntamente com a alimentação, pode ser administrada em qualquer horário do dia, independentemente do horário de ingestão de alimentos.

Niacina: deve ser administrada na hora de deitar, junto com algum alimento leve e não gorduroso, a fim de evitar desconforto gastrintestinal e ocorrência de *flushing* (pele avermelhada, sensação de calor e coceira), reações mais comumente relatadas. No entanto, líquidos quentes devem ser evitados, pois podem induzir ou potencializar efeitos adversos da niacina.

Acompanhamento da eficácia e segurança do tratamento medicamentoso das dislipidemias: avaliação laboratorial

O acompanhamento da eficácia terapêutica de qualquer hipolipemiante deve ser feito pela avaliação laboratorial do perfil lipídico, composto pelas determinações dos TG, CT e suas frações (LDL-C, VLDL-C e HDL-C), após jejum de 12h. A mesma deve ser avaliada, geralmente, após 4-8 semanas da implantação do esquema terapêutico ou a cada mudança nesse esquema.

Já a avaliação laboratorial da segurança varia com as alterações que podem ser provocadas por cada fármaco.

No caso dos que podem causar alterações musculares, como as estatinas e os fibratos, a determinação da CK (creatina quinase ou creatinofosfoquinase – CPK) deve ser avaliada periodicamente. Nos estudos clínicos, a incidência de miopatia foi baixa (0,2%), mas na prática clínica estima-se 3% da elevação da CK, e 10% dos pacientes apresentam queixas musculares.

Com relação à toxicidade hepática, as estatinas raramente são responsáveis por eventos dessa natureza, tendo apenas cerca de 1% dos pacientes com aumentos das transaminases superiores a três vezes o limite superior ao normal. Além disso, essa elevação frequentemente diminui, mesmo sem interrupção da terapia, e, desse modo, a dosagem de transaminases só é aconselhada 6 a 12 semanas após introdução ou aumento de dose das estatinas.

Já com relação à leucopenia que pode ocorrer no tratamento com fibratos, é aconselhável uma contagem de leucócitos no início do tratamento para avaliar a segurança de seu uso. Além disso, o farmacêutico clínico pode monitorar tal parâmetro, e, caso ocorra diminuição significativa, deve informar ao médico para que seja feita a suspensão do tratamento com fibrato, com substituição farmacológica.

Com relação à ezetimiba, nenhum efeito significativo foi relatado em monoterapia, enquanto em terapia combinada com estatinas podem ocorrer alterações na função hepática. Nesse caso, deve-se avaliar as transaminases hepáticas antes do início da terapêutica e monitorar posteriormente a critério clínico.

Por fim, com relação à niacina, embora não haja consenso, alguns artigos relatam elevações nas transaminases séricas, LDH (lactato desidrogenase), glicemia, ácido úrico, bilirrubina total e amilase, além de redução dos níveis de fósforo e de plaquetas, os quais devem ser monitorados com o seguimento farmacoterapêutico. Vale ressaltar que o farmacêutico clínico deve estar atento a falsas alterações causadas por essa medicação, como é o caso das falsas elevações (por determinação fluorimétrica) de catecolaminas plasmáticas e urinárias e resultados falso-positivos em testes de glicose na urina, pela interferência no reagente de Benedict.

Interações medicamentosas clinicamente relevantes com o uso de hipolipemiantes

Com exceção da pravastatina, as estatinas são metabolizadas pelas enzimas do complexo citocromo-P450 para serem eliminadas. Desse modo, fármacos inibidores enzimáticos podem aumentar os níveis plasmáticos de estatinas, resultando em aumento no risco de toxicidade ao fígado e aos músculos.

Os fibratos podem alterar a ligação de outros fármacos às proteínas plasmáticas, fazendo com que ocorra aumento das concentrações séricas dos mesmos. Além disso, podem produzir interação farmacodinâmica com estatinas, aumentando o risco de efeitos tóxicos no tecido muscular.

As resinas sequestram fármacos aniônicos, dentre os quais a maior relevância se dá aos que apresentam estreito índice terapêutico, como é o caso da varfarina. No entanto, essa interação pode ser evitada por meio da separação do horário de administração desses fármacos junto com a resina, como já descrito. Recomenda-se a observação de possível diminuição da absorção de vitaminas lipossolúveis e de ácido fólico.

Com relação à ezetimiba, o fato de o seu metabolismo não incluir as enzimas citocromo-P450 confere a esse fármaco baixo risco de interação medicamentosa.

A niacina, quando em uso concomitante com estatinas, pode, embora raro, causar rabdomiólise. Pode ainda potencializar a ação de alguns agentes anti-hipertensivos, resultando em hipotensão postural, e ligar-se a resinas, diminuindo sua ação. Nesse último caso, deve-se manter um intervalo mínimo de 4 a 6 horas entre a administração dessas substâncias.

A Tabela 13.10 resume as principais contraindicações, precauções e possíveis interações dos hipolipemiantes com outros fármacos.[4,14-16]

No que se refere às interações medicamentosas, o farmacêutico deve ficar atento aos usos concomitantes de fármacos inibidores e indutores enzimáticos P450, o que aumenta a possibilidade das interações.

Pacientes em grupos especiais ou em condições especiais

Idosos

Para idosos, são mais frequentes as observações das dislipidemias secundárias causadas por: hipotireoidismo, *diabetes mellitus*, síndrome nefrótica, obesidade, etilismo ou uso de medicamentos (por exemplo: diuréticos tiazídicos, bloqueadores beta-adrenérgicos não

Tabela 13.10 Avaliação das contraindicações, precauções e possíveis interações dos hipolipemiantes

Medicamento	Contraindicações e/ou precauções	Interações
Estatinas	Insuficiência hepática Alcoolismo Gravidez Lactação Crianças	- Risco de rabdomiólise: fibratos, cilosporinas, macrolídeos, antifúngicos imidazólicos, diltiazem e verapamil. - Aumento das concentrações séricas: varfarina e digoxina. - Diminuição da efetividade: resinas.
Fibratos	Insuficiência hepática Insuficiência renal Litíase biliar Gravidez Lactação Crianças	- Risco de rabdomiólise: estatina e ciclosporinas. - Aumento das concentrações séricas: varfarina e hipoglicemiantes orais.
Resinas	Hiperglicemia (> 500 mg/dL)	- Diminuição da absorção: digoxina, anticoagulantes orais, vitaminas lipossolúveis, tetraciclina, betabloqueadores, tiazidas, antinflamatórios não esteroidais, levotiroxina, ferro etc.
Ezetimiba	Insuficiência hepática Gravidez Lactação Crianças	Sem relatos de interações relevantes.
Niacina	Insuficiência hepática Gota grave Úlcera péptica	- Risco de rabdomiólise (raro): estatinas. - Aumento da ação: agentes anti-hipertensivos como bloqueadores adrenérgicos e vasodilatadores. - Diminuição da ação: resinas.

seletivos, progestágenos, ciclosporina, tacrolimo, glicocorticoides, isotretinoína e inibidores de proteases). Ainda, deve-se observar a influência das capacidades física e mental, das condições socioeconômicas e das comorbidades sobre a adesão medicamentosa.

Para o tratamento de hipercolesterolemia, as estatinas devem ser a primeira escolha devido à boa tolerância e à baixa incidência de efeitos indesejáveis, com exceção das dores musculares, câimbras e fraqueza. Já na hipertrigliceridemia, caso não haja calculose biliar ou insuficiência renal, os fármacos de escolha devem ser os fibratos, e, no caso de dislipidemia mista, eles podem ser utilizados em associação com estatinas. O emprego do ácido nicotínico deve ser evitado por causa de sua indução de hiperglicemia e hiperuricemia, já frequentes em pacientes idosos.

Crianças e adolescentes

Os valores referenciais do perfil lipídico para a faixa etária entre 2 e 19 anos são: (valores desejáveis) CT < 150 mg/dL, LDL-C < 100 mg/dL, HDL-C ≥ 45 mg/dL e TG < 100 mg/dL. A investigação desse perfil está indicada nas seguintes situações: familiares com dislipidemia, principalmente grave, ou manifestação de aterosclerose prematura; fatores de risco; comorbidades, tais como: hipotireoidismo, imunodeficiência, síndrome nefrótica; e medicamentos que possam aumentar colesterol. Quando somente a adequação de estilo de vida não se mostra suficiente, recomenda-se iniciar a terapêutica farmacológica, embora apenas após os 10 anos de idade. Para o tratamento de hipercolesterolemia, as resinas se apresentam como tratamento de primeira escolha, sendo as estatinas empregadas apenas nos quadros mais graves. Já nos casos de hipertrigliceridemia, os fibratos são os mais indicados.

Outras comorbidades

Algumas dislipidemias são facilmente associadas à presença de outras comorbidades, e a observação dessa peculiaridade possibilita um cuidado individualizado e, muitas das vezes, mais efetivo.

O hipotireoidismo pode diminuir o número de receptores de LDL e assim aumentar as concentrações plasmáticas de LDL-C. O tratamento adequado por reposição hormonal pode corrigir a dislipidemia. Caso não ocorra, deve ser realizado tratamento.

Pacientes com doenças inflamatórias crônicas, doenças autoimunes e especialmente usuários de corticoides apresentam potencial aterogênico e maior risco de eventos CV. A avaliação do perfil lipídico deve ser realizada com maior frequência, mas as recomendações de tratamento seguem as citadas anteriormente, de acordo com as metas e os riscos.

Síndrome metabólica

O farmacêutico deve ficar atento ao tratamento das dislipidemias no paciente com síndrome metabólica, visto que muitas vezes é prescrito o uso de sinvastatina. No entanto, estatinas lipofílicas, ao inibirem a HMG-CoA redutase, diminuem a síntese de isoprenoides, os quais regulam positivamente o GLUT4 e, desse modo, aumentam o risco de resistência insulínica e diabetes. O mesmo ocorre com qualquer outra estatina se em altas doses. Desse modo, nesses casos o farmacêutico deve sugerir o uso de estatinas hidrofílicas (por exemplo, atorvastatina) em baixas doses, evitando a piora do quadro hiperglicêmico.

Ajuste de dose de hipolipemiantes aos pacientes com insuficiência renal

A fim de se evitar as complicações que podem ser ocasionadas pela diminuição nas taxas de excreção renal dos fármacos hipolipemiantes, é necessário muitas vezes que se faça um ajuste de dose da medicação, a qual pode ser sugerida pelo farmacêutico clínico, como mostrado na Tabela 13.11.

Tabela 13.11 Sugestão de ajuste posológico dos hipolipemiantes de acordo com a função renal

Fármaco	Taxa de excreção renal	Dose em TFG de 60-90 (mL/min)	Dose em TFG de 15-59 (mL/min)	Dose em TFG < 15 (mL/min)
Estatinas				
Sinvastatina	13%	=	=	10 mg
Lovastatina	10%	=	50%	50%
Pravastatina	20%	=	=	=
Fluvastatina	6%	=	50%	50%
Atorvastatina	< 2%	=	=	=
Rosuvastatina	10	=	5 a 10 mg	5 a 10 mg
Fibratos				
Genfibrozila	> 90%	=	=	=
Fenofibrato	> 90%	50%	25%	Evitar
Bezafibrato	> 90%	200 mg 2×	200 mg 1×	Evitar
Ciprofibrato	> 90%	=	50%	Evitar
Outros				
Ácido Nicotínico	35%	=	=	50%
Ezetimiba	10%	=	=	=
Colestiramina	-	=	=	=

TFG = Taxa de Filtração Glomerular.
Fonte: Executive Summary of the Third Report of the National Cholesterol Education Program (NCEP) Expert Panel on Determination, Evaluation and Treatment of High Blood Cholesterol in Adults.

Causas e possíveis soluções para ineficácia terapêutica relacionada com a não adesão

A ineficácia terapêutica com o uso de hipolipemiantes pode ocorrer por diversas causas, como interação medicamentosa e administração incorreta. No entanto, a não adesão é a causa mais frequente de ineficácia ao tratamento. A não adesão por alto custo da medicação é algo extremamente comum na prática farmacêutica. O fato de o médico muitas vezes optar pelo melhor tratamento medicamentoso disponível no mercado não é sinônimo de sucesso terapêutico, caso o paciente não apresente condições financeiras para a aquisição do mesmo. Desse modo, o farmacêutico deve verificar as condições socioeconômicas necessárias para a manutenção do tratamento em longo prazo e, caso esta não exista, sugerir ao médico a troca por hipolipemiante de baixo custo ou que seja fornecido pelo Sistema Único de Saúde, pelo programa Farmácia Popular ou por outra via possível.

Outra reclamação muito frequente que leva à não adesão ao tratamento hipolipemiante é a presença de dores musculares, principalmente com o uso prolongado de sinvastatina. Nesse caso, o farmacêutico deve avaliar a melhor substituição, e auxiliar na orientação para a obtenção da medicação.

Já em crianças, em que o principal tratamento farmacológico se baseia no uso de resinas, o maior motivo de não adesão é relacionado ao sabor desagradável dessas medicações. Nesse caso, o farmacêutico pode sugerir a administração com um suco da preferência da criança, na tentativa de mascarar o sabor do medicamento.

É preciso ressaltar que muitas vezes a não adesão ocorre pela falta de informação oferecida ao paciente, o qual pode não compreender as instruções com relação à forma de aquisição, administração ou até mesmo a importância do tratamento. Desse modo, o farmacêutico deve detalhar todas essas informações, atentando ao grau de compreensão de cada paciente.

Três situações muito comuns, especialmente em idosos, são a não adesão por esquecimento, por dificuldade de engolir ou da autoadministração da medicação.

No caso de esquecimento, assim como para qualquer outra classe terapêutica, o farmacêutico deve estabelecer um modo de fácil entendimento e memorização para o paciente, como planilhas de administração, programação de alarmes em aparelho de telefone celular, lembretes a serem colocados em locais de acesso diário, entre outras estratégias.

Com relação à dificuldade da autoadministração, ela pode ser causada por dificuldades visuais e/ou motoras. No caso de dificuldade visual, o farmacêutico pode identificar as caixas dos medicamentos com materiais que proporcionem relevo. Já no caso de dificuldade motora ou perda do tato, o farmacêutico pode preparar a medicação semanal em compartimentos próprios, já fora dos blisters. Vale ressaltar apenas que, devido a alguns medicamentos serem fotossensíveis, essa separação não deve ser feita para período superior a 1 semana.

A dificuldade de engolir a medicação deve ser avaliada com cautela pelo farmacêutico. É preciso verificar o melhor manejo, visto que alguns medicamentos podem ser triturados, enquanto outros devem ser dissolvidos para posterior administração. Em último caso, mesmo não sendo recomendada, a partição de comprimidos pode ser a única opção, e, dessa maneira, é recomendado que o farmacêutico oriente o paciente da melhor maneira possível.[4,17,18]

Referências

1. Fernandes RA, et al. Prevalence of dyslipidemia in individuals physically active during childhood, adolescence and adult age. Arq Bras Cardiol 2011; 97(4):317-23.
2. Lotufo PA. Stroke in Brazil: a neglected disease. Sao Paulo Med J, 2005;123(1):3-4.
3. Schmidt MI, et al. Chronic non-communicable diseases in Brazil: burden and current challenges. Lancet 2011;377(9781):1949-61.
4. Xavier HT, et al. [V Brazilian Guidelines on Dyslipidemias and Prevention of Atherosclerosis]. Arq Bras Cardiol 2013;101(4 Suppl 1): 1-20.
5. Giuliano ICB, Caramelli B. Dislipidemia na infância e na adolescência. Pediatria 2008; 29(4):275-85.
6. Stone NJ, et al. ACC/AHA guideline on the treatment of blood cholesterol to reduce atherosclerotic cardiovascular risk in adults: a report of the American College of Cardiology/American Heart Association Task Force on Practice Guidelines. Circulation 2013;129(25 Suppl 2):S1-45.
7. The Lipid Research Clinics Coronary Primary Prevention Trial results. II. The relationship of reduction in incidence of coronary heart disease to cholesterol lowering. JAMA 1984;251(3):365-74.
8. Baigent C, et al. Efficacy and safety of more intensive lowering of LDL cholesterol: a meta-analysis of data from 170,000 participants in 26 randomised trials. Lancet 2010;376(9753):1670-81.
9. DiNicolantonio JJ, et al. Ezetimibe plus moderate-dose simvastatin after acute coronary syndrome: what are we improveing on? Am J Med 2015. [Epub ahead of print]
10. Ahn CH, Choi SH. New drugs for treating dyslipidemia: beyond statins. Diabetes Metab J 2015;39(2):87-94.
11. Pearson TA, et al. The lipid treatment assessment project (L-TAP): a multicenter survey to evaluate the percentages

of dyslipidemic patients receiving lipid-lowering therapy and achieving low-density lipoprotein cholesterol goals. Arch Intern Med 2000;160(4):459-67.
12. Silva AS, et al. Acompanhamento farmacoterapêutico em pacientes com dislipidemia em uso de sinvastatina no Componente Especializado de Assistência Farmacêutica: um estudo piloto. Rev Ciênc Farm Básica Apl 2013;34(1):51-57.
13. III Diretrizes Brasileiras Sobre Dislipidemias e Diretriz de Prevenção da Aterosclerose do Departamento de Aterosclerose da Sociedade Brasileira de Cardiologia. Arq Bras Cardiol 2001;77:1-48.
14. Araújo RG, et al. Ezetimiba - farmacocinética e terapêutica. Arq Bras Cardiol 2005;85:20-24.
15. Santos RD. Farmacologia da niacina ou ácido nicotínico. Arq Bras Cardiol 2005;85:17-19.
16. Valencia CAR, et al. Efectividad y seguridad del ácido nicotínico en el tratamiento de la hiperlipidemia asociada a hiperfosfatemia en pacientes com enfermedad renal crónica. Nefrologia 2008;28:61-6.
17. Executive Summary of The Third Report of The National Cholesterol Education Program (NCEP) Expert Panel on Detection, Evaluation, And Treatment of High Blood Cholesterol In Adults (Adult Treatment Panel III). JAMA 2001;285(19):2486-97.
18. Lee HY, et al. Statins and renin-angiotensin system inhibitor combination treatment to prevent cardiovascular disease. Circ J 2014;78(2):281-7.

Exames laboratoriais no cenário da hipertensão arterial sistêmica e das dislipidemias

14

Ana Cristina Lo Prete
Patrick Luiz Cruz de Souza

A hipertensão arterial sistêmica (HAS) e as dislipidemias, somadas ao *diabetes mellitus*, são as doenças mais comuns dos países em desenvolvimento. Nas três condições, vários são os esquemas terapêuticos que podem ser empregados, podendo ser tanto em mono quanto em politerapia. Além disso, as variações individuais fazem que os pacientes apresentem respostas terapêuticas diferentes sob o uso de um mesmo tratamento, evidenciando que a efetividade de dado medicamento varia e, portanto, deve ser monitorada para avaliação da permanência ou troca do esquema terapêutico.

Outro aspecto importante se refere ao fato que mesmo o medicamento mais eficaz para um dado paciente pode causar efeitos colaterais que limitem seu uso devido à baixa segurança.

Desse modo, percebe-se a importância do farmacêutico na orientação e no acompanhamento da farmacoterapia, avaliando a efetividade do tratamento e a segurança do paciente. Vale ressaltar que, para essas avaliações, o farmacêutico pode se utilizar de exames laboratoriais recentes que o paciente já apresente ou, segundo a Resolução n. 585/2013, do Conselho Federal de Farmácia, pode também solicitá-los para o efetivo acompanhamento da farmacoterapia.[1]

A seguir, serão apresentados os exames laboratoriais utilizados para a avaliação da efetividade e da segurança terapêutica.

Hipertensão arterial sistêmica

O objetivo primordial do tratamento da hipertensão arterial é a redução da morbidade e da mortalidade cardiovasculares. Para tanto, pode-se empregar tratamento medicamentoso à base de diuréticos, inibidores adrenérgicos de ação central (agonistas alfa-2 centrais), betabloqueadores (bloqueadores beta-adrenérgicos), alfabloqueadores (bloqueadores alfa-1 adrenérgicos), vasodilatadores diretos, bloqueadores dos canais de cálcio, inibidores da enzima conversora da angiotensina, bloqueadores do receptor AT1 da angiotensina II e inibidor direto da renina.[2]

Nesse contexto, o farmacêutico tem um papel importante e decisivo no acolhimento da demanda, identificando os problemas e as necessidades de saúde do paciente por meio da anamnese farmacêutica e da verificação de parâmetros clínicos do paciente. A partir disso, de maneira pactuada com o paciente, deve-se definir um plano de cuidado voltado à redução da morbimortalidade cardiovascular e dos riscos da farmacoterapia anti-hipertensiva, avaliando as intervenções realizadas e monitorando as metas terapêuticas, considerando a efetividade farmacológica e a segurança do paciente.[3]

Exames laboratoriais no cenário da hipertensão arterial sistêmica: efetividade terapêutica

Inicialmente, é preciso diferenciar eficácia terapêutica, que consiste na capacidade do medicamento em produzir um efeito farmacológico em condições ideais de uso, comprovada por ensaios clínicos, de efetividade, que consiste no resultado obtido do medicamento em condições reais de uso, isto é, na prática clínica.

Assim, para a avaliação da efetividade terapêutica de qualquer anti-hipertensivo, o farmacêutico deve avaliar, durante todo o acompanhamento terapêutico, a aferição da pressão arterial de maneira sistemática e documentada, não havendo exames laboratoriais para essa avaliação. No entanto, a hipertensão tem um impacto direto sobre o risco cardiovascular, a função renal, entre outros; desse modo, alguns exames laboratoriais podem avaliar as possíveis complicações da HAS.[4]

Exames laboratoriais no cenário da hipertensão arterial sistêmica: segurança terapêutica

A segurança da farmacoterapia consiste na expressão dos efeitos prejudiciais do tratamento sobre o paciente, considerando-se seguro todo medicamento que não cause um novo problema de saúde ao paciente ou agrave um problema de saúde já existente. Assim, as reações adversas aos medicamentos (RAM) e a toxicidade são os problemas mais comuns relacionados à segurança da farmacoterapia.

A seguir, serão apresentadas as principais alterações séricas e hematológicas que podem ser utilizadas para avaliar a segurança terapêutica de cada classe de anti-hipertensivo.

Os tiazídicos (p. ex., hidroclorotiazida e clortalidona) podem ter sua segurança avaliada de acordo com alterações que podem causar nos exames laboratoriais, como as alterações no perfil lipídico, na função hepatobiliar, nas determinações urinárias de alguns íons, além de aumento de ácido úrico, o que aumenta o risco de desenvolvimento de cálculos renais e gota, e na diminuição nos níveis de potássio e magnésio, os quais também podem ser utilizados para a avaliação da segurança. Vale ressaltar que essas diminuições também são observadas com o uso de diuréticos de alça (p. ex., furosemida) e podem acarretar arritmias ventriculares, embora a diminuição da dose minimize esses efeitos em interferir na ação anti-hipertensiva.

Já com relação aos diuréticos poupadores de potássio, estes podem, também, provocar alterações em alguns íons.

A Tabela 14.1 apresenta as possíveis alterações nos exames laboratoriais causadas pelos diuréticos, as quais devem ser monitoradas para a avaliação da segurança da terapêutica com esses medicamentos.

Quando em uso de inibidores adrenérgicos de ação central, deve-se investigar a segurança desses medicamentos com relação a – mesmo que com pequena frequência – suas possibilidades de causar anemia hemolítica e lesão hepática. A Tabela 14.2 apresenta os exames que podem refletir a segurança desses compostos.

Com relação aos betabloqueadores, tanto os de primeira quanto os de segunda geração podem acarretar intolerância à glicose, indu-

Tabela 14.1 Possíveis alterações laboratoriais causadas pelos diuréticos

Classe do diurético	Possíveis alterações
Tiazídicos	↑ CT, LDL, VLDL, ácido úrico, glicose, amilase cálcio, bicarbonato, bilirrubina, ALT*, AST** e γ GT***
	↓ sódio, potássio, eritrócitos, leucócitos e plaquetas
Alça	↑ ácido úrico, CT e TG e ↑ transitório de creatinina e ureia
	↓ sódio, potássio, cloreto, magnésio e da tolerância à glicose.
Poupadores de potássio	↑ ácido úrico, potássio, cálcio e magnésio

* Alanina aminotransferase
** Aspartato de aminotransferase
*** Gama-glutamil-transferase

Tabela 14.2 Possíveis alterações laboratoriais causadas pelos inibidores adrenérgicos de ação central

Inibidores adrenérgicos de ação central	Possíveis alterações
Alfametildopa e clonidina*	↑ AST, ALT, fosfatase alcalina e bilirrubinas
	↓ eritrócitos e leucócitos

* Demais representantes não apresentam relatos publicados.

zindo ao *diabetes mellitus*. Em dislipidemias, os betabloqueadores, mais especificamente o propranolol, são também capazes de provocar alterações nas funções renal e hepatobiliar e em marcadores de função cardíaca e tireoidiana. A Tabela 14.3 apresenta os exames laboratoriais e as possíveis alterações que os betabloqueadores podem causar, limitando sua segurança.

Tabela 14.3 Possíveis alterações laboratoriais causadas pelos betabloqueadores

Betabloqueadores	Possíveis alterações
1ª geração (p. ex., propranolol)	↑ glicemia, LDL, TG, creatinina fosfoquinase (CPK MB) e tiroxina livre
2ª geração (p. ex., atenolol)	↑ glicemia, LDL, TG
3ª geração (p. ex., carvedilol)	↑ fosfatase alcalina
	↓ glicose e sódio

Vale ressaltar que os efeitos sobre a glicemia são potencializados quando os betabloqueadores são utilizados em combinação com diuréticos, ao passo que as alterações lipídicas estão relacionadas à dose e à seletividade, sendo pouco expressivos quando em baixas doses de betabloqueadores cardiosseletivos e, quando em uso de betabloqueadores de terceira geração, têm impacto neutro ou até podem melhorar o metabolismo da glicose e o metabolismo lipídico. Nesse último caso, possivelmente a melhora se deva ao efeito de vasodilatação, com diminuição da resistência à insulina e melhora da captação de glicose pelos tecidos periféricos.

Os alfabloqueadores, por sua vez, promovem alterações discretas favoráveis nos perfis lipídico e glicídico, embora alterem os leucócitos, como mostra a Tabela 14.4, sendo necessário, assim, determinar o hemograma para estimativa da segurança terapêutica desses fármacos.

Tabela 14.4 Possíveis alterações laboratoriais causadas pelos alfabloqueadores

Alfabloqueadores	Possíveis alterações
Doxazosina e Terazosina*	↓ glicose, CT, LDL, leucócitos

* Os demais fármacos dessa classe não apresentam relatos publicados.

No caso dos inibidores da enzima conversora de angiotensina (IECA), embora possam aumentar transitoriamente a ureia e a creatinina séricas, em longo prazo, parecem retardar o declínio da função renal em pacientes com nefropatia diabética, apresentando um efeito nefroprotetor. No entanto, ao diminuir os níveis de angiotensina II, esses medicamentos reduzem a liberação de aldosterona, o que pode causar alterações nos níveis séricos de potássio e sódio, especialmente quando associados a diuréticos. Desse modo, deve-se monitorar a ureia e a creatinina no início de tratamento e o potássio sérico durante todo o tempo de uso dos medicamentos dessa classe.

Além disso, o captopril pode provocar alterações hepáticas, diminuir a proporção de colesterol LDL/HDL e reduzir a resposta imunológica da imunoglobulina IgA, ao passo que o enalapril pode reduzir a insulina plasmática e alterar outras determinações, apresentadas na Tabela 14.5, podendo, então, os exames apresentados na tabela serem também utilizados para a avaliação da segurança terapêutica dos IECA.

Com relação aos vasodilatadores diretos, a hidralazina, ainda que raramente, pode causar alterações urinárias, de função renal e, assim como o minoxidil, podem provocar alterações nas determinações hematológicas, como mostra a Tabela 14.6, devendo ser utilizados para a avaliação da segurança, os exames de creatinina sérica, o exame de urina tipo 1 e o hemograma.

Já os bloqueadores dos canais de cálcio estão associados a alterações – principalmente de glicemia – nas funções hepática e hematoló-

Tabela 14.5 Possíveis alterações laboratoriais causadas pelos IECA

IECA	Possíveis alterações
Captopril	↑ creatinina e ureia (transitório), potássio, glicose, AST, fosfatase alcalina, bilirrubina, amilase e potássio
	↓ sódio, insulina, ácido úrico e imunoglobulina A
Enalapril	↑ creatinina e ureia (transitório), potássio, glicose, amilase e eosinófilos
	↓ sódio, insulina, ácido úrico, eritropoietina e desidrogenase lática

Tabela 14.6 Possíveis alterações laboratoriais causadas pelos vasodilatadores diretos

Vasodilatadores diretos	Possíveis alterações
Hidralazina	↑ creatinina
	↓ eritrócitos e leucócitos (em especial os neutrófilos)*
Minoxidil	↓ leucócitos e plaquetas

* Na urina, podem causar proteinúria e hematúria.

gica, como mostra a Tabela 14.7, devendo-se determinar as dosagens de glicose sanguínea, de enzimas hepáticas e o hemograma.

Por fim, com relação aos inibidores diretos da renina, representado pelo alisquireno, em razão do fato de seu mecanismo de ação inibir a ação da renina e, consequentemente, da angiotensina e da aldosterona, também pode provocar aumento dos níveis séricos de potássio e diminuição de sódio, além do aumento da CPK algumas vezes observado, devendo, então, ser monitorados por essas avaliações.[2,5-9]

Dislipidemias

Assim como ocorre na hipertensão arterial, o objetivo do tratamento das dislipidemias também é a redução da morbidade e da mortalidade cardiovasculares. Para tanto, pode-se tratar essas condições à base de inibidores da hidroximetilglutaril coenzima A (HMG-CoA) redutase (estatinas), sequestradores de ácidos biliares (resinas), inibidores de absorção de colesterol (ezetimiba), niacina e fibratos, tendo o farmacêutico papel crucial na avaliação da terapêutica no que diz respeito à efetividade farmacoterapêutica e à segurança do paciente.[10]

Exames laboratoriais no cenário das dislipidemias: efetividade terapêutica

Para a avaliação da efetividade terapêutica de qualquer hipolipemiante, o farmacêutico deve avaliar, durante todo o acompanhamento terapêutico, as determinações do perfil lipídico, composto pelas dosagens dos triglicerídios (TG), colesterol total (CT) e suas frações de colesterol presente em lipoproteínas de alta densidade (HDL-C), lipoproteínas de baixa densidade (LDL-C) e lipoproteínas de muito baixa densidade (VLDL-C). As determinações costumavam ser realizadas após jejum de 12 horas, mas, atualmente, um novo Consenso Brasileiro para a Normatização da Determinação Laboratorial do Perfil Lipídico aboliu a necessidade de jejum e estipulou novos valores para diagnóstico, como será discutido a seguir, e para as metas de efetividade terapêutica, como mostram as Tabelas 14.8 e 14.9.[11]

A avaliação deve ser feita, geralmente, após 4-8 semanas da implantação do esquema terapêutico ou a cada mudança nesse esquema.

Exames laboratoriais no cenário das dislipidemias: segurança do paciente

Com relação à segurança terapêutica dos hipolipemiantes, o farmacêutico deve acompanhar o paciente a partir da verificação dos principais sintomas clínicos que indiquem baixa na segurança, que não serão aqui abordados, e os resultados laboratoriais que avaliem a segurança desses medicamentos. Assim, é importante ressaltar que a avaliação laboratorial da segurança terapêutica varia com as alterações que podem ser provocadas por cada fármaco, de maneira individual e específica.

Tabela 14.7 Possíveis alterações laboratoriais causadas pelos bloqueadores de canais de cálcio

Bloqueadores de canais de cálcio	Possíveis alterações
Verapamil	↑ ALT, AST e prolactina
Anlodipino	↑ glicose ↓ leucócitos e plaquetas
Nifedipino	↑ glicose e AST ↓ leucócitos

Tabela 14.8 Valores referenciais e de alvo terapêutico conforme avaliação de risco cardiovascular estimado pelo médico solicitante do perfil lipídico para adultos > 20 anos

Lípides	Com jejum (mg/dL)	Sem jejum (mg/dL)	Categoria referencial
Colesterol total*	< 190	< 190	Desejável
HDL-C	> 40	> 40	Desejável
Triglicérides**	< 150	< 175	Desejável
			Categoria de risco
LDL-C	< 130	< 130	Baixo
	< 100	< 100	Intermediário
	< 70	< 70	Alto
	< 50	< 50	Muito alto
Não-HDL-C	< 160	< 160	Baixo
	< 130	< 130	Intermediário
	< 100	< 100	Alto
	< 80	< 80	Muito alto

* CT > 310 mg/dL há probabilidade de HF.
** Quando os níveis de triglicérides estiverem acima de 440 mg/dL (sem jejum) o médico solicitante fará outra prescrição para a avaliação de TG com jejum de 12 h e será considerado um novo exame de triglicérides pelo laboratório clínico.
Fonte: Consenso Brasileiro para a Normatização da Determinação Laboratorial do Perfil Lipídico.

Tabela 14.9 Valores referenciais desejáveis do perfil lipídico para crianças e adolescentes

Lípides	Com jejum (mg/dL)	Sem jejum (mg/dL)
Colesterol total*	< 170	< 170
HDL-C	> 45	> 45
Triglicérides (0-9a)**	< 75	< 85
Triglicérides (10-19a)**	< 90	< 100
LDL-C	< 110	< 110

*CT > 230 mg/dL há probabilidade de HF.
**Quando os níveis de triglicérides estiverem acima de 440 mg/dL (sem jejum) o médico solicitante fará outra prescrição para a avaliação de TG com jejum de 12 h e será considerado um novo exame de triglicérides pelo laboratório clínico.
Fonte: Consenso Brasileiro para a Normatização da Determinação Laboratorial do Perfil Lipídico.

No caso das estatinas, podem ocorrer alterações musculares e, desse modo, a determinação da CK (creatina quinase ou creatinofosfoquinase – CPK) deve ser avaliada periodicamente. Nos estudos clínicos, a incidência de miopatia foi baixa (0,2%), mas, na prática clínica, estima-se 3% da elevação da CK, e 10% dos pacientes apresentam queixas musculares. Quanto à toxicidade hepática, as estatinas raramente são responsáveis por eventos dessa natureza, tendo apenas cerca de 1% dos pacientes com aumentos das transaminases superiores a 3 vezes o limite superior ao normal. Além disso, essa elevação frequentemente diminui, mesmo sem interrupção da terapia, e, desse modo, a dosagem de transaminases somente é aconselhada 6-12 semanas após introdução ou aumento de dose das estatinas.

Já os fibratos, assim como com as estatinas, podem causar alterações musculares, sendo necessária, também, a determinação periódica da CK. Com relação à leucopenia que pode ocorrer no tratamento com fibratos, é aconselhável uma contagem de leucócitos no início do tratamento, para avaliar a segurança de seu uso. Além disso, o farmacêutico clínico pode monitorar tal parâmetro e, caso ocorra uma diminuição significativa, deve informar ao médico para que seja feita a suspensão do tratamento com fibrato, com substituição farmacológica.

Para a ezetimiba, nenhum efeito significativo foi relatado em monoterapia, ao passo que, em terapia combinada com estatinas podem ocorrer alterações na função hepática. Nesse caso, devem-se avaliar as transaminases hepáticas antes do início da terapêutica e monitorar posteriormente a critério clínico.

Por fim, no que diz respeito à niacina, embora não haja consenso, alguns artigos relatam elevações nas transaminases séricas, LDH (lactato desidrogenase), glicemia, ácido úrico, bilirrubina total e amilase, além de redução dos níveis de fósforo e de plaquetas, os quais devem ser monitorados com o seguimento farmacoterapêutico. Vale ressaltar que o farmacêutico clínico deve estar atento a falsas alterações causadas por essa medicação, como é o caso das falsas elevações (por determinação fluorimétrica) de catecolaminas plasmáticas e urinárias e resultados falso-positivos em testes de glicose na urina, pela interferência no reagente de Benedict.[10,12-14]

Exames laboratoriais no cenário das dislipidemias: diagnóstico

Tanto para o diagnóstico quanto para avaliação das dislipidemias, foi abolida a obrigatoriedade do jejum, segundo o Consenso Brasileiro para a Normatização da Determinação Laboratorial do Perfil Lipídico. Essa mudança foi baseada em fatos como:

1. O estado alimentado predomina durante a maior parte do dia, representando mais eficazmente seu potencial impacto no risco cardiovascular.
2. As dosagens no estado pós-prandial são mais práticas, viabilizando maior acesso do paciente ao laboratório.
3. A coleta no estado pós-prandial é mais segura, evitando quadros de hipoglicemia.
4. Não há uma variação significativa entre as determinações de colesterol total, HDL-C, não-HDL- C e LDL-C realizadas no estado de jejum em relação ao pós-prandial.

Para o diagnóstico básico das dislipidemias, são necessárias as determinações do colesterol total (CT), colesterol de HDL (HDL-C) e triglicerídeos (TG). As Tabelas 14.8 e 14.9 apresentam os novos valores de referência para diagnóstico em adultos e em crianças e adolescentes, em jejum ou não.

Já para uma avaliação mais complexa do perfil lipídico, no diagnóstico de algumas hiperlipidemias geneticamente determinadas, pode-se, ainda, fazer a genotipagem da apolipoproteína E (apo E), indicada como diagnóstico, e de suas três isoformas (apo E2, E3 e E4), utilizada, principalmente, para o diagnóstico de disbetalipoproteinemia familiar (homozigoto para apo E2), sendo indicada para os casos de hiperlipidemia combinada grave.

Há também outros testes que, embora não sejam utilizados diretamente como diagnóstico, avaliam o risco cardiovascular, como é o caso das determinações das apoproteínas B (apo B) e A-I (apo A-1) e da lipoproteína a. A apo B é a principal apoproteína das partículas aterogênicas (VLDL e LDL) e, desse modo, sua concentração é uma boa estimativa do número dessas partículas no sangue. Isso é particularmente importante na presença de LDLs pequenas e densas. Já com relação à apo A-I, trata-se da principal apoproteína da HDL, fornecendo uma boa estimativa do número dessas partículas. No caso da determinação da lipoproteína (a), Lp(a), sugerido como sendo um marcador de risco adicional de doença arterial coronariana, não é recomendada na rotina para avaliar risco cardiovascular, sendo utilizada apenas em pessoas com alto risco ou com forte história familiar de doença prematura aterotrombótica.

Quanto às técnicas laboratoriais, enquanto o CT e o HDL-C são determinados diretamente por *kits* laboratoriais, os valores de colesterol de VLDL (VLDL-C) são estimados pela proporção de TG, também determinado diretamente por kit, em relação ao colesterol dessa lipoproteína. Já o colesterol de LDL (LDL-C) pode ser calculado pela fórmula de Friedewald, quando TG ≤ 400 mg/dL, ou dosado diretamente. Vale ressaltar que, ao abolir a necessidade de jejum, aumenta-se a chance de se obter TG ≥ 400 mg/dL e, nesses casos, a fórmula de Friedewald não pode ser utilizada para a determinação do LDL, devendo este ser determinado de maneira direta ou utilizando-se a fórmula de Martin.

Por fim, em termos de classificação diagnóstica, as dislipidemias podem ser primárias, quando de origem genética, ou secundárias, quando ocorrem como consequência de hábitos de vida, em conjunto com um componente genético de menor impacto (componente poligênico). Independentemente de a causa ser primária ou secundária, em termos laboratoriais, as dislipidemias são divididas em quatro tipos, considerando-se os valores de CT, LDL-C, HDL-C e dos TG. São elas: (1) hipercolesterolemia isolada, quando na ocorrência de elevação isolada do LDL-C (≥ 160 mg/dL); (2) hipertrigliceridemia isolada, quando a elevação é somente nos TG (≥ 150 mg/dL), como reflexo do aumento de VLDL-C (lipoproteína de densidade muito baixa), lipoproteína de densidade intermediária (IDL) e quilomícrons; (3) hiperlipidemia mista, na qual há aumento de LDL-C (≥ 160 mg/dL) e TG (≥ 150 mg/dL); e (4) HDL-C baixo, quando a redução do HDL-C (homens < 40 mg/dL e mulheres < 50 mg/dL) ocorre de maneira isolada ou em associação ao aumento de LDL-C ou de TG.[10,11]

Considerações finais

O conteúdo deste capítulo pode contribuir para a prática clínica do farmacêutico no contexto da efetividade e da segurança terapêutica no âmbito do cuidado na hipertensão arterial sistêmica e nas dislipidemias, de modo a reduzir a morbidade e a mortalidade dessas patologias, bem como definir o plano de cuidado de maneira objetiva, sistematizada e documentada.

Referências

1. Sociedade Brasileira de Cardiologia; Sociedade Brasileira de Hipertensão; Sociedade Brasileira de Nefrologia. VI Diretrizes Brasileiras de Hipertensão. Arq. Bras. Cardiol. Rio de Janeiro, 2010;95(1 Supl.1):1-51.
2. Brasil. Conselho Federal de Farmácia. Serviços farmacêuticos diretamente destinados ao paciente, à família e à comunidade: contextualização e arcabouço conceitual. Brasília: CFF, 2016.
3. Mochel EG, Cossetti RD, Cabral R, Tobias AF, Almeida DS, Andrade CF. Avaliação do tratamento e controle da hipertensão arterial sistêmica em pacientes da rede pública em São Luis (MA). Revista Baiana de Saúde Pública. 2007;31(1):90-101.
4. Ferreira BC, Santos KL, Rudolph SC, Alcanfor JDX, Cunha LC. Estudo dos medicamentos utilizados pelos pacientes atendidos em laboratório de análises clínicas e suas interferências em testes laboratoriais: uma revisão da literatura. Revista Eletrônica de Farmácia. 2009;6(1):33:43.
5. Santos FBF, Balzaneli ES, D'Andrade MRP. Avaliação do perfil lipídico de pacientes diabéticos e hipertensos tratados com captopril. J Bras Patol Med Lab. 2009;45(3):207-12.
6. Batlouni M. Diuréticos. Rev Bras Hipertens. 2009;6(4):211-4.
7. Kohlmann Jr. O, Gus M, Ribeiro AB, Vianna D, Coelho EB, Barbosa E et al. Diretrizes Brasileiras de Hipertensão. Tratamento Medicamentoso. J Bras Nefro. 2010;32 (Suppl 1):29-43.

8. Souza AS, Santiago EC, Almeida LC. Interferências nos exames laboratoriais causados pelos anti-hipertensivos usados no Brasil. Rev. Eletrôn. Atualiza Saúde. 2016;3(3):101-13.
9. Sociedade Brasileira de Cardiologia. V Diretriz Brasileira de Dislipidemias e Prevenção da Aterosclerose. Arq Bras Cardiol. 2013;101(4 Supl 1):1-20.
10. Sociedade Brasileira de Análises Clínicas; Sociedade Brasileira de Diabetes; Sociedade Brasileira de Cardiologia; Sociedade Brasileira de Endocrinologia e Metabologia; Sociedade Brasileira de Patologia Clínica/ Medicina Laboratorial. Consenso Brasileiro para a Normatização da Determinação Laboratorial do Perfil Lipídico, 2016.
11. Cholesterol Treatment Trialists' (CTT) Collaboration, Baigent C, Blackwell L, Emberson J, Holland LE, Reith C et al. Efficacy and safety of more intensive lowering of LDL cholesterol: a meta-analysis of data from 170,000 participants in 26 randomised trials. Lancet. 2010 Nov 13;376(9753):1670-81.
12. DiNicolantonio JJ, Chatterjee S, Lavie CJ, Bangalore S, O'Keefe JH. Ezetimibe plus moderate-dose simvastatin after acute coronary syndrome: what are we improveing on? Am J Med. 2015 Aug;128(8):914.e1-4.
13. Valencia CAR, Cruz J. Efectividad y seguridad del ácido nicotínico en el tratamiento de la hiperlipidemia asociada a hiperfosfatemia en pacientes com enfermedad renal crónica. Nefrologia. 2008;28:61-6.

Atenção farmacêutica na anticoagulação oral

15

Leiliane Rodrigues Marcatto
Luciana Sacilotto
Paulo Caleb Júnior de Lima Santos

Por vários anos, os medicamentos antagonistas de vitamina K (AVK) eram os únicos anticoagulantes orais existentes, usados principalmente para a prevenção de eventos tromboembólicos arteriais ou venosos. Hoje, existem os "novos anticoagulantes orais", tais como: rivaroxabana, dabigatrana, apixabana, entre outros, que são indicados em casos específicos, abordados posteriormente. A varfarina, AVK, apesar da farmacoterapia complexa, continua sendo o anticoagulante oral mais prescrito no mundo. Apresenta variabilidade individual às respostas clínicas e aos efeitos adversos, devido aos fatores ambientais e genéticos. Assim, a atenção farmacêutica na anticoagulação oral com a varfarina, incluindo aspectos do monitoramento laboratorial e do ajuste adequado da dose, é importante para a efetividade farmacológica e para o benefício ao paciente.

Características farmacológicas e indicações da varfarina

A varfarina é uma mistura racêmica de dois isômeros opticamente ativos, o R e o S. O enantiômero S é o mais potente, participando em aproximadamente 90% da farmacodinâmica desse fármaco. A varfarina é solúvel em água, é rapidamente absorvida após sua administração oral e atinge a concentração máxima sanguínea em torno de 90 minutos.

O mecanismo de ação da varfarina é inibir a ação de duas redutases que participam do ciclo da vitamina K, a vitamina K redutase e a vitamina K epóxi redutase. A Figura 15.1 esquematiza esse ciclo: a vitamina K em sua

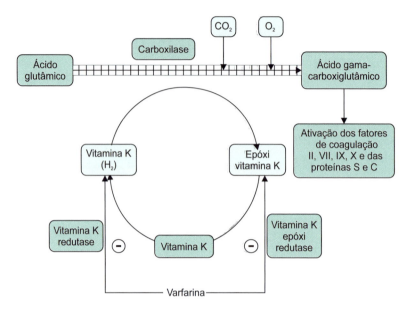

Figura 15.1 Ciclo da vitamina K e mecanismo de ação da varfarina. A vitamina K é o fator essencial para que ocorra a carboxilação de resíduos de ácido glutâmico para formar o ácido gamacarboxiglutâmico, para a ativação dos fatores de coagulação e das proteínas S e C. A varfarina inibe a ação das duas redutases, e, consequentemente, não há a ativação dos fatores da coagulação e das proteínas S e C.

forma reduzida (vitamina K H$_2$) é oxidada a epóxi vitamina K. Consequentemente ocorre a carboxilação dos fatores de coagulação e das proteínas S e C, ativando-os assim. Posteriormente, a vitamina K retorna à forma reduzida pela ação das redutases, fechando um ciclo. Na presença da varfarina, não há carboxilação e não ocorre a ativação dos fatores vitamina K-dependentes.

As principais indicações da varfarina são tratamento de tromboembolismo venoso ou arterial, além de prevenção cardioembólica em fibrilação atrial e em próteses mecânicas cardíacas, entre outras. A varfarina é conhecida pela sua estreita faixa terapêutica e pela dificuldade de se estabelecer a dose terapêutica. Frequentemente, o ajuste de dose é necessário e ocorre de acordo com a resposta do paciente, analisada por resultado de exame laboratorial. Se a dose não estiver dentro do intervalo terapêutico, pode haver riscos ao paciente como: sangramentos, se a dose estiver acima do intervalo terapêutico, ou tromboses ou acidente vascular cerebral (AVC) se a dose estiver abaixo do intervalo terapêutico.[1-4]

Posologia do medicamento

A dose inicial da varfarina depende das características clínicas de cada paciente. Recomenda-se de 2,5 mg a 10 mg por dia, respectivamente, para pacientes com maior e com menor risco de sangramento. O médico pode respaldar sua decisão utilizando escores preditores desse risco, conforme demonstrado na Tabela 15.1 (escore de *HAS-BLED*). Esse escore estima o risco de sangramentos a partir das seguintes variáveis: hipertensão arterial sistólica descontrolada (> 160 mmHg), doenças renais ou hepáticas, histórico de AVC, sangramentos, valores instáveis da Razão Normalizada Internacional (RNI), idade maior que 65 anos, medicamentos que aumentam o

Tabela 15.1 Escore *HAS-BLED*

Características clínicas	Pontos	Letras	Significado em inglês
Hipertensão não controlada, pressão sistólica > 160 mmHg	0 ou 1	H	*Hypertension*
Doença renal: diálise, transplante, CR > 2,6 mg/dL ou > 200 mmol/L	0, 1 ou 2	A	*Abnormal liver or renal fuction*
Doença hepática: cirrose ou bilirrubina > 2× VR ou AST/ALT/FA > 3× VR			
Histórico de AVC	0 ou 1	S	*Stroke*
Sangramentos maiores prévios ou predisposição a sangramentos	0 ou 1	B	*Bleeding*
RNI (instável/aumentado), TTR < 60%	0 ou 1	L	*Labile INR*
Idade > 65 anos	0 ou 1	E	*Elderly (age > 65 years)*
Medicamentos que aumentam risco de sangramentos	0, 1 ou 2	D	*Drugs or alcohol*
Histórico de uso de álcool ou de drogas			

Cr = creatinina; VR = valor de referência; ALT = alanina aminotransferase; AST = aspartato aminotransferase; FA = fosfatase alcalina; TTR = tempo no intervalo terapêutico; RNI = Razão Normalizada Internacional.

risco de sangramentos (antiagregantes plaquetários, anti-inflamatórios não esteroidais, entre outros), além de hábito etílico ou de drogas ilícitas. Cada variável equivale a um ponto, e, assim, quando o *HAS-BLED* apresentar de 0 a 2 pontos a dose inicial sugerida pode ser 5 mg/dia. Quando apresentar ≥ 3, a dose inicial sugerida pode ser menor que 5 mg/dia. Para idosos são recomendadas maior atenção aos efeitos adversos e/ou doses iniciais menores que 5 mg/dia.[5,6]

Avaliação laboratorial no uso da varfarina

A avaliação farmacoterapêutica da varfarina é realizada pelo exame laboratorial tempo de protrombina (TP), que avalia os fatores de coagulação da via extrínseca e o fibrinogênio. O teste é realizado com a adição de cálcio no plasma descalcificado pelo citrato, na qual a tromboplastina está presente. A tromboplastina irá converter a protrombina em trombina em um tempo uniforme, e, com a adição de cálcio e com a quantidade de cloreto de cálcio conhecida, ocorre a coagulação sanguínea in vitro. O tempo entre a adição de cálcio e a coagulação é o TP. Os primeiros dias do uso de varfarina refletem na redução da ativação do fator VII, principalmente. Posteriormente, a redução da ativação dos fatores X e II contribui no prolongamento do TP. Laboratorialmente, podem ser utilizadas diferentes tromboplastinas no reagente do TP. Assim, a Organização Mundial da Saúde (OMS) preconizou o uso do RNI para a avaliação adequada dos pacientes medicados com varfarina. O RNI é o resultado da seguinte fórmula:

$$RNI = \left(\frac{TP \text{ do paciente}}{TP \text{ de amostras controles}}\right)^{ISI*}$$

*ISI = índice de sensibilidade internacional

O RNI do paciente é o resultado do TP da amostra do paciente, em segundos, dividido pela média dos resultados do TP das amostras controles, em segundos, elevado ao ISI. Esse é o índice de sensibilidade internacional que cada fabricante do reagente fornece ao laboratório. O ISI reflete a capacidade de resposta da tromboplastina para a redução dos fatores de coagulação dependentes da vitamina K comparado com as preparações primárias de referência internacional da OMS, de modo que quanto mais responsivo o reagente, menor o valor ISI.

As diretrizes atuais recomendam a monitoração laboratorial da anticoagulação pelo RNI em pacientes usuários de varfarina tanto para atingir nível terapêutico quanto para mantê-lo. Mas, o número de exames dependerá da resposta do paciente ao medicamento. Para pacientes que estão hospitalizados, a monitoração é feita diariamente até conseguir atingir o intervalo terapêutico. Para esse caso, com 2 dias consecutivos com RNI adequados, as mensurações podem ser espaçadas.

Já para pacientes ambulatoriais que começam o tratamento com varfarina, recomenda-se avaliar o RNI em no máximo 15 dias até atingir o intervalo terapêutico indicado. Quando isso ocorre, a avaliação do RNI é de 4 até 12 semanas. Inicialmente, no paciente que demonstrar RNI adequado depois de 4 semanas o período pode ser aumentado para 6-8 semanas e assim sucessivamente até atingir 12 semanas.

Se o paciente tem o RNI fora do intervalo terapêutico, recomenda-se repetir o TP diariamente ou em até 15 dias, a depender do valor e do risco de sangramento ou embolia.[1,5,7,8]

Qualidade da anticoagulação com varfarina

A qualidade da terapia anticoagulante pela varfarina pode ser avaliada pelo TTR (*time in therapeutic INR range* – tempo no intervalo terapêutico), que, basicamente, mede a porcentagem dos dias, de determinado período, em que valores de RNI estão dentro do intervalo terapêutico. Esse cálculo foi idealizado por Rosendaal e colaboradores e utiliza a interpolação linear dos valores de RNI. Clinicamente, valores menores de TTR têm sido associados a maiores riscos de eventos adversos, de sangramentos e de tromboses; e ao contrário, quando há valores maiores de TTR, a menor risco de evento adverso e maior efetividade terapêutica. Pacientes com valores de TTR maior que 70% são considerados bem controlados para anticoagulação com a varfarina.

As Tabelas 15.2 e 15.3 mostram dados do monitoramento terapêutico da varfarina e como calcular o valor de TTR pelo método de Rosendaal. Na Figura 15.2, o paciente A apresenta má qualidade da terapêutica, enquanto na Figura 15.3 o paciente B apresenta boa qualidade da terapêutica, segundo esse parâmetro.

Para o cálculo, por exemplo, na Tabela 15.2, primeiramente faz-se a diferença entre os dois valores consecutivos de RNI (1,1-2,1= -1,0). Após, faz-se a diferença entre o valor de RNI e o valor limite do RNI alvo (2,1-2,0 = 0,1). Importante: por exemplo, para o intervalo terapêutico de RNI entre 2,0 e 3,0, usa-se 3,0 quando o valor de RNI anterior for superior ao intervalo, e, ao contrário, usa-se 2,0 quando o valor de RNI anterior for inferior ao intervalo. Com esses dois resultados parciais, divide-se o segundo resultado pelo primeiro resultado (0,1/-1,0= -0,1). Esse valor de 0,1 em módulo (ou em

Tabela 15.2 Dados do monitoramento terapêutico da varfarina para o paciente A

Data da visita	Valor de RNI	Dia	Diferença do RNI	Porcentagem dentro do intervalo terapêutico (RNI: 2-3)	Dias dentro do intervalo terapêutico
24/01/2013	3,5				
07/02/2013	3,0	14		0%	0
18/03/2013	2,1	39		100%	39
17/04/2013	1,1	30	-1,0	10%	3
24/04/2013	1,2	7		0%	0
01/05/2013	2,1	7	0,9	11%	1
03/06/2013	1,7	33	-0,4	25%	8
10/06/2013	1,6	7		0%	0
17/06/2013	1,2	7		0%	0
24/06/2013	2,0	7		0%	0
23/07/2013	2,1	29		100%	29
26/08/2013	2,3	34		100%	34
25/09/2013	2,2	30		100%	30
28/11/2013	1,2	64	-1,0	20%	13
05/12/2013	2,0	7		0%	0
08/01/2014	2,3	34		100%	34

Valor do TTR calculado foi 55% (191 dias dentro do alvo terapêutico em 349 dias do tratamento total).

Tabela 15.3 Dados do monitoramento terapêutico da varfarina para o paciente B

Data da visita	Valor de RNI	Dia	Diferença do RNI	Porcentagem dentro do intervalo terapêutico (RNI: 2-3)	Dias dentro do intervalo terapêutico
04/01/2013	2,5				
06/03/2013	2,8	61		100%	61
09/05/2013	3,2	64	0,4	50%	32
24/05/2013	2,2	15	-1,0	80%	12
25/07/2013	2,3	62		100%	62
20/09/2013	2,3	57		100%	57
18/12/2013	2,2	89		100%	89

Valor do TTR calculado foi 81% (313 dias dentro do alvo terapêutico em 348 dias do tratamento total).

Tabela 15.4 Valores de RNI para o monitoramento da varfarina para os pacientes A e B. Os quadrados preenchidos com verde claro são os valores de RNIs dentro do alvo terapêutico e os preenchido com cinza são os RNIs fora do alvo terapêutico

Paciente A		Paciente B	
Data	Valor do RNI	Data	Valor do RNI
24/01/2013	3,5	04/01/2013	2,5
07/02/2013	3,0	06/03/2013	2,8
18/03/2013	2,1	09/05/2013	3,2
17/04/2013	1,1	24/05/2013	2,2
24/04/213	1,2	25/07/2013	2,3
01/05/2013	2,1	20/09/2013	2,3
03/06/2013	1,7	18/12/2013	2,2
10/06/2013	1,6		
17/06/2013	1,2		
24/06/2013	2,0		
23/07/2013	2,1		
26/08/2013	2,3		
25/09/2013	2,2		
28/11/2013	1,2		
05/12/2013	2,0		
08/01/2014	2,3		

Paciente A: 9 RNIs dentro do alvo terapêutico em 16 mensurações.
Paciente B: 6 RNIs dentro do alvo terapêutico em 7 mensurações.

percentagem, 10%) será multiplicado pelo número de dias do referido período (0,1 × 30 dias = 3 dias). Outra importante observação: para dois valores consecutivos de RNI dentro do intervalo terapêutico ou para dois valores consecutivos de RNI fora do intervalo terapêutico, considera-se 100% ou 0% dos dias do período, respectivamente. Calcula-se período por período e somam-se os dias dentro do intervalo terapêutico. Ao final, para obter o valor de TTR em percentagem, divide-se a soma dos dias dentro do intervalo terapêutico pelo número total de dias do período avaliado (191/349 = 0,547). Isso significa TTR = 55%.

A Tabela 15.3 mostra exemplo de avaliações do paciente B. Primeiramente, faz-se a diferença entre os dois valores consecutivos de RNI (3,2-2,2 = 1,0). Após, faz-se a diferença entre o valor de RNI e o valor limite do RNI alvo (2,2-3,0 = -0,8). Com esses dois resultados parciais, divide-se o segundo resultado pelo primeiro resultado (-0,8/1,0 = -0,8). Esse valor de 0,8 em módulo (ou, em porcentagem, 80%) será multiplicado pelo número de dias do referido período (0,8 × 15 dias = 12 dias). Calcula-se período por período e somam-se os dias dentro do intervalo terapêutico (soma = 313). Ao final, para obter o valor de TTR em porcentagem, divide-se a soma dos dias dentro do intervalo terapêutico pelo número total de dias do período avaliado (313/348 = 0,899). Isso significa TTR = 90%.

Há também o método de cálculo da porcentagem de RNI dentro do intervalo terapêutico. Esse é simples e baseia-se na divisão do número de RNIs dentro do intervalo terapêutico pelo número total de RNIs realizados em determinado período. Seguindo esse método, a Tabela 15.4 mostra os exemplos de cálculos para os dados dos dois pacientes apresentados nas Tabelas 15.2 e 15.3. Os pacientes apresentaram valores de porcentagem de RNI dentro do intervalo terapêutico de 56% (9/16) e de 86% (6/7), respectivamente.

O terceiro método examina a qualidade de um serviço ou de um grupo de determinados pacientes. O cálculo baseia-se na divisão do número de RNIs dentro do intervalo terapêutico pelo número total de RNIs realizados em determinado período de tempo. Outra forma de avaliar um grupo de pacientes é obter a média dos TTRs calculados para cada paciente. Uma desvantagem desses métodos é não refletirem a qualidade da anticoagulação do paciente específico, mas sim para um grupo de pacientes, ao longo do tempo.[1,5,9-11]

Atenção farmacêutica e ajuste de dose da varfarina

A atenção farmacêutica realizada ao paciente usuário de varfarina é importantíssima para a obtenção dos benefícios terapêuticos e para evitar efeitos adversos. Nesse cenário, as informações da necessidade da aderência ao tratamento, do monitoramento laboratorial da anticoagulação sanguínea e das interações medicamentosas são abordadas com o paciente.

Há diversos fatores que podem alterar os valores do RNI e, consequentemente, a efetividade da terapêutica da anticoagulação. Os fatores mais relacionados com a variabilidade à resposta da varfarina são: idade, índice de massa corporal, fatores genéticos, concomitância de medicamentos, alterações na absorção, síntese e metabolização da vitamina K, não aderência ao tratamento, dieta, entre outros. Esses fatores corroboram a necessidade de ajustes de dose por repetidas vezes.

A Tabela 15.5 mostra alguns dos principais medicamentos que podem apresentar interações com a varfarina. Uma das interações mais importantes é com o medicamento amiodarona, que pode aumentar o efeito anticoagulante da varfarina, pois inibe isoenzimas da superfamília CYP450. A classe de anti-inflamatórios não esteroidais pode causar sangramento gastrointestinal quando usada concomitantemente à varfarina, pois altera a mucosa gastrointestinal e a agregação plaquetária. A sinvastatina também pode aumentar o efeito anticoagulante da varfarina, pela inibição de isoenzimas. Há também aqueles que podem diminuir o efeito anticoagulante da varfarina, como a carbamazepina e o fenobarbital, pois induzem isoenzimas da superfamília CYP450.

A escolha da dose inicial e o intervalo terapêutico para o RNI serão indicados pelo médico e dependem, geralmente, da condição clínica do paciente e da indicação terapêutica. Para diversas indicações da varfarina, o intervalo esperado do RNI é entre 2,0 e 3,0. Porém, para outras, o intervalo desejado para o RNI pode ser outro, por exemplo, de 3,0 a 4,5 em casos de próteses mecânicas valvares. O conhecimento do alvo terapêutico é essencial para o farmacêutico acompanhar o paciente.

Os farmacêuticos que acompanham os pacientes em uso de AVK devem fazê-lo de forma sistemática e coordenada, com base em diretrizes e protocolos, educando-os quanto aos riscos da não aderência.

A Tabela 15.6 demonstra um exemplo de ficha de paciente com as informações necessárias para a boa prática na atenção farmacêutica do usuário de varfarina. Essas informações são básicas e importantes para

Tabela 15.5 Medicamentos que podem apresentar interações com a varfarina

Medicamentos que podem aumentar o valor de RNI*	Medicamentos que podem diminuir o valor de RNI**
Amiodarona	Fenobarbital
Anti-inflamatórios não esteroidais	Carbamazepina
Sinvastatina	Fenitoína
Omeprazol	Colestiramina
Propafenona	Azatioprina
Amoxicilina	Suplementos com vitamina K
Levotiroxina	Ginseng

*Medicamentos que podem acarretar aumento da resposta à varfarina. No uso crônico desses medicamentos, os pacientes podem requerer doses diminuídas de varfarina.
**Medicamentos que podem acarretar diminuição da reposta à varfarina. No uso crônico desses medicamentos, os pacientes podem requerer doses aumentadas de varfarina.

identificação rápida dos dados clínicos do paciente: indicação da anticoagulação, alvo terapêutico, predisposição aos efeitos adversos, além das medicações concomitantes.

A Tabela 15.7 exemplifica uma ficha que pode ser utilizada para o acompanhamento dos ajustes de dose, dos valores de RNI e da ocorrência de evento adverso. Já a Tabela 15.8 exemplifica uma ficha para o acompanhamento da posologia do paciente, levando em conta o comprimido disponível (em mg)

e a distribuição dos comprimidos nos 7 dias da semana.

As duas fichas podem ser cuidadas pelo paciente, pelo clínico e pelo serviço da atenção farmacêutica, desde que atualizadas a cada visita realizada. Assim, o paciente visualiza a posologia recomendada e o seu monitoramento laboratorial. A manutenção desse controle (fichas citadas, por exemplo) pelo serviço, seja em papel ou em computador, evita a perda da informação do acompanhamento farmacoterapêutico do paciente.

Tabela 15.6 Exemplo de ficha de paciente com informações relevantes na anticoagulação com a varfarina

Nome:	Número do registro:
Sexo	
Idade	
Peso	
Altura	
Cor autodeclarada	
Escore *HAS-BLED*	
Medicamentos que utiliza	
Indicação	
Alvo terapêutico	
Outras doenças	
Observações:	

Tabela 15.7 Exemplo de ficha de acompanhamento da atenção farmacêutica

Data do exame	Valor de RNI	Dose (mg/semana)	Evento adverso	Responsável
___/___				
___/___				
___/___				
___/___				
___/___				
___/___				
___/___				

Tabela 15.8 Exemplo de ficha para o acompanhamento da posologia do paciente

Data	mg do comprimido	Segunda	Terça	Quarta	Quinta	Sexta	Sábado	Domingo
___/___								
___/___								
___/___								
___/___								
___/___								
___/___								
___/___								

O ajuste de dose é feito quando o valor de RNI não se encontra dentro ou próximo do intervalo terapêutico. Quando isso ocorre, é necessário averiguar cautelosamente o motivo para a alteração laboratorial (má aderência e falta de informação quanto à interação medicamentosa ou alimentar). Quando há uma alteração menor ou igual a 0,5 no valor de RNI às margens do intervalo terapêutico, não se recomenda mudar a dose imediatamente e sim repetir o exame de RNI entre 7 e 15 dias. Se houver confirmação, é recomendado realizar o ajuste de dose como, por exemplo, na Tabela 15.9. Quando maior que 0,5, a dose pode ser modificada prontamente, medindo-se o RNI novamente entre 7 e 15 dias.

Para realizar o ajuste de dose é importante utilizar um suporte validado, como nomogramas ou programas computadorizados.[1,4,5,12-16]

Genética: perspectivas no tratamento com varfarina

Sabe-se, atualmente, que o perfil genético influencia a dose necessária para anticoagular o paciente. As variações genéticas de maior

Tabela 15.9 Exemplo de ajuste de dose para pacientes tratados com varfarina*

RNI	Intervenção
≤ 1,5	Aumentar a dose semanal de 10-20%.
RNI < intervalo terapêutico, mas > 1,5	Não alterar a dose; reavaliar o RNI em menor tempo. Se for o segundo valor consecutivo de RNI nessa faixa, aumentar a dose semanal de 10-20%.
RNI dentro do intervalo terapêutico	Não alterar a dose.
RNI > intervalo terapêutico, mas < 5,0	Diminuir a dose semanal de 10-20%. Aumentar a frequência do monitoramento do RNI.
RNI 5,0-9,0	Omitir 2 doses e checar o RNI. Aumentar a frequência de monitoração do RNI e diminuir 10-20% da dose semanal. Se o paciente tiver risco grave de sangramentos, considerar a administração de vitamina K.
> 9,0 sem sangramentos	Descontinuar com varfarina temporariamente e considerar a administração de vitamina K e aumentar a frequência da monitoração do RNI.

* Serão indicados pelo médico e/ou pela equipe clínica multiprofissional: os valores recomendados para o intervalo terapêutico do RNI; os limites do RNI fora do intervalo terapêutico, mas sem a alteração da dose de varfarina; e as intervenções em caso de evento adverso.

impacto na resposta à varfarina são os polimorfismos nos genes *CYP2C9* e *VKORC1*. Os polimorfismos no gene *CYP2C9* (*CYP2C9*2* e *CYP2C9*3*) estão associados a diminuição da capacidade de metabolizar a S-varfarina. Já o principal polimorfismo no gene *VKORC1* (c.G1639A, rs9923231), está associado à inibição parcial das enzimas do ciclo da vitamina K, e portadores do alelo variante A apresentam maior resposta indicada pelo RNI, necessitando de menores doses.

Para o gene *CYP2C9*, o genótipo selvagem (chamado também referência ou normal) é identificado como alelo *CYP2C9*1*. Além desse, a enzima pode apresentar dois alelos variantes relativamente comuns, *CYP2C9*2* e *CYP2C9*3*, que acarretam diminuição da funcionalidade enzimática. A variante *CYP2C9*2* é caracterizada pela substituição Arg144Cys, em razão do polimorfismo c.C416T no éxon 3 do gene *CYP2C9*; e a variante *CYP2C9*3* é caracterizada pela substituição Ileu359Leu, decorrente do polimorfismo c.A1061T no éxon 7. Alelos variantes são mais comuns entre os pacientes que requerem baixas doses de varfarina comparados àqueles que requerem doses usuais. Além disso, os portadores dos alelos polimórficos podem manifestar maior frequência de sangramento e de elevação no valor de INR no início do tratamento.

Desse modo, indica-se que os genótipos para *CYP2C9* e para *VKORC1* são úteis na estimativa da dose inicial da varfarina, e os testes genéticos (genotipagem) podem ser promissores na avaliação inicial dos pacientes usuários de varfarina. Em 2007, a agência regulamentadora de fármacos dos Estados Unidos, a Food and Drug Administration (FDA), indicou que doses iniciais menores devem ser consideradas em pacientes portadores de variantes alélicas, e essas informações devem ser introduzidas na bula do medicamento. Também, o FDA elaborou uma tabela a fim de, caso os genótipos estejam disponíveis, sugerir a dose inicial de varfarina (ver a Tabela no Capítulo 34).

Um estudo com 1.038 indivíduos da população brasileira sobre as frequências dos principais polimorfismos relacionados à varfarina mostrou frequência do alelo variante *VKORC1* A em torno de 50%. As combinações genotípicas para os alelos *CYP2C9*2* e *CYP2C9*3* podem ser expressas em fenótipos metabólicos preditos da seguinte forma: metabolizador normal (*extensive metabolizer* – genótipo "normal" para os polimorfismos CYP), metabolizador intermediário (*intermediate metabolizer* – genótipo heterozigoto para um dos polimorfismos de diminuição de função) e metabolizador lento (*poor metabolizer* - genótipos homozigoto ou heterozigoto composto para ambos os polimorfismos de perda de função). Outro estudo, com pacientes brasileiros, reportou frequência em torno de 30% para os metabolizadores intermediários e lentos.

Com essas informações, percebe-se a necessidade do desenvolvimento de pesquisas para refinar a terapia, prevenindo eventos adversos e otimizando custos. Uma possibilidade envolve a utilização de algoritmo calculador de dose a partir de dados clínicos, medicamentosos e genéticos do paciente, visando a individualização da dose de varfarina.[17-22]

Novos anticoagulantes orais

Os novos anticoagulantes orais foram desenvolvidos para suprir as limitações farmacodinâmicas e farmacocinéticas da varfarina. Focavam-se custo baixo, administração em dose oral única diária, ampla janela terapêutica, início de ação rápida, menor necessidade do monitoramento laboratorial, rápida reversibilidade em casos de sangramentos e a menor interação medicamentosa e alimentar.

A Agência Nacional de Vigilância Sanitária (Anvisa) liberou o uso de três novos anticoagulantes orais no Brasil: dabigatrana, rivaroxabana e apixabana. Esses medicamentos são indicados na prevenção de TEV em cirurgias ortopédicas, tratamento de TEV e embolia pulmonar, além de prevenção de AVC na fibrilação atrial. Não há liberação para indicá-los em casos de próteses mecânicas cardíacas ou em fibrilação atrial de etiologia valvar. Até o momento, os novos anticoagulantes orais não possuem antídoto com comprovação clínica estabelecida.

A dabigatrana, inibidor direto da protrombina, seletivo e reversível, tem baixa solubilidade em água, e sua absorção é dificultada pelo aumento do pH gástrico. As interações medicamentosas desse medicamento são principalmente com aqueles que induzem ou inibem a isoenzima CYP3A4 e outras enzimas microssomais do citocromo P450, como amiodarona, verapamil, quinidina, cetoconazol, rifampicina, entre outros. Não há evidência relevante na literatura que demonstre benefício clínico em um teste de laboratório para monitoração do efeito anticoagulante. Geralmente é prescrita a dose padrão para a maioria dos pacientes, conforme indicação terapêutica, risco de sangramento, polifarmácia e função renal. O evento mais danoso (ou temido) é o sangramento, porém há eventos adversos que podem comprometer a aderência terapêutica como: dispepsia, dor abdominal, diarreia, náuseas, *rash* cutâneo, entre outros.

A rivaroxabana, inibidor direto do fator Xa, reversível, seletivo e competitivo, é pouco solúvel em solventes orgânicos e quase insolúvel em água. É metabolizada pelas enzimas CYP3A4 e CYP2J2 e também não precisa de rotina de monitoração laboratorial ou de ajuste de dose. Não há relatos de sangramento na fase IV do estudo, porém há relatos na fase II e na fase III.

A apixabana, inibidor do fator Xa seletivo oral potente e seletivo, mostrou-se eficaz na prevenção da trombose venosa e arterial. Semelhantemente aos demais novos anticoagulantes orais citados, não requer monitoração laboratorial de rotina na maioria dos pacientes. A apixabana tem múltiplas vias de eliminação, e sua farmacocinética parece não ser substancialmente dependente de idade, sexo, raça ou etnia. A maior parte da dose administrada de apixabana (> 50%) é eliminada nas fezes e cerca de 25%, na urina. Outras vias metabólicas identificadas incluem O-desmetilação, hidroxilação e sulfatação de hidroxilados. Experiências revelaram que o metabolismo oxidativo complementar humano do fármaco foi predominantemente catalisado por CYP3A4/5, com menor contribuição de CYP1A2 e CYP2J2. Esses resultados demonstram possível interação com indutores ou inibidores de CYP3A4/5 (por exemplos, estatinas, antirretrovirais, anti-hipertensivos e antibióticos). No entanto, mais de 50% da dose administrada da apixabana é excretada na forma original inalterada, o que reduz o potencial de interação.[1,23,24]

Referências

1. Ageno W, Gallus AS, Wittkowsky A, Crowther M, Hylek EM, Palareti G. Oral Anticoagulant Therapy: Antithrombotic Therapy and Prevention of Thrombosis. 9th ed. American College of Chest Physicians Evidence-Based Clinical Practice Guidelines. Chest 2012; 141(2 Suppl):e44S-88S.
2. Keeling D, et al. Guidelines on oral anticoagulation with warfarin - fourth edition. Br J Haematol 2011;154(3):311-324.
3. Tran HA, Chunilal SD, Harper PL, Tran H, Wood EM, Gallus AS. An update of consensus guidelines for warfarin reversal. Med J Aust 2013; 198(4):198-199.
4. Hirsh J, Fuster V, Ansell J, Halperin JL. American Heart Association/American College of Cardiology Foundation guide to warfarin therapy. Circulation 2003;107(12):1692-1711.
5. Holbrook A, et al. Evidence-based management of anticoagulant therapy: Antithrombotic Therapy and Prevention of Thrombosis. 9th ed. American College of Chest Physicians Evidence-Based Clinical Practice Guidelines. Chest 2012; 141(2 Suppl):e152S-184S.
6. Pisters R, Lane DA, Nieuwlaat R, de Vos CB, Crijns HJ, Lip GY. A novel user-friendly score (HAS-BLED) to assess 1-year risk of major bleeding in patients with atrial fibrillation: the Euro Heart Survey. Chest 2010;138(5):1093-1100.
7. Gallagher AM, Setakis E, Plumb JM, Clemens A, van Staa TP. Risks of stroke and mortality associated with suboptimal anticoagulation in atrial fibrillation patients. Thromb Haemost 2011; 106(5):968-977.
8. Santos PCJL (org.). Hematologia: Métodos e Interpretação. São Paulo: GEN-Roca, 2012. 480p.
9. Rosendaal FR, Cannegieter SC, van der Meer FJ, Briet E. A method to determine the optimal intensity of oral anticoagulant therapy. Thromb Haemost 1993; 69(3):236-239.
10. Phillips KW, Ansell J. Outpatient management of oral vitamin K antagonist therapy: defining and measuring high-quality management. Expert Rev Cardiovasc Ther 2008; 6(1):57-70.
11. Wan Y, et al. Anticoagulation control and prediction of adverse events in patients with atrial fibrillation: a systematic review. Circ Cardiovasc Qual Outcomes 2008; 1(2):84-91.
12. Sconce EA, et al. The impact of CYP2C9 and VKORC1 genetic polymorphism and patient characteristics upon warfarin dose requirements: proposal for a new dosing regimen. Blood 2005; 106(7):2329-2333.
13. White PJ. Patient factors that influence warfarin dose response. J Pharm Pract 2010;23(3):194-204.
14. Gavronski M, Hartikainen S, Zharkovsky A. Analysis of potential interactions between warfarin and prescriptions in Estonian outpatients aged 50 years or more. Pharm Pract (Granada) 2012; 10(1):9-16.
15. Russell T. Warfarin and beyond: an update on oral anticoagulation therapy. US Pharm 2012; 36(2):26-43.
16. Liu A, Stumpo C. Warfarin-drug interactions among older adults. Geriatrics and Aging 2007; 10(10):643-646.
17. Santos PC, et al. CYP2C9 and VKORC1 polymorphisms influence warfarin dose variability in patients on long-term anticoagulation. Eur J Clin Pharmacol 2012;69(4):789-97.
18. Soares RA, et al. CYP2C9 and VKORC1 polymorphisms are differently distributed in the Brazilian population according to self-declared ethnicity or genetic ancestry. Genet Test Mol Biomarkers 2012; 16(8):957-963.
19. Pirmohamed M, et al. A randomized trial of genotype-guided dosing of warfarin. N Engl J Med 2013; 369(24):2294-2303.
20. Billeci AM, Agnelli G, Caso V. Stroke pharmacogenomics. Expert Opin Pharmacother 2009; 10(18):2947-2957.
21. Takahashi H, et al. Comparisons between in-vitro and in-vivo metabolism of (S)-warfarin: catalytic activities of cDNA-expressed CYP2C9, its Leu359 variant and their mixture versus unbound clearance in patients with the corresponding CYP2C9 genotypes. Pharmacogenetics 1998; 8(5):365-373.
22. Becquemont L. Evidence for a pharmacogenetic adapted dose of oral anticoagulant in routine medical practice. Eur J Clin Pharmacol 2008; 64(10):953-960.
23. Marques MA. New oral anticoagulants in Brazil. J Vasc Bras 2013; 12(3):185-186.
24. Nutescu E. Apixaban: a novel oral inhibitor of factor Xa. Am J Health Syst Pharm 2012; 69(13):1113-1126.

Atenção farmacêutica aos pacientes com distúrbios da tireoide

16

Ana Cristina Lo Prete
Michele Melo Silva Antonialli

Os distúrbios da glândula tireoide afetam direta ou indiretamente todas as funções fisiológicas do nosso organismo devido à produção de dois dos seus três hormônios, tri-iodotironina (T3) e tetraiodotironina (T4). Esses dois hormônios aumentam a velocidade das reações químicas, e, desse modo, tanto a hiperfunção como a hipofunção da tireoide levam a alterações na taxa metabólica.

Tais alterações se refletem em todo o organismo, alterando o metabolismo cardiovascular, ósseo, respiratório, cerebral, entre outros. No entanto, os distúrbios da tireoide nem sempre são causados por alterações na própria glândula. Vale lembrar que o hormônio estimulante da tireoide (TSH), hormônio secretado pela glândula hipófise, é o responsável pela regulação da secreção de T4 e T3 pela tireoide e que o TSH é liberado sobre a influência do hormônio liberador de tireotrofina (TRH), liberado pelo hipotálamo, via sistema porta hipotalâmico-hipofisário.

Desse modo, a homeostase da secreção tireoidiana obedece à regulação por feedback negativo mediante inibição exercida sobre a secreção hipotalâmico-hipofisária pelos hormônios tireoidianos livres.

A principal disfunção associada a essa glândula é o hipotireoidismo, o qual na maioria dos casos se deve a um ataque autoimune à glândula, doença conhecida como tireoidite de Hashimoto. Outras possíveis causas para o hipotireoidismo são deficiência de iodo (não observada em países que consomem sal enriquecido com iodo), defeitos congênitos na síntese dos hormônios da tireoide, tumores tireoidianos, radiação no tratamento de hipertireoidismo, além das causas relacionadas à hipófise ou ao hipotálamo.

O hipotireoidismo clínico de causa primária é definido pela concentração sérica elevada de TSH e T4 livre reduzido, enquanto o hipotireoidismo subclínico é definido pela presença de níveis de TSH elevados acompanhados de uma concentração sérica normal de T4 livre. Além disso, o hipotireoidismo clínico de causa secundária ocorre na presença de níveis diminuídos tanto de TSH quanto de T4 livre. Especificamente no caso de autoimunidade, é evidenciada também a presença de autoanticorpos, principalmente anti-TPO.

A produção excessiva de hormônios tireoidianos é denominada hipertireoidismo, o qual, assim como na hipofunção, também pode ser de causa primária, principalmente tumores da tireoide, ou secundária à hipófise e/ou ao hipotálamo ou ainda secundária a uma doença autoimune, como no caso da doença de graves.

No diagnóstico laboratorial, define-se hipertireoidismo primário como o aumento de T4 livre na ausência de aumento de TSH. Já o distúrbio secundário apresenta-se com aumento tanto de TSH quanto de T4 livre, ressaltando que no caso de autoimunidade é também observado aumento de autoanticorpos, especialmente anti-TPO e TRAb.

Desse modo, para o diagnóstico e acompanhamento dos distúrbios da tireoide, os laboratórios de análises clínicas são importantes aliados para a realização das seguintes dosagens bioquímicas: TSH, T4 e T3 nas suas frações totais e livres e autoanticorpos, anti-TPO, TRAb, anti-Tg e anti-NIS.[1]

Já com relação aos tratamentos, é indicado que após a decisão médica do melhor esquema terapêutico para o paciente a farmacoterapia, seja acompanhada por um farmacêutico, visto que pequenas oscilações nos níveis desses hormônios causam efeitos em todo o metabolismo. Além disso, muitos são os fatores que alteram a ação dos medicamentos, como interações medicamentosas, interações medicamentos-nutrientes e alterações fisiológicas que alteram a farmacocinética de muitos fármacos utilizados para tratamento dos distúrbios da tireoide, como serão descritos neste capítulo.

Tratamento do hipotireoidismo

Após confirmação do diagnóstico de hipotireoidismo, deve-se iniciar o mais rápido possível a reposição hormonal, a fim de restaurar o eutireoidismo, melhorando os sintomas e as alterações metabólicas associadas com a deficiência do hormônio tireoidiano.

Não havendo fármacos que consigam aumentar a secreção dos hormônios tireoidianos, a opção farmacológica é a administração de sais de sódio de isômeros naturais de hormônios tireoidianos, que são amplamente utilizados para terapia hormonal. São eles a levotiroxina sódica (L-T4) e a liotironina (T3).

A levotiroxina é recomendada em casos de hipotireoidismo de origem primária ou secundária, completo ou incompleto, e em circunstâncias associadas ou não a hipotireoidismo. Já a liotironina é recomendada em bócio simples (não tóxico); cretinismo; quadros emergenciais de hipotireoidismo; infertilidade masculina decorrente de hipotireoidismo; e em mixedema.

No Brasil, as denominações comerciais dos comprimidos de levotiroxina sódica disponíveis são diversas, todos apresentando-se em diversas concentrações.

A L-T4 tem uma ampla e rápida absorção nas regiões jejuno e íleo superior do intestino delgado, com pico de concentrações de 2-4 horas após a ingestão da medicação. Além disso, a L-T4 tem uma meia-vida mais longa (7 dias) e alcança níveis séricos mais estáveis em comparação com T3, permitindo a utilização de uma dose diária única.

No entanto, o T4 deve ser deiodado a T3, o qual exerce os efeitos periféricos em nível tissular, o que levou alguns estudos a mostrar efeitos benéficos nas funções específicas do SNC, utilizando a terapia combinada de L-T4 com T3. Por outro lado, metanálises recentes não demonstraram de forma consistente vantagens clínicas significativas da terapia combinada em comparação à L-T4 isolada, em termos de sintomas psicológicos, perfil lipídico, peso corporal, bem-estar, função cognitiva ou qualidade de vida. Desse modo, a monoterapia com L-T4 permanece como tratamento de escolha para o hipotireoidismo.

Já com relação ao hipotireoidismo subclínico (HSC), apesar de sua alta prevalência, a decisão pelo tratamento permanece controversa. Nesses pacientes, o risco de progressão ao hipotireoidismo pode ser um primeiro parâmetro a ser considerado na decisão clínica sobre o tratamento.[1-3]

Dosagem de levotiroxina recomendada

O objetivo da terapia é normalizar os níveis de TSH; para tanto, deve-se considerar os níveis alvos de TSH em função da idade do paciente.

Desse modo, pacientes com idade até 60 anos devem atingir níveis de TSH de 1-2,5 mU/L; em pacientes entre 60-70 anos, os valores de TSH devem permanecer de 3-4 mU/L, e em pacientes com mais de 70 anos, de 4-6 mU/L.

Contudo, para o hipotireoidismo clínico a dose diária inicial recomendada em pacientes adultos é de 1,6 a 1,8 μg/kg de peso corporal, não tendo havido diferenças entre uma dose inicial baixa ou plena, com incrementos de 25-50 μg. Idosos ou aqueles com elevado risco cardiovascular requerem doses menores e devem ser tratados inicialmente com doses de levotiroxina que variem de 12,5 a 25 μg/dia, com aumentos da dosagem da ordem de 25 μg diários, realizados a cada 3 ou 4 semanas.

Em crianças, quando recém-nascidas, devem ser administrados 5 a 6 μg por kg de peso corporal; quando em idade inferior a de 6 meses de idade são administrados de 25 a 50 μg por dia; em crianças com idade entre 6 meses e 1 ano, 50 a 75 μg por dia; naquelas com idade entre 1 e 5 anos, 75 a 100 μg por dia; nas com idade entre 6 e 10 anos, 100 a 150 μg diários; e naquelas com idade acima de 10 anos, 150 μg por dia.

No entanto, com exceção de crianças, outras variáveis como a etiologia e a gravidade do hipotireoidismo inicial também devem ser consideradas para decidir a dose inicial.

Pacientes cujo hipotireoidismo é resultante de tireoidectomia total ou tireoidite crônica autoimune podem necessitar de doses mais altas de levotiroxina, enquanto no hipotireoidismo subclínico têm sido sugeridas doses mais baixas (1,1-1,2 μ/kg).[4-7]

Com relação ao HSC, hoje é estabelecido que somente pacientes com risco de progressão ao hipotireoidismo franco devem ser tratados, particularmente com concentrações séricas do TSH ≥ 10 mU/L, anti-TPO positivo e/ou com alterações ultrassonográficas. Esses critérios são usados para a diferenciação de situações associadas à elevação transitória do TSH, tais como na recuperação da tireoidite subaguda, após administração de radioiodo para tratamento de doença de Graves e na fase de recuperação de doenças debilitantes.

Desse modo, em caso de decisão por tratamento do HSC, doses pequenas, entre 25 e 50 μg/dia, são geralmente suficientes, e ajustes devem ser feitos após 6-8 semanas, objetivando manter os níveis do TSH sérico entre 0,3 e 3,0 mU/L. Quando alcançada essa meta, deve-se estabelecer o controle médico e laboratorial a cada ano.[8]

Vale ressaltar que em todos os casos aqui descritos a dose de levotiroxina final requerida está associada à concentração de TSH inicial e deve ser baseada na idade, no peso, na função cardíaca do paciente, na gravidade e na duração do hipotireoidismo, devendo-se, portanto, considerar ajustes individuais na terapia com L-tiroxina.

Efeitos adversos com o tratamento do hipotireoidismo

Tanto a levotiroxina como a liotironina apresentam relatos de taquicardia, diarreia, cefaleia, dor torácica, insônia, intolerância ao calor, nervosismo, palpitação, pulso acelerado, transpiração excessiva e tremor. Individualmente, a levotiroxina também apresenta relatos de reações como calciúria elevada, queda temporária de cabelos em crianças, emagrecimento rápido, reações alérgicas e sinais de tireotoxicose, enquanto a liotironina pode provocar erupções cutâneas, febre, irregularidade menstrual e queda parcial e acelerada dos cabelos em crianças.[1,3,9]

Atenção farmacêutica ao paciente com hipotireoidismo

O seguimento farmacoterapêutico do paciente com hipotireoidismo visa o estabelecimento e a manutenção do eutireoidismo, evitando os efeitos colaterais observados quando a dosagem da levotiroxina não está adequada.

Para tanto, inicialmente é necessário o diálogo com esclarecimento fisiopatológico do hipotireoidismo, assim como de seu curso natural, fundamental para se manter uma boa aderência ao tratamento.

Logo em seguida, todas as orientações com relação à forma correta de administração da levotiroxina, possíveis interações medicamentosas e medicamento-nutriente, assim como a forma de avaliação da farmacoterapia, devem ser claramente instruídas.

A infrequente queixa de intolerância à reposição hormonal, juntamente com a disponibilidade de levotiroxina comercializada em diversas doses, facilita a adesão, pois garante qualquer necessidade específica de dose. No entanto, há relatos de pacientes hipotireóideos assistidos em uma farmácia comunitária que apresentaram 33% de ocorrência de dose inadequada, tendo havido relativa taxa de não cumprimento terapêutico, o que foi reduzido após a intervenção farmacêutica.[10]

A seguir, serão abordadas todas as possíveis alterações na ação da levotiroxina que devem ser investigadas e monitoradas pelo farmacêutico a fim de se atingir o sucesso do tratamento medicamentoso do hipotireoidismo.

Alterações na farmacocinética da levotiroxina

Muitas condições fisiológicas e patológicas ou até mesmo interações com outros fármacos e/ou nutrientes podem alterar a absorção, distribuição, metabolização e excreção da levotiroxina.

A levotiroxina requer acidez gástrica para que tenha a absorção adequada.

No entanto, diversas doenças gastrointestinais, tais como as condições que rompem a integridade da barreira intestinal e as doenças que prejudicam a acidez gástrica, podem alterar a biodisponibilidade desse fármaco. Um exemplo é a gastrite causada por *Helicobacter pylori*, a qual pode reduzir a biodisponibilidade de levotiroxina de duas maneiras: com o aumento do pH gástrico, pela produção de urease, que neutraliza o ácido do estômago, ou levando à gastrite atrófica crônica, com diminuição da secreção do ácido gástrico.

Além disso, alterações da microbiota intestinal, como a que ocorre na síndrome de intolerância à lactose, têm sido associadas a baixo teor de tiroxina sérica devido à alteração da absorção.

Com relação aos alimentos, fibras dietéticas, uvas, soja, mamão e café diminuem a absorção da levotiroxina também por diminuírem a acidez gástrica.

Além disso, fármacos também podem reduzir a biodisponibilidade de levotiroxina pela diminuição de sua absorção ou por acelerar seu metabolismo ou excreção.

A alteração da absorção pode ser causada por fármacos que diminuam a acidez gástrica, como os inibidores da bomba de prótons e antiácidos, por fármacos que adsorvam a levotiroxina, como a colestiramina, ou ainda por fármacos que se complexem com ela, evitando sua absorção, como o sulfato ferroso.

Já a rifampicina e muitos medicamentos antiepilépticos, como o fenobarbital, a fenitoína e a carbamazepina, reduzem a biodisponibilidade da levotiroxina por aumentarem o metabolismo do T4, apesar de alguns estudos, embora ainda inconclusivos, também mostrarem que os agentes biológicos como motesanibe, sunitinibe e imatinibe diminuem os níveis séricos de tiroxina, por mecanismos ainda em investigação.

Assim, embora estudos europeus e indianos recentes tenham mostrado níveis semelhantes de hormônios tireoidianos e sem diferença nos parâmetros clínicos com a administração noturna da levotiroxina, os hábitos alimentares na América Latina podem fazer esses achados menos aplicáveis na nossa população, e, desse modo, é sustentada a recomendação ao paciente da administração da L-T4 durante o jejum matutino de 30 minutos.

Por fim, outro fator importante que pode diminuir a biodisponibilidade da levotiroxina é a idade do paciente, uma vez que esses pacientes apresentam a absorção de T4 ligeiramente reduzida devido à diminuição da superfície mucosa, das vilosidades intestinais e dos neurônios do plexo mioentérico. Além disso, há diminuição também dos níveis de T3, provavelmente pela diminuição das enzimas que agem na deiodação do T4 a T3.[7,11-13]

Desse modo, a atenção farmacêutica é de suma importância para a investigação dessas possíveis alterações, devendo, sempre que observada uma condição que desfavoreça a farmacocinética da levotiroxina, orientar o paciente na tentativa de se evitar a interação e, caso seja necessário, informar o médico responsável para que seja feita a adequação da dose do medicamento.

Acompanhamento farmacêutico da eficácia do tratamento medicamentoso do hipotireoidismo: avaliação laboratorial

Assim como o tratamento, o monitoramento da terapia com levotiroxina deve ocorrer ao longo de toda a vida, levando em conta possíveis variações nas necessidades de L-T4.

A fim de evitar o sub ou supertratamento sustentado, levando-se em conta as características farmacocinéticas, assim como a retroalimentação pituitária, a terapia com L-T4 deve ser monitorada pela avaliação dos níveis de TSH e T4 livre. A mesma deve ser realizada após 6 a 8 semanas a cada ajuste da dose até atingir o estado eutireoidiano, quando o monitoramento passa a ser apenas pelo TSH a cada 6 meses e, depois, anualmente. No entanto, algumas condições clínicas fazem necessária uma monitoração mais frequente, como é o caso de alterações significativas de peso corpóreo, gravidez, comorbidades e uso concomitante de medicamentos que possam alterar a ação da levotiroxina.

Pacientes com HSC em tratamento devem seguir o mesmo esquema de monitoramento do TSH a cada 6 e 8 semanas, com a dose de levotiroxina ajustada para manter o TSH entre 0,3 e 3,0 μUI/mL e, quando atingida essa meta, controle laboratorial a cada ano.[14]

No caso de distúrbios tratados com liotironina, a avaliação do tratamento deve contar também com a determinação laboratorial de T3.

Desse modo, com base na avaliação dessas determinações, o farmacêutico pode acompanhar a eficiência do tratamento e, sempre que necessário, sugerir ao médico o ajuste de dose necessária ao paciente.

Abordagem farmacêutica ao paciente sem sucesso terapêutico

O insucesso terapêutico se deve, na maioria das vezes, à má adesão e à ingestão incorreta da medicação. Descartadas essas possibilidades, é recomendado investigar possíveis interações com alimentos e medicamentos, além de síndromes de má absorção, comuns em pacientes idosos.[1]

Desse modo, é de extrema importância que inicialmente o farmacêutico reforce a orientação médica da administração da levotiroxina em jejum e pelo menos com 4 horas de diferença entre a tomada de outras medicações ou vitaminas, enquanto a liotironina permite a administração concomitante de leite.

Em seguida, devem ser investigadas outras causas de insucesso.

A absorção da levotiroxina pode ser afetada por doença de má absorção; uma vez evidenciada essa alteração, o farmacêutico deve sugerir o aumento da dose da medicação.

Como já discutido no presente capítulo, a ação da levotiroxina pode ser diminuída pela interação desta com outros medicamentos, como é o caso das colestiraminas, sulfato ferroso, cálcio, antiácidos que contêm hidróxido de alumínio, anticonvulsivantes, rifampicina, sertralina, entre outros. Nesses casos, o farmacêutico, após identificar a interação, deve avaliar possíveis alterações na terapêutica dos outros quadros clínicos apresentados ou o ajuste da dose da levotiroxina.

Ainda no que se refere às alterações causadas por outros fármacos, o farmacêutico deve investigar também o uso de medicamentos que podem não somente diminuir a eficácia da levotiroxina, mas também ser os causadores do distúrbio hormonal. Nesse caso pode-se citar o lítio, o *interferon*-α e a amiodarona.

Por fim, por estudos de bioequivalência terem demonstrado diferenças relevantes entre diferentes preparações de levotiroxina, juntamente com estudos que demonstraram frequentes eventos adversos associados às mudanças de produtos L-T4, o farmacêutico deve esclarecer e reforçar a orientação de se evitar mudanças na preparação da levotiroxina durante todo o tratamento. Caso seja necessária a mudança, os níveis de TSH e T4 livre devem ser reavaliados após 2 meses da mudança.

Novas formulações de levotiroxina como estratégias para melhorar a absorção

A levotiroxina é largamente comercializada sob a forma de comprimidos, cápsulas e pó liofilizado, enquanto a liotironina está disponível em comprimidos e na forma injetável.

No entanto, uma vez que a dissolução de comprimidos sólidos é um passo obrigatório para a sua passagem pela barreira intestinal, sua absorção é atrasada na comparação com formulações líquidas.

Desse modo, a fim de evitar ou minimizar tais interferências, foram desenvolvidas formulações orais de levotiroxina na forma líquida e em cápsula gelatinosa. Tais formulações representam uma abordagem inovadora, eficaz e barata a pacientes com hipotireoidismo que apresentem problemas de absorção da levotiroxina.

Uma formulação de dosagem oral líquida da levotiroxina (fabricada pela IBSA-Institut Biochimique SA, Lugano, Suíça) está disponível e tem demonstrado, em estudos in vitro, em animais e em humanos, maior biodisponibilidade em comparação com os comprimidos. Estudos também demonstram efetivamente que as refeições, em especial café da manhã, não influenciam a biodisponibilidade da levotiroxina líquida, eliminando a necessidade da administração do fármaco em jejum.

Já com relação à formulação de cápsula gelatinosa, a mesma tem evidenciado uma absorção sem alterações no pH intraluminal, mostrando que a alimentação parece não afetar a biodisponibilidade de levotiroxina.[7,15,16]

Tratamento do hipertireoidismo

Hipertireoidismo refere-se ao aumento da liberação dos hormônios tireoidianos pela glândula tireoide, podendo ser de causa tireoidiana ou secundário ao aumento de estímulo pela hipófise ou pelo hipotálamo. Outro termo muito utilizado, tireotoxicose, refere-se à síndrome clinica decorrente do excesso de hormônios tireoidianos circulantes.

O hipertireoidismo primário se manifesta em decorrência da presença de tumores na glândula tireoide. Já o secundário, embora possa ser de causa hipotalâmica ou hipofisária, na maioria dos casos é resultado de uma doença autoimune, a doença de Graves (DG), na qual os anticorpos se ligam aos receptores de TSH presentes na célula tireoidiana, causando a hiperfunção glandular. Por fim, vale ressaltar que o tratamento do hipotireoidismo com doses inadequadamente altas também constitui uma causa de hipertireoidismo secundário.

Para o tratamento do hipertireoidismo, há hoje disponíveis as chamadas drogas antitireoidianas (DAT), a cirurgia (tireoidectomia total) e o iodo radioativo (^{131}I). No caso de DG, porém, nenhuma delas é considerada ideal, visto que não atuam diretamente na etiologia/patogênese da disfunção.

No entanto, devido aos frequentes efeitos cardiovasculares e alérgicos observados nesse distúrbio, outros medicamentos podem ainda ser utilizados para o controle desses sintomas, como é o caso dos betabloqueadores e dos anti-histamínicos.[17,18]

Tratamento de pacientes portadores de hipertireoidismo

Iodo radioativo

O tratamento com radioiodo (^{131}I) tem sido cada vez mais utilizado no Brasil e em todo o mundo como primeira escolha terapêutica, pois é efetuado em nível ambulatorial e evita o desconforto. Também é considerado um tratamento simples, seguro e até mesmo a opção mais econômica quando comparado aos outros tratamentos disponíveis.

Com exceção dos casos em que induziu hipotireoidismo iatrogênico transitório ou permanente, o tratamento com ^{131}I vem se mostrando bem tolerado, com ausência de relatos de efeitos colaterais significativos.

O ^{131}I exerce seu efeito na tireoide, resultando em destruição local e seletiva da glândula tireoide, seguida por progressiva fibrose intersticial e atrofia glandular, acarretando destruição da capacidade de síntese da glândula tireoide. Isso ocorre porque a radiação promove morte das células glandulares com a liberação de antígenos na circulação, associada a elevação das imunoglobulinas contra o receptor do TSH. Na DG, sugere-se que sua eficácia se deva ao fato de em estado posterior ao inicial ocorra ausência de antígenos tireoidianos, levando à redução da autoimunidade.

Não há consenso sobre sua melhor forma de administração, havendo diversos esquemas terapêuticos, com variação da dose. Há ainda esquemas terapêuticos em associação com DAT, que podem ser antes, durante ou após o ^{131}I, ou ainda com uso prévio de betabloqueadores, indicado para pacientes muito sintomáticos e/ou com risco aumentado para complicações no caso de piora do quadro de tireotoxicose.

Embora seja controversa, a indicação do tratamento prévio com DAT para evitar a exacerbação do quadro de tireotoxicose se baseia no conceito de que as DAT, quando usadas previamente ao tratamento com ^{131}I, reduziriam a quantidade de hormônios armazenados na tireoide, evitando o quadro de exacerbação do hipertireoidismo consequente à tireoidite provocada pela radiação. Nesse caso, a melhor opção de tratamento é a associação com metimazol, visto que o uso prévio de propiltiouracil tem mostrado piora no resultado com o ^{131}I.

Definido o tratamento com ^{131}I, o paciente pode ser tratado com doses fixas ou doses calculadas para ele. A dose calculada, geralmente em microcuries (μCi) por grama (g) de tecido da tireoide, se baseia na captação de iodo, assim como no volume da glândula.

As doses fixas são de 5 μCi para bócios menores que 30 g, 10 μCi para bócios entre 30-60 g e 15 μCi para bócios maiores que 60 g, e, segundo estudos prospectivos, apresentam similar eficácia em relação aos esquemas de doses calculadas.

O uso de doses baixas de iodo, embora resulte em maior taxa de insucesso da terapêutica, pode ser uma tentativa para se evitar o desenvolvimento de hipotireoidismo, enquanto doses maiores são recomendadas em pacientes com comorbidades que podem ser agravadas pela persistência do hipertireoidismo e em casos de hipertireoidismo que mostrem aumento da resistência ao tratamento com radiação.

O eutireoidismo é alcançado em no máximo 6 meses da administração de dose única de radioiodo. No entanto, após 6 meses de tratamento com ^{131}I, cerca de 20% dos pacientes apresentam falha terapêutica, devendo ser considerada a administração de nova dose ou a cirurgia (tireoidectomia) para alcançar a cura. Em ambos os casos, a maioria dos pacientes desenvolve hipotireoidismo, necessitando de reposição de levotiroxina por toda a vida.[17-21]

Há estudos que sugerem que a terapia combinada com lítio tende a melhorar os resultados do tratamento com iodo, aumentando as chances de cura.[22]

Já especificamente no caso de DG, é recomendado o uso concomitante de um glicocorticoide, que, embora não tenha se mostrado eficaz na melhoria do distúrbio, é indicado para evitar a progressão da manifestação oftalmológica observada nessa doença.[17]

Vale ressaltar que o tratamento com ^{131}I é contraindicado na gestação, na lactação, na presença de lesão suspeita ou confirmada de câncer de tireoide e em mulheres com planos de gestação em período inferior a 4 a 6 meses.[17,18]

Drogas antitireoidianas (DAT)

As chamadas drogas antitireoidianas (DAT) são uma família composta por tionamidas: propiltiouracil (PTU), metimazol (MMI) e carbimazol, embora esse último não se encontre disponível no Brasil.

As tioamidas inibem a síntese dos hormônios tireoidianos ao competirem com as tireoglobulinas, proteínas sintetizadas pelas células foliculares da tireoide que participam da síntese e do armazenamento de hormônios tireoidianos, pela captação do iodeto oxidado. Desse modo, esses fármacos impedem a organificação e o acoplamento dos precursores dos hormônios tireoidianos, reações catalisadas pela peroxidase tireoidiana.

O PTU, especificamente, também inibe a conversão periférica de T4 em T3, através da inibição da deiodinase tipo 1, presente nos tecidos periféricos e na tireoide.

É importante ressaltar que os feitos das DAT só serão observados após várias semanas de tratamento, pois a tireoglobulina armazena grande quantidade de hormônios e os DAT só interferem na síntese desses hormônios e não na sua secreção.

Os candidatos ideais para tratamento com DAT seriam pacientes com doença leve e bócios pequenos, crianças e adolescentes. Pacientes com bócios volumosos e/ou níveis de

T3 superiores a 500 ng/dL não apresentam resultados tão eficientes com uso de DAT, e, nesses casos, o tratamento com radioiodo é tido como primeira escolha.

A dose inicial do MMI em paciente com tireotoxicose leve a moderada é de 10 a 30 mg, em dose única diária, por 6 a 8 semanas, até obter eutireoidismo. Em casos de hipertireoidismo grave, a dose diária pode variar de 40 a 60 mg, sendo que a maioria dos pacientes alcança o eutireoidismo após 6 a 8 semanas de tratamento.

Na DG, a taxa de remissão varia de 30% a 50%. Nessa fase, a dose pode ser reduzida gradativamente, sendo o MMI mantido entre 5 e 10 mg por dia.

A dose inicial do PTU é de 100 a 200 mg (via oral), por 6 a 8 semanas, até se obter estado de eutireoidismo. A seguir, deve-se administrar dose de manutenção de 50 a 100 mg, 1 vez ao dia.

No entanto, é importante atentar que para todos os pacientes em uso de DAT a terapia deve ser interrompida após 12 a 24 meses de tratamento.

O uso de DAT pode levar ao aparecimento de várias reações adversas. As mais comuns são urticária leve e prurido, as quais normalmente desaparecem naturalmente, sem necessidade de interrupção do tratamento. Caso contrário, há a necessidade da administração de anti-histamínico ou corticosteroide. Reações menos frequentes são artralgias, síndrome lúpus-símile, febre leucopenia, agranulocitose e hepatotoxicidade.

Vasculites são consideradas efeitos colaterais raros, as quais podem aparecem com o uso de PTU e, em menor grau, MMI, embora a retirada do fármaco normalmente seja suficiente para promover a remissão da vasculite. Casos mais graves exigem a administração de imunossupressores.[17,18,23-26]

A Tabela 16.1 apresenta uma comparação entre as DAT disponíveis no Brasil.

Terapias adjuvantes no hipertireoidismo

Como descrito anteriormente, em casos de reações adversas que não desapareçam com o tempo, o tratamento medicamentoso do paciente com hipertireoidismo pode necessitar de terapia adjuvante com anti-histamínicos, corticoides e betabloqueadores.

Anti-histamínicos: podem ser utilizados para controle das manifestações cutâneas causadas pelas DAT. Desse modo, ao iniciar o tratamento, o paciente deve ser orientado a procurar o médico e suspender a DAT se apresentar febre, odinofagia ou lesões na mucosa oral. Se confirmado o diagnóstico, o paciente deve ser hospitalizado para uso de antibioticoterapia de amplo espectro e fator estimulador de colônia de granulócito (1 a 5 μg/kg/dia, por via subcutânea). Quando ocorre um efeito colateral grave, o medicamento deve ser suspenso imediatamente e não deve ser reintroduzido.[17-18]

Betabloqueadores: os antagonistas beta-adrenérgicos são úteis para a supressão temporária de vários sinais e sintomas da tireotoxicose, como taquicardia, palpitação, tremor, diaforese, retração palpebral e ansiedade, embora possam prejudicar a conversão periférica de T4 a T3. A dose oral habitual de propranolol ou atenolol eficaz para esses casos varia de 20 a 80 mg a cada 6 a 12 horas e 50 a 100 mg uma vez ao dia, respectivamente, embora a dosagem deva ser ajustada de acordo com a resposta. Nos casos de pacientes com asma, doença pulmonar obstrutiva crônica, insuficiência cardíaca congestiva, bloqueio atrioventricular e doença arterial periférica, para os quais é contraindicado esse tipo de medicação, pode-se usar bloqueadores de canal de cálcio, tais como diltiazem e verapamil.[17,18]

Terapias em situações especiais de hipertireoidismo

Crianças e adolescentes: nesses casos a indicação de terapia do hipertireoidismo é à base de DAT, especificamente o MMI, visto que o PTU está associado a maior incidência

Tabela 16.1 Comparação entre as vantagens e desvantagens do PTU e MMI

Fármaco	Mecanismo de ação	Efeitos colaterais	Vantagens/desvantagens
PTU	- Inibem a síntese dos hormônios tireoidianos - Doses elevadas de PTU inibem a conversão periférica de T4 em T3	- Leves: *rash* cutâneo, prurido, urticária, artralgia - Moderados a graves: efeitos hepatotóxicos, vasculites, agranulocitose	- Vantagens: fármaco de escolha na gravidez e na lactação, visto que atravessa menos a barreira placentária e é encontrada em menor quantidade no leite materno que as demais DAT, e no tratamento do hipertireoidismo grave ou tempestade tireoidiana, visto que em altas doses inibe a conversão de T4 para T3 - Desvantagem: redução da eficácia do ^{131}I em possível terapia no futuro, devendo ser restrita aos casos de hipertireoidismo grave, crise tireotóxica e no primeiro trimestre da gestação
MMI	- Inibem a síntese dos hormônios tireoidianos	- Leves: *rash* cutâneo, prurido, urticária, artralgia - Moderados a graves: aplasia, cútis congênita, vasculites	- Vantagens: dose única diária; efeitos colaterais são dose-dependentes (raros com dose < 20 mg/dia) e hepatotoxicidade menos grave - Desvantagem: contraindicado durante o primeiro trimestre gestacional devido à ocorrência de aplasia cútis congênita

de efeitos colaterais. A terapia com ^{131}I deve ser evitada em crianças menores de 5 anos, sendo utilizada apenas nos pacientes que apresentarem efeito colateral grave a uma DAT. Para o controle dos sintomas cardiovasculares pode-se utilizar betabloqueadores, enquanto para minimizar reações cutâneas leves ou persistentes às DAT é recomendado o uso de anti-histamínicos.[17]

Gravidez: mulheres com hipertireoidismo deverão ser orientadas a não engravidar antes de alcançar o eutireoidismo, visto que a terapia com [131]I é contraindicada na gestação e é sugerido que a exposição intrauterina aos DAT aumenta o risco de anomalias congênitas. No entanto, caso ocorra a gestação, o PTU é o fármaco de escolha (também na lactação), devido ao fato de atravessar menos a barreira placentária e ser encontrado em menor quantidade no leite materno que o MMI, o qual só pode ser usado após o terceiro trimestre de gestação.[17,18,27]

Atenção farmacêutica ao paciente com hipertireoidismo

Assim como no hipotireoidismo, o seguimento farmacoterapêutico do paciente com hipertireoidismo visa o estabelecimento e a manutenção do eutireoidismo, por meio da adequação do melhor esquema terapêutico medicamentoso, evitando os efeitos colaterais observados quando os níveis hormonais ainda não estão dentro da normalidade.

Como já discutido, o paciente deve ter inicialmente esclarecidas todas as suas dúvidas a respeito do distúrbio e do tratamento para que possa entender a necessidade do cumprimento das orientações com relação à correta administração e possíveis interações medicamentosas e medicamento-nutriente.

Acompanhamento farmacêutico da eficácia do tratamento medicamentoso do hipertireoidismo: avaliação laboratorial

Assim como no hipotireoidismo, a eficácia medicamentosa do tratamento do hipertireoidismo é avaliada pelas determinações dos níveis séricos de TSH e T4 livre, ressaltando que no caso de autoimunidade a presença dos autoanticorpos, especialmente o anti-TPO, é usada apenas para diagnóstico, e não para monitoramento.

O monitoramento da função tireoidiana deve ser feito com medida de T4L e T3 total após aproximadamente 4 a 6 semanas do início do tratamento e depois em intervalos de 4 a 8 semanas até que o eutireoidismo seja alcançado com a menor dose do medicamento. Nesse momento, a avaliação clínica e laboratorial pode ser realizada a cada 2 a 3 meses.

O TSH pode permanecer suprimido por meses após o início do tratamento e não deve ser utilizado para monitoração na fase inicial.

Como a maioria das recidivas ocorre nos primeiros meses após a suspensão da DAT, é recomendado que a função tireoidiana seja monitorada mensalmente nos primeiros 6 meses, depois a cada 3 meses, e, após o primeiro ano de remissão, o paciente deve ser monitorado anualmente por tempo indeterminado.

A resposta ao ^{131}I deve ser acompanhada por meio do seguimento clínico e laboratorial. Se o paciente permanece tireotóxico, a monitoração laboratorial com T3 e T4L deve ser continuada em intervalos de 4 a 6 semanas. Em pacientes com hipertireoidismo persistente após 6 meses do tratamento com ^{131}I, a administração de nova dose deve ser considerada. A presença de TSH suprimido com T3 total e T4L dentro dos limites da normalidade deve ser monitorada quanto à possibilidade de recidiva.

Em caso de gravidez, a paciente tratada com DAT deverá ser monitorada com T4L e TSH a cada 2 a 6 semanas, sendo considerada ideal a manutenção das concentrações de T4L na faixa superior da normalidade ou discretamente acima do nível para a gestante. Vale ressaltar que os níveis de T3 não devem ser levados em conta no monitoramento, uma vez que a normalização das concentrações maternas de T3 pode resultar em hipotireoidismo fetal.[17,18]

Em pacientes em uso de PTU, os principais efeitos colaterais podem ser monitorados pelas determinações das concentrações plasmáticas de ALT (alanina aminotransferase), AST (aspartato aminotransferase), fosfatase alcalina, bilirrubina, lactato desidrogenase e protrombina, as quais podem se apresentar elevadas em função dos efeitos colaterais do fármaco, já mencionados.

Desse modo, é recomendado acompanhar os pacientes em terapia com PTU para sinais e sintomas de lesão hepática, especialmente durante os primeiros 6 meses após o início da terapia, devendo o farmacêutico avaliar com frequência os avaliadores de função hepática.

Por fim, possíveis infecções durante o uso de PTU podem ser indicativas de depressão da medula óssea. Nesses casos, o farmacêutico clínico deve solicitar avaliação hematológica durante a terapêutica, e, se houver neutropenia ou agranulocitose, o médico deve ser comunicado para que suspenda imediatamente o tratamento com esse fármaco. Atenção particular deve ser dada àqueles pacientes em uso concomitante de outras substâncias que sabidamente podem causar agranulocitose.[23]

Além disso, por o PTU apresentar alta ligação proteica (80%), a relação entre fração livre/fração ligada pode ser influenciada por situações em que ocorrem variações nas concentrações das proteínas plasmáticas, como hipoalbuminemia, síndrome nefrótica, desnutrição grave, uremia e em idosos, muitas vezes por menor capacidade de produção de proteínas. Nesses casos, o teor de ligação a fármacos torna-se menor e, desse modo, pode ser importante o monitoramento laboratorial das proteínas plasmáticas.

Orientações farmacêuticas sobre forma e horário de administração

Iodo

Não é necessário recomendar uma dieta especial, mas apenas deve ser evitada a ingestão de quantidades excessivas de iodo (por exemplo, compostos contendo multivitaminas).

É sugerido que o iodo seja administrado longe das refeições para garantir melhor absorção.

Já com relação à forma de administração do ^{131}I, a apresentação da formulação pode ocorrer diretamente por via oral ou ser dissolvida em água e realizada por via oral, sendo prontamente absorvido e organificado pelas células foliculares da tireoide. Essa última opção deve ser orientada pelo farmacêutico a pacientes com disfagia, evitando a não aderência terapêutica.

No entanto, após administração, cerca de 20% dos pacientes apresentam falha terapêutica, observadas por presença de bócio volumoso (> 50 mL), manutenção de levada captação de iodo (> 90%) e níveis séricos de T3 elevados (> 500 ng/mL) no diagnóstico.[17] Nesses casos, visto que a falha pode ser causada por má aderência, o farmacêutico deve avaliar essa possibilidade, e, caso evidencie a não adesão, investigar o motivo da mesma, que muitas vezes se deve à não compreensão da importância do tratamento.

DAT

As DAT são bem absorvidas por via oral, com a absorção em média entre 20 e 30 minutos após a dose administrada.

Embora possa haver diminuição na absorção na presença de alguns alimentos, os relatos de alteração na biodisponibilidade não justificam a recomendação da administração longe das refeições. Isso é importante devido à possibilidade de administração junto à alimentação favorecer a aderência, visto que essa associação pode facilitar a memorização do horário da administração.

Abordagem farmacêutica ao paciente sem sucesso terapêutico

No paciente com hipertireoidismo, assim como em qualquer outra condição de uso de medicação, a má adesão é a principal responsável pelo insucesso terapêutico. A má adesão pode ocorrer pelo custo da medicação, dificuldade de entendimento do esquema ou importância do tratamento, dificuldade de engolir a medicação, esquecimento, entre outros. Para tanto, as recomendações farmacêuticas aqui descritas são as mesmas que para outras classes farmacológicas já descritas aqui ou em outros capítulos: orientar o paciente a procurar adquirir a medicação no Sistema Único de Saúde ou formulação genérica quando em dificuldade pelo custo da medicação, esclarecer as dúvidas no esquema terapêutico com ênfase na importância da sua manutenção, adequação da forma farmacêutica a dificuldades de deglutição e esquemas práticos para a memorização da terapêutica.

Uma vez descartada a má adesão, o insucesso terapêutico é comumente devido à interação a nutrientes (já discutido no item anterior) ou à interação a medicamentos.

A esse respeito, médicos e farmacêuticos devem ficar atentos ao uso concomitante de amiodarona, glicerol iodado, iodo ou iodeto de potássio juntamente com o PTU, visto que essas medicações podem diminuir o efeito dessa DAT.

Ao contrário, o iodeto de potássio e o lítio potencializam os efeitos hipotireoidianos do MMI.

Por outro lado, a interação medicamentosa pode se dever não a inefetividade do tratamento do hipertireoidismo com DAT ou ^{131}I, mas sim de outra medicação que tenha sua ação prejudicada por esses fármacos.

Assim, vale ressaltar que DAT e ^{131}I promovem aumento dos efeitos de fármacos anticoagulantes orais, como é o caso da varfarina, devendo ser realizados ajuste da dose do anticoagulante e avaliação constante.

O tratamento com PTU pode também aumentar os efeitos de broncodilatadores, betabloqueadores e glicosídeos digitálicos, podendo haver redução da dose dessas medicações.

Estudos também demonstram que o metimazol pode aumentar o metabolismo de prednisolona, requerendo doses maiores desse medicamento.

Por fim, o tratamento com ^{131}I, metimazol e PTU pode reduzir a eliminação da teofilina, levando a risco de intoxicação em pacientes em uso de ambos os medicamentos.[28,29]

Referências

1. Brenta G, Vaisman M, Sgarbi JA, Bergoglio LM, Andrada NC, Bravo PP, et al. Diretrizes clínicas práticas para o manejo do hipotireoidismo. Arq Bras Endocrinol Metab 2013;57(4).
2. Ma C, Xie J, Huang X, Wang G, Wang Y, Wang X, et al. Thyroxinealone or thyroxine plus triiodothyronine replacement therapy for hypothyroidism. Nucl Med Commun 2009;30:586-93.
3. Joffe RT, Brimacombe M, Levitt AJ, Stagnaro-Green A. Treatment of clinical hypothyroidism with thyroxine and triiodothyronine: a literature review and metaanalysis. Psychosomatics 2007;48:379-84.
4. Devdhar M, Drooger R, Pehlivanova M, Singh G, Jonklaas J. Levothyroxine replacement doses are affected by gender andweight, but not age. Thyroid 2011;21:821-7.
5. Biondi B. Should we treat all subjects with subclinical thyroid disease the same way? Eur J Endocrinol 2008;159:343-5.
6. Nogueira CR, Kimura ET, Carvalho GA, Sgarbi JA, Ward LS, Maciel LMZ et al. Diretrizes Clínicas na Saúde Complementar – Hipotireoidismo: Tratamento. Associação Médica e Brasileira e Agência Nacional de Saúde Complementar, 2011.
7. Ianiro G, Mangiola F, Di Rienzo TA, Bibbò S, Franceschi F, Greco AV, et al. Levothyroxine absorption in health anddisease, and new therapeutic perspectives. European Review for Medical and Pharmacological Sciences 2014;18:451-456.
8. Sgarbi JA, Teixeira PFS, Maciel LMZ, Mazeto GMFS, Vaisman M, Montenegro Junior RM, et al. Consenso brasileiro para a abordagem clínica e tratamento do hipotireoidismo subclínico em adultos: recomendações do Departamento de Tireoide da Sociedade Brasileira de Endocrinologia e Metabologia. Arq Bras Endocrinol Metab 2013;57/3.
9. Ward LS. Levotiroxina e o problema da permutabilidade de drogas de estreito intervalo terapêutico. Arq Bras Endocrinol Metab 2011;55/7.
10. Allahabadia A, Razvi S, Abraham P,Franklyn J. Diagnosis and treatment of primary hypothyroidism. BMJ 2009;338:b725.
11. Rajput R, Chatterjee S, Rajput M. Can levothyroxine be taken as evening dose? Comparative evaluation of morning versus evening dose of levothyroxine in treatment of hypothyroidism. J Thyroid Res 2011;505239.
12. Bach-Huynh TG, Nayak B, Loh J, Soldin S, Jonklaas J. Timing of levothyroxine administration affects serum thyrotropin concentration. J Clin Endocrinol Metab 2009;94:3905-12.
13. Sherman SI, Wirth LJ, Droz JP, Hofmann M, Bastholt L, Martins RG, et al. Motesanib diphosphate in progressive differentiated thyroid cancer. N Engl J Med 2008;359:31-42.
14. Ward LS. The difficult patient: drug interaction and the influence of concomitant diseases on the treatment of hypothyroidism. Arq Bras Endocrinol Metabol 2010;54:435-42.
15. Bernareggi A, Grata E, Pinorini MT, Conti A. Oral liquid formulation of levothyroxine is stable in breakfast

beverages and may improve thyroid patient compliance. Pharmaceutics 2013;5:621-33.

16. Cassio A, Monti S, Rizzello A, Bettocchi I, Baronio F, D'addabbo G, et al. Comparison between liquid and tablet formulations of levothyroxine in the initial treatment of congenital hypothyroidism. J Pediatr 2013; 162:1264-1269,1269.e1-2.

17. Maia AL, Scheffel RS, Meyer ELS, Mazeto GMFS, Carvalho GA, et al. Consenso brasileiro para o diagnóstico e tratamento do hipertireoidismo: recomendações do Departamento de Tireoide da Sociedade Brasileira de Endocrinologia e Metabologia. Arq Bras Endocrinol Metab 2013;57/3.

18. Maia AL, Vaisman M. Projeto Diretrizes: Hipertireoidismo. Sociedade Brasileira de Endocrinologia e Metabologia, 2006.

19. Ross DS. Radioiodine therapy for hyperthyroidism. N Engl J Med 2011;364(6):542-50.

20. Abraham P, Acharya S. Current and emerging treatment options for Graves' hyperthyroidism. Ther Clin Risk Manag 2010;2(6):29-40.

21. Schneider DF, Sonderman PE, Jones M F, Ojomo KA, Chen H, Jaume JC, et al. Failure of radioactive iodine in treatment of hyperthyroidism. Annals of Surgical Oncology, 2014;21(13): 4174-80.

22. Lingudu B, Bongi V, Ayyagari M, Venkata SKA. Impact of lithium on radioactive iodine therapy for hyperthyroidism. Indian Journal of Endocrinology and Metabolism 2014;18(5):669-75.

23. Bahn RS, Burch HB, Cooper DS, Garber JR, Greenlee MC, Klein I, et al. Hyperthyroidism and other causes of thyrotoxicosis: management guidelines of the American Thyroid Association and American Association of Clinical Endocrinologists. Endocr Pract 2011;17(3):456-520.

24. Pietszkowski NC, Carvalho GA, Souza HN, Werka CR Jr, Borazo LA, Graf H, et al. Antineutrophil cytoplasmic antibody (ANCA) associated autoimmune disease induced by propylthiouracil. Arq Bras Endocrinol Metabol 2007; 51:136-41.

25. Malozowski S, Chiesa A. Propylthiouracil-Induced hepatotoxicity and death. hopefully, never more. The Journal of Clinical Endocrinology and Metabolism 2010;95(7):3161-3.

26. Koda-Kimble MA, Young LY, Kradjan WA, Guglielmo BJ. Handbook of Applied Therapeutics. Philadelphia, PA, USA: Lippincott, Williams & Wilkins, 2002. 1450p.

27. Maciel LMZ, Magalhães PKR. Tireoide e gravidez. Arq Bras Endocrinol Metab 2008; 52(7):1084-95.

28. Busenbark LA, Cushnie SA. Effect of Graves' disease and methimazole on warfarin anticoagulation. Annals of Pharmacotherapy 2006;40(6):1200-3.

29. Pokrajac M, Simić D, Varagić VM. Pharmacokinetics of theophylline in hyperthyroid and hypothyroid patients with chronic obstructive pulmonary disease. Eur J Clin Pharmacol 1987;33:483-6.

Atenção farmacêutica no uso de antibióticos

17

Fernando de Sá Del Fiol
Silvio Barberato Filho

Histórico

A história da antibioticoterapia moderna inicia-se durante a Primeira Guerra Mundial, com o inconformismo do então jovem médico britânico Alexander Fleming, que, servindo como cirurgião nos campos de batalha franceses, não conseguia aceitar que o maior número de perda de vidas se originasse de infecções do que das armas dos inimigos. Sua única alternativa àquela época era a utilização do ácido carbólico (também denominado ácido fênico ou fenol) como antisséptico tópico a ser aplicado nas feridas dos soldados.

Finda a Primeira Guerra Mundial, Fleming retornou, em 1918, ao seu laboratório no St. Mary's Hospital, em Londres, para se dedicar a encontrar a cura para as doenças de origem infecciosa. Dez anos depois, no dia 3 de setembro de 1928, ao retornar de um feriado prolongado, Fleming descobriu que uma placa de Petri esquecida sobre a bancada, com cultura de *Staphylococcus aureus*, fora contaminada com um fungo, que, se soube posteriormente, era o *Penicillium notatum*.[1]

Ao examinar a placa, Fleming percebeu que ao redor do fungo tinha havido lise celular, sem o crescimento bacteriano. A reação de Fleming àquele momento foi: "That's funny." Esse achado foi publicado em 1929, no British Journal of Experimental Pathology, descrevendo a atividade da substância "bacteriolítica" encontrada no fungo. Sua publicação à época não despertou o interesse da comunidade científica, e apenas anos depois, Ernest Chain e Howard Florey, da Universidade de Oxford, deram continuidade ao seu trabalho.

Em 1940, Chain e Florey publicaram seu trabalho na revista Lancet, mostrando a atividade da penicilina. No ano seguinte registrou-se o primeiro uso em humanos. A partir dos primeiros resultados em humanos, os pesquisadores se deram conta de que haviam descoberto uma nova classe de medicamentos, os antibióticos, fármacos que mudariam para sempre a história da medicina. Nenhum outro fármaco, método diagnóstico ou procedimento, até hoje, causou tanto impacto nas taxas de morbimortalidade humana como a descoberta dos antibióticos*.[1]

De lá para cá, houve ainda muitas descobertas de novos antibióticos, em especial nos anos 1950 e 1960, na chamada época de ouro dos antibióticos. A partir do final da década de 1960, a introdução de novos antibióticos diminuiu drasticamente, e a velocidade do aparecimento de microrganismos resistentes tem sido muito maior que a velocidade com que temos introduzido novos antibióticos ou vacinas para uso clínico.

Desta forma, é de fundamental importância que utilizemos o que ainda nos resta no arsenal terapêutico antimicrobiano de maneira racional, para que possamos, com o tempo, introduzir novas formas de tratamento das doenças infecciosas. O objetivo deste capítulo é apresentar ao profissional farmacêutico alguns parâmetros do uso racional de antibióticos, buscando a eficácia terapêutica, minimizando os riscos ao paciente e o surgimento de resistência bacteriana.

Um exemplo clássico é o da eritromicina e do meningococo. Esse agente infeccioso é altamente sensível à eritromicina, porém não se pode empregar esse fármaco no tratamento da meningite, uma vez que a eritromicina, por seu grande tamanho molecular, não consegue atravessar a barreira hematoencefálica.

Além da efetividade terapêutica, faz-se necessário também proteger o paciente, especialmente crianças e gestantes, de possíveis efeitos adversos de antibióticos, de modo que a segurança também deve ser levada em consideração ao se escolher um antibiótico para o tratamento de doença infecciosa. A Tabela 17.1 mostra alguns parâmetros farmacocinéticos e de segurança dos antibióticos abordados neste capítulo.

Todo uso de antibióticos (tanto de maneira racional e adequada quanto de maneira desnecessária) leva à seleção de microrganismos resistentes, de modo que toda utilização deve se basear em critérios claros de escolha do fármaco, dose e tempo de terapêutica. Assim, algumas orientações devem sempre permear a terapêutica antimicrobiana (Quadro 17.1).

Terapêutica antimicrobiana

Estabelecer uma terapêutica antimicrobiana requer conhecer, além do agente etiológico causador da infecção, o seu padrão de sensibilidade para a escolha do antibiótico mais apropriado. A escolha desse antibiótico deve ainda levar em consideração seu perfil farmacocinético para a garantia de que atinja o local da infecção em concentração superior à Concentração Mínima Inibitória para o patógeno associado à infecção.

Classificação

Os principais antibióticos em uso clínico podem ser classificados em quatro grandes grupos, conforme o seu mecanismo de ação:

- Inibidores da síntese da parede celular: Representados pelos fármacos betalactâmicos (penicilinas, cefalosporinas, carbapenêmicos) e glicopeptídeos.
- Inibidores da síntese proteica bacteriana: Representam o maior grupo, incluindo macrolídeos, tetraciclinas, lincosaminas, aminoglicosídeos e oxazolidinonas.
- Inibidores da síntese do folato bacteriano: Representados pelas sulfas, associadas ou não à trimetoprima.

---

* Neste capítulo utilizaremos o termo antibiótico, de forma genérica, para designar as substâncias de origem natural ou sintética com atividade antibacteriana.

Tabela 17.1 Indicadores farmacocinéticos e de segurança de antibióticos

Fármaco	T. ½ (h)	C. Máx (µg/mL)	Necessidade de ajuste na insuficiência Renal	Necessidade de ajuste na insuficiência Hepática	Categoria de uso na gestação	Compatível com amamentação
Ampicilina	1	3,2	Sim	Não	B	Sim
Amoxicilina	1	5,5-7,5	Sim	Não	B	Sim
Cefalexina	1-2	18	Sim	Não	B	Sim
Cefaclor	0,8	13	Sim	Não	B	Sim
Ceftriaxona	8	150	Sim	Sim	B	Sim
Imipeném	1	40	Sim	Não	C	Avaliar risco/benefício
Vancomicina	4-6	20-50	Sim	Não	C	Avaliar risco/benefício
Eritromicina	2-4	0,1-2	Sim	Sim	B	Sim
Azitromicina	68	0,4	Sim	Sim	B	Avaliar risco/benefício
Doxiciclina	18	1,5-2,1	Sim	Sim	D	Avaliar risco/benefício
Clindamicina	2,4	2,5	Sim	Sim	B	Sim
Gentamicina	2-3	4-6	Sim	Não	D	Avaliar risco/benefício
Cloranfenicol	4,1	18	Não	Sim	C	Avaliar risco/benefício
Sulfametoxazol	8-11	40-60	Sim	Sim	D	Sim
Trimetoprima	6-17	1-2	Sim	Sim	D	Sim
Metronidazol	6-14	20-25	Sim	Sim	B	Avaliar risco/benefício, efeitos desconhecidos
Ciprofloxacino	4	4,6	Não	Sim	C	Sim

Legenda: T. ½: tempo de meia-vida; C.Máx: Concentração Plasmática Máxima, obtida após administração de dose regular. * Os fármacos sulfametoxazol e trimetoprima, quando combinados, são classificados pelo fda na categoria D.

Quadro 17.1 Avaliação da eficácia da antibioticoterapia

Orientações para uma antibioticoterapia eficaz	Caso a antibioticoterapia não esteja sendo eficaz, reavalie
• Todos os antibióticos contribuem para a pressão seletiva e seleção de microrganismos resistentes • Antibióticos de espectro restrito são sempre mais efetivos e selecionam menos microrganismos resistentes • A utilização de dados microbiológicos (sensibilidade e resistência) é sempre recomendada, em contraposição à terapia empírica • Utilize sempre consensos e diretrizes atualizados como referência terapêutica	• Presença de infecção não bacteriana (infecção viral, por exemplo) • Adequação da dose empregada • Perfil farmacocinético inadequado (o fármaco não atinge o sítio infeccioso) • Diminuição de imunidade no paciente por fármacos (corticosteroides, por exemplo) ou comorbidades (neoplasias, por exemplo) • Aparecimento de resistência

- **Fármacos que atuam no DNA bacteriano:** Representados por quinolonas e pelo metronidazol.

Farmacologia e orientações de uso dos principais grupos de antibióticos**

Inibidores da síntese da parede celular

Penicilinas

Penicilinas atuam inibindo a síntese da parede celular em sua fase final, ao competirem pela transpeptidase, proteína responsável pela ligação cruzada entre os peptidoglicanos que compõem a parede celular de bactérias. Por atuarem em um componente (parede celular) que só existe nas bactérias e não nas células dos eucariotos, as penicilinas possuem alta toxicidade seletiva, permitindo sua utilização com grande segurança em crianças e gestantes. Os principais representantes das penicilinas são amoxicilina e ampicilina.

Amoxicilina

A amoxicilina é um antibiótico bactericida, que apresenta maior biodisponibilidade oral quando comparado à ampicilina, podendo variar de 60 a 90%,[1] permitindo, inclusive, a administração concomitante com alimentos, situação não tolerável com a ampicilina. Outra grande vantagem da amoxicilina sobre a ampicilina é a possibilidade de administração apenas duas vezes ao dia, ao contrário da ampicilina, que exige quatro administrações diárias.[2] Além da comodidade posológica, a adesão ao tratamento é maior com a amoxicilina.[3,4]

Em virtude de sua sensibilidade às betalactamases, a amoxicilina pode vir acompanhada de inibidores de betalactamase, como o ácido clavulânico na proporção de 1:4 (para as apresentações administradas três vezes ao dia) ou 1:7 (para as apresentações administradas a cada 12 horas). O objetivo da associação é bloquear, em microrganismos produtores, a ação de betalactamases que inativam as penicilinas, rompendo o anel betalactâmico.

O espectro de atividade da amoxicilina é muito semelhante ao da ampicilina, com menor atividade de amoxicilina nas shigeloses intestinais, justamente porque a amoxicilina apresenta maior absorção, diminuindo a quantidade do fármaco no intestino. Pode ser usada em associação com outros antibióticos no combate à *H. pylori*.[5]

Usos: O amplo espectro de atividade, a comodidade posológica e a boa segurança fazem da amoxicilina o fármaco mais utilizado no tratamento de infecções do trato respiratório superior em crianças.[6] Tem ainda indicação primária na profilaxia de endocardite bacteriana.[7]

Segurança: A amoxicilina mostra-se muito segura, inclusive para crianças e gestantes.

Posologia: Nas infecções respiratórias, em adultos, é utilizada pela via oral, na dose de 250 a 500 mg, duas ou três vezes ao dia. Em crianças, a dose recomendada, dependendo da infecção, pode variar de 20 a 90 mg/kg/dia, divididos em duas ou três administrações diárias.[8]

Para prevenção de endocardite bacteriana, em adultos, 2 g, 1 hora antes do procedimento; em crianças, 50 mg/kg, também 1 hora antes do procedimento.[7]

Efeitos adversos importantes: A segurança da amoxicilina é grande, excetuando-se as reações alérgicas, que podem ocorrer com qualquer penicilina. Por apresentar maior absorção intestinal, os efeitos de inversão da microbiota e diarreias associadas são menos frequentes com a amoxicilina do que com a ampicilina.

** Neste capítulo abordaremos apenas os principais antibacterianos em uso clínico.

Interações medicamentosas relevantes: Em virtude de a recirculação êntero-hepática dos contraceptivos orais ser dependente da microbiota intestinal, o uso de contraceptivos orais e antibióticos de amplo espectro deve ser evitado, por causa de falhas na ação contraceptiva.[9] Nos casos em que a paciente faça uso regular do contraceptivo oral e haja a necessidade do uso do antibiótico, o esquema terapêutico de ambos deve se manter inalterado. Orientar para a utilização de métodos contraceptivos adicionais até o final do tratamento com o antibiótico.

Ampicilina

Introduzida na década de 1960, mostra atividade bactericida contra microrganismos gram-positivos e gram-negativos. Com administração oral e parenteral, a ampicilina apresenta grande vantagem sobre as penicilinas V e G por atuar também sobre microrganismos gram-negativos.

Usos: A forma oral é usada no combate a microrganismos sensíveis, especialmente em infecções respiratórias. A forma injetável pode ser associada a inibidores de betalactamases (sulbactam) para o tratamento de meningites e endocardite bacteriana.[8]

Segurança: Por ser uma penicilina, com ação em receptor inexistente nas células humanas, mostra-se muito segura para crianças e gestantes.

Posologia: Administrada por via oral, na dose de 250 a 500 mg, a cada 6 horas, atinge picos de concentração plasmática de 3,2 g/mL.[10] Por via endovenosa, 50 a 200 mg/kg/dia.

Efeitos adversos importantes: Por ser uma penicilina, sua toxicidade direta é muito pequena, de forma que a maior preocupação com essa classe de antibióticos refere-se às reações alérgicas, muito comuns entre as penicilinas. É fundamental que o farmacêutico, ao dispensar ampicilina, avalie e pergunte ao paciente sobre o uso pregresso e/ou sobre outras condições alérgicas presentes, como rinossinusites, asma etc. Em pacientes com mononucleose (Epstein-Barr), o uso de ampicilina está associado ao aparecimento de *rash* cutâneo em cerca de 70% dos tratados. É importante que esse fenômeno não seja confundido com reações alérgicas.[5]

No caso de utilizações anteriores com a presença de reações alérgicas (não anafiláticas), o fármaco pode ser substituído por uma cefalosporina oral. Em casos de reações alérgicas ao fármaco, pregressas, do tipo choque anafilático, deve-se evitar qualquer outro antibiótico que contenha em sua estrutura o anel betalactâmico.

Outro efeito adverso indireto importante com o uso de ampicilina oral, especialmente em crianças, origina-se de sua pequena absorção oral,[5] permitindo grande presença do fármaco no intestino, alterando, de forma significativa, a microbiota intestinal.[11] Nesses casos, especialmente em crianças com menor idade, recomenda-se, durante a terapia com o antibiótico, a reposição de microbiota, seja com medicamentos (*S. boulardii*), seja com iogurtes naturais ou produtos derivados de leite fermentado. Importante salientar que a reposição da microbiota deve ser feita o mais distante possível do horário de tomada do antibiótico. Caso a administração do antibiótico seja feita a cada 12 horas, fazer a reposição da microbiota 6 horas após a ingestão do antibiótico.

Interações medicamentosas relevantes: Em virtude de a recirculação êntero-hepática dos contraceptivos orais ser dependente da microbiota intestinal, o uso de contraceptivos orais e antibióticos de amplo espectro deve ser evitado, por causa de falhas na ação contraceptiva.[9] Nos casos em que a paciente faça uso regular do contraceptivo oral e haja a necessidade do uso do antibiótico, o esquema terapêutico de ambos deve se manter inalterado. Orientar para a utilização de métodos contraceptivos adicionais até o final do tratamento com o antibiótico.

Cefalosporinas

Descobertas em 1948 pelo italiano Giuseppe Brotzu, são uma classe de fármacos betalactâmicos, com muitas características semelhantes às das penicilinas, incluindo seu mecanismo de ação. As cefalosporinas dividem-se em gerações. Em 2014, a Anvisa aprovou a comercialização no Brasil de ceftarolina, uma cefalosporina de quinta geração.

Cefalexina

Primeira geração: Introduzida no final dos anos 1960, a cefalexina é uma cefalosporina de primeira geração, bactericida, de apresentação oral, com atividade contra cocos gram-positivos aeróbios, *E. coli, Klebsiella sp.* e *P. mirabillis*, com pequena atividade diante dos estafilococos produtores de betalactamase.[5,12]

A administração oral é quase completa (90%) e apresenta pico de concentração plasmática 1 hora após, mesmo na presença de alimentos. Não sofre metabolização, e 70 a 100% é excretado na urina. Em virtude de sua semelhança estrutural com a ampicilina, podem ocorrer reações alérgicas cruzadas, de forma que em pacientes alérgicos às penicilinas o uso de cefalexina não é recomendado.[5]

Usos: Tem indicação no tratamento de infecções aéreas superiores e nas infecções urinárias em gestantes e crianças.

Segurança: As cefalosporinas, assim como as penicilinas, mostram-se muito seguras; porém, em virtude de sua excreção renal, deve-se usar com precaução na insuficiência renal.

Posologia: Em adultos, 250 a 500 mg, por via oral, a cada 6 horas, podendo, em casos mais severos, chegar à dose máxima diária de 4 g, Em crianças, 25 a 40 mg/kg/dia, divididos em quatro administrações diárias, também com dose máxima diária de 4 g.

Efeitos adversos importantes: O *rash* cutâneo após o uso da cefalexina está bem documentado, em especial em pacientes com mononucleose.[13-15] Distúrbios gastrointestinais ocorrem em 2% dos tratamentos, com elevação transitória de enzimas marcadoras de função hepática.[5] Uma característica importante da cefalexina é o falso positivo no teste de Coombs em usuários desse medicamento.[16]

Interações medicamentosas relevantes: O uso concomitante aumenta os níveis e a atividade da metformina, por diminuir sua secreção tubular.[17]

Cefaclor

Segunda geração: Cefaclor é uma cefalosporina de segunda geração, bactericida, com administração por via oral, em formulações sólidas ou suspensão. Cefalosporinas de segunda geração têm espectro de ação semelhante ao das de primeira geração, com atividade aumentada contra Gram-negativos, em especial *H. influenzae* e *Moraxella catarrhalis*.

Apresenta boa absorção por via oral, com pico de concentração máxima em torno de 0,5 a 1 hora. O uso associado com refeições, embora diminua a concentração máxima plasmática, não interfere na quantidade total absorvida.[18] Não sofre metabolização, e cerca de 70-80% é excretado na urina.[19]

Usos: Tem indicação no tratamento de infecções aéreas superiores, em especial otites e faringites que não respondem aos tratamentos convencionais com betalactâmicos. Importante salientar que, por apresentar semelhança estrutural com a ampicilina, pode desencadear reações alérgicas cruzadas em pacientes com alergia à ampicilina. Nesses casos o uso deverá ser evitado.[5] Cefaclor sofre interferência da alimentação, tendo sua biodisponibilidade diminuída.[20]

Segurança: Cefaclor apresenta boa segurança, podendo ser utilizado em crianças com mais de 1 mês de vida.

Posologia: Em adultos, 250 a 500 mg, por via oral, a cada 8 horas. Em crianças, 20 a 40 mg/kg/dia, divididos em duas ou três administrações diárias.[5]

Efeitos adversos importantes: As reações de hipersensibilidade podem ocorrer em 2% dos tratados; os distúrbios gastrointestinais respondem por 3% das reações, com elevação transitória das enzimas de função hepática.[5]

Interações medicamentosas relevantes: Não há interações medicamentosas importantes destacadas na literatura. Atenção deve ser dada a fármacos com excreção renal, associados ao cefaclor, no paciente com insuficiência renal.

Ceftriaxona

Terceira geração: Ceftriaxona é uma cefalosporina de terceira geração, bactericida, com atividade aumentada diante de Gram-negativos quando comparada às de primeira e segunda gerações. Apresenta boa atividade contra S. pneumoniae e N. meningitidis. Ceftriaxona é hidrolisada, portanto perde sua atividade na presença de betalactamases de espectro estendido (ESBL – extended spectrum beta-lactamases). Importante ressaltar a grande lipossolubilidade e longa meia-vida do fármaco, permitindo administração em uma ou duas vezes ao dia. É o fármaco de eleição no tratamento empírico das meningites bacterianas.

Usos: Em infecções não respondentes aos tratamentos convencionais, como otites recorrentes; na terapia empírica das meningites bacterianas; e no tratamento em dose única para uretrite gonocócica.[5,8]

Segurança: Em geral, o uso de ceftriaxona é bem tolerado. Diante da possibilidade de hiperbilirrubinemia, observar o uso em recém-nascidos.[5]

Posologia: Em adultos, para infecções causadas por microrganismos sensíveis: 1 a 2 g, por via intramuscular ou intravenosa, a cada 24 horas. Para o tratamento empírico de meningites: 4 g, por via intravenosa, em infusão contínua, divididos a cada 12 ou 24 horas. Para o tratamento de uretrite gonocócica, 250 mg, em dose única, por via intramuscular profunda.

Em pediatria, para infecções causadas por microrganismos sensíveis: 20 a 50 mg/kg/dia, a cada 12 ou 24 horas, por via intramuscular ou intravenosa. Para o tratamento empírico de meningites, 100 mg/kg/dia, a cada 12 ou 24 horas. Dose máxima diária: 4 g.[8]

Efeitos adversos importantes: Podem ocorrer flebites locais (2%), *rashes* cutâneos (2%), neutropenia (2%) e eosinofilia (6%). Náuseas, vômitos, diarreia (3%), desconforto abdominal e colite também podem ocorrer. Pode haver hepatotoxicidade transitória. Em neonatos, deslocamento da bilirrubina.[5,8,21]

Interações medicamentosas relevantes: Quando utilizada a via intravenosa, não deve ser administrada com soluções ricas em cálcio (gliceptato de cálcio, cloreto de cálcio, solução de Ringer, solução de Ringer + lactato, acetato de cálcio e gliconato de cálcio) pelo risco de ocorrer precipitação de ceftriaxona cálcica em neonatos.[8,21]

Carbapenêmicos

Imipeném

Imipeném foi o primeiro carbapenêmico introduzido para uso clínico. É um antibiótico betalactâmico, bactericida, com local e mecanismo de ação semelhantes aos das penicilinas e cefalosporinas. Tem um dos maiores espectros de atividade entre os antibióticos disponíveis para uso. Atua sobre Gram-positivos, Gram-negativos, aeróbios e anaeróbios, incluindo bacilos Gram-negativos produtores de betalactamase de espectro estendido (ESBL).[22]

Não é absorvido por via oral, sendo utilizado pelas vias intramuscular e intravenosa. Em virtude de ser rapidamente hidrolisado por uma peptidase renal, é associado em partes iguais à cilastatina, inibidor dessa peptidase, promovendo aumento de seu tempo de meia-vida.[1]

Usos: Tem uso reservado para microrganismos Gram-positivos e Gram-negativos, resistentes a outros agentes, incluindo Pseudomonas e *Acinetobacter sp.*

Segurança: Deve-se usar com precaução em crianças com menos de 30 kg, em idosos, na insuficiência renal e nas infecções do SNC.

Posologia: Em adultos: 250 a 500 mg, por infusão intra venosa, em 30 minutos, ou 750 a 1.000 mg, em 60 minutos, a cada 6 a 8 horas. Dose máxima diária: 4 g.[8]

Em pediatria: De 0 a 7 dias de vida, 25 mg/kg, a cada 12 horas (por via intravenosa); de 8 a 28 dias, 25 mg/kg, a cada 8 horas; em crianças com mais de 28 dias, de 15 a 25 mg/kg, a cada 6 horas.[5,8]

Efeitos adversos importantes: Pode desencadear convulsões em pacientes neurológicos ou com infecções no SNC, possivelmente por ação GABAérgica.[23] Outros efeitos adversos incluem flebite local (2%), *rashes* cutâneos (2%), náuseas e vômitos (2%). Náusea tem sido associada à infusão rápida, de forma que a infusão lenta pode evitar o aparecimento desse efeito adverso.[21]

Interações medicamentosas relevantes: O uso associado a ganciclovir aumenta a possibilidade de convulsões. Diminui concentrações de ácido valproico, reduzindo sua atividade anticonvulsivante. Pode aumentar as concentrações de ciclosporina, com aparecimento de agitação, confusão e tremores.[5,8]

Glicopeptídeos

Vancomicina

Vancomicina é um antibiótico glicopeptídeo, bactericida, produzido pelo *Streptococcus orientalis*. Apesar de inibir a síntese da parede celular bacteriana, atua em local distinto dos agentes betalactâmicos. Age ligando-se à porção terminal D-Ala-D-Ala do pentapeptídeo, impedindo a ação das transpeptidases e transglicosilases, na etapa final da síntese da parede. Por ser uma molécula muito grande, a vancomicina não consegue atravessar a membrana lipoproteica de microrganismos Gram-negativos, atuando preferencialmente em microrganismos Gram-positivos e anaeróbios (*Actinomyces, C. difficile, Peptostreptococcus*).[5,8]

Usos: Infecções causadas por *Staphylococcus* aureus e *Staphylococcus epidermidis* resistentes à meticilina, e ainda em infecções causadas por enterococo resistente. Sua única indicação de utilização por via oral é no tratamento da colite pseudomembranosa causada por *C. difficile*.

Segurança: O uso de *vancomicina* deve ser reservado a situações em que outros antibióticos mais seguros não tenham atividade. Usar com cautela nos casos de lactação, gestação, insuficiência renal e em idosos. Em virtude de sua ototoxicidade, a função auditiva deve ser monitorada, especialmente em crianças. Durante sua utilização pela via intravenosa, a infusão deve ser feita em pelo menos 60 minutos, evitando liberação excessiva de histamina.[24]

Posologia: Em adultos: 500 mg, por via intravenosa, a cada 6 horas, ou 1 g, a cada 12 horas.

Em idosos (com mais de 65 anos): 500 mg, por via intravenosa, a cada 12 horas, ou 1 g, a cada 24 horas.

Em pediatria: Crianças com idade superior a 30 dias: 10 a 15 mg/kg, por via intravenosa, a cada 8 horas. Dose máxima diária: 2 g.

Para o tratamento de colite pseudomembranosa: 125 mg, por via oral, a cada 6 horas, por 10 a 14 dias.[25]

Efeitos adversos importantes: A infusão rápida pode causar, por liberação excessiva de histamina, a síndrome do homem vermelho. Ototoxicidade e nefrotoxicidade podem aparecer, além de *rashes* cutâneos, febre e neutropenia.[24]

Interações medicamentosas relevantes: Todos os agentes nefrotóxicos guardam potencial interação medicamentosa com vancomicina. O uso desse antibiótico com aminoglicosídeos (gentamicina, por exemplo), anfotericina e diuréticos pode aumentar a nefrotoxicidade.[8,24]

Inibidores da síntese proteica bacteriana

Antibióticos inibidores da síntese proteica bacteriana atuam em várias fases da síntese de proteínas, desde a transcrição do DNA para formação do RNAm até a fase final de incorporação de aminoácidos nos ribossomos bacterianos. Ao contrário dos inibidores da síntese da parede celular, que atuam em um receptor inexistente na célula do ser humano, esses fármacos atuam em um processo (síntese proteica) que ocorre de forma muito semelhante nas células humanas. A consequência disso é que têm menor toxicidade seletiva, com maior possibilidade de efeitos adversos. Em geral, são fármacos bacteriostáticos.

Macrolídeos

Os macrolídeos foram introduzidos na terapêutica em 1952 e são produzidos a partir do *Streptomyces erythreus*. O primeiro representante dessa classe foi a eritromicina.

Eritromicina

A eritromicina tem ação bacteriostática, inibindo a síntese proteica na subunidade 50S do ribossomo bacteriano. Sua atividade principal é contra microrganismos aeróbios Gram-positivos. Durante muitos anos foi o fármaco de eleição para pacientes alérgicos à penicilina, perdendo espaço para outro agente de sua classe, a azitromicina.

Usos: Infecções do trato respiratório, infecções orais, clamídia, uretrite não gonocócica, linfogranuloma venéreo e outras infecções por microrganismos sensíveis.

Segurança: O uso de eritromicina, em geral, é bem tolerado, devendo-se evitar seu uso em pacientes com insuficiência renal e hepática[21] e, em especial, em pacientes portadores de miastenia grave.[26,27] Neonatos com menos de 15 dias podem desenvolver estenose hipertrófica pilórica com o uso de eritromicina.[8]

Posologia: Em adultos: de 250 a 500 mg por via oral, a cada 6 horas. Dose máxima diária: 4 g.

Em pediatria: Neonatos: 12,5 mg/kg, por via oral, a cada 6 horas. Um mês a 24 meses: 125 mg, por via oral, a cada 6 horas. Dois a 8 anos: 250 mg, por via oral, a cada 6 horas. Acima de 8 anos: 250 a 500 mg, por via oral, a cada 6 horas. Dose máxima diária: 4 g.

Efeitos adversos importantes: Reações gastrointestinais são as mais frequentes reações adversas após o uso de eritromicina. Náuseas, vômitos, diarreia e desconforto são frequentes. Há também relatos de ototoxicidade reversível e de fototoxicidade.[5,8] Em vista do desconforto gástrico promovido pelo fármaco, é comum a administração do medicamento com leite ou antiácidos. Isso deve ser evitado, pois diminui a absorção de eritromicina.[28,29]

Interações medicamentosas relevantes: Por ser um forte agente inibidor do citocromo P-450, eritromicina apresenta grande número de interações, quase sempre aumentando a atividade do fármaco associado. Carbamazepina, cimetidina, colchicina, clozapina, ciclosporina, digoxina, sinvastatina, midazolam, triazolam, fenitoína, rifampicina, pimozida, tacrolimus, teofilina, ácido valproico e varfarina têm sua atividade aumentada quando em associação com eritromicina.[5]

Azitromicina

A azitromicina foi introduzida na terapêutica há cerca de 20 anos e é um macrolídeo com padrões farmacocinéticos que tornaram mais cômoda a utilização dessa classe de antibióticos, sem variar o espectro de atividade coberto pela eritromicina. Sua principal característica é o longo tempo de meia-vida, que permite a administração em dose única diária, por via oral. Atua no ribossomo bacteriano, de forma bacteriostática.[30]

Usos: Tem indicação no tratamento de infecções das vias aéreas superiores e da pneumonia comunitária. Utilizada também como fármaco de escolha no tratamento de infecções por *Chlamydia trachomatis*, no tratamento da gonorreia e na profilaxia da endocardite bacteriana em pacientes alérgicos à penicilina.

Segurança: Em geral o uso de azitromicina é bem tolerado, e a adesão ao tratamento é maior, em vista de sua comodidade posológica.[31] Da mesma forma que outros macrolídeos, a azitromicina pode causar desconforto gastrointestinal.

Posologia: Adultos: Nas infecções respiratórias, 500 mg, no primeiro dia, seguido de 250 mg (dose única diária), do segundo ao quinto dia. Para o tratamento de *Chlamydia trachomatis*, 1 g, por via oral, em dose única.

Pediatria: Crianças com mais de 2 kg e com idade superior a 28 dias: 10 mg/kg, por via oral, a cada 24 horas.[5]

Efeitos adversos importantes: Desconforto gastrointestinal, traduzido por diarreia (5%); dor abdominal (3%); náuseas, vômitos e alteração no paladar. Prolongamento do intervalo QT no eletrocardiograma, podendo desencadear taquicardia ventricular.[5,8,21] Há relatos de perda de audição transitória.[29,32]

Interações medicamentosas relevantes: Pode aumentar os níveis de ciclosporina, digoxina, digitoxina e pimozida, aumentando o intervalo QT do eletrocardiograma. Teofilina e varfarina podem ter sua metabolização diminuída e, por consequência, sua atividade aumentada. Pode ser administrada com alimentos, e deve-se evitar a concomitância com antiácidos contendo magnésio ou alumínio.[8]

Tetraciclinas

Tetraciclinas são antibióticos bacteriostáticos, com ação na subunidade 30S do ribossomo bacteriano, de amplo espectro de atividade, atuando contra microrganismos Gram-positivos, Gram-negativos, aeróbios, anaeróbios, riquétsias, micoplasmas, clamídias e outros atípicos. Foram introduzidas em 1948, com o isolamento da clortetraciclina, produzida pelo *Streptomyces aureofaciens*. A partir dela, foram introduzidas doxiciclina (1966) e minociclina (1972).[1]

Tetraciclinas foram muito utilizadas durante os anos 1960 e 1970; porém, com a emergência de microrganismos resistentes, seu emprego foi diminuindo. Atualmente, com a introdução da tigeciclina (também classificada como glicilciclina), sua utilização tem sido mais frequente, no ambiente hospitalar, para o combate a microrganismos multirresistentes.[33]

Doxiciclina

Entre as tetraciclinas, a doxiciclina é a que apresenta a melhor disponibilidade por via oral, sofrendo pouca interferência da alimentação, com taxas de biodisponibilidade oral em torno de 80% e possibilidade de administração a cada 12 horas.[8]

Usos: No tratamento de infecções causadas por organismos atípicos, como *Rickettsia* (febre maculosa ou doença do carrapato), *Chlamydia* (psitacose e tracoma, por exemplo) e *Mycoplasma*. Pode ainda ser usada no combate a infecções não responsivas a tratamentos convencionais, em pneumonias e infecções de pele. Tem ainda indicação como agente quimioprofilático, na prevenção da malária.[8]

Segurança: As tetraciclinas, de forma geral, merecem cuidados durante sua utilização. Deve-se evitar a utilização de doxiciclina em crianças com menos de 8 anos de idade, em função do acúmulo no tecido dental e escurecimento permanente dos dentes. Outro fator de muita importância a ser observado é a utilização associada à exposição solar, com relatos de queimaduras e onicólise, mesmo em baixas doses, sendo a exposição solar contraindicada durante o seu uso.[34,35] Distúrbios gastrointestinais (como azia, gastrites, dores abdominais e diarreias) são muito frequentes com o uso de tetraciclinas.[8] Em casos de febre maculosa, mesmo em crianças menores de 8 anos, há recomendação de uso em virtude de sua maior efetividade, apesar das manchas nos dentes.[36,37]

Posologia: Adultos e maiores de 8 anos (com 45 kg ou mais): 100 a 200 mg/dia, por via oral, a cada 12 ou 24 horas.

Efeitos adversos importantes: Como qualquer tetraciclina, o uso de doxiciclina pode manifestar reações gastrointestinais, especialmente com o estômago vazio. Há relatos de esofagite quando administrada antes de dormir; em vista disso, recomenda-se a administração com muita água. Fotossensibilidade e onicólise são frequentes. Escurecimento dos dentes pode ocorrer se utilizado em crianças menores de 8 anos.[1,5,29]

Interações medicamentosas relevantes: Interfere com a atividade de contraceptivos orais, sendo recomendada a utilização de métodos adicionais durante o tratamento com doxiciclina. Derivados barbitúricos, hidantoínas e carbamazepina podem diminuir sua atividade, diminuindo seu tempo de meia-vida. Cátions bi e trivalentes (como cálcio, magnésio e sais de ferro, por exemplo) devem ser evitados na administração concomitante, em virtude da formação de quelatos, diminuindo de forma significativa a absorção do antibiótico.[5,8]

O uso associado de isotretinoína e doxiciclina não deve ser feito, com possibilidade de aparecimento de pseudotumor cerebral (hipertensão intracraniana benigna).[38]

Lincosaminas

As lincosaminas foram introduzidas em 1962 após a obtenção da lincomicina a partir do *Streptomyces lincolnensis*. Outros derivados dessa classe foram sintetizados, porém apenas dois representantes continuam em uso clínico: lincomicina e clindamicina. São antibióticos bacteriostáticos com atividade sobre a subunidade 50S do ribossomo bacteriano, em local semelhante ao sítio de ação dos macrolídeos, razão pela qual não devem ser administrados de forma concomitante. Têm como espectro de atividade Gram-positivos, anaeróbios e alguns atípicos.[1]

Clindamicina

Clindamicina é uma lincosamina de absorção por via oral, com concentrações plasmáticas máximas obtidas após 1 hora da ingestão do fármaco. Não sofre interferência da alimentação e distribui-se uniformemente por todo o organismo, com excelente penetração óssea. Acumula-se em leucócitos polimorfonucleares e macrófagos presentes em sítios infecciosos e abscessos.[39]

Usos: Em infecções causadas por Gram-positivos e anaeróbios. Usada ainda no tratamento de pneumocistose, toxoplasmose e malária (*P. falciparum*).[8]

Segurança: A maior preocupação com o uso de clindamicina relaciona-se ao aparecimento de diarreia em até 20% dos tratados, com cerca de 0,1 a 10% desenvolvendo colite pseudomembranosa por *Clostridium difficile*. Trata-se de colite causada por proteases produzidas pelo microrganismo e associada à perda de sangue pelas fezes, caracterizada por dor abdominal intensa e febre. O tratamento da colite pseudomembranosa é longo e deve ser feito com metronidazol ou vancomicina (por via oral).[40]

A orientação para a utilização de clindamicina é a associação de probióticos durante o tratamento, evitando-se a utilização no mesmo horário. Após a utilização do antibiótico, aguardar de 2 a 3 horas e fazer a reposição com o probiótico. *Saccharomyces boluardii, Lactobacillus acidophilus, L. bulgaricus, Bifidobacterium longum* ou iogurtes naturais têm sido utilizados com bons resultados.[41,42]

Posologia: Em adultos: 150 a 450 mg, por via oral, a cada 6 horas. Dose máxima diária: 1,8 g. Em crianças: 8 a 20 mg/kg/dia, por via oral, divididos a cada 6 ou 8 horas, durante 7 a 10 dias.[8]

Efeitos adversos importantes: As maiores preocupações com o uso de clindamicina associam-se ao aparecimento de diarreias, devendo-se utilizar o esquema de reposição de microbiota. O tratamento com clindamicina pode levar ao aparecimento de erupções cutâneas, elevação reversível de enzimas de função hepática, em especial em pacientes HIV-positivos.[29,43]

Interações medicamentosas relevantes: O uso de clindamicina pode potencializar a atividade de bloqueadores neuromusculares curarizantes (atracúrio e cisatracúrio, por exemplo). O uso associado à ciclosporina pode diminuir a atividade do antibiótico por mecanismo ainda não identificado.

Aminoglicosídeos

Os aminoglicosídeos foram introduzidos na terapêutica em 1944 por meio da estreptomicina (*Streptomyces griseus*) e utilizados no combate de um grande flagelo infeccioso da época, a tuberculose. São antibióticos inibidores da síntese proteica, com ação na subunidade 30S do ribossomo bacteriano. Apesar de atuarem inibindo a síntese proteica, exercem atividade bactericida, especialmente sobre Gram-negativos aeróbios.

Gentamicina

A gentamicina, como todos os aminoglicosídeos, apresenta estrutura molecular bastante polar, o que dificulta sua absorção oral, de forma que é utilizada apenas por via parenteral. Tem indicações para o tratamento de infecções por microrganismos Gram-negativos que não respondem a tratamentos convencionais.[1] Muitas vezes, em infecções mistas documentadas, ou de forma empírica, pode ser associada a agentes betalactâmicos (penicilinas ou cefalosporinas).[5]

Usos: Em infecções hospitalares severas causadas por Gram-negativos anaeróbios e *Enterococcus* sp.[8]

Segurança: A maior preocupação com o uso dos aminoglicosídeos refere-se à possibilidade de aparecimento de ototoxicidade, caracterizada pela sensação de zumbidos e perda de audição. Dependendo da duração do tratamento e da dose empregada, a ototoxicidade pode ser irreversível. Nesse sentido, a grande preocupação é com o uso em crianças, especialmente em menores de 3 anos, que não têm a capacidade de referir esse sintoma. Em vista disso, havendo a necessidade do uso nessa faixa etária, a realização de audiometria no acompanhamento da farmacoterapia é fundamental.[44]

A nefrotoxicidade é também um problema com o uso de gentamicina. Pacientes com insuficiência renal ou pacientes fazendo uso de outros fármacos nefrotóxicos devem ser acompanhados com provas de função renal.[21]

Posologia: Em adultos: 3 a 5 mg/kg, por via intramuscular, a cada 24 horas, ou divididos a cada 8 horas. Por via intravenosa, aplicar por pelo menos 3 minutos. Em crianças: Neonatos, até 2 semanas: 3 mg/kg, a cada 12 horas. Por via intravenosa, aplicar por pelo menos 3 minutos. De 2 semanas até 12 anos: 2 mg/kg, a cada 8 horas. Por via intravenosa, aplicar por pelo menos 3 minutos.[8]

Efeitos adversos importantes: Ototoxicidade vestibular e coclear com possibilidade de perda de audição, nefrotoxicidade (2 a 25%) e bloqueio neuromuscular (raro). Há possibilidade de aparecimento de *rashes* cutâneos.[29]

Interações medicamentosas relevantes: O uso associado de gentamicina e anti-inflamatórios não esteroides, vancomicina, ciclosporina e anfotericina B pode aumentar o potencial de nefrotoxicidade do antibiótico. Diuréticos de alça (furosemida) podem aumentar o potencial de ototoxicidade. O uso associado com bloqueadores neuromusculares pode levar a apneia ou paralisia da musculatura intercostal e diafragmática.[5]

Anfenicóis

A classe dos anfenicóis é composta de dois representantes: tianfenicol e cloranfenicol. São fármacos bacteriostáticos com ação na subunidade 50S do ribossomo bacteriano. Foram introduzidos na década de 1950 e apresentam como características o grande espectro de atividade e a elevada lipossolubilidade.

Cloranfenicol

O cloranfenicol é um antimicrobiano de espectro relativamente amplo, predominantemente bacteriostático, atuando contra Gram-positivos, Gram-negativos, riquétsias, clamídias e micoplasmas. As salmonelas são geralmente sensíveis. Por apresentar baixo peso molecular, é absorvido de maneira rápida e completa pelo trato gastrointestinal. Distribui-se adequadamente nos líquidos corporais e atinge rapidamente concentrações terapêuticas no líquido cefalorraquidiano na presença ou ausência de meningite.[45]

Usos: Como alternativa em pacientes alérgicos à penicilina em infecções do sistema nervoso central, causada por microrganismos sensíveis (S. pneumoniae e N. meningitidis). Usado ainda no tratamento de salmoneloses intestinais e como alternativa à doxiciclina nas riquetsioses.[5,8]

Segurança: Por se tratar de molécula pequena e muito lipossolúvel, o cloranfenicol atravessa com facilidade membranas plasmáticas, atingindo grandes concentrações em diversos tecidos do organismo. Sofre metabolização hepática em torno de 90%, o que faz com que possa se acumular em situações de disfunções hepáticas, como no caso dos hepatopatas, alcoolistas e recém-nascidos, esses últimos, inspiradores de maiores cuidados.[46] O uso de cloranfenicol de forma dose-dependente pode levar ao aparecimento de alterações hematológicas importantes e reversíveis, como: anemia, leucopenia, neutropenia, pancitopenia, trombocitopenia e mielossupressão.[47]

Em neonatos, sem um sistema maturado de metabolização hepática de fármacos, o uso pode levar à síndrome cinzenta, causada pelo acúmulo do fármaco não metabolizado no organismo. A síndrome tem início entre 2 e 9 dias do início do tratamento e inclui sintomas como vômitos, dificuldade respiratória, distensão abdominal, pele acinzentada (cianótica), flacidez e colapso cardiovascular, podendo levar à morte.[48]

Posologia: Adultos: 50 a 100 mg/kg/dia, por via oral ou intravenosa, fracionados a cada 6 horas. Crianças: A) com menos de 2 semanas de vida: 25 mg/kg/dia, por via oral ou intravenosa, fracionados a cada 6 horas. B) De 2 semanas a 1 ano de idade: 50 mg/kg/dia, por via oral ou intravenosa, fracionados a cada 6 horas. C) Acima de 1 ano de idade: 50 a 100 mg/kg/dia, por via oral ou intravenosa, fracionados a cada 6 horas.[8]

Efeitos adversos importantes: Supressão reversível de medula óssea (anemia, trombocitopenia e leucopenia progressivas). Anemia aplástica e síndrome cinzenta do recém-nascido. Distúrbios gástricos após o uso por via oral. Pode ocorrer reação do tipo dissulfiram, caso ingerido com álcool.[8,29]

Interações medicamentosas relevantes: Pode aumentar a toxicidade das hidantoínas. Pode aumentar o tempo de meia-vida de clorpropamida e tolbutamida, levando à hipoglicemia. O uso associado com outro agente hepatotóxico (como paracetamol, por exemplo) pode aumentar ainda mais a toxicidade do cloranfenicol.[8]

Inibidores da síntese do folato bacteriano: Os fármacos inibidores da síntese do folato bacteriano foram os primeiros representantes da quimioterapia moderna. Introduzidos pelo microbiologista alemão Gerhard Domagk, em 1935, apresentam semelhança estrutural com o PABA (ácido p-aminobenzoico), de forma a impedir a síntese do ácido fólico bacteriano por inibição da di-hidropteroato sintase.

Sulfametoxazol + Trimetoprima

A associação entre sulfametoxazol e trimetoprima (SXT) é uma das mais bem sucedidas interações entre agentes antibacterianos. O sulfametoxazol atua no início da síntese do ácido fólico, bloqueando a di-hidropteroato sintase, de forma a impedir a síntese de ácido fólico. Caso algum ácido fólico seja formado pela bactéria, em uma segunda etapa, no momento da redução de ácido fólico para folato (forma ativa), haverá o bloqueio dessa etapa, pela inibição da folato redutase promovida pela trimetoprima. Os fármacos atuam na mesma cadeia de síntese do folato, porém em etapas diferentes, agindo de forma sinérgica na inibição da produção de folato pelas bactérias.

Usos: Infecções por microrganismos sensíveis à sulfa, tratamento de pneumocistose e profilaxia de pneumocistose em pacientes com aids.[5,8] Sua ação diante de enterobactérias torna a associação muito utilizada em infecções urinárias e intestinais.

Segurança: O uso de derivados sulfonamídicos é bastante seguro. A associação SXT é absorvida por via oral com boa distribuição por todos os tecidos; sofrem metabolização hepática e excreção renal em grandes proporções. Durante a terapêutica com SXT, deve-se orientar o paciente a aumentar a ingesta hídrica com o objetivo de se evitar cristalúria.[8] Atenção especial deve ser dada a pacientes com deficiência de glicose-6-fosfato desidrogenase, pacientes com alterações hematológicas, asmáticos, recém-nascidos e idosos. O uso de bebidas alcoólicas deve ser evitado durante o tratamento, em virtude da possibilidade de aparecimento de efeito tipo dissulfiram. Proteger a pele da luz solar (fototoxicidade). Os efeitos adversos mais comuns são aqueles ligados ao trato gastrointestinal, como náuseas, vômitos, anorexia, além daqueles ligados ao tegumento, como *rashes* cutâneos e, raramente, a síndrome de Stevens-Johnson. Pacientes com aids são mais suscetíveis ao aparecimento dessas reações.[49]

Posologia: Adultos: 800 a 1.200 mg (sulfametoxazol) + 160 a 240 mg (trimetoprima), por via oral, a cada 12 horas, durante 5 a 14 dias. Crianças maiores de 1 mês: 30 a 50 mg/kg (sulfametoxazol) + 6 a 10 mg/kg (trimetoprima), por via oral, divididos a cada 12 horas, por 5 a 14 dias.[8]

Efeitos adversos importantes: O uso de SXT pode desencadear febre, confusão mental e kernicterus em recém-nascidos. As reações dermatológicas incluem *rashes* cutâneos e, raramente, a síndrome de Stevens-Johnson. No trato gastrointestinal podem aparecer: náuseas, vômitos e hepatite medicamentosa. Podem ocorrer distúrbios hematológicos como agranulocitose, hemólise e anemia megaloblástica. Em virtude da excreção renal do SXT, pode ocorrer, por mecanismo de competição pelo sítio excretor, aumento em creatinina e potássio.[5,29]

Interações medicamentosas relevantes: O uso associado com fenitoína pode aumentar os níveis séricos de fenitoína, o mesmo ocorrendo com loperamida, fenitoína e varfarina. Com metotrexato, aumento do risco da toxicidade do metotrexato (mielotoxicidade). Há risco da diminuição do efeito de contraceptivos orais quando utilizados com SXT. Orientar para utilizar método contraceptivo adicional durante o uso desses medicamentos associados.[5]

Fármacos que atuam no DNA bacteriano

Imidazólicos

A classe dos imidazólicos é representada pelo metronidazol, fármaco com atividade contra protozoários e bactérias, especialmente anaeróbias. Está indicado no tratamento de giardíase, amebíase, tricomoníase, vaginites por *G. vaginalis* e infecções causadas por bactérias anaeróbias

Metronidazol

O metronidazol atua em microrganismos anaeróbios de forma bactericida, durante a replicação do DNA bacteriano, no momento de sua reprodução. Foi inicialmente introduzido para o tratamento de tricomoníase, depois amebíase e giardíase, e finalmente utilizado no tratamento de infecções bacterianas por microrganismos anaeróbios, quando um paciente portador de gengivite ulcerativa (causada por anaeróbios) melhorou após usar o metronidazol para tratar uma infecção por *T. vaginalis*.[50]

Usos: Utilizado como fármaco de escolha nas infecções por bactérias anaeróbias (*Peptococcus, Peptostreptococcus, C. difficile, Fusobacterium, B. fragilis*) e nas infecções por protozoários anaeróbios (*E. histolytica, G. lamblia, T. vaginalis* e *B. coli*) e ainda na erradicação da infecção por *H. pylori* no tratamento de úlcera.[8]

Segurança: O uso de álcool concomitantemente ao de metronidazol é fortemente contraindicado. Embora estudos recentes não tenham encontrado sinais de efeito tipo dissulfiram na associação etanol + metronidazol,[51,52] o uso concomitante deve ser evitado, em vista de casos fatais reportados na literatura.[53] O uso de metronidazol deve ser evitado em pacientes renais e hepatopatas e durante o primeiro trimestre de gestação. Orientar o paciente para o possível aparecimento de gosto metálico e língua pilosa com o uso do fármaco.[5] Embora seja classificado na categoria B do FDA, recomenda-se evitar qualquer fármaco com atuação em DNA durante o primeiro trimestre de gestação. Se houver necessidade do uso, deve-se avaliar a relação risco-benefício para se instituir a terapêutica.[21] O uso do álcool deve ser evitado 24 horas antes do início do tratamento até 48 horas depois de seu término.

Posologia: Adultos: Dose inicial de 800 mg, por via oral, seguidos de 400 mg, a cada 8 horas, durante 7 dias (10 a 14 dias em infecções por *Clostridium difficile*). Crianças: 30 mg/kg/dia, por via oral, divididos a cada 8 horas.

Efeitos adversos importantes: Como os gastrointestinais, podem ocorrer o gosto metálico, a língua pilosa, além de desconfortos gástricos como náusea e diarreia. Especialmente em pacientes com distúrbios neurológicos, podem ocorrer: meningite asséptica, encefalopatia, convulsões. Efeito tipo dissulfiram em presença de álcool.

Interações medicamentosas relevantes: Não ingerir com álcool. Pode aumentar os níveis séricos de ciclosporina, lítio, fenobarbital, hidantoínas e anticoagulantes orais.

Quinolonas

Quinolonas são antibióticos sintéticos, relativamente novos e derivados do ácido nalidíxico. Atuam na replicação do DNA bacteriano impedindo o processo de duplicação do DNA, agindo de forma bactericida. Atuam em Gram-positivos, Gram-negativos, com discreta atividade diante dos anaeróbios, de forma que são úteis em um grande número de infecções. Apresentam grande disponibilidade por via oral, baixa ligação a proteínas plasmáticas com consequente grande penetração tecidual.[54]

Ciprofloxacino

Ciprofloxacino é uma quinolona fluorada com boa atividade contra Gram-negativos, incluindo *P. aeruginosa*. Diante de Gram-positivos, ciprofloxacino atua contra *S. aureus*, com pouca atividade contra *S. pneumoniae*, maior causador das infecções respiratórias agudas.[5]

Usos: Em infecções de etiologia por gram-negativos aeróbios com sensibilidade ao fármaco (infecções urinárias e genitourinárias, cutâneas e ósseas, além de diarreias). Pode ser associado ao metronidazol no combate a infecções intra-abdominais.[8]

Segurança: O ciprofloxacino foi, durante muito tempo, considerado um fármaco muito seguro para o uso, porém inúmeros estudos têm mostrado que o uso de quinolonas pode desencadear tendinites e/ou ruptura de tendões, em especial em pacientes atletas, usuários de corticosteroides e idosos.[55] Desta forma, além desse perfil de pacientes, o uso de quinolonas, incluindo ciprofloxacino, não é indicado em crianças em virtude de danos à cartilagem e artropatias associadas.[56] Outro efeito importante das quinolonas, especialmente em idosos e em pacientes com distúrbios nervosos, é a agitação central, com possibilidade de convulsões, decorrente de sua ação GABAérgica.[57] Pacientes portadores de miastenia grave podem apresentar diminuição ainda maior da força muscular com o uso de quinolonas.[58]

Posologia: Adultos: 500 a 750 mg, por via oral, a cada 12 horas. Em crianças, apenas quando o benefício do uso do fármaco for superior ao risco de aparecimento de danos às articulações: 10 a 20 mg/kg, por via oral, a cada 12 horas. Dose máxima diária: 1,5 g.[8]

Efeitos adversos importantes: Desconforto gastrointestinal, pancreatite, efeitos centrais, como alucinações, convulsões, insônia. Podem ocorrer eventos de fotossensibilidade, de forma que a exposição solar deverá ser evitada. Artralgia, mialgia, tendinites e rompimento de tendões podem ocorrer. No sistema cardiovascular, taquicardia, hipotensão e vasculite.

Interações medicamentosas relevantes: Antiácidos diminuem o efeito do ciprofloxacino. Todos os estimulantes do SNC, como a cafeína, e a teofilina podem aumentar a excitação central. O uso concomitante de corticosteroides aumenta o risco de ruptura de tendões. Há aumento da concentração sérica de ciclosporina quando associados. O uso de estatinas associadas ao ciprofloxacino pode aumentar a miotoxicidade.[8]

Referências

1. Bryskier A. Antimicrobial Agents: Antibacterials and Antifungals. First ed. Washington, DC: ASM Press, 2005.
2. Vilas-Boas AL, Fontoura MS, Xavier-Souza G, et al. Comparison of oral amoxicillin given thrice or twice daily to children between 2 and 59 months old with non-severe pneumonia: a randomized controlled trial. The Journal of Antimicrobial Chemotherapy 2014;69(7):1954-9.
3. Llor C, Bayona C, Hernandez S, et al. Comparison of adherence between twice- and thrice-daily regimens of oral amoxicillin/clavulanic acid. Respirology (Carlton, Vic) 2012;17(4):687-92.
4. Llor C, Sierra N, Hernandez S, et al. The higher the number of daily doses of antibiotic treatment in lower respiratory tract infection the worse the compliance. The Journal of Antimicrobial Chemotherapy 2009;63(2):396-9.
5. Eliopoulos GM, et al. The Sanford Guide to Antimicrobial Therapy 2013. 43 ed. Sperryville: Antimicrobial Therapy; 43 edition (April 2013).
6. Lakic D, Tadic I, Odalovic M, et al. Analysis of antibiotic consumption for treating respiratory tract infections in children and compliance with the national clinical guidelines. Medicinski Pregled 2014;67(9-10):282-9.
7. Sanchez-Rodriguez F, Rivera R, Suarez-Gonzalez J, et al. Prevention of infective endocarditis: a review of the American Heart Association guidelines. Boletin de la Asociacion Medica de Puerto Rico 2008;100(4):25-8.
8. Brasil MdS. Formulário Terapêutico Nacional 2010 2. ed. Brasília: Ministério da Saúde, 2010.
9. Koopmans PC, Bos JH, de Jong van den Berg LT. Are antibiotics related to oral combination contraceptive failures in the Netherlands? A case-crossover study. Pharmacoepidemiology and Drug Safety 2012;21(8):865-71.
10. Gordon C, Regamey C, Kirby WM. Comparative clinical pharmacology of amoxicillin and ampicillin administered orally. Antimicrobial Agents and Chemotherapy 1972;1(6):504-7.
11. Knudsen ET, Harding JW. A multicentre comparative trial of talampicillin and ampicillin in general practice. The British Journal of Clinical Practice 1975;29(10):255-64 passim.
12. Bailey A, Walker A, Hadley A, et al. Cephalexin – a new oral antibiotic. Postgraduate Medical Journal 1970;46(533):157-8.
13. McCloskey GL, Massa MC. Cephalexin rash in infectious mononucleosis. Cutis 1997;59(5):251-4.
14. Jackson H, Vion B, Levy PM. Generalized eruptive pustular drug rash due to cephalexin. Dermatologica 1988;177(5):292-4.
15. Holscher CM, Mauck SK, Armstrong L, et al. Man with rash and nausea. Acute generalized exanthematous pustulosis after cephalexin use. Annals of Emergency Medicine 2011;58(6):508, 16.
16. Schwarz S, Gabl F, Huber H, et al. Positive direct antiglobulin (Coombs') test caused by cephalexin administration in humans. Vox Sanguinis 1975;29(1):59-65.
17. Jayasagar G, Krishna Kumar M, Chandrasekhar K, et al. Effect of cephalexin on the pharmacokinetics of metformin in healthy human volunteers. Drug Metabolism and Drug Interactions 2002;19(1):41-8.
18. Oguma T, Yamada H, Sawaki M, et al. Pharmacokinetic analysis of the effects of different foods on absorption of cefaclor. Antimicrobial Agents and Chemotherapy 1991;35(9):1729-35.
19. Korzeniowski OM, Scheld WM, Sande MA. Comparative pharmacology of cefaclor and cephalexin. Antimicrobial Agents and Chemotherapy 1977;12(2):157-62.
20. Barbhaiya RH, Shukla UA, Gleason CR, et al. Comparison of the effects of food on the pharmacokinetics of cefprozil and cefaclor. Antimicrobial Agents and Chemotherapy 1990;34(6):1210-3.
21. McMillian JA. Pediatric Antimicrobial Therapy. Baltimore, MD.: Mosby Elsevier, 2009.

22. Rodloff AC, Goldstein EJ, Torres A. Two decades of imipenem therapy. The Journal of Antimicrobial Chemotherapy 2006;58(5):916-29.
23. Cannon JP, Lee TA, Clark NM, et al. The risk of seizures among the carbapenems: a meta-analysis. The Journal of Antimicrobial Chemotherapy 2014;69(8):2043-55.
24. Rubinstein E, Keynan Y. Vancomycin revisited – 60 years later. Frontiers in Public Health 2014;2:217.
25. Apisarnthanarak A, Razavi B, Mundy LM. Adjunctive intracolonic vancomycin for severe Clostridium difficile colitis: case series and review of the literature. Clinical infectious diseases: an official publication of the Infectious Diseases Society of America 2002; 35(6):690-6.
26. Absher JR, Bale JF Jr. Aggravation of myasthenia gravis by erythromycin. The Journal of Pediatrics 1991;119 (1 Pt 1):155-6.
27. Nieman RB, Sharma K, Edelberg H, et al. Telithromycin and myasthenia gravis. Clinical infectious diseases: an official publication of the Infectious Diseases Society of America 2003;37(11):1579.
28. Del Fiol F, Toledo M, Groppo F. The effect of milk on plasmatic and tissue levels of macrolides: in vivo study in rats. Revista de Ciências Farmacêuticas Básica e Aplicada 2009;26(2):113-18.
29. Meyler´s. Side Effects of Antimicrobial Drugs. 1st. ed. Amsterdam: Elsevier, 2010.
30. Kanatani MS, Guglielmo BJ. The new macrolides. Azithromycin and clarithromycin. The Western Journal of Medicine 1994;160(1):31-7.
31. Arguedas A, Soley C, Kamicker BJ, et al. Single-dose extended-release azithromycin versus a 10-day regimen of amoxicillin/clavulanate for the treatment of children with acute otitis media. International journal of infectious diseases: IJID: official publication of the International Society for Infectious Diseases 2011;15(4):e240-8.
32. Mick P, Westerberg BD. Sensorineural hearing loss as a probable serious adverse drug reaction associated with low-dose oral azithromycin. The Journal of Otolaryngology 2007;36(5):257-63.
33. Eckmann C, Dryden M. Treatment of complicated skin and soft-tissue infections caused by resistant bacteria: value of linezolid, tigecycline, daptomycin and vancomycin. European Journal of Medical Research 2010;15(12):554-63.
34. Pazzaglia M, Venturi M, Tosti A. Photo-onycholysis caused by an unusual beach game activity: a pediatric case of a side effect caused by doxycycline. Pediatric Dermatology 2014;31(1):e26-7.
35. Sloan B, Scheinfeld N. The use and safety of doxycycline hyclate and other second-generation tetracyclines. Expert Opinion on Drug Safety 2008;7(5):571-7.

36. del Sa DelFiol F, Junqueira FM, da Rocha MC, et al. Rocky Mountain spotted fever in Brazil. Revista Panamericana de Salud Publica = Pan American Journal of Public Health 2010;27(6):461-6.
37. Woods CR. Rocky Mountain spotted fever in children. Pediatric Clinics of North America 2013;60(2):455-70.
38. Friedman DI. Medication-induced intracranial hypertension in dermatology. American Journal of Clinical Dermatology 2005;6(1):29-37.
39. Orman KL, English BK. Effects of antibiotic class on the macrophage inflammatory response to Streptococcus pneumoniae. The Journal of Infectious Diseases 2000;182(5):1561-5.
40. Hull MW, Beck PL. Clostridium difficile-associated colitis. Canadian Family Physician Medecin de Famille Canadien 2004;50:1536-40, 43-5.
41. Bergogne-Berezin E. Treatment and prevention of antibiotic associated diarrhea. International Journal of Antimicrobial Agents 2000;16(4):521-6.
42. Khani S, Hosseini HM, Taheri M, et al. Probiotics as an alternative strategy for prevention and treatment of human diseases: a review. Inflammation & Allergy Drug Targets 2012;11(2):79-89.
43. Bayard PJ, Berger TG, Jacobson MA. Drug hypersensitivity reactions and human immunodeficiency virus disease. Journal of Acquired Immune Deficiency Syndromes 1992;5(12):1237-57.
44. Al-Malky G, Dawson SJ, Sirimanna T, et al. High-frequency audiometry reveals high prevalence of aminoglycoside ototoxicity in children with cystic fibrosis. Journal of Cystic Fibrosis: official journal of the European Cystic Fibrosis Society 2015;14(2):248-54.
45. Fiol AAFdSD. Uso de cloranfenicol na gestação. Revista Eletrônica de Farmácia 2005;2(1):6.
46. Pineiro-Carrero VM, Pineiro EO. Liver. Pediatrics 2004;113(4 Suppl):1097-106.
47. Barnhill AE, Brewer MT, Carlson SA. Adverse effects of antimicrobials via predictable or idiosyncratic inhibition of host mitochondrial components. Antimicrobial Agents and Chemotherapy 2012;56(8):4046-51.
48. Mulhall A, de Louvois J, Hurley R. Chloramphenicol toxicity in neonates: its incidence and prevention. British Medical Journal (Clinical research ed) 1983;287(6403):1424-7.
49. Roudier C, Caumes E, Rogeaux O, et al. Adverse cutaneous reactions to trimethoprim-sulfamethoxazole in patients with the acquired immunodeficiency syndrome and Pneumocystis carinii pneumonia. Archives of Dermatology 1994;130(11):1383-6.
50. Greenwood D. Antimicrobial Chemotherapy. 3. ed. Oxford: Oxford University Press, 2000.
51. Visapaa JP, Tillonen JS, Kaihovaara PS, et al. Lack of disulfiram-like reaction with metronidazole and ethanol. The Annals of Pharmacotherapy 2002;36(6):971-4.

52. Fjeld H, Raknes G. Is combining metronidazole and alcohol really hazardous?. Tidsskrift for den Norske laegeforening: tidsskrift for praktisk medicin, ny raekke 2014;134(17):1661-3.
53. Cina SJ, Russell RA, Conradi SE. Sudden death due to metronidazole/ethanol interaction. The American Journal of Forensic Medicine and Pathology 1996;17(4):343-6.
54. Cizman M, Orazem A, Krizan-Hergouth V, et al. Correlation between increased consumption of fluoroquinolones in outpatients and resistance of Escherichia coli from urinary tract infections. The Journal of Antimicrobial Chemotherapy 2001;47(4):502.
55. Khaliq Y, Zhanel GG. Fluoroquinolone-associated tendinopathy: a critical review of the literature. Clinical infectious diseases: an official publication of the Infectious Diseases Society of America 2003;36(11):1404-10.
56. Gendrel D, Chalumeau M, Moulin F, et al. Fluoroquinolones in paediatrics: a risk for the patient or for the community? The Lancet Infectious Diseases 2003;3(9):537-46.
57. De Sarro A, De Sarro G. Adverse reactions to fluoroquinolones. an overview on mechanistic aspects. Current Medicinal Chemistry 2001;8(4):371-84.
58. Jones SC, Sorbello A, Boucher RM. Fluoroquinolone-associated myasthenia gravis exacerbation: evaluation of postmarketing reports from the US FDA adverse event reporting system and a literature review. Drug Safety: an international journal of medical toxicology and drug experience 2011;34(10):839-47.

Atenção farmacêutica no uso de analgésicos, antipiréticos e medicamentos para tratamento da enxaqueca

18

Luciane Cruz Lopes
Cristiane de Cássia Bergamaschi
Bruna Mateus de Castilho
Edilma Maria de Albuquerque Vasconcelos
Miriam Sanches do Nascimento Silveira
Tânia Regina Ferreira
Sueli Miyuki Yamauti
Bruna Cipriano Almeida Barros

Fisiopatologia e princípios gerais de tratamento da dor, febre e enxaqueca

Fisiopatologia da dor

A dor é uma sensação somestésica importante que possibilita identificar situações potencialmente lesivas, e consequentemente tem importância clínica, pois indica a probabilidade de ocorrência de lesão tecidual. Com base na percepção neuronal, a dor pode ser classificada em dois tipos, a rápida e a lenta.[1]

A dor rápida é facilmente localizável, sendo transmitida por fibras A delta (Aδ), axônios fracamente mielinizados. A dor lenta é percebida como uma sensação dolorosa surda, mal localizada, transmitida por fibra C, axônio amielínico. As fibras Aδ e C estabelecem sinapses com os neurônios de segunda ordem no corno dorsal da medula espinhal. Os neurônios de segunda ordem ascendem ao tálamo pelo trato espinotalâmico, via envolvida na percepção e discriminação da dor. A comunicação entre esses neurônios de primeira e segunda ordens envolve diferentes neurotransmissores, tais como a substância P, o peptídeo relacionado ao gene da calcitonina e o glutamato.[1]

Do ponto de vista temporal, a dor é classificada como aguda ou crônica; e sob a ótica da fisiopatologia, é associada à nocicepção, à neuropatia e à influência do sistema nervoso simpático.[2]

A dor aguda é o resultado da estimulação nociceptiva e surge quando ocorre a detecção de lesão tecidual por transdutores especializados ligados a fibras dos nervos periféricos dos tipos Aδ e C, que podem ser alterados por estímulo nocivo, seja uma lesão ou uma doença em tecido somático ou tecido nervoso, periférico ou central.[2]

A dor crônica ou neuropática refere-se àquela que se mantém além do tempo normal de cura; surge como efeito de uma lesão ou de uma disfunção do sistema nervoso central (SNC) ou do sistema nervoso simpático.[2]

Princípios gerais do tratamento da dor

O tratamento da dor deve seguir as diretrizes da Organização Mundial da Saúde (OMS), que criou a "escada analgésica", formada por três degraus e que estabelece a terapia medicamentosa de acordo com a intensidade da dor. A escada analgésica foi, pela primeira vez, publicada em 1986 pela OMS, para descrever um protocolo de controle ou tratamento da dor do câncer, e não pode ser confundida com as escalas de dor utilizadas para determinar o grau e a evolução da dor.

A escada analgésica possui três degraus, descritos a seguir:

- Dor leve (escore 1-3): tem a terapêutica estabelecida no primeiro degrau; recomenda o uso de analgésicos simples e anti-inflamatórios não opioides (como o paracetamol e ácido acetilsalicílico).
- Dor moderada (escore 4-6): diz respeito ao segundo degrau, e o tratamento consiste no uso de opioide fraco, como codeína, juntamente com um não opioide, se necessário.
- Dor forte (escore 7-10): corresponde ao terceiro degrau, e indica o uso de opioides fortes (morfina) associados ou não aos analgésicos simples ou anti-inflamatórios.

Os adjuvantes podem ser usados nos três degraus da escada.[3] Os analgésicos não opioides são igualmente eficazes no tratamento de dores agudas e crônicas, com grau de intensidade de leve a moderada. Os analgésicos não opioides apresentam efeito teto, ou seja, a partir de determinada concentração não há o aumento da eficácia, e sim a probabilidade dos efeitos indesejáveis. Por isso, sua escolha deve ser baseada nos critérios de segurança, conveniência e facilidade do acesso.[4-6] Entre os fármacos desse grupo com evidência de benefício incluem-se: paracetamol, ibuprofeno, dipirona e ácido acetilsalicílico.

Fisiopatologia da febre

A febre não é uma doença por si só, mas sim a manifestação de uma série de agravos à saúde, sendo clinicamente caracterizada pelo aumento da temperatura corporal, vasoconstrição periférica, aumento das frequências cardíaca e respiratória, falta de apetite, dores musculares difusas, sonolência e mal-estar geral.[7]

A elevação da temperatura corpórea é controlada pelo SNC em resposta a estímulos por pirógenos exógenos ou endógenos, que desencadeiam a liberação de prostaglandinas, mais notadamente prostaglandina E2 (PGE2),[8,9] que, por sua vez, ativa a adenilato ciclase, aumentando assim a concentração de monofosfato cíclico de adenosina, elevando desta forma o ponto de equilíbrio do centro termorregulador hipotalâmico e estimulando a produção de calor.[10]

Faixas de temperaturas normais ou subfebris podem variar entre 36,0°C e 37,9°C. Entretanto, a temperatura normal do corpo oscila substancialmente devido a fatores como hora do dia, nível de esforço físico e temperatura ambiente.[11,12]

No hipotálamo encontra-se o centro termorregulador do corpo, que contém centros de perda e de promoção de calor. A temperatura corporal é determinada pelo equilíbrio entre a produção e a perda de calor, e é de aproximadamente 37°C.[13]

A febre, por ser autolimitada, raramente traz graves consequências e está relacionada à ativação de reações fisiológicas e imunológicas consideradas benéficas.[14,15] Muitas crianças toleram facilmente temperaturas elevadas como 39°C.

As infecções correspondem a cerca de 20-40% dos casos de febre.[16] Doenças inflamatórias e não infecciosas são responsáveis por aproximadamente 10-30% dos casos. Malignidades acontecem em 20-30% dos casos, e esse tipo de febre causada por tumores pode persistir por meses ou anos.[17]

Princípios gerais do tratamento da febre

O conforto do paciente é a finalidade do controle da febre e pode ser obtido com medidas não medicamentosas, quais sejam, hidratação abundante, ambientes mais arejados, uso de roupas leves, banhos ou esponjas mornas, e/ou com medidas medicamentosas utilizando antipiréticos.[18]

Todos os antipiréticos (paracetamol, dipirona, ácido acetilsalicílico e ibuprofeno) são igualmente eficazes no controle da febre. Esses fármacos têm como mecanismo de ação a inibição da síntese da PGE2[10] promovendo o retorno ao estado basal do centro termorregulador.[4]

O uso de antipiréticos é recomendado apenas quando a temperatura axilar for superior ou igual a 38,5 °C. O seu uso é justificado quando a criança está inquieta, com perda de humor ou apetite, ou para acalmar a ansiedade da família.[14]

O National Institute for Health and Care Excellence fornece algumas considerações sobre a terapia medicamentosa na diminuição da febre em crianças menores que 5 anos:[19]

1) paracetamol e ibuprofeno são os fármacos de escolha;

2) utilizar o antipirético somente nas crianças que aparentam desconforto; salvo aquelas com sintomas excessivos de dor, delírio ou letargia, estas deverão ser encaminhadas ao médico;

3) não usar antipiréticos com o objetivo único de reduzir a temperatura corporal e nem para prevenir convulsões por febre, pois eles não são eficazes na prevenção;

4) não usar dois antipiréticos simultaneamente.

Fisiopatologia da enxaqueca

A enxaqueca é um distúrbio neurovascular resultante da inflamação dos neurônios sensoriais trigeminais, ou seja, as fibras nervosas sensitivas que inervam os vasos sanguíneos das meninges. A inflamação neurogênica envolve a liberação, pelas terminações nervosas, de peptídeos vasoativos, responsáveis pela cefaleia que é característica da doença.[20]

Tais peptídeos ativam o nervo trigêmeo perivascular, levando a dilatação das artérias da meninge, extravasamento de proteínas do plasma para o tecido adjacente e ativação das plaquetas.[21-23] Como consequência, há a sensibilização das fibras nervosas e as pulsações normais dos vasos sanguíneos meníngeos passam a ser interpretadas como dolorosas.[22]

Embora a doença tenha sido considerada primariamente como sendo vascular, a importância da sensibilização das vias de dor e a possibilidade de que os episódios tenham origem no SNC têm adquirido crescente atenção nas últimas décadas.

A enxaqueca pode apresentar-se com ou sem aura, isto é, na presença ou ausência de sintomas visuais ou sensitivos. A aura é decorrente de uma onda de excitação neuronal que se dissemina no córtex. Isso é seguido por um período prolongado, tanto na redução na atividade quanto pela recuperação neuronal. A depressão cortical provoca a liberação de aminoácidos excitatórios e outros mediadores de excitação, resultando na ativação de nociceptores na dura-máter e vasos sanguíneos adjacentes, o que resulta, por sua vez, na ativação dos núcleos sensitivos do trigêmeo.[24]

Ondas gliais ou outros fenômenos corticais, bem como as moléculas mensageiras (óxido nítrico, 5-hidroxitriptamina e peptídeo relacionado ao gene da calcitonina) podem estar envolvidas na enxaqueca sem aura.[24]

De acordo com a Classificação Internacional da Cefaleia (*The International Classification of Headache Disorders* – ICHD), a enxaqueca é dividida em dois grandes subtipos:[25]

1. Enxaqueca sem aura: a manifestação tem a duração de 4 a 72 horas. A dor é caracterizada pela localização unilateral, qualidade

pulsátil, intensidade moderada ou grave, agravada por atividades físicas de rotina e associada a náuseas e/ou fotofobia e fonofobia.

2. Enxaqueca com aura: distúrbio recorrente manifestado em ataques de sintomas neurológicos focais reversíveis que geralmente apresentam desenvolvimento gradual por 5-20 minutos e duram menos de 60 minutos. A dor segue as características da enxaqueca sem aura, que ainda pode se subdividir em outras formas.

Em crianças, os critérios de enxaqueca são mais abrangentes em relação à duração e à localização da dor, devido à subjetividade do diagnóstico sobre o quadro clínico. Raramente é diagnosticada em crianças menores de 2 anos, e estatisticamente acomete uma em cada nove crianças entre 5 e 15 anos de idade. A remissão espontânea, após a puberdade, ocorre em até 50% dos casos. Quando a enxaqueca é incapacitante, pode levar a perda de até uma semana e meia de escola por ano, e na vigência desses episódios, a profilaxia deve ser considerada.[6,27]

Princípios gerais do tratamento da enxaqueca

O manejo da enxaqueca inclui abordagens que tentam identificar e evitar fatores desencadeantes e psicológicos que estejam contribuindo para esses sintomas.

O tratamento da enxaqueca pode ser agudo (tratamento na vigência da crise) ou prolongado (nos períodos entre crises, como profilático). Em pacientes com crises frequentes e graves, são utilizadas ambas as abordagens.

Infelizmente, nem todos os tratamentos usuais funcionam na enxaqueca aguda, portanto, a fim de impedir e minimizar a repetição dos episódios, são utilizadas medidas não medicamentosas e medicamentosas.[28] Algumas medidas não medicamentosas podem ser suficientes para abolir a dor durante as crises, como o repouso num quarto escuro e silencioso, ou procedimentos como a estimulação do nervo occipital.

Para prevenção da enxaqueca, são recomendados exercícios físicos, sono e alimentações regulares com restrição da ingesta de alimentos gatilho como chocolate, queijo, embutidos e glutamato monossódico. Outras medidas como acupuntura, técnicas de relaxamento, *biofeedback* podem oferecer alívio parcial à dor para algumas pessoas.

O início precoce do tratamento medicamentoso em vigência de suspeita de enxaqueca é mais eficaz enquanto a dor estiver na fase leve a moderada. Na prática o tratamento de enxaquecas é frequentemente iniciado pelos próprios pacientes sem nenhuma consulta médica. Diretrizes para automedicação em ataques de enxaqueca recomendam uma combinação com dose fixa de paracetamol, ácido acetilsalicílico e cafeína ou uma monoterapia com ibuprofeno, sumatriptana ou paracetamol como terapia de primeira linha.[29]

Para o tratamento sintomático da fase leve e moderada, na atenção primária e como tratamento de primeira linha, analgésicos não opioides (ácido acetilsalicílico, dipirona e paracetamol isolados ou não) e anti-inflamatório não esteroide – AINE (ibuprofeno e naproxeno) podem ser suficientes. Na presença de náuseas e vômitos, é recomendado o uso de antiemético, como metoclopramida.[26,30]

A terapêutica indicada para a crise aguda e a crise recorrente tem objetivos diferentes. A primeira é baseada na intensidade da dor e na resposta prévia ao tratamento, enquanto a enxaqueca recorrente (crises em 15 ou mais dias do mês, por mais de 3 meses) baseia-se na ausência do abuso de medicamentos.[28]

Vale salientar que o tratamento de manutenção tem como objetivo o espaçamento dos episódios dolorosos, a redução da gravidade e da duração das crises.[31]

No tratamento sintomático da fase moderada e grave, a partir de falhas terapêuticas com analgésicos ou anti-inflamatórios e na vigência de dores moderadas, usam-se combinações de paracetamol e codeína, tanto em adultos como em crianças.[26] Nos estados de enxaqueca com a presença de náusea e vômito, a via parenteral é a mais apropriada, podendo ser necessárias a analgesia, a sedação e a reposição de fluidos.[30] Nesses casos a clorpromazina e a dexametasona podem ser opções de tratamento.

A profilaxia da enxaqueca tanto em crianças como em adultos é justificada quando a sua intensidade afeta a vida do paciente.[26,32] A duração da terapia medicamentosa é desconhecida, pois depende da eficácia dos medicamentos em minimizar as crises e espaçá-las para um período de 2 a 3 meses entre elas.[26,27] Infelizmente, apenas alguns fármacos possuem evidências consistentes na profilaxia da enxaqueca, mas intervenções precedendo a cefaleia podem aumentar a eficácia do tratamento e evitar o escalonamento para formas mais graves.[32]

Propranolol, amitriptilina, topiramato e verapamil são medicamentos adjuntos utilizados na prevenção da enxaqueca.[26,27,30] Lembrando que a terapia medicamentosa para a enxaqueca, em crianças, somente deve ser iniciada após avaliação de um neurologista pediátrico ou sob a supervisão do mesmo.[26]

Grupos farmacológicos

Analgésicos não opioides

A Tabela 18.1 mostra as características dos analgésicos não opioides.

Esses fármacos modificam mecanismos periféricos e centrais envolvidos no desenvolvimento da dor por meio da inibição das enzimas, as ciclo-oxigenases (COX-1 e COX-2), envolvidas na síntese de prostanoides (prostaglandinas D, E e prostaciclina) e subsequentemente à inibição destes.[4]

Dependendo do tipo de estímulos nocivos e do tecido envolvido, os mediadores liberados podem ser diferentes; entretanto, os prostanoides estão sempre envolvidos na gênese de dor inflamatória e são responsáveis pela hipersensibilização dos nociceptores (alodinia e hiperalgesia).[33]

A COX-1 é expressa de forma constitutiva na maioria dos tecidos. A COX-2 é pouco expressa em tecidos normais (apenas no SNC, ossos e certas áreas do tecido renal), mas passa a ser expressa em maior quantidade diante da presença de estado inflamatório, por meio de ações das citocinas e outros mediadores químicos presentes nas lesões; por isso é denominada indutiva.[4]

O fato de essas enzimas também se encontrarem na medula espinhal faz com que as suas ações tenham sido implicadas na sensibilização central, com mudança de limiar de excitabilidade de neurônios do corno dorsal da medula espinhal. Por isso, a aplicação de estímulo semelhante ao inicial desencadeia resposta amplificada e de duração mais longa. Portanto, o uso de fármacos que inibem as COX-1 e COX-2 evita a sensibilização e, dessa forma, induz a analgesia.[7,34]

Sugere-se que alguns analgésicos não opioides tenham mecanismos de ação diferente, seja inibindo centralmente a COX-2 induzida e a COX-3 (variante de COX-1) e ativando outras vias e receptores envolvidos na produção de dor ou inibindo fracamente COX-1 e COX-2 em tecidos periféricos, atuando provavelmente em COX cerebrais e inibindo COX-3 no corno dorsal da medula espinhal.[35,36]

Porque não há uma hierarquia temporal na liberação de mediadores inflamatórios existem vários alvos para a ação de analgésicos periféricos, que por sua vez podem atuar antes ou após a inibição da síntese dos prostanoides. A dipirona age diretamente sobre a hipersensibilização inflamatória em curso, restaurando o nociceptor, estimulando via arginina a liberação de óxido nítrico e a abertura dos canais de K+ via cGMP (guanosina 3',5'-monofosfato cíclico).[33]

O efeito analgésico dos não opioides não pode ser atribuído apenas à inibição das sínteses de prostanoides periféricos. O paracetamol, que não inibe a ciclo-oxigenase em tecido inflamado nas concentrações terapêuticas, por exemplo, apresenta efeito analgésico comparável ao dos outros derivados. Além disso, a potência analgésica não varia proporcionalmente com a potência anti-inflamatória.

Tabela 18.1 Características dos analgésicos não opioides

	Ácido acetilsalicílico	Dipirona sódica	Paracetamol
Apresentações[32]	Comprimidos de 500 mg	Comprimidos de 500 mg. Solução oral 50mg/mL. Solução injetável 50 mg/mL	Comprimido de 500 mg. Solução oral de 200 mg/mL
Esquemas de administração [26, 44, 46, 54]	Crianças: o uso está contraindicado para crianças e adolescentes com menos de 16 anos. Adultos: de 500 a 1000 mg, por via oral, intervalo de 4 a 6 horas. Dose máxima diária: 4 g.	Crianças: 20 mg/kg, por via oral (até 4 vezes ao dia). Via intramuscular: de 5 a 8 kg 50 mg a cada 6 ou 8 horas; Via intramuscular ou via intravenosa: de 9 a 15 kg: 100 mg; de 16 a 23 kg: 150 mg; de 24 a 30 kg: 150 mg; de 31 a 45 kg: 250 mg. Intervalo de 6 a 8 horas. Adultos: de 0,5 a 1 g, por via oral, intervalo de 4 a 6 horas. De 0,5 a 1 g por via intramuscular ou via intravenosa, intervalo de 6 a 8 horas. Dose máxima diária: 3-4 g.	Crianças: ≥ 3 meses: 40 mg; de 4 a 11 meses: 80 mg, em intervalos de 6 a 8 horas. De 12 a 23 meses: 120 mg; de 2 a 3 anos: 160 mg; de 4 a 5 anos: 240 mg; 6 a 8 anos: 320 mg; 9 a 10 anos: 400 mg; acima de 11 anos: 480 mg, em intervalos de 4 a 6 horas. Adultos: de 500 a 1000 mg, por via oral, intervalo de 4 a 6 horas. Dose máxima diária: 4 g.
Precauções[32,45]	Usar com cautela em pacientes com asma, pólipos nasais e outras doenças alérgicas, hipertensão não controlada e consumo exagerado de álcool. Em casos de insuficiência renal e hepática, iniciar com a menor dose recomendada. Cautela ao usar no pós-parto.	Administrar pelo período mais curto possível. Usar com cautela em pacientes com doença cardíaca, hipertensão arterial sistêmica, deficiência de glicose-6-fosfato desidrogenase, infecções preexistentes, porfiria. Em casos de insuficiência renal e hepática não se recomendam doses elevadas.	Administrar com cautela em pacientes com disfunção hepática e renal e alcoolistas. A hepatotoxicidade ocorre com dose única de 10 a 15 g. Controlar doses máximas diárias em crianças. Crianças menores de 3 meses não devem utilizar paracetamol a não ser sob supervisão médica. Paracetamol tem pouca eficácia anti-inflamatória em doses terapêuticas.
Contraindicações[32,45]	Hipersensibilidade a ácido acetilsalicílico ou qualquer anti-inflamatório não esteroide. Crianças e adolescentes com menos de 16 anos (risco de síndrome de Reye). Tratamento da gota. Asma, rinite, pólipos nasais. Ulceração péptica prévia ou ativa. Hemofilia e outras doenças hemorrágicas.	Hipersensibilidade à fórmula. Discrasias sanguíneas. Supressão da medula óssea. Idiossincrasia à dipirona sódica. Crianças com menos de 3 meses de idade ou pesando menos de 5 kg.	Hipersensibilidade ao paracetamol.

[continua]

Tabela 18.1 Características dos analgésicos não opioides [continuação]

	Ácido acetilsalicílico	Dipirona sódica	Paracetamol
Categoria de risco na gravidez (FDA)[46]	Risco D (3º trimestre).	Risco C e D.	Risco B.
Efeitos adversos[32,45]	Indigestão, náusea, vômitos, úlceras gastrointestinais, sangramento digestivo, anorexia, sangramentos, zumbidos nos ouvidos, complicações como trabalho de parto demorado, aumento da hemorragia pós-parto e fechamento intrauterino prematuro do ducto arterioso quando administrados próximo ao término da gravidez. Broncoespasmo, angioedema, reações de hipersensibilidade e síndrome de Reye (crianças).	Hipotensão, *rash* cutâneo, necrólise epidérmica tóxica, síndrome de Lyell, diaforese, porfiria intermitente aguda, náuseas, vômitos, irritação gástrica, xerostomia, agranulocitose, anemia hemolítica, anemia aplásica, trombocitopenia, leucopenia, anafilaxia, broncoespasmo, alveolite, pneumonite, vasculite, hepatite, sonolência, cansaço, dor de cabeça, insuficiência renal aguda e nefrite intersticial aguda.	Desordens sanguíneas, hepatotoxicidade e reações de hipersensibilidade.
Interação medicamentosa[46]	Contraindicada: anti-inflamatórios não esteroides, cetorolaco e vacina contra o vírus da gripe. Grave: dipirona, ciclosporina, desvenlafaxina, *ginkgo biloba*, ticlopidina, inibidores seletivos de recaptação de serotonina (fluoxetina, paroxetina, citalopram, escitalopram), dicumarol, tracrolimo, vacina do vírus da varicela, erlonitibe, treprostinil, pentosano polissulfato sódico, anagrelida, dipiridamol, cilostazol, bivalirudina, heparina, naproxeno, clopidrogrel, metrotexato e varfarina.	Contraindicada: álcool, ciclosporinas e clorpromazina. Grave: ácido acetilsalicílico.	Grave: álcool, isoniazida, vacina pneumocócica 13-valente (conjugada) e imatibine.

Esses fármacos atuam também no SNC, inibindo a hipersensibilidade espinhal e ativando mecanismos inibitórios descendentes da nocicepção dependente de prostaglandina. A isoforma COX-3 encontrada no SNC parece ser o alvo da ação do paracetamol e da dipirona.[37,38] Ambos têm mecanismo analgésico muito complexo, envolvendo, além da inibição de COX-3, a ativação do sistema opioidérgico e do sistema canabinoide.[39]

Atualmente, não surgiram novas substâncias nessa classe de analgésicos, mas ocorreu o desenvolvimento de novas preparações de antigos compostos. Além disso, há também preparações que permitem a utilização de AINEs em doses menores, na tentativa de reduzir os efeitos adversos, e nanoformulações.[40]

O impedimento de formação de prostanoide (prostaglandinas e outros metabólitos do ácido araquidônico) pode justificar a melhor resposta clínica obtida com tratamento preventivo. O tratamento de dor instalada é mais difícil, pois já foram desencadeados outros mediadores envolvidos na sensibilidade dolorosa, intensificando a dor. Assim, devem ser estabelecidos esquemas de tratamento de doses fixas em vez do esquema que indica o uso do analgésico apenas na presença da dor.[7] O ácido acetilsalicílico e o ibuprofeno têm efeito anti-inflamatório por inibição, respectivamente, irreversível e reversível das COX-1 e 2, evitando assim a sensibilização (hiperalgesia primária) dos receptores de dor periféricos e produzindo a antialgesia. Essa ação pode justificar a melhor resposta clínica obtida com o tratamento precoce. São indicados por tempo curto, particularmente para dores tegumentares leves e moderadas.[41]

O tratamento da dor instalada (analgesia) é mais difícil, pois já foram desencadeados mecanismos envolvidos na sensibilidade dolorosa, intensificando a dor. O uso de associação de dois analgésicos não opioides não está indicado, pois há evidências de que competem entre si pela ligação a proteínas plasmáticas, aumentando a velocidade de depuração daquele que permanece na forma não conjugada. Além disso, não há efeito analgésico adicional, e observa-se aumento da incidência de efeitos adversos gastrointestinais e renais.[41]

Analgésicos opioides

A Tabela 18.2 mostra as características dos analgésicos opioides.

Os opioides são substâncias naturais ou sintéticas com ação analgésica por meio da interação com os receptores opioides mi (μ), delta (δ) e kappa (κ). A modulação é feita pelos opioides endógenos, como as endorfinas e as encefalinas, possivelmente alterando a percepção do nível de dor e ansiedade dos pacientes, embora a presença da dor ainda possa ser reconhecida.[4]

Esses receptores estão localizados principalmente no SNC, embora na presença de inflamação possam ser expressos no sistema nervoso periférico. Estão acoplados à proteína G, cuja finalidade é ativar alvos intracelulares, como os canais de potássio, ou inibir a produção do AMPc (adenosina 3',5'-monofosfato cíclico), alterando o transporte do cálcio na membrana celular. Essa atividade impede a liberação de neurotransmissor algógeno, tipo substância P ou glutamato.[42,43]

Os analgésicos opioides são indicados para alívio de dores moderadas a intensas, particularmente de origem visceral.[41,44-46] Conforme sua ação no receptor, esses medicamentos são classificados em agonistas (morfina e codeína), agonistas parciais (nalorfina) e antagonistas (naloxona).[7,34,47,49]

O uso dos analgésicos opioides está associado ao desenvolvimento de dependência física e tolerância, caracterizadas, respectivamente, por sintomas de abstinência com o tratamento interrompido abruptamente ou com o uso de antagonista e diminuição na eficácia e duração da ação do fármaco administrado repetidamente, requerendo aumento da dose para manter efeito analgésico.[50]

Antipiréticos

Paracetamol, ibuprofeno, ácido acetilsalicílico e dipirona são os antipiréticos com indicação de uso em adultos. A propriedade antipirética desses fármacos é atribuída à inibição de COX, que, por sua vez, bloqueia a síntese de prostaglandina E2 no hipotálamo, o qual foi estimulado por agentes pirogênicos endógenos e exógenos. Desta forma, os antipiréticos equilibram o centro termorregulador e diminuem a temperatura corporal aos níveis de normalidade.[18,32]

Acompanhamento farmacoterapêutico na enxaqueca

A Tabela 18.3 mostra características dos fármacos utilizados no tratamento da enxaqueca.

Os objetivos terapêuticos para o tratamento da enxaqueca são o controle das crises agudas, em que se busca suprimir os sintomas momentâneos; e a profilaxia ou prevenção de novas crises, quando se busca prolongar o período entre as crises. O acompanhamento farmacêutico deve estar focado em aspectos relacionados à efetividade e à segurança no uso dos medicamentos, principalmente nos casos em que existem complicações ou outras comorbidades.[28]

Para o acompanhamento farmacêutico faz-se necessário coletar dados do paciente, da doença e de comorbidades para melhor conhecer o paciente e seus problemas de saúde. Essas informações estão sintetizadas no Formulário 18.1.

Conhecer a presença dos fatores de risco para enxaqueca é fundamental para que o farmacêutico possa fazer o aconselhamento adequado. Assim, o farmacêutico deve tentar identificar, durante as entrevistas, o tipo de fator de risco a que o paciente está exposto.

Outro passo importante para o acompanhamento farmacêutico é conhecer e compreender os medicamentos que o paciente utiliza. O Formulário 18.2 propõe a coleta de informações a respeito dos medicamentos que torna possível conhecer como esses medicamentos estão sendo utilizados pelo paciente, bem como, por meio de perguntas simples, avaliar a causa de alguns resultados negativos relacionados ao uso do medicamento, por exemplo, a não adesão ao tratamento.

Quando houver suspeita de uma reação adversa a medicamento (RAM), rara ou não, pode-se realizar uma notificação espontânea (ou voluntária) através dos canais de comunicação das agências que regulam o setor farmacêutico no país. Para notificar uma RAM junto à ANVISA, é necessário acessar o endereço eletrônico do Sistema Nacional de Notificações para a Vigilância Sanitária (Notivisa) (disponível em: http://www.anvisa.gov.br/hotsite/notivisa/apresenta.htm. Acessado em 19 de abril de 2016). Na aba cadastro, selecione a opção desejada (instituição, profissional liberal ou cidadão) e preencha o formulário *online*.

Durante a conversa para a coleta das informações citadas acima, o farmacêutico deve fornecer informações a fim de esclarecer as dúvidas do paciente a respeito de seu problema de saúde e de seu tratamento, levando em consideração e respeitando suas crenças, cultura, nível cognitivo e sua compreensão e percepção dos sintomas, sinais e parâmetros de efetividade e segurança dos medicamentos utilizados. Algumas informações que podem ser fornecidas ao paciente e que podem ajudá-lo a controlar e/ou evitar as crises estão descritas no Quadro 18.1.

Após coletadas as informações, o farmacêutico deve fazer o estudo do caso do paciente e, em seguida, construir o plano de atuação do acompanhamento farmacoterapêutico, que inclui as medidas de efetividade e de segurança do tratamento, considerando valores e preferências do usuário e elaborado em comum acordo com o paciente.

Tabela 18.2 Características dos medicamentos analgésicos opioides

	Morfina	Codeína
Apresentações[32]	Solução injetável 1 mg/mL. Solução injetável 10 mg/mL. Solução oral 10 mg/mL. Cápsulas de liberação prolongada de 30 mg, 60 mg e 100 mg e comprimidos de 30 mg.	Comprimidos de 30 e 60 mg. Solução oral 3 mg/mL. Ampola 2 mL 30 mg/mL.
Esquemas de administração[26,32,44,46,53]	Recém-nascidos: De 0,025 a 0,05mg/kg/hora por infusão contínua intravenosa e de 0,05 a 0,2 mg/kg, por via intramuscular, no intervalo de 2 a 4 horas, se necessário. Bebês e crianças: De 0,2 a 0,5 mg/kg por via oral, no intervalo de 4 a 6 horas. De 0,1 à 0,2 mg/kg, por via intramuscular ou subcutânea, no intervalo de 2 a 4 horas, se necessário. Vias peridural e intratecal, segurança e eficácia não estão estabelecidas para recém-nascidos, bebês e crianças. Dose máxima pediátrica diária: 10 mg por via oral e 15 mg por vias parenterais (em casos de dores graves). Adultos: De 10 a 30 mg, por via oral, intervalo de 3 a 4 horas; De 5 a 10 mg, por via intravenosa, intervalos de 3 a 4 horas e de 10 a 15 mg por via intramuscular ou subcutânea, intervalo de 2 a 4 horas.	Crianças: 3 mg/kg divididos em seis doses diárias ou 0,5 mg/kg alternadamente. Adultos: De 30 a 60 mg, por via oral, em intervalos de 4 a 6 horas.
Precauções[32,46,53]	Reduzir a dose em pacientes idosos e debilitados; as doses e o intervalo de administração devem ser individualizados; crianças com menos de 3 meses são mais suscetíveis a depressão do SNC. Cautela em pacientes com asma ou reserva respiratória diminuída, insuficiência adrenocortical, doença ou cirurgia do trato biliar ou pancreatite, hipotireoidismo, doenças convulsivas, hipotensão, choque, doença intestinal obstrutiva ou inflamatória, miastenia grave, hipertrofia da próstata, psicose tóxica, insuficiências renal e hepática.	Administrar com cautela nos casos de: dores abdominais agudas, doença de Addison, asma brônquica, doença pulmonar obstrutiva crônica, febre, hipotireoidismo, hipertrofia prostática ou estreitamento uretral, cirurgia recente no trato gastrointestinal ou urinário, dependência a opioides, pressão intracraniana aumentada e insuficiências hepática e renal graves.
Contraindicações[32,46,53]	Hipersensibilidade ao fármaco ou qualquer componente da formulação. Depressão respiratória aguda; obstrução das vias aéreas superiores; alcoolismo; asma; choque circulatório; íleo paralítico; pressão intracraniana aumentada; trauma ou tumor craniano.	Hipersensibilidade ao fármaco ou a qualquer componente da formulação. Depressão respiratória aguda; alcoolismo e íleo paralítico.
Categoria de risco na gravidez (FDA)[46]	Risco C.	Risco C.
Efeitos adversos[32,46,53]	Tonturas, perturbações visuais, confusão mental ou depressão, sedação, coma, euforia, disforia, fraqueza, desmaios, agitação, inquietação, nervosismo, convulsões, delírios, insônia, náusea, vômitos e constipação.	Vertigens, tonturas, sedação, náuseas, vômitos e sudorese.

[continua]

Tabela 18.2 Características dos medicamentos analgésicos opioides [continuação]

	Morfina	Codeína
Interação medicamentosa [46]	Contraindicada: naltrexona. Grave: opioides antagonistas, clorzoxazona, baclofeno, benzodiazepínicos, ofernadrina, anticolinérgicos, ciclosporina, ciclobenzaprina, barbitúricos, tizanidina, carisoprodol, cimetidina, inibidores da MAO, depressores do SNC, inibidores da glicoproteína P, donepezila.	Contraindicada: naltrexona. Grave: opioides agonistas e antagonistas, benzodiazepínicos, relaxantes musculares de ação central, barbitúricos.

Tabela 18.3 Características dos fármacos utilizados no tratamento da enxaqueca

	Amitriptilina	Metoclopramida	Propranolol
Apresentações [32]	Comprimido revestido de 25 mg, 50 mg e 75 mg.	Comprimido de 10 mg, Solução oral de 1mg/mL, Solução oral gotas de 4 mg/mL, Solução injetável de 5 mg/mL.	Comprimido de 40 mg e 80 mg.
Esquemas de administração [26, 32, 44, 46, 53]	Iniciar com 10 mg a 25 mg/dia ao deitar, aumentando gradualmente de acordo com a resposta clínica para até 150 mg/dia. Nota: Uso *off label* pelo FDA e no Brasil.	10 mg por via intravenosa em dose única. Para sintomas leves ou moderados: 5 mg a 10 mg, por via oral/intramuscular/intravenosa a cada 8 horas, no máximo durante 5 dias e até 30 mg/dia.	Dose inicial de 40 mg, duas ou três vezes ao dia. Dose de manutenção: 80 mg a 160 mg/dia. Dose máxima diária: 240 mg. Cuidados: Aumentar a dose em intervalos semanais. Descontinuar o tratamento se a resposta for inadequada após 4 a 6 semanas. Retirar gradualmente.

[continua]

Tabela 18.3 Características dos fármacos utilizados no tratamento da enxaqueca [continuação]

	Amitriptilina	Metoclopramida	Propranolol
Precauções 32,46,53	Pode aumentar o risco de pensamento e de comportamento suicida em crianças, adolescente e adultos jovens com transtornos depressivo e psiquiátricos. Reduzir a dose nos casos de: idosos, psicose maníaco-depressiva, esquizofrenia. Utilizar com cautela nos casos de: convulsão, função hepática comprometida, histórico de retenção urinária, glaucoma de ângulo estreito, pressão intraocular aumentada, diabetes mellitus, hipertireoidismo. Monitorar os pacientes devido à possibilidade de: arritmia, taquicardia sinusal e prolongamento do tempo de condução, ressecamento da córnea, comprometimento do estado de alerta.	Reduzir a dose nos casos de: insuficiências renal e hepática. Utilizar com cautela nos casos de: depressão; porfiria; cirrose; insuficiência cardíaca congestiva; hipertensão, retenção de fluidos. Monitorar os pacientes: idosos devido a maior risco de Parkinsonismo e discinesia tardia; crianças e adultos jovens devido a maior incidência de reações distônicas; neonatos devido a maior risco de metahemoglobinemia; síndrome neuroléptica maligna; Torsade de Pointes.	A suspensão súbita do fármaco pode exacerbar os sintomas de angina de peito, arritmias cardíacas e surgimento de infarto do miocárdio. Reduzir a dose nos casos de bradicardia. Utilizar com cautela nos casos de: insuficiência cardíaca congestiva, insuficiência cerebrovascular, distúrbios circulatórios arteriais periféricos, bloqueio atrioventricular de primeiro grau, cirrose descompensada, hipertensão portal, insuficiência hepática e/ou renal. Monitorar os pacientes devido à possibilidade de: hipertireoidismo/tireotoxicose; hipoglicemia grave; reação anafilática não responsiva a epinefrina; vertigem e fadiga.

[continua]

Tabela 18.3 Características dos fármacos utilizados no tratamento da enxaqueca [continuação]

	Amitriptilina	Metoclopramida	Propranolol
Contraindicações 32,46,52	Hipersensibilidade anterior à amitriptilina; fase de recuperação aguda após infarto do miocárdio; terapia simultânea ou recente (< 2 semanas) com um inibidor da monoaminoxidase; porfiria; insuficiência hepática grave; fase maníaca do transtorno bipolar. Amitriptilina não está aprovada para utilização em pacientes pediátricos (< 12 anos de idade).	Hipersensibilidade e intolerância à metoclopramida; crianças com menos de 1 ano de idade; hemorragia, obstrução ou perfuração gastrointestinal; histórico de metemoglobinemia devido a metoclopramida ou deficiência de NADH citocromo b5 redutase; feocromocitoma; epilepsia e outros distúrbios convulsivos; doença de Parkinson; 3 a 4 dias após cirurgia gastrointestinal; histórico de discinesia tardia induzida por neurolépticos ou metoclopramida; uso concomitante de fármacos com efeitos extrapiramidais, como fenotiazinas.	Hipersensibilidade ao propranolol; hipotensão; bradicardia; distúrbios graves da circulação arterial periférica; síndrome do nó sinoatrial; feocromocitoma não tratado; insuficiência cardíaca descompensada; angina de Prinzmetal; choque cardiogênico; acidose metabólica; bloqueio cardíaco de segundo ou terceiro grau; histórico de asma brônquica ou broncoespasmo; síndrome de Raynaud; hipertensão maligna; predisposição à hipoglicemia.
Categoria de risco na gravidez (FDA)[46]	Risco C.	Risco B.	Risco C.
Efeitos adversos 32, 46, 53	Comuns: xerostomia, ganho de peso, cefaleia, sonolência, tontura, visão turva. Graves: sinais elétricos cardíacos anormais, prolongamento do intervalo QT no eletrocardiograma, alterações não específicas no eletrocardiograma e alterações na condução AV; infarto do miocárdio, morte súbita cardíaca; agranulocitose; hepatite; síndrome neuroléptica maligna, convulsão; piora da depressão, pensamentos suicidas, suicídio.	Comuns: sonolência, fadiga, agitação, reações distônicas, náuseas, diarreia, retenção de fluidos corporais, enxaqueca, vômito, aumento dos níveis de prolactina. Graves: síndrome neuroléptica maligna, discinesia tardia.	Comuns: fadiga, bradicardia, extremidades frias, fenômeno de Raynaud, distúrbios do sono e pesadelos, distúrbios gastrointestinais (náuseas, vômito e diarreias). Graves: bradiarritmia, choque cardiogênico, insuficiência cardíaca congestiva, bloqueio cardíaco, insuficiência cardíaca, hipotensão arterial, prolongamento do intervalo PR, encurtamento do intervalo QT, síndrome de Stevens-Johnson, broncoespasmo, hipoglicemia, anafilaxia, acidente vascular cerebral.

[continua]

Tabela 18.3 Características dos fármacos utilizados no tratamento da enxaqueca [continuação]

	Amitriptilina	Metoclopramida	Propranolol
Interação medicamentosa[46]	Contraindicada: selegilina, linezolida, ziprasidona, saquinavir, tioridazina, metoclopramida. Grave: peginterferona alfa-2b, hidroxicloroquina, simpatomiméticos de ação direta, clonidina, fluconazol, sumatriptana, metronidazol, mirtazapina, droperidol, morfina, propoxifeno, clorfeniramina, quinidina, levotiroxina, anagrelida, clorpromazina, fluoxetina, paroxetina, metadona, voriconazol, imipramina, eritromicina, agonistas seletivos do hormônio liberador de gonadotrofina, tramadol, dolasetrona, moxifloxacino, desvenlafaxina, ciclobenzaprina, escitalopram, clomipramina, antiarrítmicos classe I e classe III, lopinavir, alfuzosina, domperidona, darunavir, buspirona, lítio, ácido valproico, ondansetrona, donepezila, fingolimode, fosfato de sódio, cloroquina, halotano, azitromicina, granisetrona, bupropiona, amiodarona, vasopressina, nilotinibe, gatifloxacino, pentamidina, antipsicóticos, atazanavir, doxorrubicina, fentanila, octreotida, prometazina, trazodona, claritromicina, cetoconazol, ciprofloxacino, naratriptano, sibutramina, mefloquina, nortriptilina, sertralina, aripiprazol, quinina, levofloxacino, citalopram, indacaterol, quetiapina, venlafaxina, triptofano, norfloxacino, hidrato de cloral.	Contraindicada: venlafaxina, antipsicóticos, mirtazapina, rivastigmina, trifluoperazina, duloxetina, bupropiona, desvenlafaxina, prometazina, fluoxetina, antidepressivos tricíclicos, paroxetina, citalopram, escitalopram, trazodona, levodopa ou agonistas dopaminérgicos. Grave: linezolida, tramadol, selegilina, bromocriptina, álcool.	Contraindicada: tioridazina Grave: amiodarona, clozapina, epinefrina, fluoxetina, lidocaína, bupivacaína, mefloquina, haloperidol, verapamil, diltiazem, clonidina, bupropiona, fingolimode, rivastigmina, nilotinibe, bloqueadores beta-adrenérgicos, darunavir, peginterferon alfa-2b.

Tabela 18.3 Fármacos utilizados no tratamento da enxaqueca (2ª Parte)

	Topiramato	Verapamil	Sumatriptana
Apresentações[32]	Comprimido revestido de 25 mg, 50 mg e 100 mg.	Comprimido revestido de 80 mg.	Comprimidos revestidos de succinato de sumatriptana de 35 mg, 70 mg e 140 mg (equivalente a 25 mg, 50 mg e 100 mg de sumatriptana, respectivamente).
Esquemas de administração[26,32,44,46,53]	Dose inicial de 25 mg à noite durante 1 semana. A dose deve então ser aumentada em 25 mg/dia, uma vez por semana de acordo com resultados clínicos. Dose de manutenção entre 50 mg a 100 mg/dia, divididos em duas tomadas. Dose máxima de 200 mg/dia.	80 mg via oral (liberação imediata) três vezes ao dia. Nota: Uso *off label* no Brasil.	25 mg a 100 mg por via oral em dose única. Dose máxima: 200 mg/dia. Nota: A dose pode ser repetida somente quando há resposta à primeira dose e se os sintomas retornarem após período > 2 horas. Caso contrário, a segunda dose não deve ser administrada.
Precauções[32,46,53]	Os antiepilépticos podem aumentar o risco de pensamento e comportamento suicidas. Reduzir a dose nos casos de: insuficiência renal moderada, descontinuidade de tratamento para evitar efeito rebote. Utilizar com cautela nos casos de insuficiência hepática. Monitorar os pacientes devido à possibilidade de: acidose metabólica, comprometimento do estado de alerta, glaucoma de ângulo fechado, oligo-hidrose e anidrose, hipertermia.	Reduzir a dose nos casos de insuficiência hepática. Utilizar com cautela nos casos de: infarto agudo do miocárdio complicados, miastenia grave, síndrome de Eaton-Lambert, distrofia muscular de Duchenne avançada, insuficiência ventricular esquerda, cardiomiopatia hipertrófica obstrutiva, bloqueio de AV de primeiro grau, isquemia digital, ulceração e gangrena, estenose aórtica; início de tratamento, aumento de dose ou durante a retirada de betabloqueador. Monitorar os pacientes devido à possibilidade de alteração na habilidade de reação.	Descartar a possibilidade de dores de cabeça, sem diagnóstico de enxaqueca, que são graves, atípicas e secundárias a outras condições neurológicas potencialmente graves, devido à possibilidade de eventos cerebrovasculares potencialmente fatais, como hemorragia cerebral, hemorragia subaracnoide e acidentes vasculares cerebrais. Utilizar com cautela nos casos de: pacientes com risco de doença cardiovascular ou cerebrovascular; insuficiência hepática ou renal; pacientes com história de atividade epiléptica ou outros fatores de risco que reduzam seu limiar convulsivo; hipersensibilidade reconhecida às sulfonamidas. Monitorar os pacientes devido à possibilidade de: hipertensão associada à terapia com triptanos; síndrome serotoninérgica, especialmente com uso concomitante de inibidor seletivo de recaptação de serotonina, antidepressivos tricíclicos e/ou inibidores da monoaminoxidase; vasoespasmo da artéria coronária (angina de Prinzmetal); arritmias fatais, tais como taquicardia ventricular e fibrilação ventricular; eventos cardíacos graves, incluindo infarto agudo do miocárdio.

[continua]

Tabela 18.3 Fármacos utilizados no tratamento da enxaqueca (2ª Parte) [continuação]

	Topiramato	Verapamil	Sumatriptana
Contraindicações[32,46,53]	Hipersensibilidade ao topiramato ou a qualquer componente da fórmula; gravidez.	Hipersensibilidade ao verapamil ou a outros antagonistas do canal de cálcio, hipotensão sintomática, bradicardia, choque cardiogênico, bloqueio atrioventricular de graus II e III, síndrome do nó sinoatrial, síndrome do nó sinusal e atrioventricular, insuficiência cardíaca, síndrome de Wolff-Parkinson-White e Lown-Ganong-Levine, obstipação crônica, taquicardia supraventricular paroxística em menores de 2 anos.	Hipersensibilidade à sumatriptana ou a qualquer um de seus componentes; hipertensão descompensada; insuficiência hepática grave; pacientes com história de acidente vascular cerebral ou de ataque isquêmico transitório, infarto do miocárdio, doença cardíaca isquêmica (DCI), angina de Prinzmetal/vasoespasmo coronariano, doença vascular periférica ou que apresentem sinais ou sintomas compatíveis com DCI; não devem ser combinados entre si (agonistas 5-HT), com ergotamina ou os derivados da ergotamina (incluindo a metisergida) ou com inibidores de monoaminoxidase; enxaqueca hemiplégica, basilar ou oftalmoplégica; arritmias, síndrome de Wolff-Parkinson-White; doença intestinal isquêmica.
Categoria de risco na gravidez (FDA)[46]	Risco D.	Risco C.	Risco C.
Efeitos adversos[32,46,53]	Comuns: perda de apetite e de peso, nível sérico de bicarbonato anormal, infecção devido imunossupressão, confusão, tonturas, cognição e desempenho psicomotor prejudicados, diminuição da memória, parestesia, diminuição da capacidade de concentração, sonolência, alterações de humor, fadiga e febre. Graves: eritema multiforme, síndrome de Stevens-Johnson, necrólise epidérmica tóxica, hiperamonemia em adolescentes, hipoidrose, aumento da temperatura corporal, acidose metabólica, insuficiência hepática, encefalopatia induzida pelo fármaco, glaucoma, miopia, alterações no campo visual, ideias suicidas, nefrolitíase.	Comuns: constipação, hipotensão, dor de cabeça, náusea, tontura, edema, faringite, sinusite, sintomas tipo influenza. Graves: bloqueio atrioventricular, infarto agudo do miocárdio, edema pulmonar.	Comuns: náuseas, vômitos, dispepsia, rubor, parestesia, tonturas, desordens no ouvido, no nariz e na garganta, irritação nasal, dor no pescoço, pressão ou desconforto no peito. Graves: espasmo de artéria coronária, crise hipertensiva, infarto do miocárdio, isquemia periférica, fibrilação ventricular, taquicardia ventricular, insuficiência vascular aguda de intestino, reação anafilática, hemorragia cerebral, acidente vascular cerebral, convulsão, hemorragia subaracnoide, cegueira e/ou diminuição da acuidade visual, perda funcional da visão, síndrome da serotonina.

[continua]

Tabela 18.3 Fármacos utilizados no tratamento da enxaqueca (2ª Parte) [continuação]

	Topiramato	Verapamil	Sumatriptana
Interação medicamentosa[46]	Grave: carbamazepina, nifedipino, orlistate, fentanila, piperaquina, clozapina, cetorolaco, morfina, buprenorfina, elvitegravir, citalopram.	Contraindicada: colchicina. Grave: betabloqueadores adrenérgicos, digoxina, inibidores da HMG-CoA redutase (estatinas), carbamazepina, clozapina, dabigatrana, claritromicina, eritromicina, everolimo, bupivacaína, clonidina, amiodarona, domperidona, apixabana, doxorrubicina, ciclobenzaprina, fentanila, cetoconazol, vincristina, clopidogrel, aripiprazol, erlotinibe, adenosina, dantrolene, fingolimode, cilostazol, tizanidina, primidona, atazanavir, mitotano, ifosfamida, topotacana, morfina, donepezila, hidrocodona.	Contraindicada: ergotamina, ergonovina, zolmitriptana, inibidores da monoaminaoxidase, naratriptano, bromocriptina, rizatriptano, metilergonovina. Grave: citalopram, fluoxetina, paroxetina, fluvoxamina, escitalopram, antidepressivos tricíclicos, mirtazapina, reboxetina, amitriptilina, tramadol, sertralina, erva-de-são-joão, venlafaxina, palonosetrona, trazodona, desvenlafaxina, fentanila, dolasetrona, granisetrona, ziprasidona, sibutramina, duloxetina.

Formulário 18.1 Informações do paciente e dos problemas de saúde

Dados sociodemográficos			
Nome:			Telefone:
Endereço:			nº
Apto.:			
Bairro:		Cidade:	Estado:
Sexo:	Idade:	Estado civil:	Grau de escolaridade:
Profissão:			Quantas pessoas moram com ele?
Tem convênio médico?			Gestante:
Histórico da enxaqueca			
Tempo (início, duração e frequência dos sintomas):			
Localização (área afetada):			
Queixas do paciente (descrição dos sintomas):			
Fatores que agravam ou aliviam os sintomas:			
Sintomas associados com o problema de saúde[51]			
( ) Cefaleia prolongada		( ) Sensibilidade à luz (comum)	
( ) Náusea (comum)		( ) Sensibilidade ao ruído (incomum)	
( ) Capacidade reduzida de desempenhar atividades (comum)		( ) Aura (incomum)	
		( ) Vômitos (incomum)	
( ) Piora na cefaleia com a prática de atividades (comum)		( ) Unilateral (incomum)	
		( ) Sensação pulsátil (incomum)	
Presença de fatores de risco para enxaqueca[49]			
Forte:			
( ) História familiar de enxaqueca		( ) Divorciados, viúvos ou separados	
( ) Cinetose infantil		( ) Obesidade	
( ) Consumo de cafeína		( ) Roncos habituais	
( ) Exposição a mudanças na pressão barométrica		( ) Eventos vitais estressantes	
( ) Sexo feminino		( ) Uso excessivo de medicamentos para cefaleia	
( ) Menstruação		( ) Privação de sono	
Fraco:			
( ) Baixa condição socioeconômica			
( ) Alergias ou asma			
( ) Hipertensão			
( ) Hipotireoidismo			
Outros problemas de saúde (início/término, controlado/não controlado, preocupa muito/preocupa pouco)			
1.			
2.			
3.			

Formulário 18.2 Medicamentos utilizados

MEDICAMENTO 1
Quem prescreveu:
Princípio ativo:
Problema de saúde que trata:
Posologia usada:
Posologia prescrita:
Data inicial: Data final:
Forma de administração:
Quantas vezes, nos últimos 7 dias, o(a) senhor(a) deixou de tomar este medicamento?
O(a) senhor(a) já esqueceu alguma vez de tomar este medicamento?
O(a) senhor(a) toma este medicamento na hora indicada?
Quando o(a) senhor(a) se encontra bem, deixa de tomar esse medicamento?
Quando o(a) senhor(a) se sente mal, deixa de tomar esse medicamento?
Percepção de efetividade (o que paciente acha do efeito do medicamento?)
Percepção de segurança (alguma reação diferente?)

Observação: Anotar estas informações para cada um dos medicamentos que o paciente utiliza.

Quadro 18.1 Orientações fornecidas ao paciente com enxaqueca
Para maior eficácia, o tratamento deve ser iniciado assim que houver suspeita de enxaqueca, isto é, enquanto a dor ainda está na fase leve a moderada. Adiar o início do tratamento poderá resultar em ação menos eficaz dos medicamentos e em uma maior probabilidade de desenvolvimento de náuseas e ataques de maior duração
Procurar manter um estilo de vida que possa ajudar a evitar enxaquecas: não pular refeições, manter uma programação regular, certificar-se de que dorme o suficiente, evitar desidratação, fazer exercício regularmente e identificar e evitar fatores desencadeantes específicos da enxaqueca
Manter um diário de alimentação e tomar nota dos sintomas de cefaleia em relação aos alimentos podem ajudar a identificar fatores desencadeantes de enxaqueca que podem ser evitados
Pode-se considerar a terapia hormonal em mulheres com enxaqueca menstrual, com o objetivo de suprimir a menstruação, caso isso seja clinicamente apropriado
Relaxamento assistido por *biofeedback* e terapia cognitivo-comportamental podem ser úteis para algumas pessoas

Os critérios da Classificação Internacional das Cefaleias-II[25] para enxaqueca ou enxaqueca provável podem ser utilizados pelo farmacêutico durante o acompanhamento para auxiliar na avaliação da efetividade do tratamento, visto que correspondem a sintomas que devem ser suprimidos à medida que o tratamento se mostra efetivo.

Deve-se propor ao paciente que necessita de ajuda a monitoração mensal (ou a critério do farmacêutico e paciente, conforme necessidade) a fim de avaliar as necessidades de tratamento, as quais podem variar ao longo do tempo.

Para a avaliação de segurança, o farmacêutico deve fazer a caracterização do paciente (idade, sexo, gestante, presença de comorbidades, histórico de alergias ou sensibilidades a fármacos); dos medicamentos utilizados para a enxaqueca (doses, frequência, duração de tratamento, automedicação, efeitos adversos, interações com outros fármacos/alimentos/bebidas). O detalhamento dessas informações deve direcionar as ações do acompanhamento farmacêutico, visto que por meio destas será possível conhecer os resultados esperados do tratamento e os possíveis problemas que estão ou poderão estar relacionados a ele.

O Formulário 18.3 descreve possíveis problemas relacionados aos medicamentos que podem ajudar na identificação de problemas relacionados à efetividade e segurança no uso dos medicamentos para a cefaleia.

As intervenções farmacêuticas podem estar focadas na educação em saúde e aconselhamento do paciente, no monitoramento de parâmetros clínicos e laboratoriais, alterações diretas na terapia (medicamento não prescrito ou com concordância do prescritor). Para facilitar o entendimento das intervenções farmacêuticas, o Formulário 18.4 descreve uma lista com a especificação de cada categoria, conforme as situações encontradas.

Em todo esse processo é importante que o farmacêutico estimule o paciente a manter um estilo de vida que possa ajudar a evitar a enxaqueca e faça o acompanhamento farmacoterapêutico de acordo com a sua necessidade. O farmacêutico deve reforçar junto aos pacientes a importância do acompanhamento médico periódico e o risco da automedicação.

Formulário 18.3 Lista de problemas relacionados à farmacoterapia

Seleção e Prescrição

( ) Medicamento não recomendado ou contraindicado	( ) Duração do tratamento inadequada ou ausente
( ) Medicamento sem indicação clínica	( ) Interação medicamentosa
( ) Doses inadequadas	( ) Condição clínica não tratada
( ) Forma farmacêutica ou via de administração inadequada	( ) Necessidade de medicamento adicional
( ) Frequência ou horários de administração inadequados	( ) Outros problemas de seleção e prescrição

Administração e Adesão ao Tratamento

( ) Omissão ou redução de doses pelo paciente ou cuidador	( ) Continuação indevida do medicamento pelo paciente
( ) Adição de doses pelo paciente ou cuidador	( ) Paciente não iniciou o tratamento
( ) Técnica de administração incorreta	( ) Uso abusivo do medicamento
( ) Frequência ou horário de administração incorreto	( ) Outros problemas de administração ou adesão não especificados
( ) Duração do tratamento incorreta	

Dispensação ou Manipulação

( ) Medicamento incorreto	( ) Desvio de qualidade aparente
( ) Dose incorreta	( ) Uso de medicamento vencido
( ) Forma farmacêutica incorreta	( ) Outros problemas relacionados à qualidade
( ) Duplicidade terapêutica entre prescrições	

Monitoração de Parâmetros

( ) Necessidade de monitoramento laboratorial
( ) Necessidade de automonitoramento

Não Efetividade do Tratamento

( ) Tratamento não efetivo com causa identificada
( ) Tratamento não efetivo sem causa definida

Reação Adversa a Medicamento

( ) Reação adversa dose-dependente (tipo A)	( ) Reação retardada/teratogênese (tipo D)
( ) Reação alérgica ou idiossincrática (tipo B)	( ) Efeitos de descontinuação de um medicamento (tipo E)
( ) Reação por exposição crônica ao medicamento (tipo C)	( ) Reação adversa não especificada

Fonte: Adaptação de Brasil. Ministério da Saúde. Secretaria de Ciência, Tecnologia e Insumos Estratégicos. Departamento de Assistência Farmacêutica e Insumos Estratégicos. Capacitação para implantação dos serviços de clínica farmacêutica. Brasília: Ministério da Saúde, 2014.[50]

Formulário 18.4 Lista de intervenções farmacêuticas

Orientações sobre os tratamentos medicamentosos de forma geral
Orientações sobre os tratamentos não farmacológicos
Recomendação para realização de exame laboratorial
Recomendação e treinamento para automonitoramento
Orientações sobre a necessidade de um novo medicamento
Orientações sobre a suspensão ou retirada de medicamento
Orientações sobre a substituição de medicamento
Alteração de forma farmacêutica ou via de administração
Alteração do esquema posológico (essa intervenção pode ser feita sem consultar o prescritor, caso não tenha sido especificado horário de administração na receita).
Encaminhamento a outros profissionais da saúde
Outros encaminhamentos não especificados

Fonte: Adaptação de Brasil. Ministério da Saúde. Secretaria de Ciência, Tecnologia e Insumos Estratégicos. Departamento de Assistência Farmacêutica e Insumos Estratégicos. Capacitação para implantação dos serviços de clínica farmacêutica. Brasília: Ministério da Saúde, 2014.[52]

Referências

1. Stanfield CL. Sistema nervoso: sistemas sensoriais. In: Stanfield CL, editor. Fisiologia humana. 5 ed. São Paulo: Pearson Education do Brasil, 2014. p. 294-351.
2. Schestatsky P. Definição, diagnóstico e tratamento da dor neuropática. Revista Hospital das Clínicas de Porto Alegre, Porto Alegre. 2008;28(3):177-87.
3. World Health Organization (WHO). WHO normative guidelines on pain management. Report of a Delphi Study to determine the need for guidelines and to identify the number and topics of guidelines that should be developed by WHO. Geneva, Switzerland: Author. 2007.
4. Burke A, Smyth E, FitzGerald GA. Analgesic-antipyretic agents; pharmacotherapy of gout. Goodman & Gilman's the pharmacological basis of therapeutics. New York, McGraw-Hill, 2006;11:671-715.
5. Ong C, Lirk P, Tan C, Seymour R. An evidence-based update on nonsteroidal anti-inflammatory drugs. Clinical Medicine & Research 2007;5(1):19-34.
6. Thomas J, Von Gunten CF. Pharmacologic therapies for pain. Current diagnosis & treatment of pain. New York: Lange Medical Books/McGraw-Hill, 2006. p. 21-37.
7. Wannmacher L. Analgésicos, antipiréticos e medicamento para alívio da enxaqueca. Formulário terapêutico nacional 2010: Rename 2010/Ministério da Saúde, Secretaria de Ciência, Tecnologia e Insumos Estratégicos, Departamento de Assistência Farmacêutica e Insumos Estratégicos. 2. ed. Brasília: Ministério da Saúde, 2010.
8. Petersdorf RG, Beeson PB. Fever of unexplained origin: report on 100 cases. Medicine 1961;40(1):1-30.
9. Porth C, Kunert M, Porth C, Kunert M. Alterações na regulação da temperatura. In Porth CM, Kunert MP Fisiopatologia. 6. ed. Rio de Janeiro: Guanabara Koogan, 2004. p.190-201.
10. Glatstein M, Scolnik D. Fever: to treat or not to treat? World Journal of Pediatrics 2008;4(4):245-7.
11. Guyton ACHJE. Temperatura corporal, regulação da temperatura e febre. Tratado de fisiologia médica. Rio de Janeiro: Elsevier, 2006. p. 889-900.
12. Murahovschi J. A criança com febre no consultório. Jornal de Pediatria 2003;79(1):S55.
13. Stanfield CL. Sistema endócrino: regulação do mecanismo energético e do crescimento. São Paulo: Pearson Education do Brasil, 2013.
14. Acción Internacional para la Salud en Latinoamerica y el Caribe (Aislac). Tratamiento de la fiebre en niños y niñas. Por un uso más razonado de antipiréticos y medios físicos. Boletín nº 40 p.8; marzo del 2009 [cited 05 de maio de 2015]. Available from: http://www.aisnicaragua.org/download/boletines/boletin40.pdf.

15. Wannmacher L, Ferreira MBC. Febre: mitos que determinam condutas. Uso Racional de Medicamentos Temas Selecionados 2004;1(9):1-6.
16. Wright WF, Mackowiak PA. Fever of unknown origin. In: Mandell GL BJ, Dolin R, editor. Principles and Practice of Infectious Diseases. 8th ed. New York: Saunders, 2012. p. 721-31.
17. Tolia J, Smith LG. Fever of unknown origin: historical and physical clues to making the diagnosis. Infectious disease. Clinics of North America 2007;21(4):917-36.
18. Wannmacher L. Tema 8: Medicamentos de uso corrente no manejo de dor e febre. Uso racional de medicamentos: temas selecionados. Brasília: Ministério da Saúde, Secretária de Ciência, Técnologia e Insumos Estratégicos, 2012.
19. Fields E, Chard J, Murphy MS, Richardson M. Assessment and initial management of feverish illness in children younger than 5 years: summary of updated NICE guidance. BMJ 2013;346.
20. Pietrobon D, Striessnig J. Neurobiology of migraine. Nature Reviews Neuroscience 2003;4(5):386-98.
21. Buzzi MG, Moskowitz MA. Evidence for 5-HT1B/1D receptors mediating the antimigraine effect of sumatriptan and dihydroergotamine. Cephalalgia 1991;11(4):165-8.
22. Moskowitz MA, Cutrer FM. Sumatriptan: a receptor-targeted treatment for migraine. Annual Review of Medicine 1993;44(1):145-54.
23. Uddman R, Edvinsson L, Ekman R, Kingman T, McCulloch J. Innervation of the feline cerebral vasculature by nerve fibers containing calcitonin gene-related peptide: trigeminal origin and co-existence with substance P. Neuroscience Letters 1985;62(1):131-6.
24. Sociedade Portuguesa de Cefaleia. Classificação Internacional de Cefaleias 2014. Available from: file:///C:/Users/Usuario/Downloads/2086_ichd-3-beta-versao-pt-portuguese%20(3).pdf.
25. International Headache Society . Headache classification Committee of the Internacional de Headache [05 de maio de 2015]. Available from: http://www.ihs-classification.org/_downloads/mixed/international-Headache-Classification-III-ICDH-III-2013-Beta.pdf.
26. BMJ Best Practice [Internet database]. London, UK Update periodically. Available from: http://bestpractice.bmj.com/best-practice/welcome.html. Registration and login required.
27. Wannmacher L. Tema 6: Tratamento de enxaqueca: escolhas racionais. In: Ministério da Saúde SdC, Tecnologia e Insumos Estratégicos e Departamento de Assistência Farmacêutica e Insumos Estratégicos. Uso Racional de Medicamentos: temas selecionados. Brasília: Ministério da Saúde, 2012. p. 1135.
28. Wannmacher L, Ferreira EMBC. Enxaqueca: mal antigo com roupagem nova. OPAS Uso Racional de Medicamentos Temas Selecionados, Brasília, 2004;1(8):1-7.
29. Haag G, Diener H-C, May A, Meyer C, Morck H, Straube A, et al. Self-medication of migraine and tension-type headache: summary of the evidence-based recommendations of the Deutsche Migräne und Kopfschmerzgesellschaft (DMKG), the Deutsche Gesellschaft für Neurologie (DGN), the Österreichische Kopfschmerzgesellschaft (ÖKSG) and the Schweizerische Kopfwehgesellschaft (SKG). The Journal of Headache and Pain 2011;12(2):201-17.
30. Caumo W. Fármacos utilizados em dor crônica. In: FD F, Wannmacher L, editors. Farmacologia clínica: fundamentos da terapia racional. 4 ed. Rio de Janeiro: Guanabara Koogan, 2014. p. 390-405.
31. Morillo LE. Migraine headache in adults. Clinical Evidence 2004;2004.
32. Brasil. Ministério da Saúde.Secretaria de Ciência, Tecnologia e Insumos Estratégicos Departamento de Assistência Farmacêutica e Insumos Estratégicos. Relação Nacional de Medicamentos Essenciais 2010: Rename 2010. 7 ed. Brasília: Ministério da Saúde, 2010.
33. Ferreira SH. Peripheral analgesic sites of action of anti-inflammatory drugs. International Journal of Clinical Practice Supplement 2002(128):2-10.
34. Liu S, Wu C. Neural blockade: impact on outcome. Neural Blockade in Clinical Anesthesia and Pain Medicine. Williams & Wilkins: Wolters Kluwer, Lippincott, 2008. p.144-57.
35. Schug SA, Manopas A. Update on the role of non-opioids for postoperative pain treatment. Best Practice & Research Clinical Anaesthesiology 2007;21(1):15-30.
36. Smith HS. Potential analgesic mechanisms of acetaminophen. Pain Physician 2009;12(1):269-80.
37. Chandrasekharan N, Dai H, Roos KLT, Evanson NK, Tomsik J, Elton TS, et al. COX-3, a cyclooxygenase-1 variant inhibited by acetaminophen and other analgesic/antipyretic drugs: cloning, structure, and expression. Proceedings of the National Academy of Sciences 2002;99(21):13926-31.
38. Simmons DL. Variants of cyclooxygenase-1 and their roles in medicine. Thrombosis Research 2003;110(5):265-8.
39. Jasiecka A, Maślanka T, Jaroszewski J. Pharmacological characteristics of metamizole. Polish Journal of Veterinary Sciences 2014;17(1):207-14.
40. Schug S, Goddard C. Recent advances in the pharmacological management of acute and chronic pain. Annals of Palliative Medicine 2014;3(4):263-75.
41. Brasil. Ministério da Saúde. Secretaria de Ciência, Tecnologia e Insumos Estratégicos Departamento de Assistência Farmacêutica e Insumos Estratégicos. Formulário terapêutico nacional 2008: Rename 2006. Brasília: Ministério da Saúde, 2008.

42. Lee P-T, Chao P-K, Ou L-C, Chuang J-Y, Lin Y-C, Chen S-C, et al. Morphine drives internal ribosome entry site-mediated hnRNP K translation in neurons through opioid receptor-dependent signaling. Nucleic Acids Research 2014;gku1016.
43. Lowe E, Hanchanale S, Hurlow A. Analgesic prescribing in palliative care. British Journal of Hospital Medicine (London, England: 2005) 2014;75(12):703-7.
44. Dynamed [Internet]. Ipswia (MA): EBESCO Information Services, 1995. Available from: http://www.dynamed.com.
45. Flores MP, Castro APCRd, Nascimento JdS. Topical analgesics. Revista Brasileira de Anestesiologia 2012;62(2):248-52.
46. Micromedex® 2.0 Healthcare Series [internet database] Truven Health Analytics, Inc. [Internet]. Atualizado periodicamente [cited 18/04/2015]. Available from: http://www.micromedexsolutions.com/micromedex2/librarian?partner=true.
47. Benseñor FEM, Cicarelli DD. Sedação e analgesia em terapia intensiva. Rev Bras Anestesiol 2003;53(5):680-93.
48. McQuay H. Opioids in pain management. The Lancet 1999;353(9171):2229-32.
49. Siddall P, Cousins M. Introduction to pain mechanisms. Implications for neural blockade. Neural Blockade in Clinical Anesthesia and Management of Pain 1998;3:675-713.
50. World Health Organization (WHO). Cancer pain relief: with a guide to opioid availability. Geneva, World Health Organization, 1996.
51. Brasil. Ministério da Saúde. Portaria n. 1.083 de 2 de outubro de 2012. Aprova o Protocolo Clínico e Diretrizes Terapêuticas da Dor Crônica. Brasília: Secretaria de Atenção à Saúde, 2012.
52. Brasil. Ministério da Saúde. Secretaria de Ciência, Tecnologia e Insumos Estratégicos Departamento de Assistência Farmacêutica e Insumos Estratégicos. Capacitação para implantação dos serviços de clínica farmacêutica, 2014.
54. Formulário Terapêutico Nacional 2010: Rename 2010. Ministério da Saúde, Brasília, 2010.

Anti-inflamatórios e medicamentos utilizados no tratamento da artrite reumatoide, osteoartrite e gota

19

Cristiane de Cássia Bergamaschi
Luciane Cruz Lopes
Tânia Regina Ferreira
Bruna Cipriano Almeida Barros
Mariana Del Grossi
Maria Carolina de Oliveira e Silva
Dominique Toti Oliveira
Edilma Maria de Albuquerque Vasconcelos
Miriam Sanches do Nascimento Silveira

Fisiopatologia e princípios gerais de tratamento do processo inflamatório, artrite reumatoide, osteoartrite e gota

Fisiopatologia do processo inflamatório

O processo inflamatório é a primeira defesa do organismo a um dano tecidual, um mecanismo de reação dos tecidos para que haja eliminação, neutralização e destruição da causa da agressão, restabelecendo a homeostase.[1]

As respostas inflamatórias são caracterizadas por dor, vermelhidão, calor e edema, refletindo fenômenos vasculares, exsudativos e proliferativos. Podem ser desencadeadas em resposta a qualquer agente lesivo, como agente físico (queimadura, radiação e trauma), agente biológico (microrganismos e reações imunológicas) ou agente químico. Esse processo envolve uma complexa sequência de eventos bioquímicos e celulares, que compreendem extravasamento de fluidos, ativação enzimática, migração celular, liberação de mediadores, sensibilização, ativação de receptores e lise celular.[2,3]

Uma vez detectada a lesão tissular, células sensoras liberam mediadores químicos (aminas vasoativas, peptídeos vasoativos, substâncias lipídicas, citocinas, produtos gerados pelo fator de necrose tumoral-TNF, metaloproteinases e outras enzimas líticas) e leucócitos que agem no endotélio promovendo vasodilatação, levando a um aumento do fluxo sanguíneo local, portanto, calor e vermelhidão.[4]

Em seguida, ocorre uma redução da velocidade do fluxo sanguíneo (estase), especialmente ao longo da superfície de vasos sanguíneos pequenos, que, juntamente com leucócitos, expressam moléculas de adesão (selectinas e integrinas). O fluxo lentificado e as moléculas de adesão favorecem a marginação e o rolamento dos leucócitos na parede endotelial até encontrarem um espaço e passarem ao processo de transmigração (diapedese).[5]

Por ação da fosfolipase A, que hidrolisa fosfolipídios da membrana, o ácido araquidônico é liberado e servirá como substrato para vias enzimáticas, a das ciclo-oxigenases (COX), que desencadeiam a síntese de prostanoides e a via das lipoxigenases, responsável pela síntese dos leucotrienos (ação pró-inflamatória) e lipoxinas (ação anti-inflamatória).[6-9]

Os neutrófilos, primeira linha de defesa, são atraídos por substâncias químicas (quimiotaxinas) liberadas pelo microrganismo agressor ou por macrófagos ou por proteínas do complemento (C5a) ou por quimiocinas e citocinas.[10] Esses leucócitos são capazes de englobar, matar e digerir o microrganismo, gerando produtos tóxicos do oxigênio e enzimas proteolíticas. Esses produtos, quando inadequadamente ativados, podem danificar os tecidos do próprio hospedeiro.[11]

A produção excessiva de mediadores inflamatórios com uma resposta exacerbada a disparadores inflamatórios está correlacionada com a progressão da inflamação aguda à inflamação crônica em muitas doenças. A continuação do agente lesivo pode levar a cronificação do processo, com concomitante reparo tecidual, destruição, sinais de angiogênese e fibrose.[12,13]

Princípios gerais do tratamento do processo inflamatório

Quando o processo inflamatório é autolimitado e localizado, utilizam-se apenas medidas não farmacológicas (sintomáticas) e analgésicos simples para o controle da dor. Quando o precursor do processo inflamatório for um microrganismo, é indicado o uso de antimicrobianos.[4]

No entanto, processo inflamatório com repercussão sistêmica, aguda ou crônica pode exigir medidas para limitar diretamente a inflamação e evitar sintomas incapacitantes e danos tais como deformidades ou perdas funcionais.

Para combater a inflamação existem diversos grupos farmacológicos, que incluem inibidores de síntese de precursores que desencadeiam a cascata inflamatória até fármacos que bloqueiam a migração de leucócitos.

Os anti-inflamatórios não esteroides (AINEs) têm indicação em monoterapia quando o processo inflamatório é sintomático, de curta duração e o principal responsável pela dor inclui os metabólitos do ácido araquidônico.[14] Não são recomendados para dores leves e moderadas em geral, pois não têm efeito superior a um analgésico sem efeito anti-inflamatório (paracetamol, dipirona, ácido acetilsalicílico e ibuprofeno - baixas doses). Não devem ser usados na forma injetável para tratamento de dores intensas, como as pós-operatórias, e muito menos quando o processo inflamatório se relaciona com traumas (a inflamação é importante para a reparação tecidual – fraturas, por exemplo) ou infecções (a inflamação atua como defesa do organismo, e a terapia deve ser direcionada ao agente causal – antimicrobianos).[4]

Os anti-inflamatórios esteroides, conhecidos como corticosteroides, sistêmicos ou tópicos, inibem várias etapas clínicas do processo inflamatório, tendo atividade imunossupressora. Esses fármacos são anti-inflamatórios eficazes, suplantando os AINEs. Agudamente são bem tolerados, mas nas doenças inflamatórias crônicas os efeitos adversos graves limitam sua efetividade. A corticoterapia deve ficar restrita a situações nas quais se comprove eficácia ou para casos de falha terapêutica por agentes que gerem menos efeitos adversos.[15]

Fisiopatologia da artrite reumatoide

A artrite reumatoide é uma doença autoimune, inflamatória, sistêmica, crônica e progressiva, marcada pelo comprometimento da membrana sinovial das articulações periféricas (sinovite), podendo levar a destruição óssea e cartilaginosa. Por ser uma doença sistêmica, as manifestações clínicas podem ser articulares, bem como extra-articulares.[16,17]

Estímulos do complexo maior de histocompatibilidade de linfócitos T expressam as moléculas de antígenos, resultando em proliferação das células T e B, estimulação da proliferação de vasos sanguíneos na membrana sinovial, acúmulo de células inflamatórias, proliferação de células sinoviais e desenvolvimento de um *pannus*.[17]

A membrana sinovial produz mediadores induzidos pelas citocinas inflamatórias – TNF-α e IL-1, IL-7, IL-17, que induzem a degradação da matriz da cartilagem e perda do osso subcondral.[18,19] A degradação óssea é dirigida pelo osteoclasto e resulta em estimulação pelo receptor ativador do fator nuclear K ß induzida pela IL-6 ou pelo TNF-α.[20,21]

A maioria dos pacientes apresenta períodos de melhora e exacerbação dos sintomas articulares. Dentre os sinais clínicos gerais, o indivíduo pode apresentar febre, astenia, fadiga, mialgia e perda ponderal, que antecedem ou acompanham o início das manifestações articulares.[16]

Princípios gerais do tratamento da artrite reumatoide

O tratamento da artrite reumatoide baseia-se no uso de AINEs, corticosteroides, medicamentos que modificam o andamento da doença reumática (DMARD, da sigla em inglês disease-modifying anti-rheumatic drugs) e medicamentos biológicos que modificam o curso da doença (DMARDb). Além da terapia medicamentosa, são usadas medidas educacionais e terapias psico-ocupacionais.[22]

Pacientes tratados precocemente com DMARD evoluem com melhores desfechos,[19,20] por isso a necessidade de determinar a duração da doença, a fim de controlar precocemente o processo inflamatório intra-articular e prevenir a formação do *pannus* e a destruição da articulação acometida.[23]

Após as mudanças dos critérios de classificação para artrite reumatoide em 2010,[24] tornou-se possível o seu diagnóstico precoce, e assim, o rápido início da terapia com DMARD. Com o desenvolvimento dos DMARDb, por exemplo os anticorpos monoclonais, inibidores do fator de necrose tumoral alfa (anti-TNFα), o controle da progressão radiográfica articular melhorou substancialmente.[25-27]

As recomendações internacionais para o tratamento de artrite reumatoide incluem DMARD para abordagem inicial e o uso do DMARDb para pacientes que não tiveram respostas suficientemente eficazes.[28,29]

Fisiopatologia da osteoartrite

A forma mais comum de doença articular é a osteoartrite, caracterizada por perda de cartilagem articular, remodelação de osso subcondral, formação de osteófitos, frouxidão ligamentar, enfraquecimento dos músculos periarticulares e espessamento da cápsula e membrana sinovial.[30,31]

É uma doença complexa e de etiologia multifatorial, podendo ser considerada o produto da interação entre fatores sistêmicos e locais. A idade é um importante fator preditivo para desenvolvimento da osteoartrite.[32,33]

A inflamação desempenha um papel ativo na osteoartrite, os condrócitos produzem níveis aumentados de citocinas pró-inflamatórias, sendo os agentes primários a IL-1 e o TNF, que induzem as células sinoviais e o próprio condrócito a produzir as metaloproteinases da matriz, que parecem iniciar o processo de degradação, sinovite e dor.[34,35] Além disso, estresse mecânico aumenta a produção de óxido nítrico, que promove apoptose de condrócitos e degeneração da matriz.[36]

Princípios gerais do tratamento da osteoartrite

Os objetivos do tratamento são o controle da dor com mínimos efeitos adversos e a manutenção/melhoria da mobilidade e da função da articulação. Deve envolver uma combinação de terapias não farmacológicas e farmacológicas aplicadas de forma adaptada para cada indivíduo.[37]

A abordagem não farmacológica baseia-se na educação para mudança de estilo de vida, alimentação saudável e um programa de exercícios físicos adequados que envolvam atividades aeróbias, fortalecimento muscular e preservação da amplitude de movimento das articulações.[38,39] Estratégias de terapia ocupacional e fisioterapia como eletroterapia, modalidades térmicas e terapia manual são recomendadas de acordo com cada paciente.[40,41] Devido aos seus efeitos analgésicos, a acupuntura é amplamente utilizada e pode gerar efeito significativo para alguns pacientes.[42,43]

Glucosamina e sulfato de condroitina são suplementos alimentares comumente utilizados por pessoas com osteoartrite; no entanto, a recomendação para sua utilização é considerada controversa, pois não se mostrou uma redução clínica significativa na dor ou na progressão do estreitamento do espaço articular na osteoartrite de joelho.[44,45]

Analgésicos tópicos (por exemplo, capsaicina, pomada de salicilato de metila ou AINE) são primeira escolha para o alívio da dor; no entanto, quando não surtem o efeito desejado, paracetamol e AINE por via oral são recomendados, apesar de os AINEs estarem associados a efeitos adversos.[43,46] A segurança do uso de AINEs via oral é ainda mais comprometida com o uso prolongado e doses elevadas, pela presença de comorbidades e por uso concomitante com certos medicamentos.[47,48]

Inibidores da COX-2 foram desenvolvidos como alternativas mais seguras para pacientes com maior risco de úlcera péptica ou sangramento gastrointestinal; entretanto, deve-se medir seu uso, considerando importantes efeitos adversos associados a eles.[48]

Em caso de má resposta terapêutica aos medicamentos citados anteriormente, os analgésicos opioides, como tramadol, podem ser utilizados.[49] O uso de infiltração intra-articular com corticosteroides ou agentes viscossuplementadores (ácido hialurônico) mostra resultados contraditórios, mas eles podem ser úteis, em particular no joelho, para exacerbações agudas de osteoartrite ou quando os AINEs são contraindicados ou não tolerados, porém estudos que avaliam a efetividade desses agentes ainda são contraditórios.[50,51] O procedimento cirúrgico é indicado para poucos casos quando a articulação se encontra bastante danificada.

Fisiopatologia da gota

Gota é uma doença inflamatória e metabólica caracterizada por níveis elevados de ácido úrico no sangue (hiperuricemia) e deposição de cristais de urato monossódico no tecido articular.[52,53] Isso decorre da produção excessiva ou da eliminação deficiente da substância.[52]

Os níveis séricos de ácido úrico podem variar de acordo com o gênero, a idade e a dieta, sendo mais comum entre os homens, pois possuem níveis séricos de ácido úrico mais elevados.[54] Esses níveis são aumentados em mulheres após a menopausa.

O ácido úrico existe em grande parte como urato (produto final do metabolismo das purinas). A maioria dos indivíduos com hiperuricemia é hipoexcretora, ou seja, a uricemia é a causa da excreção renal insuficiente.[55]

Quando a concentração máxima de saturação no sangue (aproximadamente 6,8 mg/dL) é ultrapassada, aumenta o risco de formação de cristais de urato.[56] Se não tratada, a precipitação de cristais forma agregados cristalinos cada vez maiores, conhecidos como "tofos".

Os monócitos e sinoviócitos fagocitam os cristais, que libertam radicais livres tóxicos, prostaglandinas e leucotrienos, que contribuem para a inflamação do tecido e para a quimiotaxia de mais neutrófilos. Essa atividade ativa o inflamossoma NALP3, que é um complexo proteico citoplasmático, e isso resulta na síntese de caspase-1, uma protease que catalisa a clivagem da pró-IL-1 β, tornando na sua forma ativa (IL-1 β) e na produção de várias outras citocinas moléculas de adesão e fatores quimiotáxicos que desempenham um papel na reação inflamatória da gota.[57] Essa via tem sido tem sido alvo das novas intervenções terapêuticas na gota que inibem a resposta da IL-1 β.[58]

Alguns fatores de risco que aumentam a probabilidade do desenvolvimento de gota: obesidade, diabetes, hipertensão arterial, alto consumo de cerveja e outras bebidas alcoólicas, níveis séricos de ácido úrico persistentemente elevados e a baixa adesão ao tratamento medicamentoso hipouricêmico.[52,54]

As articulações são o alvo típico da doença, e ataques inflamatórios de gota estão entre as mais dolorosas condições descritas.[59] A gota e a hiperuricemia podem também afetar os rins, causando nefrite intersticial crônica e formação de cálculos.[53]

Existem diferentes tipos de gota. São eles: a artrite gotosa (ataques recorrentes de inflamação articular e periarticular), a gota aguda (ataques agudos), a gota intercrítica (com intervalos assintomáticos entre as crises) e a gota tofácea crônica (em que há a formação de caroços firmes sob a pele, que podem ser visíveis e facilmente sentidos).[52,54]

Geralmente, a progressão da doença é longa (muitos anos) e nem todos os pacientes com artrite gotosa aguda irão evoluir para a gota crônica.[52] A doença apresenta sinais como: articulações rígidas e inchadas com nódulos subcutâneos que imitam a artrite reumatoide; resposta inflamatória granulomatosa em torno dos cristais de urato depositados, que implica a possível destruição do tecido articular; doença renal intersticial, glomerular e tubular; e urolitíase por ácido úrico.[52,53]

Princípios gerais do tratamento da gota

O objetivo do tratamento é o alívio rápido dos sintomas e a preservação da função do órgão afetado. Para atingir esse resultado, é necessária uma visão holística da doença, incorporando a educação do paciente, orientações de estilo de vida e alimentação, farmacoterapia adequada, identificação e gestão de comorbidades como a síndrome metabólica e a doença renal.[60,61]

Os objetivos em longo prazo são basicamente diminuir os riscos de crises recorrentes e a destruição crônica da articulação. Início precoce do tratamento está associado a rápida melhora da resposta clínica.

A terapia farmacológica deve ser iniciada dentro de 24 horas desde o início dos sintomas, se possível.[62] Os ataques leves a moderados podem ser gerenciados com a monoterapia com AINEs.[52] Uma alternativa aos AINEs é a colchicina (considerada o fármaco de segunda linha de tratamento).[63] As injeções intra-articulares de corticosteroides podem ser usadas quando há apenas uma articulação envolvida e os tratamentos citados anteriormente forem contraindicados.[64]

O manejo em longo prazo abrange, além de profilaxia medicamentosa, manutenção de dieta saudável, perda de peso, abandono do tabagismo, redução do consumo de bebida alcólica, prática de exercícios físicos e manutenção de hidratação adequada. Os alimentos que devem ser evitados incluem: carnes ricas em purinas (vísceras de fígado, rim e pâncreas); alguns frutos do mar (como mariscos); além de refrigerantes contendo frutose.[65,66]

Quando a doença está em curso, podem existir episódios recorrentes de ataque gotoso. O objetivo desse tratamento é reduzir o nível de ácido úrico abaixo de 6 mg/dL e prevenir a supersaturação e a formação de cristais. Recomenda-se o tratamento de primeira linha com alopurinol, após 2 a 3 semanas seguintes ao episódio agudo devido ao risco de recorrência ou prolongamento dos ataques pela rápida redução do nível de urato sérico.[67]

No início do tratamento farmacológico com alopurinol, podem ocorrer ataques agudos de gota, necessitando da associação deste com colchicina ou AINE, exceto se o alopurinol estiver sendo administrado juntamente com agentes uricosúricos, como a probenecida.[67]

Caso o alopurinol não seja tolerado, a probenecida deve ser considerada. Anteriormente à escolha da probenicida, é necessário realizar uma coleta de urina de 24 horas para a análise de ácido úrico. Se este exceder 800 mg em 24 horas, esse fármaco estará contraindicado, pois aumenta o risco de nefrolitíase. A probenecida não é eficaz em pacientes com insuficiência renal.[68]

Há evidência de efetividade e segurança no tratamento da gota com os seguintes fármacos: alopurinol, probenecida, colchicina, naproxeno, ibuprofeno, meloxicam, dexametasona, prednisona, prednisolona, metilprednisolona e triancinolona.[65-68]

Grupos farmacológicos

Anti-inflamatórios não esteroides (AINEs)

A Tabela 19.1 mostra a descrição dos medicamentos anti-inflamatórios não esteroides.

Os AINEs são um grupo de fármacos quimicamente diferentes que possuem propriedades terapêuticas similares, como ações analgésica, antipirética e anti-inflamatória.[1,69] Sua ação terapêutica decorre da inibição das enzimas ciclo-oxigenase (COX-1 e COX-2), que reduzem a conversão do ácido araquidônico (AA) em prostaglandinas.[2,70] Os AINEs constituem a primeira linha de tratamento para quadros inflamatórios agudos, episódios de curta duração, sintomáticos, cujo agente causal se relaciona com a formação de prostanoides.[66]

Uma lesão celular pode induzir a ativação da fosfolipase A2 (PLA2), que por sua vez libera o AA presente na membrana celular para o citoplasma. A partir daí o AA participa de duas vias metabólicas: lipoxigenase e ciclo-oxigenase. Na via da lipoxigenase ocorre a produção dos leucotrienos, que aumentam a permeabilidade vascular e fazem a quimiotaxia dos leucócitos. As reações mediadas pela COX a partir do ácido araquidônico produzem prostaglandina H2, que é então convertida a prostaglandina, prostaciclina e tromboxano.[3,71]

A COX-1 é denominada constitutiva, e tem função fisiológica na manutenção da integridade da mucosa gastrointestinal, agregação plaquetária e modulação do fluxo plasmático renal. Porém a COX-2 é uma enzima de expressão induzível por mediadores pró-inflamatórios, sendo uma fonte importante de prostaglandinas relacionadas à inflamação e à febre (Figura 19.1).[4,72]

Todos os AINEs têm eficácia anti-inflamatória similar, porém podem gerar respostas individuais distintas. No entanto, esses achados não se confirmam por estudos clínicos ou revisões sistemáticas. Em pacientes que não respondem a um tipo de AINE pode-se substituir por outro, considerando a molécula precursora do subgrupo. Como a eficácia é similar, a escolha baseia-se em critérios de toxicidade relativa, conveniência na administração, custo e experiência no uso.[73]

Os AINEs em geral apresentam toxicidade gastrointestinal, renal e cardiovascular. Os inibidores da COX-2 apresentaram efeitos adversos no trato gastrointestinal inferior, mas apresentam as mesmas toxicidades renais que AINEs não seletivos.[74,75] Quando comparados a AINEs usados com inibidor da bomba de prótons para proteção do trato gastrointestinal, os inibidores da COX-2 não apresentam vantagem com relação aos sintomas do trato gastrointestinal e efeitos adversos no trato gastrointestinal superior e cardiovasculares.[76]

Revisões sistemáticas apontam que os inibidores seletivos de COX-2 estão associados ao aumento do risco de eventos cardiovasculares, apesar de muitos AINEs tradicionais também apresentarem esses riscos.[77] O naproxeno e o celecoxibe estão menos associados a risco de eventos cardiovasculares.[69]

Tabela 19.1 Descrição dos medicamentos anti-inflamatórios não esteroides

	Ibuprofeno	Naproxeno	Meloxicam
Apresentações[68]	Comprimidos de 200 mg, 300 mg e 600 mg. Suspensão oral de 50 mg/mL (gotas).	Comprimidos de 250 mg e 500 mg.	Comprimidos de 7,5 e 15 mg; Suspensão oral de 7,5 mg/5 mL.
Esquemas de administração para tratamento de gota[58],[79],[81],[88]	200 a 800 mg, por via oral, a cada 6 a 8 horas. Dose máxima: 3200 mg/dia.	Inicialmente 750 mg para gota aguda. Para controle da doença, 250 mg a cada 8 horas.	Gota aguda: 7,5 a 15 mg, por via oral, 1 vez/dia, durante 10 a 14 dias.
Precauções[79],[88]	Em casos de insuficiência renal, iniciar com a menor dose recomendada, monitorar o paciente e reduzir a dose se necessário. Uso com cautela nos casos de: doenças cardiovasculares, história de ulceração, perfuração ou sangramento gastrointestinal, hipertensão, insuficiência renal, insuficiência hepática, idosos.	Em casos de insuficiência hepática deve-se iniciar com a menor dose recomendada. Uso com cautela nos casos de: doenças cardiovasculares, idosos, história de ulceração, perfuração ou sangramento gastrointestinal, história de reação anafilática, distúrbios de coagulação, insuficiência hepática.	Uso com cautela em pacientes com fatores conhecidos ou de risco para doenças cardiovasculares, devido ao risco de eventos trombóticos, infarto do miocárdio e acidente vascular cerebral. Podem ocorrer, também, principalmente em pacientes idosos, eventos adversos gastrointestinais graves e potencialmente fatais, como a ulceração, sangramento ou perfuração do estômago ou intestinos. Podem ocorrer reações anafiláticas, anemia e broncoespasmo associado a asma preexistente. Risco de distúrbios de coagulação, podendo haver inibição da agregação plaquetária e prolongamento do tempo de sangramento, caso haja. Não se recomenda o uso concomitante com sulfonato de poliestireno de sódio. Não utilizar como substituto de corticosteroides ou em caso de insuficiência de corticosteroides. Podem ocorrer desidratação, atraso reversível de ovulação, não sendo recomendado em casos de infertilidade. Pode ocorrer retenção de fluidos ou insuficiência cardíaca, além de edema periférico, risco de toxicidade e hepatite fulminante fatal, necrose hepática e insuficiência hepática, incluindo icterícia e hepatite fulminante fatal, necrose hepática e insuficiência hepática. Risco de desenvolvimento ou agravamento de hipertensão. Risco de necrose intestinal, possivelmente fatal, com o uso concomitante de sorbitol e de sódio de sulfonato de poliestireno. Risco aumentado de toxicidade e lesão hepática em casos de disfunção hepática. A longa duração da terapia aumenta o risco de hemorragia gastrointestinal potencialmente fatal, ulceração, perfuração. Deve-se evitar o uso em pacientes grávidas durante o terceiro trimestre devido ao risco de encerramento prematuro do canal arterial. Em pacientes com insuficiência renal aumenta-se o risco de toxicidade ou lesão renal. Também podem ocorrer reações cutâneas potencialmente fatais, incluindo dermatite esfoliativa, síndrome de Stevens-Johnson e necrólise epidérmica tóxica; fumar ou fazer uso de álcool aumentam o risco de hemorragia gastrointestinal potencialmente fatal, ulceração ou perfuração.

[continua]

Tabela 19.1 Descrição dos medicamentos anti-inflamatórios não esteroides [continuação]

	Ibuprofeno	Naproxeno	Meloxicam
Contraindicações[79,81]	Hipersensibilidade aos anti-inflamatórios não esteroides. Ulceração péptica ou sangramento gastrointestinal ativos.	Hipersensibilidade aos anti-inflamatórios não esteroides. Insuficiência renal.	Presença de asma, urticária ou reações do tipo alérgicas após tomar ácido acetilsalicílico ou outros AINEs; presença de reações anafiláticas graves ou fatais. Revascularização do miocárdio, tratamento de dor perioperatória. Hipersensibilidade ao meloxicam.
Categoria de risco na gravidez (FDA)[79,88]	C (1º e 2º trimestres); D (3º trimestre).	C	C
Efeitos adversos[79,88]	**Frequentes (3 a 9%):** Exantema, azia, náusea, tontura, dor de cabeça (1 a 3%), vômito (1 a 3%). **Graves (menos de 1%):** Insuficiência cardíaca congestiva, hipertensão, infarto do miocárdio, eritema multiforme, síndrome de Stevens-Johnson, hemorragia, perfuração ou úlcera gastrointestinal, pancreatite, agranulocitose, anemia aplásica ou hemolítica, hepatite, icterícia, reação anafilática, perda auditiva, depressão.	**Frequentes (3 a 9%):** Edema, equimose, prurido, exantema, dores abdominais, constipação, azia, náusea, tontura, dor de cabeça, sonolência, ototoxicidade, zumbido, dispneia. **Graves (menos de 1%):** Insuficiência cardíaca congestiva, vasculite, eritema multiforme, dermatite esfoliativa generalizada, síndrome de Stevens-Johnson, hemorragia, perfuração ou úlcera gastrointestinal, doença inflamatória intestinal, pancreatite, agranulocitose, anemia aplásica ou hemolítica, trombocitopenia, trombose, hepatite, icterícia, insuficiência hepática, reação anafilática, convulsão, insuficiência renal, edema pulmonar.	**Comum** Cardiovascular: edema (0,6% para 4,5%); Gastrointestinal: dor abdominal (1,9% a 4,7%), obstipação (0,8% a 2,6%), diarreia (1,9% a 7,8%), flatulência (3,2%), indigestão (3,8% a 9,5%), náusea (2,4% a 7,2%), vômitos; Neurológico: tontura (1,1% para 3,8%), cefaleia (2,4% para 8,3%); Respiratório: infecção respiratória superior (até 8,3%); Outro: febre. **Grave** Cardiovascular: angina (menos do que 2%), insuficiência cardíaca congestiva (menos do que 2%), hipertensão (menos do que 2%), infarto do miocárdio (menos do que 2%), trombose; Dermatológico: eritema multiforme, eritroderma, síndrome de Stevens-Johnson, necrólise epidérmica tóxica; Gastrointestinal: hemorragia gastrointestinal (menos de 2%), perfuração gastrointestinal, úlcera gastrointestinal (menos de 2%), doença inflamatória do trato digestivo (menos de 2%); Hematológico: anemia (até 4,1%), diminuição da agregação de plaquetas, desordem purpúrica (menos de 2%); Hepático: hepatite (menos de 2%), icterícia, insuficiência hepática; Imunológico: reação anafilactoide, reação de hipersensibilidade (menos de 2%); Neurológico: acidente vascular cerebral; Renal: nefrite intersticial, insuficiência renal (menos de 2%); Respiratório: asma (menos do que 2%), broncoespasmo (menos do que 2%), dispneia (menos de 2%); Outros: angioedema (menos de 2%).

[continua]

Tabela 19.1 Descrição dos medicamentos anti-inflamatórios não esteroides [continuação]

	Ibuprofeno	Naproxeno	Meloxicam
Interação medicamentosa*[88]	Contraindicada: cetorolaco. Grave: ciclosporina, venlafaxina, heparina, clopidogrel, *ginkgo*, metotrexato, tacrolimo, sibutramina, duloxetina, ticlopidina, abciximabe, prasugrel, tirofibana, proteína C, fondaparinux, anagrelida, rivaroxabana, pentoxifilina, dipiridamol, apixabana, cilostazol, dabigatrana, pemetrexede.	Contraindicada: cetorolaco. Grave: ciclosporina, varfarina, venlafaxina, heparina, clopidogrel, *ginkgo*, tacrolimo, sibutramina, duloxetina, ticlopidina, prasugrel, metotrexato, tirofibana, proteína C, fondaparinux, anagrelida, rivaroxabana, pentoxifilina, ácido acetilsalicílico, dipiridamol, apixabana, cilostazol, dabigatrana, pemetrexede, erlotinibe.	Contraindicada: cetorolaco. Grave: ciclosporina, clopidogrel, venlafaxina, milnaciprana, HBPM, ISRS, tracolimo, *ginkgo*, duloxetina, prasugrel, desirudina, ticlopidina, sibutramina, lepirudina, gossypium, eptifibatida, tirofibana, proteína C, fondaparinux, anagrelida, metotrexato, abciximabe, bivalirrudina, dipiridamol, heparina, apixabana, metotrexato, pentoxifilina, cilostazol, pemetrexede, erlotinibe, dabigatrana e rivaroxabana.

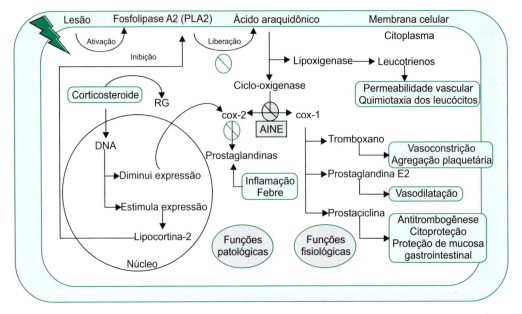

Figura 19.1 Mecanismo de ação dos anti-inflamatórios não esteroides e corticosteroides.

Anti-inflamatórios esteroides

A Tabela 19.2 mostra a descrição dos medicamentos anti-inflamatórios esteroides.

Os anti-inflamatórios esteroides são utilizados por suas ações imunossupressora e anti-inflamatória em processos agudos ou crônicos. Embora apresentem efeitos adversos graves, para uso sistêmico agudo qualquer agente pode ser administrado, pois raramente os efeitos indesejáveis irão se manifestar.

Corticosteroides de duração intermediária são de escolha para tratamento sistêmico de longa duração, por exemplo prednisona, prednisolona ou metiprednisolona, que podem ser empregadas em dias alternados (têm duração entre 12-36h), pela manhã, em baixas doses, gerando menor supressão do eixo hipotálamo-hipófise-suprarrenal.[70]

O uso de corticoterapia tópica está indicado em afecções respiratórias (asma principalmente), dermatológicas e oftalmológicas, com menor risco de interferência no eixo hipotálamo-hipófise-suprarrenal e desencadeamento de efeitos adversos.

O uso de corticosteroides na artrite reumatoide é controverso. Geralmente atuam como medicamento adjuvante aos DMARD, pois seu efeito é mais rápido, além de atuarem sinergicamente a esse grupo de fármacos, por inibição de mecanismos relacionados à migração do leucócito e à liberação de fatores quimiotáticos. São terceira linha de tratamento no caso da gota. A administração intra-articular nos casos de osteoartrite também é terceira opção no tratamento.[73]

Se os corticosteroides forem administrados diariamente, recomendam-se a suplementação de cálcio e vitamina D e a avaliação anual ou semestral da densidade óssea.

Os corticosteroides atravessam a membrana celular facilmente e entram no citoplasma, onde se ligam ao receptor específico (receptor de glicocorticoide – RG), cuja alteração conformacional pela ligação com o corticoide permite a entrada no núcleo celular e, consequentemente, sua ação no DNA, para regular a ativação e a supressão de diferentes genes de alguns mediadores da inflamação, como citocinas, COX-2 e moléculas de adesão[71,72] (Figura 19.1).

Uma das proteínas que tem sua expressão estimulada pelo corticosteroide é a lipocortina-2, que por sua vez inibe a PLA2, impedindo a liberação de ácido araquidônico para o citoplasma, diminuindo a produção de prostaglandinas e sua ação inflamatória. Além disso, ocorre a diminuição da COX-2, sem alterar a expressão da COX-1, minimizando a inflamação sem limitar a ação citoprotetora oriunda da COX-1.[72,78]

Medicamentos modificadores de doenças reumáticas (DMARD) e adjuvantes

As Tabelas 19.3 e 19.4 mostram a descrição dos DMARD convencionais e biológicos.

O uso desse grupo de fármacos não se restringe à reumatologia, sendo empregados em doenças inflamatórias de natureza autoimune crônicas e progressivas que implicam danos irreparáveis aos órgãos alvos. Os DMARD têm como característica a latência prolongada, que varia entre 1 e 3 meses, sugerindo mecanismo de ação imunorregulatório.[79]

A terapia com DMARD deve ser contínua, visando a remissão da doença, com risco de recorrência ou rebote da doença de base caso o tratamento seja interrompido.

Os DMARD devem ser utilizados em quadros de gota moderada a grave que não respondem ao tratamento de primeira linha (AINEs). No tratamento da artrite reumatoide são os fármacos de eleição como monoterapia em primeira linha. Os DMARD convencionais como metotrexato, sulfassalazina e hidroxicloroquina são eficazes na estabilização da função articular, sendo o metotrexato o mais utilizado.[70] Hidroxicloroquina é considerada menos eficaz que os demais.

Os mecanismos de ação dos DMARD convencionais são diversos e ainda não estão bem esclarecidos. Acredita-se que a hidroxicloroquina faz a supressão da resposta do linfócito T aos mitógenos, inibe a quimiotaxia dos leucócitos, estabiliza as enzimas lipossomais e inibe a síntese de DNA e RNA. O metotrexato por sua vez tem como principal mecanismo de ação a inibição das enzimas dependentes do folato, causando seu acúmulo intracelular e consequentemente a liberação de adenosina, que é um potente inibidor da inflamação. O mecanismo de ação da sulfassalazina ainda é um assunto controverso. As possíveis explicações são a supressão da resposta de linfócito T, a inibição da proliferação de linfócitos B e a inibição da liberação de citocinas inflamatórias.[70,80]

Se o DMARD não fizer efeito em até 3 meses, deve-se escolher outro DMARD para ser adicionado ao esquema terapêutico. Se o quadro clínico for mais grave, devem-se utilizar os DMARDb combinados aos tradicionais. O uso prolongado de DMARD deve ser cuidadosamente avaliado, devido à toxicidade.[81]

Dentre os DMARD biológicos podem-se citar os inibidores de TNF-α (adalimumabe, certolizumabe pegol, etanercepte, golimumabe), inibidor da ativação dos linfócitos T (abatacepte), infliximabe, rituximabe e tocilizumabe (Quadro 19.1).[70,73]

A monoterapia com metotrexato pode ser tentada primeiramente, e um DMARDb deverá ser adicionado somente se necessário. Raramente, um agente biológico pode ser iniciado como monoterapia, mas os benefícios e os riscos devem ser cuidadosamente considerados individualmente para cada paciente antes de iniciar o tratamento.[70,79]

Tabela 19.2 Descrição dos medicamentos anti-inflamatórios esteroides

	Dexametasona	Metilprednisolona	Prednisolona
Apresentações[68]	Comprimido 4 mg. Creme 0,1% (acetato). Colírio 0,1%. Elixir de 0,1 mg/mL. Solução injetável de 4 mg/mL.	Pó para solução injetável 40 mg, 125 mg e 500 mg.	Solução oral 4,02 mg/mL (equivalente a 3 mg do fármaco) e 1,34 mg/mL (equivalente a 1 mg do fármaco).
Esquemas de administração para tratamento de gota[58,79,81,88]	0,75 a 9 mg/dia (a dose varia dependendo da resposta do paciente).	4 a 48 mg/dia	5 a 60 mg/dia (a dose varia dependendo da resposta do paciente).
Precauções[79,81]	Utilizar com cautela nos casos de: doença cardiovascular, doenças gastrointestinais, insuficiência hepática, história de reação anafilática, infecções, sarcoma de Kaposi, tuberculose, miopatia, osteoporose, tendência psicótica, insuficiência renal.	Ajuste de dose deve ser considerado em casos de estresse em pacientes dependentes de corticosteroides. Utilizar com cautela nos casos de: hipotireoidismo, desordens gastrointestinais, infecções, insuficiência hepática, miastenia grave, osteoporose, glaucoma, tendências psicóticas, insuficiência renal, tuberculose, vacinação com vírus vivo ou atenuado, hipertensão arterial.	Utilizar com cautela nos casos de: insuficiência hepática, tendências psicóticas, desordens gastrointestinais, hipertensão, hipotireoidismo, miastenia grave, infecções, osteoporose, insuficiência renal, tuberculose.
Contraindicações[79,88]	Hipersensibilidade à dexametasona. Infecções oculares ou perioculares. Infecções fúngicas. Glaucoma. Malária cerebral.	Hipersensibilidade à metilprednisolona. Infecções fúngicas.	Infecções fúngicas.
Categoria de risco na gravidez (FDA)[79,88]	C	C	C

Prednisona	Triancinolona	Betametasona
Comprimidos de 5 e 20 mg.	Comprimidos de 4 mg; Suspensão injetável de acetonido de triancinolona em 10 e 40 mg/mL; aerossol de acetonido de triancinolona microcristalina em 100 mcg/pulverização calibrada; Suspensão injetável de hexacetonido de triancinolona microcristalina em 5 e 20 mg/mL.	Solução oral de 0,6 mg/5 mL; Suspensão injetável de 3 mg/mL de fosfato dissódico de betametasona e 3 mg/mL de acetato de betametasona; Creme, gel, loção e pomada a 0,05% de dipropionato de betametasona; Creme, loção e pomada a 0,1% de betametasona; Espuma a 0,12% de valerato de betametasona; Creme, loção, pomada e suspensão tópica com 0,05% de betametasona e clotrimazol a 1, 1, 0,005 e 0,005%, respectivamente.
5 a 60 mg/dia (a dose varia dependendo da resposta do paciente).	**Gota aguda:** 40 mg, por via intra-articular em dose única.	0,6 a 7,2 mg/dia, por via oral. Variar a dose de acordo com a resposta do paciente; Injeção intra-articular ou em tecido mole de 3 a 6 mg/0,5 a 1 mL a cada 3 dias durante 1 semana; Para loção, creme e pomada, aplica-se na área afetada 1 ou 2 vezes/dia. Dose máxima de 50 g ou 50 mL, não utilizando mais do que 2 semanas; Para gel, aplica-se 1 ou 2 vezes/dia. Dose máxima de 50 g, não ultrapassando 2 semanas de uso. Para pomada, aplicar 2 vezes/dia.
Idosos: iniciar com a menor dose recomendada. Pacientes com hipertireoidismo precisam de uma dose maior. Utilizar com cautela nos casos de: história de reação anafilática, insuficiência hepática, doenças cardiovasculares, doenças gastrointestinais, glaucoma, hipertensão, infarto do miocárdio, insuficiência renal, tuberculose.	Uso cauteloso em caso de cirrose, diverticulite, hipotireoidismo, hipertensão, miastenia grave, herpes simples ocular, osteoporose, úlcera péptica, gravidez, tendências psicóticas, insuficiência renal, colite ulcerosa e infecções sistêmicas não tratadas.	**Dermatológica:** pode ocorrer dermatite alérgica de contato; **Metabolismo endócrino:** supressão do eixo hipotálamo-hipófise-suprarrenal reversíveis, com o potencial de insuficiência glicocorticosteroide; podem ocorrer síndrome de Cushing, hiperglicemia, glicosúria, prejuízo de crescimento e desenvolvimento em pacientes pediátricos no caso de uso prolongado; **Neurológica:** possíveis eventos graves (ou seja, infarto da medula espinhal, paraplegia, tetraplegia, cegueira cortical, acidente vascular cerebral, convulsões, lesão do nervo, edema cerebral) com injeção de corticoide epidural; hipertensão intracraniana com corticosteroides tópicos.
Hipersensibilidade à prednisona. Infecções fúngicas. Malária cerebral.	Infecções fúngicas sistêmicas. Hipersensibilidade à triancinolona.	Hipersensibilidade à betametasona, outros corticosteroides, ou qualquer componente do produto.
D	C	C

[continua]

Tabela 19.2 Descrição dos medicamentos anti-inflamatórios esteroides [continuação]

	Dexametasona	Metilprednisolona	Prednisolona
Efeitos adversos[79,88]	**Frequentes:** Hipertensão (13%), deficiência na cicatrização, síndrome de Cushing, visão anormal (9%), catarata, edema da conjuntiva (5%), secura ocular (5%), aumento da pressão intraocular, depressão, euforia, tuberculose. **Graves:** Cardiomiopatia, hiperglicemia, insuficiência adrenocortical, pancreatite, osteoporose, hemorragia na conjuntiva, glaucoma, doenças vasculares da retina, uveíte.	**Frequentes:** Hipertensão, deficiência na cicatrização, desordens gastrointestinais, úlcera péptica, infecções, fraqueza muscular, catarata, depressão, euforia. **Graves:** Insuficiência cardíaca congestiva, bradicardia sinusal, hiperglicemia, insuficiência adrenocortical, osteoporose, aumento da pressão intracraniana, convulsão, glaucoma, tuberculose.	**Frequentes:** Retenção de líquidos, hipertensão, acne, equimose, hiperglicemia, fraqueza muscular, osteoporose, dor de cabeça, catarata, glaucoma, desordens psicóticas. **Graves:** Insuficiência cardíaca congestiva, sarcoma de Kaposi, *diabetes mellitus*, cetoacidose, perfuração gastrointestinal, pancreatite, miopatia induzida por fármaco, convulsão, tuberculose.
Interação medicamentosa*,[88]	**Contraindicada:** vacina contra rotavírus. **Grave:** praziquantel, nifedipino, itraconazol, talidomida, sunitinibe, ritonavir, telaprevir, insulina, nimodipino, claritromicina, imatinibe, lapatinibe, abciximabe, nevirapina, esteroides sistêmicos, apixabana, topotecana, fosamprenavir, dasatinibe, ivabradina, donepezila, clozapina, darunavir, primidona, mitotano, carbamazepina, efavirenz, enzalutamida, ticagrelor, rivaroxabana, aldesleucina, boceprevir, vincristina, nilotinibe, etravirina.	**Contraindicada:** vacina contra rotavírus. **Grave:** itraconazol, telaprevir, esteroides sistêmicos, aldesleucina.	**Contraindicada:** vacina contra rotavírus. **Grave:** itraconazol, sorafenibe, asparaginase, ritonavir, insulina, nilotinibe, abciximabe, esteroide sistêmico, darunavir, apixabana, donepezila, mitotano, carbamazepina, aldesleucina.

Prednisona	Triancinolona	Betametasona
Frequentes:	**Comum**	**Comum**
Hipertensão, retenção de líquidos, deficiência na tolerância à glicose, ganho de peso, osteoporose, mudanças de humor.	**Cardiovascular:** hipertensão;	**Cardiovascular:** hipertensão;
	Dermatológico: condição atrófica da pele, cicatrização da pele prejudicada;	**Dermatológico:** condição da pele atrófica, eritema (menos de 1%), foliculite (menos de 1%), O/E - vesículas na pele (menos de 1%), prurido da pele (menos de 1%), pungente de pele (0,4%);
Grave:	**Metabolismo endócrino:** síndrome de Cushing, diminuição do crescimento corporal;	
Parada cardíaca, insuficiência cardíaca congestiva, embolia, síncope, deficiência na cicatrização, síndrome de Cushing, hipocalcemia, hipocalemia, perfuração gastrointestinal, pancreatite, reação anafilática, convulsão, glaucoma, transtornos psicóticos, edema pulmonar.		**Psiquiátrico:** depressão, euforia;
	Gastrointestinal: transtorno do trato gastrointestinal, perda de apetite;	**Grave**
		Metabolismo endócrino: síndrome de Cushing, hiperglicemia, hipocortisolismo secundário;
	Musculoesquelético: osteoporose;	
	Psiquiátrico: depressão, euforia;	**Musculoesquelético:** osteoporose;
	Grave	**Neurológico:** acidente vascular cerebral, infarto da medula espinhal, lesão do nervo, paraplegia, aumento da pressão intracraniana, apreensão, tetraplegia;
	Metabolismo endócrino: hiperglicemia, insuficiência adrenocortical primária;	
	Oftálmico: catarata, glaucoma;	**Oftálmico:** catarata, cegueira cortical, glaucoma;
	Respiratório: tuberculose pulmonar.	**Respiratório:** tuberculose pulmonar.
Contraindicada: vacina contra rotavírus.	**Contraindicada:** vacina contra rotavírus.	**Contraindicada:** vacina contra rotavírus.
Grave: nifedipino, itraconazol, lopinavir, gatifloxacino, ritonavir, telaprevir, insulina, nilotinibe, anticorpos monoclonais, esteroides sistêmicos, darunavir, apixabana, donepezila, clozapina, mitotano, carbamazepina, asparaginase, aldesleucina.	**Grave:** itraconazol, darunavir, ritonavir, siltuximabe, carbamazepina e aldesleucina.	**Grave:** itraconazol, bupropiona e aldesleucina.

Tabela 19.3 Descrição dos DMARD convencionais

	Hidroxicloroquina
Apresentações[71]	Comprimido de 400 mg.
Esquemas de administração para tratamento de gota[66,70,72,81]	Tratamento inicial: 400 a 600 mg uma vez ao dia de 4 a 12 semanas. Tratamento prolongado: 200 a 400 mg uma vez ao dia.
Precauções[70,81]	Utilizar com cautela nos casos de: psoríase, dermatite, porfiria, insuficiência hepática, etilismo, pacientes com deficiência na enzima glucose-6-fosfato desidrogenase.
Contraindicações[70,81]	Hipersensibilidade à hidroxicloroquina, uso prolongado em crianças, mudanças na retina e campo visual durante o tratamento prévio com hidroxicloroquina.
Categoria de risco na gravidez (FDA)[70,81]	D
Efeitos adversos[70,81]	Frequentes: Desordens na córnea. Graves: *Torsades de pointes*, agranulocitose, anemia aplástica, leucopenia, trombocitopenia, falência hepática fulminante, miopatia induzida por fármaco, neuropatia, convulsão, retinopatia, perda auditiva, angioedema.
Interação medicamentosa*,[81]	Grave: amiodarona.

Metotrexato	Sulfassalazina
Comprimido de 2,5 mg. Ampola de 2 e 20 mL contendo 25 mg/mL.	Comprimido de 500 mg.
Tratamento inicial: 7,5 mg injetável uma vez por semana. Ajuste de dose deve ser feito gradualmente sem exceder 20 mg/semana. Quando for trocar do oral para o injetável considerar as diferenças na biodisponibilidade.	Tratamento inicial: 500 a 1000 mg por dia. Dose máxima diária de 3000 mg.
Redução na dose deve ser feita nos casos de: insuficiência renal, pacientes idosos, ascite, derrame pleural. Utilizar com cautela nos casos de: possibilidade de gravidez, síndrome de Stevens-Johnson, dermatite esfoliativa, diarreia, estomatite ulcerativa, pacientes obesos, diabetes, doenças pulmonares, infecções, tratamento com radiação ultravioleta em pacientes com psoríase.	Redução na dose deve ser feita nos casos de insuficiência renal. Utilizar com cautela nos casos de: asma, discrasias sanguíneas, desidratação, alveolite fibrosante, deficiência na enzima glicose-6-fosfato desidrogenase, reações de hipersensibilidade prévia, infecções.
Insuficiência hepática, etilismo, período de lactação, hipersensibilidade ao metotrexato, síndromes de imunodeficiências, discrasia sanguínea, gravidez, vacinas com vírus vivo.	Hipersensibilidade à sulfassalazina ou a seus metabólitos (sulfonamidas ou salicilatos), obstrução intestinal ou urinária, porfiria.
X	B
Frequentes: Alopecia, fotossensibilidade, dor abdominal, diarreia, indigestão, náusea, estomatite, vômito, trombocitopenia, dor de cabeça, bronquite, nasofaringite. Graves: Desordens tromboembólicas, eritema multiforme, síndrome de Stevens-Johnson, necrólise epidérmica tóxica, agranulocitose, anemia aplástica, leucopenia, pancitopenia, cirrose, fibrose hepática, hepatite, reação anafilática, infecções, infecção, encefalopatia, convulsão, falência renal, pneumonia.	Frequentes: Prurido, dor abdominal, indigestão, perda de apetite, náusea, estomatite, vômito, tontura, dor de cabeça, febre. Graves: Miocardite, síndrome de Stevens-Johnson, necrólise epidérmica tóxica, agranulocitose, anemia aplástica, aplasia de eritrócitos, falência hepática fulminante, reações de hipersensibilidade prévia, lúpus eritematoso sistêmico, desordens no sistema nervoso central, doenças renais, infertilidade masculina, pneumonia, sepse.
Contraindicado: vacina contra rotavírus. Grave: leflunomida, indometacina, nimesulida, triantereno, flurbiprofen, esomeprazol, varfarina, dipirona, amoxicilina, diclofenaco, omeprazol, hidrato de cloral, tamoxifeno, hidroclorotiazida, cetoprofeno, dantroleno, tenoxicam, penicilina, fenitoína, ibuprofeno, aspirina, teriflunomida, pantoprazol, doxiciclina, ticarcilina, cetorolaco, tegafur, rabeprazol, asparaginase, fenilbutazona, naproxeno, etodolaco, probenecida, dexlansoprazol, pirimetamina, fenoprofeno, piroxicam.	Grave: riluzol, mercaptopurina, topotecana.

Tabela 19.4 Descrição dos DMARD biológicos

	Abatacepte	Adalimumabe	Certolizumabe pegol
Apresentações[71]	Frasco-ampola de 250 mg.	Seringa de 40 mg.	Seringa de 200 mg/mL.
Esquemas de administração para tratamento de gota [66,70,72,81]	Intravenoso: 500 mg (peso corporal até 60 kg), 750 mg (peso corporal de 60 a 100 kg) e 1000 mg (peso corporal acima de 100k g) durante 30 minutos, uma vez ao mês. Subcutâneo: 125 mg uma vez por semana.	Subcutâneo: 40 mg a cada 2 semanas para pacientes recebendo terapia concomitante com metotrexato. Para paciente em monoterapia utilizar 40 mg/semana.	Subcutâneo: Iniciar com 400 mg e depois repetir após 2 e 4 semanas, a partir do primeiro mês utilizar 200 mg a cada 2 semanas ou 400 mg uma vez ao mês.
Precauções[71,81]	Utilizar com cautela nos casos de: hepatite, reações de hipersensibilidade prévia, infecções, tuberculose.	Utilizar com cautela nos casos de: pacientes idosos e pediátricos, doença de Crohn, colite ulcerativa, hepatite, tuberculose.	Utilizar com cautela nos casos de: doença de Crohn, colite ulcerativa, infecção, tuberculose, insuficiência cardíaca congestiva, pacientes idosos, hepatite, reações de hipersensibilidade prévia.
Contraindicações[71,81]	Terapia concomitante com outros DMARD biológicos, vacinas com vírus vivo.	Vacinas com vírus vivo, infecções.	Terapia concomitante com outros DMARD biológicos, pacientes pediátricos.
Categoria de risco na gravidez (FDA)[71,81]	C	B	B

Etanercepte	Golimumabe	Rituximabe	Tocilizumabe
Fraco-ampola de 25 e 50 mg.	Seringa de 50 mg.	Frasco-ampola de 50 mL contendo 10 mg/mL.	Frasco-ampola de 4 mL contendo 20 mg/mL.
Subcutâneo: 50 mg uma vez por semana.	Terapia concomitante com metotrexato: 2 mg/kg infusão intravenosa por 30 minutos uma vez por mês (nos 2 primeiros meses) e depois a cada 2 meses.	Terapia concomitante com metotrexato: 1000 mg infusão intravenosa uma vez a cada 2 semanas (no primeiro mês), e depois uma vez a cada 24 semanas (dependendo da avaliação médica, porém não mais frequente que 16 semanas).	Subcutâneo: 162 mg (peso corporal até 100 kg) a cada duas semanas, ou semanalmente (peso corporal maior que 100 kg). Intravenoso: 4 mg/kg em infusão de 1 hora uma vez ao mês, dependendo da resposta clínica aumentar para 8 mg/kg.
Utilizar com cautela nos casos de: pacientes e pediátricos, doença de Crohn, colite ulcerativa, infecção, tuberculose, hepatite, reações de hipersensibilidade prévia, insuficiência cardíaca congestiva, diabetes, pacientes idosos.	Utilizar com cautela nos casos de: pacientes idosos e pediátricos, tuberculose, hepatite, insuficiência cardíaca congestiva, doença de Crohn, colite ulcerativa, reações de hipersensibilidade prévia.	Utilizar com cautela nos casos de: hepatite, quimioterapia, angina, arritmia cardíaca, pacientes idosos, doenças respiratórias.	Utilizar com cautela nos casos de: tuberculose, pacientes idosos, reações de hipersensibilidade prévia.
Terapia concomitante com outros DMARD biológicos, sepse, vacinas com vírus vivo.	Terapia concomitante com outros DMARD biológicos, infecção, vacinas com vírus vivo ou atenuado.	Infecções, vacinas com vírus vivo.	Terapia concomitante com outros DMARD biológicos, infecções, neutropenia e trombocitopenia severa, hipersensibilidade ao tocilizumabe, vacinas com vírus vivo, insuficiência hepática.
B	B	C	C

[continua]

Tabela 19.4 Descrição dos DMARD biológicos [continuação]

	Abatacepte	Adalimumabe	Certolizumabe pegol
Efeitos adversos[71,81]	Frequentes: náusea, doenças infecciosas, dor de cabeça, infecções no trato urinário, nasofaringite, infecções no trato respiratório superior. Graves: celulite, sepse, pielonefrite aguda, pneumonia, câncer.	Frequentes: dor no local da injeção, reação no local da injeção, desenvolvimento de anticorpo para adalimumabe, dor de cabeça, sinusite, infecções no trato respiratório superior. Graves: insuficiência cardíaca congestiva, eritema multiforme, síndrome de Stevens-Johnson, agranulocitose, anemia aplástica, eritrocitose, leucopenia, pancitopenia, trombocitopenia, falência hepática, reação anafilática, câncer, reação de hipersensibilidade, linfoma de célula T, pneumonia, tuberculose, doenças infecciosas.	Frequentes: artralgia, infecção no trato urinário, infecção no trato respiratório superior. Graves: disritmia cardíaca, insuficiência cardíaca congestiva, doença cardíaca hipertensiva, infarto do miocárdio, derrame do pericárdio, pericardite, eritema multiforme, síndrome de Stevens-Johnson, necrólise epidérmica tóxica, urticária, obstrução intestinal, citopenia, reações de hipersensibilidade, lúpus eritematoso, linfoma, infecções, convulsão, risco de suicídio, síndrome nefrótica, falência renal, tuberculose, câncer.
Interação medicamentosa*,[81]	Grave: etanercepte, adalimumabe, infliximabe, golimumabe.	Grave: abatacepte, sirolimo, ciclosporina, tacrolimo.	Grave: vacinas com vírus vivo.

Quadro 19.1 Mecanismo de ação dos DMARD biológicos

Medicamento	Mecanismo de ação
Abatacepte	Inibe a via de coestimulação e ativação dos linfócitos T.
Adalimumabe	Liga-se aos receptores do fator de necrose tumoral alfa (TNF-α) na superfície celular, causando sua inibição.
Certolizumabe pegol	Liga-se às formas solúvel e transmembrana do fator de necrose tumoral alfa (TNF-α), causando sua inibição.
Etanercepte	Liga-se à forma solúvel do fator de necrose tumoral alfa (TNF-α) e ao TNF-α ligado à superfície celular, causando sua inibição.
Golimumabe	Liga-se às formas solúvel e transmembrana do fator de necrose tumoral alfa (TNF-α), causando sua inibição.
Rituximabe	Liga-se aos marcadores CD20 na superfície celular dos linfócitos B, provocando sua destruição.
Tocilizumabe	Inibe a sinalização mediada pelos receptores de interleucina-6 (IL-6).

Etanercepte	Golimumabe	Rituximabe	Tocilizumabe
Frequentes: reação no local da injeção, renite, infecção no trato respiratório superior. Graves: Insuficiência cardíaca congestiva, eritema multiforme, melanoma, síndrome de Stevens-Johnson, necrólise epidérmica tóxica, anemia, leucopenia, neutropenia, pancitopenia, trombocitopenia, hepatite autoimune, câncer, reações de hipersensibilidade, linfoma de célula T, síndrome de Guillain-Barré, esclerose múltipla, convulsão, neurite óptica, pneumonia, tuberculose,	Frequentes: hipertensão, reação no local da injeção, infecção, tontura, parestesia, bronquite, sinusite, infecção no trato respiratório superior. Graves: insuficiência cardíaca congestiva, câncer, lúpus eritematoso induzido por fármaco, tuberculose, síndrome de Guillain-Barré, neurite óptica, pneumonia.	Frequentes: hipotensão, edema periférico, sudorese noturna, prurido, dor abdominal, diarreia, náusea, vômito, anemia, artralgia, mialgia, astenia, tontura, dor de cabeça, neuropatia sensorial, renite, febre, infecção. Graves: disritmia cardíaca, choque cardiogênico, insuficiência cardíaca, infarto do miocárdio, arritmia supraventricular, taquicardia supraventricular, síndrome de Stevens-Johnson, necrólise epidermal tóxica, obstrução intestinal, perfuração gastrointestinal, anemia, citopenia, neutropenia, trombocitopenia, hepatite, insuficiência hepática, reação de infusão, dispneia, pneumonia, fibrose pulmonar, angioedema.	Frequentes: hipertensão, reações no local da injeção, diarreia, dor abdominal, tontura, dor de cabeça, nasofaringite, reação de infusão. Graves: perfuração gastrointestinal, plaquetopenia, neutropenia, reação anafilática, infecção no trato respiratório superior, câncer, infecções.
Grave: abatacepte, ciclofosfamida.	Grave: abatacepte.	Contraindicado: vacina contra rotavirus. Grave: cisplatina, rituximabe.	Grave: infliximabe.

Acompanhamento farmacoterapêutico na gota

A Tabela 19.5 mostra a descrição dos medicamentos utilizados no tratamento de gota.

Há diferentes métodos utilizados para o acompanhamento farmacoterapêutico do paciente, a maioria dos quais deriva do método clínico desenvolvido por Weed et al. (1971), que se baseia na identificação dos problemas de saúde, no desenvolvimento de um plano de cuidado e no acompanhamento do paciente.[82,83] A proposta do acompanhamento deve ser a mais objetiva possível, de tal forma a facilitar o trabalho do farmacêutico e estimular o paciente como o principal agente de sua própria saúde. O acompanhamento farmacoterapêutico proposto para o paciente com gota inclui a identificação do paciente e dos medicamentos utilizados e o plano de cuidado do paciente.

No Formulário 19.1 são obtidas informações que possibilitam a caracterização sociodemográfica, as condições clínicas e as principais queixas do paciente. Uma vez que o tratamento da gota consiste no uso do medicamento e controle da dieta; a coleta dessas informações é fundamental para o acompanhamento do paciente.

O Formulário 19.2 propõe a coleta de informações a respeito dos medicamentos, sendo possível identificar sua forma de utilização pelo paciente, bem como verificar a causa de alguns resultados negativos associados ao seu uso, a exemplo da falha terapêutica, do efeito adverso, dos problemas relacionados a intolerância e da não adesão.

Durante a coleta das informações, o farmacêutico deve fazer com que o paciente conheça a respeito da sua doença e a importância de seu tratamento. A síntese dessas informações permite conhecer a respeito dos sintomas, sinais e parâmetros de efetividade e segurança de cada medicamento utilizado pelo paciente. Em seguida, prossegue-se com o plano de atuação do acompanhamento farmacoterapêutico, que inclui a avaliação do tratamento da gota, levando em consideração as medidas de efetividade e segurança do tratamento. O plano deve ser elaborado em comum acordo com o paciente.

Plano de atuação

O plano de atuação do acompanhamento farmacoterapêutico compreende as medidas de efetividade e de segurança do tratamento, considerando valores e preferências do usuário.

Os objetivos do tratamento da gota são aliviar a dor, abreviar a duração da inflamação durante um episódio agudo, prevenir episódios futuros e evitar lesões nas articulações. O tratamento apropriado pode suprimir os surtos de gota e suas recorrências e prevenir consequências em longo prazo da doença. A baixa efetividade do tratamento pode estar relacionada ao uso de medicamentos inadequados e/ou a dieta com elevado teor de bases púricas.

Os objetivos terapêuticos pretendidos para o tratamento da gota são, em curto prazo, a resolução rápida da dor e a preservação da função, e, em longo prazo, prevenir os ataques recorrentes e a destruição crônica da articulação.

Quanto antes o tratamento for iniciado, melhor a resposta clínica.[81] Portanto, quando pelo menos um desses objetivos não foi alcançado, o farmacêutico deve proceder à busca de possíveis falhas relacionadas à terapia farmacológica, e para isso pode se valer de vários instrumentos.

O farmacêutico poderá propor ao paciente uma sequência de encontros para auxiliá-lo a alcançar e/ou avaliar se os objetivos terapêuticos estão sendo alcançados, bem como para identificar problemas relacionados à segurança no uso dos medicamentos (Formulário 19.3).[84]

O acompanhamento pode abranger medidas dos níveis de ácido úrico a cada 1 a 3 meses, inicialmente, e posteriormente a cada 6 meses.

Anti-inflamatórios e medicamentos utilizados no tratamento da artrite reumatoide, osteoartrite e gota

Tabela 19.5 Descrição dos medicamentos utilizados no tratamento de gota

	Alopurinol	Probenecida	Colchicina
Apresentações[69,71]	Comprimidos de 100 e 300 mg; Solução injetável intravenosa de alopurinol sódico com 500 mg de alopurinol.	Comprimidos de 500 mg; Comprimidos revestidos de 500 mg; Comprimidos de 500 mg de probenecida e 0,5 mg de colchicina.	Comprimidos de 0,6 mg; comprimidos de 500 mg de probenecida e 0,5 mg de colchicine.
Esquemas de administração para tratamento de gota[68,69,72]	Gota leve: 100 a 300 mg/dia, por via oral em dose única ou, dividida em 2 ou 3 vezes/dia; Gota moderada a grave: 400 a 600 mg/dia, por via oral em dose única ou, dividida em 2 ou 3 vezes/dia. A dose máxima é de 800 mg/dia.	Profilaxia de hiperuricemia, inicial: 250 mg, por via oral, 2 vezes/dia, durante 1 semana; Profilaxia de hiperuricemia, manutenção: 500 mg, por via oral, 2 vezes/dia. Se os sintomas persistirem ou, se em 24 horas a excreção de urato for abaixo de 700 mg, aumenta-se mais 500 mg a cada 4 semanas, conforme o tolerado. A dose máxima é de 2000 mg/dia.	Gota: 1,2 mg, por via oral, no primeiro sinal de um surto, seguido de 0,6 mg após 1 hora. A dose máxima durante 1 hora é de 1,8 mg. Profilaxia de gota: 0,6 mg, por via oral, 1 ou 2 vezes/dia. A dose máxima é de 1,2 mg/dia.
Precauções[66]	Hepática: doença hepática; acompanhamento preconizado; Imunológica: pode ocorrer reação alérgica; descontinuar ao primeiro sinal; Renal: uso com cautela em pacientes com função renal diminuída ou mau alívio de urato, devido a risco de agravamento da condição; recomendam-se monitoramento e ajuste de dose.	Em caso de insuficiência renal conhecida, o uso concomitante com penicilinas não é recomendado. Podem ocorrer a exacerbação da gota; úlcera péptica; insuficiência renal. Hematúria, cólica renal, dor costovertebral, e formação de pedras de ácido úrico podem ocorrer em pacientes artríticos.	Hematológica: discrasias sanguíneas, incluindo mielossupressão, leucopenia, granulocitopenia, trombocitopenia, pancitopenia e anemia aplástica, necessitando da interrupção ou descontinuação da dose; Hepática: doença hepática grave; redução da frequência de dosagem e do tratamento recomendado; insuficiência hepática crônica aumenta o risco de toxicidade do fármaco; Musculoesquelética: toxicidade neuromuscular e rabdomiólise especialmente em pacientes com disfunção renal e em idosos; a interrupção ou descontinuação da dose pode ser necessária; Renal: em pacientes com insuficiência renal grave ou em fase terminal da doença renal com necessidade de diálise, deve-se reduzir a frequência da dose e do tratamento sugerido; acompanhamento preconizado; insuficiência renal ligeira ou moderada aumenta o risco de efeitos adversos; a monitorização é recomendada e a redução da dose pode ser necessária; Outras: morte com overdose acidental ou intencional; o uso concomitante com inibidores do CYP3A4 ou da p-glicoproteína devem ser evitados; se necessário, considerar a redução da dose e monitorar a toxicidade.

[continua]

Tabela 19.5 Descrição dos medicamentos utilizados no tratamento de gota [continuação]

	Alopurinol	Probenecida	Colchicina
Contraindicações[66]	Uso concomitante com didanosina. Hipersensibilidade ao alopurinol.	Uso em casos de discrasias sanguíneas, ataque agudo gotoso, hipersensibilidade à probenecida ou presença de pedras de ácido úrico nos rins. Uso em crianças menores de 2 anos de idade. Uso concomitante com salicilatos em pequenas ou grandes doses.	Uso concomitante de p-glicoproteína ou fortes inibidores do CYP3A4, incluindo todos os inibidores da protease fosamprenavir, exceto em doentes com insuficiência hepática ou renal. Risco de vida e toxicidade fatal em pacientes com insuficiência renal e hepática.
Categoria de risco na gravidez (FDA)[66]	C	B	C
Efeitos adversos[66]	Comum Dermatológico: erupção maculopapular, prurido (< 1%); Grave Dermatológico: *rash* (< 1%), síndrome de Stevens-Johnson (< 1%), necrólise epidérmica tóxica (< 1%); Hematológico: agranulocitose, anemia aplástica, eosinofilia, mielossupressão, trombocitopenia (0,6%); Hepático: hepatite granulomatosa (< 1%), necrose hepática (< 1%), hepatotoxicidade; Imunológico: reação de hipersensibilidade; Renal: insuficiência renal (< 1%)	Grave Dermatológico: síndrome de Stevens-Johnson; Hematológico: anemia aplástica, leucopenia, neutropenia, trombocitopenia; Hepático: necrose hepática; Imunológico: anafilaxia, reação de hipersensibilidade; Renal: síndrome nefrótica (raro).	Comum Gastrointestinal: diarreia (dose elevada, 77%; de baixa dose, 23%), náusea (dose elevada, 17%; de baixa dose, 4%), vómitos (17%); Grave Hematológico: mielodepressão.
Interação medicamentosa[66]	Contraindicada: didanosina. Grave: azatioprina, ciclofosfamida, captopril, enalapril, tegafur e mercaptopurina.	Contraindicada: cetorolaco. Grave: doripeném, zalcitabina, deferiprona, citalopram e metotrexato.	Contraindicada: cetoconazol, verapamil, diltiazem, ritonavir, ciclosporina, claritromicina, sunitinibe, eritromicina, nelfinavir, nefazodona, saquinavir, darunavir, inibidores seletivos da p-glicoproteína, tipranavir, telitromicina, nilotinibe, indinavir, itraconazol, atazanavir, lopinavir e boceprevir. Grave: amprenavir, fluconazol, sinvastatina, genfibrozila, aprepitanto, atorvastatina, fenofibrato, interferon alfa-2A, pitavastatina, lovastatina, pravastatina, reserpina e tracolimus.

Formulário 19.1 Identificação do paciente

Dados sociodemográficos
Nome:
Sexo: Idade: Telefone:
Endereço: nº
Apto: Bairro: Cidade: Estado:
Estado civil   Grau de escolaridade:
Profissão:
Quantas pessoas moram com ele?   Tem convênio médico?
*Hábitos de consumo
Bebidas alcoólicas: ( ) sim ( ) não. Consumo diário:
Frutos do mar ( ) sim ( ) não. Consumo semanal:
Sardinhas, anchovas ( ) sim ( ) não. Consumo semanal:
Ingesta de carne vermelha ( ) sim ( ) não. Consumo semanal:
Ingesta de carnes de aves: ( ) sim ( ) não. Consumo semanal:
Ingesta de miúdos (rim, fígado). ( ) sim ( ) não. Consumo semanal:
Leguminosas (feijão, soja, ervilha): ( ) sim ( ) não. Consumo semanal:
Outros vegetais ricos em purina ( )sim ( ) não. Consumo semanal:
Outros:
Dados antropométricos
Peso (kg): Altura (cm):
IMC (kg/m^2): Circunferência da cintura (cm):
Histórico da gota
Tempo (início, duração e frequência dos sintomas):
Localização (área afetada):
A doença está controlada? ( ) sim ( ) não
Queixas do paciente (descrição dos sintomas):
Fatores que agravam ou aliviam os sintomas:
Outros sintomas associados com o problema de saúde:
Outras doenças
Diabetes ( ) sim ( ) não
Hipertensão ( ) sim ( ) não
Dislipidemia ( ) sim ( ) não
Síndrome metabólica ( ) sim ( ) não
Doença renal ( ) sim ( ) não
Outras:

Formulário 19.2 Medicamentos utilizados*

MEDICAMENTO 1
Quem prescreveu:
Princípio ativo:
Problema de saúde que trata:
Posologia usada:
Posologia prescrita:
Data de início: final:
Forma de administração:
Dificuldade em tomar esse medicamento:
Quantas vezes, nos últimos 7 dias, deixou de tomar este medicamento:
Faz uso do medicamento na mesma hora, todos os dias:
Motivo pelo qual deixa de usar o medicamento (por exemplo, quando se sente bem ou quando se sente mal etc.):
Percepção de efetividade (o que paciente acha do efeito do medicamento):
Percepção de segurança (alguma reação indesejável):

* Anotar essas informações para cada um dos medicamentos que o paciente utiliza.

Formulário 19.3 Medidas de efetividade no uso dos medicamentos para a gota

Medidas clínicas e laboratoriais	Primeiro encontro	Segundo encontro	Terceiro encontro
Frequência das crises agudas e recorrentes			
Níveis de ácido úrico*			
Regressão do tofo**			

* Devem estar abaixo de 7 mg/dL em homens e 6 mg/dL em mulheres.[85]
**Nódulos subcutâneos duros podem estar presentes ao longo da superfície do extensor da articulação, avaliados por exame físico, exame visual e radiografia.

deve direcionar as ações do acompanhamento farmacêutico, visto que por meio delas será possível conhecer os resultados esperados do tratamento e os possíveis problemas que estão ou poderão estar relacionados a ele.

Quando houver suspeita de uma reação adversa a medicamento (RAM), rara ou não, pode realizar uma notificação espontânea (ou voluntária) através dos canais de comunicação

Para a avaliação de segurança, o farmacêutico deve fazer a caracterização do paciente (idade, sexo, se gestante, presença de comorbidades, histórico de alergias ou sensibilidades a fármacos); dos medicamentos utilizados (dose, frequência, duração de tratamento, automedicação, efeitos adversos, interações com outros fármacos/alimentos/bebidas). O detalhamento dessas informações das agências que regulam o setor farmacêutico no país.

Para notificar uma RAM junto à Anvisa, é necessário acessar o endereço eletrônico do Sistema Nacional de Notificações para a Vigilância Sanitária (Notivisa) (disponível em: http://www.anvisa.gov.br/hotsite/notivisa/cadastro.htm), e, na aba cadastro, selecionar a opção desejada (instituição, profissional liberal ou cidadão) e preencher o formulário *online*.

Deve-se estar atento a algumas questões relacionadas ao uso dos medicamentos para gota:

1. A gota é um processo inflamatório e usualmente tratada com altas doses de AINEs. O uso prolongado de AINEs, colchicina e alopurinol aumenta a possibilidade da ocorrência de efeitos adversos. Por esses motivos, o paciente deve ser orientado da importância do acompanhamento médico para a realização do hemograma completo e exames das funções renal e hepática, que devem ser realizados a cada 3 a 6 meses.[70]

2. Ao iniciar o tratamento com o alopurinol, o paciente deve ser minuciosamente monitorado para a síndrome de hipersensibilidade (eosinofilia, dermatite e insuficiência multissistêmica)[70]

3. O uso da colchicina em longo prazo pode estar associado a neuromiopatia.[70,86]

4. Em pacientes com uso de agentes redutores do ácido úrico (alopurinol e colchicina), deve haver o acompanhamento dos níveis de ácido úrico a cada 1 a 3 meses inicialmente e então a cada 6 meses (nível alvo < 6 mg/dL).[70]

5. Não é indicado o uso de ácido acetilsalicílico, pois pode elevar a concentração de urato no plasma.[70]

6. Colchicina poderá ser utilizada quando houver contraindicações ao uso de AINEs, porém, sua utilização deve se limitar por causa dos efeitos adversos, como diarreia e vômitos. Uma alternativa consiste no uso de corticosteróides.[70]

7. À medida que as doses de um medicamento se aproximam das doses máximas aumentam as possibilidades das reações adversas. Por esse motivo, todas as doses devem ser averiguadas.

As recomendações a respeito da dieta também podem ajudar o paciente a controlar a doença. As principais delas são descritas a seguir:[87]

1. Controle do peso corporal, pois esse fator pode estar relacionado aos altos níveis de ácido úrico no sangue.

2. Recomendar buscar um nutricionista ou médico para que seja estabelecida uma dieta apropriada.

3. Informar que longos períodos em jejum e dieta muito restritiva podem aumentar os níveis de ácido úrico e piorar a gota.

4. Reforçar que o paciente deve se hidratar, tomando 10 a 12 copos de 250 mL/dia, principalmente se tiver cálculos renais decorrentes da elevação de ácido úrico. A água ajuda a eliminar os cristais.

5. Café e chá podem ser tomados, mas o paciente deve limitar a quantidade de bebida alcóolica, principalmente o vinho e a cerveja, pois podem aumentar os níveis de ácido úrico e desencadear um episódio de gota.

A identificação de resultados negativos relacionados ao processo terapêutico é fundamental para que o farmacêutico possa desenvolver um plano de intervenções que possam implicar a melhora da qualidade de vida do usuário. O Quadro 19.2 descreve possíveis problemas relacionados aos medicamentos que podem ajudar na identificação de problemas associados à efetividade e/ou à segurança no uso dos medicamentos.

Quadro 19.2 Lista de problemas relacionados à farmacoterapia

Seleção e prescrição

[ ]	Medicamento não recomendado ou contraindicado
[ ]	Medicamento sem indicação clínica
[ ]	Doses inadequadas
[ ]	Forma farmacêutica ou via de administração inadequada
[ ]	Frequência ou horários de administração inadequados
[ ]	Duração do tratamento inadequada ou ausente
[ ]	Interação medicamentosa
[ ]	Condição clínica não tratada
[ ]	Necessidade de medicamento adicional
[ ]	Outros problemas de seleção e prescrição

Administração e adesão ao tratamento

[ ]	Omissão ou redução de doses pelo paciente ou cuidador
[ ]	Adição de doses pelo paciente ou cuidador
[ ]	Técnica de administração incorreta
[ ]	Frequência ou horário de administração incorreto
[ ]	Duração do tratamento incorreta
[ ]	Continuação indevida do medicamento pelo paciente
[ ]	Paciente não iniciou o tratamento
[ ]	Uso abusivo do medicamento
[ ]	Outros problemas de administração ou adesão não especificados

Dispensação ou manipulação

[ ]	Medicamento incorreto
[ ]	Dose incorreta
[ ]	Forma farmacêutica incorreta
[ ]	Duplicidade terapêutica entre prescrições
[ ]	Desvio de qualidade aparente
[ ]	Uso de medicamento vencido
[ ]	Outros problemas relacionados à qualidade

Monitoração de parâmetros

[ ]	Necessidade de monitoramento laboratorial
[ ]	Necessidade de automonitoramento

Não efetividade do tratamento

[ ]	Tratamento não efetivo com causa identificada
[ ]	Tratamento não efetivo sem causa definida

Reação adversa a medicamento

[ ]	Reação adversa dose-dependente (tipo A)
[ ]	Reação alérgica ou idiossincrática (tipo B)
[ ]	Reação por exposição crônica ao medicamento (tipo C)
[ ]	Reação retardada/teratogênese (tipo D)
[ ]	Efeitos de descontinuação de um medicamento (tipo E)
[ ]	Reação adversa não especificada

Fonte: Adaptação de Brasil. Ministério da Saúde. Secretaria de Ciência, Tecnologia e Insumos Estratégicos. Departamento de Assistência Farmacêutica e Insumos Estratégicos. Capacitação para implantação dos serviços de clínica farmacêutica/Ministério da Saúde, Secretaria de Ciência, Tecnologia e Insumos Estratégicos. Departamento de Assistência Farmacêutica e Insumos Estratégicos. – Brasília: Ministério da Saúde, 2014. 308 p. il. (Cuidado farmacêutico na atenção básica ; caderno 2), p.118-119.

As intervenções farmacêuticas podem estar focadas na educação em saúde e no aconselhamento do paciente, no monitoramento de parâmetros clínicos e laboratoriais, nas alterações diretas na terapia (medicamento não prescrito ou com concordância do prescritor). Para facilitar o entendimento das intervenções farmacêuticas, o Quadro 19.3 descreve uma lista com a especificação de cada categoria, conforme as possíveis situações encontradas.

Em todo esse processo, é importante que o farmacêutico estimule o paciente a manter um estilo de vida e faça o acompanhamento farmacoterapêutico de acordo com a sua necessidade. O farmacêutico deve reforçar junto aos pacientes a importância do acompanhamento médico periódico e o risco da automedicação.

Quadro 19.3 Lista de intervenções farmacêuticas

Orientações sobre os tratamentos medicamentosos de forma geral
Orientações sobre os tratamentos não farmacológicos
Recomendação para realização de exame laboratorial
Recomendação e treinamento para automonitoramento
Orientações sobre a necessidade de um novo medicamento
Orientações sobre a suspensão ou a retirada de medicamento
Orientações sobre a substituição de medicamento
Alteração de forma farmacêutica ou via de administração
Alteração do esquema posológico (essa intervenção pode ser feita sem consultar o prescritor, caso não tenha sido especificado horário de administração na receita).
Encaminhamento a outros profissionais da saúde
Outros encaminhamentos não especificados

Fonte: Adaptação de Brasil. Ministério da Saúde. Secretaria de Ciência, Tecnologia e Insumos Estratégicos. Departamento de Assistência Farmacêutica e Insumos Estratégicos. Capacitação para implantação dos serviços de clínica farmacêutica/ Ministério da Saúde, Secretaria de Ciência, Tecnologia e Insumos Estratégicos. Departamento de Assistência Farmacêutica e Insumos Estratégicos. – Brasília: Ministério da Saúde, 2014. 308 p. il. (Cuidado farmacêutico na atenção básica; caderno 2), p. 118-9.

Referências

1. Janeway C A Jr, Travers P, Walport M. The front line of host defense. In: Janeway C A Jr, Travers P, Walport M, Shlomchik MJ. Immunobiology: The Immune System in Health and Disease. 5. ed. New York: Garland Science, 2001.
2. Savill J, Dransfield I, Gregory C, Haslett C. A blast from the past: clearance of apoptotic cells regulates immune responses. Nature Reviews Immunology 2002;2(12):965-75.
3. Becker EL. Chemotactic fators of inflamation. Trends Pharmacol Sci 1983;4(5):223-5.
4. Fuchs F, Wannancher L. Farmacologia Clínica: fundamentos da terapêutica racional. 4. ed. Rio de Janeiro: Guanabara Koogan, 2010.
5. Carvalho WA, Lemonica L. Mecanismos celulares e moleculares da dor inflamatória. modulação periférica e avanços terapêuticos. In: Braz JRC, Castiglia YMM. Temas de Anestesiologia. Curso de Graduação em Medicina. 2. ed. São Paulo: Artes Médicas, 2000. p.265-80.
6. Samuelsson B, Granstrom E, Green K, et al. Prostaglandins. Ann Rev Biochem 1975; 44:669-94.
7. Carvalho WA. Mecanismos de ação de drogas antiinflamatórias não-esteróides. II. Ações analgésicas, antiinflamatórias e antipiréticas. F Med 1990;100:111-22.

8. Gemmell E, Marshall RI, Seymour GJ. Cytokines and prostaglandins in immune homeostasis and tissue destruction in periodontal disease. Periodontology 2000 1997;14:112-43.
9. Gewirtz AT, Collier-Hyams LS, Young AN, Kucharzik T, Guilford WJ, Parkinson JF, et al. Lipoxin a4 analogs attenuate induction of intestinal epithelial proinflammatory gene expression and reduce the severity of dextran sodium sulfate-induced colitis. Journal of Immunology (Baltimore, Md: 1950) 2002;168(10):5260-7.
10. Cruvinel WM, Mesquita DJr, Araújo JAP, Catelan TTT, Souza AWS, Silva NP, Andrade LEC. Sistema imunitário – Parte I. Fundamentos da imunidade inata com ênfase nos mecanismos moleculares e celulares da resposta inflamatória. Rev Bras Reumatol 2010;50(4):434-61.
11. Brinkmann V, Reichard U, Goosmann C, Fauler B, Uhlemann Y, Weiss DS, et al. Neutrophil extracellular traps kill bacteria. Science (New York, NY) 2004;303(5663):1532-5.
12. Serhan CN. Systems approach to inflammation resolution: identification of novel anti-inflammatory and pro-resolving mediators. Journal of Thrombosis and Haemostasis. JTH 2009;7 Suppl 1:44-8.
13. Medzhitov R. Origin and physiological roles of inflammation. Nature 2008;454(7203):428-35.
14. Howard PA, Delafontaine P. Nonsteroidal anti-Inflammatory drugs and cardiovascular risk. Journal of the American College of Cardiology 2004;43(4):519-25.
15. Ministério da Saúde. Departamento de Assistência Farmacêutica e Insumos Estratégicos, Departamento de Assistência Farmacêutica e Insumos Estratégicos, Secretaria de Ciência, Tecnologia e Insumos Estratégicos, & Ministério da Saúde. Formulário terapêutico nacional (Rename 2010). Brasília: Ministério da Saúde, 2008.
16. Schett G, Gravallese E. Bone erosion in rheumatoid arthritis: mechanisms, diagnosis and treatment. Nature Reviews Rheumatology 2012;8(11):656-64.
17. Pap T, Muller-Ladner U, Gay RE, Gay S. Fibroblast biology. Role of synovial fibroblasts in the pathogenesis of rheumatoid arthritis. Arthritis Research 2000;2(5):361-7.
18. Gregersen PK, Silver J, Winchester RJ. The shared epitope hypothesis. An approach to understanding the molecular genetics of susceptibility to rheumatoid arthritis. Arthritis and Rheumatism 1987;30(11):1205-13.
19. Scott DL, Wolfe F, Huizinga TW. Rheumatoid arthritis. Lancet 2010;376(9746):1094-108.
20. Costenbader KH, Feskanich D, Mandl LA, Karlson EW. Smoking intensity, duration, and cessation, and the risk of rheumatoid arthritis in women. The American Journal of Medicine 2006;119(6): 503.e1-9.
21. Smolen JS, Steiner G. Therapeutic strategies for rheumatoid arthritis. Nature Reviews Drug Discovery 2003;2(6):473-88.
22. Silvestri T, Pulsatelli L, Dolzani P, Frizziero L, Facchini A, Meliconi R. In vivo expression of inflammatory cytokine receptors in the joint compartments of patients with arthritis. Rheumatology International 2006;26(4):360-8.
23. Firestein GS. Etiology and pathogenesis of rheumatoid arthritis. In: Ruddy S, Harris ED, Sledge CB, Kelley WN, eds. Kelley's Textbook of Rheumatology. 7. ed. Philadelphia: W.B. Saunders, 2005. p.996-1042.
24. Breedveld FC, Kalden JR. Appropriate and effective management of rheumatoid arthritis. Annals of the Rheumatic Diseases 2004;63(6):627-33.
25. Goldring SR, Goldring MB. The role of cytokines in cartilage matrix degeneration in osteoarthritis. Clinical Orthopaedics and Related Research 2004;(427 Suppl):S27-36.
26. Aletaha D, Neogi T, Silman AJ, Funovits J, Felson DT, Bingham CO 3rd, et al. 2010 Rheumatoid arthritis classification criteria: an American College of Rheumatology/European League Against Rheumatism collaborative initiative. Arthritis and Rheumatism 2010;62(9):2569-81.
27. Boers M, Verhoeven AC, Markusse HM, van de Laar MA, Westhovens R, van Denderen JC, et al. Randomised comparison of combined step-down prednisolone, methotrexate and sulphasalazine with sulphasalazine alone in early rheumatoid arthritis. Lancet 1997;350(9074):309-18.
28. Singh JA, Furst DE, Bharat A, Curtis JR, Kavanaugh AF, Kremer JM, et al. 2012 update of the 2008 American College of Rheumatology recommendations for the use of disease-modifying antirheumatic drugs and biologic agents in the treatment of rheumatoid arthritis. Arthritis Care & Research 2012;64(5):625-39.
29. van Vollenhoven RF, Geborek P, Forslind K, Albertsson K, Ernestam S, Petersson IF, et al. Conventional combination treatment versus biological treatment in methotrexate-refractory early rheumatoid arthritis: 2 year follow-up of the randomised, non-blinded, parallel-group Swefot trial. Lancet 2012;379(9827):1712-20.
30. Pereira D, Peleteiro B, Araujo J, Branco J, Santos RA, Ramos E. The effect of osteoarthritis definition on prevalence and incidence estimates: a systematic review. Osteoarthritis and cartilage/OARS, Osteoarthritis Research Society 2011;19(11):1270-85.
31. Litwic A, Edwards MH, Dennison EM, Cooper C. Epidemiology and burden of osteoarthritis. British Medical Bulletin 2013;105:185-99.
32. Du H, Chen SL, Bao CD, Wang XD, Lu Y, Gu YY, et al. Prevalence and risk factors of knee osteoarthritis in

Huang-Pu District, Shanghai, China. Rheumatology International 2005;25(8):585-90.
33. Abramson SB, Attur M. Developments in the scientific understanding of osteoarthritis. Arthritis Res Ther 2009;11:227.
34. Stove J, Huch K, Gunther KP, Scharf HP. Interleukin-1beta induces different gene expression of stromelysin, aggrecan and tumor-necrosis-factor-stimulated gene 6 in human osteoarthritic chondrocytes in vitro. Pathobiology: Journal of Immunopathology, Molecular and Cellular Biology 2000;68(3):144-9.
35. Hammacher A, Ward LD, Weinstock J, Treutlein H, Yasukawa K, Simpson RJ. Structure-function analysis of human IL-6: identification of two distinct regions that are important for receptor binding. Protein Science: a publication of the Protein Society 1994;3(12):2280-93.
36. Felson DT. Clinical practice. Osteoarthritis of the knee. The New England Journal of Medicine 2006;354(8):841-8.
37. Altman RD. Early management of osteoarthritis. The American Journal of Managed Care 2010;16 Suppl Management: S41-7.
38. Jenkinson CM, Doherty M, Avery AJ, Read A, Taylor MA, Sach TH, et al. Effects of dietary intervention and quadriceps strengthening exercises on pain and function in overweight people with knee pain: randomised controlled trial. BMJ (Clinical research ed) 2009; 339:b3170.
39. McKnight PE, Kasle S, Going S, Villanueva I, Cornett M, Farr J, et al. A comparison of strength training, self-management, and the combination for early osteoarthritis of the knee. Arthritis Care & Research 2010;62(1):45-53.
40. [No authors listed]. Ottawa panel evidence-based clinical practice guidelines for therapeutic exercises and manual therapy in the management of osteoarthritis. Physical Therapy 2005;85(9):907-71.
41. Zhang W, Nuki G, Moskowitz RW, Abramson S, Altman RD, Arden NK, et al. OARSI recommendations for the management of hip and knee osteoarthritis: part III: Changes in evidence following systematic cumulative update of research published through January 2009. Osteoarthritis and cartilage/OARS, Osteoarthritis Research Society 2010;18(4):476-99.
42. Suarez-Almazor ME, Looney C, Liu Y, Cox V, Pietz K, Marcus DM, et al. A randomized controlled trial of acupuncture for osteoarthritis of the knee: effects of patient-provider communication. Arthritis Care & Research 2010;62(9):1229-36.
43. Manheimer E, Cheng K, Linde K, Lao L, Yoo J, Wieland S, et al. Acupuncture for peripheral joint osteoarthritis. The Cochrane Database of Systematic Reviews 2010(1): Cd001977.

44. National Center for Complimentary and Alternative Medicine. The NIH Glucosamine/Chondroitin Arthritis Intervention Trial (GAIT). J Pain Palliat Care Pharmacother 2008;22:39-43.
45. Wandel S, Jüni P, Tendal B, et al. Effects of glucosamine, chondroitin, or placebo in patients with osteoarthritis of hip or knee: network meta-analysis. BMJ 2010;341: c4675.
46. Manheimer E, Linde K, Lao L, Bouter LM, Berman BM. Meta-analysis: acupuncture for osteoarthritis of the knee. Annals of Internal Medicine 2007;146(12):868-77.
47. Motsko SP, Rascati KL, Busti AJ, Wilson JP, Barner JC, Lawson KA, et al. Temporal relationship between use of NSAIDs, including selective COX-2 inhibitors, and cardiovascular risk. Drug Safety 2006;29(7):621-32.
48. Wang X, Tian HJ, Yang HK, Wanyan P, Peng YJ. Meta-analysis: cyclooxygenase-2 inhibitors are no better than nonselective nonsteroidal anti-inflammatory drugs with proton pump inhibitors in regard to gastrointestinal adverse events in osteoarthritis and rheumatoid arthritis. European Journal of Gastroenterology & Hepatology 2011;23(10):876-80.
49. Cepeda MS, Camargo F, Zea C, Valencia L. Tramadol for osteoarthritis: a systematic review and metaanalysis. The Journal of Rheumatology 2007;34(3):543-55.
50. Bannuru RR, Natov NS, Obadan IE, Price LL, Schmid CH, McAlindon TE. Therapeutic trajectory of hyaluronic acid versus corticosteroids in the treatment of knee osteoarthritis: a systematic review and meta-analysis. Arthritis and Rheumatism 2009;61(12):1704-11.
51. Lo GH, LaValley M, McAlindon T, Felson DT. Intra-articular hyaluronic acid in treatment of knee osteoarthritis: a meta-analysis. JAMA 2003;290(23):3115-21.
52. Martinon F. Mechanisms of uric acid crystal-mediated autoinflammation. Immunological Reviews 2010;233(1):218-32.
53. Gibson T. Hyperuricemia, gout and the kidney. Current Opinion in Rheumatology 2012;24(2):127-31.
54. Brook RA, Forsythe A, Smeeding JE, Lawrence Edwards N. Chronic gout: epidemiology, disease progression, treatment and disease burden. Current Medical Research and Opinion 2010;26(12):2813-21.
55. Choi HK, Atkinson K, Karlson EW, Willett W, Curhan G. Purine-rich foods, dairy and protein intake, and the risk of gout in men. The New England Journal of Medicine 2004;350(11):1093-103.
56. Terkeltaub R, Bushinsky DA, Becker MA. Recent developments in our understanding of the renal basis of hyperuricemia and the development of novel antihyperuricemic therapeutics. Arthritis Research & Therapy 2006;8 Suppl 1: S4.
57. Yagnik DR, Hillyer P, Marshall D, Smythe CD, Krausz T, Haskard DO, et al. Noninflammatory phagocytosis of

monosodium urate monohydrate crystals by mouse macrophages. Implications for the control of joint inflammation in gout. Arthritis and Rheumatism 2000;43(8):1779-89.
58. So A, De Meulemeester M, Pikhlak A, Yucel AE, Richard D, Murphy V, et al. Canakinumab for the treatment of acute flares in difficult-to-treat gouty arthritis: Results of a multicenter, phase II, dose-ranging study. Arthritis and Rheumatism 2010;62(10):3064-76.
59. Montecucco C, Cavagna L, Caporali R. Pain and rheumatology: an overview of the problem. European Journal of Pain Suppl 2009; 3(2):105–109.
60. Zhang W, Doherty M, Pascual E. for EULAR Standing Committee for International Clinical Studies Including Therapeutics. EULAR evidence based recommendations for gout – Part I Diagnosis: Report of a task force of the EULAR Standing Committee for International Clinical Studies Including Therapeutics (ESCISIT). Ann Rheum Dis 2006;65(10):1301–1311.
61. Khanna D, Fitzgerald JD, Khanna PP, Bae S, Singh MK, Neogi T, et al. 2012 American College of Rheumatology guidelines for management of gout. Part 1: systematic nonpharmacologic and pharmacologic therapeutic approaches to hyperuricemia. Arthritis Care & Research 2012;64(10):1431-46.
62. So A. Epidemiology: Gout--bad for the heart as well as the joint. Nature Reviews Rheumatology 2010;6(7):386-7.
63. Kesselheim AS, Solomon DH. Incentives for drug development – the curious case of colchicine. The New England Journal of Medicine 2010;362(22):2045-7.
64. Curiel RV, Guzman NJ. Challenges associated with the management of gouty arthritis in patients with chronic kidney disease: a systematic review. Seminars in Arthritis and Rheumatism 2012;42(2):166-78.
65. Moi JH, Sriranganathan MK, Edwards CJ, et al. Lifestyle interventions for chronic gout. Cochrane Database Syst Rev 2013;(5): CD010039.
66. DataMed [internet database]. Gout: treatment of acute attack Disponível em: http://search.ebscohost.com/login.aspx?direct=true&site=DynaMed&id=113862. Acesso em 18 de abril de 2015.
67. Khanna D, Fitzgerald JD, Khanna PP, et al. 2012 American College of Rheumatology guidelines for management of gout. Part 1: Systematic nonpharmacologic and pharmacologic therapeutic approaches to hyperuricemia. Arthritis Care Res (Hoboken) 2012;64:1431-1446.
68. Ministério da Saúde. Secretaria de Ciência, Tecnologia e Insumos Estratégicos. Departamento de Assistência Farmacêutica e Insumos Estratégicos. Relação nacional de medicamentos essenciais (Rename): Ministério da Saúde, 2013.
69. Tai WW. Nonsteroidal anti-inflammatory drugs. In: Olson KR, editor. Poisoning & Drug Overdose. 6. ed. New York, NY: McGraw-Hill, 2012.
70. Borazan NH, Furst DE. Nonsteroidal anti-inflammatory drugs, disease-modifying antirheumatic drugs, nonopioid analgesics, drugs used in gout. In: Katzung BG, Trevor AJ, editors. Basic & Clinical Pharmacology. 13. ed. New York, NY: McGraw-Hill Medical, 2015.
71. Schor N, Boim MA, Santos OFP. Bases moleculares da Biologia, da Genética e da Farmacologia. São Paulo: Atheneu, 2003.
72. Grosser T, Smyth E, FitzGerald GA. Anti-inflammatory, antipyretic, and analgesic agents; pharmacotherapy of gout. In: Brunton LL, Chabner BA, Knollmann BC, eds. Goodman & Gilman's The Pharmacological Basis of Therapeutics. 12. ed. New York, NY: McGraw-Hill, 2011.
73. Graham DJ, Campen D, Hui R, et al. Risk of acute myocardial infarction and sudden cardiac death in patients treated with cyclo-oxygenase 2 selective and non-selective non-steroidal anti-inflammatory drugs: nested case-control study. Lancet 2005;365:475-481.
74. Maxwell SR, Payne RA, Murray GD, et al. Selectivity of NSAIDs for COX-2 and cardiovascular outcome. Br J Clin Pharmacol 2006;62:243-5.
75. Wang X, Tian HJ, Yang HK, et al. Meta-analysis: cyclooxygenase-2 inhibitors are no better than nonselective nonsteroidal anti-inflammatory drugs with proton pump inhibitors in regard to gastrointestinal adverse events in osteoarthritis and rheumatoid arthritis. Eur J Gastroenterol Hepatol 2011;23:876-880.
76. Trelle S, Reichenbach S, Wandel S, et al. Cardiovascular safety of non-steroidal anti-inflammatory drugs: network meta-analysis. BMJ 2011;342: c7086.
77. Antman EM, De Mets D, Loscalzo J. Cyclooxygenase inhibition and cardiovascular risk. Circulation 2005;112:759-770.
78. Ministério da Saúde. Secretaria de Ciência, Tecnologia e Insumos Estratégicos. Departamento de Ciência e Tecnologia. Medicamentos Biológicos para o Tratamento da Artrite Reumatoide. Boletim Brasileiro de Avaliação de Tecnologias em Saúde. Brasília: Ministério da Saúde, 2012.
79. Ministério da Saúde. Departamento de Assistência Farmacêutica e Insumos Estratégicos, Departamento de Assistência Farmacêutica e Insumos Estratégicos, Secretaria de Ciência, Tecnologia e Insumos Estratégicos, & Ministério da Saúde. Formulário terapêutico nacional (Rename 2010). Brasília: Ministério da Saúde, 2010.
80. Cipolle RJ, Strand LM, Morley PC. Pharmaceutical care practice: the clinician`s guide. 2 ed. New York: McGraw-Hill, 2004.
81. BMJ Best Practice. Gota: opções de tratamento. Disponível em: http://brasil.bestpractice.bmj.com/

best-practice/monograph/192/treatment.html. Acesso em 02 de junho de 2015.

82. Weed LL. The problem oriented record as a basic tool in medical education, patient care and clinical research. Annals of Clinical Research 1971;3(3):131-4.

83. Ministério da Saúde. Secretaria de Ciência, Tecnologia e Insumos Estratégicos. Departamento de Assistência Farmacêutica e Insumos Estratégicos. Capacitação para implantação dos serviços de clínica farmacêutica/ Ministério da Saúde, Secretaria de Ciência, Tecnologia e Insumos Estratégicos. Departamento de Assistência Farmacêutica e Insumos Estratégicos. Brasília: Ministério da Saúde, 2014.

84. Agência Nacional de Vigilância Sanitária. Assistência segura: uma reflexão teórica aplicada à prática. Série: Segurança do Paciente e Qualidade em Serviços de Saúde 2013. Disponível em: http://www20.anvisa.gov.br/segurancadopaciente/images/documentos/livros/Livro1-Assistencia_Segura.pdf. Acesso em 02 de junho de 2015.

85. BMJ Best Practice. Gota: exames a serem considerados. Disponível em: http://brasil.bestpractice.bmj.com/best-practice/monograph/13/diagnosis/tests.html Acesso em 02 de junho de 2015.

86. Curiel RV, Guzman NJ. Challenges associated with the management of gouty arthritis in patients with chronic kidney disease: a systematic review. Semin Arthritis Rheum 2012;42:166-78.

87. Gota. Arthritis Foundation. In: Araujo RL. Gota. Sociedade Brasileira de Reumatologia (tradução). Disponível em: http://www.reumatologia.com.br/PDFs/gota Acesso em 02 de junho de 2015. Micromedex 2.0. Truven Health Analytics. [internet database] [acesso em 02 jun 2015]. Inc. Greenwood Village, CO.

Atenção farmacêutica nas enfermidades psiquiátricas

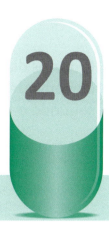

Luciene Alves Moreira Marques

Atenção farmacêutica na depressão

Definições importantes

Resposta ao tratamento: significa que o paciente teve uma redução de pelo menos 50% na sintomatologia da depressão, avaliada por uma escala psiquiátrica (escala de Beck, teste de Hamilton, PHQ-9).

Remissão: é o termo utilizado para designar que a sintomatologia do paciente praticamente desapareceu e não apenas 50% dela.

Recuperação: ocorre quando a remissão perdura por 6 a 12 meses.

Recaída: se o paciente piora antes de haver remissão completa, ou antes da recuperação, isso é denominado recaída.

Recorrência: ocorre quando o paciente tem um novo episódio após a recuperação completa.

A depressão é considerada uma das dez principais causas de incapacitação no mundo, limitando o funcionamento físico, pessoal e social. Entretanto, pequena parte das pessoas atingidas recebe tratamento apropriado e, sobre elas, o estigma pesa de forma significativa. A forma como a população identifica os sintomas de depressão e as crenças sobre sua etiologia podem influenciar o processo de procura de ajuda, a adesão aos tratamentos, bem como a atitude e o comportamento da comunidade, em relação aos portadores desse transtorno.[1] Estudos de prevalência em diferentes países ocidentais mostram que a depressão é um transtorno frequente, cuja prevalência anual na população em geral varia entre 3 e 11%.[2] Em pacientes de cuidados primários em saúde, a média de prevalência está acima de 10%. Em pacientes internados por qualquer doença física a prevalência de depressão varia entre 22 e 33%. Em populações específicas, como a de pacientes com infarto recente é de 33%, chegando a 47% nos pacientes com câncer.[2]

Critérios diagnósticos para o episódio depressivo maior, segundo o DSM-V[3]

A. Cinco ou mais dos sintomas seguintes presentes por, pelo menos, duas semanas e que representam mudanças no funcionamento prévio do indivíduo; pelo menos um dos sintomas é (1) humor deprimido ou (2) perda de interesse ou prazer.

Nota: Não incluir sintomas nitidamente, em razão de uma condição clínica geral ou alucinações ou delírios incongruentes com o humor.

1. Humor deprimido, na maioria dos dias, quase todos os dias (p. ex.: sente-se triste ou vazio) ou observação feita por terceiros (p. ex.: chora muito). Nota: Em crianças e adolescentes pode ser humor irritável.

2. Acentuada diminuição do prazer ou interesse em todas ou quase todas atividades na maior parte do dia, que antes eram prazerosas (indicado por relato subjetivo ou observação feita por terceiros).

3. Perda ou ganho de peso acentuado sem estar em dieta (p. ex.: mais de 5% do peso corporal em um mês) ou aumento ou diminuição de apetite quase todos os dias. Nota: Em crianças, considerar incapacidade de apresentar os ganhos de peso esperado.

4. Insônia ou hipersônia, quase todos os dias.

5. Agitação ou retardo psicomotor quase todos os dias (observáveis por outros, não apenas sensações subjetivas de inquietação ou de estar mais lento).

6. Fadiga e perda de energia, quase todos os dias.

7. Sentimento de inutilidade ou culpa excessiva ou inadequada (que pode ser delirante) quase todos os dias (não meramente autorrecriminação ou culpa por estar doente).

8. Capacidade diminuída de pensar ou concentrar-se ou indecisão, quase todos os dias (por relato subjetivo ou observação feita por outros).

9. Pensamentos mórbidos recorrentes (não apenas medo de morrer), ideação suicida recorrente sem um plano específico, tentativa de suicídio ou plano específico de cometer suicídio.

B. Os sintomas causam sofrimento clinicamente significativo ou prejuízo no funcionamento social, ocupacional ou em outras áreas importantes da vida do indivíduo.

C. Os sintomas não se devem aos efeitos fisiológicos diretos de uma substância (p. ex.: droga) ou outra condição médica.

Nota 1: Os critérios de A-C representam um episódio depressivo maior.

Nota 2: Respostas a uma perda significativa (luto, perda financeira, perda por um desastre natural, uma grave doença médica ou invalidez) podem incluir sentimentos de tristeza intensa, reflexão excessiva sobre a perda, insônia, falta de apetite e perda de peso observado no critério A, que se pode assemelhar a um episódio depressivo. Embora esses sintomas possam ser compreensíveis ou considerados apropriado para a perda, a presença de um episódio depressivo maior em adição a uma resposta normal a uma perda significativa, devem também ser considerados cuidadosamente. Essa decisão, inevitavelmente, requer o exercício de julgamento clínico, com base na história do indivíduo e as normas culturais para a expressão de angústia no contexto de perda.

D. Quando a ocorrência de episódio depressivo maior não é mais bem explicada por transtornos do espectro esquizofrênico ou outros transtornos psicóticos.

E. Não houve nenhum episódio de mania ou hipomania anterior.

Nota: Essa exclusão não se aplica, se todos os episódios tipo maníacos ou hipomaníacos forem induzidos por substância ou são atribuíveis aos efeitos fisiológicos de outra condição médica.

Tratamento medicamentoso da depressão

Deve ser mantido por no mínimo de 2 a 6 meses, após a remissão dos sintomas[2]. No entanto, muitos pacientes ao apresentar a remissão ou resposta, abandonam o tratamento por interpretar que já estão curados. Porém, 1/3 dos pacientes com remissão inicial pode recair no primeiro ano de tratamento[2]. Por isso é tão importante cumprir a fase de manutenção do tratamento. Nesse sentido o farmacêutico deve estar atento e orientar o paciente sobre esse aspecto.

Atualmente, muitos são os medicamentos disponíveis para o tratamento da depressão. A escolha do antidepressivo se baseia no perfil do paciente e, naquele medicamento que produz o mínimo de efeitos indesejados.

ADT (antidepressivos tricíclicos)

Os ADT causam xerostomia aumentando a possibilidade de desenvolvimento de doenças bucais, por isso é necessário que o paciente mantenha uma boa higiene bucal e visite regularmente seu dentista. Além disso, esses medicamentos são fotossensibilizantes podendo causar queimaduras na pele e nos olhos sendo necessário o uso de protetor solar e óculos de sol.[4]

Em razão da possibilidade de causar hipotensão ortostática ou postural, orientar o paciente a não executar movimentos bruscos, levantar devagar da cama, do sofá ou cadeira, não abaixar para pegar objetos etc.[4]

Outros efeitos indesejados incluem sonolência, ganho de peso, constipação intestinal. A sonolência em alguns casos pode até ser um efeito importante/terapêutico. No entanto, quando a sonolência é um efeito indesejado, deve-se usar o medicamento a noite, para reduzir esse efeito. Com relação ao ganho de peso, incentivar o paciente a ter uma dieta equilibrada e à prática de atividade física. Para minimizar a constipação intestinal, o paciente deve ingerir muito líquido, fazer caminhada, ter uma alimentação rica em fibras e, se necessário, pode-se inserir um laxante incrementador de bolo fecal.[4]

ISRS (inibidores seletivos da receptação de serotonina)

Recomenda-se utilizar a fluoxetina com alimentos para diminuir a possibilidade de náuseas. A fluoxetina tem um tempo de meia-vida longo e, por isso, sua retirada abrupta não causa problemas para o paciente. No entanto, a paroxetina, cuja meia-vida está em torno de 20 horas, ao ser retirada abruptamente, produz no paciente a síndrome de retirada. A paroxetina é o fármaco da classe que mais causa problemas de sonolência, fadiga e ganho de peso. A sertralina é um dos fármacos mais utilizados na clínica. Além de sua ação antidepressiva possui uma boa ação ansiolítica, por causa da sua interação com o receptor σ. No entanto, a sertralina é o fármaco que mais produz insônia, diarreia, e xerostomia. O citalopram é uma mistura racêmica. Seu enantiômero R possui leves propriedades anti-histamínicas promovendo sonolência e ganho de peso. A vantagem do escitalopram, que é o enantiômero S puro do Citalopram, que não promove sonolência e nem inibe a enzima do citocromo P450 2D6. Porém, o escitalopram é um fármaco mais caro. Normalmente, o escitalopram é bem tolerado pelos pacientes.[5]

Inibidores da recaptação de noradrenalina e dopamina – bupropiona

A bupropiona além de ser utilizada como auxiliar no tratamento da cessação do tabagismo, é um excelente antidepressivo. Ela é ideal para pacientes que não toleram os ISRS e que apresentam uma depressão anérgica ou apática. Atua inibindo a recaptação de noradrenalina e dopamina. A apresentação de liberação prolongada possui a vantagem de reduzir a frequência de administração para uma ou duas vezes ao dia e também diminuir a incidência de convulsões associadas à apresentação de liberação imediata. Por isso, deve-se evitar a utilização da bupropiona manipulada.[4,5]

Como a bupropiona é bastante energizante, a administração da segunda dose deve ser feita o mais cedo possível (respeitando-se um intervalo mínimo de 8 horas entre uma administração e outra) evitando o período da noite para não causar insônia.

Dentre as vantagens da bupropiona, estão as seguintes características: não sedativa, não tem ação anticolinérgica, não produz hipotensão ortostática e não cardiotóxica.[6] Além disso, não produz disfunção sexual.[6]

Trazodona

A trazodona produz bastante sonolência, o que pode ser útil naqueles pacientes com insônia. Portanto, deve ser utilizada preferencialmente a noite. Ela também tem sido utilizada para o tratamento da retirada de benzodiazepínicos.[4]

Mirtazapina

A mirtazapina pode aumentar o colesterol total em 20% ou mais, em 15% dos casos e, aumentar o triglicérides para valores acima de 500 mg/dL em 6% dos casos, por isso deve-se acompanhar o paciente, por meio da realização de provas laboratoriais de colesterol total e frações e triglicerídeos periodicamente. A mirtazapina também tem como efeito indesejado o aumento do peso. Nem sempre o ganho de peso é um efeito indesejado, mas o paciente deve ser alertado para que tenha uma dieta equilibrada e deve ser incentivado a praticar atividade física.[4]

Agomelatina

Os pacientes que utilizam a agomelatina devem fazer monitorização das provas de função hepática periodicamente. Dosar AST, ALT, bilirrubinas e gama GT.[4]

Inibidores duais (duloxetina, milnaciprano, venlafaxina, desvenlafaxina)

A venlafaxina pode produzir aumento da pressão arterial em pacientes que utilizam doses mais elevadas deste medicamento. Sendo assim, o farmacêutico deve monitorizar periodicamente a pressão arterial do paciente.

Deve-se dar preferência para a venlafaxina na forma de cápsulas de liberação prolongada, pois isso diminui a probabilidade de efeitos indesejados além de permitir uma única administração ao dia. Os comprimidos possuem liberação imediata e, dessa forma, os efeitos indesejados gastrintestinais ficam mais acentuados, podendo tornar-se intolerável para o paciente.[4] A duloxetina, além de ser usada no tratamento da depressão, tem sido indicada para o tratamento da dor, especialmente da fibromialgia.[4,5]

Acompanhamento farmacoterapêutico de pacientes com depressão

A depressão é uma doença de base biológica e cujos fatores psicossociais têm grande influência, mas não pode, de forma alguma, ser considerada como falta de fé, caráter, preguiça, ausência de ocupação e etc. Por vezes os pacientes ouvem comentários de pessoas que até tem a intenção de ajudar, mas que só atrapalham o tratamento: "Arrume alguma coisa pra fazer que isso passa", "Se você tiver fé, Deus vai te curar", "Você é um bobo de ficar assim, sua vida é ótima", "Isso é coisa de gente fresca" e etc.[7] Esses comentários só aumentam, ainda mais, o sentimento de culpa, isolamento, abandono e fracasso que, normalmente, acompanham os sintomas de depressão[7]. É papel do farmacêutico colaborar para a redução do estigma existente em relação à doença e ao tratamento medicamentoso.

O farmacêutico deve contribuir para a educação do paciente e dos familiares, identificando as dúvidas com relação ao tratamento e à doença, bem como as crenças que podem comprometer significativamente o tratamento.[8,9]

O paciente deve ser orientado sobre o que é a depressão e suas formas de tratamento, hábitos saudáveis de vida, a importância da adesão ao tratamento para evitar recaídas e recorrência, que o risco de recorrência existe, que a recuperação é quase sempre uma regra, e que existem muitas opções de medicamentos; caso um não tenha resultado na ação esperada, pode-se utilizar outro.[8,9]

Ao fazer o acompanhamento farmacoterapêutico, o farmacêutico deve avaliar a necessidade, efetividade e segurança do tratamento. Todo esse processo deve ser documentado e revisado periodicamente. Existem várias metodologias de acompanhamento farmacoterapêutico, porém este capítulo se baseia no Método Dáder de Acompanhamento Farmacoterapêutico.[10]

Avaliação da necessidade

O farmacêutico deverá avaliar a necessidade do medicamento. Por um lado o paciente pode apresentar um efeito de um medicamento que não necessita ou, ainda, necessitar de um medicamento para um problema de saúde não tratado. Avaliar a necessidade não é uma tarefa fácil, porque muitas vezes o farmacêutico não tem acesso à hipótese diagnóstica do paciente. Por exemplo, muitos pacientes que sofrem do transtorno bipolar do humor quando questionados, referem que têm depressão apenas. Sendo assim, o farmacêutico ao avaliar a farmacoterapia tem que ser muito cuidadoso ao inferir que o medicamento é ou não necessário.

Avaliação da efetividade

Antes de inferir que o tratamento é inefetivo, o farmacêutico deve verificar se o período de latência para o início do efeito antidepressivo já foi superado (em torno de 20 dias) ou se houve aumento da dose do medicamento recentemente, pois nesse caso, deve-se também esperar no mínimo 15 a 20 dias para avaliar a efetividade.

O período de latência compreende as três primeiras semanas após a inserção do antidepressivo ou após a mudança da dose. Se um paciente utiliza 20 mg de paroxetina e houve aumento para 30 mg, deve-se esperar pelo menos 15 a 20 dias para avaliar o efeito dessa mudança.

Mas, como avaliar a efetividade do tratamento? Existem muitas escalas de avaliação como a escala de Beck, teste de Hamilton e PHQ-9. A vantagem de se utilizar o PHQ-9 é que se trata de um instrumento simples (contém nove perguntas – Anexo 1) e rápido, que permite sua utilização em farmácias e drogarias, locais em que o paciente, muitas vezes, busca orientação do farmacêutico. O Inventário de depressão de Beck, embora seja um excelente instrumento, demanda maior tempo para sua aplicação, só pode ser aplicado com o auxílio de um psicólogo e os formulários devem ser adquiridos resultando em custo financeiro.

A inefetividade por não adesão é muito comum no início do tratamento, por causa dos efeitos indesejados, resultando no abandono do medicamento ou ainda, precocemente (em torno de três meses de tratamento) porque o paciente julga que já está bem e não necessita mais do medicamento.[11]

Quando o tratamento é realizado com o medicamento pelo tempo adequado, e quando se trata de um primeiro episódio, há 70 a 90% de possibilidade de haver remissão dos sintomas e não ocorrer recaídas.[2]

Caso ocorra inefetividade do tratamento, não em razão da falta de adesão, ou seja, o paciente não demonstre melhora clínica, o médico pode utilizar as seguintes estratégias de intervenção:

a. aumento da dose do medicamento;

b. potencialização;

c. associação de antidepressivos;

d. substituição do antidepressivo por outro;

e. eletroconvulsoterapia;

f. associação à psicoterapia.

No entanto, a maioria das intervenções pode ser realizada pelo próprio farmacêutico e referem-se à melhoria da adesão e à educação do paciente.

Avaliação da segurança

O medicamento além de ser necessário e efetivo deve ser seguro. Entretanto, cabe ao farmacêutico conjuntamente com o paciente avaliar se os efeitos indesejados apresentados pelo paciente necessitam de intervenção. Caso necessite, nem sempre a intervenção mais apropriada é a substituição do medicamento, pois muitos dos efeitos indesejados são passageiros (são mais incômodos no início do tratamento) ou podem ser manejados.

Caso o paciente apresente alteração na função sexual (redução da libido ou impotência ou perda do prazer), pode-se sugerir ao médico a redução da dose ou substituição do medicamento. Uma estratégia muito utilizada é a associação do medicamento à bupropiona (p. ex.: escitalopram + bupropiona) que parece amenizar esse efeito indesejável. O fármaco neostigmina na dose de 7,5 a 15 mg, meia hora antes do ato sexual pode aumentar a libido; e a ciproeptadina 4 mg\dia pode diminuir a anorgasmia. A trazodona prolonga o tempo de ereção e a turgidez, em alguns homens, e pode ser usada na dose de 150 a 200 mg.[12-15]

Caso o paciente apresente constipação intestinal, deve-se orientá-lo a responder imediatamente ao reflexo defecatório, manter regularidade de horário, relaxar, fazer exercícios, pois aumenta a motilidade intestinal e fortalece a musculatura abdominal e, ingerir fibras e muito líquido. Caso essas medidas não sejam suficientes, pode se recomendar o uso de um laxante incrementador do bolo fecal.[12-15]

Os antidepressivos tricíclicos costumam causar xerostomia, que incomoda o paciente. Outros medicamentos também podem causar este efeito. Nesse caso, o uso de gomas de mascar sem açúcar, saliva artificial, enxagues bucais com flúor ou bochechos com algumas gotas de pilocarpina (colírio) podem reduzir a sensação de secura na boca. Essa última estratégia pode contribuir de forma significativa para o aumento da salivação.[12-15]

Caso o antidepressivo produza sedação excessiva, pode-se orientar o paciente a utilizar o medicamento a noite. Caso essa medida não seja suficiente, pode-se sugerir ao médico a redução da dose do medicamento ou substituição dele.[12-15]

Alguns antidepressivos causam hipotensão postural (tricíclicos). Nesse caso, aconselhar o paciente a evitar mudanças bruscas na postura (como levantar-se rapidamente de uma cama ou do sofá) e reduzir o consumo de cafeína. Ingerir de 2 a 2,5 litros de líquido e fazer uma dieta mais rica em sal (pois a hiponatremia também pode ocasionar tontura).[12-15]

Os antidepressivos tricíclicos, ISRS, venlafaxina, maprotilina, trazodona e tranicilpromina são fotossensibilizantes. Dessa forma é recomendável que o paciente utilize protetor solar a cada 2 horas, evite se expor ao sol entre 10 e 16 h e utilize óculos de sol.[12,15]

Alguns antidepressivos causam agitação e inquietude. Nesse sentido, orientar o paciente a utilizar o medicamento pela manhã. Caso essa medida não seja suficiente, pode-se sugerir ao médico a inserção de um benzodiazepínico por tempo determinado (não mais que oito semanas) ou pode-se adicionar um antidepressivo tricíclico ou trazodona (que são muito sedativos).[12,15]

Atenção farmacêutica no transtorno bipolar do humor

Tem prevalência de aproximadamente 1,5% na população. Trata-se de uma enfermidade crônica, que afeta igualmente homens e mulheres.[5]

A base genética do TB é bem estabelecida: 50% dos portadores apresentam pelo menos um familiar afetado, e filhos de portadores apresentam risco aumentado de apresentar a doença, quando comparados com a população geral.[16]

Há três formas de transtorno bipolar: No TB do tipo I, o paciente apresenta períodos de mania, que duram, no mínimo, sete dias, e período de depressão que se estende de duas semanas a vários meses. Tanto na mania quanto na depressão, os sintomas são intensos e comprometem significativamente as atividades diárias do paciente e seus relacionamentos interpessoais. O quadro pode ser grave a ponto de exigir internação hospitalar por causa do risco aumentado de suicídios e da incidência de complicações psiquiátricas. No TB tipo II, há uma alternância entre episódios depressivos e hipomania (estado mais leve da mania), sem prejuízo maior para o comportamento e as atividades do portador. De acordo com a CID-10,[17] hipomania é: transtorno caracterizado pela presença de uma elevação ligeira mas persistente do humor, da energia e da atividade, associada, geralmente, a um sentimento intenso de bem-estar e de eficácia física e psíquica. Existe frequentemente um aumento da sociabilidade, do desejo de falar, da familiaridade e da energia sexual, e uma redução da necessidade de sono; esses sintomas não são, entretanto, tão graves de modo a entravar o funcionamento profissional ou levar a uma rejeição social. A euforia e a sociabilidade são por vezes substituídas por irritabilidade, atitude pretensiosa ou comportamento grosseiro. As perturbações do humor e do comportamento não são acompanhadas de alucinações ou de ideias delirantes (CID-10). O transtorno bipolar não especificado ou misto, no qual os sintomas sugerem o diagnóstico de transtorno bipolar, não são suficientes nem em número nem no tempo de duração para classificar a doença em um dos dois tipos anteriores.

Há ainda a ciclotimia, que é um transtorno importante, porque algumas pessoas ciclotímicas apresentarão, posteriormente, um transtorno afetivo bipolar. A ciclotimia é caracterizada por instabilidade persistente do humor que comporta numerosos períodos de depressão ou de leve elação nenhum deles suficientemente grave ou prolongado para responder aos critérios de um transtorno afetivo bipolar ou de um transtorno depressivo recorrente. O transtorno se encontra, frequentemente, em familiares de pacientes que apresentam um transtorno afetivo bipolar.[17]

Vários são os sintomas presentes no transtorno bipolar, como pode ser observado na Tabela 20.1.

Além dos sintomas mencionados na Tabela 20.1, estão presentes os sintomas psicóticos como distorção da realidade, delírios, alucinações. O paciente nessa fase não possui crítica do seu estado patológico.[5]

Também há o aumento do apetite sexual, o que pode levar o paciente a ter relações sem a devida proteção, podendo resultar em gravidez indesejada ou em contágio de doenças sexualmente transmissíveis.

Tabela 20.1 Sintomas do transtorno bipolar

Relacionados com o humor	Relacionados com os sentimentos	Relacionados com os aspectos cognitivos	Relacionados com o comportamento	Outros
Humor expansivo (melhor que o normal)	Colorido positivo ou intempestivo	Pensamento acelerado	Perda da capacidade de planejar e organizar a vida	Aumenta a impulsividade: por beber, sexo, jogar, comprar, presentear
Euforia, depressão, labilidade	Grandiosidade	Fuga de ideias	Dificuldade de hierarquizar o que é importante	Tem ideias de grandeza ou religiosas do tipo ser alguém especial para Deus ou ter um poder sobre Deus
Irritável	Destemor	Confusão mental	Inconveniente, provocativo (fala alto, xinga, arruma confusão, conta piadas sem graça)	
Variação circadiana – piorando ao entardecer e a noite	Autoestima aumentada	Logorreia (fala demais)	Inicia muitas atividades mas não consegue termina-las	
	Domínio, poder	Atenção dispersa, distraibilidade	Apresenta comportamentos de risco: negócios, esportes, em relação à atividade sexual	
		Redução da memória		

É importante reconhecer os sinais e sintomas iniciais de uma descompensação no paciente com transtorno bipolar. Alterações do ritmo de sono (insônia), aumento da comunicação (logorreia) e da sensação de energia podem ser alguns sintomas prodrômicos.[18]

Tratamento medicamentoso

O tratamento para o transtorno bipolar tipo I e tipo II é o mesmo. Ele é realizado com medicamentos estabilizadores do humor, antipsicóticos e outros como benzodiazepínicos.

Carbonato de lítio

Seu mecanismo de ação não está completamente elucidado, julga-se que o seu efeito estabilizante de humor está relacionado com a redução da neurotransmissão de noradrenalina. É o fármaco de primeira escolha no tratamento do TBH.

Os pacientes que usam o lítio podem apresentar ganho de peso, desenvolvimento de acne, tremores, queda de cabelo, edema, entre outros efeitos indesejados. Porém, há que se ter em mente que para as mulheres o ganho de peso, acne, queda de cabelos e inchaço (edema) são efeitos que podem levar ao abandono do tratamento.

O paciente que usa o lítio deve ingerir muito líquido para favorecer a eliminação do mesmo, não diminuir a ingestão de sal na dieta (a eliminação renal do lítio depende do sódio), reduzir o consumo de café ou outra bebida com cafeína (estimulante), fazer monitorização terapêutica (determinar as concentrações de lítio no sangue para evitar intoxicação) e evitar longas exposições ao sol, sauna ou banhos muito quentes (para evitar a hipotensão postural).[5]

É importante lembrar que muitas pessoas e, até mesmo os profissionais de saúde, têm um conceito errôneo sobre o lítio. Muitos dizem que o paciente está doente, ou seja, apresenta a enfermidade por deficiência de lítio. Isso **NÃO É VERDADE**! A dosagem do lítio (monitorização terapêutica) tem apenas a finalidade de ajustar a dose do lítio, verificar a adesão do paciente ao tratamento e impedir intoxicações por esse medicamento.[5]

O uso de lítio no tratamento do transtorno bipolar requer um acompanhamento periódico com realização de monitoramento dos níveis de hormônios da tireoide (TSH e T4), pois o lítio pode causar hipotireoidismo e avaliação da função renal (creatinina sérica, ureia, urina I, ácido úrico) pois pode causar lesão renal. Esses exames devem ser realizados no mínimo uma vez por ano, sendo o ideal a cada seis meses.[5]

Ácido valproico

Embora seu mecanismo exato ainda não seja conhecido, ele pode inibir os canais de sódio e/ou cálcio e potencializar a ação do GABA, além de diminuir a ação do glutamato, que é um neurotransmissor excitatório.

É considerado fármaco de primeira escolha no tratamento do transtorno bipolar e tanto pode ser associado ao lítio quanto à carbamazepina.

O aparecimento de síndrome do ovário policístico (SOP) ocorre em 10% das mulheres em tratamento com ácido valproico.

O uso de ácido valproico requer um acompanhamento periódico com a realização de monitoramento laboratorial: hemograma completo, plaquetas (por causa da sua ação mielotóxica) e provas de função hepática (AST, ALT, bilirrubinas, Gama GT), em razão da sua ação hepatotóxica.[5]

Carbamazepina

Atua facilitando a ação do GABA, talvez por atuar nos canais de sódio e/ou potássio.

O uso de carbamazepina requer um acompanhamento periódico com realização de monitoramento laboratorial: hemograma completo, plaquetas e provas de função hepática (AST, ALT, bilirrubinas, Gama GT).[5]

Outros anticonvulsivantes: lamotrigina, topiramato e gabapentina

A lamotrigina, a gabapentina e o topiramato têm sido testados para o tratamento do THB. O custo desses medicamentos é bastante elevado e, portanto, limita o seu uso.

O topiramato possui a vantagem de levar à perda de peso em alguns pacientes, o que o torna único pois todos os outros estabilizadores do humor tendem a levar o paciente ao ganho de peso.[5]

Antipsicóticos atípicos

Os antipsicóticos atípicos são mais seguros, em relação aos efeitos colaterais, quando comparados com os antipsicóticos clássicos. A olanzapina, a risperidona e a quetiapina têm sido utilizadas no tratamento do THB quando na fase maníaca para controlar os sintomas psicóticos. Além disso, podem melhorar o humor.[5]

Benzodiazepínicos (BZD)

Os BZD podem ser particularmente úteis, quando o paciente encontra-se na fase maníaca e apresenta-se bastante agitado, inquieto e ansioso.

Antidepressivos

Geralmente, os antidepressivos (principalmente os tricíclicos) são desaconselhados, porque podem produzir uma virada maníaca, ou seja, o paciente pode rapidamente entrar na fase de mania.[5]

Acompanhamento farmacoterapêutico de pacientes com TBH

O farmacêutico pode:

- Auxiliar o paciente e os familiares a reconhecer os primeiros sinais de descompensação do paciente. A ausência de sono, alterações na comunicação, na sensação de energia, em relação às preocupações são os primeiros sinais.
- Fornecer recomendações ao paciente e familiares: o paciente deve evitar a utilização de substâncias tóxicas ou estimulantes, evitar alterações significativas no ritmo de sono (p. ex.: não frequentar baladas, não mudar o turno de trabalho), situações de alto estresse devem ser evitadas.
- Esclarecer o paciente sobre a importância de realizar a monitorização terapêutica e os exames periódicos de função hepática, renal, tireoidiana etc.
- Orientar o paciente sobre os possíveis efeitos secundários do medicamento e sobre possíveis interações que podem levar a intoxicações involuntárias.[5,8,9,18]

Para avaliar a efetividade do tratamento o farmacêutico poderá utilizar escalas de avaliação como a escala de mania de Altman ou a escala de mania de Bech-Rafaelsen (Anexos 2 e 3).

Atenção farmacêutica em transtornos ansiosos

A ansiedade é uma sensação vaga e subjetiva de apreensão. Todos os indivíduos já experimentaram a sensação de ansiedade. No entanto, quando ela é excessiva e traz prejuízos às atividades diárias, e sofrimento ao indivíduo, considera-se que a ansiedade é patológica.

A forma como interpretamos tal sentimento também é importante. Por exemplo, quando vamos fazer a viagem de nossos sonhos, no dia anterior, não conseguimos dormir, tamanha a ansiedade. No entanto, interpretamos como algo bom, ou seja, estamos na expectativa de viajar. Porém, se vamos fazer uma prova e necessitamos obter uma boa nota nessa avaliação, e no dia anterior, não dormimos, tendemos a interpretar esse sentimento como algo ruim, ou seja, estamos ansiosos.

No entanto, a ansiedade patológica é de difícil controle para o indivíduo, exigindo, muitas vezes, a procura por ajuda médica ou de um psicólogo. O melhor tratamento seria a associação de medicamentos e terapia cognitivo-comportamental. Não basta apenas utilizar medicamentos, é necessário mudar a ótica sob a qual o paciente enxerga o mundo e também mudar alguns hábitos como praticar exercícios regularmente, usar técnicas de relaxamento, utilizar as terapias integrativas e complementares, que podem ser muito úteis, como a acupuntura, fitoterapia, uso de florais de Bach.

A etiologia dos transtornos de ansiedade parece ter influência não somente de aspectos ambientais, como também genéticos.

Transtorno de ansiedade generalizada (TAG)

O indivíduo que sofre de TAG preocupa-se constantemente com sua família e trabalho mesmo sem motivo. Essa preocupação é excessiva e ocorre na maioria dos dias e por no mínimo seis meses. Esse transtorno é mais comum em mulheres do que em homens e pode iniciar-se na infância, adolescência ou, até mesmo, na fase adulta. O início do transtorno de ansiedade generalizada é insidioso. Os sintomas são:

a. nunca deixa de preocupar-se com coisas grandes ou pequenas;

b. tem dor de cabeça ou em outros locais e mal-estar sem razão alguma;

c. sente tensão e dificuldade de relaxar;

d. tem dificuldade de concentração;

e. tem dificuldade para dormir;

f. transpira muito e sente ondas de calor;

g. às vezes sente um nó na garganta ou sente desejo de vomitar quando se preocupa;

h. taquicardia, mãos geladas, tremor, sudorese nas mãos.[19]

Tratamento medicamentoso

Alguns medicamentos são usados no tratamento desse transtorno: antidepressivos tricíclicos, especialmente a clomipramina, em baixas doses (10 a 25 mg), inibidores seletivos da recaptação de serotonina como a sertralina, a buspirona e benzodiazepínicos.[19,20]

Os benzodiazepínicos podem causar dependência física e psíquica e, por isso, são indicados como coadjuvantes no início do tratamento do TAG. Como os antidepressivos e, até mesmo a buspirona, levam alguns dias para iniciarem seu efeito terapêutico, muitas vezes é necessário associar um benzodiazepínico, pois ele tem ação imediata. A Organização Mundial de Saúde (OMS) recomenda o uso de benzodiazepínicos por no máximo 8 semanas.

Os benzodiazepínicos apresentam efeitos colaterais tais como: sonolência excessiva diurna ("ressaca"); piora da coordenação motora fina; piora da memória (amnésia anterógrada);

tontura, zumbidos; quedas e fraturas; reação paradoxal: consiste de excitação, agressividade e desinibição ocorrendo, frequentemente em crianças, idosos e em deficientes mentais; "Anestesia emocional" – indiferença afetiva a eventos da vida; risco de dependência.[21]

Quando o uso do benzodiazepínico se torna prolongado (12 meses ou mais), há vários custos socioeconômicos decorrentes desse fato: risco aumentado de acidentes: no tráfego, em casa, no trabalho; risco aumentado de *overdose* em combinação com outras drogas; risco aumentado de tentativas de suicídio, especialmente em portadores de depressão; risco de atitudes antissociais; contribuição para problemas na interação interpessoal; redução da capacidade de trabalho, desemprego; custo com internações, consultas, exames diagnósticos.[21]

A retirada de um benzodiazepínico deve ser sempre gradual. Os benzodiazepínicos de meia-vida longa são mais fáceis de retirar do que aqueles de meia-vida mais curta, pois esses causam sintomas de rebote com maior rapidez. Normalmente o medicamento na forma de gotas facilita a retirada do mesmo, pois pode-se ir reduzindo uma gota por semana ou a cada 15 dias. Os sintomas da retirada abrupta são: ansiedade, irritabilidade, insônia, fadiga, dor de cabeça, tremor, calafrios, sudorese, espasmos musculares, tontura, dificuldade de concentração, náusea, perda de apetite, despersonalização e desrealização.[21] Outros sintomas são listados na Tabela 20.2.

Por exemplo, se o paciente utiliza clonazepam comprimido, pode-se substituí-lo pelo clonazepam gotas e ir reduzindo o número de gotas a cada semana ou a cada 15 dias, até zerar.[5]

A buspirona possui capacidade ansiolítica, porém não é sedativa ou hipnótica. Não causa dependência física e não altera os reflexos. Seu efeito ansiolítico demora alguns dias para aparecer. Como efeitos colaterais, pode causar tontura, cefaleia, náuseas e fadiga.[15]

Tabela 20.2 Sinais e sintomas da síndrome de abstinência por benzodiazepínicos

Sinais menores		Sinais maiores
Físicos	Psíquicos	
Tremores	Insônia	Convulsões
Sudorese	Irritabilidade	Alucinações
Palpitações	Dificuldade de concentração	*Delirium*
Letargia	Inquietação	
Náuseas	Agitação	
Vômitos	Pesadelos	
Anorexia	Disforia	
Sintomas gripais	Prejuízo da memória	
Cefaleia	Despersonalização/desrealização	
Dores musculares		

Síndrome do pânico

Não existem dados com amostra representativa da população brasileira, em relação à prevalência da síndrome do pânico. Um estudo realizado na cidade de São Paulo (SP) encontrou uma prevalência de 1,6% ao longo da vida e de 1% em 1 ano.[22]

O fato de um indivíduo ter um ataque de pânico, não significa que ele sofre da síndrome do pânico. A síndrome do pânico é caracterizada pela presença de ataques de pânico que no início ocorrem de modo inesperado. Normalmente um ataque de pânico tem duração curta de 5 a 30 minutos, tendo o pico máximo em torno de 10 minutos. No entanto, as sensações são tão ruins, que para o indivíduo, esse tempo parece interminável.[20]

Os sintomas do ataque de pânico (quatro ou mais sintomas) são:

a. palpitações ou taquicardia;
b. sudorese, tremores;
c. sensação de respiração curta ou sufocação;
d. dor ou desconforto torácico;
e. náuseas ou cólicas abdominais;
f. tonteira ou desmaio, desrealização, despersonalização;
g. temor de perder o controle ou ficar louco;
h. medo de morrer ou de ficar louco;
i. parestesias;
j. Calafrios ou ondas de calor.

O transtorno de pânico pode vir acompanhado ou não de agorafobia. A agorafobia é a esquiva de situações/locais de difícil saída em caso de mal-estar ou ataque de pânico[23]. Situações e locais típicos para a agorafobia: túneis, engarrafamentos, avião, grandes espaços abertos, *shopping centers*, ficar sozinho, sair sozinho. Em todas essas situações existe um denominador comum, o medo de ter um ataque e não ter quem os socorra.[19]

Tratamento medicamentoso da fase aguda

• Monoterapia com antidepressivos (ISRS ou ADT). O antidepressivo tricíclico (ADT) mais usado nesse caso é a imipramina, em doses que variam de 150 a 250 mg/dia, em dose única, a noite. Isso reduz a incidência de efeitos indesejados. Inicialmente deve-se iniciar com uma dose menor (10 a 20 mg) e ir titulando-a até atingir a máxima eficácia com o mínimo de efeitos indesejados, ao longo de 2 ou 4 semanas. Deve-se explicar ao paciente que inicialmente pode ocorrer uma certa piora do quadro. A clomipramina também pode ser usada no tratamento da síndrome do pânico em doses que variam de 10 a 100 mg/dia.[20]

- Monoterapia com benzodiazepínicos (alprazolam ou clonazepam). São usados por um período preestabelecido para evitar o desenvolvimento de dependência física e psíquica.[20]
- Associação de antidepressivos e benzodiazepínicos (somente no início do tratamento) até que os antidepressivos façam o efeito esperado.[20]

Em caso de não obter a resposta ou obter resposta parcial, deve-se titular a dose (aumentar gradativamente a dose do medicamento até o máximo permitido e com o mínimo de efeitos indesejados); trocar o medicamento por outro, de mesma classe farmacológica, também é uma opção; trocar o medicamento por outro de classe farmacológica diferente; ou, ainda, associar um ISRS e um ADT.

Tratamento de manutenção

Deve ser mantido por, pelo menos, um ano. Manter a mesma dose do tratamento agudo com exceção dos antidepressivos tricíclicos que, em razão de sua toxicidade, devem ter a dose reduzida em 50%, na fase de manutenção.

Orientação farmacêutica

Uma escuta empática e a orientação podem ter um efeito positivo sobre o bem-estar subjetivo dos pacientes. Deve-se oferecer informação aos pacientes, membros da família e outros envolvidos no tratamento sobre a etiologia da síndrome do pânico, fatores de risco, evolução natural e tratamento não farmacológico e farmacológico.[24]

Transtorno de ansiedade social ou fobia social

No transtorno de ansiedade social (fobia social), os sintomas de ansiedade ocorrem em situações, nas quais a pessoa é observada pelos outros. Situações típicas compreendem: escrever, assinar, comer e fazer uma apresentação na presença dos outros.[19]

A fobia social inicia-se muito cedo na vida do indivíduo. Acredita-se ter início na infância, mas vai se agravando, à medida que certas situações vão se tornando obrigatórias na vida da pessoa adulta. Em contato com outras pessoas, e em determinadas situações o paciente apresenta enrubescimento, taquicardia, tremores, sudorese, tontura, sensação de desmaio. Por exemplo, ao assinar um cheque e ser observado, ao falar em público, ao comer e sentir-se observado etc.[19,23]

O tratamento inclui a terapia cognitivo-comportamental e o uso de alguns medicamentos que podem auxiliar o indivíduo. A moclobemida, que é um inibidor da MAO reversível, foi testada e sua eficácia foi demonstrada em dois estudos clínicos em doses de 600 a 900 mg/dia.[19]

A paroxetina também teve sua eficácia demonstrada em estudos clínicos em doses em torno de 40 mg/dia.[19] Os benzodiazepínicos também possuem eficácia, porém não devem ser utilizados por períodos prolongados, pelos motivos já expostos neste capítulo.

Fobias específicas

O tratamento consiste em exposição ao agente causador da fobia (dessensibilização) e terapia cognitivo-comportamental. Alguns medicamentos podem ser úteis, como o uso de betabloqueadores antes de uma situação fóbica, como falar em público. Pode-se ainda utilizar antidepressivos como ISRS e imipramina.[19]

Seguimento farmacoterapêutico de pacientes com transtornos ansiosos

Além de avaliar a necessidade, efetividade e segurança do tratamento instaurado, o farmacêutico deve orientar o paciente e a família.[18,24]

1. Explicar de forma clara e objetiva o que é ansiedade. Evitar usar termos técnicos.

2. Cada pessoa tem suas peculiaridades, em relação à ansiedade, então procure conhecer como o paciente interpreta a ansiedade. Às vezes o que ele define como uma crise de ansiedade é diferente da forma com que outro paciente a define.

3. Recomendar atividades como exercícios físicos, ouvir música, fazer trabalhos manuais. Na verdade, o paciente deve procurar exercer alguma tarefa prazerosa.

4. É preferível instruir o paciente a refletir e escolher os seus próprios «truques» para o tratamento da ansiedade. Em situações de evitação fóbica, o paciente deve aos poucos enfrentar essas situações.

5. Evitar substâncias ou comportamentos que parecem aliviar, mas que podem trazer prejuízos, como comer muito e ingerir alimentos calóricos, ingerir bebida alcoólica, fumar, consumir alguma droga.

6. Pessoas que sofreram um ataque de pânico ou ataques de pânico tendem a ter um intenso sentimento de insegurança, com medo de ocorrer novamente. Esse sentimento é normal, porém o paciente deve ter em mente que esse episódio tem duração limitada.

7. Muitos pacientes não acreditam que os sintomas são fruto da sua ansiedade, por isso é comum procurar vários médicos em busca de um diagnóstico que lhes agrade. Claro que é importante excluir qualquer patologia orgânica antes. Porém, muitos pacientes não aceitam o diagnóstico de um transtorno psiquiátrico, e isso deve, em grande parte, ao estigma ou autoestigma que existe em relação a esses problemas de saúde.

8. Explicar ao paciente que a resposta ao medicamento pode demorar algum tempo e, portanto, é preciso ter paciência.

9. Os pacientes devem ser avisados da possibilidade de que alguns efeitos indesejados apareçam durante os primeiros dias da medicação, mas são geralmente leves e transitórios como problemas digestivos, boca seca, sonolência ou agitação interna suave.

10. A retirada do medicamento deve ser gradual e em consonância com o paciente.

Atenção farmacêutica no transtorno obsessivo-compulsivo (TOC)

Estima-se que a prevalência do TOC ao longo da vida seja de 2,5% da população.[20]

As obsessões compreendem pensamentos, impulsos ou imagens recorrentes e persistentes, intrusivos e que causam ansiedade no indivíduo. Normalmente, são relacionados com a contaminação, agressão, religião, segurança, necessidade de exatidão, temores somáticos. O indivíduo tenta ignorar ou suprimir tais pensamentos, impulsos ou imagens, ou neutralizá-los com algum outro pensamento ou ação (p. ex.: executando uma compulsão).[20]

As compulsões são comportamentos que visam reduzir a ansiedade: verificação (p. ex.: verificar se desligou o interruptor do gás de cozinha repetidamente); limpeza (escovar os dentes 30 vezes ao dia ou lavar as mãos compulsivamente); contagem (contar as cadeiras do cinema, teatro ou outro local para sentar-se em uma determinada posição); repetição; ordenação.

No DSM-V o TOC foi retirado da categoria de transtornos ansiosos e agora faz parte da categoria de transtornos relacionados com o TOC, assim como o colecionismo, síndrome de referência olfatória (*Olfactory Reference Syndrome*, transtorno do beliscar-se (*Skin Picking Disorder*), transtorno do arrancar cabelos (*Hair-Pulling Disorder*) (*Trichotillomania*) e o transtorno do corpo dismórfico (*Body Dysmorphic Disorder*).[25]

Cabe diferenciar o transtorno obsessivo-compulsivo do transtorno de personalidade obsessivo-compulsivo ou anancástico. Um transtorno de personalidade é um padrão duradouro de comportamento e experiências internas que desviam de forma marcante das expectativas da cultura do indivíduo. É pervasivo e inflexível. Tem início ainda na adolescência ou no adulto jovem. É estável no tempo e leva ao desconforto ou prejuízo.[26] Diz a CID.10 que os transtornos de personalidade são estados e tipos de comportamentos característicos que expressam maneiras da pessoa viver e de estabelecer relações com ela própria e com os outros. São distúrbios da constituição e das tendências comportamentais – continua dizendo a CID.10 – não diretamente relacionados com alguma doença, lesão, afecção cerebral ou a outro transtorno psiquiátrico. Isso tudo quer dizer que a pessoa simplesmente é desse jeito e será sempre assim.[17]

O indivíduo que sofre do transtorno de personalidade obsessivo-compulsivo é teimoso; perfeccionista ao extremo; rígido e inflexível; apresenta sentimentos de cautela e dúvida exagerados; preocupado demais com regras, leis, normas, organização; insiste para que os outros se submetam aos seus conceitos e juízos de valor e à sua maneira de realizar as coisas; devotamento excessivo ao trabalho esquecendo-se muitas vezes do lazer; falta de generosidade e tolerância para com os outros.[27]

Diferentemente do TOC, o indivíduo que tem o transtorno de personalidade obsessivo-compulsivo não sofre com o transtorno. Muito pelo contrário, ele tem a certeza de que ele está certo e o mundo todo está errado. No TOC o indivíduo apresenta sofrimento, em relação ao transtorno, e os sintomas dele são considerados indesejados e, até mesmo ridículos, pelo próprio indivíduo.[28] O medicamento produz melhora do TOC, mas não do transtorno de personalidade obsessivo-compulsiva. A psicoterapia cognitivo-comportamental pode auxiliar no caso do transtorno de personalidade obsessivo-compulsiva.

Algoritmo para o tratamento farmacológico do TOC[20]

a. Monoterapia com ISRS ou clomipramina: a) clomipramina: inicia-se com 25 mg e vai aumentando gradativamente até 100 a 250 mg/dia. Administrar após as refeições para diminuir efeitos indesejados gastrintestinais e a noite para reduzir a sedação durante o dia; b) ISRS: iniciar também com doses baixas e aumentar para doses superiores àquelas usadas para o tratamento da depressão;

b. Aumento da dose;

c. Troca do medicamento;

d. Associação de clomipramina com ISRS;

e. Potencialização com outros fármacos (risperidona, olanzapina, buspirona, trazodona, quetiapina, clonazepam etc.);

f. Terapias empíricas e eletroconvulsoterapia;

g. Neurocirurgia.

Tratamento de manutenção

Para pacientes que têm um transtorno crônico e que apresentaram uma boa resposta usando apenas medicação, deve-se manter a droga por, pelo menos, um ano, após a remissão dos sintomas. Caso esses pacientes tenham realizado também terapia comportamental, manter a medicação, pelo menos, por seis meses. Dependendo do número de recaídas e da gravidade delas, considerar o uso do medicamento por um tempo maior, talvez, por toda a vida.

Para se fazer a retirada do medicamento, deve-se fazê-lo de forma gradual. Reduzir 25% da dose a cada dois meses, até zerar.[20]

Atenção farmacêutica na esquizofrenia

A esquizofrenia é uma síndrome, ou seja, um conjunto de sinais e sintomas que afetam processos fisiológicos como a percepção, ideação, comprovação da realidade, os processos do pensamento, os sentimentos, a conduta, a atenção e concentração, a motivação e o juízo, com uma duração de tempo e, cuja etiologia e fisiopatologia, ainda não são totalmente conhecidos.[29]

A prevalência da esquizofrenia na população é de aproximadamente 1%, sendo a maior prevalência em classes sociais menos favorecidas.[20]

A esquizofrenia é considerada uma doença do afeto e pode se manifestar nos homens entre os 15 e 30 anos e, nas mulheres, entre os 25 e 35 anos.[29] No entanto, ainda pode ocorrer com idades mais avançadas, sendo caracterizada como esquizofrenia tardia.[29]

O início da enfermidade pode ser abrupto ou insidioso. Quando insidioso, o paciente ou os familiares relatam que antes do surto psicótico já existiam alguns sintomas como isolamento, insegurança, desconfianças sutis, mudanças quase imperceptíveis do curso do pensamento. Esse período pode durar semanas ou meses ou ainda nem existir em alguns casos. Nestes últimos, o surto psicótico pode ocorrer sem que esses sintomas tenham precedido a crise.

Cerca de 1/3 dos pacientes terá uma evolução negativa, com deterioração mental.

Embora o fator genético esteja bem definido nessa enfermidade (os parentes biológicos em primeiro grau de indivíduos com esquizofrenia estão em risco dez vezes maior para a esquizofrenia do que a população em geral), somente ele não basta para explicá-la. Outros fatores também influenciam o desenvolvimento ou não da enfermidade, como fatores ambientais, sociais, psicológicos e do desenvolvimento.[29]

Os sintomas apresentados pelos pacientes podem ser didaticamente classificados em: sintomas positivos, sintomas negativos, sintomas depressivos ou ansiosos, sintomas cognitivos e sintomas agressivos.

Na síndrome positiva, os sintomas presentes são os delírios, alucinações e agitação, que são facilmente controlados com os medicamentos antipsicóticos que bloqueiam a neurotransmissão dopaminérgica no sistema mesolímbico. Esses sintomas decorrem do aumento da neurotransmissão dopaminérgica no sistema mesolímbico, e quando o medicamento é usado, exerce antagonismo sobre os receptores dopaminérgicos.[6]

Na síndrome negativa, os sintomas presentes são embotamento do afeto, apatia, falta de relacionamento interpessoal, e ocorrem por causa da deficiência na neurotransmissão dopaminérgica no sistema mesocortical. Por isso, quando os antipsicóticos típicos são usados, a tendência é ocorrer certa piora desses sintomas, pois esses medicamentos vão bloquear receptores do tipo D2 no sistema mesolímbico (síndrome positiva) mas também no sistema mesocortical (agravando a síndrome negativa). Os pacientes podem ainda apresentar sintomas cognitivos como dificuldade de raciocínio, aprendizagem e concentração, memória prejudicada; sintomas agressivos como comportamento hostil e sintomas depressivos e ansiosos.[6]

A psicose não é uma enfermidade, como muitos pensam erroneamente. A psicose é uma síndrome, uma mistura de sinais e sintomas que podem estar presentes em muitos transtornos psiquiátricos, como pode ser observado na Tabela 20.3.

Tratamento farmacológico

De acordo com Cordioli e colaboradores (2005),[20] os passos do tratamento farmacológico de episódios agudos são:

a. Monoterapia com antipsicóticos típicos ou atípicos;
b. Ajuste de dose, caso ocorra inefetividade com a dose escolhida;
c. Substituir o antipsicótico por outro;
d. Considerar o uso de clozapina;
e. Combinação com outros fármacos;
f. Eletroconvulsoterapia.

Existem muitos medicamentos disponíveis para o tratamento da esquizofrenia. Os medicamentos mais usados são os chamados antipsicóticos ou neurolépticos ou tranquilizantes maiores. Os antipsicóticos convencionais ou típicos são os mais usados, por causa da sua reconhecida eficácia e também pelo fato de serem disponibilizados gratuitamente pelo Sistema Único de Saúde (SUS). Já os antipsicóticos atípicos muitas vezes não são utilizados, em razão do seu alto custo.

Antipsicóticos convencionais ou típicos

Fenotiazínicos (clorpromazina, levomepromazina, tioridazina, flufenazina, pipotiazina)

Cuidados, em relação aos fenotiazínicos:

a. Ficar atento quanto às alterações sanguíneas. Em casos de febre e dor de garganta, solicitar hemograma completo.

Tabela 20.3 Transtornos psiquiátricos em que a psicose é um sintoma

Transtornos em que a psicose é uma característica definitória	Transtornos em que a psicose é uma característica que pode estar associada
Esquizofrenia	Mania
Transtornos psicóticos induzidos por substâncias	Depressão
Transtorno esquizofreniforme	Transtorno cognitivo
Transtorno esquizoafetivo	Demência de Alzheimer
Transtorno delirante*	
Transtorno psicótico breve	
Transtorno psicótico induzido	
Transtorno psicótico em razão de uma condição médica geral	

*Transtorno delirante: caracterizado pela ocorrência de uma ideia delirante única ou de um conjunto de ideias delirantes aparentadas, geralmente persistentes e que, por vezes, permanecem durante o resto da vida. O conteúdo da ideia ou das ideias delirantes é muito variável. É diferente da esquizofrenia, pois não há embotamento do afeto, o comprometimento do indivíduo, em relação às atividades diárias é pequeno[17].Fonte: Rueda e colaboradores, 2009.[29]

b. Pacientes com câncer de mama devem evitar o uso de fenotiazínicos, já que 1/3 desses tumores é prolactino-dependente.

c. Cuidado com a hipotensão postural. A recomendação é que esses medicamentos sejam usados após as refeições para que sua absorção seja mais lenta e, que consequentemente, haja um menor pico plasmático e menor efeito colateral.

d. Cuidado com o sol: perigo de intermação e fotossensibilidade. Pacientes que usam fenotiazínicos devem usar filtro solar, óculos de sol e evitar permanecer muito tempo expostos ao sol.

e. Em pacientes epilépticos há maior risco de crises convulsivas. Também há risco de interação da clorpromazina com anticonvulsivantes.[20]

Butirofenônicos (haloperidol, droperidol)

São derivados da butirofenona, apresentando ação farmacológica semelhante aos fenotiazínicos, mas com menor toxicidade.

O haloperidol pode ser usado tanto nas formas livre quanto de éster decanoato, que é pró-fármaco do haloperidol.

O haloperidol decanoato tem ação prolongada e sua utilidade se faz em pacientes que não aderem ao tratamento via oral. Após a aplicação do haloperidol decanoato, ocorre hidrólise enzimática liberando lentamente o haloperidol que é o fármaco ativo. O tempo de meia-vida dessa forma farmacêutica é de 21 dias, o que permite sua utilização mensal.[20]

Difenilbutilpiperidínicos (pimozida e penfluridol)

O penfluridol tem atividade semelhante à da clorpromazina, mas causa menos sonolência, e apresenta ação prolongada. Administrado por via oral atinge concentração plasmática máxima em 12 a 24 horas, apresentando ação por cerca de uma semana. Por via oral, 20 a 60 mg por semana; se necessário, a dose pode ser aumentada até 120 mg.

Tioxantenos (zuclopentixol)

É administrado na forma de pró-fármaco, sendo um antipsicótico que atua bloqueando receptores dopaminérgicos D1 e D2. Possui também atividade atropínica e bloqueadora α-adrenérgica. Comercializado sob a forma de acetato, para uso intramuscular, e dicloridrato para uso oral. Para adultos, 50 a 150 mg IM em dose única, repetida após 2 ou 3 dias (o tratamento não deve exceder seis dias). Por via oral, 10 a 50 mg ao dia.

Outras características dos antipsicóticos

A classe dos antipsicóticos atípicos inclui clozapina, olanzapina, risperidona, quetiapina, ziprasidona e aripiprazol. No geral, eles possuem menos efeitos indesejados, melhoram o humor e os sintomas negativos e são de alto custo.

A escolha do antipsicótico depende dos efeitos indesejados que ele pode provocar no paciente, da condição socioeconômica e dos sintomas exibidos pelo paciente.

Em pacientes mais agitados, pode-se dar preferência por antipsicóticos de baixa potência e mais sedativos (levomepromazina, clorpromazina, tioridazina), ou pode-se usar um antipsicótico de alta potência (haloperidol) combinado com benzodiazepínicos.[20]

Os antipsicóticos convencionais ou típicos produzem sintomas extrapiramidais (SEP). Esses sintomas são reversíveis e estão relacionados com a atuação do fármaco na via dopaminérgica nigroestriatal. Quando os receptores D2 da dopamina são bloqueados por antagonistas D2 nas projeções pós-sinápticas da via nigroestriatal, observam-se distúrbios do movimento que podem parecer muito com os do mal de Parkinson. Por isso, tais movimentos são chamados de parkinsonismo induzido por drogas ou sintomas extrapiramidais.[6]

Outro efeito dos antipsicóticos convencionais é a galactorreia. Esse efeito está relacionado com a via dopaminérgica tuberoinfundibular. Essa via controla a secreção de prolactina. Quando os receptores D2, nessa via, estão bloqueados por antagonistas (antipsicóticos), os níveis de prolactina aumentam levando à galactorreia.[6]

Outros efeitos adversos dos neurolépticos convencionais (típicos) em geral são: retenção urinária, constipação intestinal e xerostomia (boca seca) por causa da interação/bloqueio de receptores muscarínicos do tipo 1; b) hipotensão ortostática; c) impotência sexual e incapacidade de ejacular.

Seguimento farmacoterapêutico em esquizofrenia

Além de avaliar a necessidade, efetividade e segurança do tratamento instaurado, o farmacêutico deve orientar o paciente e a família.[24,29]

1. Toda a atuação deve ser focada na família.

2. Explicar para a família que a esquizofrenia não é: "dupla personalidade", fraqueza de caráter, preguiça, loucura ou psicopatia, "encosto" ou mal espiritual, culpa da criação dos pais, deficiência mental, uma doença sem tratamento. Essas crenças podem prejudicar muito o tratamento do paciente.

3. Embora deva existir um responsável, o paciente deve ser ouvido primeiramente e, em particular. Somente após essa conduta, chamar o responsável para a conversa.

4. Não tente argumentar com o paciente e convencê-lo de seu delírio. Apenas diga que não compartilha do que pensa.

5. Se necessário, faça o paciente tomar a medicação diante de você. Medicamentos em gotas ou injetáveis facilitam a adesão de pacientes que são resistentes ao tratamento.

A falta de adesão ao tratamento é o maior problema enfrentado. De acordo com Rueda e colaboradores (2009),[29] a taxa de abandono do tratamento varia de 25 a 65%, dependendo do autor.

Por essa razão, é tão importante a atuação do farmacêutico junto à família do paciente para que ela assuma a responsabilidade do tratamento do indivíduo.

Ao avaliar a segurança dos antipsicóticos o farmacêutico deve estar atento para os efeitos adversos como:

a. Neurotoxicidade: esse efeito acontece quando o paciente utiliza os antipsicóticos e apresenta desidratação ou desequilíbrio hidroeletrolítico. Também pode ocorrer quando se associa antipsicóticos ao lítio. A melhor forma de prevenir é manter uma boa hidratação e o aporte de eletrólitos.[30]

b. Discinesia tardia: foi observada melhora da discinesia tardia com Vitamina E. Na discenesia tardia grave, antes de clozapina, associar em sequência: (1) vitamina E (1.600 UI/dia), (2) bloqueador de canal de cálcio (nifedipina), (3) antagonista de noradrenalina (clonidina), (4) benzodiazepínicos, (5) depletor de dopamina (reserpina e oxpertina), (6) agonista colinérgico (tacrina), (7) agonista dopaminérgico (amantadina), (8) agonista serotoninérgico 5-HT1 (buspirona), (9) agonista de receptores para ácido gama-aminobutírico (gabapentina, progabida, valproato ou baclofen), (10) inibidor seletivo de recaptação de serotonina, (11) antagonistas opioides, (12) estrógeno (prednisona), (13) esteroides e (15) eletroconvulsoterapia. Na ineficácia dessas medidas, trocar por antipsicótico atípico que não clozapina e, na piora ou falta de efeito, usar clozapina. Na intolerância a clozapina, deve-se, então, retornar a antipsicóticos que foram eficazes antes, começando em doses mais baixas e elevando gradualmente a dose até níveis mais altos que os tentados anteriormente, associando em seguida os supressores já citados.[30]

c. Síndrome neuroléptica maligna ou impregnação: é um efeito raro, porém pode ser fatal. Os principais sintomas são rigidez, confusão mental, febre e alterações do sistema nervoso autônomo. Os sintomas, geralmente surgem em 24 a 72 horas, com confusão mental e rigidez comumente ocorrendo antes da febre e dos sintomas autonômicos (taquicardia, sudorese, hipotensão ou oscilações grandes na pressão arterial). A febre pode ser superior a 41°C. Os pacientes ficam em estado de torpor ou têm um nível flutuante de consciência. O paciente deve ser encaminhado imediatamente ao pronto socorro. Os antipsicóticos devem ser suspensos e medidas de apoio são instauradas.[30]

d. Convulsões: são mais comuns com a clozapina. A dose e os aumentos iniciais da dose são fatores de risco de convulsões com a clozapina.[31]

e. Sedação: a sedação no início do tratamento é normal e normalmente passageira. Caso a sedação permaneça, pode-se sugerir a redução da dose, substituição por outro antipsicótico ou, ainda, a associação à fluoxetina.[30]

f. Parkinsonismo: adicionar um anticolinérgico/antiparkinsoniano como o biperideno ou a triexilfenidila. No caso de falha terapêutica em controlar os sintomas parkinsonianos, trocar o antipsicótico por um atípico.

g. Aumento de peso: todos ou quase todos os antipsicóticos leva a ganho de peso. Porém, observa-se menor ganho de peso com a risperidona e quase nenhum ganho de peso com a ziprasidona. Deve-se monitorizar o peso do paciente e aconselhar a uma dieta mais equilibrada e prática de alguma atividade física (se bem que, em alguns pacientes, isso é difícil de conseguir).[31]

h. Hipotensão postural: recomenda-se usar o medicamento após uma grande refeição. Também não levantar abruptamente da cadeira ou da cama. Evitar abaixar-se. Evitar a exposição prolongada ao sol.

i. Agranulocitose: pode ocorrer com o uso da clozapina. Deve-se monitorizar o paciente com um hemograma completo e contagem de plaquetas semanalmente, por 18 semanas e, depois desse período, uma vez por mês. Em caso de leucopenia: se leucócitos $< 3.000/mm^3$ e/ou neutrófilos $< 1.500/mm^3$ e/ou plaquetas $< 100.000/mm^3$, o tratamento deve ser interrompido e o paciente deverá ser monitorizado e encaminhado imediatamente ao hematologista responsável. Estes pacientes não devem voltar a usar clozapina. Caso o paciente deixe de usar a clozapina por mais de quatro semanas por algum motivo, deve-se voltar a fazer o monitoramento com hemograma e contagem de plaquetas semanal.[32]

Independente do tipo de transtorno mental, a orientação farmacêutica a ser fornecida para a família é de extrema importância. Deve-se orientá-los, conforme a seguir:[24,29]

1. Sempre quando há a procura da família, convém recebê-la e escutá-la – preferencialmente, com o conhecimento e o acordo do paciente.

2. Esse contato, além de propiciar uma avaliação mais precisa da situação familiar, costuma ter um efeito de grande importância para tranquilizar a família e assegurar seu compromisso com o tratamento.

3. Escutar e orientar a família não significa ensiná-la o que deve fazer. Eventualmente, certas orientações mais precisas podem

ser necessárias; contudo, o mais importante não é dizer-lhes como agir, e sim ajudá-los a pensar nas próprias ações.

4. Da mesma forma, escutar e orientar a família também não significa atender ao pé da letra, certas demandas.

5. Nos casos de certos pacientes que parecem ter pouco ou nada a dizer –realizar uma parte do atendimento com a participação de um familiar pode ser um recurso interessante.

6. A parceria com a família é uma meta essencial em um projeto terapêutico. Contudo, parceria não é sinônimo de cumplicidade.

7. Muitas famílias que aceitaram algumas medidas das quais discordamos para seus parentes portadores de sofrimento mental, só o fizeram porque não encontraram formas de atendimento diferentes dessa. Portanto, evite julgá-las.

8. Durante as situações de crise costuma ocorrer um acirramento dos conflitos entre o paciente e seus familiares, gerando uma tensão, por vezes incontrolável.

9. Quando a intensidade da crise dificulta extremamente o convívio sociofamiliar, pode-se indicar, por exemplo, alguns dias de permanência no Serviço de Saúde Mental por 24 horas. Entretanto, a família deve assumir a sua parcela de responsabilidade.

Na Tabela 20.4 podemos ver outros fatores que influenciam o tratamento.

Tabela 20.4 Alguns fatores que influenciam a resposta à farmacoterapia do paciente esquizofrênico

Fatores associados ao paciente	Fatores associados aos profissionais de saúde	Fatores relacionados com os medicamentos
Entorno sociocultural	Conhecimento do problema de saúde	Apresentação e dose
Nível de instrução	Conhecimento da terapêutica	Forma de administração
Tipo de personalidade	Assertividade	Tempo de tratamento
Nível de ansiedade	Empatia	Efetividade (demonstra o resultado esperado)
Gravidade da enfermidade	Integração e trabalho em equipe	Segurança (presença de efeitos indesejados)
Problemas de saúde associados	Capacidade de escuta	Qualidade da dispensação
Entorno familiar	Capacidade de manejo do paciente	

Fonte: Rueda e colaboradores, 2009.[29]

Anexo 1

Questionário sobre a saúde do paciente (PHO-9)

Durante as últimas 2 semanas, com que frequência você foi incomodado/a por qualquer um dos problemas abaixo? (Marque aqui sua resposta com "✓")

	Nenhuma vez	Vários dias	Mais da metade dos dias	Quase todos os dias
1. Pouco interesse ou pouco prazer em fazer as coisas	0	1	2	3
2. Se sentir "para baixo", deprimido(a) ou sem perspectiva	0	1	2	3
3. Dificuldade para pegar no sono ou permanecer dormindo, ou dormir mais do que de costume	0	1	2	3
4. Se sentir cansado(a) ou com pouca energia	0	1	2	3
5. Falta de apetite ou comendo demais	0	1	2	3
6. Se sentir mal consigo mesmo(a) – ou achar que você é um fracasso ou que decepcionou sua família ou você mesmo(a)	0	1	2	3
7. Dificuldade para se concentrar nas coisas, como ler o jornal ou ver televisão	0	1	2	3
8. Lentidão para se movimentar ou falar, a ponto das outras pessoas perceberem? Ou o oposto – estar tão agitado(a) ou inquieto(a) que você fica andando de um lado para o outro muito mais do que de costume	0	1	2	3
9. Pensar em se ferir de alguma maneira ou que seria melhor estar morto(a)	0	1	2	3

FOR OFFICE CODING ___+___+___+___ = Total Score:___

Se você assinalou qualquer um dos problemas, indique o grau de dificuldade que os mesmos lhe causaram para realizar seu trabalho, tornar conta das coisas em casa ou para se relacionar com as pessoas?

Nenhuma Dificuldade	Alguma Dificuldade	Muita Dificuldade	Extrema Dificuldade
☐	☐	☐	☐

Desenvolvido pelos Drs. Robert L. Sptzer, Janet B. W, Willians, Kurt Kroenke e colegas, com um subsídio educacional da Pitzer Inc. Não é necessária permissões para reproduzir, introduzir, exibir ou distribuir

O PHQ-9 é formado por nove itens, em que cada um apresenta determinado índice de gravidade correspondente: 0 = nenhuma vez, 1 = vários dias, 2 = mais da metade dos dias, 3 = quase todos os dias. A soma dos itens pode variar de escore 0 a 27. De acordo com os pontos na escala, pode-se verificar a seguinte classificação: a) Ausência de indicadores de depressão maior: escore de 0 a 5; b) Indicadores de depressão maior leve: escore de 6 a 9; c) Indicadores de depressão maior moderada: escore de 10 a 14; d) Indicadores de depressão maior moderada/grave: escore de 15 a 19; e) Indicadores de depressão maior grave: escores maiores de 20.

Anexo 2

Paciente:_____

Data: ___/___/___   Avaliador_____

Fator 1 (item 1-10):_____ Fator 2 (item 11-15): _____

Nota: Para completar esta escala, as informações devem ser obtidas não apenas a partir da entrevista com o paciente, como também de outras fontes confiáveis, incluindo familiares, equipe de enfermagem, registros hospitalares etc. Em geral, o período de tempo para a aferição dos sintomas deve ser o dos últimos sete dias, podendo ser mais longo quando for necessário

1. Humor elevado/eufórico (otimismo inapropriado relacionado com o presente ou com o futuro, que tenha se mantido por pelo menos várias horas e que tenha sido desproporcional às circunstâncias).

    0. Ausente

    1. Discreto, por exemplo, animado, mais alegre do que os outros, de questionável significância clínica.

    2. Leve, mas com o humor definidamente elevado ou expansivo, excessivamente otimista e relativamente desproporcional às circunstâncias.

    3. Moderado, humor e "visão de mundo" claramente desproporcionais às circunstâncias.

    4. Grave, humor claramente eufórico.

    5. Extremo, claramente exaurido, sentimentos extremos de bem-estar, riso inapropriado e/ou cantando.

- Houve momentos, na última semana ou mês, em que você se sentiu estranhamente bem, alegre ou feliz?
- Você sentiu como que se todas as coisas fossem se realizar exatamente da maneira como você queria?
- Isso difere de seu humor normal? Quanto tempo durou?

2. Irritabilidade/agressividade (O paciente demonstrou, recentemente, tanto na entrevista quanto fora dela, expressão evidente de raiva, irritabilidade ou aborrecimento. Não incluir meros sentimentos subjetivos de raiva/aborrecimento, a menos que sejam expressos abertamente).

    0. Ausente

    1. Discreta, aborrecimento ocasional, de questionável significância clínica.

    2. Leve, relativamente argumentativo, expressa prontamente aborrecimento com pacientes, equipe ou entrevistador, ocasionalmente irritado durante a entrevista.

3. Moderada, frequentemente pragueja, perde a calma, ameaça, irrita-se excessivamente com alguns tópicos, isolamento pode ser necessário, frequentemente irritável durante a entrevista.

4. Grave, ocasionalmente agressivo, pode arremessar objetos, danificar bens, é necessário impor limites, irritação inapropriada ou excessiva, contenção pode ser necessária, a entrevista tem de ser interrompida, em razão da excessiva irritabilidade.

5. Extrema, episódios de violência contra as pessoas ou objetos, contenção física é necessária.

- Como você tem lidado, em geral, com as pessoas?
- Você tem se sentido irritável ou raivoso? O quanto do seu dia você se sente assim?
- Você se envolveu mais do que o usual em discussões ou brigas? Com que frequência?

3. Atividade hipermotora (Demonstrou, recentemente, tanto na entrevista quanto fora dela, manifestações visíveis de hiperatividade motora generalizada. Não incluir meros sentimentos subjetivos de inquietação não relacionados com a medicação).

0. Ausente

1. Discreto aumento, de duvidosa significância clínica.

2. Leve, caminha ocasionalmente, incapaz de sentar calmamente na cadeira.

3. Moderada, caminha com frequência na Unidade, incapaz de ficar sentado.

4. Marcada, movimentando-se ou caminhando de forma quase constante.

5. Extrema, sinais contínuos de hiperatividade, tal que o paciente precisa ser contido para evitar exaustão.

- Houve momentos, nos quais você era incapaz de ficar sentado ou momentos em que você teve que ficar se movimentando ou dando passos para trás e para frente?

4. Pressão para falar (Quantidade e ritmo de discurso aumentado, acelerado ou premente, tanto na entrevista quanto fora dela).

0. Ausente

1. Discreto aumento, de duvidosa significância clínica.

2. Leve, notadamente mais verborreico do que o normal, mas a conversação não é difícil.

3. Moderada, tão verborreico que a conversação é difícil; alguma dificuldade para interromper o discurso do paciente.

4. Marcada, a conversação do paciente é tão rápida que é difícil mantê-la, marcadamente difícil interromper o discurso.

5. Extrema, o discurso é tão rápido ou contínuo, que o paciente não pode ser interrompido.

5. Fuga de ideias/Pensamentos acelerados (Discurso acelerado com mudanças abruptas de tópico para tópico, usualmente com base em associações compreensíveis, estímulos distrativos ou jogos de palavras. Quando grave, as associações podem ser tão difíceis de entender que frouxidão de associação ou incoerência também podem estar presentes. A aceleração de pensamento refere-se ao relato subjetivo do paciente quanto a estar tendo pensamentos rápidos dentro de sua mente).

   0. Ausente
   1. Discreta, episódios ocasionais de duvidosa significância clínica.
   2. Leve, episódios ocasionais de mudança abrupta de tópico com pequeno prejuízo na compreensibilidade ou paciente relata pensamentos acelerados ocasionais.
   3. Moderada, episódios frequentes com algum prejuízo na compreensibilidade, ou o paciente relata pensamentos acelerados frequentes que são disruptivos ou aflitivos.
   4. Grave, episódios muito frequentes com prejuízo definido.
   5. Extrema, a maior parte do discurso consiste de rápidas mudanças de tópico, que são difíceis de acompanhar.

- Você se sentiu incomodado por ter muitos pensamentos de uma só vez?
- Você teve pensamentos acelerados dentre de sua mente? Com que frequência? Isso impediu seu funcionamento?

6. Distração (A atenção é muito facilmente direcionada para estímulos externos não importantes ou irrelevantes; isto é, barulho de uma sala contígua, livros numa prateleira, roupas do entrevistador etc. Excluir distração, em razão de intrusões de alucinações visuais e/ou auditivas ou delírios. Pontue com base apenas na observação).

   0. Ausente
   1. Discreta, de duvidosa significância clínica.
   2. Leve, presente, mas não interfere na tarefa ou na conversação.
   3. Moderada, alguma interferência na conversação ou na tarefa.
   4. Grave, frequente interferência na conversação ou na tarefa.
   5. Extrema, impossível direcionar a atenção do paciente para uma tarefa ou conversação.

7. Grandiosidade (Autoestima aumentada e avaliação não realista ou inapropriada do valor, importância, poder, conhecimento ou habilidade pessoal).

0. Ausente.

1. Autoestima ou confiança discretamente aumentada, mas de questionável significância clínica.

2. Leve, autoestima definidamente inflada ou percepção exagerada das habilidades relativamente desproporcional às circunstâncias.

3. Moderada, autoestima inflada claramente desproporcional às circunstâncias, ideias de intensidade delirante fronteiriça.

4. Grave, delírios de grandeza definidos.

5. Extrema, absorto em delírios de grandeza.

- Você se sentiu mais autoconfiante do que o usual?
- Você sentiu que era uma pessoa particularmente importante ou que você tinha poderes especiais, conhecimento ou habilidades fora do comum?
- Há alguma missão ou propósito especial para sua vida?
- Você tem alguma relação especial com Deus?

8. Necessidade diminuída de sono (Menor necessidade de sono do que o usual para sentir-se descansado. Não pontue dificuldade na forma de insônia inicial, intermediária ou tardia).

    0. Ausente

    1. Até 1 hora a menos de sono do que o usual.

    2. Até 2 horas a menos de sono do que o usual.

    3. Até 3 horas a menos de sono do que o usual.

    4. Até 4 horas a menos de sono do que o usual.

    5. Quatro ou mais horas a menos de sono do que o usual.

- Quanto tempo você precisa dormir normalmente?
- Você vem necessitando dormir menos do que o usual para se sentir descansado?
- Quanto tempo a menos de sono você precisa/precisou?

9. Energia excessiva (Com energia incomum ou mais ativo do que o usual sem a esperada fadiga, durante pelo menos vários dias).

    0. Ausente.

    1. Discretamente com mais energia, de questionável significância.

    2. Aumento definido no nível de atividade ou menos fatigado do que o usual, não atrapalha o funcionamento.

3. Claramente mais ativo do que o usual com pouca ou nenhuma fadiga, interferência ocasional no funcionamento.

4. Muito mais ativo do que o usual com pouca fadiga e clara interferência no funcionamento normal.

5. Extrema, ativo durante todo o dia com pouca ou nenhuma fadiga ou necessidade de dormir.

- Você teve mais energia do que o usual para fazer as coisas?
- Você tem sido mais ativo do que o usual ou teve o sentimento de que você poderia funcionar por todo o dia sem se sentir cansado?

10. Julgamento empobrecido (Excessivo envolvimento em atividades sem o reconhecimento do grande potencial de consequências dolorosas; intromissão, chamando inapropriadamente a atenção para si próprio).

    0. Ausente.

    1. Discreto, mas de questionável significância clínica (i.e., aumento de chamadas telefônicas, intromissão ocasional).

    2. Leve, mas exemplos definidos (i.e., relativamente intrometido, sexualmente provocativo, cantando inapropriadamente).

    3. Moderado, assume tarefas ou responsabilidades sem o treinamento apropriado, imprudências financeiras, gastando dinheiro além dos seus limites financeiros ou da necessidade, intromissão frequente.

    4. Grave, promiscuidade sexual, hipersexualidade, comportamento extremamente intrometido, coloca-se em dificuldades econômicas significativas.

    5. Extremo, comportamento intrometido contínuo requerendo imposição de limites, excessivas chamadas telefônicas a toda hora, comportamento antissocial, envolvimento excessivo em atividades, desconsiderando as consequências.

- Quando você estava se sentindo eufórico ou irritável, você fez coisas que causaram problemas para você ou sua família?
- Você gastou dinheiro inconsequentemente?
- Você assumiu responsabilidades para as quais você não era qualificado?

11. Transtorno de pensamento (Pensamentos do paciente com prejuízo na capacidade de compreensão como manifestado pela sua fala. Isso pode ser por causa de um ou de uma combinação dos seguintes fatores: incoerência, frouxidão de associação(ões), neologismos, pensamento ilógico. Não pontue fuga de ideias, a menos que seja grave).

    0. Ausente.

    1. Situações ocasionais que são de questionável significância clínica.

2. Algumas situações definidas, mas pouco ou nenhum prejuízo na compreensão.

3. Situações frequentes e pode haver algum prejuízo na compreensão.

4. Grave, situações muito frequentes com marcado prejuízo na compreensão.

5. Extremo, a maioria ou toda a fala está distorcida, tornando impossível compreender sobre o que o paciente está falando.

12. Delírios (Crenças falsas fixas, variando desde ideias delirantes a delírios completos – incluindo grandiosidade).

Especifique o tipo: _____

Determine se humor-congruente:_____ ou humor-incongruente : __

_____

0. Ausente.

1. Suspeito ou provável.

2. Definitivamente presente, mas não completamente convicto, incluindo ideias de referência ou persecutórias sem absoluta convicção.

3. Definitivamente presente com completa convicção, mas pouca, se existe alguma, influência no comportamento.

4. O delírio possui um efeito significativo sobre os pensamentos, sentimentos ou comportamento do paciente (p. ex.: preocupado com a crença de que os outros estão tentando prejudicá-lo).

5. Ações com base em delírios possuem importante impacto sobre o paciente ou os outros (p. ex.: parar de se alimentar, por causa da crença de que a comida está envenenada, bater em alguém, por causa da crença de que os outros o estão prejudicando).

- Você sentiu que alguém estava tentando te prejudicar ou te machucar sem razão? Você pode dar um exemplo?
- Você sentiu como se você estivesse sendo controlado por uma força ou um poder externo? (Exemplo)
- Você sentiu como se as pessoas no rádio ou na televisão estivessem falando para você, sobre você, ou se comunicando com você de alguma forma especial? (Exemplo).
- Você teve alguma (outra) crença ou ideia estranha ou não usual?
- Essas crenças interferiram com o seu funcionamento de alguma maneira?

13. Alucinações (Uma percepção sensorial sem estimulação externa em relevante órgão sensorial).

Especifique o tipo: _____

Determine se humor-congruente:_____ ou humor-incongruente : __
_____

   0. Ausente

   1. Suspeito ou provável.

   2. Presente, mas o sujeito está geralmente consciente de que isto se deve a sua imaginação e pode ignorá-la.

   3. Definitivamente presente com completa convicção, mas pouca, se existe alguma, influência no comportamento.

   4. As alucinações possuem efeito significativo sobre os pensamentos, sentimentos ou ações do paciente (p. ex.: trancar as portas para evitar perseguidores imaginários).

   5. As ações com base em alucinações possuem importante impacto no paciente e nos outros (p. ex.: o paciente conversa tanto com as vozes que isto interfere com o seu funcionamento normal).

- Você ouviu sons ou vozes de pessoas falando quando não havia ninguém ao redor? (Exemplo)
- Você enxergou algumas visões ou sentiu alguns odores que os outros não perceberam? (Exemplo)
- Você teve algumas (outras) percepções estranhas ou não usuais?
- Essas experiências interferiram com o seu funcionamento de alguma forma?

14. Orientação (Prejuízo na memória recente ou remota, ou desorientação quanto a pessoas, lugares ou tempo).

   0. Ausente

   1. Discreto prejuízo, mas de questionável significância clínica (p. ex.: esquece datas).

   2. Leve, mas prejuízo definido (p. ex.: inseguro quanto à orientação de tempo e espaço, ou algum prejuízo em poucos aspectos da memória recente ou remota).

   3. Moderada (p. ex.: confuso sobre onde ele (a) está ou não consegue se lembrar de eventos muito importantes da sua vida).

   4. Grave (Desorientado ou grave prejuízo na memória).

   5. Extrema (p. ex.: completamente desorientado quanto ao tempo, espaço, pessoas e/ou é incapaz de recordar numerosos eventos importantes da sua vida).

- Você teve recentemente problemas em se lembrar de quem você era, datas ou de eventos atuais?
- Você sabe o dia da semana, o mês, o ano e o nome desse lugar?

15. *Insight* (Dimensão na qual o paciente demonstra uma consciência ou entendimento de sua doença emocional, comportamento aberrante e/ou uma necessidade correspondente por tratamento psiquiátrico/psicológico).

   0. *Insight* está presente (p. ex.: o paciente admite doença, mudança de comportamento ou necessidade de tratamento.)

   1. *Insight* parcial está presente (p. ex.: o paciente sente que ele (a) possa possivelmente estar doente ou necessitando de tratamento, mas não está seguro disso.)

   2. O paciente admite mudança de comportamento, doença ou necessidade de tratamento, mas atribui isso a fatores externos plausíveis ou não delirantes (p. ex.: conflito marital, dificuldades no trabalho, estresse.)

   3. O paciente admite mudança de comportamento, doença ou necessidade de tratamento, mas dá explicações delirantes (p. ex.: está sendo controlado por forças externas, morrendo de câncer etc.)

   4. Falta completa de *insight*. O paciente nega mudança de comportamento, doença ou necessidade de tratamento.

- Você sente que atualmente sofre de problemas emocionais ou psicológicos de algum tipo?
- Como você explicaria o seu comportamento ou sintomas?
- Você atualmente acredita que precisa de tratamento psiquiátrico?

Soma dos itens do Fator 1:

0-7 = Nenhuma ou questionável mania
8-15 = Mania leve
16-25 = Mania moderada
26 ou mais = Sintomas maníacos graves

Fonte: Altman e colaboradores, 1994. Versão em português adaptação: Shansis F, Berlim M, Mattevi B, Maldonado G, Izquierdo I, Fleck M

Anexo 3 Escala de Avaliação de Mania de Bech-Rafaelsen (EAM-BR)

Lista de definições

1. Atividade (motora)

    0. Atividade motora normal, expressão facial adequada.

    1. Atividade motora levemente aumentada, expressão facial vívida (animada).

    2. Atividade motora um tanto excessiva, gestos vívidos (animados).

    3. Atividade motora francamente excessiva, movimentando-se a maior parte do tempo. Levanta-se uma ou várias vezes durante a entrevista.

    4. Constantemente ativo, inquieto e com muita energia. Mesmo se solicitado, o paciente não consegue sentar sossegado.

2. Atividade (verbal)

    0. Atividade verbal normal.

    1. Um tanto falante.

    2. Muito falante, sem intervalos espontâneos na conversação.

    3. Difícil de interromper.

    4. Impossível de interromper, domina completamente a conversação.

3. Fuga de ideias

    0. Discurso coeso, sem fuga de ideias.

    1. Descrições vívidas (animadas), explicações e elaborações sem perder a conexão com o tópico da conversação. O discurso ainda é coeso.

    2. Repetidamente, é difícil para o paciente permanecer no tema, uma vez que o paciente é distraído por associações ao acaso (frequentemente faz rimas, sons, trocadilhos, partes de versos ou música).

    3. A linha de pensamento é regularmente interrompida por associações dispersivas.

    4. É difícil a impossível seguir a linha de pensamento do paciente, uma vez que o paciente constantemente pula de um assunto para outro.

4. Voz/nível de ruído

    0. Volume de voz normal.

    1. Fala alto sem ser barulhento.

2. Voz discernível à distância, um tanto barulhenta.

3. Vociferante, voz discernível à longa distância, barulhento, cantando.

4. Gritando, berrando, ou usando outras formas de barulho, em razão da rouquidão.

5. Hostilidade/destrutividade

    0. Sem sinais de impaciência ou hostilidade.

    1. Um tanto impaciente ou irritável, mas o controle está mantido.

    2. Marcadamente impaciente ou irritável. Provocação mal tolerada.

    3. Provocativo, faz ameaças, mas pode ser acalmado.

    4. Violência física manifesta. Fisicamente destrutivo.

6. Humor (sentimentos de bem-estar)

    0. Humor neutro.

    1. Humor levemente elevado, otimista, mas ainda adaptado à situação.

    2. Humor moderadamente elevado, gracejando, rindo.

    3. Humor marcadamente elevado, exuberante tanto nas atitudes quanto no discurso.

    4. Humor extremamente elevado, completamente inadequado à situação.

7. Autoestima

    0. Autoestima normal.

    1. Autoestima levemente aumentada, vangloriando-se um pouco.

    2. Autoestima moderadamente aumentada, vangloriando-se. Uso frequente de superlativos.

    3. Gabando-se, ideias irreais.

    4. Ideias grandiosas; impossível de ser corrigido.

8. Contato

    0. Contato normal.

    1. Levemente intrometido, "metendo o bedelho".

    2. Moderadamente intrometido e argumentador.

    3. Dominador, manipulador, diretivo, mas ainda dentro do contexto.

4. Extremamente dominante e manipulador, fora do contexto.

9. Sono (média das últimas 3 noites)

   0. Duração habitual do sono.

   1. Duração do sono reduzida em 25%.

   2. Duração do sono reduzida em 50%.

   3. Duração do sono reduzida em 75%.

   4. Ausência de sono.

10. Interesse sexual

    0. Interesse e atividades sexuais habituais.

    1. Leve aumento do interesse e das atividades sexuais.

    2. Moderado aumento do interesse e das atividades sexuais.

    3. Marcado aumento do interesse e das atividades sexuais, como demonstrado pelas atitudes e discurso.

    4. Completamente e inadequadamente absorto na sexualidade.

11. Trabalho

A. *Na primeira avaliação do paciente*

   0. Atividade de trabalho normal.

   1. Atividade levemente aumentada, mas a qualidade do trabalho está levemente reduzida, uma vez que a motivação está mudando; o paciente está relativamente suscetível a distrações.

   2. Atividade aumentada, mas motivação claramente flutuante. O paciente tem dificuldades em julgar a qualidade de seu próprio trabalho e a qualidade está de fato diminuída. Frequentemente discute no trabalho.

   3. Capacidade para trabalho claramente reduzida e de tempos em tempos o paciente perde o controle. Tem que parar de trabalhar e ser afastado. Se o paciente é hospitalizado, ele pode participar alguma horas por dia das atividades da enfermaria.

   4. O paciente está (ou deveria estar) hospitalizado e incapaz de participar de atividades de enfermaria.

B. *Em avaliações semanais*

   0. a) O paciente retomou o trabalho no seu nível de atividade normal.

b) Quando o paciente não terá nenhum problema em retomar o trabalho normal.

1. a) O paciente está trabalhando, mas o esforço está um pouco reduzido, em razão de ter mudado a sua motivação.

   b) É duvidoso se o paciente pode retomar o trabalho normal em escala completa, por causa da tendência à distração e mudança de motivação.

2. a) O paciente está trabalhando, mas a um nível claramente reduzido, por exemplo, por causa de episódios de não comparecimento.

   b) O paciente ainda está hospitalizado ou em dispensa. Ele só está hábil a retomar o trabalho se precauções especiais forem tomadas: supervisão próxima e/ou redução do tempo.

3. O paciente ainda está hospitalizado ou afastado e é incapaz de retomar o trabalho. No hospital, ele participa algumas horas por dia nas atividades da enfermaria.

4. O paciente ainda está hospitalizado e, geralmente, incapaz de participar das atividades da enfermaria.

Estandartização da *Bech-Rafaelsen Mania Scale* (BRMaS) quando comparada à *Clinical Global Impression Scale* (CGI)*	
Clinical Global Impression Scale (CGI) (categorias diagnósticas)	BRMaS (média +/- DP) (pontuação na escala)
1. Sem mania	5.2 +/- 1.8
2. Mania duvidosa	10.0 +/- 5.2
3. Mania leve	15.3 +/- 7.0
4. Mania moderada	20.9 +/- 8.0
5. Mania grave	28.6 +/- 7.0
6. Mania severa	32.5 +/- 3.5

* Adaptada de Bech P et al, 2001.[23]

Fonte: Bech P, Rafaelsen O, Kramp P, Bolwig T, 1978. Versão em português: Shansis F, Berlim M, Mattevi B, Maldonado G, Izquierdo I, Fleck M, 2003.

Referências

1. Peluso ETP, Blay SL. Percepção da depressão pela população da cidade de São Paulo. Rev Saúde Pública. 2008;42 February:41-8.
2. Fleck MP, Berlim MT, Lafer B et al. Revisão das diretrizes da Associação Médica Brasileira para o tratamento da depressão (Versão integral). Rev Bras Psiquiatr. 2009;31(Suppl 1):S7-S17.
3. Duailib K, Silva ASM, Modesto B. Depressão. RBM, 2013;70(2):6-13.
4. Marques LAM, Galduroz JCF, Noto AR. Pharmaceutical care to patients treated with antidepressants. Rev. Calid. Asist. 2012;27(1):55-64.
5. Marques LAM et al. Atenção Farmacêutica nos Transtornos de Humor. São Paulo: Pharmabooks, 2013.
6. Stahl, SM. Psicofarmacologia: base neurocientífica e aplicações práticas. Medsi, 2002.
7. Marques LAM, Galduroz JCF, Noto AR. Perceptions of Depressed Patients on Depressive Disorder and Antidepressant Treatment: Elements for the Clarification of Pharmaceutical Care. Acta Farmacéutica Bonaerense 2012; 31:869-76.
8. Fridman G. Farmacia Psiquiátrica. Centro de Información de medicamentos, 2001. Faculdad de Farmacia y Bioquímica, Universidad de Buenos Aires. Boletin nº 5. Disponível em: <http://www.ffyb.uba.ar/cenimeN/pagina_nueva_14.htm>. Acesso em: jan. 2006.
9. Fridman GA, Filinger EJ. Atención farmacêutica en pacientes psiquiátricos ambulatorios. Interacción médico-farmacéutico. Pharm Care Esp 2002;(4): 242-44.
10. Hernández DS, Castro MMS, Dáder MJF. Método Dáder: Guía de Seguimiento Farmacoterapéutico. Tercera edición. Grupo de Investigación en Atención Farmacéutica de la Universidad de Granada; 2007 [cited 2008 nov 14]. Disponível em: http://www.atencionfarmaceutica-ugr.es.
11. Marques LAM, Galduroz JCF, Fernandes MR et al. Drug-Related Problems, Drug-Related Negative Clinical outcomes and Pharmacist Interventions in Outpatients with Depressive disorder. Journal of Scientific Research in Pharmacy 2014; 3:26-30.
12. Schatzberg AF, Nemeroff CB. Fundamentos de Psicofarmacologia clínica. Rio de Janeiro: Guanabara Koogan; 2002.
13. Khawam EA, Laurencic G, Malone Jr DA. Side effects of antidepressants: an overview. Cleve Clin J Med. 2006;73 April:351-3, 356-61.
14. Moreno RA, Moreno DH, Soares MBM. Psicofarmacologia de antidepressivos. Rev Bras Psiquiatr. 1999; 21 May (Suppl. 1):24-40.
15. Sadock BJ. Manual de farmacologia psiquiátrica de Kaplan & Sadock. 3. ed. Porto Alegre: Artmed; 2002.
16. ABTB. Associação Brasileira do Transtorno bipolar. Disponível em: http://www.abtb.org.br/transtorno.php. Acesso em: 21 mai. 2015.
17. CID 10. Classificação Internacional de doenças e problemas relacionados à saúde. Disponível em: www.medicinanet.com.br/cid10.htm. Acesso em: 22 de mai. 2015.
18. Nieto JVG, Manrique IM. Atención Farmacéutica y Comunicación para pacientes con patologías psiquiátricas. Bexal Farmacéutica, S.A. Federación Empresarial Farmacéuticos Españoles; 2005 [cited 2010 jan 25]. Disponível em: http://www.bexal.es.
19. ABP. Associação Brasileira de Psiquiatria. Projeto Diretrizes. Transtornos de ansiedade: diagnóstico e tratamento. 2008. Disponível em: http://www.projetodiretrizes.org.br/projeto_diretrizes/099.pdf. Acesso em: 2 mar. 2015.
20. Cordioli AV. Psicofármacos: Consulta rápida. 3. ed. Porto Alegre: Artmed, 2005.
21. Nastasy H, Ribeiro M, Marques ACPR. Abuso e dependência de benzodiazepínicos. Projeto Diretrizes (2008). Disponível em: http://www.projetodiretrizes.org.br/projeto_diretrizes/004.pdf. Acesso em: 2 fev. 2015.
22. Salum GA, Blaya C, Manfro GG. Transtorno do pânico. Rev Psiquiatr RS. 2009;31(2):86-94.
23. Asbahr FR. Transtornos ansiosos na infância e adolescência: aspectos clínicos e neurobiológicos Jornal de Pediatria v. 80, n. 2 (2004): S28-S34.
24. Minas Gerais. Secretaria de Estado de Saúde. Atenção em Saúde Mental. Marta Elizabeth de Souza. Belo Horizonte, 2006. 238 p.
25. Araújo AC, Lotufo Neto F. A Nova Classificação Americana Para os Transtornos Mentais – o DSM-5. Rev. Bras. de Ter. Comp. Cogn., 2014;XVI,(1):67-82.
26. Associação Psiquiátrica Americana. Manual Diagnóstico e Estatístico de Transtornos Mentais – DSM-IV-TR. 4. ed. rev. Porto Alegre: Artes Médicas, 2002.
27. Cordioli AV. Diagnóstico do TOC, diagnóstico diferencial e comorbidades. In: Cordioli AV. TOC. 2. ed. Porto Alegre: Artmed, 2014.
28. Torres AR. Diagnóstico diferencial do transtorno obsessivo-compulsivo. Revista Brasileira de Psiquiatria 2001;(23)21-23.

29. Rueda JMC, et al. Guía de actuación farmacéutica en pacientes con esquizofrenia. Medellin: Colombia, 2009. Disponível em: http://www.atencionfarmaceutica-ugr.es/index.php?option=com_remository&Itemid=62&func=startdown&id=107. Acesso em: 10 fev. 2015.

30. Breu PB, Bolognesi G, Rocha N. Prevenção e tratamento de efeitos adversos de antipsicóticos. Rev. Bras. Psiquiatr. [online]. 2000;22(suppl.1):41-4.

31. Falkai P, et al. Diretrizes da Federação Mundial das Sociedades de Psiquiatria Biológica para o tratamento biológico da esquizofrenia. Parte 1: tratamento agudo. Rev Psiq Clín 2006;33.s1:7-64.

32. Chaves AC, Shirakawa I. Diretrizes Clínicas para o uso da Clozapina. Psychiatry On Line Brazil 2000;(5):08. Available from: http://www. epm. br/polbr/. Acesso em: 10 fev. 2015.

Dispensação de psicofármacos e orientação farmacêutica no balcão da farmácia

21

Estael Luzia Coelho Madeira da Cruz
Lauro Cesar da Silva Maduro
Lucas Borges Pereira

Maurilio de Souza Cazarim
Tiago Marques dos Reis

Introdução

De modo geral, o cuidado ao paciente nos diversos pontos de atenção do sistema de saúde no Brasil ainda tem se limitado à intervenção curativista, um nítido reflexo da visão hospitalocêntrica sobre a concepção do processo saúde-doença. Todavia, com os avanços da ciência e a compreensão da saúde como produto de determinantes sociais, a amplitude do cuidado tem se reconfigurado cada vez mais para um modelo multiprofissional integrado às redes de atenção.[1,2]

Alinhada a essa proposta, a atenção farmacêutica emerge como uma maneira de compreender o paciente em sua integralidade e atender às necessidades farmacoterapêuticas identificadas. Nesse contexto, o usuário passa a ocupar posição central do processo de trabalho do farmacêutico; prevenção, promoção e recuperação da saúde tornam-se a meta do serviço realizado pelo profissional; e a dispensação de medicamentos se consolida como um cenário profícuo para a identificação de pacientes elegíveis ao acompanhamento do tratamento medicamentoso.

De acordo com o Conselho Federal de Farmácia, a dispensação é um serviço realizado pelo farmacêutico que pode ocorrer em duas situações:

1. Em resposta à apresentação de uma prescrição elaborada por um profissional autorizado.
2. Quando se verifica a necessidade de intervenção medicamentosa mediante a identificação de um problema de saúde autolimitado.[3]

A prática desse serviço "envolve a análise dos aspectos técnicos e legais da receita, a entrega de medicamentos e de outros produtos para a saúde do paciente ou ao cuidador, a orientação sobre seu uso adequado e seguro, seus benefícios, sua conservação e descarte, com o objetivo de garantir a segurança do paciente, o acesso e a utilização adequados".[3]

A dispensação, assim, está relacionada ao processo de cuidado, e por isso é enquadrada como um serviço de saúde, pautando-se como uma atividade organizada, sistematizada, sustentável, dotada de uma razão de ser e de um propósito que envolve a participação ativa do usuário no uso racional do medicamento.[4] Diante disso, observa-se haver um arcabouço teórico que subsidia a dispensação como ferramenta para otimizar o tratamento de doenças, inclusive as psiquiátricas, e minimizar a medicalização da sociedade.

Sabe-se que a medicalização ocorre quando o uso do medicamento serve de fuga ou resolução das questões sociocomportamentais cotidianas, inerentes ao convívio em sociedade, e não como intervenção sobre um transtorno de saúde diagnosticado.[5] Nesse contexto, os psicofármacos apresentam um histórico de consumo abusivo e despertam a preocupação das autoridades de saúde pública desde a década de 1950, quando os erros de medicação e a segurança dos pacientes se tornaram objetos de estudo em países como os Estados Unidos. Diante disso, observa-se que a garantia do acesso não é suficiente para assegurar a racionalidade do uso.[6]

O termo "uso racional" implica a utilização do medicamento correto, na dose adequada para a necessidade apresentada, pelo período de tempo também adequado e a um baixo custo para o paciente e a sociedade.[7] Sendo assim, a dispensação deve contemplar, minimamente, a análise da prescrição, a verificação das necessidades do paciente e a orientação do uso, de modo que a tomada de decisão pelo farmacêutico com relação às possíveis inconsistências percebidas em qualquer dessas etapas deve se basear na evidência científica e na análise cuidadosa da condição clínica do paciente. Nesse processo, o farmacêutico deve considerar a possibilidade de avaliar em ambiente privativo (e não no balcão da farmácia) os indícios de problemas na farmacoterapia, analisando-se a necessidade, a efetividade, a segurança e a conveniência do tratamento.[8] Todavia, o serviço realizado no balcão pelo farmacêutico deve ser satisfatório no sentido de se certificar da situação clínica do paciente, decidir se a dispensação pode ou não ser realizada e fornecer as orientações necessárias para que o paciente (ou seu cuidador) possa gerenciar corretamente o uso dos medicamentos que forem dispensados.[9,10]

Avaliação econômica da dispensação de psicofármacos

Os recursos em saúde, principalmente no sistema público, são escassos e, por isso, um processo sistemático e eficiente que mensure, descreva e analise economicamente os produtos e serviços é necessário para racionalizar a gestão do sistema. Sabe-se que o Brasil tem investido cerca de 7-9% do produto interno bruto (PIB) na saúde pública, sendo que os valores destinados à aquisição de medicamentos aumentaram 74% de 2008 a 2015, comprometendo em torno de 2% do orçamento geral da União.[11,12] Ainda assim, a demanda existente não é atendida com a qualidade necessária.

Uma das explicações para o crescente gasto com medicamentos é o aumento do número de prescrições de medicamentos sujeitos a controle especial. A dispensação de antidepressivos aumentou 16% entre 2008 e 2013,[13] estando presentes em até 48% das prescrições de psicotrópicos no Brasil.[14,15] Apesar do aumento na prevalência da depressão, a prescrição indiscriminada de antidepressivos e de anorexígenos é o que transforma esses números em indicadores preocupantes à saúde.[13,16,17] Vale destacar que a pressão da indústria farmacêutica sobre os prescritores impulsiona o aumento desses indicadores, favorecendo o uso inadequado dos medicamentos controlados e o aumento dos eventos negativos associados ao tratamento medicamentoso.[18,19]

Nesse contexto, estudos mostram que os eventos adversos resultaram em 10% das internações hospitalares, sendo mais da metade deles considerados evitáveis.[19,20] Além disso, observa-se, nesses estudos, que metade dos pacientes em uso de antipsicóticos apresentam problemas no tratamento farmacológico. Pacientes pediátricos nos quais são verificados eventos negativos associados aos psicofármacos geram um custo adicional de 30-40%para o sistema quando comparados àqueles sem problemas com o tratamento medicamentoso.[18] A partir da análise farmacoeconômica dos custos dos psicofármacos e do tratamento dos eventos adversos, é possível inferir que a razão benefício-custo é ruim para o sistema de saúde (o custo do tratamento pode superar os benefícios). Em adição, a análise tende a ser insatisfatória também nos estudos de custo-utilidade, haja vista a ocorrência de eventos negativos associados ao uso inadequado de antipsicóticos. Isso evidencia que o tratamento das doenças psiquiátricas tem sido menos custo-efetivo no que tange à qualidade de vida na perspectiva das análises de custo-utilidade.

Essa realidade reforça a necessidade de que o farmacêutico tenha uma postura mais ativa na dispensação dos psicofármacos. Melo e Castro (2016)[21] verificaram que, quando o farmacêutico atua ativamente na dispensação: aumenta em aproximadamente 19% o número de prescrições atendidas integralmente; aumenta em 42% a identificação de irregularidades técnicas nas prescrições; aumenta em 80% o acesso aos medicamentos que estão na Relação Nacional de Medicamentos Essenciais (REMUME); aumenta para 94% o número de prescrições em conformidade com a Denominação Comum Brasileira (DCB) ou a Denominação Comum Internacional (DCI); reduz para 1% as prescrições com itens não presentes na REMUME ou em falta no sistema. Além disso, uma revisão da literatura mostrou que o empoderamento do paciente com transtorno mental durante a dispensação gera resultados positivos na adesão ao tratamento.[22] Os dados apresentados ratificam a importância da dispensação para a economia de recursos, a otimização da gestão e a melhora os resultados do cuidado.

Ao realizar a dispensação de psicofármacos, o farmacêutico se insere na primeira linha de cuidado das doenças psiquiátricas. As intervenções realizadas nesse momento podem melhorar em 8,3% a qualidade de vida dos pacientes, o que representa uma razão de custo-utilidade de R$ 4.383,57/QALY.[23] Isso quer dizer que o investimento necessário para tornar adequada a prática da dispensação (redução das horas despendidas com atividades gerenciais/administrativas e aumento do tempo dedicado ao atendimento no balcão) custa R$ 4.383,57 para cada ano a mais que o paciente vive com qualidade de vida.

Corroborando com isso, as evidências mostram que as possíveis intervenções do farmacêutico na otimização da farmacoterapia durante a dispensação podem gerar benefícios ao sistema de saúde que totalizam R$ 681,76 por paciente atendido.[23] Considerando o número expressivo de pacientes que são atendidos diariamente nas farmácias, sejam elas públicas ou privadas, observa-se que o custo do investimento na adequação da prática da dispensação é menor que os benefícios obtidos pela realização adequada desse serviço. Em adição, há evidências de que o custo da dispensação por paciente atendido é R$ 272,90,[23] resultando em uma razão custo-benefício na ordem de 2,5 (isso comprova que a dispensação é custo-benéfica ao sistema de saúde).

Como dispensar psicofármacos e orientar o paciente no balcão da farmácia

Considerando que a dispensação antecede o uso de uma importante tecnologia em saúde (o medicamento), o farmacêutico precisa estar apto a realizar a análise da situação, verificando:

- se os medicamentos prescritos têm indicação de uso diante do quadro clínico apresentado;

- se há problemas (potenciais ou reais) com relação ao uso desses medicamentos;
- se há fatores que desaconselhem o uso de algum dos fármacos (como alergias, eventos na história de saúde do paciente e questões fisiológicas relacionadas à idade ou à condição clínica apresentada).[3,10]

Na sequência, deve-se decidir quanto ao fornecimento dos medicamentos e proceder à orientação sobre o uso de cada insumo terapêutico dispensado para o empoderamento do paciente.

Porém, não é bem isso que acontece durante a dispensação nas farmácias brasileiras. Estudos mostram que cerca de metade dos farmacêuticos que atuam na dispensação apenas entregam os medicamentos e anotam na embalagem a forma de uso do produto durante a realização desse serviço.[24,25] Informações adicionais são fornecidas apenas quando o paciente manifesta dúvidas. Realizada dessa maneira, a dispensação não assegura ao paciente os subsídios necessários para evitar potenciais interações medicamentosas, identificar sinais e sintomas de possíveis reações adversas ou alcançar a adesão adequada à farmacoterapia.

Segundo Bernardo e Hoepfner (2013),[26] os objetivos da dispensação são:
- Garantir o cumprimento da prescrição por meio do fornecimento do medicamento correto e em quantidade adequada.
- Contribuir para a adesão ao tratamento.
- Minimizar erros de prescrição.
- Proporcionar um cenário adequado para oferecer atenção farmacêutica.
- Informar sobre o uso correto do medicamento.

O método da dispensação

Não há um método único para executar a dispensação, mas algumas ações devem ser contemplados nesse serviço.[10,26-28] A Figura 21.1 apresenta um fluxograma com as etapas necessárias para a realização da dispensação de medicamentos.[29]

Como mencionado anteriormente, o fornecimento do medicamento deve ser acompanhado das orientações necessárias para sua utilização adequada. Todavia, é importante que o farmacêutico pondere, nesse processo, o quanto pode avançar, no balcão da farmácia, com relação à análise da situação e às orientações de uso sem comprometer a privacidade do paciente. Havendo a necessidade de uma entrevista mais minuciosa ou se informações de cunho pessoal estiverem envolvidas na orientação, o paciente deve ser encaminhado para um ambiente reservado onde o farmacêutico possa lhe orientar com maior discrição. O profissional não pode limitar sua atuação ao balcão da farmácia, abstendo-se de explorar todos os aspectos essenciais da orientação.

O farmacêutico deve estar atento às seguintes questões:[26]
- O medicamento prescrito tem indicação clínica relacionada à queixa ou ao sintoma relatado pelo usuário?
- A posologia está correta? A dose prescrita está dentro da margem terapêutica de efetividade e segurança?
- Existem situações especiais (gestante, idoso ou criança; comprometimento renal ou hepático)? Existem outras situações clínicas, outros medicamentos ou outras doenças concomitantes? Avaliar precauções, contraindicações, reações adversas e risco de interações.

O paciente apresenta adesão satisfatória ao tratamento (no caso de já ser usuário do medicamento dispensado).

Ante o exposto, é possível afirmar que a realização adequada da dispensação depende da formação clínica e das habilidades do farmacêutico. Assim, o profissional deve ter conhecimentos sobre otimização da farmacoterapia e estratégias de promoção da saúde, bem-estar e prevenção de doenças pelo uso de estratégias farmacológicas e não farmacológicas. Além disso, deve ter domínio sobre a legislação que regulamenta a dispensação e habilidades para a comunicação com pacientes ou prescritores.

Dispensação de psicofármacos e orientação farmacêutica no balcão da farmácia 341

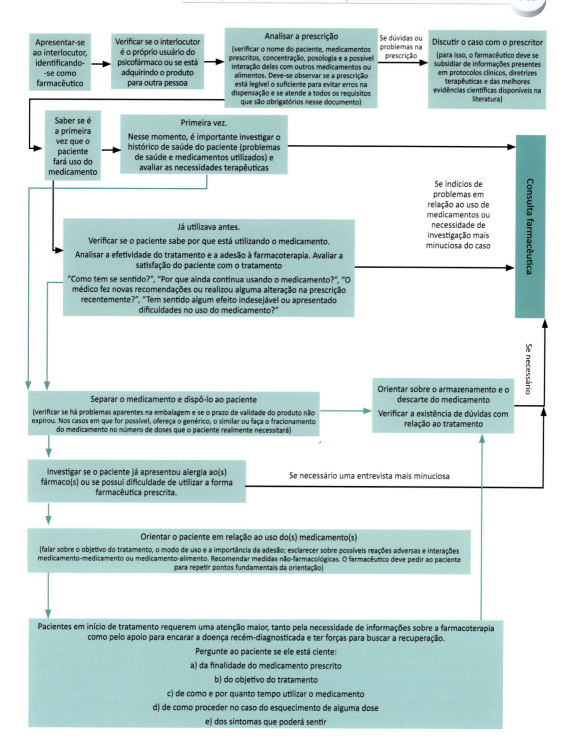

Figura 21.1 Fluxograma com as etapas da dispensação de psicofármacos.

Fonte: adaptada de Bernardo e Hoepfner (2013)[26] e Pereira (2005)[29].

A legislação que regulamenta a dispensação dos psicofármacos

O controle dos psicofármacos tem se intensificado desde o início do século XX, quando o consumo desses medicamentos passou a ser realizado de maneira mais frequente e inadequada. Diante disso, as Nações Unidas promoveram, em 1971, uma convenção na qual foi estabelecido um sistema de monitoração internacional das substâncias psicoativas. O Brasil, signatário do acordo, seguiu as orientações internacionais e promulgou, em 12 de maio de 1998, a Portaria n. 344, para regulamentar o controle dessas substâncias no país.[30]

Essa portaria, que aprova o regulamento técnico sobre substâncias e medicamentos sujeitos a controle especial, contempla diferentes aspectos relativos ao manejo de substâncias psicoativas, a saber: autorização para manejo das substâncias desde sua extração até a dispensação do medicamento (produto acabado); comércio e transporte; prescrição e escrituração; armazenamento e balanços; embalagem; controle e fiscalização sobre qualquer atividade realizada com as substâncias. Vale ressaltar que estão incluídos entre as substâncias sujeitas a controle especial: psicotrópicos, entorpecentes, anorexígenos, retinoicos, imunossupressores, antirretrovirais, anabolizantes, precursores de entorpecentes ou psicotrópicos e outras substâncias sujeitas a controle especial (como ácido valproico, citalopram, fluoxetina e levodopa).

Farmácias de manipulação precisam de uma autorização especial expedida pela Agência Nacional de Vigilância Sanitária (ANVISA) e de uma licença de funcionamento concedida pela autoridade sanitária local para trabalhar com medicamentos sujeitos a controle especial. No entanto, farmácias nas quais são dispensados somente psicofármacos adquiridos no mercado nacional e comercializados em suas embalagens originais não precisam solicitar a autorização especial, o que torna menos burocrática a regularização do estabelecimento.

As substâncias sob controle especial são divididas em listas, sendo que os psicofármacos utilizados no tratamento de doenças psiquiátricas estão contemplados nas seguintes classificações:

- A1: entorpecentes;
- A2: entorpecentes de uso permitido somente em concentrações especiais;
- A3: psicotrópicos sujeitos a notificação de receita A;
- B1: psicotrópicos sujeitos a notificação de receita B;
- C1: outras substâncias sujeitas a controle especial.

Condutas diferentes são necessárias na dispensação dos medicamentos presentes em cada lista (Quadro 21.1).[31] A relação dos medicamentos e suas respectivas classificações é apresentada no Anexo I da referida portaria. Destaca-se, entretanto, que atualizações no elenco do Anexo I e em artigos do regulamento técnico de 1998 ocorrem por meio de resoluções específicas que são publicadas pela autoridade sanitária competente, a exemplo da Resolução da Diretoria Colegiada (RDC) n. 143/2017 (dispõe sobre a atualização do Anexo I da Portaria n. 344/1998).

Requisitos legais para a dispensação de psicofármacos utilizados em doenças psiquiátricas

A dispensação dos medicamentos sujeitos a controle especial, incluindo psicofármacos, deve ser realizada exclusivamente por farmacêuticos, sendo proibida a delegação da responsabilidade sobre o controle desses insumos terapêuticos a outros funcionários. No momento da dispensação, o paciente deve apresentar ao farmacêutico uma receita de controle especial (Figura 21.2), que pode ou não estar acompanhada de uma notificação de receita (Figuras 21.3 e 21.4), dependendo da lista em que o medicamento prescrito se enquadra.[32,33]

Quadro 21.1 Resumo das regras de prescrição e dispensação de psicofármacos utilizados no tratamento de doenças psiquiátricas, segundo a Portaria n. 344/1998 e atualizações

Tipo de notificação	Listas	Abrangência	Cor da notificação	Quantidade máxima por receita e período de tratamento	Quantidade máxima por receita	Validade da receita
Notificação de Receita A	A1, A2, A3	Em todo o território nacional	Amarela	5 ampolas ou 30 dias de tratamento (demais formas)	1 medicamento ou substância	30 dias
Notificação de Receita B	B1	Na Unidade Federada onde foi concedida a numeração	Azul	5 ampolas ou 60 dias de tratamento (demais formas)		
Receita de controle especial ou comum em 2 vias	C1	Em todo território nacional	Branca	5 ampolas ou 60 dias de tratamento (demais formas)	3 medicamentos ou substâncias	

Fonte: adaptado de Girotto e Baldoni (2015).[30]

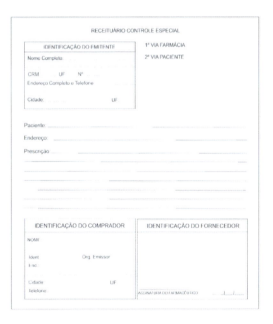

Figura 21.2 Receituário de controle especial.

Fonte: Conselho Regional de Farmácia do Estado do Paraná (2015).[32]

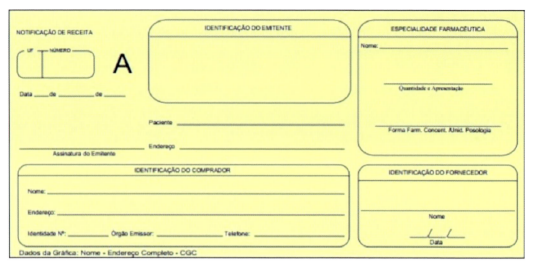

Figura 21.3 Notificação de receita "A".
Fonte: Aurea (2014).[33]

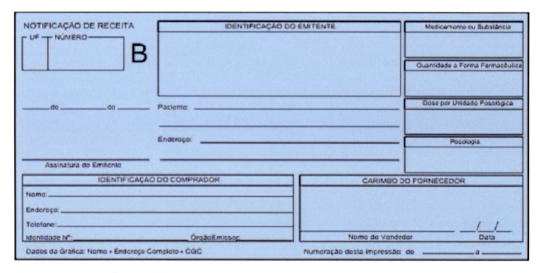

Figura 21.4 Notificação de receita "B".
Fonte: Aurea (2014).[33]

A receita de controle especial tem validade de até 30 dias em todo o território nacional. Ela deve ser preenchida em duas vias, apresentando em destaque os dizeres: "1ª via – Retenção da Farmácia ou Drogaria" e "2ª via – Orientação ao Paciente". Pode conter, no máximo, um medicamento das listas A1, A2, A3 e B1 ou até três medicamentos da lista C1 (Quadro 21.1). Dessas listas, apenas medicamentos classificados como C1 podem ser dispensados mediante a apresentação exclusiva da receita de controle especial (não há notificação de receita). A receita de controle especial deve ficar retida na farmácia após a dispensação e não precisa estar carimbada se os dados do profissional estiverem impressos no cabeçalho da receita ou no campo do emitente.

A notificação de receita é o documento que autoriza o farmacêutico a dispensar entorpecentes, psicotrópicos e retinoides de uso sistêmico. Esse documento contém campos que devem ser preenchidos pelo prescritor (dados sobre o medicamento e o paciente) e pelo farmacêutico (dados sobre o comprador e o responsável pelo fornecimento do medicamento). Todo o preenchimento da notificação de receita, seja dos campos destinados ao farmacêutico ou de outros que são atribuições do prescritor, deve ser realizado de maneira legível. A quantidade do medicamento deve estar escrita em números arábicos, por extenso, e não deve conter emendas ou rasuras. Tal como ocorre com a receita de controle especial, a notificação deve ficar retida na farmácia após a dispensação e não precisa estar carimbada se os dados do profissional estiverem impressos no cabeçalho ou no campo do emitente.

A notificação de receita A (Figura 21.3) apresenta cor amarela e tem validade de 30 dias a partir de sua emissão, sendo aceita em todo o território nacional. Se a notificação for proveniente de uma Unidade Federativa diferente daquela em que sua numeração foi concedida, a receita que a acompanha deverá conter uma justificativa para o uso do medicamento. Além disso, cabe à farmácia ou drogaria apresentar essa notificação à autoridade sanitária local no prazo de 72 horas. Pode ser prescrito na notificação quantidade suficiente para até 30 dias de tratamento (ou até cinco ampolas, caso o psicofármaco esteja disponível nessa apresentação farmacêutica). Havendo a necessidade de o paciente utilizar uma quantidade superior àquela citada anteriormente, caberá ao prescritor elaborar uma justificativa informando a CID (Classificação Internacional da Doença) ou diagnóstico do problema de saúde e a posologia esperada, de modo que esse documento, devidamente datado e assinado, seja entregue ao farmacêutico junto com a notificação de receita no momento da dispensação.

A notificação de receita B1 (Figura 21.4) deve apresentar a cor azul e ter validade de 30 dias, sendo aceita exclusivamente na Unidade Federativa que concedeu sua numeração. Pode-se prescrever e dispensar uma quantidade do psicofármaco suficiente para até 60 dias de tratamento (ou até cinco ampolas, se o medicamento estiver disponível nessa apresentação farmacêutica). Caso haja a necessidade de utilização de uma quantidade maior do medicamento, a conduta do prescritor deverá ser semelhante àquela descrita para a notificação de receita A (preencher uma justificativa contendo a CID ou o diagnóstico do problema de saúde e a posologia do medicamento).

Independentemente da lista em que se enquadra o medicamento dispensado, após a entrega deste ao paciente e o fornecimento das informações necessárias para o uso racional do psicofármaco, o farmacêutico deve anotar, no verso da receita de controle especial retida ou da notificação de receita, a quantidade dispensada e o número do lote.

Escrituração e armazenamento dos psicofármacos

A Portaria n. 344/1998 definiu que toda farmácia deveria escriturar as entradas e saídas de psicofármacos em um livro de receita geral, cuja finalidade era manter o controle e permitir a fiscalização da movimentação de medicamentos controlados. A partir da promulgação da RDC n. 27, de 30 de março de 2007, iniciou-se a implantação do Sistema Nacional de Gerenciamento de Produtos Controlados (SNGPC), uma ferramenta disponibilizada via internet e constituída por instrumentos de registro e organização de dados sobre produção, circulação, comércio e uso de substâncias ou medicamentos sujeitos a controle especial.

O SNGPC foi desenvolvido com o objetivo de monitorar a dispensação de medicamentos e substâncias entorpecentes e psicotrópicas e seus precursores, buscando otimizar o processo de escrituração, monitoração de hábitos de prescrição e consumo de substâncias controladas em determinada região. Assim, o SNGPC permite subsidiar a tomada de decisão, favorecer a proposição de políticas de controle e dinamizar as ações de vigilância sanitária.

Atualmente, o uso do sistema é obrigatório em todas as farmácias do setor privado que dispensam medicamentos sujeitos a controle especial, devendo, no futuro, ser implantado no setor público. O farmacêutico responsável técnico pelo estabelecimento é o profissional encarregado pela escrituração do estoque e da movimentação de medicamentos sujeitos a controle especial. Na ausência do responsável técnico, a escrituração no sistema somente pode ser realizada por um farmacêutico substituto devidamente cadastro no SNGPC.

Com relação ao armazenamento, a RDC n. 44, de 17 de agosto de 2009, que dispõe sobre boas práticas farmacêuticas para o controle sanitário do funcionamento, da dispensação e da comercialização de produtos e da prestação de serviços farmacêuticos em farmácias, determina que os medicamentos sejam armazenados em condições adequadas, considerando suas especificidades. Os psicofármacos, assim como os demais medicamentos sujeitos a controle especial, devem estar segregados de outros produtos (com finalidade terapêutica ou não) e precisam ser armazenados em armário ou outro dispositivo trancado, ficando a chave sob a guarda do farmacêutico.

Deve-se ressaltar que a Portaria n. 344/1998 e a RDC n. 80/2006 impedem o fracionamento de medicamentos sujeitos a controle especial. Os psicofármacos seguem a mesma regra de intercambialidade dos medicamentos que não estão contemplados no Anexo I da Portaria n. 344/1998, ou seja, há intercambialidade entre referência e genérico, bem como entre referência e similar equivalente. Esses medicamentos não podem ser comercializados ou dispensados por meio remoto.

Habilidades de comunicação no balcão da farmácia

A comunicação é essencial para um convívio social satisfatório. Igualmente, a habilidade de comunicar é primordial quando se trabalha na linha tênue entre saúde e doença. Uma boa comunicação é capaz de alterar o curso de uma doença e melhorar a qualidade de vida do paciente, sendo a principal responsável por estabelecer a relação de confiança paciente-profissional da saúde. Trata-se de um processo complexo e mútuo que envolve a percepção, a compreensão e a transmissão de mensagens entre os protagonistas envolvidos. A comunicação terapêutica pode ser entendida como o processo de interlocução no qual o profissional de saúde busca provocar mudanças no pensar e no agir do paciente, ajudando-o a enfrentar problemas e medos, a se relacionar em sociedade, a ajustar o que não pode ser mudado e a enfrentar os bloqueios à autorrealização.[34]

A comunicação terapêutica e a dispensação

A comunicação terapêutica é uma das principais ferramentas prevista pela Política Nacional de Humanização (PNH) do Ministério da Saúde na diminuição da distância entre os pacientes e os profissionais da saúde e a promoção de um atendimento mais humano e participativo.[35] Existem várias maneiras de se comunicar, de transmitir a mensagem desejada e de alcançar o público-alvo, o que envolve a fala, os gestos, as expressões corporais ou a escrita, compreendidos entre comunicação verbal e não verbal. O emprego de uma ou outra estratégia de comunicação terapêutica depende do perfil do paciente e da própria habilidade do profissional envolvido em identificar qual o melhor instrumento a ser empregado em cada situação, respeitando as especificidades, as necessidades e as individualidades de cada pessoa.[34]

Quando se trata de um paciente psiquiátrico, o cuidado humanizado e o emprego de estratégias de comunicação são importantes, em razão das complexidades biopsicossociais do interlocutor. Desde a reforma psiquiátrica brasileira, regida pela Lei n. 10.216, de 6 de abril de 2001, que gerou a desospitalização e proporcionou uma postura ativa do paciente psiquiátrico com relação ao seu tratamento, resgatando a cidadania das pessoas em sofrimento mental, a criação do vínculo e da cumplicidade paciente-profissional da saúde tem sido considerada um dos alvos do tratamento. Nesse caso, as estratégias de comunicação são importantes aliadas, que devem almejar, além do uso correto dos medicamentos, a reinserção do paciente nos contextos social e familiar.

De acordo com a PNH, durante o acolhimento (o primeiro contato com o paciente), os profissionais da saúde têm condições de reconhecer o que o paciente apresenta como legítima e singular necessidade de saúde.[35] Esse momento é a chave para a construção da referida relação de confiança. No âmbito farmacêutico, o acolhimento geralmente acontece na dispensação, primeira oportunidade de estabelecer, em um processo interativo e bidirecional, a comunicação terapêutica, que tem sido considerada satisfatória quando os interlocutores compreendem a mensagem trocada.[34]

Essa técnica, bem como o método de escolha, deve ser utilizada de maneira consciente, coerente e não repetitiva e, quando necessário, associada a estratégias que facilitem o relacionamento terapêutico. No entanto, para que isso ocorra, o farmacêutico precisa conhecer o repertório do paciente, seu grau de instrução, sua linguagem, seu vocabulário, suas expectativas, suas crenças e sua cultura.

Estratégias de comunicação terapêutica durante a dispensação

Didaticamente, as estratégias de comunicação podem ser divididas em dois grandes blocos: comunicação verbal e comunicação não verbal. A comunicação verbal ocorre por meio da fala e da escrita, sendo estas fortemente influenciadas pela cultura. A comunicação não verbal envolve as manifestações que não são expressas por meio das palavras e que, normalmente, são inconscientes, como as expressões, os gestos e a linguagem corporal. Independentemente do tipo de comunicação empregada, o objetivo a ser alcançado com a mensagem é a comunicação com o paciente.[36]

Na dispensação, a comunicação verbal inicia-se pelo modo como o farmacêutico aborda e recepciona seu paciente logo nos primeiros instantes do atendimento, ou seja, no acolhimento no balcão da farmácia. O fato de se apresentar como farmacêutico e dizer o próprio nome pode representar a primeira manifestação de vínculo. Se frases como "Em que posso ajudar?", "Precisa de ajuda?" e "Como posso ser útil?" soam como uma forma de cuidado e atenção, para os pacientes psiquiátricos, a conotação dessa abordagem pode ser ainda mais positiva, pois é comum esses pacientes se sentirem fragilizados em função da carga de preconceito que há no uso de certos medicamentos destinados ao tratamento de doenças mentais.

É também por meio da fala que o farmacêutico fornece as explicações técnicas necessárias para a compreensão dos problemas de saúde do paciente, da escolha do medicamento prescrito pelo médico e da importância de cumprir a terapêutica proposta, mostrando os riscos e os benefícios decorrentes da farmacoterapia. A consciência com relação ao problema de saúde pode refletir diretamente na adesão à terapia e, consequentemente, em sua qualidade de vida. Acreditar que o medicamento, assim como os profissionais envolvidos, é um aliado à saúde, emerge como um fator de segurança. Nesse sentido, o farmacêutico deve utilizar as técnicas de comunicação terapêutica direcionadas ao indivíduo como um todo (e não somente para os problemas de saúde do paciente), incluindo suas fragilidades, medos e angústias.

Aliam-se, nesse caso, a fala e a escuta ativa entre os interlocutores. A quantidade de informações e o emprego da linguagem coloquial ou formal devem ser determinados pela habilidade do farmacêutico e pelo nível sociocultural do paciente.[36]

A escrita, outra forma de linguagem verbal, também é utilizada durante a dispensação e se dá em duas vertentes: na orientação direta ao paciente ou na referência e contrarreferência entre os níveis de atenção à saúde.[36] Na orientação direta ao paciente, estratégias como o emprego de pictogramas (passível de uso com analfabetos), anotações da posologia na caixa dos medicamentos e o fornecimento de cartilhas educativas são medidas efetivas no que tange ao uso correto e seguro dos medicamentos. Pontuar as principais orientações fornecidas verbalmente, transcrevendo-as em um papel, e entregá-las ao interlocutor mostra preocupação do farmacêutico quanto ao seguimento da terapia e à saúde do paciente. A sinalização das embalagens dos medicamentos com cores pode também ser norteadora: recomendam-se cores mais brandas (azul e verde) para medicamentos de uso contínuo e cores mais fortes (vermelho e laranja) para aqueles destinados aos momentos de crise. Todas as condutas e estratégias devem ser ponderadas e pactuadas com o paciente, no intuito de o orientar.[34]

No âmbito da referência e da contrarreferência, podem-se utilizar os formulários-padrão, cartas ao prescritor ou encaminhamento por escrito a outros profissionais da saúde. A linguagem escrita na referência e na contrarreferência é vantajosa por se constituir em um documento que pode proporcionar mais segurança ao paciente, ao farmacêutico e a demais profissionais envolvidos. Nesse caso, deve-se utilizar linguagem técnica, clara, direta e com embasamento teórico, fundamentado em diretrizes, *guidelines* e referências atualizadas.

A linguagem não verbal, por sua vez, quando bem empregada, diminui a barreira entre os interlocutores e favorece a cumplicidade terapêutica farmacêutico-paciente. O estender da mão ao cumprimentar o paciente, a aproximação, a altura e a angulação dos corpos durante a conversa, bem como as expressões faciais e corporais durante a escuta ativa, são fatores que influenciam no grau de aproximação almejado. Somadas a isso, a postura e a aparência, tanto do farmacêutico quanto do ambiente, são variáveis que interferem nos resultados da dispensação. Vale destacar que ruídos, velocidade, tom, ritmo e volume da voz, bem como a atenção durante a escuta ativa, podem influenciar na qualidade da comunicação.[36]

Independentemente da estratégia utilizada, deve-se considerar que a comunicação não verbal complementa a comunicação verbal e que todos esses detalhes são percebidos pelo paciente. É diferente, por exemplo, dar "bom dia" com um sorriso e semblante pacíficos, estendendo prontamente a mão, do que apenas responder o "bom dia" pela simples necessidade de ser educado. O farmacêutico precisa ter a convicção de que seu saber técnico não é mais importante que o conhecimento adquirido pelo paciente ao longo de sua vivência, mas que estes são complementares.[37] Não há uma superioridade de saberes e protagonistas; ao contrário, o farmacêutico deve prezar pela empatia, colocando-se no lugar do paciente para compreender a complexidade dos determinantes de sua saúde.

A dispensação dos psicofármacos deve ter como objetivo promover o uso correto do medicamento, mas também buscar condições para a promoção da qualidade de vida do paciente, considerando os aspectos biopsicossociais que interferem nesse processo. O profissional deve explorar suas habilidades clínicas na dispensação e assumir, simultaneamente, o papel de educador e parceiro do paciente. A partir do momento em que o paciente se sente respeitado e adquire consciência de sua importância como agente da própria saúde, ele passa a cuidar melhor de si, o que tem um efeito positivo direto.[37] O empoderamento em saúde é fundamental para a completa compreensão e fidelização da terapêutica proposta, seja ela medicamentosa ou não medicamentosa.

Considerações finais

Observa-se que a dispensação é essencial no âmbito do uso racional dos psicofármacos. A realização adequada desse serviço concretiza o acesso dos usuários ao medicamento, promove seu uso racional, serve de cenário para o encaminhamento de pacientes a outros serviços farmacêuticos (como o acompanhamento farmacoterapêutico) e otimiza os investimentos em saúde, de modo que os resultados obtidos podem contribuir para o sucesso das políticas de saúde no Brasil e favorecer a ressignificação da dispensação na carteira dos serviços de saúde oferecidos à população.

Referências

1. Moreira JDO, Romagnoli RC, Neves EDO. O surgimento da clínica psicológica: da prática curativa aos dispositivos de promoção da saúde. Psicol Ciência e Profissão. 2007;27(4):608-21.
2. Mendes EV. As redes de atenção à saúde. Cien Saude Colet. 2010;15(5):2297-305.
3. Conselho Federal de Farmácia. Serviços farmacêuticos diretamente destinados ao paciente, à família e à comunidade: contextualização e arcabouço conceitual. Brasília: Conselho Federal de Farmácia, 2016.
4. Soares L, Farias MR, Leite SN, Campese M, Manzini F. Assistência farmacêutica no Brasil: política, gestão e clínica. In: Soares L, Farias MR, Leite SN, Campese M, Manzini F (orgs.). Atuação clínica do farmacêutico. Florianópolis: UFSC, 2016.
5. Silveira ST, Carvalho ARV, Vecchia MD, Melo W. The dispensing of psychotropic drugs at a small town: considerations on life medicalization. Psicologia em Pesquisa. 2016;10(1):17-25.
6. Silva AEBC, Cassiani SHB. Erros de medicação em hospital universitário: tipo, causas, sugestões e providências. Rev Bras Enferm. 2004;57(6):671-4.
7. World Health Oorganization (WHO). Rational Use of Drugs. Lancet. 1985;325(8441):1344-5. Disponível em: http://linkinghub.elsevier.com/retrieve/pii/S014067368592848X; acessado em 4 de setembro de 2017.
8. Strand LM, Cipolle RJ, Morley PC. Documenting the clinical pharmacist's activities: back to basics. Drug Intell Clin Pharm. 1988 Jan;22(1):63-7.
9. Nascimento Jr. JM, Paganelli MO, Tavares NUL, Soeiro OM, Costa KS. Dispensação: dispensar e entregar não são sinônimos. Organização Pan-Americana da Saúde/Organização Mundial da Saúde no Brasil. 2016;1:1-5.
10. Correr CJ, Otuki MF. A prática farmacêutica na farmácia comunitária. Porto Alegre: Artmed, 2013.
11. Piola SP, Vianna SM, Marinho A, Carvalho D, Ribeiro JA, Silva JR et al. Saúde no Brasil: algumas questões sobre o Sistema Único de Saúde (SUS). Brasília, 2009. Disponível em: http://repositorio.cepal.org/bitstream/handle/11362/1349/1/LCbrsR200_pt.pdf; acessado em 4 de setembro de 2017.
12. David G, Andrelino A, Beghin N. Direito a medicamentos: Avaliação das despesas com medicamentos no âmbito federal do sistema único de saúde entre 2008 e 2015. Brasília: Inesc, 2016.
13. Carvalho EF. Perfil de dispensação e estratégias para uso racional de psicotrópicos [Internet]. Univsersidade Federal de Santa Catarina; 2016. Disponível em: https://repositorio.ufsc.br/handle/123456789/167287; acessado em 4 de setembro de 2017.
14. Padilha PD, Toledo CE, Rosada CT. Análise da dispensação de medicamentos psicotrópicos pela rede pública municipal de saúde de Campo Mourão/PR. Uningá Rev. 2014;20(2):6-14.
15. Farias JT. Análise da prescrição de psicotrópicos dispensados em um centro de atenção integral à saúde em João Pessoa-Paraíba. Universidade Federal da Paraíba, 2015. Disponível em: http://rei.biblioteca.ufpb.br/jspui/handle/123456789/1001; acessado em 4 de setembro de 2017.
16. Oliveira JP, Vasconcelos RB. O Impacto dos atos regulatórios da Agência Nacional de Vigilância Sanitária sobre a dispensação de psicotrópicos anorexígenos. Rev Divulg Científica Sena Aires. 2013;1(2):147-53.
17. Aina BA, Tayo F, Taylor O. Cost implication of irrational prescribing of chloroquine in Lagos State general hospitals. J Infect Dev Ctries. 2008;2(1):68-72.
18. Jerrell JM, McIntyre RS. Health-care costs of pediatric clients developing adverse events during treatment with antipsychotics. Value Heal. 2009;12(5):716-22.
19. Kumar S, Chawla S. Antipsychotic drug prescribing, cost of treatment, adverse drug reaction monitoring, and quality of life assessment in outpatients of a tertiary care hospital in Delhi. Value Heal. 2016;19(7):A521.
20. Williams M, Peterson GM, Tenni PC, Bindoff IK, Stafford AC. Document: a system for classifying drug-related

problems in community pharmacy. Int J Clin Pharm. 2012;34(1):43-52.
21. Melo DO, Castro LLC. A contribuição do farmacêutico para a promoção do acesso e uso racional de medicamentos essenciais no SUS. Ciência e Saúde Coletiva. 2016;235-44. Disponível em: http://www.scielo.br/pdf/csc/v22n1/1413-8123-csc-22-01-0235.pdf; acessado em 4 de setembro de 2017.
22. Rubio-Valera M, Chen TF, O'Reilly CL. New roles for pharmacists in community mental health care: a narrative review. Int J Environ Res Public Health. 2014;11(10):10967-90. Disponível em: http://www.mdpi.com/1660-4601/11/10/10967; acessado em 4 de setembro de 2017.
23. Félix J, Vandewalle B, Ferreira C, Ferreira D, Gomes M, Silva M et al. Valor social e económico das intervenções em saúde pública dos farmacêuticos nas farmácias em Portugal Lisboa: 12o Congresso das Farmácias, 2015. Disponível em: http://www.revistasauda.pt/SiteCollectionDocuments/Documentos/Congresso Farmácias Valor Social e Económico.pdf; acessado em 4 de setembro de 2017.
24. Reis TM, Rocha KSS, Barros IMC, Santos LMC, Paixão FP, Almeida FHO et al. Pharmacists' Skills in conducting clinical services in community pharmacies in urban areas of Northeast Brazil. Lat Am J Pharm. 2015 Feb;34(4):725-31.
25. Reis TM, Guidoni CM, Girotto E, Rascado RR, Mastroianni PC, Cruciol JM et al. Knowledge and conduct of pharmacists for dispensing of drugs in community pharmacies: a cross-sectional study. Brazilian J Pharm Sci. 2015;51(3):733-44.
26. Bernardo NLMC, Hoepfner L. Dispensação de medicamentos. In: Universidade Federal de Santa Catarina/Universidade Aberta do SUS. Serviços farmacêuticos. Florianópolis: UFSC, 2013.
27. Brasil. Ministério da Saúde. Secretaria de Ciência, Tecnologia e Insumos Estratégicos. Assistência Farmacêutica na atenção básica: instruções técnicas para sua organização. 2.ed. Brasília: Ministerio da Saúde, 2006.
28. Angonesi D, Rennó MUP. Dispensação farmacêutica: proposta de um modelo para a prática. Cien Saude Colet. 2011;16:3883-91.
29. Pereira ML. Atenção farmacêutica: implantação passo-a-passo. Belo Horizonte: Faculdade de Farmácia UFMG, 2005.
30. Brasil. Portaria n. 344, de 12 de maio de 1998. Aprova o regulamento técnico sobre substâncias e medicamentos sujeitos a controle especial. Brasília: Diario Oficial da União, 1998.
31. Girotto E, Baldoni AO. Legislação farmacêutica. Curso de capacitação em dispensação de medicamentos. Ribeirão Preto: Centro de Pesquisa em Assistência Farmacêutica e Farmácia Clínica (CPAFF/FCFRP-USP), 2015.
32. Conselho Regional de Farmácia do Estado do Paraná. Manual para a dispensação de medicamentos sujeitos a controle especial. Curitiba: CRF-PR, 2015. Disponível em: http://www.crf-pr.org.br/uploads/noticia/20528/manual_cim_2015.pdf; acessado em 4 de setembro de 2017.
33. Aurea. Orientações para dispensação de medicamentos controlados – Portaria 344 / 98. Farmacêutico Digital, 25 abr. 2014. Disponível em: http://farmaceuticodigital.com/2014/04/orientacoes-para-dispensacao-de-medicamentos-controlados-portaria-344-98.html; acessado em 4 de setembro de 2017.
34. Damasceno MMC, Zanetti ML, Carvalho EC, Teixeira CRS, Araújo MFM, Alencar ANPG. A comunicação terapêutica entre profissionais e pacientes na atenção em diabetes mellitus. Rev. Latino-Am. Enfermagem. 2012;20(4). Disponível em: http://www.scielo.br/pdf/rlae/v20n4/pt_08.pdf; acessado em 4 de setembro de 2017.
35. Brasil. Ministério da Saúde. Secretaria-Executiva. Núcleo Técnico da Política Nacional de Humanização. Humaniza SUS: Política Nacional de Humanização: a humanização como eixo norteador das práticas de atenção e gestão em todas as instâncias do SUS. Série B, textos. Brasília: Ministerio da Saúde, 2004.
36. Berger BA. Habilidades de comunicação para farmacêuticos. São Paulo: Pharmabooks; 2011.
37. Lyra-Junior DP, Rocha CE, Abriata JP, Gimenes FRE, Gonzalez MM, Pela IR. Influence of pharmaceutical care intervention and communication skills on the improvement of pharmacotherapeutic outcomes with elderly Brazilian outpatients. Patient Educ Couns. 2007 Oct;68(2):186-92.

Atenção farmacêutica aos pacientes em uso abusivo de medicamentos psicotrópicos

22

Patrícia de Carvalho Mastroianni
Rosa Camila Lucchetta

Introdução

O uso abusivo de medicamentos psicotrópicos é um problema mundial, e têm se pautado várias discussões e estratégia para prevenir, detectar e controlar o uso.[1] Infelizmente, na maioria das situações, esses medicamentos são adquiridos sem receitas em farmácias e drogarias, por meio de receitas falsificadas ou estratégias de busca do próprio usuário adquirindo o receituário em mais de um serviço de saúde e/ou com vários médicos de especialidades diferentes.[2]

Diante desse cenário, observa-se que o farmacêutico, na atenção primária de saúde, tem um papel fundamental no processo da dispensação dos medicamentos e na atenção farmacêutica para orientar e promover o uso correto dos medicamentos psicotrópicos, bem como detectar e controlar seu uso abusivo.

Uso racional *versus* uso abusivo de medicamentos

A Organização Mundial da Saúde (OMS)[3] e, no Brasil, a política nacional de medicamentos[4] preconizam que o uso racional de medicamentos se dá quando os pacientes recebem a medicação adequada às suas necessidades clínicas, nas doses correspondentes aos seus requisitos individuais, durante um período de tempo adequado e ao menor custo possível para si e para a comunidade.

Assim, o uso abusivo de medicamentos com o objetivo de alterar o estado mental constitui uma prática de uso irracional de medicamentos com padrão crescente nas últimas décadas. Não à toa, desde o início do século XX, com a convenção do ópio, esse assunto é motivo de tratados, acordos ou convenções celebradas pelos países membros das Nações

Unidas, com o objetivo de suprimir o tráfico ilícito, que culminou, em 1990, na Convenção contra o Tráfico Ilícito de Entorpecentes e de Substâncias Psicotrópicas, que contempla as Convenções de 1961 (Nova York) e 1972 (Genebra).[5]

A convenção faz menção a drogas ilícitas (p. ex., ácido lisérgico, metanfetamina) e drogas lícitas, nesse caso, produtos farmacêuticos (p. ex., fenobarbital), cujo uso pode ser ilícito quando utilizados por razões, formas ou quantidades não intencionadas por um médico ou, ainda, por alguém que não seja a pessoa para a qual os medicamentos foram prescritos. Nesse contexto, o uso recreativo ou o uso abusivo em decorrência da farmacodependência constituem práticas de uso ilícito ou uso não médico.

Segundo a OMS,[6] a farmacodependência é definida como um estado psíquico no qual o indivíduo necessita de doses repetidas de um fármaco para sentir-se bem ou para evitar sentir-se mal. Alguns medicamentos frequentemente relacionados à farmacodependência incluem os inibidores de apetite e os benzodiazepínicos.[7-9]

O uso irracional dos inibidores de apetite no Brasil, aliado à falta de evidência robusta sobre a segurança e eficácia desses medicamentos,[10] fez com que a Anvisa determinasse o cancelamento dos registros dos medicamentos anfepramona, femproporex e mazindol por meio de resolução (RDC 52/2011),[11] sustada pelo Senado Federal,[12] e posterior publicação de nova resolução (RDC 50/2014),[13] vigente com alterações. A RDC 50/2014 autoriza o comércio, prescrição e dispensação de anfepramona, femproporex e mazindol, mediante formalização de novos registros dos medicamentos, já que o Senado Federal apesar de sustar a RDC 52/2011, não tem domínio para sustar o cancelamento do registro dos medicamentos anteriormente citados, o qual foi mantido. Assim, o Congresso Nacional decreta, e em 23 de junho de 2017 o então presidente da câmara dos deputados no exercício da presidência da república sanciona a Lei n. 13.454[14] que autoriza a produção, venda e consumo de medicamentos que tenham em sua composição as substâncias anteriormente citadas. Até o momento da redação deste capítulo, não foi identificado registro na Anvisa de anfepramona, femproporex ou mazindol, porém a interpretação da Lei n. 13.454 é de que a autorização independe do crivo sanitário, demonstrando como o debate ainda não teve um fim.[15]

O VI Levantamento Nacional sobre o Consumo de Drogas Psicotrópicas entre Estudantes do Ensino Fundamental e Médio das Redes Pública e Privada de Ensino nas 27 Capitais Brasileiras, publicado em 2010, identificou que 1,7% dos estudantes utilizaram algum anfetamínico no ano e que 2,2% o fizeram em algum momento da vida.[16] Com relação aos benzodiazepínicos, o II Levantamento Domiciliar sobre o Uso de Drogas Psicotrópicas identificou que 0,5% dos entrevistados tinham dependência ao uso de benzodiazepínicos,[17] ao passo que dados mais recentes, obtidos apenas entre estudantes do ensino fundamental e médio do ensino público e privado, revelam que 2,6% dos estudantes utilizaram, no ano, algum ansiolítico, dentre eles os benzodiazepínicos e que 5,3% o fizeram em algum momento da vida.[16]

Outro exemplo de uso abusivo a ser destacado é o medicamento à base do metilfenidato (Ritalina®), aprovado para o tratamento de transtorno de déficit de atenção e hiperatividade. Existem evidências de uso abusivo entre adolescentes e universitários por causa de seu efeito como *smart drug*: Burgard et al., por meio da quantificação de metabólitos nas águas residuais de universidades, identificou aumento dos níveis dos metabólitos nos finais de semestres letivos, sugerindo uso abusivo desse medicamento no período de provas.[18] No Brasil, Silveira et al. identificaram, por meio de um estudo transversal, que 34,2%

dos estudantes utilizaram metilfenidato em algum momento da vida, e destes, 23% o fizeram sem indicação médica.[19] Os autores destacam a importância do controle clínico e da quantidade prescrita, bem como da orientação aos pacientes quanto aos riscos do uso incorreto.[19]

Apesar da evidência de farmacodependência envolvendo muitas classes de medicamentos (anfetamínicos, ansiolíticos, analgésicos, anticolinérgicos, estimulantes, benzidamina), é importante contrapor o contexto da opiofobia, nome que se dá à prática frequente em todo o mundo de subtratar a dor, aguda ou crônica, pelo receio de agências regulatórias, profissionais de saúde, pacientes e cuidadores de que o uso contribua para o desenvolvimento de farmacodependência.[20] Embora narcóticos apresentem potencial para abuso e dependência psicológica, estudos confirmam que o abuso e a dependência são raros entre pacientes com dor crônica.[20] Assim, a opiofobia representa um atraso para a assistência de qualidade aos pacientes, principalmente oncológicos e/ou terminais.

Dados epidemiológicos do uso abusivo de medicamentos psicotrópicos

Sabe-se que é crescente o uso abusivo de medicamentos psicotrópico no mundo.[21] O Levantamento Nacional sobre o Consumo de Drogas Psicotrópicas entre Estudantes do Ensino Fundamental e Médio das Redes Pública e Privada de Ensino nas 27 Capitais Brasileiras, em sua última edição (2010), identificou que houve maior uso (não médico) das drogas lícitas quando comparado às drogas ilícitas: enquanto o uso na vida de drogas ilícitas decorreu em 12,2% por uso de maconha, cocaína, crack, ópio, LSD, êxtase, ketamina (anestésico injetável) e metanfetamina, as drogas lícitas foram utilizadas por 34,7% dos estudantes (anfetamínicos, ansiolíticos, inalantes, anticolinérgicos, benzidamina, analgésicos, analgésicos opiáceos, anabolizantes e energéticos com álcool).[16]

Dentre as drogas lícitas, os medicamentos ansiolíticos, as anfetaminas anoréticas e alguns anticolinérgicos (triexifenidil, biperideno) requerem receita especial dos médicos (receituário B ou C), o que não parece ser suficiente para inibir o uso irracional, já que, possivelmente, a aquisição de medicamentos se dá por intermédio de familiares e amigos, mais do que pelo tráfico.[2]

Diante dos levantamentos sobre consumo de drogas psicotrópicas, evidencia-se o uso abusivo de medicamentos psicotrópicos desde muito cedo, entre crianças e adolescentes, independentemente da condição social ou da frequência escolar. No caso de crianças e adolescentes em situação de rua, 2 em cada 10 já utilizaram um ansiolítico (benzodiazepínico) ou um anticolinérgico (biperidemo, triexafenidila) por motivo recreacional, ao passo que 4 em cada 10 adolescentes em escolas públicas do ensino fundamental e médio já fizeram uso recreacional de ansiolíticos e/ou estimulantes do SNC (p. ex., benzodiazepínicos ou anorexígenos). Eles relatam ter conseguido os medicamentos com colegas, pais dos colegas ou em sua casa porque algum adulto faz uso.[16] A incidência do uso na população em geral (levantamento domiciliar) é semelhante: cerca de 3-4% dos brasileiros já fizeram uso de ansiolíticos e estimulantes sem indicação médica.[17]

Poder-se-ia questionar como seria possível o acesso aos medicamentos, já que é tão rigoroso o controle em farmácias e drogaria, por meio do Sistema Nacional de Gerenciamento de Produtos Controlados (SNGPC).[22] No entanto, é sabido que, apesar de todo o controle, ainda há falhas,[23] tais como dispensação de receituários repetidos ou clonados, números de CRMs inválidos, usuários com vários receituários, entre outras.[22] Ademais, o sistema não integra todos os níveis de dispensação dos medicamentos psicotrópicos, por não abranger hospitais, ambulatórios hospitalares e outras unidades de serviços do Sistema Único de Saúde, como unidades de Estratégia de Saúde da Família ou Unidades Básicas de Saúde.

Geralmente, adultos ou idosos, em especial, mulheres de classe média, utilizam como estratégia para o acesso aos medicamentos psicotrópicos e uso compartilhado entre familiares, amigos e vizinhos, a busca ativa de receituários em vários serviços de saúde. As buscas ativas consistem em marcar consultas com várias especialidades médicas e/ou procurar vários níveis de assistência à saúde.[24] Ademais, a maioria faz uso há anos e relata não ter sido informada ou não ter conhecimento dos riscos de dependência e outros eventos adversos de seu uso, principalmente pelo uso crônico.

Propaganda de medicamentos psicotrópicos

As propagandas de medicamentos psicotrópicos não são fidedignas, exatas nem tampouco verdadeiras. Diferente de outras classes terapêuticas, que têm a indicação muito bem definida, as propagandas de medicamentos psicoativos tendem a ser subjetivas, sugerindo a indicação de uso para problemas do dia a dia sem um diagnóstico claro e definido,[25] e o problema tende ser pior no Brasil,[26] além de propor estereótipos dos distúrbios mentais, segundo o gênero,[27] comprometendo ainda mais o uso racional dos medicamentos psicoativos.

Acredita-se que as consequências das propagandas subjetivas aos profissionais de saúde refletem na superprescrição de psicotrópicos,[2] sem reais acompanhamento e conhecimento de seus riscos e consequências biopsicossocial, principalmente pela falta de informações que restringiriam as prescrições, como advertências, precauções e eventos adversos.

Portanto, é necessário que os profissionais da saúde desenvolvam uma análise crítica e isenta de conflito de interesse acerca das informações recebidas sobre os medicamentos. Desse modo, o prescritor, independentemente da especialidade, terá maiores evidências para a tomada de decisão antes de prescrever e não se renderá à pressão de pacientes, conhecidos, vizinhos ou colegas de trabalho para prescrever. O farmacêutico, por sua vez, será mais atento e criterioso na dispensação, no controle e no acompanhamento do uso dos medicamentos psicotrópicos, informando e monitorando os reais riscos de dependência.[2,24]

Consequências do uso irracional de medicamentos psicoativos

Dependendo da complexidade do serviço, estima-se que 15-46,7% das internações hospitalares se devam a um evento adverso a medicamentos e que 60% delas poderiam ser evitadas se houvesse monitoração farmacoterapêutica do uso de medicamentos[28-30] e suas interações potencialmente perigosas.[31] Aliás, os medicamentos que atuam no SNC correspondem à terceira classe mais prevalente, principalmente em idosos.[28,32,33]

Segundo dados do *Drug Abuse Warning Network* de 2005, os medicamentos mais frequentemente associados a visitas em unidades de emergência e uso não médico são os agentes atuantes no SNC (51%), como analgésicos opioides, principalmente metadona e combinações de hidroxocodona e oxicodona, seguidos por relaxantes musculares, como carisoprodol e anticonvulsivantes, e agentes psicoterapêuticos (46%), incluindo os ansiolíticos, principalmente benzodiazepínicos, sedativos e hipnóticos. Dados de 2004 indicam que entre 19,5-28,5% das visitas envolveram a combinação de opioides, benzodiazepínicos ou relaxantes musculares com álcool.[34] As causas das visitas são, na maioria das vezes, decorrentes dos efeitos tóxicos agudos (Quadro 22.1).[35-38]

Há, também, aqueles psicoativos que são considerados impróprios para os idosos, mesmo em situações de uso médico e, portanto, requerem maior acompanhamento e cuidados no uso como alguns antidepressivos (p. ex., amitriptilina, fluoxetina, clomipramina), antipsicóticos (p. ex., clorpromazina, haloperidol), barbitúricos (p. ex., fenobarbital) e benzodiazepínicos (p. ex., clonazepam, diazepam). Apesar de todos os psicoativos citados estarem presentes na Relação Nacional de Medicamentos Essenciais (Rename),[39] muitas opções não contam com um equivalente terapêutico mais seguro disponível no mercado ou na Rename para substituição, tais como amitriptilina, fluoxetina, haloperidol e os benzodiazepínicos.[40] Portanto, é importante que haja maior cuidado aos idosos que estiverem utilizando esses medicamentos, para evitar problemas que vão além da dependência, como risco aumentado para fraturas, déficit psicomotor, cardiotoxicidade, sedação, dentre outros eventos (Quadro 22.2).[41]

Quadro 22.1 Efeitos tóxicos agudos decorrentes dos medicamentos mais envolvidos em farmacodependência

Medicamentos	Efeitos tóxicos agudos
Opioides[35,36]	Bradicardia, hipotensão, miose, náusea, disfunção cognitiva, prurido, boca seca, constipação, hipoventilação, depressão respiratória, edema pulmonar e convulsões
Anfetamínicos[35,37]	Taquipneia, taquicardia, hipertermia, hipertensão, agitação, anorexia, ansiedade, tremores e fala rápida
Ketamina[38]	Taquicardia, hipertensão, nistagmo, náusea, vômito, disfunção de memória, cognição, distúrbios visuais, depressão respiratória, agitação grave e psicose
Barbitúricos e benzodiazepínicos[36]	Ataxia, nistagmo, fala arrastada, labilidade emocional, cognição deprimida, hipopneia, hipotensão, hipoglicemia, miose, reflexos papilares e córneos diminuídos e coma
Difenidramina e doxilamina[36]	Sonolência, agitação e psicose

Quadro 22.2 Principais eventos adversos com risco aumentado para ocorrência ou agravamento em idosos[41]

Opioides
Depressão respiratória
Benzodiazepínicos
Disfunção cognitiva, delírio, quedas, fraturas e acidentes com veículos motorizados
Antidepressivos
Ataxia, sedação, disfunção psicomotora, síndrome da secreção inapropriada de hormônio antidiurético, hiponatremia, bradicardia, síncope, hipotensão ortostática
Antipsicóticos
Síndrome da secreção inapropriada de hormônio antidiurético, hiponatremia, síncope, ataxia, disfunção psicomotor, acidente cerebrovascular, piora de sintomas parkinsonianos

Além de o uso médico exigir precauções, o uso não médico entre idosos também exige atenção e conduta por parte dos profissionais de saúde: idosos podem compartilhar medicamentos e/ou utilizar medicamentos prescritos em doses ou durações superiores às recomendadas, progredindo para uso recreativo, abuso e dependência; os medicamentos mais envolvidos são os hipnóticos-sedativos benzodiazepínicos, analgésicos opioides, estimulantes do SNC e hipnóticos-sedativos não benzodiazepínicos.[42]

Atenção farmacêutica na farmacodependência

O farmacêutico é o profissional de saúde mais acessível para a comunidade. Além disso, em muitas ocasiões, é o primeiro profissional de saúde a detectar o abuso ou o uso inadequado de medicamentos que dispensa.

Assim, o contato diário com os pacientes e a comunidade situa-no em uma posição privilegiada para ser um educador ideal, além de ser um dos profissionais com maior potencial para identificar indivíduos com farmacodependência, desde que detenha os conhecimentos e habilidades necessárias. Os conhecimentos compreendem desde os tópicos abordados neste capítulo até conhecimentos de farmacologia, farmacoterapia, semiologia e deontologia: a suspeita de farmacodependência pode partir da quantidade e do tipo de prescrições, o pedido de algumas combinações de especialidades farmacêuticas e a repetição de pedido de uma mesma substância em um curto intervalo de tempo.

As habilidades incluem, principalmente, comunicação com o paciente, tanto pela prática de escuta ativa, ou seja, saber identificar, por meio de comunicação verbal e não verbal, os reais anseios do paciente, quanto do aconselhamento, orientando sobre os riscos do consumo com empatia. Quando no contato com um familiar de um usuário de medicamentos, é importante facilitar o diálogo, transmitindo a importância de conversar com o usuário, evitando atitudes demasiadamente permissivas ou rígidas, investigando sobre as características do uso, desdramatizando sem banalizar e dialogando.

Na identificação desses usuários, é importante fugir dos estereótipos: a imagem do usuário sujo e em lamentável estado de deterioração física e intelectual nem sempre corresponde à realidade; algumas pessoas com aspecto cuidado e em busca de psicoativos também podem estar fazendo mau uso destas ou tentando conseguir para outra pessoa. Além disso, motoristas, estudantes, trabalhadores noturnos ou pessoas submetidas a intensos ritmos de trabalho podem, em alguma ocasião, pedir estimulantes. Nesses casos, é importante orientar o solicitante do medicamento que nenhum método artificial pode substituir o sono ou o descanso e que, passada a última dose, a fadiga e a sonolência reaparecem com maior intensidade. Em caso de dúvida, contate o profissional prescritor. Outras características frequentemente relacionados ao uso abusivo de opioides, mas que podem ser extrapoladas para usuários de outros psicofármacos, incluem as apresentadas no Quadro 22.3.[43]

Farmacêuticos podem identificar farmacodependência também entre os profissionais de saúde. Em hospitais, uma prática amplamente difundida é o controle de psicotrópicos por meio de cotas por unidade, estoques mínimos nas enfermarias e chaveados e caixas lacradas com quantidades controladas de psicotrópicos e entorpecentes endovenosas, tais como Psicobox®, sistema patenteado que possibilita o controle, a padronização e a segurança nos processos de anestesia, cirurgias cardíacas, emergência, cesárea etc. No entanto, não é apenas controlando a distribuição dos psicotrópicos no âmbito hospitalar que as ações devem se restringir. É importante saber reconhecer, identificar, orientar e encaminhar profissionais de saúde com comportamentos sugestivos de farmacodependência.

Quadro 22.3 Comportamentos que parecem ser preditivos do uso não médico de opioides[43]

- Forjar prescrições
- Vender medicamentos obtidos por prescrição médica
- Pegar emprestado ou roubar medicamentos de terceiros
- Utilizar preparações orais por injeção
- Abuso de álcool ou outras drogas simultaneamente
- Descumprimento da terapêutica ou escalonamento de doses múltiplas apesar dos avisos
- Perder prescrições em múltiplas ocasiões
- Procurar prescrições de outros provedores ou departamentos de emergência sem o conhecimento do prescritor
- Deterioração do nível funcional (trabalho, família, ambiente social) com aparente relação com o uso de drogas
- Resistir repetidamente a alterações na terapêutica, apesar da clara evidência de que o medicamento está causando efeitos físicos ou psicológicos adversos
- Reclamar agressivamente sobre a necessidade de mais medicamentos
- Acumular medicamentos durante períodos de sintomas reduzidos
- Solicitar medicamentos específicos (p. ex., Benflogin®)
- Relato de efeitos do medicamento psíquicos não intencionais

Em estudo realizado com 198 médicos e dependentes químicos que procuravam tratamento médico, identificou-se que 22,7% deles apresentavam dependência aos opioides, 15,6%, aos benzodiazepínicos, e 2,9%, aos anfetamínicos; identificou-se, também, que a média de intervalo entre o uso problemático da substância e a busca por tratamento foi de 3,7 anos; quanto aos problemas sociais e legais, observaram-se, nesta ordem: problemas profissionais, no casamento, envolvimento em acidentes automobilísticos, desemprego no ano anterior, problemas jurídicos e problemas junto aos Conselhos Regionais de Medicina.[44] Os autores desse estudo sugerem que alguns dos fatores que contribuem para a procura tardia de tratamento é o fato de o médico temer o estigma, a falta de confidencialidade, a perda da reputação e o desemprego, gerando uma conspiração do silêncio, em que familiares e colegas tendem a negar ou não abordar o problema.[44]

Compreende-se que esses fatores podem estar envolvidos com a farmacodependência de todos os profissionais de saúde, configurando, assim, uma questão de saúde do trabalhador, e que cabe ao farmacêutico, bem como a outros profissionais de saúde, a identificação dos comportamentos sugestivos de farmacodependência, a orientação e o encaminhamento ao profissional adequado para o tratamento.

Nesse contexto, observa-se que os serviços farmacêuticos têm um papel fundamental em todos os níveis de atenção à saúde para identificar o uso abusivo (Quadro 22.4) e tomar as devidas providências de prevenção, coibição do acesso e uso abusivo, bem como dar os devidos encaminhamentos para os serviços de orientação e prevenção ao uso de drogas, por exemplo, Centro de Atenção Psicossocial Álcool e Drogas (CAPS-AD). No entanto, cabe destacar que os autores sugerem que a assistência aos médicos ocorra em serviços específicos, protegendo o médico e o paciente do possível estigma, da falta de confidencialidade e da perda da reputação.[44]

Quando o município não tem um CAPS-AD, é necessário saber quais são a conduta e/

ou o encaminhamento acordados no Conselho Municipal de Saúde, na medida em que o encaminhamento de referência pode ser o CAPS I, uma policlínica, uma clínica de prevenção e recuperação particular conveniada com o SUS, ONG ou, ainda, convênios com municípios vizinhos. Tais serviços devem contar com uma equipe multidisciplinar e multiprofissional com habilidades e competências específicas. Observa-se, no Quadro 22.4, que os comportamentos sugestivos de farmacodependência para prevenção primária são indicativos, principalmente, de uma equipe de saúde com deficiência de conhecimento, habilidade e/ou atitude em farmacodependência ou, ainda, por uma não integração nos diferentes níveis de saúde. Já nos comportamentos sugestivos dos níveis 2 e 3 de prevenção, o usuário é o principal protagonista.

Quadro 22.4 Comportamentos sugestivos de farmacodependência que o profissional farmacêutico pode identificar e prevenir nos serviços de saúde

Comportamentos sugestivos de uso abusivo de medicamentos psicotrópicos nos serviços farmacêuticos	Níveis de prevenção
Buscar mensalmente medicamentos que são prescritos para dois meses Usar sem indicação definida (geralmente relacionados a problemas familiares ou sociais) Apresentar receituários de diferentes serviços de saúde e/ou diferentes especialidades médicas (duplicidade) Apresentar receituários de paciente e prescritor com os mesmos sobrenomes (grau de parentesco)	Primária (evitar o primeiro uso)
Insistir em conseguir os medicamentos sem receita Argumentar que algum familiar, amigo ou vizinho precisou utilizar seus medicamentos ou estão fazendo uso compartilhado sem o seu conhecimento Procurar por serviço de saúde muito antes da data da nova dispensação, informando que está sem o medicamento por situações ou episódios na sua vida que o fez aumentar as doses (automedicação)	Secundária (mudanças de atitudes)
Adulterar o receituário Não aceitar substituição de equivalentes terapêuticos não psicotrópicos ou fitoterápicos Ameaçar profissionais de saúde quando não conseguem o medicamento ou são muito dóceis e os presenteiam para conseguir o receituário Buscar os serviços de emergências com sinais e sintomas de abstinências da medicação para conseguir um receituário no prontoatendimento Relatar, de modo exacerbado, os sintomas da necessidade do medicamento psicotrópico e conhecer satisfatoriamente suas indicações e sintomas de abstinência	Terciária (redução de danos)

Considerações finais

O cenário do uso dos medicamentos psicotrópicos e suas indicações subjetivas muitas vezes incentivam a superprescrição de ansiolíticos e estimulantes do SNC e, consequentemente, o uso indiscriminado e abusivo. Por outro lado, observa-se o fenômeno da opiofobia, negligenciando o tratamento adequado da dor.

As autoras deste capítulo consideram que o papel do profissional farmacêutico nos diversos níveis de atenção à saúde, no contexto dos serviços clínicos farmacêuticos, pode contribuir para a prevenção e a promoção do uso racional dos medicamentos psicotrópicos. Para isso, é necessário que o farmacêutico desenvolva competências para observar, identificar e coibir o uso abusivo dos medicamentos psicotrópicos e colabore para o devido encaminhamento dos serviços especializados, quando necessário.

Referências

1. OMS. Comitê de expertos de la OMS en farmacodepencia. Ginebra: WHO, 2003. p. 33. Disponível em: http://apps.who.int/medicinedocs/pdf/s4898s/s4898s.pdf; acessado em 4 de setembro de 2017.
2. Noto AR, Carlini EA, Mastroianni PC, Alves VC, Galduróz JCF, Kuroiwa W et al. Analysis of prescription and dispensation of psychotropic medications in two cities in the State of São Paulo, Brazil. Rev Bras Psiquiatr. 2002 Jun;24(2):68-73. Disponível em: http://www.scielo.br/scielo.php?script=sci_arttext&pid=S1516-44462002000200006&lng=en&nrm=iso&tlng=em; acessado em 4 de setembro de 2017.
3. WHO – World Health Organization. Promoting rational use of medicines: core components. 2002. p. 6. Disponível em: http://apps.who.int/medicinedocs/pdf/h3011e/h3011e.pdf; acessado em 4 de setembro de 2017.
4. Brasil. Portaria n. 3.916, de 30 de outubro de 1998. Dispõe sobre a Política Nacional de medicamentos. Brasília, 1998. Disponível em: http://dtr2001.saude.gov.br/sas/PORTARIAS/Port2001/GM/GM-696.htm; acessado em 4 de setembro de 2017.
5. Brasil. Decreto n. 154, de 26 de junho de 1991. Brasília: Diário Oficial da União 27 jun 1991.
6. OMS. Comitê de expertos de la OMS en farmacodepencia. Ginebra: WHO – World Health Organization, 2003. p. 33. Disponível em: http://apps.who.int/medicinedocs/pdf/s4898s/s4898s.pdf; acessado em 4 de setembro de 2017.
7. Martins MCC, Souza Filho MD, Moura FS, Carvalho JSR, Müller MC, Neves RV et al. Use of anti-obesity drugs among college students. Rev da Assoc Médica Bras. Jan;57(5):570-6. Disponível em: http://www.ncbi.nlm.nih.gov/pubmed/22012293; acessado em 4 de setembro de 2017.
8. Carneiro MF, Guerra Jr. AA, Acurcio FA. Prescription, dispensing, and regulation of psychoactive anorexigenic drugs in Belo Horizonte, Minas Gerais, Brazil. Cad Saude Publica. 2008;24(8):1763-72.
9. Mota DM, de Oliveira MG, Bovi RF, Silva SF, Cunha JA, Divino JA. Há irracionalidades no consumo de inibidores de apetite no Brasil? Cien Saude Colet. 2014 May;19(5):1389-400.
10. Lucchetta R, Riveros B, Radominski R, Pontarolo R, Otuki M, Fernandez-Llimos F et al. Systematic review and meta-analysis of the efficacy and safety of amfepramone and mazindol as a monotherapy for the treatment of obese or overweight patients. Clinics (Sao Paulo). 2017 May;72(5):317-24.
11. Brasil. Resolução da Diretoria Colegiada – RDC n. 52, de 6 de outubro de 2011. Dispõe sobre a proibição do uso das substâncias anfepramona, femproporex e mazindol, seus sais e isômeros, bem como intermediários e medidas de controle da prescrição e dispensação de medicamentos que contenham a substância sibutramina, seus sais e isômer. Disponível em: http://portal.anvisa.gov.br/wps/wcm/connect/dd91710048acfddab5b2b7e2d0c98834/RDC_52_2011_10_de_outubro_de_2011.pdf?MOD=AJPERES; acessado em 4 de setembro de 2017.
12. Brasil. Decreto Legislativo n. 273, de 4 de setembro de 2014. Disponível em: http://www2.camara.leg.br/legin/fed/decleg/2014/decretolegislativo-273-4-setembro-2014-779343-publicacaooriginal-144957-pl.html; acessado em 4 de setembro de 2017.
13. Brasil. Resolução da Diretoria Colegiada – RDC n. 50, de 25 de setembro de 2014. Disponível em: http://pesquisa.in.gov.br/imprensa/jsp/visualiza/index.jsp?data=26/09/2014&jornal=1&pagina=66&total Arquivos=240; acessado em 4 de setembro de 2017.
14. Brasil. Lei n. 13.454, de 23 de junho de 2017. Autoriza a produção, a comercialização e o consumo, sob prescrição médica, dos anorexígenos sibutramina, anfepramona, femproporex e mazindol. Diário Oficial da União - Seção 1 - 26/6/2017, Página 1.
15. Lucchetta R, Riveros B, Pontarolo R, Radominski R, Otuki M, Fernandez-Llimos F et al. Anfepramona e mazindol: um fim à discussão? Rev Assoc Med Bras (1992). 2017 Mar;63(3):203-6.

16. Carlini EA. VI Levantamento Nacional sobre o Consumo de Drogas Psicotrópicas entre Estudantes do Ensino Fundamental e Médio das Redes Pública e Privada de Ensino nas 27 Capitais Brasileiras. São Paulo: Cebrid, 2010. p.503.
17. Carlini E, Galduróz J, Noto A, Carlini C, Oliveira L, Nappo A. II Levantamento domiciliar sobre o uso de drogas psicotrópicas no Brasil: estudo envolvendo as 108 maiores cidades do país – 2005. São Paulo: Páginas e Letras, 2007.
18. Burgard DA, Fuller R, Becker B, Ferrell R, Dinglasan-Panlilio MJ. Potential trends in Attention Deficit Hyperactivity Disorder (ADHD) drug use on a college campus: Wastewater analysis of amphetamine and ritalinic acid. Sci Total Environ. 2013 Apr;450-451:242–9. Disponível em: http://linkinghub.elsevier.com/retrieve/pii/S0048969713001836; acessado em 4 de setembro de 2017.
19. Silveira RR, Lejderman B, Ferreira PEMS, Rocha GMP. Patterns of non-medical use of methylphenidate among 5th and 6th year students in a medical school in southern Brazil. Trends Psychiatry Psychother. 2014 Jun;36(2):101-6. Disponível em: http://www.scielo.br/scielo.php?script=sci_arttext&pid=S2237-60892014000200101&lng=en&nrm=iso&tlng=em; acessado em 4 de setembro de 2017.
20. Bashayreh A. Opioidphobia and cancer pain management. J Pediatr Hematol Oncol. 2011 Apr;33:S60-1. Disponível em: http://content.wkhealth.com/linkback/openurl?sid=WKPTLP:landingpage&an=00043426-201104001-00013; acessado em 4 de setembro de 2017.
21. International Narcotics Control Board. Report of the International Narcotics Control Board for 2014. New York: United Nations; 2015. Disponível em: http://www.unis.unvienna.org/unis/protected/2015/AR_2014_E.pdf; acessado em 4 de setembro de 2017.
22. Anvisa. Sistema Nacional para Gerenciamento de Produtos Controlados – SNGPC. Disponível em: http://www.anvisa.gov.br/sngpc/apresenta.htm; acessado em 4 de setembro de 2017.
23. Conselho Federal de Farmácia. SNGPC: burlas e problemas operacionais. Pharmacia Brasileira. 2009. p.19–20. Disponível em: http://www.cff.org.br/sistemas/geral/revista/pdf/71/019a020_sngpc.pdf; acessado em 4 de setembro de 2017.
24. Orlandi P, Noto AR. Uso indevido de benzodiazepínicos: um estudo com informantes-chave no município de São Paulo. Rev Lat Am Enfermagem. 2005 Oct;13(spe):896–902. Disponível em: http://www.scielo.br/scielo.php?script=sci_arttext&pid=S0104-11692005000700018&lng=pt&nrm=iso&tlng=em; acessado em 4 de setembro de 2017.
25. Mastroianni PC. Análise do conteúdo das informações técnico-científicas das propagandas de medicamentos psicoativos. São Paulo: Universidade Federal de São Paulo, 2008.
26. Mastroianni PC, Galduróz JCF, Carlini EA. Psychoactive drug advertising: a comparison of technical information from three countries: Brazil, United States and United Kingdom. Sao Paulo Med J. 2005 Sep 1;123(5):209-14. Disponível em: http://www.ncbi.nlm.nih.gov/pubmed/16358094; acessado em 4 de setembro de 2017.
27. Mastroianni PC, Vaz ACR, Noto AR, Galduróz JCF. Análise do conteúdo de propagandas de medicamentos psicoativos. Rev Saude Publica. 2008 Oct;42(5):968-71. Disponível em: http://www.scielo.br/scielo.php?script=sci_arttext&pid=S0034-89102008000500025&lng=pt&nrm=iso&tlng=em; acessado em 4 de setembro de 2017.
28. Mastroianni PC, Varallo FR, Barg MS, Noto AR, Galduróz JCF. Contribuição do uso de medicamentos para a admissão hospitalar. Brazilian J Pharm Sci. 2009;45:163-70.
29. Varallo FR, Capucho HC, Planeta CS, Mastroianni PC. Possible adverse drug events leading to hospital admission in a Brazilian teaching hospital. Clinics (São Paulo). 2014;69:163-7.
30. Varallo FR, Lima MFR, Galduróz JCF, Mastroianni PC. Adverse drug reaction as cause of hospital admission of elderly people: a pilot study. Lat Am J Pharm. 2011;30(2):347-53.
31. Varallo FR, Costa MA, Mastroianni PC. Potenciais interações medicamentosas responsáveis por internações hospitalares. Rev Ciênc Farm Básica Apl. 2013;34(1):79-85.
32. Varallo FR, Capucho HC, Planeta CS, Mastroianni PC. Safety assessment of potentially inappropriate medications use in older people and the factors associated with hospital admission. J Pharm Pharm Sci. 2011;14(2):283-90.
33. Beijer HJM, Blaey CJ. Hospitalisations caused by adverse drug reactions (ADR): a meta-analysis of observational studies. Pharm World Sci. 2002 Apr;24(2):46-54. Disponível em: http://www.ncbi.nlm.nih.gov/pubmed/12061133; acessado em 4 de setembro de 2017.
34. United States Department of Health and Human Services/Drug Abuse Warning Network. National estimates of drug-related emergency department visits. Washington, DC, 2005.
35. Greydanus DE, Patel DR. Substance abuse in adolescents: a complex conundrum for the clinician. Pediatr Clin North Am. 2003 Oct;50(5):1179–223. Disponível em: http://www.ncbi.nlm.nih.gov/pubmed/14558685; acessado em 4 de setembro de 2017.

36. Greene JP, Ahrendt D, Stafford EM. Adolescent abuse of other drugs. Adolesc Med Clin. 2006 Jun;17(2):283-318. Disponível em: http://www.ncbi.nlm.nih.gov/pubmed/16814695; acessado em 4 de setembro de 2017.
37. Wadland WC, Ferenchick GS. Medical comorbidity in addictive disorders. Psychiatr Clin North Am. 2004 Dec;27(4):675–87. Disponível em: http://www.ncbi.nlm.nih.gov/pubmed/15550287; acessado em 4 de setembro de 2017.
38. Ricaurte GA, McCann UD. Recognition and management of complications of new recreational drug use. Lancet (London, England). 2005;365(9477):2137-45. Disponível em: http://www.ncbi.nlm.nih.gov/pubmed/15964451; acessado em 4 de setembro de 2017.
39. Brasil. Ministério da Saúde. Secretaria de Ciência Tecnologia e Insumos Estratégicos. Departamento de Assistência Farmacêutica. Relação Nacional de Medicamentos Essenciais: RENAME 2014. Brasília: Ministério da Saúde, 2015. p.230.
40. Varallo FR, Oliveira FM, Mastroianni PC. Safety assessment of essential medicines for elderly people: a bibliographic survey. Brazilian J Pharm Sci. 2014 Apr;50(2):269–84. Disponível em: http://www.scielo.br/scielo.php?script=sci_arttext&pid=S1984-82502014000200269&lng=en&nrm=iso&tlng=em; acessado em 4 de setembro de 2017.
41. The American Geriatrics Society 2015 Beers Criteria Update Expert Panel. American Geriatrics Society 2015 Updated Beers Criteria for Potentially Inappropriate Medication Use in Older Adults. J Am Geriatr Soc. 2015 Nov;63(11):2227-46. Disponível em: http://doi.wiley.com/10.1111/jgs.13702; acessado em 4 de setembro de 2017.
42. Simoni-Wastila L, Yang HK. Psychoactive drug abuse in older adults. Am J Geriatr Pharmacother. 2006 Dec;4(4):380-94. Disponível em: http://www.ncbi.nlm.nih.gov/pubmed/17296542; acessado em 4 de setembro de 2017.
43. Robinson RC, Gatchel RJ, Polatin P, Deschner M, Noe C, Gajraj N. Screening for problematic prescription opioid use. Clin J Pain. 2001 Sep;17(3):220-8. Disponível em: http://www.ncbi.nlm.nih.gov/pubmed/11587112; acessado em 4 de setembro de 2017.
44. Alves HNP, Surjan JC, Nogueira-Martins LA, Marques ACPR, Ramos SP, Laranjeira RR. Perfil clínico e demográfico de médicos com dependência química. Rev Assoc Med Bras. 2005 Jun;51(3). Disponível em: http://www.scielo.br/scielo.php?script=sci_arttext&pid=S0104-42302005000300013&lng=pt&nrm=iso&tlng=pt; acessado em 4 de setembro de 2017.

Atenção farmacêutica ao paciente em tratamento antitabagismo

23

Jaqueline Scholz
Patrícia Viviane Gaya
Paulo Caleb Júnior de Lima Santos

O tabagismo é uma doença crônica e um grande problema de saúde pública. A gravidade dessa questão de natureza social e de saúde foi devidamente dimensionada, quando a Organização Mundial de Saúde deixou de encará-la como "estilo de vida" ou (mau) "hábito" e a incluiu na décima revisão da classificação internacional de doenças (CID-10) no grupo dos transtornos mentais e comportamentais, em razão do uso de substância psicoativa, em 1997.

Considerado como a principal causa reversível de mortes precoces em todo o mundo, é também para a doença coronariana a principal causa passível de prevenção. A epidemia do consumo do tabaco expõe os fumantes e não fumantes ao risco de desenvolver mais de 50 tipos de doenças, com destaque para as doenças crônicas não transmissíveis, dentre as quais, as cardiovasculares e o câncer respondem pela maior incidência. Ainda, dos sistemas respiratório (doença pulmonar obstrutiva crônica – DPOC, algumas doenças intersticiais, agravamento da asma), cardiovascular (aterosclerose, arterial coronariana, acidente vascular cerebral, aneurisma, tromboangeíte obliterante, associação tabaco-anovulatório), digestivo (refluxo gastroesofágico, úlcera péptica, doença de Crohn, cirrose hepática), geniturinário (disfunção erétil, infertilidade, hipogonadismo, nefrite), neoplasias malignas (cavidade oral, faringe, esôfago, estômago, pâncreas, cólon, reto, fígado e vias biliares, rins, bexiga, mama, colo de útero, vulva, leucemia mieloide), na gravidez e no feto (infertilidade, abortamento espontâneo, descolamento prematuro da placenta, placenta prévia, pré-eclâmpsia, gravidez tubária, menor peso ao nascer, parto prematuro, natimortos, mortalidade neonatal, malformações congênitas, prejuízo no desenvolvimento mental em idade escolar) e outras (envelhecimento da pele, psoríase, osteoporose, artrite reumatoide, doença periodontal, cárie dental, estomatites, leucoplasias, língua pilosa, pigmentação melânica, halitose, queda das defesas imunitárias).

O número de fumantes em todo o mundo é estimado em 1,7 bilhão até 2025. No entanto, a adoção de políticas públicas pode reduzir o consumo, como ocorreu nos Estados Unidos, nos últimos 40 anos. Responsável pela morte anual de aproximadamente 5 milhões de pessoas no mundo – das quais 100.000 no Brasil. Além dos malefícios aos fumantes, há os malefícios resultantes do tabagismo passivo (ou exposição involuntária ao tabaco), que é a inalação da fumaça por não fumante. O tabagismo passivo é considerado a terceira causa de morte evitável no mundo, após o tabagismo ativo e o alcoolismo.

O consumo do tabaco tem sido alvo da atenção da saúde pública, uma vez que impacta nos gastos públicos com o restabelecimento da saúde, auxílio-doença e pensões. No Brasil, o Ministério da Saúde (MS), pelo Comitê Assessor para Controle do Tabagismo (1985) e posteriormente, com o Programa Nacional de Controle do Tabagismo (1989) junto às Secretarias Estaduais e Municipais de Saúde promoveu ações educativas até a criação da Agência Nacional de Vigilância Sanitária (ANVISA), em 1999. Com ela, se iniciaram-se avaliações técnicas para os produtos derivados do tabaco. A entidade passou, então, a ser responsável por regulamentar e fiscalizar a produção, os produtos, a comercialização e o consumo do tabaco. As ações mais efetivas no combate ao tabagismo foram implementadas no país, a partir de 1996 e, dentre as ações adotadas, destacam-se as do Quadro 23.1.

Dados de 2008 revelaram a prevalência de aproximadamente 25 milhões de usuários de derivados de tabaco (17,2%) e uma queda significativa quando comparada à prevalência de 1989 (32%) – Pesquisa Nacional sobre Saúde e Nutrição/IBGE. A pesquisa VIGITEL 2012 (Vigilância de Fatores de Risco e Proteção para Doenças Crônicas por Inquérito Telefônico) confirmou a redução da prevalência, indicando 12% de tabagistas, 20% menor que em 2006. A Figura 23.1 mostra que a adoção dessas estratégias reduziu de forma emblemática a prevalência do tabagismo no Brasil e, as conquistas alcançadas com a redução da prevalência do tabagismo, levou o país a ter um papel de destaque no cenário internacional.[1-6]

Riscos cardiovasculares associados ao tabagismo

Dados atuais revelam que a exposição contínua à fumaça do cigarro, com a produção de mais de 4.720 substâncias tóxicas, é

Quadro 23.1 Ações de combate ao tabagismo
Limitar os níveis de nicotina, alcatrão e monóxido de carbono dos cigarros, além de proibir o uso de termos como "*light*", "baixo teor" e "suave".
Obrigar o uso de imagens com alertas sobre os malefícios causados pelo cigarro nas embalagens dos produtos e restringir a publicidade somente aos pontos de venda.
Proibir que produtos alimentícios simulassem os derivados do tabaco.
Proibir a propaganda em jornais, revistas, internet e eventos culturais, bem como em TV, rádio, *outdoors*.
Legislação estadual para restringir o tabagismo em ambientes fechados.
Em fase de implementação, proibir o uso do mentol, de alguns aromatizantes e de alguns aditivos de sabor na fabricação do cigarro.
Capacitar profissionais de saúde no Brasil permitiu a implantação do atendimento ao tabagismo no SUS (Sistema Único de Saúde) com a abordagem mínima, seguida da abordagem intensiva em 2005, após a ampliação do tratamento do tabagismo para as atenções de baixa e média complexidade.

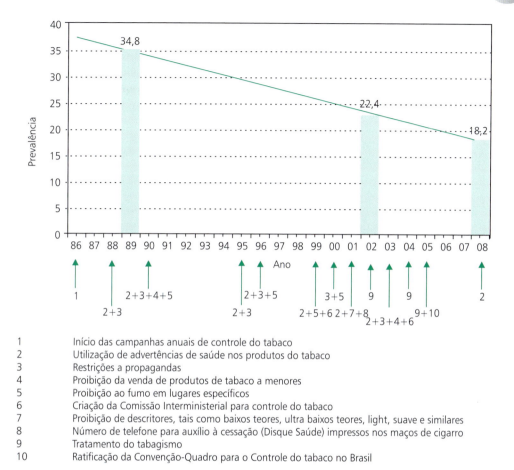

1	Início das campanhas anuais de controle do tabaco
2	Utilização de advertências de saúde nos produtos do tabaco
3	Restrições a propagandas
4	Proibição da venda de produtos de tabaco a menores
5	Proibição ao fumo em lugares específicos
6	Criação da Comissão Interministerial para controle do tabaco
7	Proibição de descritores, tais como baixos teores, ultra baixos teores, light, suave e similares
8	Número de telefone para auxílio à cessação (Disque Saúde) impressos nos maços de cigarro
9	Tratamento do tabagismo
10	Ratificação da Convenção-Quadro para o Controle do tabaco no Brasil

Figura 23.1 Prevalência do tabagismo entre adultos de 18 anos ou mais, de idade e estratégias nacionais de combate ao tabaco implementadas de 1986 a 2008.

Nota: Adaptado de Figueiredo VC. Um panorama do tabagismo em 16 Capitais e Distrito Federal: tendências e heterogeneidades. (Tese de Doutorado). Rio de Janeiro: Instituto de Medicina Social, 2007.

responsável por 25% das mortes por doença coronariana, 85% das mortes por DPOC e 30% das mortes por cânceres (pulmão, boca, laringe, faringe, esôfago, estômago, pâncreas, fígado, rim, bexiga e leucemia).

O tabagismo está associado a aproximadamente 20% das mortes de etiologia cardiovascular. Comparativamente, aos não fumantes, o tabagismo antecipa, em aproximadamente 10 anos o infarto do miocárdio (IM), e dos 30% de mortalidade por IM associada ao seu uso, a maior incidência ocorre na faixa etária de 40 a 60 anos. Enquanto a morte súbita é 3,6 vezes maior no IM, para o tabagista ela se eleva em 10 vezes, em relação aos não fumantes.

Com relação ao tabagismo passivo, um estudo realizado em Minessota, Estados Unidos, comparou a incidência de IM e de morte súbita 18 meses antes e após a lei de 2002, que proibiu o consumo de cigarros em restaurantes. Verificou-se queda de 33% para IM, de 17% para morte súbita, associada a queda na prevalência do tabagismo, enquanto para outros fatores de risco (hipertensão, dislipidemia e obesidade) ela se manteve estável ou elevou. Uma metanálise, avaliando exposição passiva, concluiu que 8% das mortes relacionadas com a isquemia miocárdica referem-se ao tabagismo passivo.

Sabe-se que as mulheres contam com a cardioproteção hormonal do estrogênio, antes da menopausa. O aumento da prevalência do tabagismo para o sexo feminino elevou a incidência de doença arterial coronariana e de IM, tornando esse o principal fator de risco coronariano para elas. Além disso, o sinergismo pró-trombótico do cigarro, associado ao dos anticoncepcionais orais, tornam a mulher tabagista um grupo de maior risco para eventos coronarianos.

Os fumantes possuem risco 2 a 4 vezes maior para acidente vascular cerebral (AVC) que os não fumantes, e o risco é proporcional ao número de cigarros consumidos. O uso de anticoncepcionais orais elevou o risco de AVC em 22 vezes para as fumantes.

No estudo CASS (*Coronary Artery Surgery Study*) o consumo do tabaco foi fator de risco independente para o aumento do risco de desenvolver insuficiência cardíaca em 47%.

Nos diabéticos, o tabagismo eleva de 3 para 11 vezes o risco cardiovascular, pois atua elevando glicemia, aumentando a resistência à insulina e o risco de complicações crônicas como doença vascular periférica e/ou insuficiência renal. Para fumantes com carga de 40 cigarros diários ou mais, há aumento do risco de desenvolver diabetes de 45% em homens e de 75% para mulheres.[2,7-17]

Mecanismos envolvidos na patogênese associada ao tabagismo

A fumaça inalada do tabaco é composta de duas fases: uma fase de vapor, cujo principal representante é o monóxido de carbono e a fase particulada da qual se destacam o alcatrão e a nicotina.

Os mecanismos de danos cardiovasculares relacionados com o tabagismo são diversos e atuam sinergicamente na fisiopatologia da doença aterosclerótica e suas manifestações clínicas. O Quadro 23.2 mostra os principais mecanismos envolvidos.[18,19]

Dependência à nicotina

A nicotina é responsável pela adição. A participação de outros componentes ainda não está bem esclarecida. Após ser inalada, alcança a corrente sanguínea e o cérebro em menos de 10 segundos. Ultrapassando a barreira hematoencefálica, liga-se aos receptores colinérgicos, preferencialmente os nicotínicos. Assim, ativa canais iônicos que levam ao influxo de cátions e, consequentemente, à liberação de neurotransmissores nas sinapses cerebrais, principalmente a dopamina.

As ações da dopamina no corpo estriado, córtex frontal e região mesolímbica estão associadas à sensação de prazer, ao relaxamento, à redução da ansiedade e da irritabilidade, ao aumento da atenção e ao mecanismo de recompensa. Esse mecanismo de recompensa determina fatores associativos a situações do cotidiano, criando hábitos e condicionamentos.

A privação de nicotina, mesmo que por poucas horas, provoca sintomas de abstinência. Os receptores "dessensibilizados" voltam a ficar responsivos e disso decorrem os sintomas de ansiedade e estresse que, geralmente, levam o indivíduo ao desejo intenso de fumar – sensação de "fissura". Exatamente esse desconforto provocado pela privação (reforço negativo) associado a perda do prazer de fumar (reforço positivo), faz com que muitos fumantes não tenham êxito nas tentativas de parar de fumar, mesmo motivados.[1]

Quadro 23.2 Principais mecanismos envolvidos na patogênese associada ao tabagismo

Disfunção endotelial

A disfunção endotelial gerada pela fumaça pode acarretar secreção anormal de fatores de crescimento, moléculas quimiotáticas e citocinas. Há estímulo do processo inflamatório da aterosclerose e redução significativa na vasodilatação dependente da função endotelial.

Alterações metabólicas

O tabagismo altera o metabolismo lipídico, aumentando o colesterol total e o colesterol LDL e diminuindo o colesterol HDL.

Efeito pró-coagulante relacionado com o aumento do fibrinogênio

Nas fases finais da aterosclerose, o equilíbrio entre coagulação e sistema fibrinolítico é fundamental para a estabilidade da placa e fluxo sanguíneo. A alteração desse equilíbrio pode acarretar em trombose, oclusão vascular e manifestação clínica.
O efeito pró-trombótico do tabagismo talvez seja o fator principal na história natural da aterosclerose e na associação entre tabagismo e morte súbita. O tabagismo acarreta efeitos diretos sobre a ativação e a agregação plaquetária. Estudos mostram que tabagistas têm maior nível sérico de fibrinogênio, o que pode estar relacionado com o processo inflamatório crônico resultante a injúria ao tecido arterial e outros órgãos.
A associação de tabagismo ao aumento do número de leucócitos se deve, pelo menos em parte, ao processo inflamatório localizado na árvore brônquica.
A inalação do monóxido de carbono da queima do cigarro resulta no aumento da carboxi-hemoglobina. Essa alteração leva ao aumento do número de eritrócitos que, somado ao aumento dos leucócitos, altera a viscosidade sanguínea.

Aumento das catecolaminas circulantes

A ação da nicotina leva a liberação de catecolaminas, (norepinefrina e epinefrina), promovendo o aumento da frequência e da contratilidade cardíaca, bem como da resistência vascular periférica e da pressão arterial.

Alterações eletrofisiológicas

O tabagismo gera alterações eletrofisiológicas, incluindo aumento da ectopia ventricular e atrial, variação nos tempos de condução, especialmente no intervalo QT.

Tratamento farmacológico do tabagismo

Existem evidências consistentes de que os fármacos antitabagismo aumentam de 2 a 4 vezes a taxa de sucesso na cessação do tabagismo (evidência A). A terapia de reposição de nicotina (TRN), a bupropiona e a vareniclina são considerados fármacos de primeira linha no tratamento do tabagismo e são recomendados para prescrição em diretrizes nacionais e internacionais. Outros medicamentos, como a nortriptilina, apesar da eficácia comprovada, mas pelos efeitos colaterais e contraindicações, são considerados de segunda linha.

Não existem critérios bem definidos para a escolha entre eles. Na prática clínica, a prescrição é feita considerando contraindicações específicas do fármaco, disponibilidade do produto na rede pública, disponibilidade financeira do paciente para aquisição, experiência clínica do profissional, entre outros. As avaliações da dependência a nicotina, de tentativas prévias com medicação, gênero, comorbidades, fazem parte da investigação para definir a escolha do fármaco de primeira linha, para início do tratamento. No entanto, essa experiência restringe-se a experiência local (evidência C).

A prescrição dos fármacos antitabaco é fundamental para melhora da eficácia do tratamento, além de serem fundamentais a realização de consultas de acompanhamento e a promoção de mudanças de comportamentos dos pacientes.

As principais características dos medicamentos da TRN, da bupropiona e da vareniclina são apresentadas a seguir. Em tópicos posteriores, serão abordados os principais cuidados na administração, reações adversas e contraindicações.[20-25]

Repositores de nicotina

A TRN é utilizada desde 1984 no tratamento para cessação do tabagismo e as formas de repositores de nicotina disponíveis no Brasil são a transdérmica e a oral (pastilhas e gomas). Ambas são eficazes na cessação do tabagismo e costumam ser utilizadas em associação, podendo dobrar a taxa de cessação do tabagismo, em comparação com o placebo (evidência A).[21,26]

Nicotina transdérmica (grau I/evidência A)

- Eficácia – razão de chance comparado com placebo: 1,9 (1,7-2,2).
- Taxa de abstinência em seis meses: 23,4 (21,3-25,8).
- Doses: 21 mg; 14 mg; 7 mg.
- Apresentação: adesivos de aplicação transdérmica.
- Vias de administração: aplicação transdérmica com substituição diária.
- Esquema posológico: utilização de cada apresentação por quatro semanas em média, com redução de dose progressiva (p. ex.: 21, depois 14, depois 7 mg/dia).

Nicotina de uso oral: goma (evidência A) ou pastilha (evidência B)

- Eficácia – razão de chance comparado com placebo: 2,2 (1,5 a 3,2).
- Taxa de abstinência em seis meses: 26,1 (19,7 a 33,6).
- Doses: 2 e 4 mg.
- Apresentação: goma de mascar ou pastilha.
- Via de administração: oral.
- Esquema posológico: usar em momentos de fissura, vontade intensa de fumar, em substituição aos cigarros (1 a 15 gomas/dia).

Cloridrato de bupropiona (grau I/evidência A)

A bupropiona é um inibidor da recaptação de dopamina e norepinefrina que se mostrou efetivo no tratamento do tabagismo. Por ser um fármaco antidepressivo, pode auxiliar no controle de sintomas depressivos, que podem surgir durante o processo de cessação.[27]

- Eficácia – razão de chance comparado placebo: 2.0 (1,8 a 2,2).
- Taxa de abstinência em seis meses: 24,2 (22,2 a 26,4).
- Apresentação: comprimidos de liberação prolongada de 150 mg.
- Via de administração: oral.
- Esquema posológico: 1 comprimido ao dia por 4 dias, depois aumentar para 1 comprimido duas vezes ao dia com intervalo mínimo de 8 horas entre as doses.

Tartarato de vareniclina (grau I/evidência A)

A vareniclina é um agonista parcial do receptor nicotínico no sistema nervoso central. Dentre os medicamentos de primeira linha de tratamento do tabagismo, a vareniclina é a medicação mais eficaz.[1,28-30]

- Eficácia – razão de chance comparado placebo: 3,1 (2,5 a 3,8).
- Taxa de abstinência em seis meses: 33,2 (28,9 a 37,8).
- Apresentação: comprimidos de 0,5 e 1 mg de tartarato de vareniclina.
- Via de administração: oral.
- Esquema posológico: início com 0,5 mg uma vez ao dia. No 4º dia, 0,5 mg duas vezes ao dia. No 7º dia, 1 mg duas vezes ao dia. Uso por 12 a 24 semanas.

Acompanhamento farmacoterapêutico

O acompanhamento farmacoterapêutico é importantíssimo no processo da cessação do tabagismo, visando à efetividade do tratamento e a identificação de problemas relacionados com os medicamentos (PRM).

Esclarecer aos fumantes sobre os malefícios e, principalmente, destacar os benefícios para a saúde após a cessação do tabagismo, podem auxiliar na eficácia terapêutica. Existem benefícios de curto prazo e de longo prazo para todos os fumantes que deixam de fumar. Após 72 horas, o nível de monóxido de carbono no sangue é semelhante aos dos não fumantes. Após 1 ano, o risco de doença cardíaca coronária diminui cerca de metade comparado a de um fumante. Após cinco anos, o risco de AVC é reduzido e semelhante ao de um não fumante. Em indivíduos com doença arterial periférica, a cessação tabágica aumenta a tolerância ao esforço, reduz o risco de amputação após cirurgia e aumenta a sobrevida.

A estratégia de abordagem populacional inclui a abordagem mínima, que deve ser realizada por qualquer profissional de saúde, no âmbito da assistência de saúde em qualquer nível, com intuito de identificar fumantes e orientá-los sobre a importância da cessação. Ela se baseia em cinco elementos:

- Perguntar ao paciente se ele fuma.
- Avaliar o perfil de fumante.
- Aconselhar a parar de fumar.
- Preparar para a cessação.
- Acompanhar o fumante para a interrupção do tabagismo.

A estratégia de intervenção intensiva tem como objetivo tratar o fumante de forma mais consistente e elaborada. Nessa condição é necessário conhecer o estágio de motivação do paciente diante da perspectiva da cessação. O modelo de estágios de mudança comportamental adotado no tabagismo é o de Prochaska e DiClemente e constitui de cinco estágios:[20,21,31-33]

1. Fase pré-contemplativa: negam a intenção em parar de fumar nos próximos seis meses.
2. Fase contemplativa: referem que gostariam de estar sem fumar nos próximos seis meses.
3. Preparação para a ação: tomam atitudes para tentar parar de fumar.
4. Ação: enfrentam a abstinência.
5. Manutenção: passado o período de abstinência, durante muito tempo há o risco de recaídas.

Além do aspecto motivacional, é fundamental fazer a avaliação do grau de dependência a nicotina. Um dos instrumentos mais utilizados é o questionário de Fagerstrom, apresentado no Quadro 23.3.[34]

Apesar de amplamente difundido e aceito como parâmetro para classificar dependência a nicotina, existe a limitação em pacientes que fumam menos de 10 cigarros por dia, condição essa que pode estar ligada às restrições sociais ou de condição de saúde. Instrumentos adicionais podem auxiliar na identificação do grau de dependência em fumantes de baixo consumo, a fim de melhorar a estratégia terapêutica e a eficácia da intervenção.[35]

O aspecto condicional e comportamental do modelo de recompensa da nicotina

Quadro 23.3 Questionário de Fagerstrom para a avaliação da dependência à nicotina

1. Quanto tempo depois de acordar você fuma o primeiro cigarro do dia?

( ) Nos primeiros 5 minutos	3
( ) De 6 a 30 minutos	2
( ) De 31 a 60 minutos	1
( ) Mais de 60 minutos	0

2. Você acha difícil não fumar em lugares proibidos como igrejas, bibliotecas, etc.?

( ) Sim	1
( ) Não	0

3. Qual cigarro do dia te traz mais satisfação?

( ) O primeiro	1
( ) Outros	0

4. Quantos cigarros você fuma por dia?

( ) 10 ou menos	0
( ) 11-20	1
( ) 21-30	2
( ) Mais de 31	3

5. Você fuma frequentemente mais pela manhã?

( ) Sim	1
( ) Não	0

6. Você fuma mesmo quando está doente, acamado?

( ) Sim	1
( ) Não	0

ESCALA DE DEPENDÊNCIA

Muito baixa	0-2
Baixa	3-4
Média	5
Elevada	6-7
Muito elevada	8-10

exige que, além de medicamentos, a estratégia de tratamento inclua técnicas cognitivo-comportamental para melhorar a eficácia do tratamento. As técnicas comportamentais adotadas podem ser: auto-observação, controle de estímulos (gatilhos) para fumar, identificação de padrões de pensamentos, técnicas de relaxamento e de adiamento, quebra de condicionamento, treino de assertividade, autoinstrução e solução de problemas.

Considerações sobre o tratamento farmacológico antitabagismo

O grau de dependência a nicotina elevado pode ser um elemento na árvore de decisão. Bem como, elementos que identifiquem subgrupos que se beneficiem de algum fármaco em especial, considerando gênero, idade, adaptação ao uso, relevância dos eventos adversos, farmacogenética, entre outros, podem auxiliar na escolha.

A eficácia dos medicamentos antitabaco de primeira linha fica entre 20 e 30% para TRN e bupropiona, e não ultrapassa 40% com vareniclina. Para melhorar as taxas de sucessos, a combinação dos medicamentos antitabaco parece ser uma opção razoável de aplicação. Pesa sobre essa perspectiva o aumento do custo, mas considerando que parar de fumar tem relação impactante sobre custo-benefício, a proposta é viável. Uma metanálise de quatro estudos mostrou que a combinação de TRN e bupropiona foi mais eficaz do que a bupropiona em monoterapia (RR = 1,24; IC 95% = 1,06 a 1,45).

A associação de vareniclina e bupropiona parece ser a mais efetiva. Um estudo randomizado, controlado por placebo demonstrou superioridade da associação comparado à monoterapia de vareniclina em pacientes com elevado grau dedependência.[21,36,37]

Segurança do tratamento farmacológico: cuidados na administração, reações adversas e contraindicações

O conhecimento e a identificação dos PRM e, quando possível, minimizá-los ou evitá-los, fazem-se necessários, a fim de contribuir no sucesso farmacoterapêutico.

Repositores de nicotina

Nicotina transdérmica

- Cuidados na administração: aplicação na parte superior do tórax, região anterior e posterior, e região superior lateral do braço.
- Reações adversas: prurido e vermelhidão no local da aplicação, náuseas, enjoos, taquicardia quando em dose excessiva.
- Contraindicações: doenças dermatológicas que impeçam aplicação do adesivo, período de 15 dias após episódio de IM, gestação e amamentação.
- Superdosagem (toxicidade): náuseas, enjoos, taquicardia e crise hipertensiva.

Nicotina de uso oral: goma ou pastilha

- Cuidados na administração: ingerir um copo de água antes do uso para neutralizar o pH bucal, que pode ser alterado por consumo de alimentos e, assim, diminuir a absorção pela mucosa oral.
- Reações adversas:
- Goma: dor na articulação temporomandibular quando mascada de forma rápida e incessante, irritação na orofaringe e náuseas quando mascada de forma rápida e frequente.
- Pastilha: irritação na orofaringe e náuseas quando mastigada ou em vez de deixar que se dissolva na boca, ou pelo uso excessivo.
- Contraindicações:
- Goma: incapacidade de mascar, úlcera péptica ativa, período de 15 dias após IM.

- Pastilha: úlcera péptica ativa, período de 15 dias após IM.
- Superdosagem (toxicidade): náuseas, enjoos, taquicardia e crise hipertensiva.

Cloridrato de bupropiona

- Cuidados na administração: evitar administração noturna para minimizar o risco de insônia.
- Reações adversas: boca seca, insônia, constipação intestinal, epigastralgia e tontura.
- Contraindicações:
- Absolutas: risco de convulsão (antecedente de convulsão, epilepsia, convulsão febril na infância, anormalidades conhecidas no eletroencefalograma), alcoolismo, uso de IMAO (inibidores da monoaminoxidase) nos últimos 14 dias, doença cerebrovascular, tumor no sistema nervoso central e traumatismo craniano.
- Advertências/precauções: a associação de bupropiona à TRN, principalmente adesivos, pode elevar a pressão arterial. Assim, deve-se avaliar a pressão arterial em todas as consultas. O uso com álcool pode predispor convulsão, por essa razão, deve-se orientar a restrição do consumo de bebidas alcoólicas durante o uso.
- Superdosagem (toxicidade): convulsões.

Tartarato de vareniclina

- Cuidados na administração: tomar após refeição com água (entre 150 e 250 mL para redução de náuseas).
- Reações adversas: o efeito colateral mais frequente é a náusea (30% dos pacientes). Esse efeito é minimizado ingerindo a medicação após refeições e com água. Menos de 6% dos pacientes suspendem a medicação por esse efeito. Outros efeitos referidos em menor proporção são: insônia (14%), cefaleia (10%), constipação (6%), sonhos anormais e flatulência, que em algumas circunstâncias necessitam de redução da dose (1 mg/dia), mas raramente determinam suspensão da medicação.
- Contraindicações:
- Absoluta: em pacientes com insuficiência renal terminal, grávidas e mulheres amamentando. Ajuste de dose em paciente com insuficiência renal grave.
- Precaução no uso: deve-se ter cautela no uso em pacientes com histórico de doenças psiquiátricas como depressão grave, transtorno bipolar e síndrome do pânico. Embora não se tenha demonstrado a conexão causal e considerando que pacientes fumantes têm um risco maior de apresentar depressão e pensamento suicida, o FDA (Food And Drug Administration, EUA), em 2009, fez advertência sobre a possibilidade de alterações de humor, agitação e pensamentos suicidas entre os usuários de vareniclina. Por esse motivo, recomenda-se a não usar em pacientes com doenças psiquiátricas não estabilizadas.[38,39]
- Superdosagem (toxicidade): náuseas, enjoos e vômitos.

Segurança cardiovascular dos fármacos antitabagismo

Mills e colaboradores, em uma metanálise de 21 estudos com TRN, 28 com bupropiona e 18 com vareniclina, concluíram que fármacos para a cessação do tabagismo não parecem aumentar o risco para eventos relacionados com as doenças cardiovasculares graves. Vareniclina e bupropiona não aumentaram a incidência de evento e a TRN foi associada aos eventos cardiovasculares de menor grandeza, sem risco de vida.[40]

Recomendações para o tratamento farmacológico do tabagismo

Em 2011, foi publicado o artigo *Tabagismo*, uma iniciativa da Associação Médica

Brasileira e da Agência Nacional de Saúde Suplementar, que objetivou elaborar recomendações para o tratamento farmacológico do tabagismo, fundamentadas em evidências científicas consistentes.

Questões importantes são abordadas no Quadro 23.4 e a utilização destes conhecimentos pelos profissionais de saúde impactam na efetividade do tratamento farmacológico.[2]

Quadro 23.4 Questões relacionadas com o tratamento do tabagismo

1. A chance de parar de fumar é diferente entre os fumantes que tentam parar sozinhos e aqueles que recebem auxílio de profissionais de saúde?

Sim. O suporte e o acompanhamento profissional aumenta a chance de cessação do tabagismo.

2. Avaliações da motivação, do grau de dependência da nicotina, das tentativas prévias de cessação e das recaídas são importantes na abordagem do tabagista durante o tratamento para cessação?

Sim, devem-se utilizar instrumentos específicos para avaliar o fumante, como exemplos: o modelo de DiClemente e colaboradores (citado anteriormente, que classifica o paciente em fases motivacionais comportamentais) e escala de avaliação de dependência.

3. Há influência das técnicas e modelos de aconselhamento e do tempo de realização das mesmas nas taxas de cessação do tabagismo?

O sucesso na cessação do tabagismo é tão maior quanto mais intensiva a abordagem. Tanto a abordagem individual quanto a em grupo são eficazes, sendo ideal um tempo de abordagem de 90 minutos, e um mínimo de quatro sessões para resultados satisfatórios.

4. Há diferenças na efetividade do aconselhamento isolado, comparado com o uso isolado de medicação e a combinação dos dois tratamentos?

Recomenda-se a associação do aconselhamento mais tratamento medicamentoso, uma vez que há comprovação de resultados superiores nas taxas de cessação do tabagismo com essa associação.

5. As contraindicações e os efeitos colaterais da terapia de reposição de nicotina, bupropiona e vareniclina, interferem na prescrição desses medicamentos?

Sim, as contraindicações e efeitos colaterais dos medicamentos para tratamento do tabagismo (abordadas anteriormente) devem ser conhecidos e considerados na prescrição do fármaco.

6. A eficácia do tratamento do tabagismo é diferente entre homens e mulheres?

Homens e mulheres se beneficiam das mesmas intervenções no tratamento do tabagismo, salvo as características individuais que devem ser consideradas.

7. O tratamento farmacológico do tabagismo deve ser diferente em gestantes?

Não há recomendação a respeito do uso de TRN para cessação do tabagismo em gestantes fumantes, cabendo ao médico avaliar o risco-benefício da utilização da TRN. O uso de bupropiona e vareniclina estão contraindicados na gestação.

8. O tratamento do tabagismo, mesmo com utilização de medicamentos, é mais custo-efetivo do que o tratamento das doenças relacionadas com o tabaco?

Sim. Um adequado tratamento do tabagismo (a abordagem e medicamentos) é mais custo-efetivo do que o tratamento das doenças relacionadas com o tabagismo.

Outras questões e texto complementar em Mirra e colaboradores.[2]

Referências

1. Benowitz NL. Nicotine Addiction. N Engl J Med 2010;362:2295-303.
2. Mirra AP, Meirelles RHS, Godoy I et al. Tabagismo. Diretrizes Clínicas na Saúde Complementar. Rev Assoc Med Bras 2010;56:254-73.
3. WHO report on the global tobacco epidemic, 2013: enforcing bans on tobacco advertising, promotion and sponsorship. Geneva: World Health Organization, 2013.
4. Viegas CAA. Tabagismo: do diagnóstico à saúde pública. São Paulo: Atheneu, 2007.
5. Ministério da Saúde. Pesquisa Nacional sobre saúde e nutrição. Rio de Janeiro: Instituto Brasileiro de Geografia e Estatística, 1989.
6. Vigilância de Fatores de Risco e Proteção para Doenças Crônicas por Inquérito Telefônico (VIGITEL), 2012. Acesso em: 2014 Jan 15. Disponível em: http://portalsaude.saude.gov.br/index.php/o-ministerio/principal/portal-dcnt/noticias-portal-dcnt/6119-populacao-de-fumantes-cai-20-em-seis-anos-no-brasil.
7. Doll R, Peto R, Boreham J et al. Mortality in relation to smoking: 50 years observations on male British doctors. BMJ 2004; 328:1519-28.
8. Weiner P, Waizman J, Weiner M et al. Smoking and first acute myocardial infarction: age, mortality and smoking cessation rate. Israel Med Assoc J 2000; 2:446-9.
9. Kannel WB, Thomas HE. Sudden coronary death: the Framingham study. Ann NY Acad Sci 1982; 382:3-10.
10. Wang H, Shi H, ZhangbL et al. Nicotine is a potent blocher of the cardiac A- type K(+) channels and native transcent out ward current. Circulation 2000; 102: 1165-71.
11. Hurt RD, Weston SA, Ebbert JO et al. Myocardial infarction and sudden cardiac death in Olmsted County, Minnesota, before and after smoke-free workplace laws. Arch Intern Med. 2012 Nov 26;172(21):1635-41.
12. Njolstad I, Arnesen E, Lund-Larsen PG. Smoking, serum lipids, bloob pressure and sex differences in myocardial infarction. A 12-year follow-up of the Finnmark study. Circulation 1996; 93:450-56.
13. Huxley RR, Woodward M. Cigarette smoking as a risk factor for coronary heart disease in women compared with men: a systematic review and meta-analysis of prospective cohort studies. Lancet. 2011 Oct 8;378(9799):1297-305.
14. Shah RS, Cole JW. Smoking and stroke: the more you smoke the more you stroke. Expert Rev Cardiovasc Ther. 2010 July; 8(7): 917-932.
15. Bui AL, Horwich TB, Fonarow GC. Epidemiology and risk profile of heart failure. Nat Rev Cardiol. 2011 January; 8(1): 30-41.
16. Petersen S, Rayner M, Wolstenholme J. Coronary heart disease statistics. Diabetes Supplement 2001 – Statistics summary. British Heart Foundation, 2001.
17. Will JC, Galuska DA, Ford ES et al. Cigarette and Diabetes mellitus: evidence of a positive association from a large prospective cohort study. Int J. Epidemiol 2001; 30:540-6.
18. Ambrose JA, Barua RS. The pathophysiology of cigarette smoking and cardiovascular disease: an update. J Am Coll Cardiol, 43 (2004), p. 1731-7.
19. Trap-Jensen J. Effects of smoking on the heart and peripheral circulation. Am Heart J. 1988;115:263-67.
20. Simão AF, Précoma DB, Andrade JP et al.: Sociedade Brasileira de Cardiologia. I Diretriz Brasileira de Prevenção Cardiovascular. Arq Bras Cardiol. 2013: 101 (6Supl.2): 1-63
21. Fiore MC, Jaen CR, Baker TB et al. A Clinical Practice Guideline for Treating Tobacco Use and Dependence: 2008 Update. US Public Health Service Report. American Journal of Preventive Medicine 2008;35(2):158-76.
22. Issa JS, Perez GH, Diament J et al. Bupropion in the treatment of smoker cardiovascular disease. Arq. Bras. Cardiol. 2007; 88(4):434-440.
23. Issa JS, Forti N, Giannini Sergio D et al. Intervenção sobre tabagismo realizada por cardiologista em rotina ambulatorial. Arq. Bras. Cardiol. 1998;70(4):271-4.
24. Ussher MH, Taylor A, Faulkner G. Exercise interventions for smoking cessation. Cochrane Database of Systematic Reviews 2012, Issue 1. Art. No.: CD002295. DOI: 10.1002/14651858.CD002295.pub4.
25. Stead LF, Lancaster T. Behavioral interventions as adjuncts to pharmacotherapy for smoking cessation. Cochrane Database of Systematic Reviews 2012, Issue 12. Art. No.: CD009670. DOI: 10.1002/14651858.CD009670.pub2.
26. Stead LF, Perera R, Bullen C et al. Nicotine replacement therapy for smoking cessation. Cochrane Database of Systematic Reviews 2012, Issue 11. Art. No.: CD000146. DOI: 10.1002/14651858.CD000146.pub4.
27. Scharf D, Shiffman S. Are there gender differences in smoking cessation, with and without bupropion? Pooled- and meta-analyses of clinical trials of Bupropion SR. Addiction (Abingdon, England). 2004;99(11):1462-9.
28. Cahill K, Stead LF, Lancaster T. Nicotine receptor partial agonists for smoking cessation.Cochrane Database of Systematic Reviews 2012, Issue 4. Art. No.: CD006103. DOI: 10.1002/14651858.CD006103.pub.

29. Aubin HJ, Bobak A, Britton JR et al. Varenicline versus transdermal nicotine patch for smoking cessation: results from a randomised open-label trial. Thorax. 2008; 63: 717-24.
30. Nides M, Glover ED, Reus VI et al. Varenicline versus bupropion SR or placebo for smoking cessation: a pooled analysis. Am J Health Behav. 2008; 32: 664-75.
31. Rockville MD. The Health Consequences of Smoking – 50 Years of Progress. A Report of the Surgeon General. U.S. department of health and human services, 2014.
32. WHO – Word Health Organization. Fact sheet about health benefits of smoking cessation. Tobacco Free Initiative (TFI). Disponível em: http://www.who.int/tobacco/quitting/benefits/en/. Acesso em: 29/01/2014.
33. Prochaska JD, Di Clemente CC, Norcross JC. In search how people change: applications to addictive behavior. Am Psychol.1992;47(9):1102-14.
34. Fagerström KO, Schneider NG. Measuring nicotine dependence: a review of the Fagerström Tolerance Questionnaire. J Behav Med 1989; 12:159-82.
35. Issa JS. A new nicotine dependence score and a new scale assessing patient comfort during smoking cessation treatment. J. Bras. Pneumol. 2012;38(6):761-5.
36. Loh WY, Piper ME, Schlam TR et al. Should All Smokers Use Combination Smoking Cessation Pharmacotherapy? Using Novel Analytic Methods to Detect Differential Treatment Effects Over 8 Weeks of Pharmacotherapy. Nicotine Tob Res (2012) 14 (2):131-141. doi:10.1093/ntr/ntr147.
37. Ebbert JO, Hatsukami DK, Croghan IT et al. Combination Varenicline and Bupropion SR for Tobacco-Dependence Treatment in Cigarette Smokers: A Randomized Trial. JAMA. 2014;311(2):155-163.
38. Koob GF, Volkow ND. Neurocircuitry of addiction. Neuropsychopharmacology. 2010;35(4):1051. PMid:19710631 PMCid:2805560. http://dx.doi.org/10.1038/npp.2009.110.
39. United States Food and Drug Administration 2008 Information for Healthcare Professionals: Varenicline (marketed as Chantix) Retrieved 03 january 2012. http://www.fda.gov/Drugs/DrugSafety/Postmarket DrugSafetyInformationforPatientsandProviders/ucm124818.htm.
40. Mills EJ, Thorlund K, Eapen S et al. Cardiovascular events associated with smoking cessation pharmacotherapies: a network meta-analysis. Circulation. 2014;129:28-41.

Atenção farmacêutica na anemia por deficiência de ferro

24

Rodolfo Delfini Cançado
Paulo Caleb Júnior de Lima Santos

O ferro é crucial para diversos processos fisiológicos do organismo humano: produção de energia oxidativa, transporte de oxigênio, respiração, inativação de radicais livres, proliferação celular e síntese de DNA. A dependência crítica pelo ferro fez com que os seres humanos desenvolvessem, durante o processo de evolução natural, mecanismos elaborados e altamente eficazes de absorção, transporte, distribuição, armazenamento e conservação desse metal no organismo. Distúrbios desses mecanismos podem resultar em deficiência ou acúmulo de ferro no organismo.

A absorção do ferro é limitada de 1 a 2 mg por dia e a quantidade por dia necessária de ferro (aproximadamente 25 mg) é disponibilizada pela reciclagem dos eritrócitos senescentes, via macrófagos. Essa modulação é realizada pelo hormônio chamado hepcidina, que evita as ocorrências de deficiência e de excesso de ferro, em condições fisiológicas. A hepcidina aumenta, em resposta aos aumentos nas concentrações tecidual e circulante de ferro e, consequentemente, aumenta a degradação de ferroportina que absorve e exporta o ferro nas células. Ao contrário, a hepcidina diminui em resposta à deficiência de ferro, facilitando a absorção.

O termo deficiência de ferro (DF) refere-se à redução dos estoques de ferro que precede a anemia por deficiência de ferro (ADF). A ADF é uma condição mais grave com baixa concentração de hemoglobina (Hb) e com hemácias microcíticas e hipocrômicas. Estima-se que 20 a 30% da população mundial, sobretudo crianças, mulheres em idade fértil e gestantes, tenham DF. Segundo dados da Organização Mundial da Saúde (OMS), a DF está entre as 10 principais causas de agravo à saúde da população geral.

No Brasil, a prevalência de anemia foi de intensidade moderada (20 a 39,9%) e grave (≥ 40%) para gestantes e pré-escolares, respectivamente.[4] Em revisão recente, que incluiu estudos clínicos das últimas três décadas em crianças, mulheres em idade fértil e gestantes, Batista e colaboradores demonstraram elevadas frequências de DF e de anemia em praticamente todas as regiões geopolíticas do Brasil.[1-4]

Causas da deficiência de ferro e da anemia por deficiência de ferro

A causa básica da DF e da instalação da ADF é o desequilíbrio entre as quantidades absorvida e o consumo, que pode ocorrer por causas fisiológicas ou patológicas. As causas fisiológicas ou do ambiente, mais frequentes, são: rápido crescimento (infância e adolescência), perdas menstruais abundantes, gestação, doações sanguíneas repetidas e ingesta inadequada. Já as causas patológicas mais frequentes são: gastrectomia, doenças gastrintestinais que cursam com diminuição da absorção e perdas crônicas de sangue em diversos sistemas.

O abandono precoce do aleitamento materno, dieta de transição inadequada (baixa quantidade de ferro heme da dieta) somados à elevada velocidade de crescimento tornam as crianças, sobretudo com menos de 2 anos de idade, o grupo de maior risco de DF e ADF na idade pediátrica.

A diminuição da absorção e/ou sangramento do tubo digestivo associado às doenças inflamatórias gastrintestinais crônicas (refluxo gastresofágico, gastrite, duodenite), intolerância à proteína do leite de vaca e parasitose intestinal (*Necator americanus, Ancylostoma duodenale* e *Trichiuris trichiura*) também são fatores de risco.

Menorragia, geralmente relacionada com o mioma uterino, adenomiose, hiperplasia endometrial e hemorragia uterina disfuncional, é a causa mais frequente de DF e ADF nas mulheres em idade fértil. Além disso, os principais fatores de risco para DF nesse grupo populacional são: condições socioeconômicas desfavoráveis, múltiplas gestações, doença inflamatória intestinal crônica, ressecção gástrica e/ou intestinal (gastrectomia, gastroplastia ou cirurgia bariátrica), parasitose, uso crônico de medicamentos (ácido acetilsalicílico, anti-inflamatório não esteroide), doação de sangue de repetição e prática vegetariana.

Com relação à gravidez, estima-se que o requerimento adicional de ferro, para cada gestação, seja de aproximadamente 1.000 mg, necessários para a expansão da massa eritrocitária materna e para o desenvolvimento placentário e fetal. Para as mulheres com DF ou ADF, que engravidam, a necessidade pode ser maior que 2.500 mg de ferro. A maior parte da necessidade adicional de ferro se dá na segunda metade da gestação, quando o requerimento diário é de 6 a 7 mg (podendo chegar a mais de 10 mg/dia nas últimas 6 a 8 semanas de gestação) em comparação com a necessidade diária de 1 a 2 mg em condições fisiológicas não gravídicas.[4-8]

Sinais e sintomas clínicos da ADF

A ADF é crônica, algumas vezes assintomática e não diagnosticada. A presença da ADF pode acarretar em vários sintomas ou sinais, tais como: fraqueza, cansaço fácil, cefaleia, tontura, queda de cabelo, unhas fracas e quebradiças, menor rendimento no trabalho, menor tolerância às atividades físicas, taquicardia e dispneia.

As principais repercussões clínicas da DF na criança são: retardo de crescimento intrauterino, prematuridade, baixo peso ao nascimento, óbito intrauterino, infecções frequentes, irritabilidade, apatia, anorexia, falta de atenção, dificuldade de aprendizagem, menor rendimento cognitivo e intelectual escolar, relacionados com o atraso do desenvolvimento neurológico, psicomotor e cognitivo fetal.

As principais complicações maternas associadas à DF são: trabalho de parto prematuro, pré-eclâmpsia, abortamento espontâneo, disfunção cognitiva, redução da *performance* física, instabilidade emocional, depressão no puerpério, insuficiência cardíaca e óbito.[1,4,6]

Diagnóstico e exames laboratoriais

O diagnóstico da ADF se baseia, fundamentalmente, na avaliação do hemograma, da saturação da transferrina (ST) e da ferritina sérica. A mensuração da ST é o resultado da relação entre o ferro sérico e a capacidade total de ligação do ferro, em percentagem, e reflete como está a oferta de ferro necessária para garantir e manter a eritropoese.

A presença da ST diminuída (< 20%), ferritina diminuída (< 30 ng/mL), sem anemia, caracteriza a DF. Já a ST e a ferritina diminuídas e anemia hipocrômica e microcítica (Hb < 13, 12 e 11 g/dL para homens, mulheres, gestantes e crianças, respectivamente) confirma o diagnóstico de ADF.

Com relação ao diagnóstico diferencial de ADF, as principais entidades que também podem cursar com a anemia microcítica são: anemia de doença crônica (anemia da inflamação), talassemias, anemia falciforme e anemia sideroblástica. A Tabela 24.1 mostra os principais critérios laboratoriais para o diagnóstico diferencial entre a ADF e anemia de doença crônica.[9,10]

Principais compostos de ferro

Os compostos de ferro disponíveis na prática clínica variam amplamente, de acordo com o tipo de sal, formulação, forma ferrosa ou férrica, conteúdo de ferro elementar, biodisponibilidade, eficácia, eventos adversos e custo. Os quatro principais suplementos de ferro comercializados no Brasil são: sulfato ferroso, complexo de ferro polimaltosado (ferripolimaltose), ferro aminoquelado (ferro bisglicinato) e o ferro carbonila (glicinato férrico). A Tabela 24.2 mostra a comparação de parâmetros desses quatro suplementos.

Sais ferrosos (sulfato, fumarato, gluconato)

A absorção dos sais ferrosos ocorre de forma não controlada e por difusão passiva apical ou paracelular no duodeno (90%) e segmento proximal de jejuno (10%). A rápida absorção dos sais ferrosos, que inicialmente poderia parecer uma vantagem, acaba se tornando um problema, pois esse ferro, oxidando-se para ser absorvido, gera a produção de espécies reativas de oxigênio e estresse oxidativo, e a rápida internalização de ferro pode ocasionar a presença de ferro livre no plasma, ou seja, de ferro não liga-

Tabela 24.1 Diagnóstico diferencial entre ADF e anemia de doença crônica

Parâmetro	ADF*	ADF + anemia de doença crônica	Anemia de doença crônica#
ST (%)	< 20	< 20 ou normal	< 20 ou normal
Ferritina (ng/mL)	< 30	≥ 30 e < 100	≥ 100
Proteína C reativa	Normal	Normal ou elevada	Elevada

* Anemia (Hb < 13, 12 e 11 g/dL para homens, mulheres, gestantes e crianças, respectivamente) hipocrômica e microcítica.
# Paciente com quadro infeccioso, inflamatório ou neoplásico que desenvolve anemia (Hb usualmente entre 9 e 11 g/dL), normocrômica e normocítica, podendo ser microcítica e hipocrômica).

Tabela 24.2 Comparação entre os principais suplementos de ferro

Parâmetro	Sulfato ferroso	Ferro carbonila	Ferro aminoquelato	Ferripolimaltose
Absorção duodenal	Mais rápida, difusão passiva não controlada	Mais lenta, difusão ativa fisiologicamente controlada		
Administração	Jejum	Jejum	Durante ou após a refeição	
Eficácia	Elevada	Elevada	Intermediária/elevada	Elevada
Frequência de eventos adversos	Elevada	Elevada	Intermediária	Baixa
Mancha nos dentes	Sim	?	Não	Não
Tolerância e adesão ao tratamento	Menor	Intermediária	Maior	Maior
Quantidade de ferro total (mg)	300	275,8	500	333
Quantidade de ferro elementar (mg)	40-60	52,4	100	100

do à transferrina, que também é tóxico para o organismo.

Os sais ferrosos usualmente apresentam boa biodisponibilidade, baixo custo, elevada eficácia e efetividade, o que motivou a recomendação do sulfato ferroso como o medicamento de escolha para o tratamento da DF e da ADF pela OMS. No Brasil, é o único medicamento disponível aos pacientes atendidos pelo Sistema Único de Saúde (SUS).

Quando se administra doses diárias mais baixas de ferro elementar, a frequência e intensidade dos EA (efeitos adversos, mostrados adiante) são similares entre o sal ferroso e o placebo. Dessa forma, vários estudos clínicos utilizaram sulfato ferroso em diferentes esquemas posológicos como: 25 mg de ferro elementar, uma vez por semana; 60 mg de ferro elementar, uma vez por dia, uma vez *versus* duas vezes por semana; 60 mg de ferro elementar, diariamente ou uma vez por semana; e demonstraram que a adesão ao tratamento é melhor, quando se utilizam doses menores em intervalos maiores. Entretanto, os autores também demonstraram que o sucesso terapêutico não foi o esperado e que o tempo necessário para se obter o resultado desejado é bem mais demorado (semanas ou meses).[11-16]

Complexo de ferro polimaltosado

O ferro polimaltosado, também conhecido como ferripolimaltose (FPM), é um complexo hidrossolúvel constituído de hidróxido de ferro polinuclear não iônico e dextrina parcialmente hidrolisada (polimaltose). A superfície dos núcleos de hidróxido de ferro (Fe^{3+}) está rodeada por várias moléculas de polimaltose ligadas por união covalente, o que resulta em um complexo de peso molecular (PM) de aproximadamente 52.300 Da.

A FPM liga-se às moléculas DMT1 (*divalent metal transporter-1*) na superfície apical dos enterócitos. O ferro polimaltosado se liga à proteína DMT1, o ferro férrico desliga-se da polimaltose e, após ser reduzido a Fe^{2+}, chega ao citoplasma do enterócito e poderá permanecer sob a forma de ferritina ou dirigir-se à membrana basolateral e, após passar pela ferroportina e ser oxidado a Fe^{3+}, será levado para locais de utilização ou armazenamento pela transferrina plasmática.

Jacobs e colaboradores[13] demonstraram que a biodisponibilidade de ferro, ou seja, a quantidade de ferro absorvida que efetivamente é incorporada às novas hemácias, do sulfato ferroso e da FPM foi similar, e que a taxa média de absorção para ambos os sais foi de 50% para a dose de 5 mg e de 30% para 50 mg. Como o esperado, constatou-se também correlação inversa entre taxa de absorção e valor de ferritina e Hb, ou seja, quanto menor a ferritina e, sobretudo quanto mais baixa a Hb, maior a taxa de absorção intestinal de ferro. Ainda, os autores utilizaram 120 mg de sulfato ferroso (60 mg 2 ×/dia, em jejum; n = 51) *versus* 100 mg de FPM no café da manhã (n = 55) ou 200 mg de FPM (100 mg no café e no jantar; n = 53). Os três grupos apresentaram aumento satisfatório da Hb, após quatro semanas de tratamento e normalização dos estoques de ferro após 12 semanas de tratamento. Entretanto, a frequência de efeitos adversos gastrintestinais (náusea e vômito) foi significativamente maior para o grupo com sulfato ferroso que com os grupos com FPM; 10 pacientes com sulfato ferroso descontinuaram o tratamento por efeitos adversos, enquanto esse fato não ocorreu em nenhum paciente com FPM.

Recente metanálise de cinco estudos clínicos envolvendo pacientes adultos com ADF, ao comparar o uso de sulfato ferroso (n = 208) e FPM (n = 289) em doses equivalentes, mostrou que os dois compostos apresentaram eficácia semelhante, em relação ao aumento da concentração da Hb. No entanto, houve maior ocorrência de efeitos adversos e menor tolerância no grupo tratado com sulfato ferroso (34,1%) comparado ao grupo com FPM (14,9%). Outra metanálise de quatro estudos clínicos envolvendo 225 crianças com ADF mostrou que a taxa de efeitos adversos foi de 9,5% para o grupo com FPM e de 14,7% com sulfato ferroso (p < 0,05).[17-20]

Ferro aminoquelado

O ferro aminoquelado (FAQ) resulta da união covalente do ferro em sua forma ferrosa (Fe^{2+}) ou férrica (Fe^{3+}) a um ligante orgânico. A molécula resultante é um metal quelado, que tem como finalidade apresentar uniões de quelação suficientemente fortes para resistir à ação de enzimas e proteínas da digestão, e de substâncias naturais presentes nos alimentos como fitato, folato, ácido tânico; além de proteger os átomos de ferro reduzindo a exposição direta das células da mucosa gastrintestinal ao metal, o que determina a redução da toxicidade local.

A maioria dos estudos com o FAQ utiliza esse composto como fortificante de alimentos como farinha de trigo e milho, leite e água. Essa observação está fundamentada no fato de que para que um ferro quelado seja funcional é preciso que esse composto tenha baixo PM. O FAQ (bisglicinato) tem PM menor que 800 Da (comparado com o PM de 52.300 Da, da FPM). O FDA (Food and Drug Administration) recomenda que o FAQ seja usado somente para a fortificação de alimentos e não como suplemento terapêutico.[21]

Ferro carbonila

O ferro carbonila (FC) em pó é obtido pela decomposição, em altas temperaturas, do pentacarbonil ferro, resultando em ferro elementar em forma de microesferas de 4 a 7 µm. O FC, comparado com os demais sais ferrosos, possui maior teor de ferro elementar. O sulfato ferroso, por exemplo, contém 36% de ferro elementar enquanto o FC contém 98% de ferro elementar.

Gordeuk e colaboradores avaliaram a eficácia e o perfil de segurança do FC em voluntários com ADF (n = 32) e sem ADF (n = 20), que receberam de 1.000 mg a 10.000 mg de FC. Os autores concluíram que o FC é um composto efetivo, de baixo custo, com efeitos adversos toleráveis e com risco mínimo de intoxicação acidental aguda pelo ferro em crianças. Em um estudo randomizado, duplo-cego, conduzido por Gordeuk e colaboradores, avaliou a eficácia e segurança do FC (n = 15), sulfato ferroso (n = 17) e placebo (n = 19) em doadoras de sangue. Os autores concluíram que o FC é eficaz em corrigir a Hb e os estoques de ferro, e com efeitos adversos similares aos do grupo com sulfato ferroso.

Farias e colaboradores avaliaram a efetividade do FC, na forma de comprimidos mastigáveis, como alternativa de tratamento em 73 crianças menores de seis anos de idade com ADF. Um grupo recebeu FC e o grupo-controle recebeu sulfato ferroso, ambos com a dose de 5 mg/kg/dia por 90 dias. A Hb teve um incremento de 1,3 g/dL no grupo FC e 1,2 g/dL no grupo sulfato ferroso aos 30 dias de tratamento. Após 90 dias de tratamento, o grupo FC apresentou resultados significativamente melhores para Hb e ferritina. O grupo FC apresentou melhor aceitação do tratamento e menor taxa de efeitos adversos.[22-24]

Tratamento da DF e da ADF

Tratamento da DF

Consiste da orientação nutricional e administração de compostos com ferro via oral. A dose de ferro via oral recomendada é de 2,5 a 5 mg/kg/dia para crianças e 100 mg de ferro elementar para adultos por um período suficiente para restaurar os estoques normais de ferro do organismo, em geral, de 2 a 3 meses ou até a obtenção de ferritina sérica ≥ 15 ng/mL para crianças e ≥ 30 ng/mL para adolescentes e adultos (Tabela 24.3).

Tratamento da ADF – ferro oral

O tratamento da ADF consiste na orientação nutricional, administração oral ou parenteral de compostos com ferro e, eventualmente, transfusão de hemácias. Vale lembrar que tão importante quanto o diagnóstico e o tratamento da ADF é a investigação e correção, quando possível, das causas que levaram à anemia.

A via oral é a preferencial para a reposição de ferro e a dose terapêutica recomendada é de 3 a 6 mg/kg/dia para crianças e de 100 a 200 mg de ferro elementar para adultos, por um período suficiente para normalizar os valores da Hb – de um a dois meses – e restaurar os estoques normais de ferro do organismo – de 2 a 6 meses ou até a obtenção de ferritina sérica ≥ 15 ng/mL para crianças e ≥ 30 ng/mL para adolescentes e adultos (Tabela 24.4).

Portanto, a duração do tratamento é de, no mínimo, 90 dias podendo chegar a mais de seis meses, dependendo da intensidade da DF, da continuidade da perda de sangue, da ocorrência de efeitos adversos e, consequentemente, da adesão ao tratamento. É importante que

Tabela 24.3 Tratamento da deficiência de ferro de acordo com o grupo populacional

Grupo populacional	Recomendação	Duração
Crianças	2,5 a 5 mg de ferro elementar/kg/dia	2 a 3 meses*
Mulheres e gestantes	100 mg de ferro elementar/dia	2 a 3 meses*

*até obtenção de ferritina ≥ 15 ng/mL para crianças e ≥ 30 ng/mL para adolescentes e adultos.

o médico tenha ciência da quantidade de ferro elementar presente nos diferentes medicamentos, pois ela varia consideravelmente de acordo com o composto utilizado ou disponível. Por exemplo, um comprimido de ferripolimaltose contém 100 mg de ferro elementar, enquanto a quantidade de ferro elementar presente em um comprimido de sulfato ferroso é de 40 a 60 mg, e de 100 mg para um comprimido de 500 mg de ferro aminoquelato.[6,11,12]

Tratamento da ADF – ferro endovenoso (EV)

A reposição de ferro por via oral é eficaz e segura no tratamento de grande parte dos pacientes com DF e anemia ferropriva (ADF). Entretanto, não são poucas as situações, nas quais a terapia com ferro oral não é tolerada, em razão dos efeitos adversos gastrintestinais dos compostos utilizados, é insuficiente para normalizar a Hb e/ou restabelecer os depósitos normais de ferro ou requer tempo prolongado para a normalização dos parâmetros de ferro. Nesses casos, a administração de ferro por via parenteral, particularmente a EV, é uma alternativa eficaz, efetiva e segura, e que deve ser sempre considerada. O Quadro 24.1 mostra as principais indicações de tratamento com ferro EV.[25-29]

Compostos de ferro para uso EV

Os produtos disponíveis no Brasil são o sacarato férrico e a carboximaltose férrica.

Sacarato férrico

Trata-se de um composto de alto peso molecular (43 kDa), seguro, estável e com baixa imunogenicidade (a taxa de ocorrência de reação alérgica é < 1/100.000 infusões), pois não contém dextran em sua formulação. A incidência de efeitos adversos graves com o sacarato férrico EV é da ordem de 0,002% *versus* 0,6 a 2,3% e 0,04% com o ferro dextran e ferro gluconato, respectivamente. As principais orientações práticas para o uso de sacarato férrico EV estão relacionadas no Quadro 24.2.

No Brasil, o sacarato férrico é comercializado em ampolas contendo 2 mL e 100 mg de ferro elementar, para uso intramuscular (IM) e em ampolas contendo 5 mL e 100 mg de ferro elementar para uso EV. Embora a administração do sacarato férrico, via IM, tenha sido muito utilizada, em função da experiência negativa com o ferro dextran por via EV na década de 80 e pela maior facilidade de aplicação; a partir do ano 2000, essa via de administração tem sido gradativamente substituída pela EV.

Cançado e colaboradores avaliaram a eficácia e segurança do sacarato férrico EV (200 mg, uma vez por semana) em 86 pacientes com ADF intolerantes ou refratários ao ferro oral e observaram aumento médio do valor de Hb de 3,61 g/dL, para as mulheres, e de 4,83 g/dL, para os homens, com a administração de um número médio de 12 ampolas por paciente. Esse estudo demonstrou aumento significativo da Hb [valor médio inicial e final de 8,48 g/dL e 12,34 g/dL, respectivamente

Tabela 24.4 Tratamento da anemia por deficiência de ferro de acordo com o grupo populacional

Grupo populacional	Recomendação	Duração
Crianças	3 a 6 mg de ferro elementar/kg/dia	3 a 6 meses*
Mulheres e gestantes	100 a 200 mg de ferro elementar/dia	3 a 6 meses*

*até obtenção de ferritina ≥ 15 ng/mL para crianças e ≥ 30 ng/mL para adolescentes e adultos.

Quadro 24.1 Principais indicações de tratamento com ferro EV

a. Intolerância ao ferro oral determinada pela ocorrência de efeitos adversos.

b. Resposta insatisfatória com o ferro por via oral, em razão de distúrbio de absorção intestinal associada a situações como: gastroplastia redutora, gastrectomia, doença inflamatória gastrintestinal crônica (infecção pelo *H. pylori*, doença celíaca, doença de Crohn, retocolite ulcerativa e gastrite atrófica).

c. Hemorragia recorrente (gastrintestinal, ginecológica) em que a quantidade de ferro absorvida por via oral não é suficiente para suprir a demanda decorrente da perda excessiva de ferro.

d. Anemia moderada à grave (Hb < 10 g/dL) em paciente hemodinamicamente estável com o objetivo de se obter resposta terapêutica mais rápida e diminuir a necessidade de transfusão de hemácias, incluindo gestantes (a partir do segundo trimestre de gestação).

e. Resposta terapêutica mais rápida e redução do requerimento transfusional em pacientes com ADF em programação de cirurgia eletiva de médio a grande porte, incluindo parto e puerpério.

f. Normalização mais rápida dos estoques de ferro evitando o uso prolongado da terapia por via oral e seus efeitos adversos.

g. Pacientes com doença renal crônica não dialítica com ferritina sérica < 100 ng/mL ou em hemodiálise com ferritina sérica < 200 ng/mL, a fim de assegurar e otimizar a resposta à administração de eritropoetina.

h. Situações especiais como: programas de autotransfusão de pré-depósito, questões religiosas (pacientes testemunhas de Jeová).

Quadro 24.2 Principais orientações práticas para o uso de sacarato férrico EV

Para o cálculo da dose total em mg de ferro a ser reposta, pode-se utilizar a fórmula de Ganzoni: [Hb (g/dL) desejada – Hb (g/dL) encontrada] × peso corporal (kg) × 2,4 + 500.

Não há necessidade de se realizar dose teste antes da aplicação.

Diluir o composto apenas em solução fisiológica (SF) a 0,9%. Não diluir em soro glicosado.

Diluir cada ampola (5 mL, 100 mg) em, pelo menos, 100 mL de SF.

Para cada solução contendo 100 mg de sacarato férrico, o tempo de infusão deve ser de, pelo menos, 15 minutos. Portanto, a infusão da solução contendo 200 mL (ou mais) de SF e 200 mg de sacarato férrico deve ser feita em 30 a 60 minutos.

É importante respeitar o tempo de infusão do medicamento.

Respeitar o intervalo entre as aplicações que é de pelo menos 24 horas.

Respeitar o limite da dose máxima por aplicação que é de 200 mg (2 ampolas) e da dose máxima semanal que é de 600 mg.

Em crianças, recomenda-se a dose de 0,35 mL/kg de peso corporal diluídos em, pelo menos, 200 mL de SF; duração da infusão EV de, pelo menos, 3 horas; e a frequência de aplicação de apenas uma vez por semana.

(p < 0,001)] e da ferritina sérica [valor médio inicial e final de 4,65 ng/mL e 93,20 ng/mL, respectivamente (p < 0,001)] após seis semanas de tratamento.[30-32]

Apesar dos avanços obtidos no tratamento da DF com ferro EV, a principal desvantagem do sacarato férrico é a necessidade de múltiplas infusões EV, uma vez que a dose máxima semanal é de 600 mg, o que determina a necessidade de várias visitas à unidade de infusão associada a outras questões como: acesso venoso, custo do procedimento, recurso humano, tempo gasto pelo paciente em função de ter que retornar ao serviço, várias vezes durante o tratamento, além do custo dessas aplicações.

Carboximaltose férrica

A carboximaltose férrica é um novo composto de ferro para uso EV, aprovado nos EUA, na Europa e em vários países latino-americanos (inclusive no Brasil) para o tratamento de DF e ADF. Trata-se de um complexo de ferro composto de um núcleo de hidróxido férrico envolto por uma camada de carboidrato (maltose). A carboximaltose é um produto inovador que combina as vantagens do ferro dextran (alta estabilidade) com as do sacarato férrico (baixa imunogenicidade). É uma macromolécula de alto peso molecular (150 KDa) que, pela sua alta estabilidade, confere mínima (ou ausente) liberação de ferro em condições fisiológicas desse composto, enquanto circula pela corrente sanguínea. Após ser fagocitado pelos macrófagos, sobretudo da medula óssea, a maltose é degradada e as moléculas de ferro são liberadas para constituírem o *pool* intracelular de ferro sob a forma de ferritina ou destinadas à eritropoese, via transferrina plasmática. Além disso, a carboximaltose não apresenta dextran em sua composição, o que confere risco mínimo de efeitos adversos graves como reação anafilática.

Outra vantagem importante desse produto é a sua comodidade posológica, ou seja, a carboximaltose pode ser administrada em altas doses (dose de até 1.000 mg de ferro ou dose máxima de 15 mg/kg por aplicação) EV em apenas 15 minutos, sem a necessidade de dose teste.

A dose cumulativa de carboximaltose férrica EV de acordo com o peso corporal do paciente e do valor de Hb circulante, e as principais orientações práticas para o uso da carboximaltose férrica estão relacionadas nos Quadros 24.3 e 24.4, respectivamente.

Em estudo prospectivo, controlado e comparativo com o objetivo de demonstrar a não inferioridade da eficácia da carboximaltose (n = 182), em relação ao sulfato ferroso (n = 179), demonstrou que o tempo necessário para a obtenção da elevação de 2 g/dL da Hb foi de sete dias para o grupo com carboximaltose com uma única aplicação de até 1.000 mg e de 14 dias para o grupo com sulfato ferroso que recebeu 325 mg duas vezes ao dia (p < 0,001). O valor médio da ferritina inicial e após 42 dias de tratamento foi de 30 ng/mL e 30 ng/mL com sulfato ferroso; e de 30 ng/mL e 230 ng/mL com a carboximaltose (p < 0,05).[25,33-35]

Acompanhamento farmacoterapêutico

O acompanhamento farmacoterapêutico, visando à efetividade do tratamento e a identificação de problemas relacionados com os medicamentos (PRM), é importantíssimo na ADF pela alta incidência da doença, ausência de sintomatologia específica e possíveis surgimentos de PRM. Vale também orientar, para indivíduos da população geral, a realização de avaliações periódicas da concentração da Hb (no hemograma) e do status do ferro no organismo.

Monitoração da resposta

Os principais critérios de efetividade ao tratamento com ferro oral são: redução ou desaparecimento de sintomas como

Quadro 24.3 Dose cumulativa de carboximaltose férrica EV de acordo com o peso corporal do paciente e do valor de Hb circulante

Hemoglobina (g/dL)	Dose total de carboximaltose férrica	
	Peso corporal > 35 e < 70 kg	Peso corporal ≥ 70 kg
< 10	1.500 mg	2.000 mg
≥ 10	1.000 mg	1.500 mg

Quadro 24.4 Principais orientações práticas para o uso EV de carboximaltose férrica

Não há necessidade de se realizar dose teste antes da primeira infusão.

Diluir o composto apenas em solução fisiológica (SF) a 0,9%. Não diluir em soro glicosado.

Diluir cada ampola (10 mL, 500 mg) em, pelo menos, 100 mL de SF.

A velocidade mínima de infusão preconizada é de 100 mg/min. O tempo de infusão é de 6 minutos para até 500 mg e de 15 minutos para doses entre > 500 mg e 1.000 mg.

A dose máxima por aplicação não deve exceder 1.000 mg (> 15 mg/kg de peso corporal) de ferro por aplicação.

Não administrar mais de 1.000 mg de ferro por semana. Portanto, o intervalo entre 2 ou 3 aplicações de 1.000 mg é de, no mínimo, sete dias.

Carboximaltose férrica é de uso exclusivo EV e não deve ser administrada por via subcutânea ou intramuscular.

---

fadiga e cansaço; maior tolerância aos exercícios já na primeira ou segunda semana de tratamento. A queda de cabelo costuma demorar mais tempo (4 a 8 semanas) para melhorar.

A avaliação da taxa de reticulócitos indicará, na boa resposta, reticulocitose, que pode ser observada entre o 3º e o 5º dia do início do tratamento e é máxima entre o 8º e 10º dia. A concentração de Hb aumenta a partir do 7º dia de tratamento e, para se considerar uma boa resposta, espera-se um aumento de, pelo menos, 2 g/dL após 3 a 4 semanas de tratamento (aumento diário estimado da Hb de 0,2 g/dL).

Recomenda-se nova dosagem da ferritina, somente quando houver a normalização da Hb e a cada 2 ou 3 meses. A obtenção de valores de ferritina ≥ 15 ng/mL para crianças e ≥ 30 ng/mL para adolescentes e adultos indica reconstituição das reservas normais de ferro e sinaliza a suspensão do tratamento.

Causas de falha de tratamento

Considera-se falha de tratamento, quando o aumento da Hb é ≤ 1 g/dL, após 2 a 4 semanas de tratamento com 100 a 200 mg de ferro elementar/dia. As causas mais frequentes de falha do tratamento são indicadas no Quadro 24.5.

Segurança do tratamento medicamentoso

Os fármacos mais utilizados no tratamento da ADF apresentam consideráveis efeitos adversos e PRM. A orientação dos pacientes e a observação rápida e correta dos efeitos adversos, bem como possíveis resoluções dos PRM, podem garantir a efetividade terapêutica.

Sais ferrosos

Os compostos com sal ferroso apresentam elevada frequência de efeitos adversos que pode chegar a mais de 40%, sendo os mais frequentes: náusea, vômito, gosto metálico, epigastralgia, dispepsia, desconforto abdominal, diarreia, obstipação, escurecimento do esmalte dentário. Esses efeitos adversos determinam menor tolerabilidade, pior adesão ao tratamento e, consequentemente, pior resultado final.

Além disso, componentes da dieta podem reduzir a absorção do sal ferroso, tais como: fibras, na forma de fitatos, polifenóis, cálcio e fostatos. A administração conjunta de polivitamínicos contendo metais divalentes (zinco, cobre, manganês) também pode reduzir a absorção intestinal de ferro. Dessa forma, recomenda-se que os sais ferrosos sejam administrados separadamente de outros suplementos vitamínicos que, frequentemente, são utilizados nas crianças e nas gestantes.

Por outro lado, a ingestão de frutas cítricas contendo vitamina C (laranja, limão, acerola) antes ou durante a refeição aumenta a absorção de ferro. Portanto, a recomendação é que os sais ferrosos sejam ingeridos, preferencialmente, com o estômago vazio, ou seja, uma hora antes das refeições, entre as refeições ou, antes de dormir (horário de maior produção de ácido gástrico).

Em virtude dos fatos mencionados anteriormente, a adequada orientação dos pacientes quanto aos possíveis efeitos adversos, quanto à importância da adesão e da duração do tratamento são fundamentais para o sucesso terapêutico.

Complexo de ferro polimaltosado

A diferença no processo de absorção intestinal da FPM explica o risco de toxicidade aguda 10 vezes menor na FPM que o observado com o sulfato ferroso. Outra vantagem da FPM é a de que esse complexo pode ser administrado durante ou após a refeição, pois sua absorção não sofre influência dos alimentos ou de medicamentos. A única interação cientificamente documentada e clinicamente relevante é que a vitamina C aumenta a taxa de absorção desse composto.

Vários estudos clínicos demonstraram vantagens da FPM (mencionadas anteriormente): menor incidência de efeitos adversos, maior taxa de adesão ao tratamento e melhores resultados quanto à correção da anemia e reestabelecimento dos estoques normais de

Quadro 24.5 Causas mais frequentes de falha do tratamento

a. Continuidade da perda de sangue por falha na identificação de sangramento e/ou de distúrbio de absorção de ferro.

b. Medicação usada inadequadamente – baixa adesão ao tratamento, em razão dos efeitos adversos gastrintestinais e/ou dose inadequada e/ou duração insuficiente.

c. Doença coexistente interferindo na resposta (reduzindo a absorção do ferro e/ou favorecendo sangramento) ao tratamento oral com ferro – doença renal crônica doença inflamatória ou infecciosa associada.

d. Doenças associadas ao distúrbio de absorção do ferro – doença celíaca, gastrite atrófica autoimune e infecção pelo *Helicobacter pylori*; diagnóstico incorreto.

e. Deficiências nutricionais combinadas.

ferro em lactentes, crianças e adolescentes, mulheres e gestantes, adultos e idosos.

Ferro aminoquelado

Os compostos aminoquelados têm taxa intermediária de efeitos adversos, quando comparado com o sulfato ferroso e com a FPM, ou seja, taxa de efeitos adversos menor que o sulfato ferroso, mas maior que a observada com a FPM.

Ferro carbonila

O FC é absorvido na mucosa intestinal, por meio da DMT1 e apresenta boa biodisponibilidade, elevada eficácia e efetividade, e taxa de efeitos adversos menor que os sais ferrosos, porém maior que a FPM e ferro aminoquelado.

Assim como os sais ferrosos, componentes da dieta e polivitamínicos contendo metais divalentes podem reduzir a sua absorção intestinal. Dessa forma, recomenda-se que esse composto seja administrado em jejum e separadamente de outros suplementos vitamínicos. No Brasil, o FC disponível contém ferro associado a outras vitaminas (tiamina, riboflavina, piridoxina, cianocobalamina e nicotinamida).[5,11,12,17,21]

Carboximaltose férrica e sacarato férrico

A Tabela 24.5 compara os dois compostos com ferro para uso EV disponíveis no Brasil.

Com relação à tolerabilidade e perfil de segurança da carboximaltose férrica, foram avaliados 5.638 pacientes com carboximaltose e 3.674 com sulfato ferroso, como grupo-controle. A maioria dos efeitos adversos relatados foi leve e transitório, nenhum paciente interrompeu o tratamento, não houve nenhum caso de óbito.

Os principais efeitos adversos relatados com a carboximaltose foram: cefaleia, tontura, hipotensão arterial, náusea, reação no local da aplicação, hipofosfatemia e aumento da alanina aminotransferase (ALT) (frequência entre 1 e 10%); hipersensibilidade, taquicardia, hipotensão, dor torácica, dispneia, vômito, dor abdominal, mialgia, edema periférico e calafrios, aumento da aspartato aminotransferase (AST) e gama-glutamiltransferase (frequência entre 0,01 e 0,1%). Esses estudos demonstraram que a carboximaltose é um composto seguro, com boa tolerabilidade, baixa toxicidade e efeitos adversos de fácil manejo clínico.

Evstatiev e colaboradores avaliaram a eficácia do sacarato férrico e da carboximaltose, em pacientes com doença inflamatória gastrintestinal crônica com ADF. Os autores demonstraram a superioridade da carboximaltose, em relação ao sacarato. O grupo de pacientes com carboximaltose apresentou maior incremento de Hb (maior proporção de paciente que obtiveram aumento de Hb ≥ 2 g/dL e correção de anemia), o dobro de pacientes obteve normalização da Hb e ferritina, maior taxa de adesão ao tratamento (31% versus 17% com sacarato).

Tabela 24.5 Comparação entre os dois compostos com ferro para uso EV disponíveis no Brasil

Parâmetro	Sacarato férrico	Carboximaltose férrica
Dose máxima por aplicação	200 mg	1.000 mg
Tempo de infusão	200 mg em 30-60 min	1.000 mg em 15 min
Número máximo de aplicações por semana	3 de 200 mg	1 de 1.000 mg
Reação anafilática	Muito rara	Muito rara
Reação tardia	Incomum	Incomum

Lyseng-Williamson e colaboradores, avaliando o perfil de segurança da carboximaltose férrica (n = 118) e do sacarato férrico (n = 119), observaram que a ocorrência de um ou mais efeitos adversos foi significativamente menor com a carboximaltose férrica (5,0%) comparado com sacarato férrico (10,2%).

Contraindicações, advertências e precauções do uso de ferro EV

Além da indicação correta e da administração dentro das recomendações previstas em bula, o teste laboratorial que confere maior segurança quanto ao uso de ferro EV é a saturação da transferrina (ST) < 20%. As principais contraindicações, advertências e precauções com o uso de ferro EV estão relacionadas no Quadro 24.6.[33,35,36]

Investigação de sangramento pelo trato gastrintestinal (TGI)

A avaliação do TGI é parte integrante e obrigatória na investigação de qualquer paciente com ADF, sobretudo de pacientes homens com mais de 50 anos e mulheres pós-menopausa. Os principais exames utilizados na investigação do trato digestivo são: pesquisa de sangue oculto nas fezes, endoscopia digestiva alta e colonoscopia.

Embora a menorragia seja a causa isolada mais frequente de DF nas mulheres em idade reprodutiva, quando a intensidade da anemia é desproporcional à perda sanguínea menstrual, relatada pela paciente, é importante a investigação de outra causa de sangramento. Estima-se que 10% a 20% das mulheres apresentam sangramento do TGI associado.

É importante investigar a história clínica do paciente, o uso de ácido acetilsalicílico, anti-inflamatório ou anticoagulante, e se não tem história pessoal e familiar de sangramento anormal, com o objetivo de investigar possível diagnóstico de coagulopatia (doença de von Willebrand).

A avaliação de possíveis sangramentos no TGI está indicada:

Quadro 24.6 Principais contraindicações, advertências e precauções com o uso de ferro EV
Contraindicações do uso de ferro EV
Qualquer tipo de anemia não relacionada com a deficiência de ferro.
Saturação de transferrina (ST) > 40-45%.
Ferritina sérica ≥ 500 ng/mL, independentemente do valor da ST.
Pacientes com infecção aguda, sobretudo na vigência de bacteremia/septicemia.
Pacientes com hipersensibilidade conhecida ao ferro ou a qualquer componente de sua formulação.
Advertências e precauções com o ferro EV
O uso de ferro EV deve ser feito com cautela em pacientes com asma, eczema ou alergias atópicas, sobretudo naqueles com história pregressa de reação de hipersensibilidade moderada a intensa, incluindo reações anafiláticas. Nesses casos, recomenda-se o uso de antialérgicos (difenidramida EV) e/ou corticoterapia (hidrocortisona EV) como pré-medicação.
Devem ser tomadas as devidas precauções para se evitar o extravasamento venoso durante a administração do medicamento, o que pode causar alterações locais como: dor, irritação e coloração amarronzada da pele. Caso isso ocorra, a administração do produto deve ser imediatamente interrompida.
O uso de ferro EV deve ser evitado em pacientes com insuficiência hepática.
Deve-se evitar o uso de ferro EV em gestantes com menos de 12 semanas de gestação e em mulheres que estejam amamentando.

- Em sintomas como: dor abdominal, dispepsia, refluxo, perda de peso, pesquisa positiva de sangue oculto.
- História prévia de doença péptica (infecção pelo *H. pylori*; doença celíaca).
- História familiar de câncer gastrintestinal ou de sangramento (doença de von Willebrand; doença de Rendu-Osler-Weber).
- Mulheres, cuja perda sanguínea menstrual referida é desproporcional à intensidade da anemia.
- Pacientes assintomáticos com anemia intensa, anemia refratária ou recorrente.[5,6]

Referências

1. Beutler E. Disorders of iron metabolism. In: Williams Hematology. 7. ed. New York: McGraw-Hill, 2006; p.511-53.
2. Grotto HZW. Fisiologia e metabolismo do ferro. Rev Bras Hematol Hemoter. 2010, 32(Supl.2):8-17.
3. Batista FM, Souza AL, Miglioli TC, Santos MC. Anemia e obesidade: um paradoxo da transição nutricional brasileira. Cad Saúde Pública. 2008; 24(supl.2):s247-s257.
4. Camaschella C. Iron-deficiency anemia. N Engl Med. 2015;372:1832-1843.
5. Cançado RD, Chiattone CS. Anemia ferropênica no adulto: causas, diagnóstico e tratamento. Rev Bras Hematol Hemoter. 2010; 32:240-246.
6. Milman N. Iron and pregnancy – a delicate balance. Ann Hematol. 2006; 85:559-65.
7. Rodrigues LP, Jorge SRPF. Deficiência de ferro na mulher adulta. Rev Bras Hematol Hemoter. 2010, 32 (Supl.2): 49-52.
8. Cançado RD et al. Avaliação laboratorial da deficiência de ferro em doadores de sangue. Rev Bras Hematol Hemoter. 2007; 29:38-145.
9. Figueiredo MS, Vicari P. Diagnóstico diferencial da deficiência de ferro. Rev Bras Hematol Hemoter. 2010; 32(Supl.2):29-31.
10. Weiss G, Goodnough LT. Anemia of chronic disease. N Engl J Med. 2005; 352:1011.
11. International Nutritional Anemia Consultative Group (INACG), World Health Organization (WHO), United Nations Childrens Fund (UNICEF).Guidelines for the use of iron supplements to prevent and treat iron deficiency anemia (1998). Disponível em: http://www.who.int/nutrition/publications/micronutrients/anaemia_iron_deficiency/en/index.html.
12. Cançado RD, Lobo C, Friedrich JR. Tratamento da anemia ferropriva com ferro por via oral. Rev Bras Hematol Hemoter. 2010, 32(Supl.2):121-128.
13. Jacobs P, Fransman D, Coghlan P. Comparative bioavailability of ferric polymaltose and ferrous sulphate in iron-deficient blood donors. Journal of Clinical Apheresis. 1993; 8:89-95.
14. Paes GG, Berrollo EM, Bertolli ECP. Effectiveness of two programs of intermittet ferrous supplementation for treating iron-defiency anemia in infants: randomized clinical Trial. São Paulo Med J. 2008; 126:31-48.
15. Souza AI, Batista Filho M, Bresani CC et al. Adherence and side effects of three ferrous sulfate treatment regimens on anemic pregnant women in clinical trials. Cad Saúde Pública. 2009; 25(6):1225-33.
16. Lopes MCS, Ferreira LOC, Batista FM. Uso diário e semanal de sulfato ferroso no tratamento de anemia em mulheres no período reprodutivo. Cadernos Saúde Pública. 1999; 15:799-808.
17. Vifor. Abbreviated Prescribing Information Maltofer®. 2011. Disponível em: http://www.viforpharma.com.
18. Jacobs P, Fransman D, Coghlan P. Comparative bioavailability of ferric polymaltose and ferrous sulphate in iron deficient blood donors. J Clin Apheresis, 1993; 8:89-95.
19. Jaber L, Rigler S, Taya A et al. Iron polymaltose versus ferrous gluconate in the prevention of iron deficiency anemia of infancy. J Pediatr Hematol Oncol, 2010;32:585-588.
20. Toblli JE, Brinogli R. Iron(III)-hydroxide polymaltose complex in iron deficiency anemia/review and meta-analysis. Drug Research, 2007; 57:432-438.
21. Hertrampf E, Olivares M. Iron Amino Acid Chelates. Int J Vitam Nutr, 2004; 74:435-443.
22. Gordeuk VR, Brittenham GM, McLaren CE et al. Carbonyl iron therapy for iron deficiency anemia. Blood, 1986;67(3):745-52.
23. Farias ILG, Colpo E, Botton SR et al. Ferro carbonila reduz anemia e melhora a efetividade do tratamento de crianças menores de 6 anos de idade. Rev. Bras. Hematol. Hemoter, 2009; 31:125-131.
24. Gordeuk VR, Brittenham GM, Hughes MA. High dose carbonyl iron for iron deficiency anemia: a randomized doubled-blind trial. The American Journal of Clinical Nutrition, 1987; 46:1029-34.
25. Auerbach M, Ballard H. Clinical use of intravenous iron: administration, efficacy and safety. Hematology Americam Society Hematology Education Program. 2010. p. 338-47.
26. Cançado RD, Lobo C, Friedrich JR. Tratamento da anemia ferropriva com ferro via parenteral. Rev Bras Hematol Hemoter, 2010;32(supl.2):121-8.

27. Cançado RD, Muñoz M. Intravenous iron therapy: how far have we come? Rev Bras Hematol Hemoter, 2011;33(6):461-9.
28. Breymann C. The use of iron sucrose complex for anemia in pregnancy and the post partum period. Semin Hematol. 2006; 43(6):S28-S31.
29. Auerbach M, Goodnough LT, Picard D, Maniatis A. The role of intravenous iron in anemia management and transfusion avoidance. Transfusion. 2008;48(5):988-1000.
30. Muñoz M, Breymann C, García-Erce JA et al. Efficacy and safety of intravenous iron therapy as an alternative/adjunct to allogeneic blood transfusion. Vox Sang. 2008;94(3):172-83.
31. Bula Noripurum (Sacarato hidróxido férrico) endovenoso. 2008. Disponível em: http://www.nycomedpharma.com.br. Acesso em: 28 de dezembro de 2009.
32. Cançado RD, de Figueiredo PO, Olivato MC, Chiattone CS. Efficacy and safety of intravenous iron sucrose in treating adults with iron deficiency anemia. Rev Bras Hematol Hemoter. 2011;33(6):439-43.
33. Lyseng-Williamson KA, Keating G. Ferric carboxymaltose. A review of its use in iron-deficiency anaemia. Drugs, 2009; 69:739-756.
34. Kulnigg S, Stoinov S, Simanenkov et al. A novel intravenous iron formulation for treatment of anemia in inflammatory bowel disease: the ferric carboxymaltose (FERINJECT) randomized controlled trial. Am J Gastroenterol. 2008;103(5):1182-92.
35. Ferinject® [Bula]. São Paulo: Takeda Pharma. Disponível em: http://www.anvisa.gov.br/datavisa/fila_bula/frmVisualizarBula.asp?pNuTransacao=4573532014&pIdAnexo=2080277. Acessado em: 18/08/2014.
36. Evstatiev R, Marteau P, Iqbal T et al. Efficacy and safety of standardised ferric carboxymaltose doses vs. individually calculated iron sucrose doses for IBD-associated iron deficiency anemia: a multicentre, randomised controlled trial. Gastroenterol. 2011; 141(3):846-53.

Atenção farmacêutica e exames laboratoriais no monitoramento de riscos hepático e renal

25

Eloi Marcos de Oliveira Lago

A hepatotoxicidade induzida por fármacos, bem como os riscos de nefropatia medicamentosa, estão entre os efeitos adversos mais comuns aos medicamentos, e constituem um problema relacionado ao medicamento (PRM) na atualidade. No Brasil, um dos maiores consumidores de medicamentos do mundo, este PRM pode ser caracterizado como um problema de saúde pública, dado a vasta utilização sem a devida assistência farmacêutica. Com o envelhecimento da população, o que acarreta em aumento do uso de medicamentos e o espectro amplo muitas vezes inespecífico das alterações hepáticas e renais, que podem variar de assintomático a necrose aguda fatal, o acompanhamento farmacoterapêutico se insere na prática farmacêutica como um minimizador dessas patologias, tendo como ferramenta o monitoramento laboratorial das funções hepáticas e renais.

Fisiologia hepática

O fígado é a maior víscera do corpo humano e é responsável pela maioria dos processos metabólicos. Também atua nas funções digestivas, armazenamento de substâncias e na degradação e síntese de hormônios. Outra função inclui a biotransformação (metabolização) e excreção das drogas.

Diferentes vias metabólicas são hepatodependentes. Quase a totalidade das proteínas plasmáticas é produzida no fígado. A maioria dos fatores de coagulação, componentes do sistema fibrinolítico, armazenamento de vitaminas lipossolúveis e glicogênio, e a função excretora aos medicamentos são expostos com maiores detalhes adiante.[1,2]

O papel hepático na farmacocinética

O metabolismo ou biotransformação corresponde aos processos pelos quais os fármacos são modificados por reações bioquímicas, frequentemente ocorridas no fígado. A metabolização geralmente envolve a alteração de um fármaco lipossolúvel/apolar, em um metabólico hidrossolúvel/polar, o que facilita sua eliminação na urina.

Os processos metabólicos se resumem em duas reações denominadas de fase I e fase II, apesar de alguns fármacos sofrerem apenas a fase I.

As enzimas, em sua maioria mono-oxigenases da classe do citocromo P450, são responsáveis pela fase I e estão envolvidas no metabolismo de cerca de 75% de todos os fármacos. As reações bioquímicas mais comuns são oxidação, redução e hidrólise. Na fase II temos as reações de conjugação, resultado de uma ligação covalente entre o fármaco original ou metabólito da fase I e o ácido glicurônico, sulfatos, glutationa, aminoácidos ou acetato. Em geral, esse conjugado torna-se altamente polar, o que facilita sua eliminação renal ou fecal. É essencial e notório o papel do fígado no processo de metabolização dos medicamentos, todavia, durante o processo, o fígado pode sofrer lesões sérias, levando o prescritor farmacêutico a repensarem a relação risco-benefício em determinadas terapias.[3,5]

Hepatotoxicidade medicamentosa

Aproximadamente 10% das hepatites agudas internadas e 25% das hepatites fulminantes, têm etiologia medicamentosa. Dessa forma as hepatites medicamentosas constituem um efeito adverso significativo de alguns fármacos na prática clínica.

As hepatopatias induzidas pelos fármacos se classificam em dois tipos, a saber:

Tipo I – A hepatotoxicidade é dose-dependente e o indivíduo atingido, na maioria das vezes, utilizou dose conhecida, também chamada de toxicidade previsível. O paracetamol é o exemplo clássico de hepatotóxico.

Tipo II – A hepatotoxicidade atinge apenas indivíduos suscetíveis e é independente da dose administrada. A patogenia aqui parece envolver um mecanismo idiossincrático, em que as vias metabólicas levam a produção de agentes tóxicos e metabólitos reativos, que se ligam a macromoléculas formando neoantígenos. Esses novos antígenos formados desencadeiam uma resposta imunológica. A Figura 25.1 esquematiza o mecanismo da hepatotoxicidade: uma vez iniciada a lesão hepática idiossincrática, sua extensão e intensidade podem depender da integridade das vias de adaptação.

A incidência de doenças hepáticas medicamentosas está estimada entre 1 e 2 casos por 100.000 habitantes por ano, na população geral. Isso significa que, na prática, o risco de hapatotoxicidade idiossincrática associada à utilização da maioria dos fármacos oscila entre 1/10.000 e 1/100.000 indivíduos expostos.

Há uma imensa variabilidade geográfica quando se pesquisa os agentes responsáveis pela doença hepática medicamentosa. Nos países ocidentais, os antibióticos, anticonvulsivantes e psicotrópicos são responsáveis pela maioria dos casos. Em bases de dados sobre a doença hepática medicamentosa nos Estados Unidos e Espanha, os anti-inflamatórios não esteroidais aparecem disputando espaço com os antibióticos, apesar da associação amoxicilina-clavulanato despontar como o agente com maior frequência de hepatotoxicidade.[2,6,8]

O tipo e a extensão da lesão vão depender, fundamentalmente, da célula mais fortemente afetada. As lesões podem gerar hepatite aguda, quando a evolução se caracteriza em um período inferior a três meses ou crônica, quando a evolução se dá superior a três meses; cirrose; hepatite granulomatosa ou tumores e ainda esteatoses. A maioria das lesões hepáticas apresenta-se de forma assintomática, o que dificulta o diagnóstico. Os sintomas mais frequentemente encontrados são: astenia, febre, mal-estar generalizado, exantema cutâneo e hiporexia. Exatamente pelo fato da baixa evidência sintomática, torna-se imprescindível a avaliação laboratorial para análise do aumento das transaminases e demais enzimas encontradas na corrente

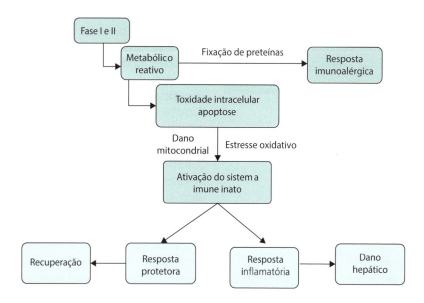

Figura 25.1 Possíveis vias de lesão hepática: sistema imunológico inato como modulador da gravidade e progressão da lesão.

sanguínea, detalhadas adiante. A Tabela 25.1 apresenta os principais fármacos capazes de gerar lesões hepáticas.

Foram identificadas mais de 1.200 substâncias farmacológicas com potencial indutivo de hepatotoxicidade, essa lista é liderada pelos antibióticos, antidepressivos, anti-inflamatórios não esteroidais (AINE), hipoglicemiantes e agentes imunomoduladores. O paracetamol surge como causa principal de hepatotoxicidade induzida por fármacos nos Estados Unidos e Reino Unido e trata-se do analgésico mais usado em todo o mundo.[9,12]

Atenção farmacêutica nas hepatotoxicidades medicamentosas

É de fundamental importância a precoce descoberta das hepatotoxicidades medicamentosas, tanto para minimizar o processo de evolução como evitar a recorrência dos eventos. Falhas no acompanhamento farmacoterapêutico, que é trabalhado na atenção farmacêutica, podem impedir a rastreabilidade etiológica das complicações e, até mesmo, prejudicar a terapia. A hepatotoxicidade mediada por fármacos é um problema de saúde pública e traz implicações para o paciente, para a indústria farmacêutica, em que o insucesso em diversos ensaios clínicos se dá, essencialmente, pelas complicações toxicológicas e de segurança, aos profissionais da saúde e às agências reguladoras governamentais.

Ao analisar todo esse contexto fica notório a necessidade da compreensão de determinados aspectos inerentes à atenção farmacêutica. O farmacêutico precisa considerar que a evidência direta de hepatotoxicidade medicamentosa ainda é um desafio na prática clínica, visto que não há método padrão para diagnóstico, apesar da possibilidade de aplicação de escalas para avaliação de causalidade. Pensando nisso o profissional deve considerar alguns critérios, como: tempo de utilização do fármaco, acompanhamento/monitoramento bioquímico, melhoria após suspensão do fármaco, inespecificidade dos sintomas e exclusão de outras etiologias.

Tabela 25.1 Exemplos de fármacos capazes de produzir lesões hepáticas

Fármacos	Quadro clinicopatológico
Paracetamol Halotano Isoniazida Diclofenaco Sulfamidas Trazodona Nefazodona Troglitazona	Hepatite aguda
Nitrofurantoína Diclofenaco Metildopa Bentazepan	Hepatite crônica
Alopurinol Sulfamidas Diltiazem	Hepatite granulomatosa
Amiodarona Tetraciclinas Metotrexato Ácido valproico Inibidores da Transcriptase reversa Corticoides/ Estrógenos Tamoxifeno Antagonistas do cálcio	Esteatose
Amoxicilina/ácido clavulânico Macrolídios (Eritromicina) Clorpromazina	Hepatite colestásica
Anticonceptivos orais Andrógenos	Adenocarcinoma hepático

Na sistemática da Atenção Farmacêutica, cabe ao profissional, a busca constante por resultados terapêuticos satisfatórios, a fim de garantir uma terapia adequada, com máxima segurança ao paciente e viés na qualidade de vida. A avaliação da prescrição e a identificação dos problemas relacionados aos medicamentos (PRM) são as metodologias mais empregadas para garantir os resultados, por isso o monitoramento laboratorial da função hepática apresenta-se como ferramenta essencial na busca por prováveis desvios terapêuticos e podem indicar a terapia assertiva. Todavia, antes de detalharmos tais avaliações, consideraremos alguns fatores de risco para hepatotoxicidade.

A Tabela 25.2 apresenta um resumo de alguns fatores que aumentam o risco de hepatotoxicidade, ligados aos fármacos que os predispõe. Os idosos constituem um grupo de risco para esse evento, principalmente pela redução do volume hepático e do fluxo sanguíneo, o que contribui para uma diminuição do *clearance* hepático; já nas crianças a hepatotoxicidade é rara, embora algumas formas idiossincráticas de reação sejam superiores, se comparada com adultos. No que se refere ao gênero, as mulheres parecem ser mais vulneráveis que os homens.

A existência de doença hepática prévia constitui um dos maiores riscos. Elas podem condicionar a metabolização, seja pela redução do fluxo sanguíneo seja pela diminuição da síntese de proteínas e, por conseguinte afetar o volume de distribuição e a capacidade de transporte da albumina plasmática. Não se pode esquecer ainda de fatores polimórficos genéticos das enzimas que condicionam, por vezes, a sua funcionalidade.[13-16]

Monitoramento laboratorial dos riscos hepáticos

O monitoramento das lesões hepáticas induzidas por fármacos transita, necessariamente, pela avaliação laboratorial da função hepática. Alguns testes bioquímicos são mais comumente empregados e servirão como ferramenta para o acompanhamento farmacoterapêutico. Os principais testes de avaliação do perfil hepático são: aminotransferases (AST – aspartato aminotransferase/ALT – alanina aminotransferase), fosfatase alcalina (FA) e gama glutamil transferase (GGT). Existem outros testes capazes de avaliar a função hepática e

Tabela 25.2 Fatores de risco para hepatotoxicidade

Idade	Idosos	Paracetamol, penicilinas, isoniazida, metotrexato, AINE
	Crianças	Eritromicina, valproato
Sexo	Mulheres	Diclofenaco, halotano, penicilinas, isoniazida
	Homens	Azatioprina
Características Individuais	Doença hepática (cirrose)	Paracetamol, benzodiazepínicos, isoniazida, metotrexato
	Doença de Still	Ácido acetilsalicílico
	Insuficiência renal	Alopurinol, metotrexato
	Obesidade	Halotano, metotrexato paracetamol
	Aids	Penicilinas, sulfamidas
	Exposição repetida	Halotano
	Polimorfismos enzimáticos	Azatioprina, betabloqueadores, clorpromazina, antidepressivos tricíclicos, varfarina, corticoides, hidralazina, nitrofurantoína, metronidazol

a lesão hepática, todavia eles são os mais utilizados no monitoramento da hepatotoxicidade medicamentosa.

Os hepatócitos, como células de alta complexidade, contêm uma elevada concentração de enzimas em seu interior. Como resultado de lesões celulares, essas enzimas são liberadas para o plasma e, assim, sua detecção é útil ao diagnóstico e monitoramento. As enzimas possuem localização específica no interior do hepatócito, assim o tipo de lesão hepática pode determinar o padrão de alterações enzimáticas.[17,19]

As aminotransferases (AST e ALT) são amplamente utilizadas para monitoramento hepático, ambas são responsáveis pela transferência de um grupo amino de aspartato (AST) ou de alanina (ALT) ao α-cetoglutarato e, assim, ocorre a formação do glutamato. A AST apresenta meia-vida plasmática de 17 horas e seus valores máximos de referência, considerados normais, estão em torno de 40 UI/L, sendo encontrada, de forma ubíqua, no coração e nos músculos além do fígado. A ALT possui meia-vida de 47 horas e o mesmo valor de referência da AST, e encontra-se primariamente no fígado, ainda que quantidades significativas possam ser encontradas nos rins.

No acompanhamento farmacoterapêutico, ao monitorizar uma possível lesão induzida por fármacos, o farmacêutico deve observar com cautela a elevação da AST e ALT. Essas tendem a se elevar acima de três vezes o valor de referência (Quadro 25.1), o que já indica lesão e passível suspensão da terapia. Todavia, alguns fármacos podem provocar uma elevação de 50 a 100 vezes os níveis normais, geralmente acarretando hepatite aguda. As elevações nos níveis da ALT podem superar

Quadro 25.1 Valores de referência das transaminases

	ALT	AST
Mulheres	< 32	< 31
Homens	< 42	< 37

Os valores podem variar de acordo com os kits laboratoriais.

a AST para alguns fármacos, por exemplo, o propiltiouracil. Já a periodicidade do monitoramento das transaminases deverá balizar-se na terapia, ou seja, será específica para cada fármaco, no caso das estatinas recomenda-se uma avaliação trimestral no primeiro ano e semestral a partir do segundo ano de tratamento. Com relação ao início das alterações nos níveis plasmáticos, as variações podem ocorrer em 2 a 3 dias ou até meses.

A fosfatase alcalina (FA) está presente em diversos tecidos, como fígado, ossos, rins, intestino e placenta, todavia sua concentração é mais significativa no fígado e ossos. A detecção de níveis séricos de FA mediante a hepatotoxicidade medicamentosa é mais rara se comparada com as transaminases. Laboratorialmente, a reação hepatotóxica pode ser classificada como citolítica, verificada pelo aumento das transaminases, principalmente a ALT; colestática, quando a alteração se dá nos níveis da FA; ou mista, quando envolve as duas. O Quadro 25.2 apresenta correlações da ALT e da FA para classificação da lesão.

As quinolonas, esteroides anabolizantes e a associação amoxicilina/ácido clavulânico estão entre os fármacos que mais provocam lesões colestáticas e, portanto, verifica-se maior frequência na elevação da FA. Como o aumento dos níveis séricos da FA também estão relacionados com distúrbios ósseos, recomenda-se a determinação concomitante dos níveis da enzima gama glutamil transferase, a fim de se certificar quanto ao local da lesão.

A gama glutamil transferase (GGT) é encontrada nos hepatócitos e nas células do epitélio biliar. Apresenta grande sensibilidade para indicar a presença ou ausência de doença hepatobiliar, todavia sua especificidade é baixa. Essa enzima é útil como indicador de doença hepática, especialmente na etiologia alcoólica, nas lesões expansivas intraparenquimatosas e na obstrução biliar. Na doença hepática induzida por fármacos, a GGT pode apresentar-se elevada, principalmente na terapia anticonvulsivante com uso de fenitoína, carbamazepina e barbitúricos.[15,18,19,21]

Fisiologia renal

Os rins apresentam-se como órgãos responsáveis pela composição do fluido extracelular corpóreo e garantem a manutenção do volume dentro dos limites compatíveis à vida. A composição da urina eliminada bem como sua quantidade, depende do papel regulador dos rins.

Enquanto órgão, podem-se destacar duas funções distintas e não menos importantes, a função endócrina, embora o rim não seja uma glândula endócrina propriamente dita, e a função homeostática, mais bem estudada e compreendida.

Função endócrina

Limita-se a um papel secretor, porém regulador. As substâncias secretadas cumprem diversas funções, a eritropoietina é ativada quando a pressão de oxigênio (PO_2) diminui e o sangue torna-se hipoxêmico. A renina age sobre um substrato plasmático, o angiotensinogênio, e, assim, inicia-se uma reação que culmina na formação da angiotensina II, que

Quadro 25.2 Classificação laboratorial das hepatotoxicidades (Matos)			
Tipo	ALT	FA	ALT/FA
Citolítica	2 × normal	Normal	(> 5)
Colestática	Normal	2 × normal	(2 <)
Mista	2 × normal	2 × normal	2-5

atua na elevação da pressão arterial. A calicreína possui efeito vasodilatador que regula o fluxo sanguíneo local e as prostaglandinas que, por meio de um efeito local, estão relacionadas com fluxo sanguíneo renal. Por fim, pela ação da monodesiodase, retira um iodo da molécula de T_4 (tiroxina) transformando-a no hormônio ativo T_3 (triiodotiroxina).

Função homeostática

Considerada a principal função do rim, se refere à regulação e manutenção do meio interno. A formação da urina traduz o processo final de sua atividade, todavia os mecanismos envolvidos garantem o equilíbrio do meio interno.

Os mecanismos homeostáticos empenham-se na manutenção do conteúdo de água, por meio do aumento (poliúria) ou diminuição (oligúria) do volume urinário; manutenção da osmolaridade extracelular, regulada pela concentração da urina; manutenção da concentração de eletrólitos, determinada pelo controle da eliminação ou reabsorção dos íons extracelulares; regulação do pH, por meio da excreção de sais, ácidos, amônia e reabsorção de bicarbonato; manutenção da concentração de catabólitos, o rim é a principal via de excreção de ureia, ácido úrico e creatinina, o que garante uma baixa concentração destes no plasma.

As diversas funções exercidas pelos rins podem ser didaticamente caracterizadas como filtração, reabsorção, homeostase, funções endocrinológica e metabólica. Não há dúvidas que a função primordial dos rins é a manutenção da homeostasia, regulando o meio interno, predominantemente pela reabsorção de substâncias, e íons filtrados nos glomérulos e excreção de outras substâncias. Desde a filtração até a formação final da urina, a fisiologia renal apresenta dados impressionantes. A cada minuto esses órgãos recebem cerca de 1.200 a 1.500 mL de sangue (os quais são filtrados pelos glomérulos) e geram 180 mL/min de um fluido praticamente livre de células e proteínas, tendo em vista que essa membrana biológica permite a passagem de moléculas de até 66 kDa. Regulado por uma série de hormônios, dentre eles o hormônio antidiurético (ADH), o sistema renina-angiotensina-aldosterona e substâncias como o óxido nítrico, os túbulos proximal e distal, a alça de Henle e o ducto coletor se encarregam de reabsorver e secretar íons e outras substâncias, garantindo o equilíbrio homeostático.[22,23]

Excreção dos fármacos

Após os processos de absorção, distribuição e metabolização, os fármacos e seus metabólitos serão excretados. As principais vias de eliminação são: renal, fecal/biliar e pulmonar, sendo que a via renal constitui a principal via. A excreção renal apresenta variações na percentagem de excreção. Alguns fármacos, como a penicilina, são quase completamente excretados em sua primeira passagem pelos néfrons, já o diazepam, é excretado muito lentamente.

Os mecanismos renais para eliminação dos fármacos são os mesmos aplicados às substâncias endógenas, são eles: filtração glomerular, secreção tubular e reabsorção tubular. A filtração glomerular é responsável pela depuração dos fármacos na forma livre, sem ligação com proteínas plasmáticas, isso porque as moléculas possuem tamanhos relativamente pequenos, permitindo a livre passagem pelo glomérulo; já o mecanismo de secreção tubular se encarrega da depuração do fármaco conjugado, um processo ativo que ocorre no túbulo proximal mediado por carreadores. O terceiro mecanismo envolve o retorno do fármaco para o sangue após a filtração ou secreção, e para a maioria dos fármacos ele ocorre por difusão passiva. O que leva a reabsorção dos fármacos pode ser descrito como a alta lipossolubilidade ou por uma fração significativa da forma não ionizada no pH da urina.

O metabolismo e a eliminação de muitos agentes farmacológicos dependem da função renal normal. Em parte, essa dependência se deve ao fato desses agentes apresentarem metabólitos farmacologicamente ativos que são excretados pelos rins. Os fármacos que deixam de sofrer excreção renal podem ser alterados por diversos processos e subsequentemente podem causar efeitos adversos nestes pacientes. Por isso, em caso de doenças renais crônicas, o ajuste de dosagem de muitos fármacos torna-se necessário para garantir a eficácia e prevenir a toxicidade. A prescrição na terapia para pacientes com função renal alterada deve estar fundamentada em princípios farmacológicos básicos e precisos, em relação à farmacocinética, pois estes pacientes frequentemente precisam ser mantidos dentro de uma janela terapêutica estreita. Isso significa que tanto o aumento da concentração plasmática como a dosagem subterapêutica do fármaco utilizado devem ser evitados.

Os efeitos adversos também podem surgir em decorrência de uma dosagem excessiva de um ou mais fármacos e dos efeitos sinérgicos de múltiplos agentes, quando os pacientes apresentam doenças renais. Estudos apontam que 45% dos pacientes com doença renal crônica recebem dosagens excessivas de fármacos, ao seguirem a posologia indicada sem levar em consideração a doença renal preexistente. Ainda, em pacientes com doença renal crônica, constatou a existência de uma associação positiva entre o número de medicações tomadas e uma mortalidade aumentada. Identificar os pacientes com doença renal crônica, estimar com acurácia o nível de função renal desses pacientes e ajustar as doses do fármaco, de acordo com essas informações, são fundamentais para garantir sucesso na complexa terapia farmacológica administrada aos pacientes com insuficiência renal.[4,24-26]

Atenção farmacêutica na nefropatia

Não são raros os casos em que pacientes portadores de nefropatia crônica evoluam para insuficiência renal terminal e alguns fatores contribuem para isso, como as infecções urinárias recorrentes, a persistência da obstrução do trato urinário, a hipertensão arterial não controlada e a deposição intrarrenal de sais de cálcio e uratos. Esse conjunto de complicações pode levar a destruição progressiva dos néfrons residuais em uma nefropatia e é exatamente nesse contexto que o profissional farmacêutico, detentor do conhecimento farmacoterapêutico, deve prestar orientações necessárias aos pacientes e lançar mão de ferramentas para garantir a terapia adequada. Diversos estudos apontam que a prestação da assistência e atenção farmacêutica a pacientes renais crônicos pode auxiliar na eficácia terapêutica, uma vez que o profissional trabalha o uso racional dos medicamentos, balizado nas avaliações e monitoramento dos exames laboratoriais.

O farmacêutico deve sempre recordar que o paciente com insuficiência renal, geralmente, faz uso de polifarmácia, ou seja, diversos medicamentos prescritos, além do uso de chás e plantas medicinais que, por vezes, contribuem para o aparecimento dos Resultados Negativos Associados à Medicação (RNM). Há, ainda, a problemática que esse paciente pode ter sido clinicado/medicado por diferentes médicos de diferentes especialidades, sem observações adequadas das condutas anteriores.

Os medicamentos podem gerar modificações no fluxo plasmático renal que, por vezes, torna-se nocivo ao organismo. Além disso, o farmacêutico precisa estar atento aos pacientes submetidos ao processo dialítico, que podem requerer reposição de dose para manutenção do efeito terapêutico pós-procedimento da diálise.

É imprescindível notar que fármacos com excreção urinária exclusiva ou predominantemente renal, implicam reajustes e/ou diferentes esquemas de administração na dose e/ou em de seus intervalos. Caso isso não seja previsto, há um aumento da meia-vida proporcional ao déficit da função renal.

É necessário que o farmacêutico compreenda as duas vertentes relacionadas com o uso de fármacos e a disfunção renal. A Tabela 25.3, apresenta os principais agentes nefrotóxicos, ou seja, são fármacos capazes de gerar distúrbios na função renal, aqui a função renal é afetada pela utilização do medicamento. A segunda vertente implica na contramão dessa, em que a terapia farmacológica será afetada por disfunções renais preexistentes, principalmente no que se refere a farmacocinética. A meia-vida de muitos fármacos pode ser significativamente prolongada em pacientes com insuficiência renal. Em pacientes, cuja função renal é normal, a concentração ideal de um fármaco em estado estável, que garante a eficácia terapêutica, geralmente é alcançada após cerca de 3,3 meias-vidas. Já nos pacientes com insuficiência renal pode haver um aumento significativo do tempo necessário para que os níveis de fármacos em estado estável (platô) sejam atingidos. A contração do volume corpóreo diminui o volume de distribuição (VD), em que o fármaco se distribui e aumenta a concentração sérica, particularmente de compostos hidrofílicos como os antibióticos aminoglicosídeos. Em contrapartida, uma elevação do volume de líquido extracelular, que pode ser resultante de edema ou ascite, aumenta o VD e, assim, diminui a concentração sérica de compostos hidrofílicos.[24,27,28]

Avaliação e monitoramento laboratorial da função renal

Em geral, os exames laboratoriais que avaliam a função renal tentam estimar a taxa de filtração glomerular (TFG), definida como o

Tabela 25.3 Principais agentes nefrotóxicos

Fármacos nefrotóxicos
Aciclovir
Aminoglicosídeos
Anfotericina B
Inibidores da ECA
Cisplatina, Ifosfamida
Ciclosporina
Foscarnete
AINE

volume plasmático de uma substância que pode ser filtrada pelos rins em uma determinada unidade de tempo. A TFG é uma das mais importantes ferramentas na análise da função renal, sendo também um indicador do número de néfrons funcionais. Todavia, a TFG não pode ser mensurada de forma direta, assim se uma substância tem sua concentração estável no plasma, é livremente filtrada no glomérulo renal, não é secretada, reabsorvida, metabolizada ou sintetizada pelo rim, a sua concentração filtrada é igual à sua quantidade excretada na urina.

Alguns marcadores são capazes de avaliar a função renal prevendo a TFG e por isso são largamente utilizados na clínica: ureia, creatinina, depuração da creatinina, cistatina C, microalbuminúria, proteinúria, dismorfismo eritrocitário, sumário de urina e fração hepática das proteínas ligadas a ácidos graxos.

A ureia é um metabólito nitrogenado, advindo da degradação de proteínas, e 90% dele é excretado pelos rins. A ureia é um fraco preditor de TFG, visto que 40 a 70% desta retornam ao plasma por difusão passiva nos túbulos renais, por isso a principal utilidade clínica da ureia se dá quando determinada em conjunto com a creatinina. Deve ser avaliada a razão ureia/creatinina para indicação de diversos estados patológicos.

A formação da creatinina se dá no músculo, por meio da transformação da creatina, onde 1 a 2% converte-se espontaneamente todos os dias. Dessa forma a quantidade de creatinina formada depende da quantidade de massa muscular. Todavia, a depuração renal mantém níveis plasmáticos controlados, desde que não haja disfunção no órgão. Os valores de referência serão diferenciados para homens, mulheres e crianças, pois dependem da massa muscular.

Diversos agentes farmacológicos podem afetar os marcadores laboratoriais da função renal. Alguns fármacos são capazes de elevar a concentração sérica de creatinina, seja interferindo no ensaio de cromogênico ou inibindo a secreção tubular renal de creatinina. Essa elevação pode trazer conclusões equivocadas na avaliação farmacoterapêutica. Da mesma forma, alguns agentes podem causar elevação da concentração de ureia no sangue ao interferirem no ensaio.

As concentrações plasmáticas de ureia e creatinina são os marcadores mais utilizados na assistência farmacêutica para o monitoramento da função renal em usuários de medicamentos.

Outro marcador que vem ganhando espaço na clínica é a cistatina C. Seu nível plasmático parece não sofrer variações, em razão das causas extrarrenais e não difere, como o faz a creatinina, entre homens, mulheres e crianças, por isso tem sido considerado um bom marcador.[29,30]

O teste de depuração (*clearance*) da creatinina é realizado com medição da creatinina em uma amostra de urina colhida em um tempo estabelecido e também em uma amostra de sangue colhida no período de colheita da amostra de urina. A depuração de uma substância é definida como a quantidade de sangue ou plasma liberada dessa substância, por unidade de tempo, por meio da filtração renal. A depuração da creatinina superestima a TFG, pois além de filtrada, a creatinina também é secretada pelo túbulo contorcido proximal. A vantagem da depuração da creatinina sobre a depuração das substâncias padrão ouro é o fato da creatinina ter sua produção endógena, assim sua determinação é de baixo custo e é realizada na maioria dos laboratórios de análises clínicas. A depuração da creatinina é calculada da seguinte forma:

$$DC = \frac{(CU \times V)}{CP}$$

DC: Depuração da creatinina

CU: Creatinina urinária

V: Volume

CP: Creatinina plasmática

O sumário de urina ou urina é um procedimento amplamente utilizado para avaliação do estado renal. São disponíveis diversas metodologias, desde manuais até procedimentos totalmente automatizados, o que também contribui para diferentes valores de referência concernentes a cada metodologia. O exame é divido em três partes: caracteres físicos, provas bioquímicas e análise microscópica do sedimento urinário.

Quando realizada a análise da urina em pacientes medicados, algumas alterações no exame podem ser detectadas (Quadro 25.3). Exemplificando, pode-se citar um falso negativo para o parâmetro bioquímico nitrito, presente na presença de bactérias, mas que se negativa diante do uso de antibióticos que inibem o metabolismo bacteriano. Um resultado positivo para a presença de corpos cetônicos pode ser desencadeado por utilização de fármacos que tratam a obesidade ou falso positivo por utilização de levodopa, em grandes concentrações; as sulfonamidas podem gerar falso positivo para urobilinogênio; a presença de sangue no exame pode ocorrer, por causa da utilização de anticoagulantes.

A TFG, traduzida indiretamente pelas provas de função renal, descritas anteriormente, apresenta uma vasta correlação com a eliminação renal de fármacos e é útil na determinação dos ajustes de dosagem. Alguns fármacos como os glicocorticoides e andrógenios, aumentam a carga metabólica, intensifi-

Quadro 25.3 Principais interferentes na dosagem de ureia e creatinina		
	Fármaco	**Mecanismo de interferência**
Creatinina aumentada	Ácido ascórbico	Elevação da concentração total de cromogênico Levodopa
	Levodopa Metildopa	Interferência no método do autoanalisador
	Aspirina Cimetidina Trimetoprima	Bloqueio da secreção tubular de creatinina
	Cefoxitina Cefotetano	Interferência na reação de Jaffé
Ureia aumentada	Paracetamol Aminofilina Ácido ascórbico Salicilatos	Interferência no método não enzimático

cando a produção de creatinina ou ureia, ou de ambas. Outros fármacos, como os agentes anti-inflamatórios não hormonais (AINE) podem comprometer a capacidade renal de excretar água. A anfotericina B e o foscarnete podem superar a capacidade renal de eliminação, aumentando a carga metabólica de ácido, magnésio álcali, potássio ou sódio. Para manter o equilíbrio metabólico em pacientes com função renal diminuída, certos agentes devem ser evitados e o farmacêutico deve estar atento a essas terapias.

Os fármacos depurados em forma original ou como metabólitos ativos devem ter seus esquemas terapêuticos repensados e, até mesmo, modificados. Isso pode ser feito de várias formas, seja por meio de redução das doses usualmente empregadas, aumento do intervalo entre as administrações ou combinação das duas possibilidades. Em alguns momentos é preferível a exclusão do uso do fármaco em vez de reajustar o esquema terapêutico, por exemplo, quando o risco de toxicidade é muito elevado ou há ineficácia em presença de função renal muito baixa. O principal parâmetro orientador das modificações é a concentração sérica da creatinina. Ela é mais rapidamente obtida, porém apresenta mais variáveis sob diferentes condições ou a depuração da creatinina endógena, mais confiável como parâmetro estimativo.[24,31]

Referências

1. Schinoni MI. Fisiologia hepática. Gaz. Méd., Bahia 2006; 76: Suplemento 1:S 5-S9.
2. Cisternas JR. Fisiologia do fígado e do sistema biliar. In: Douglas CR. Tratado de fisiologia: aplicada às ciências médicas. 6. ed. Rio de Janeiro, RJ: Guanabara Koogan; 2006.
3. Taniguchi C, Guengerich FP. Metabolismo dos fármacos. In: Golan DE, Tashjian Jr AH, Armstrong EJ, Armstrong AW. Princípios de farmacologia: a base fisiopatológica da farmacoterapia. Tradução de Cláudia Lúcia Caetano de Araújo, Patricia Lydie Voeux. 2. ed. Rio de Janeiro, RJ: Guanabara Koogan; 2012.
4. Holenberg PF. Absorção, distribuição, metabolização e eliminação. In: Brody TM, Minneman KP, Wecker L. Brody: farmacologia humana. Tradução de Vilma Ribeiro de Souza Varga. 4. ed. Rio de Janeiro, RJ: Elsevier; 2006.
5. Buxton ILO, Benet LZ. Farmacocinética: a dinâmica da absorção, distribuição, ação e eliminação dos fármacos. In: Brunton LL, Chabner BA, Knollmann BC. As bases farmacológicas da terapêutica de Goodman & Gilman. Tradução de Carlos Henrique de Araújo Cosendey. 12. ed. Rio de Janeiro, RJ: McGraw-Hill; 2012.

6. Van Steenbergen W, Peeters P, De Bondt J, Staessen D, Buscher H, Laporta T. Nimesulide – induced acute hepatitis: evidence from six cases. Journal of Hepatology, 1998; 29(1):135-41.
7. Romero GM, Santos MN, Fernández MAO et al. Acute cholestatic hepatitis induced by nimesulide. Liver, 1999; 19(2):164-5.
8. Fontana RJ, Seeff LB, Andrade RJ et al. Standardization of nomenclature and causality assessment in drug-induced liver injury: summary of a clinical research workshop. Hepatology, 2010; 52(2):730-42.
9. Larrey D. Drug-induced liver diseases. J Hepatol. 2000; 32:77-88.
10. Ibáñez L, Pérez E, Vidal X, Laporte JR, Grup d'Estudi Multicenteric d'Hepatotoxicitat Aguda de Barcelona (GEMHAB). Prospective surveillance of acute serious liver disease unrelated to infectious, obstructive, or metabolic diseases: epidemiological and clinical features, and exposure to drugs. J Hepatol. 2002; 37:592-600.
11. Paraná R. Mecanismos de hepatotoxicidade medicamentosa: o exemplo do acetaminofen/paracetamol. Reunião com expertos em hepatotoxicidade da Sociedade Brasileira de Hepatologia: analgésicos, antitérmicos, insumos vegetais, fitoterápicos, homeopáticos e AINEs. 2011. São Paulo, SP.
12. Larson AM, Polson J, Fontana RJ et al. Acetaminophen-induced acute liver failure: results of a United States multicenter, prospective study. Hepatology. 2005;42(6):1364-72.
13. Nobre SR, Romãozinho JM, Ferreira M et al. Hepatotoxicidade por Nimesulide: a propósito de um caso clínico. J Port Gastrenterol. 2008;15(4):168-72.
14. Watkins PB, Seeff LB. Drug-induced liver injury: summary of a single topic clinical research conference. Hepatology. 2006; 43(3):618-31.
15. Matos L, Martins B. Hepatites tóxicas: revisão da literatura. Med Intern. 2005;12:239-58.
16. Chalasani N, Fontana RJ, Bonkovsky HL et al. Causes, clinical features, and outcomes from a prospective study of drug-induced liver injury in the United States. Gastroenterology. 2008;135(6):1924-34.
17. Pincus MR, Tierno P, Dufour DR. Avaliação da função hepática. In: Pincus MR, McPetherson RA, Oliveira SI. Diagnósticos clínicos e tratamento por métodos laboratoriais de Henry. 21. ed. Barueri: Manole; 2012. p. 307-24.
18. Panteguini M. Aspartate aminotransferase isoenzymes. Clin Biochem. 1990;23:311-9.
19. Palmer M, Schaffner F. Effect of weight reduction on hepatic abnormalities in overweight patients. Gastroenterology. 1990; 99:1408-1413.
20. Rocha MTL, Helena MN. Periodicidade e escolha de exames laboratoriais na terapia hipolipemiante. Arq. Bras. Cardiol. [Internet]. 2005 Out [citado 2015 Maio 06]; 85(Suppl5): 6-8. Disponível em: http://www.scielo.br/scielo.
21. Amorim MFD, Amorim WPD, Duques P et al. Hepatotoxicidade pela flutamida em paciente sob tratamento para acne: relato de caso. An. Bras. Dermatol. [Internet]. 2005 Ago [citado 2015 Maio 06]; 80(4):381-384. Disponível em: http://www.scielo.br/scielo.arttext&pid=S036559620050004000098&lng=pt.
22. Aires MM, Castrucci AML. Fisiologia. 3. ed. Rio de Janeiro, RJ: Guanabara Koogan, 2008. p. 679-92.
23. Douglas CR. Tratado de fisiologia: aplicada às ciências médicas. 6. ed. Rio de Janeiro, RJ: Guanabara Koogan; 2006. p. 456-79.
24. Olyaei AJ, Bennett WM. Farmacologic approach to renal insufficiency. ACP Medicine. 2007;1-30.
25. Cantu TG, Ellerbeck EF, Yun SW et al. Drug prescribing for patients with changing renal function. Am J Hosp Pharm. 1992; 49:2944.
26. Chertow GM, Lee J, Kuperman GJ et al. Guided medication dosing for inpatients with renal insufficiency. JAMA. 2001; 286:2839-44.
27. Riella MC, Pecoits Filho R. Insuficiência renal crônica: Fisiopatologia da uremia. In: Riella MC. Princípios de nefrologia e distúrbios hidroeletrolíticos. 4. ed. Rio de Janeiro, RJ: Guanabara Koogan. 2008. p.670-4.
28. Kurrth T, Glynn RJ, Walker AM et al. Analgesic use and change in kidney function in apparently healthy men. Am J Kid Dis. 2003. p.234-44.
29. Sodré FL et al. Avaliação da função e da lesão renal: um desafio laboratorial. J Bras Patol Med Lab. 2007; 43(5):329-37.
30. Van Biesen W, Vanholder R, Veys N et al. The importance of standardization of creatinine in the implementation of guidelines and recommendations for CKD: implications for CKD management programmes. Nephrol Dial Transplant. 2006; 21(1):77-83.
31. Wannmacher L, Ferreira MBC, Nunes G. Fármacos e Rim. In: Fuchs FD, Wannmacher L, Ferreira MBC. Farmacologia clínica: fundamentos da terapêutica racional. 3. ed. Rio de Janeiro, RJ: Guanabara Koogan; 2004.

Parte 3

26 Experiências brasileiras em atenção farmacêutica

27 Experiências internacionais em atenção farmacêutica

28 Experiências da farmácia clínica em hospitais

29 Interações medicamentosas

30 Monitorização terapêutica de fármacos

31 Promoção do uso racional de medicamentos

32 Exames genéticos e suas implicações na efetividade e na toxicidade de fármacos

33 A importância do exercício físico como tratamento não farmacológico

34 A importância da nutrição clínica como tratamento não farmacológico

Experiências brasileiras em atenção farmacêutica

26

Leiliane Rodrigues Marcatto
Paulo Caleb Júnior de Lima Santos

Em 1990, surgiu a definição de Atenção Farmacêutica pelos autores Hepler e Strand, que disseram que é "a provisão responsável do tratamento farmacológico com o propósito de alcançar resultados concretos que melhorem a qualidade de vida dos pacientes."

Além disso, pode-se resumir que a atenção farmacêutica nada mais é que a prática profissional, na qual o farmacêutico assume a responsabilidade de prevenir, identificar e controlar um problema relacionado com a farmacoterapia, intervindo e melhorando a qualidade de vida do paciente.

A assistência farmacêutica foi inserida como um dos componentes do processo de cuidado no SUS (Sistema Único de Saúde), que consiste em um conjunto de ações que pretendem proporcionar o acesso e garantir o uso racional de medicamentos, melhorando, assim, a qualidade de vida dos pacientes. No entanto, a Atenção Farmacêutica não é realizada de forma integral, que é uma das ações da assistência farmacêutica exigida pela legislação.[1-4]

Experiências brasileiras em atenção farmacêutica

Atualmente, no Brasil, há vários estudos que avaliaram a melhor forma de realizar a atenção farmacêutica para diversas patologias, analisar se o serviço é eficaz, se determinada ação melhora a qualidade de vida do paciente e se a atenção farmacêutica é custo-efetiva. A seguir, são explanadas experiências realizadas para diferentes patologias e em distintas regiões do Brasil, e os resultados obtidos nos estudos.

Estima-se que a prevalência da hipertensão no Brasil nos últimos 20 anos foi acima de 30%, com mais de 50% entre 60 e 69 anos, e 75% acima de 70 anos. A atenção farmacêutica para pacientes com hipertensão arterial foca-se principalmente no controle adequado da pressão arterial ou na minimização dos efeitos adversos, melhorando o prognóstico do paciente. Em Porto Alegre, foi realizado um estudo com o intuito de avaliar a eficácia da intervenção farmacêutica para atingir o controle adequado da pressão arterial em pacientes com hipertensão não controlada.

Foram randomizados 64 pacientes, desses, 30 foram incluídos no grupo que recebiam atenção farmacêutica e 34 no grupo-controle. Foram avaliadas a pressão arterial aferida no ambulatório, a frequência de problemas relacionados com os medicamentos e a aderência determinada pelo nível plasmático do medicamento. O programa de atenção farmacêutica mostrou-se viável, com tendência para melhor controle da pressão arterial em pacientes com hipertensão não controlada. Em Goiás, foi aplicado um modelo de atenção farmacêutica em pacientes com hipertensão arterial. Foram registrados 142 problemas relacionados com os medicamentos, sendo um dos problemas mais frequentes a falta da efetividade ao tratamento. Foram realizadas 135 intervenções farmacêuticas e, com elas, observou-se que o modelo foi capaz de detectar os problemas e possibilitar as ações. No Hospital Universitário da Universidade de São Paulo foi promovido um programa educacional de orientação farmacêutica com a intenção de melhorar a adesão aos medicamentos utilizados para hipertensão arterial. Participaram desse estudo 75 pacientes, dos quais 41 participaram do grupo experimental que recebeu orientação e palestras explicativas por nove meses, e 34 pacientes participaram do grupo-controle que não recebeu orientação, nem palestras explicativas. Comparando o grupo experimental com o grupo-controle, concluíram que o processo educativo melhorou a adesão ao tratamento. Ainda, os pacientes orientados demonstraram diminuição da pressão arterial, diminuição do nível sérico de triglicerídeos, diminuição da relação circunferências cintura/quadril e, ainda, houve aumento da excreção urinária de potássio. Um estudo realizado no município de Salto Grande, estado de São Paulo, avaliou se a atenção farmacêutica para portadores de hipertensão e diabetes é custo-efetiva. Os autores randomizaram 194 pacientes, acompanhados por 36 meses, em dois grupos: 97 pacientes no grupo com atenção farmacêutica e 97 no grupo-controle. Não houve diferença significativa entre o custo do grupo com intervenção e o grupo-controle. Além disso, houveram melhoras significativas nos parâmetros avaliados (pressão arterial, glicose sanguínea, hemoglobina glicada, colesterol LDL e avaliação de risco de doença cardíaca coronariana) dos pacientes do grupo com intervenção.[5-11]

Outra doença frequente e com importância na saúde pública é o diabetes. Em 2000, o Brasil obtinha 4,6 milhões de casos de diabetes. Estima-se que, em 2030, passará a ter 11,3 milhões de diabéticos no Brasil. Um estudo realizado no Paraná avaliou os efeitos do acompanhamento farmacoterapêutico no controle metabólico e no desfecho clínico do diabetes melito tipo 2 (DMT2). Os autores acompanharam 96 pacientes por 12 meses, dividindo-os em dois grupos: o grupo com intervenção e o grupo-controle. O grupo com intervenção demonstrou maiores reduções da hemoglobina glicada e da glicemia capilar que o grupo-controle. Concluíram que a atenção farmacêutica para pacientes com DMT2 pode melhorar o tratamento farmacológico. Um estudo realizado em Ribeirão Preto (SP) analisou o custo relacionado com as visitas e a prescrição de fármacos para pacientes com DMT2 assistidos pelo serviço de atenção farmacêutica. Foram acompanhados, mensalmente, 64 pacientes e, divididos em dois grupos: com atenção farmacêutica e controle. O grupo-controle apresentou custos estatisticamente maiores no tratamento farmacológico e nas consultas em geral, em comparação com o grupo com atenção farmacêutica. Em Ouro Preto, foi realizado um estudo que avaliou o efeito do programa de atenção farmacêutica ao analisar os seguintes parâmetros: glicose, pressão arterial e perfil lipídico. Foram selecionados 100 pacientes, acompanhados por seis meses, e randomizados nos grupos-controle e com intervenção. Comparando os grupos, foi possível observar que o grupo de intervenção mostrou reduções significativas nos testes de glicose, colesterol total, colesterol LDL, triglicérides e pressão arterial sistólica e aumento de colesterol HDL. No Espírito Santo, um estudo determinou o impacto do programa de atenção farmacêutica em pacientes portadores de síndrome metabólica. Os pesquisadores acompanharam 96 pacientes durante seis meses e os dividiram em dois grupos: o grupo-controle e o grupo com intervenção. Foi observado aumento do risco cardiovascular no grupo-controle e redução do mesmo risco no grupo com intervenção.[12-17]

A depressão é uma doença crônica, que atinge mais as mulheres do que os homens e que, a primeira escolha terapêutica é a medicamentosa. Estudos demonstram que a não adesão ao tratamento acarreta complicações, e que a atenção farmacêutica é capaz de otimizar o tratamento. Um estudo realizado em Alfenas (MG) avaliou a efetividade da atenção farmacêutica utilizando o método Dáder em Pacientes Diagnosticadas com depressão. Foram randomizados 48 pacientes em dois grupos: controle e com intervenção, acompanhados por três meses. O grupo com intervenção reduziu, significativamente, os sintomas de ansiedade e de depressão.

Estima-se que o Brasil possua 50% dos casos de malária da região da América do Sul, e que a Amazônia possua 99% dos casos brasileiros. Por esse motivo, foi realizado um estudo com o objetivo de avaliar os serviços farmacêuticos no cenário da malária na região amazônica. O estudo foi realizado em 15 unidades básicas de saúde, em seis municípios com alto risco. De 601 pacientes entrevistados, 453 foram diagnosticados com *Plasmodium vivax*, e desses, 99,3% receberam indicações de tratamento de primeira linha. Porém, dessas unidades básicas de saúde, somente 67% demonstraram ambiente especializado para o atendimento. Os autores concluíram que, como nessa região ainda há dificuldade para a realização de diagnósticos e para prescrever o tratamento, os serviços farmacêuticos observam problemas no uso racional e na adesão aos medicamentos.[18-21]

Durante o ano de 2012, foram realizados 5.385 transplantes renais e 1.712 transplantes hepáticos no Brasil. Após o transplante, o paciente necessita usar imunossupressores ao longo da vida e, a não aderência ao medicamento pode causar a rejeição do órgão transplantado. Martins e colaboradores[24] realizaram um estudo com o objetivo de avaliar as intervenções farmacêuticas realizadas no ambulatório de transplantes renal e hepático no hospital universitário de Fortaleza. Foram acompanhados 97 pacientes, identificados 54 problemas relacionados com o medicamento e foram realizadas 139 intervenções farmacêuticas. Os autores concluíram que as intervenções auxiliaram a diminuição da possibilidade da rejeição do órgão transplantado.[22-24]

Outra doença com impacto na saúde pública é a infecção pelo vírus HIV (vírus da imunodeficiência humana). Estima-se que, no Brasil, aproximadamente 734 mil pessoas foram infectadas ou tornaram-se portadores do vírus do HIV no ano de 2014, com uma prevalência de 0,4%. O número de gestantes com HIV no Brasil é estimado em 12 mil casos por ano. Um dos motivos que pode levar ao óbito é a não aderência ao medicamento. Por isso, estudos sobre a atenção farmacêutica para pacientes portadores do HIV são realizados e visam melhorar a qualidade e a expectativa de vida do paciente. Em Pelotas, um estudo avaliou o impacto da atenção farmacêutica no sucesso da terapia em pacientes portadores do vírus HIV. No estudo, 63,8% são homens e obtiveram a atenção farmacêutica durante seis meses. Dos pacientes que receberam a atenção farmacêutica, 79,8% foram aderentes e dos pacientes que receberam o tratamento de forma usual, 73,8% foram aderentes. Foram identificados 94 problemas relacionados com o medicamento e 43% foram resolvidos. A atenção farmacêutica não foi associada ao aumento da adesão ao antirretroviral; porém, o estudo sugere que a atenção farmacêutica pode ser eficaz no grupo de pacientes não aderentes. Em Campinas, foi realizado um estudo com 90 pacientes infectados pelo vírus HIV: 45 no grupo que recebeu atenção farmacêutica e 45 no grupo-controle. Posterior à atenção farmacêutica, a média dos problemas relacionados com o medicamento foi reduzida de 5,2 para 4,2 por paciente (p = 0,04), além de 122 intervenções propostas. O estudo também relatou que houve um aumento na contagem de linfócitos T CD4⁺. Outro estudo, realizado em Fortaleza, objetivou avaliar o nível de satisfação com o serviço farmacêutico aplicado em pacientes gestantes portadoras do vírus HIV. As pacientes classificaram o serviço como bastante satisfatório e ainda o serviço conseguiu detectar 29 problemas relacionados com os medicamentos, dos quais 51,7% foram resolvidos e 77,8% das pacientes fizeram todas as estratégias para a prevenção da transmissão materno-infantil. Os autores concluíram que a atenção farmacêutica colabora com a adesão à terapia e na redução da transmissão materno-infantil.[25,28]

Analisando os estudos anteriormente citados, que representam apenas uma parcela das experiências brasileiras, pode-se perceber que a atenção farmacêutica apresenta resultados significativamente positivos para o paciente, melhorando o tratamento, o prognóstico e a qualidade de vida.

Evolução e perspectiva da atenção farmacêutica no Brasil

Basicamente, a atenção farmacêutica visa melhorar o tratamento do paciente. Nesse cenário, o profissional farmacêutico estava perdendo seu reconhecimento como profissional de saúde, dentro de drogarias, de farmácias, do serviço público e dos demais âmbitos. Era visto como um vendedor de medicamentos e as farmácias e drogarias somente como um estabelecimento comercial e não como um estabelecimento de saúde. O farmacêutico recebeu outras funções, como gerenciar e administrar o estabelecimento e, deixou de exercer as funções descritas no código de ética farmacêutico. Com isso, surge o desafio de demonstrar para a população, em todos os momentos, que o farmacêutico é um profissional de saúde de fácil acesso e capacitado para realizar a atenção farmacêutica, tornando o paciente, novamente prioridade.

Em 1980, foi implantado o SUS que obtém como objetivo a integralidade, igualdade de acesso e gestão democrática. Esse foi o primeiro modelo para a aplicação da assistência farmacêutica e a política de medicamentos nas políticas de saúde. Tornando um direito ao cidadão ter acesso ao profissional farmacêutico, obtendo acesso ao medicamento e na prestação de serviço farmacêutico. Porém, a atenção farmacêutica ainda não é efetivamente aplicada em sua totalidade. São diversas as causas, como exemplos: atuação em outras funções e ausência de local apropriado para a atenção farmacêutica, como um consultório que garanta a privacidade do paciente.

Pereira e colaboradores determinam pontos que os farmacêuticos podem seguir para a propagação desse serviço: obtenção de tecnologias adequadas com base no acolhimento das necessidades do paciente, avaliação da capacitação e do perfil do profissional e ainda criação e validação do modelo de atenção farmacêutica.[29-33]

É possível perceber, com estudos de intervenções em prol da população, que a atenção farmacêutica melhora a terapia do paciente, diminuindo os eventos adversos, aumentando a adesão ao tratamento e melhorando a qualidade de vida do paciente.

Referências

1. Hepler CD, Strand LM. Opportunities and responsibilities in pharmaceutical care. Am J Hosp Pharm. 1990;47(3):533-43.
2. Ivama AM et al. Consenso Brasileiro de Atenção Farmacêutica: proposta. Organização Pan-Americana da Saúde 2002;1-30.
3. Beney J, Bero LA, Bond C. Expanding the roles of outpatient pharmacists: effects on health services utilization, costs, and patient outcomes. Cochrane Database Syst Rev. 2000;(3):CD000336.
4. Ministério da Saúde (Brasil). Resolução. n. 338 de 06 de maio de 2004. Conselho Nacional de Saúde. Diário Oficial da União 05 de maio de 2004; Artigo 1.
5. VI Brazilian Guidelines on Hypertension. Arq Bras Cardiol. 2010;95(1 Suppl):1-51.
6. Pereira M, Lunet N, Azevedo A, Barros H. Differences in prevalence, awareness, treatment and control of hypertension between developing and developed countries. J Hypertens. 2009;27(5):963-5.
7. Moreira GC et al. Evaluation of the awareness, control and cost-effectiveness of hypertension treatment in a Brazilian city: populational study. J Hypertens. 2009;27(9):1900-7.
8. de Castro MS et al. Pharmaceutical care program for patients with uncontrolled hypertension. Report of a double-blind clinical trial with ambulatory blood pressure monitoring. Am J Hypertens. 2006;19(5):528-33.
9. Martins BPR, Aquino AT, Provin MP et al. Pharmaceutical Care for hypertensive patients provided with in the Family Health Strategy in Goiânia, Goiás, Brazil. Brazilian Journal of Pharmaceutical Sciences. 2013;49(3):609-18.
10. Mori ALPM, Heimann JC, Dórea EL et al. Pharmaceutic guidance to hypertensive patients at USP University Hospital: effect on adherence to treatment. Brazilian Journal of Pharmaceutical Sciences. 2010;46(2):353-62.
11. Obreli-Neto PR et al. Economic evaluation of a pharmaceutical care program for elderly diabetic and hypertensive patients in primary health care: a 36-month randomized controlled clinical trial. J Manag Care Spec Pharm. 2015;21(1):66-75.
12. Wild S, Roglic G, Green A et al. Global prevalence of diabetes: estimates for the year 2000 and projections for 2030. Diabetes Care. 2004;27(5):1047-53.
13. Sociedade Brasileira de Diabetes. Diretrizes da Sociedade Brasileira de Diabetes: 2013-2014. São Paulo: AC Farmacêutica; 2014.
14. Correr CJ, Melchiors AC, Fernandez-Llimos F, Pontarolo R. Effects of a pharmacotherapy follow-up in community pharmacies on type 2 diabetes patients in Brazil. Int J Clin Pharm. 2011;33(2):273-80.
15. Borges AP, Guidoni CM, Freitas O, Pereira LR. Economic evaluation of outpatients with type 2 diabetes mellitus assisted by a pharmaceutical care service. Arq Bras Endocrinol Metabol. 2011;55(9):686-91.
16. Mourao AO et al. Pharmaceutical care program for type 2 diabetes patients in Brazil: a randomised controlled trial. Int J Clin Pharm. 2013;35(1):79-86.
17. Plaster CP et al. Reduction of cardiovascular risk in patients with metabolic syndrome in a community health center after a pharmaceutical care program of pharmacotherapy follow-up. Brazilian Journal of Pharmaceutical Sciences. 2012;48(3):435-46.
18. Marques LA, Galduroz JC, Fernandes MR et al. Assessment of the effectiveness of pharmacotherapy follow-up in patients treated for depression. J Manag Care Pharm. 2013;19(3):218-27.
19. Weissman MM et al. Cross-national epidemiology of major depression and bipolar disorder. JAMA. 1996; 276(4):293-9.
20. Oliveira-Ferreira J, Lacerda MV, Brasil P et al. Malaria in Brazil: an overview. Malar J. 2010;9:115.
21. Suarez-Mutis MC, de Souza PP, Freitas LF et al. Pharmaceutical services for endemic situations in the Brazilian Amazon: organization of services and prescribing practices for Plasmodium vivax and Plasmodium falciparum non-complicated malaria in high-risk municipalities. Malar J. 2011;10:335.
22. Associação Brasileira de Transplantes. Dimensionamento dos transplantes no Brasil e em cada estado (2006-2013). São Paulo: Veículo oficial da Associação Brasileira de Transplante de Órgãos; 2013 Ano XIX(4): 79p.
23. Berquist RK, Berquist WE, Esquivel CO, Cox KL, Wayman KI, Litt IF. Non-adherence to post-transplant care: prevalence, risk factors and outcomes in adolescent liver transplant recipients. Pediatr Transplant. 2008;12(2): 194-200.
24. Martins BCC, Souza TR, Luna AMPT et al. Pharmaceutical care in transplant patients in a university hospital: pharmaceutical interventions. Brazilian Journal of Pharmaceutical Sciences. 2013;49(4): 659-68.
25. Ministério da Saúde. Boletim epidemiológico HIV AIDS. Brasília; 2014; Ano III(1): 83p.
26. Silveira MP, Guttier MC, Page K, Moreira LB. Randomized controlled trial to evaluate the impact of pharmaceutical care on therapeutic success in HIV-infected patients in Southern Brazil. AIDS Behav 2014;18(Suppl 1):S75-84.
27. Molino CG, Carnevale RC, Rodrigues AT et al. Impact of pharmacist interventions on drug-related problems and laboratory markers in outpatients with human immunodeficiency virus infection. Ther Clin Risk Manag. 2014;10: 631-9.

28. Romeu GA, Paiva LA, Fé MMM. Pharmaceutical care to pregnant women carrying human immunodeficiency vírus Pharmacogenetics and coumarin dosing – recalibrating expectations. Brazilian Journal of Pharmaceutical Sciences. 2009;45(3):593-602.
29. Menezes EBB. Atenção farmacêutica em xeque. Rev. Pharm. Bras. 2000;22:28.
30. Oliveira AB, Oyakawa CN, Miguel MD, Zanin SMW, Montrucchio DP. Obstáculos da atenção farmacêutica no Brasil. Revista Brasileira de Ciências Farmacêuticas. 2005;41(4): 409-13.
31. de Oliveira LC, Assis MM, Barboni AR. Pharmaceutical assistance in the basic units of health: from the national drug policy to the basic attention to health. Cien Saude Colet. 2010;15 Suppl 3: 3561-7.
32. Araujo ALA, Ueta JM, Freitas O. Assistência farmacêutica como um modelo tecnológico em atenção primária à saúde. Revista Ciências Farmacêutica Básica Aplicada. 2005;26(2):87-92.
33. Pereira LRL, Freitas O. A evolução da atenção farmacêutica e a perspectiva para o Brasil. Revista Brasileira de Ciências Farmacêuticas. 2008;44(4):601-12.

Experiências internacionais em atenção farmacêutica

27

Leiliane Rodrigues Marcatto
Paulo Caleb Júnior de Lima Santos

A atenção farmacêutica é uma ação necessária para o cuidado da saúde da sociedade. No mundo existem experiências de farmacêuticos que aplicam a atenção farmacêutica e proporcionam cuidado aos seus pacientes, orientando-os, aconselhando-os e, consequentemente, promovendo a melhora da assistência à saúde. A aplicação da atenção farmacêutica depende da diversidade cultural e profissional de cada país. Nesse cenário, cada país tem a sua perspectiva quanto à prática da atenção farmacêutica, o seu impacto e a sua implementação.

O comitê europeu de farmácia e atenção farmacêutica de 2008, juntamente com a direção europeia da qualidade dos medicamentos e dos cuidados da saúde, concluíram que a atenção farmacêutica nada mais é que uma filosofia de qualidade e um método de trabalho indispensável para a realização do uso dos medicamentos em prol do paciente, individualmente. Ainda, enfatizaram a importância da prestação de cuidados de forma responsável, além das funções com a qualidade e a logística do fornecimento do medicamento, acreditando que a atenção farmacêutica possa contribuir na melhora da saúde pública, reduzir desigualdades em saúde e desenvolver o uso racional de medicamentos.

A ASHP (American Society of Health-System Pharmacists) discutiu sobre a atenção farmacêutica em uma conferência em 1993. Desde então, a ASHP acredita que esse serviço é importante no crescimento da profissão, que deve ser integrada à prática farmacêutica e, sobretudo, que é necessária ao cuidado do paciente.[1,3]

Experiências internacionais em atenção farmacêutica

A atenção farmacêutica está sendo aplicada para diversas patologias, e vários estudos demonstram o quanto esse serviço é eficaz para a saúde pública, inclusive com aspectos de custo-efetividade. A seguir, relatos de diversos artigos revelam algumas experiências internacionais em atenção farmacêutica.

A hipertensão é uma doença de prevalência alta e, no ano de 2000 foi estimada em 26,4% da população adulta mundial com 972 milhões de indivíduos.[4] Com base nessa problemática, um estudo realizado em Portugal avaliou se o programa de atenção farmacêutica poderia melhorar a aderência aos medicamentos anti-hipertensivos e o controle da pressão arterial. Foram selecionados 197 hipertensos e randomizados em dois grupos: controle e com intervenção. A intervenção farmacêutica foi realizada, por meio de identificação de problemas, monitoramento da terapia, recomendações de alterações no tratamento e aconselhamento educacional sobre o tratamento ao paciente. Foi realizado um acompanhamento trimestral por nove meses. Não houve diferença significativa nos dados demográficos e clínicos, entre os grupos, no início do estudo (p > 0,05). No término do estudo, o controle da pressão arterial foi maior no grupo com intervenção (p = 0,005), demonstrando diminuições significativas nas pressões sistólica e diastólica. Ainda, houve um aumento na taxa de aderência ao medicamento nesse mesmo grupo (74,5% *versus* 57,6%, p = 0,012).[5] Outro estudo, realizado na Espanha, avaliou a eficiência do serviço farmacêutico quanto à aderência ao medicamento. Esse estudo envolveu 13 comunidades farmacêuticas da Espanha, obtendo um seguimento de seis meses. Foram incluídos 176 pacientes, e, 89 faziam parte do grupo-controle e 87 do grupo com intervenção.

O programa de intervenção consistiu em educação específica relacionada com a aderência ao medicamento e sobre a hipertensão e, ainda, em instruções para realizar a mensuração da pressão arterial em casa. A porcentagem de aderência do grupo com intervenção no final do estudo foi maior que no começo do estudo (96,5% *versus* 86,0%), enquanto no grupo-controle não houve diferença significativa no início e no término do estudo (85,4% *versus* 86,5%). Comparando a aderência nos dois grupos, observou-se que foi maior no grupo com intervenção do que no grupo-controle (96,5% *versus* 85,4%; p = 0,011).[6]

O estudo de Zillich e colaboradores[7] avaliou o programa de atenção farmacêutica para hipertensão em Washington, EUA. Esse é um estudo retrospectivo caso-controle que incluiu 465 pacientes com hipertensão, no grupo com atenção farmacêutica, e 1.268 pacientes com hipertensão, no grupo-controle. Foram realizados ajustes de medicação e educação do paciente no grupo que recebe o programa de atenção farmacêutica. Um modelo de regressão multivariada demonstrou menor nível da pressão sistólica nos casos comparados com os controles em 6 e 12 meses (risco relativo em seis meses [RR], 9,7; intervalo de confiança de 95% [IC 95%], 2,7 a 35,3; RR de 12 meses, 20,3; IC 95%, 4,1 a 99,2; p < 0,01 para as duas comparações).[7]

Um estudo realizado em Oregon, EUA, avaliou a efetividade da terapia para hipertensão por uma equipe farmacêutica. Esse é um estudo prospectivo clínico, randomizado e foi realizado em um período de 12 meses. Foram incluídos 463 pacientes, e 230 pacientes fizeram parte do grupo com intervenção e 233 pacientes fizeram parte do grupo-controle. O farmacêutico promoveu educação, identificou problemas, aperfeiçoou o regime terapêutico e revisou os hábitos e os medicamentos do paciente. Aqueles pacientes que receberam a intervenção atingiram menores níveis de pressão arterial sistólica (p = 0,007) e de pressão diastólica (p = 0,002) comparados com os pacientes do grupo-controle.[9] Uma metanálise, de 39 estudos controlados, avaliou o efeito da intervenção farmacêutica em pacientes com hipertensão. Observaram-se reduções significativas nas pressões sistólica e diastólica no grupo que recebeu intervenção farmacêutica quando comparado com o grupo tratado de acordo com a prática clínica.[8] Analisando os artigos anteriores, conclui-se que a atenção farmacêutica para pacientes com hipertensão pode contribuir bastante na aderência ao tratamento medicamentoso e no controle da pressão arterial e, assim, na efetividade farmacoterapêutica.

Outra doença com alta prevalência mundial é o diabetes melito (DM). Estima-se mais de 371 milhões de diabéticos no mundo em 2012 e, destes, aproximadamente 40% não têm controle da doença.[10,11] Um estudo realizado na China avaliou a efetividade do serviço farmacêutico, analisando a hemoglobina glicada (A1C), o perfil lipídico e a pressão arterial, em pacientes com DM tipo 2. O estudo foi realizado em dois períodos, o período pré-intervenção, com duração de 118 dias, incluindo 420 pacientes; e o período pós-intervenção com duração de 122 dias, incluindo 429 pacientes. Na fase pré-intervenção não houve a presença de farmacêutico e na fase pós-intervenção houve a presença de farmacêutico que monitorava a terapia medicamentosa do paciente e aconselhava os pacientes. Na fase pós-intervenção, após seis meses, os pacientes apresentaram maior média de redução da A1C (– 1,45% versus – 0,43%, p = 0,03). Também, os níveis de colesterol LDL (lipoproteína de baixa densidade), dos triglicerídeos e das pressões sistólica e diastólica foram diminuídos, significativamente, na fase pós-intervenção (p = 0,04; p = 0,03; p = 0,04; p = 0,02, respectivamente). O custo de medicamentos, por dia e por paciente, foi diminuído na fase pós-intervenção de € 254,74 para € 219,85.[12] Outro estudo, realizado no Canadá, determinou o impacto da adição de farmacêuticos em equipes de cuidados primários sobre a estimativa de risco de eventos cardiovasculares, em 10 anos, em pacientes com DM tipo 2, sem doença cardiovascular estabelecida. Foram incluídos 102 pacientes no grupo com intervenção farmacêutica e 93 pacientes no grupo-controle. Comparando os grupos, após um ano, observaram-se reduções no escore de risco UK Prospective Diabetes Study de 1% (p = 0,032) e no escore de Framingham de 1,2% (p = 0,048), no grupo com intervenção comparado ao controle.[13]

Na Jordânia, foi realizado um estudo que avaliou o impacto da atenção farmacêutica no controle da glicemia em pacientes com DM tipo 2. Foram incluídos 106 pacientes não controlados e randomizados no grupo com intervenção e no grupo-controle. Após seis meses de seguimento, a média da A1C foi diminuída, significativamente, no grupo com intervenção (8,9% para 7,2%, p = 0,01). A média do teste de glicose capilar também foi diminuída no grupo com intervenção (180 mg/dL para 127 mg/dL, p = 0,01). Além disso, os resultados indicaram que os escores de avaliação sobre o conhecimento dos pacientes quanto ao diabetes, aos medicamentos, à adesão aos medicamentos e às atividades de controle ao tratamento do DM foi significativamente maior no grupo com intervenção do que no grupo-controle (p < 0,05).[14] Nos EUA, um estudo avaliou a atenção farmacêutica em pacientes com DM observando a A1C. Foram incluídos 86 pacientes no grupo com intervenção farmacêutica e 86 pacientes no grupo que não houve intervenção farmacêutica. As intervenções realizadas foram: educação sobre diabetes, nutrição e exercícios físicos e avaliações medicamentosas. Comparando os dois grupos, o grupo que recebeu intervenção farmacêutica mostrou diminuição no nível da A1C (– 1,49%, p = 0,04).[15]

Uma metanálise de 15 estudos clínicos randomizados e totalizando 9.111 pacientes, investigou o efeito da atenção farmacêutica sobre os fatores de risco cardiovasculares em pacientes com DM tipo 2. A intervenção ocorreu somente por farmacêuticos em oito estudos, e em sete estudos, além do farmacêutico, obteve também colaboração de nutricionistas, médicos e enfermeiros. Nas intervenções farmacêuticas foram incluídas a intervenção educacional, a orientação sobre a medicação e a mensuração dos fatores de risco. Os grupos de pacientes que receberam atenção farmacêutica obtiveram reduções significativas na pressão arterial sistólica, na pressão arterial diastólica, no colesterol total, no colesterol LDL e no índice de massa corporal. Essa metanálise acredita que o farmacêutico contribui na redução dos fatores de riscos cardiovasculares em pacientes com DM tipo 2.[16] Com esses artigos, conclui-se que a atenção farmacêutica para DM tem demonstrado diminuição do risco cardiovascular, diminuições dos níveis de glicemia e de hemoglobina glicada, maior adesão ao tratamento e, ainda, gerando maior entendimento do paciente sobre a doença e sobre o tratamento estabelecido pelo corpo clínico.

Elevados níveis de colesterol total e de LDL aumentam os riscos de doenças cardiovasculares e de acidentes vasculares cerebrais. Estima-se que 1/3 da causa da doença isquêmica do coração seja atribuído as dislipidemias. Além disso, estima-se que o colesterol alto seja o causador de 2,6 milhões de mortes e 29,7 milhões de DALY (*disability adjusted life of years* – anos de vida perdidos ajustados por incapacidade). Uma redução de 10% no colesterol, em um homem de 40 anos, pode reduzir 50% o risco de doenças cardiovasculares dentro de cinco anos, revelando a importância do controle do perfil lipídico.[17,18]

Uma pesquisa realizada nos EUA examinou o impacto clínico e econômico da intervenção farmacêutica no ambulatório clínico. Foram incluídos 208 pacientes com dislipidemia e 229 controles. As intervenções realizadas foram: ajuste de dose, realização de esquemas para melhorar o atendimento e controle de doenças e ainda para identificar e prevenir problemas relacionados com os medicamentos. As diminuições nas concentrações do colesterol total (CT) e do LDL foram maiores no grupo com intervenção que no grupo-controle (CT: 17,7 versus 7,4 mg/dL, p = 0,028 e LDL: 23,4 versus 12,8 mg/dL, p = 0,042), respectivamente. Não houve diferença significativa nos custos, mesmo incluindo as visitas ao farmacêutico.[19]

Outro estudo avaliou a efetividade da atenção farmacêutica em pacientes com dislipidemia: 213 no grupo com intervenção e 219 no grupo-controle. Os farmacêuticos fizeram ajuste de dose e monitoramento dos pacientes do grupo com intervenção. Não houve diferença significativa nos valores de lipoproteína de alta densidade (HDL) e de TG para ambos os grupos. No entanto, comparando com o grupo-controle, as médias do LDL no grupo com intervenção foi de – 10,4 mg/dL (p < 0,001) e do CT foi de – 12,7 mg/dL (p = 0,004).[20]

Um estudo realizado em Hong Kong avaliou o impacto clínico e econômico da atenção farmacêutica em 300 pacientes com dislipidemia, divididos em dois grupos. Esse foi um estudo prospectivo clínico controlado por 24 meses. O farmacêutico monitorizou os níveis de LDL, realizou recomendações de acordo com os critérios do ATPIII (*Adult Treatment Panel III*), interveio educacionalmente sobre o modo de vida saudável e realizou o seguimento por telefone uma vez a cada mês para avaliar o progresso do paciente. No grupo com intervenção, 58,7% dos pacientes atingiram o nível desejado de LDL comparado com 45,3% do grupo-controle (p < 0,05). O grupo com intervenção atingiu 26,4%, 17,4%, e 30,0% de reduções nas concentrações dos LDL, CT e TG, respectivamente. Enquanto o grupo-controle atingiu 12,6%, 6,6%, e 11,5% (p < 0,05). O custo estimativo desse serviço foi de US$ 385,00, por mês, para um total de 600 pacientes vistos em um ano, estimando economizar US$ 6 milhões por ano, no sistema de saúde. Conclui-se que a atenção farmacêutica tem um impacto positivo no sistema de saúde.[21]

Um outro estudo, realizado nos EUA, avaliou a redução do colesterol para pacientes que recebiam intervenção farmacêutica (n = 47) comparado com aqueles pacientes que recebiam o tratamento de forma usual (n = 41). O farmacêutico interpretou os exames laboratoriais a fim de monitorar a farmacoterapia do paciente. Observou-se diferença significativa na redução da média do LDL (18,5%) no grupo serviço farmacêutico comparado com o controle (6,5%) (p = 0,04). O estudo concluiu que a atuação do farmacêutico melhora a farmacoterapia e diminui os valores de LDL, significativamente.[22]

O número de transplantes cresce mundialmente e os países que mais realizam transplante de rim no mundo são Estados Unidos, China, Brasil e Índia. A aderência aos medicamentos imunossupressores é extremamente importante para que o órgão não seja rejeitado e o paciente transplantado tenha sucesso. Com base nisso, estudos avaliaram a atenção farmacêutica para pacientes que usam imunossupressores.[23] Joost e colaboradores investigaram o impacto da atenção farmacêutica intensificada na aderência de fármacos durante o primeiro ano, após o transplante renal. Foram incluídos 67 pacientes, e 35 foram incluídos no grupo de cuidado padrão, e 32 no grupo de cuidado intensificado. A aderência diária foi significativamente melhorada em pacientes do grupo de cuidado intensificado (91%) comparado com o grupo de cuidado padrão (75%) (p = 0,014). Observa-se que a atenção farmacêutica é extremamente importante para aderência aos imunossupressores, para os pacientes que realizam transplante, diminuindo a taxa de rejeição.[24] Um grupo francês realizou um estudo que objetivou descrever as intervenções farmacêuticas, em transplante de células-tronco hematopoiéticas em crianças. Durante 31 dias, foram realizadas 525 intervenções. Os problemas identificados foram: eventos adversos (23,8%), erro de indicação (17,5%), falha no recebimento do fármaco (17,0%), entre outros.[25]

Só em 2013, houve 1,8 milhão de novos infectados pelo vírus da imunodeficiência humana (HIV) no mundo, obtendo um total de 29,2 milhões de casos e 1,3 milhão de óbitos.[26] Um estudo realizado na Espanha, conduzido por 60 meses e incluindo 528 pacientes com HIV, determinou o impacto da implementação do serviço farmacêutico na melhora da aderência aos antirretrovirais e na resposta ao tratamento. Os pesquisadores observaram melhora na adesão (p < 0,001) e diminuição considerável da porcentagem de pacientes com linfócitos $CD4^+$ menor que 200 células/mm^3 (p < 0,001).[27] Um estudo realizado na Nigéria descreveu a frequência e os tipos de problemas relacionados com os medicamentos em pacientes infectados por HIV, em terapia antirretroviral e, quais foram as mudanças após as intervenções farmacêuticas. Foram dispensadas 64.839 prescrições para 9.320 pacientes, que obteve incidência de 1,31 intervenção a cada 1.000 prescrições. Algumas das razões das intervenções foram falhas terapêuticas (25,9%) e toxicidade medicamentosa (24,7%). Após as intervenções, houve aumento de 29,7% para 67,1% na porcentagem de pacientes com níveis de ácido ribonucleico < 400 cópias/mL, enquanto a mediana da contagem de células $CD4^+$ aumentou de 200 (123 a 351) para 361 (221 a 470) células/mm^3 (p < 0,001). Esses estudos possibilitam concluir que a atenção farmacêutica é eficaz na adesão ao medicamento antirretroviral e no aumento do nível de $CD4^+$.[28]

O tabaco mata 5 milhões de pessoas por ano no mundo, estima-se que matará 8 milhões de pessoas por ano até 2030 e diminuiu 6,9% dos anos de vida e 5,5% de DALY em 2010. Dada a importância do risco do tabaco para a saúde pública, a atenção farmacêutica tem o intuito de melhorar o tratamento e fazer o paciente atingir a cessação do fumo.[29,30] Na Espanha, um estudo avaliou a eficácia de uma campanha de cessação do fumo em um centro de atenção farmacêutica. O programa mostrou que 48% dos pacientes pararam de fumar.[31] Uma metanálise de cinco artigos e totalizando 1.428 pacientes observou que a intervenção farmacêutica melhorou a taxa de abstinência no grupo com intervenção comparado com o grupo-controle (RR 2,21; 95% CI 1,49 a 3,29). Essa metanálise conclui que a assistência farmacêutica é uma abordagem praticável e auxilia no aumento da taxa de abstinência.[32]

O vírus da hepatite C (HCV) afeta mais de 185 milhões de pessoas no mundo. Aproximadamente, 75 a 85% dos pacientes infectados desenvolvem a infecção crônica pelo vírus. De 10 a 20% dessa infecção crônica apresentam desfechos de cirrose e aumento do risco de doença hepática descompensada. Ainda estima-se 54.000 mortes e 955.000 DALY associados à infecção pelo HCV no mundo.[33-35] Um estudo realizado na Espanha identificou as oportunidades de melhora do tratamento da HCV. Foram incluídos 109 pacientes e foram realizadas 388 intervenções farmacêuticas (41% para prevenir eventos adversos e 40% para informar o paciente quanto à doença e à terapia). O estudo concluiu que muitos dos pacientes obtiveram problemas relacionados com os medicamentos, sendo de extrema importância a ação do farmacêutico para diminuir estes problemas.[36]

Outro estudo, descreveu os resultados das intervenções farmacêuticas em pacientes que concluíram o tratamento e observaram as taxas de resposta virológica precoce e sustentada. A adesão ao tratamento e as taxas de resposta foram adequadas. Concluiu-se que, com a adição do farmacêutico na equipe, houve um resultado positivo no tratamento para hepatite C.[37] O farmacêutico no tratamento para hepatite C atua como um auxiliador na terapia, na aderência, no monitoramento e na realização de intervenções.

A insuficiência renal crônica (IRC) está se tornando um dos maiores problemas de saúde pública no mundo. O custo anual em 2001 para o tratamento da IRC, excluindo o transplante, foi entre US$ 70 e 75 bilhões no mundo.[38-40] Estudos explanam o benefício do farmacêutico na terapia da IRC no mundo. Um desses artigos avaliou a aderência às diretrizes de monitorização, a eficácia e o resultado de segurança. Os custos com a medicação foram quantificados comparando com o grupo tratado com farmacêutico clínico (n = 31) com o grupo tratado de forma habitual (n = 70). O grupo que foi tratado com farmacêuticos demonstraram maior adesão às diretrizes para o monitoramento de hemoglobina (32,3% versus 14,3%, p = 0,049) e maior monitorização de ferro (61,3% versus 30,0%, p = 0,005) comparado com o grupo tratado de forma habitual.

Os pacientes do grupo que foram tratados com monitorização farmacêutica usaram menos alfaepoetina durante um período de 6 meses, levando a economia de US$ 1.288 no ano, por paciente, em gastos com medicamentos.[41] Uma revisão sistemática de 37 estudos, envolvendo 4.743 pacientes, avaliou o impacto da intervenção farmacêutica em pacientes com IRC. Os farmacêuticos identificaram 2.683 problemas relacionados com os medicamentos em 1.209 pacientes. Em oito artigos controlados, observou-se que a intervenção farmacêutica reduziu a média das hospitalizações (1,8 versus 3,1; p = 0,02) e, numericamente, a média do tempo acumulativo das hospitalizações (9,7 versus 15,5 dias; p = 0,06). Também, reduziu a incidência do estágio final da doença renal e a morte em pacientes com nefropatia diabética (14,8 versus 28,2 a cada 100 pacientes ao ano; risco relativo ajustado 60%; p < 0,001). Melhorou, ainda, a pressão arterial, os parâmetros de cálcio, ferro e lipídios, redução no número de rejeições do enxerto no caso de transplante renal e diminuição no número de eventos adversos.[42]

Outro estudo, realizado na Espanha, avaliou um programa de ajuste de dose em pacientes hospitalizados com IRC e determinou o grau de aceitação da intervenção farmacêutica realizada. Foram incluídos 384 pacientes no estudo e, destes, 341 apresentaram taxa de filtração glomerular entre 10 a 50 mL/min. Foram revisadas 2.807 prescrições e, dessas, 2.052 prescrições não foram necessários ajustes de dose para IRC e, em 508 prescrições, a dose estava corretamente ajustada. Algumas prescrições (n = 247) foram suscetíveis a ajustes. Foram realizadas 200 recomendações de ajuste de dose e 131 foram aceitas. Os autores concluíram que a implementação da atenção farmacêutica foi aceita entre os médicos, sendo os antibióticos os medicamentos mais suscetíveis ao ajuste posológico em pacientes com insuficiência renal.[43]

Atualmente, a depressão atinge 350 milhões de pessoas no mundo e acarretou 804.000 mortes por suicídios em 2012. Outra importante informação é que a depressão atinge 50% mais as mulheres do que os homens.[44] Um estudo avaliou o efeito do modelo de cuidado colaborativo do corpo clínico farmacêutico no gerenciamento da terapia de depressão. Os pacientes foram randomizados em dois grupos: o grupo-controle (n = 50) e o grupo com intervenção farmacêutica (n = 75).

Após seis meses, os pacientes do grupo com intervenção apresentaram maior aderência à terapia do que os pacientes do grupo-controle (67% *versus* 48%, p = 0,038). O serviço de atenção farmacêutica foi associado aos aumentos significativos na adesão medicamentosa e na satisfação do paciente.[45] Uma revisão sistemática investigou o impacto do farmacêutico na aderência ao medicamento no tratamento da depressão. Foram incluídos 12 estudos e as principais intervenções realizadas foram a educação do paciente e a monitorização da terapia. A taxa de aderência aumentou entre 15 a 27%.[46] Observando esses estudos, percebe-se que a atenção farmacêutica é importante para a aderência da terapia antidepressiva.

A fibrilação atrial (FA) é uma taquiarritmia supraventricular caracterizada pela descoordenada ativação atrial com consequente deterioração da função mecânica e susceptibilidade ao AVC (acidente vascular cerebral) e à insuficiência cardíaca. O número estimado de indivíduos com FA no mundo foi de 33,5 milhões em 2010.[47,48] Para prevenir o AVC, geralmente, os pacientes utilizam um anticoagulante oral. A varfarina sódica é o anticoagulante oral mais prescrito no mundo, porém apresenta faixa terapêutica estreita e pode acarretar alguns eventos adversos, por exemplo, sangramento.[49,50] Um estudo comparou o programa de atenção farmacêutica (AF, n = 112) para anticoagulação com a prática habitual (PH, n = 81). A TTR (tempo dentro da faixa terapêutica) no grupo AF foi de 73% e no grupo PH foi de 65% (p < 0,001). A TTR expandida (dentro de ± 0,3 unidades do intervalo terapêutico, com base no valor da relação normatizada internacional – RNI) foi de 91% para o grupo AF e de 85% para o grupo PH (p < 0,001). Nesse estudo, o grupo AF comparado com o PH atingiu melhor controle do RNI e apresentou-se bastante efetivo na prática clínica.[51] Outro estudo determinou o custo por paciente por mês (PPPM) do serviço farmacêutico em 97 pacientes com FA e anticoagulados, comparando o custo anual com o risco de AVC e com a qualidade do monitoramento da anticoagulação. O custo PPPM foi estimado em US$ 51,25 e, esse custo não diferiu significativamente entre os grupos de pacientes com diversos riscos para AVC isquêmico. A maioria dos pacientes (94,8%) alcançou a faixa de 2 a 3 do RNI e concluiu-se que o acompanhamento eficaz para manter os pacientes dentro da faixa terapêutica é relativamente barato, quando comparado com o custo das complicações do AVC, o que torna viável a utilização do serviço farmacêutico.[52]

Um estudo, na Arábia Saudita, descreveu a implementação e o impacto da atenção farmacêutica na anticoagulação (n = 578). Foram incluídos a avaliação do paciente, o monitoramento da anticoagulação, o ajuste de dose para varfarina, a dispensação do medicamento e a educação do paciente. A porcentagem total do RNI dentro do alvo terapêutico foi de 59% para o grupo com intervenção, comparado com o tratamento de acordo com a prática clínica, 48%. Além disso, o número de testes de RNI diminuiu em 19% e os pacientes ficaram bastante satisfeitos com o serviço.[53] A atenção farmacêutica na monitorização da anticoagulação é importante, a fim da efetividade farmacológica e da diminuição dos possíveis efeitos adversos.

Perspectiva da atenção farmacêutica no mundo

Nos Estados Unidos, bem como em países da Europa, foram realizados vários estudos sobre a atenção farmacêutica e essa ação mostrou-se custo-efetiva para a sociedade. Porém, ainda não se pode afirmar que todos os países em desenvolvimento ou países pobres apresentam a mesma aplicação da assistência farmacêutica. Nesse contexto, cada país tem sua característica epidemiológica, sua legislação e seus aspectos culturais e econômicos, que podem influenciar no planejamento e na execução da atenção farmacêutica.

Com os estudos publicados é possível observar que a atenção farmacêutica pode contribuir grandemente para a farmacoterapia e, consequentemente, melhorar a qualidade de vida do paciente. Todos os pacientes, principalmente os das sociedades mais carentes e desassistidas, necessitam desse serviço do profissional farmacêutico para orientá-los, quanto ao seu tratamento.[54-56]

Referências

1. Farris KB, Fernandez-Llimos F, Benrimoj SI. Pharmaceutical care in community pharmacies: practice and research from around the world. Ann Pharmacother. 2005;39(9):1539-41.
2. Bezverhni Z et al. Pharmaceutical Care Policies and Practices for a Safer, More Responsible and Cost-effective Health System. European Directorate for the Quality of Medicines & HealthCare, EDQM), 2012.
3. Draft statement on pharmaceutical care. ASHP Council on Professional affairs. American Society of Hospital Pharmacists. Am J Hosp Pharm. 1993;50(1):126-8.
4. Kearney PM, Whelton M, Reynolds K et al. Global burden of hypertension: analysis of worldwide data. Lancet. 2005;365(9455):217-23.
5. Morgado M, Rolo S, Castelo-Branco M. Pharmacist intervention program to enhance hypertension control: a randomised controlled trial. Int J Clin Pharm. 2011; 33(1):132-140.
6. Fikri-Benbrahim N, Faus MJ, Martinez-Martinez F, Sabater-Hernandez D. Impact of a community pharmacists' hypertension-care service on medication adherence. The AFenPA study. Res Social Adm Pharm. 2013;9(6):797-805.
7. Zillich AJ et al. Evaluation of Pharmacist Care for Hypertension in the Veterans Affairs Patient-centered Medical Home: A Retrospective Case-control Study. Am J Med. 2015;128(5): 539.e1-539.e6.
8. Santschi V et al. Improving blood pressure control through pharmacist interventions: a meta-analysis of randomized controlled trials. J Am Heart Assoc. 2014;3(2):e000718.
9. Hunt JS et al. A randomized controlled trial of team-based care: impact of physician-pharmacist collaboration on uncontrolled hypertension. J Gen Intern Med. 2008; 23(12):1966-72.
10. Wild S, Roglic G, Green A et al. Global Prevalence of Diabetes: Estimates for the year 2000 and projections for 2030. Diabetes Care. 2004; 27(5):1047-1053.
11. Casagrande SS, Fradkin JE, Saydah SH et al. The prevalence of meeting A1C, blood pressure, and LDL goals among people with diabetes, 1988-2010. Diabetes Care. 2013;36(8):2271-79.
12. Xin C, Ge X, Yang X et al. The impact of pharmaceutical care on improving outcomes in patients with type 2 diabetes mellitus from China: a pre- and postintervention study. Int J Clin Pharm. 2014;36(5):963-8.
13. Ladhani NN et al. Adding pharmacists to primary care teams reduces predicted long-term risk of cardiovascular events in type 2 diabetic patients without established cardiovascular disease: results from a randomized trial. Diabet Med. 2012;29(11):1433-9.
14. Wishah RA, Al-Khawaldeh OA, Albsoul AM. Impact of pharmaceutical care interventions on glycemic control and other health-related clinical outcomes in patients with type 2 diabetes: Randomized controlled trial. Diabetes Metab Syndr, 2014.
15. Pepper MJ, Mallory N, Coker TN et al. Pharmacists' impact on improving outcomes in patients with type 2 diabetes mellitus. Diabetes Educ. 2012;38(3):409-16.
16. Santschi V, Chiolero A, Paradis G et al. Pharmacist interventions to improve cardiovascular disease risk factors in diabetes: a systematic review and meta-analysis of randomized controlled trials. Diabetes Care. 2012; 35(12):2706-717.
17. Ezzati M, Lopez AD, Rodgers A et al. Selected major risk factors and global and regional burden of disease. Lancet. 2002;360(9343):1347-60.
18. Law MR, Wald NJ, Thompson SG. By how much and how quickly does reduction in serum cholesterol concentration lower risk of ischaemic heart disease? BMJ. 1994;308(6925):367-72.
19. Ellis SL et al. Clinical and economic impact of ambulatory care clinical pharmacists in management of dyslipidemia in older adults: the IMPROVE study. Impact of Managed Pharmaceutical Care on Resource Utilization and Outcomes in Veterans Affairs Medical Centers. Pharmacotherapy. 2000;20(12):1508-16.
20. Smith MC, Boldt AS, Walston CM, Zillich AJ. Effectiveness of a pharmacy care management program for veterans with dyslipidemia. Pharmacotherapy. 2013;33(7):736-43.
21. Chung JS, Lee KK, Tomlinson B, Lee VW. Clinical and economic impact of clinical pharmacy service on hyperlipidemic management in Hong Kong. J Cardiovasc Pharmacol Ther. 2011;16(1):43-52.
22. Till LT, Voris JC, Horst JB. Assessment of clinical pharmacist management of lipid-lowering therapy in a primary care setting. J Manag Care Pharm. 2003;9(3):269-73.
23. Garcia-Garcia G, Harden P, Chapman J. The global role of kidney transplantation. Indian J Nephrol. 2013;22(2):77-82.
24. Joost R, Dorje F, Schwitulla J et al. Intensified pharmaceutical care is improving immunosuppressive

medication adherence in kidney transplant recipients during the first post-transplant year: a quasi-experimental study. Nephrol Dial Transplant. 2014; 29(8):1597-607.

25. Prot-Labarthe S, Therrien R, Demanche C et al. Pharmaceutical care in an inpatient pediatric hematopoietic stem cell transplant service. J Oncol Pharm Pract. 2008;14(3):147-52.

26. Murray CJ et al. Global, regional, and national incidence and mortality for HIV, tuberculosis, and malaria during 1990-2013: a systematic analysis for the Global Burden of Disease Study 2013. Lancet. 2014;384(9947):1005-70.

27. Hernandez Arroyo MJ, Cabrera Figueroa SE, Sepulveda Correa R et al. Impact of a pharmaceutical care program on clinical evolution and antiretroviral treatment adherence: a 5-year study. Patient Prefer Adherence. 2013;1(7):729-39.

28. Abah IO, Ojeh VB, Falang KD et al. Pharmaceutical care outcomes in an outpatient human immunodeficiency virus treatment center in Jos, Nigeria. J Basic Clin Pharm. 2014;5(3):57-61.

29. Mathers CD, Loncar D. Projections of global mortality and burden of disease from 2002 to 2030. PLoS Med. 2006;3(11):e442.

30. Lim SS et al. A comparative risk assessment of burden of disease and injury attributable to 67 risk factors and risk factor clusters in 21 regions, 1990-2010: a systematic analysis for the Global Burden of Disease Study 2010. Lancet. 2012;380(9859):2224-60.

31. Marin Armero A, Calleja Hernandez MA, Perez-Vicente S, Martinez-Martinez F. Pharmaceutical care in smoking cessation. Patient Prefer Adherence. 2015;9:209-15.

32. Saba M, Diep J, Saini B, Dhippayom T. Meta-analysis of the effectiveness of smoking cessation interventions in community pharmacy. J Clin Pharm Ther. 2014;39(3):240-7.

33. [No authors listed]. Recommendations for prevention and control of hepatitis C virus (HCV) infection and HCV-related chronic disease. Centers for Disease Control and Prevention. MMWR Recomm Rep. 1998;47(RR-19):1-39.

34. Mohd Hanafiah K, Groeger J, Flaxman AD, Wiersma ST. Global epidemiology of hepatitis C virus infection: new estimates of age-specific antibody to HCV seroprevalence. Hepatology. 2013;57(4):1333-42.

35. Perz JF, Armstrong GL, Farrington LA et al. The contributions of hepatitis B virus and hepatitis C virus infections to cirrhosis and primary liver cancer worldwide. J Hepatol. 2006;45(4):529-38.

36. Marquez-Peiro JF, Perez-Peiro C, Carmena-Carmena J, Jimenez-Torres NV. Identifying improvement opportunities in the management of hepatitis C. Farm Hosp. 2006;30(3):154-60.

37. Marino EL et al. Pharmacist intervention in treatment of patients with genotype 1 chronic hepatitis C. J Manag Care Pharm. 2009;15(2):147-50.

38. Barsoum RS. Chronic kidney disease in the developing world. N Engl J Med. 2006;354(10):997-999.

39. Zhang QL, Rothenbacher D. Prevalence of chronic kidney disease in population-based studies: systematic review. BMC Public Health. 2008;8:117.

40. Lysaght MJ. Maintenance dialysis population dynamics: current trends and long-term implications. J Am Soc Nephrol. 2002;13 Suppl 1:S37-40.

41. Debenito JM, Billups SJ, Tran TS, Price LC. Impact of a clinical pharmacy anemia management service on adherence to monitoring guidelines, clinical outcomes, and medication utilization. J Manag Care Spec Pharm. 2014;20(7):715-20.

42. Salgado TM, Moles R, Benrimoj SI, Fernandez-Llimos F. Pharmacists' interventions in the management of patients with chronic kidney disease: a systematic review. Nephrol Dial Transplant. 2012;27(1):276-92.

43. Devesa Garcia C, Matoses Chirivella C, Peral Ballester L et al. Pharmaceutical care in renal insufficiency inpatients. Farm Hosp. 2012;36(6):483-91.

44. WHO. Preventing suicide: a global imperative: executive summary. World Health Organization, 2014. Disponível em: http://www.who.int/mental_health/suicideprevention/exe_summary_english.pdf?ua=1(29/04/2015).

45. Finley PR et al. Impact of a collaborative care model on depression in a primary care setting: a randomized controlled trial. Pharmacotherapy. 2003;23(9):1175-85.

46. Al-Jumah KA, Qureshi NA. Impact of pharmacist interventions on patients' adherence to antidepressants and patient-reported outcomes: a systematic review. Patient Prefer Adherence. 2012;6:87-100.

47. January CT et al. 2014 AHA/ACC/HRS guideline for the management of patients with atrial fibrillation: executive summary: a report of the American College of Cardiology/American Heart Association Task Force on practice guidelines and the Heart Rhythm Society. Circulation. 2014;130(23):2071-104.

48. Chugh SS et al. Worldwide epidemiology of atrial fibrillation: a Global Burden of Disease 2010 Study. Circulation. 2014;129(8):837-47.

49. Bleeding during antithrombotic therapy in patients with atrial fibrillation. The Stroke Prevention in Atrial Fibrillation Investigators. Arch Intern Med. 1996;156(4):409-16.

50. Adjusted-dose warfarin versus low-intensity, fixed-dose warfarin plus aspirin for high-risk patients with atrial fibrillation: Stroke Prevention in Atrial Fibrillation III randomised clinical trial. Lancet. 1996;348(9028):633-38.

51. Young S, Bishop L, Twells L et al. Comparison of pharmacist managed anticoagulation with usual medical care in a family medicine clinic. BMC Fam Pract. 2011;12:88.
52. Anderson RJ. Cost analysis of a managed care decentralized outpatient pharmacy anticoagulation service. J Manag Care Pharm. 2004;10(2):159-65.
53. Dib JG, Mohammed K, Momattin HI, Alshehri AM. Implementation of pharmacist managed anticoagulation clinic in a saudi arabian health center. Hosp Pharm. 2014;49(3):260-8.
54. Miller MJ, Ortmeier BG. Factors influencing the delivery of pharmacy services. Am Pharm. 1995;35(1):39-45.
55. Van Mil S. A Review of Pharmaceutical Care. Spring. 2006;7(1):155-68.
56. Van Mil. European barriers to the implementation of pharmaceutical care. International Journal of Pharmacy Practice. 2001;9(3):163-8.

Experiências da farmácia clínica em hospitais

Lívia Maria Gonçalves Barbosa

O farmacêutico clínico hospitalar surgiu junto à farmácia clínica na década de 1960 nos EUA e expandiu suas atividades para além das atividades da Farmácia Hospitalar. Passou a ser um profissional de referência, no cuidado ao paciente junto à equipe multiprofissional de saúde.

No Brasil, esse surgimento do profissional farmacêutico clínico hospitalar está relacionado com o processo de acreditações hospitalares. Esse movimento iniciou-se na década de 1990 e continua até os dias atuais, e isso movimenta o mercado de trabalho para esse profissional.

As acreditações e certificações são processos que buscam garantir qualidade e segurança ao cuidado do paciente. Consiste em um processo de avaliação externa, de caráter voluntário, por meio do qual uma organização, geralmente não governamental, avalia periodicamente as instituições de saúde para determinar se elas atendem a um conjunto de padrões concebidos para melhorar a qualidade do cuidado prestado ao paciente.

O Consórcio Brasileiro de Acreditações (CBA) aplica nas instituições brasileiras o método de acreditação internacional da *Joint Commission International* (JCI), agência subsidiária da *The Joint Commission*, organização americana com maior experiência no mundo na área de acreditação, e que já alcança a marca de mais de 18.000 instituições acreditadas, o que corresponde a cerca de 85% do mercado americano.

O CBA é o representante exclusivo da JCI no Brasil. Os serviços de acreditação oferecidos pelo CBA, em conjunto com a JCI, abrangem desde hospitais, ambulatórios, serviços de cuidado continuado não hospitalar (internação domiciliar, pacientes em final de vida) até serviços de transporte médico.

O processo de acreditação foi desenvolvido para criar uma cultura de segurança e qualidade no interior de uma instituição, que se empenha em aperfeiçoar continuamente os processos de cuidado ao paciente e os resultados obtidos.

Como pode ser observado na Figura 28.1, a seguir, o maior número de hospitais acreditados ainda encontra-se concentrado na região Centro-sul do Brasil.

Distribuição de Hospitais Acreditados JCI no Brasil

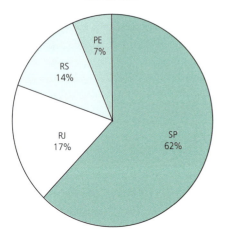

Figura 28.1 Gráfico de distribuições das instituições acreditadas pela *Joint Comission International*.

Esse processo de busca pela qualidade fez crescer a demanda no mercado brasileiro por profissionais farmacêuticos capazes de estabelecer atividades clínicas de cuidado ao paciente e inserção na equipe multidisciplinar.[1]

Contextualização do cenário clínico hospitalar brasileiro

A lei n. 4.283/2010 que aprova as diretrizes e estratégias para organização, fortalecimento e aprimoramento das ações e serviços de farmácia no âmbito dos hospitais, também se constitui em um marco histórico, por ser a primeira legislação brasileira que institui o cuidado ao paciente como atribuição do farmacêutico.

No item D: Cuidado ao Paciente, encontra-se:

"O cuidado ao paciente objetiva contribuir para a promoção da atenção integral à saúde, à humanização do cuidado e à efetividade da intervenção terapêutica. Promove, também, o uso seguro e racional de medicamentos e outras tecnologias em saúde e reduz custos decorrentes do uso irracional do arsenal terapêutico e do prolongamento da hospitalização. Tem por função retroalimentar os demais membros da equipe de saúde com informações que subsidiem as condutas. A atividade do farmacêutico no cuidado ao paciente pressupõe o acesso a ele e seus familiares, ao prontuário, resultados de exames e demais informações, incluindo o diálogo com a equipe que assiste o paciente. O farmacêutico deve registrar as informações relevantes para a tomada de decisão da equipe multiprofissional, bem como sugestões de conduta no manejo da farmacoterapia, assinando as anotações apostas. Os hospitais devem adotar práticas seguras, com base na legislação vigente, em recomendações governamentais, e em recomendações de entidades científicas e afins, nacionais e internacionais."

Os hospitais terciários ou quaternários apresentam uma complexidade grande, que deve ser levada em conta no momento de estruturação de um serviço de farmácia clínica.[2]

Pode-se considerar os pacientes por criticidade como a Figura 28.2.

Caminho para especialidade

Cada vez mais o farmacêutico é necessário nos hospitais, e é impossível conhecer profundamente todas as áreas de cuidado e, nesse sentido, tem-se visto o farmacêutico caminhar para a possibilidade de especializar-se em determinadas áreas. Como exemplos de especializações formais para o farmacêutico:

- Oncologia: titulação emitida pela Sociedade Brasileira de Farmacêuticos em Oncologia (SOBRAFO);

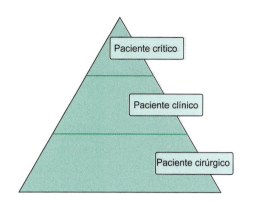

Figura 28.2 Pirâmide de criticidade do paciente em hospital terciário.

- Terapia Nutricional: titulação emitida pela Sociedade Brasileira de Nutrição Enteral e Parenteral (SNBPE).

Porém, ainda temos muitas outras especialidades na prática farmacêutica que, ainda, infelizmente, não são reconhecidas oficialmente, por exemplo:

- Cardiologia;
- Hematologia;
- Cuidados paliativos;
- Geriatria;
- Terapia intensiva.

No entanto, é possível notar o avanço nessa questão, quando observa-se a revisão realizada pelo Ministério do Trabalho da Classificação Brasileira de Ocupações (CBO) em 2013, que incluiu o farmacêutico clínico hospitalar com as suas subdivisões.

Avaliação da prescrição

A avaliação da prescrição deve ser realizada para todos os pacientes do hospital e, é mais seguro, quando essa avaliação precede a dispensação dos medicamentos. Pode ter duas formas: avaliação técnica e avaliação clínica.

A avaliação técnica pressupõe conhecimento técnico, coerência e adequação dos itens prescritos, quanto a:

- Medicamento (princípio ativo);
- Apresentação comercial;
- Dose;
- Via de administração.

Quando a avaliação técnica é realizada parte-se do pressuposto de que não há conhecimento sobre a condição clínica do paciente. Garante-se a segurança para o paciente em uma avaliação que, ao utilizar aspectos gerais, tende a reduzir a ocorrência de erros de medicamentos.

Já a avaliação clínica pressupõe conhecimento do paciente para ser possível avaliar, além desses pontos:

- Acesso venoso;
- Acesso enteral;
- Indicação/necessidade;
- Dose pela indicação;
- Tempo de tratamento;
- Reações adversas a medicamentos;
- Contraindicação;
- Interações medicamentosas;
- Incompatibilidades medicamentosas;
- Monitoramento sérico de fármacos.

Avaliação do acesso venoso

O farmacêutico clínico deve ter atenção especial ao acesso venoso do paciente para ser capaz de determinar a melhor diluição possível (Figura 28.3).

Quando o paciente utiliza um acesso venoso periférico (AVP) deve-se ter cuidado com a diluição mínima possível, para evitar eventos adversos como flebites, extravasamentos e consequente perda do acesso.

Os cateteres centrais de inserção periférica (PICC), atualmente constituem uma modalidade cada vez mais utilizada nos hospitais, porque deve ser tradado como um cateter central, mas

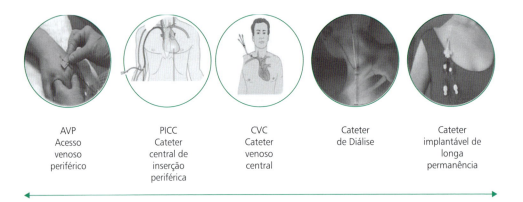

Figura 28.3 Esquema de possibilidades de acesso venoso no paciente.

o local da punção é por meio de uma veia periférica, cuja inserção acontecerá na veia central.

O cuidado com a diluição garante conforto na administração dos medicamentos, evita eventos adversos e evita o balanço hídrico acumulado, que pode acontecer com pacientes que tenham muitos medicamentos endovenosos e prolongado período de internação.

Os cateteres de diálise são acessos centrais que devem ser utilizados exclusivamente para diálise.

Os cateteres implantáveis de longa permanência são cateteres utilizados, em sua maioria, para administração de quimioterapia e estão relacionados com tratamentos por longos períodos. São dispositivos de alto custo que necessitam de centro cirúrgico para sua implantação e, por isso, devem ser bem conservados.

Para sua conservação são utilizados anticoagulantes: heparina 100 UI/mL (5 mL) ou citrato a 3%, em seringas de 5 mL, que são chamados no hospital de *lock* anticoagulante.

Quando esses cateteres sofrem contaminação e formação de biofilme pode ser utilizado *lock* de antibiótico, na tentativa de descolonização desse dispositivo.

Avaliação do acesso enteral

É importante o farmacêutico acompanhar a dieta do paciente. Caso ele esteja em jejum oral, possivelmente alguns medicamentos não serão administrados.

A possibilidade de alimentação por dispositivos, como sondas de alimentação, deve ser considerada com atenção, por serem situações com muita possibilidade de ação do farmacêutico.

Ainda a alimentação por meio de nutrição parenteral deve ser considerada, por ser uma atuação ainda pouco explorada do farmacêutico clínico.

Além dos cuidados da administração correta da nutrição parenteral garantir via exclusiva, sempre que possível (Port. n. 272/1998), o farmacêutico deve considerar a análise de adequação calórico/proteica, a adequação dos aminoácidos e lipídeos, de acordo com a condição clínica do paciente e, ainda, o monitoramento adequado com solicitações de exames laboratoriais necessários.[3]

Indicação × contraindicação
Dose pela indicação
Tempo de tratamento

A avaliação da prescrição deve levar em conta os medicamentos prescritos e a indicação de acordo com o quadro clínico do paciente. É importante estar atento às contraindicações, como, por exemplo, uso de quimioprofilaxia de tromboembolismo venoso em pacientes com sangramento leve.

A avaliação da dose de acordo com a indicação é fundamental para garantir a eficácia do tratamento medicamentoso. Exemplo: paciente com infecção de sistema nervoso central utiliza ceftriaxona 2 g a cada 12 horas, enquanto para tratamento de infecção urinária a dose é 1 g a cada 12 horas.

O tempo de tratamento é algo muito importante não somente para os antimicrobianos, mas para medicamentos como corticosteroides, profiláticos como heparinas de baixo peso, após cirurgias de alto risco para tromboembolismo venoso.

Avaliação do uso de antimicrobianos

O farmacêutico clínico tem importante papel na promoção do uso racional dos antimicrobianos e deve atuar para garantir o uso adequado dessa classe de medicamentos.

A avaliação do uso dos antimicrobianos contempla a análise de:

1 Indicação do antimicrobiano (profilático, empírico ou direcionado).

2 Medicamento e dose prescritos: indicação adequada, dose ajustada, de acordo com a condição clínica e necessidade de monitoramento específico.

3 Tempo de tratamento: avaliar o tempo de tratamento necessário para cada indicação para promover o uso racional dos antimicrobianos.

4 Cultura: deve ser verificado se há culturas coletadas, qual o material da cultura (foco da infecção) e qual o antibiograma. Para ser adequada a terapia, quando possível (descalonamento).[4,5]

Interações medicamentosas

As interações medicamentosas no meio hospitalar são de grande prevalência e devem ser consideradas na farmacoterapia, sob risco de redução da eficácia ou risco de toxicidade para o paciente.

O farmacêutico clínico deve conhecer as interações medicamentosas e propor alternativas terapêuticas, quando necessárias.

Reações adversas a medicamentos

O farmacêutico clínico hospitalar é o profissional que deve estar atento a reações adversas a medicamentos, esperadas e já descritas em literatura ou, ainda, reações não descritas.

Com relação às descritas e esperadas, de acordo com a literatura, o farmacêutico deve acompanhar para verificar a ocorrência ou ainda utilizar mecanismos de prevenção.

No caso de reações adversas não descritas na literatura é muito importante a notificação da reação ao órgão regulador, no caso, a Agência Nacional de Vigilância Sanitária (ANVISA).

Monitoramento sérico de fármacos

O monitoramento sérico de fármacos é uma atividade importante do farmacêutico clínico pois é uma área negligenciada pelos outros profissionais de saúde.

Os principais medicamentos monitorizados no âmbito hospitalar estão na Figura 28.4.

Evolução farmacêutica em prontuário

De acordo com a RDC n. 585/2013, evolução farmacêutica é o registro efetuado

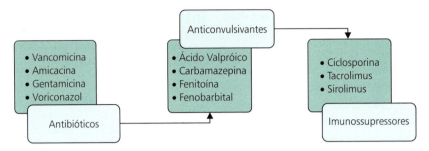

Figura 28.4 Medicamentos com monitoramento sérico nos hospitais.

pelo farmacêutico no prontuário do paciente, com a finalidade de documentar o cuidado em saúde prestado, propiciando a comunicação entre os diversos membros da equipe de saúde.

O prontuário do paciente é de acordo com a RDC n. 555/2011, um documento único, constituído de um conjunto de informações, sinais e imagens registrados, gerados a partir de fatos, acontecimentos e situações sobre a saúde do paciente e a assistência a ele prestada, de caráter legal, sigiloso e científico, que possibilita a comunicação entre membros da equipe multiprofissional e interdisciplinar, e a continuidade da assistência prestada ao indivíduo.

Considerando essas definições é importante o farmacêutico entender a importância de registrar suas condutas e ações junto à equipe multidisciplinar e o paciente.[6,7]

Reconciliação medicamentosa

A reconciliação medicamentosa é descrita como o processo de obtenção de uma lista completa e acurada de todos os medicamentos que o paciente faz uso em casa – incluindo nome, dose, frequência e via de administração – e comparação da prescrição de admissão, transferência e/ou alta com essa lista.[8]

É uma etapa de responsabilidade do médico, da enfermeira e também do farmacêutico. E alguns estudos já mostraram maior acurácia dessa lista quando obtida pelo farmacêutico.

Cabe ao farmacêutico clínico durante a sua análise crítica identificar qual o melhor momento para reintrodução dos medicamentos que podem ter sido intencionalmente suspensos. Exemplo: pacientes hipertensos em choque apresentam pressão reduzida, por isso não devem fazer uso de hipotensores.

É fundamental atentar-se a história clinica do paciente para correlacionar aos medicamentos relatados, nessa etapa muitas vezes é possível identificar omissão de algum medicamento que não tenha sido relatado.

Medicamentos como hormônios e protetores gástricos não devem ser esquecidos. Além disso, doenças crônicas como insuficiência renal crônica, hipertensão, diabetes e dislipidemia devem ser monitorados para reconciliação durante a internação e principalmente atualizados na alta para evitar suspensões indevidas de terapias medicamentosas.

Participação do farmacêutico em protocolos clínicos

A participação do farmacêutico nos protocolos clínicos é essencial para garantir a viabilidade de qualquer protocolo a ser implantado, uma vez que o farmacêutico hospitalar é o responsável por garantir que todos os medicamentos e materiais necessários ao protocolo sejam adquiridos e disponibilizados.

Já o farmacêutico clínico tem um papel importante na elaboração, aplicação e monitoramento dos protocolos clínicos.

Protocolo de tromboembolismo venoso

O protocolo de tromboembolismo venoso (TEV) é um dos mais importantes dos hospitais, porque já se sabe que o TEV, que pode se manifestar como trombose venosa profunda (TVP) ou tromboembolismo pulmonar (TEP), são eventos preveníveis dentro do hospital. Nesse contexto, faz parte da avaliação clínica do farmacêutico a adequação ao protocolo.

Avaliação do risco do paciente, quando risco alto se está prescrita a quimioprofilaxia ou se há contraindicação. Ainda, a melhor opção terapêutica para condições específicas. Por exemplo, pacientes com função renal comprometida devem ter a enoxaparina em dose reduzida ou substituída por heparina subcutânea.

Protocolo de sedação e analgesia

Em 2008, Marshall e colaboradores mostraram que a participação do farmacêutico na implantação do protocolo de sedação e analgesia foi capaz de diminuir o tempo de ventilação mecânica dos pacientes e a quantidade de sedativos utilizados (fentanil e midazolam). Essa redução está relacionada com a redução do tempo de internação na unidade e menor tempo de permanência hospitalar, desfechos que se traduzem em redução dos custos hospitalares.

Há, ainda, outros protocolos específicos de cuidado, como protocolo de acidente vascular cerebral (AVC), protocolo de infarto agudo do miocárdio (IAM), protocolo de antibioticoprofilaxia cirúrgica, entre outros.[9]

Conclusão

No contexto, hospitalar o farmacêutico possui, atualmente, uma responsabilidade grande no cuidado ao paciente. Aliado a isso surgem imensas oportunidades de ação junto à equipe multidisciplinar e ao paciente. Cabe aos farmacêuticos clínicos conhecerem essas oportunidades e, participarem das equipes multidisciplinares, de modo a se tornar um elemento essencial ao cuidado.

Referências

1. Joint Comission. Disponível em: http://www.jointcommission.org/sentinel_event_alert_issue_35_using_medication_reconciliation_to_prevent_errors/. Acessado em: 06/06/2015.
2. Brasil. Ministério da Saúde. Portaria MS/GM nº 4.283, de 30 de dezembro de 2010, que aprova as diretrizes e estratégias para organização, fortalecimento e aprimoramento das ações e serviços de farmácia no âmbito dos hospitais. Brasília: Ministério da Saúde, 2010.
3. Brasil. Ministério da Saúde. Portaria MS/SVS nº 272, de 08 de abril de 1998, que aprova o Regulamento Técnico para fixar os requisitos mínimos exigidos para a Terapia de Nutrição Parenteral. Brasília: Ministério da Saúde, 1998.
4. Ibrahim KH, Gunderson B, Rotschafer JC. Intensive care unit antimicrobial resistance and the role of the pharmacist. Critical Care Medicine. 2001;108-13.
5. Maki DG, Ash SR, Winger RK et al. A novel antimicrobial and antithrombotic lock solution for hemodialysis catheters: A multi-center, controlled, randomized trial. Critical Care Medicine. 2011;39:613-20.
6. Brasil. Ministério da Saúde. RDC 585, 29 de agosto de 2013, que regulamenta as atribuições clínicas do farmacêutico e dá as providências. Brasília: Ministério da Saúde, 2013.

7. Brasil. Ministério da Saúde. RDC nº 555, de 30 de novembro de 2011, que regulamenta o registro, a guarda e o manuseio de informaçõesresultantes da prática da assistência farmacêuticanos serviços de saúde. Brasília: Ministério da Saúde. 2011.
8. Lara EAR et al. Selection of tools for reconciliation, compliance and propriateness of treatment in patients with multiple chronic conditions. European Journal of Internal Medicine. 2012;23:506-12.
9. Marshall J, Finn CA, Theodore AC. Impact of a clinical pharmacist-enforced intensive care unit sedation protocol on duration of mechanical ventilation and hospital day. Critical Care Medicine. 2008;36:427-33.

Interações medicamentosas

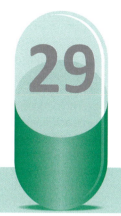

Carlos Eduardo Pulz Araujo

O envelhecimento da população mundial é crescente, acarretando com isso, um aumento na ocorrência de doenças crônicas degenerativas tendo como consequência o emprego crescente de vários medicamentos concomitantemente, termo conhecido na literatura como polifarmácia.[1]

Atualmente, no mercado nacional, existem cerca de 1.500 fármacos com aproximadamente 5.000 nomes comerciais, apresentados com cerca de 20.000 formas farmacêuticas e embalagens diferentes. Nesse universo, ao contrário do que se pensa, a utilização de vários e novos medicamentos não garante maior benefício ao paciente, pois, junto com as vantagens terapêuticas, surge o risco dos efeitos indesejados das associações entre estes princípios ativos.[2]

O emprego associado de vários princípios ativos torna-se uma prática corriqueira podendo trazer um risco aumentado para interações entre estes. Várias podem ser as consequências da polifarmácia, por exemplo, aumento da incidência de reações adversas, diminuição da eficácia terapêutica de um ou ambos princípios ativos ou os efeitos terapêuticos dos fármacos associados podem ser alterados, com consequências graves para a integridade física do paciente.[2]

Em unidades de terapia intensiva (UTI), estudos revelam que potenciais interações medicamentosas podem ocorrer em 44,3 a 95% dos pacientes. O risco de interação fármaco-fármaco aumenta com o número de medicamentos usados, ocorrendo em 13% dos pacientes utilizando dois medicamentos e 85% em pacientes utilizando mais de seis medicamentos. Dois recentes estudos brasileiros colaboram com estas informações, o primeiro, realizado por Hammes e colaboradores, aponta em seus resultados que 67,1% dos pacientes internados em UTI (total 140) apresentaram interações medicamentosas potenciais significativas, enquanto o segundo, realizado pela Universidade Federal da Bahia, correlaciona diretamente o aumento no tempo de internação em UTI com a presença de interações medicamentosas potenciais.[3]

Apesar da possibilidade de efeitos deletérios na associação de dois ou mais fármacos, existem situações nas quais as associações são bem-vindas, ou seja, situações específicas podem trazer efeitos benéficos ao paciente, por exemplo, quando há reforço da eficácia do tratamento [analgésico não opioide (paracetamol) + analgésico opioide (codeína)], prolongamento do efeito de um dos fármacos associados [anestésico local (lidocaína) + simpaticomimético vasoconstritor (adrenalina] e redução da resistência microbiana (esquema associados para o tratamento da tuberculose ou da Aids), proteção de um agente antimicrobiano contra a ação de betalactamases bacterianas [betalactâmicos (amoxicilina) associados aos inibidores de betalactamases (ácido clavulânico)]. Em qualquer situação é fundamental a identificação das eventuais interações existentes entre os fármacos previamente prescritos aos pacientes (iniciando por uma anamnese acurada), para, fundamentalmente, prevenir os riscos potenciais daí provenientes.[1]

Poderia conceituar-se, portanto, interações medicamentosas como eventos clínicos onde as ações e efeitos de um fármaco seriam alterados pela presença de outro fármaco, fitoterápico, alimento, bebida ou algum agente químico ambiental.[1]

Quando dois ou mais agentes medicamentosos são administrados conjuntamente a um paciente, eles podem atuar de forma independente ou interagir entre si, com a diminuição ou aumento de seus efeitos terapêuticos ou tóxicos de um, ou de ambos.[1]

O resultado de uma IM pode ser perigoso quando promove aumento da toxicidade de um fármaco. Podemos destacar um exemplo clássico, por exemplo, em paciente portadores de trombofilias e usuários crônicos do anticoagulante oral varfarina que podem apresentar sangramentos se passarem a usar o ácido acetilsalicílico sem ajustar a dose do anticoagulante. Em certas situações, a interação diminui a eficácia de um fármaco, o que pode ser tão nocivo, quanto à toxicidade aumentada de um princípio ativo. Por exemplo, a fluoroquinolona levofloxacino que sofre quelação com cátions bivalentes dos antiácidos orais não sistêmicos (cálcio, magnésio) ou até com o cálcio de alimentos lácteos, sendo excretada nas fezes sem produzir o efeito antimicrobiano desejado. As interações medicamentosas benéficas terapeuticamente aumentam a eficácia dos fármacos associados [p. ex., associação de diuréticos (hidroclorotiazida) a anti-hipertensivos (enalapril)] ou exercem efeito contraposto sobre uma reação adversa consequente ao uso de um deles [p. ex., diurético poupador de potássio corrige a hipopotassemia induzida por diuréticos tiazídicos).[1]

Apesar de muitos trabalhos científicos mostrarem que as associações de fármacos podem causar interações clinicamente significantes, principalmente maléficas, poucos analisaram seu impacto sobre saúde e bem-estar do paciente.

Dentre vários trabalhos pode-se destacar um que comparou as informações sobre IM que constavam em quatro compêndios internacionais. Identificou-se e analisou-se mais de 1.095 interações graves para uma lista de aproximadamente 50 fármacos. O autor desse trabalho concluiu não haver fundamento na inserção e classificação das IM de maior significância, relativas a estes 50 fármacos investigados. Isso pode levar a reflexão que a falta de padronização da terminologia usada para classificar as IM e a carência de boas evidências epidemiológicas para avaliar a importância clínica das IM. Por isso, é fundamental que a equipe multiprofissional da saúde atente para a frequência da ocorrência das IM e para o impacto que possam ter sobre a qualidade de vida dos seus pacientes.[1]

Epidemiologia das interações de medicamentos

Pacientes internados em unidades hospitalares seriam as principais "vítimas" das interações medicamentosas ocorrendo entre 37 a 80% dos indivíduos dependendo do número de medicamentos empregados e o tempo de internação.[4]

Atualmente estima-se que a frequência de interações medicamentosas oscile entre 3 e 5% dos pacientes em uso de número menor que quatro medicamentos, e aumente para 10 a 20% naqueles pacientes em uso de 10 a 20 fármacos.[4]

Com relação aos indivíduos constata-se que, algumas populações seriam mais vulneráveis às IM, tais como idosos, pacientes insuficientes renais, hepáticos, cardíacos e respiratórios, com hipotireoidismo, epilepsia grave, asma aguda e diabetes descompensado. Os pacientes da terceira idade, geralmente, por estarem submetidos à polifarmácia e apresentarem características orgânicas que alterariam os processos farmacocinéticos de princípios ativos, estariam mais propensos aos efeitos nefastos das interações.[4]

Classificação das interações medicamentosas

Do ponto de vista didático podem-se classificar as interações medicamentosas em dois grandes grupos: interações medicamentosas de acordo com as consequências resultantes e as interações medicamentosas de acordo com os mecanismos envolvidos.

Interações medicamentosas segundo as consequências resultantes

As interações medicamentosas segundo as consequências resultantes podem ser subclassificadas em interações medicamentosas sinérgicas (efeito final da interação ocorreria na mesma direção) e as interações medicamentosas antagônicas (efeito da interação ocorreria em direções contrárias). Elas ainda podem ser subdivididas em interações medicamentosas sinérgicas benéficas e maléficas e interações medicamentosas antagônicas benéficas e maléficas.

Interações medicamentosas sinérgicas benéficas

São aquelas cuja consequência resultante da associação de dois ou mais princípios ativos promoveria, predominantemente, um efeito final sinérgico benéfico (efeito final da interação ocorreria na mesma direção), associados a riscos maléficos potenciais desprezíveis decorrentes a essas associações (Figura 29.1).

Várias combinações de agentes anti-hipertensivos exerceriam efeitos benéficos sinérgicos quando combinados, por exemplo, a associação de inibidores da enzima conversora de angiotensina à diuréticos tiazídicos, bloqueadores dos receptores de angiotensina II com diuréticos tiazídicos, betabloqueadores com diuréticos tiazídicos, bloqueadores dos canais de cálcio diidropiridínicos com diuréticos tiazídicos, diuréticos poupadores de potássio com diuréticos tiazídicos (diretriz europeia), assim como antimicrobianos associados na prevenção ou retardo do desenvolvimento de resistência de germes no tratamento da Aids ou da tuberculose.[5]

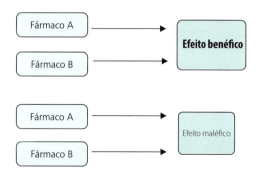

Figura 29.1 Interações medicamentosas sinérgicas benéficas de acordo com as consequências da interação.

Interações medicamentosas sinérgicas maléficas

São aquelas cuja consequência resultante da associação de dois ou mais princípios ativos promoveria, predominantemente, um efeito final sinérgico maléfico (efeito final da interação ocorreria na mesma direção), associados a benefícios potenciais desprezíveis decorrentes a essas associações (Figura 29.2).

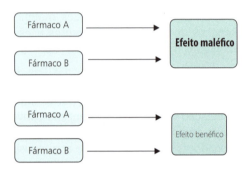

Figura 29.2 Interações medicamentosas sinérgicas maléficas de acordo com as consequências da interação.

Do ponto de vista cardiovascular exemplos clássicos seriam as associações entre diuréticos poupadores de potássio com os inibidores da enzima conversora de angiotensina, diuréticos poupadores de potássio com os bloqueadores dos receptores de angiotensina II e a própria associação entre inibidores da enzima conversora de angiotensina com os bloqueadores dos receptores de angiotensina II, cujo resultado final seria o aumento do potássio sérico (hipercalemia) aumentando o risco de arritmias cardíacas fatais.[5]

Interações medicamentosas antagônicas benéficas

São aquelas cuja consequência resultante da associação de dois ou mais princípios ativos promoveria, predominantemente, um efeito final antagônico benéfico (efeito final da interação ocorreria em direções contrárias), associados a riscos maléficos potenciais desprezíveis decorrentes a essas associações (Figura 29.3).

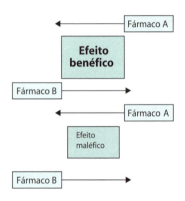

Figura 29.3 Interações medicamentosas antagônicas benéficas de acordo com as consequências da interação.

Várias interações medicamentosas seriam benéficas nessa situação, por exemplo, o emprego de antagonistas opioides como nalorfina ou naloxona no combate da depressão respiratória na intoxicação por agentes opioides como a heroína (droga de uso ilícito). O flumazenil seria outro exemplo de antagonista benéfico em casos sedação excessiva causada por agentes benzodiazepínicos como o diazepam, clordiazepóxido, entre outros agentes dessa classe. A regeneração do bloqueio neuromuscular induzido pelos agentes atracúrio, cisatracúrio, pancurônio, vecurônio, alcurônio e mivacúrio poderia ser revertido em sala de recuperação anestésica com o uso de um agente carbamato inibidor reversível da enzima acetilcolinesterase como a neostigmina. A pralidoxima um regenerador enzimático da acetilcolinestarease poderia ser útil na intoxicação por agentes organofosforados. Outros exemplos de antagonismo benéficos poderiam incluir os agentes quelantes, por exemplo, deferasirox (Exjade®) no tratamento da sobrecarga crônica de ferro consequente a transfusões sanguíneas, em adultos e crianças maiores de 2 anos; a deferoxamina como adjuvante no tratamento de intoxicação aguda e crônica por ferro e alumínio; dimercaprol e penicilamina na intoxicação por metais pesados como mercúrio, arsênio, sais de ouro, bismuto e chumbo.[5]

Interações medicamentosas antagônicas maléficas

São aquelas cuja consequência resultante da associação de dois ou mais princípios ativos promoveria, predominantemente, um efeito final antagônico maléfico (efeito final da interação ocorreria em direções contrárias), associados a benefícios potenciais desprezíveis decorrentes a essas associações (Figura 29.4).

Dentro desse grupo podem-se destacar algumas interações como o emprego dos agentes antimicrobianos (tetraciclinas) que podem diminuir a eficácia anovolutória dos anticoncepcionais orais a bases de estrógenos. O emprego de agentes cardiovasculares betabloqueadores como o propranolol, pindolol, nadolol ou carvedilol poderiam antagonizar o tratamento da asma brônquica pelo emprego dos agentes beta-2 agonistas como fenoterol, salbutamol ou terbulalino (Figura 29.5).[5]

O caso anterior é exemplo de tragédia que acometeu uma paciente asmática que teria feito o uso de um agente betabloqueador (propranolol) e cuja consequência teria sido grave crise asmatiforme.

Interações medicamentosas de acordo com os mecanismos envolvidos

Interações medicamentosas de caráter farmacêutico

São interações medicamentosas que ocorreriam exogenamente, em razão das incompatibilidades físico-químicas entre dois ou mais princípios ativos misturados, ou associados na mesma seringa, ou frasco-ampola, ou soro, quando de sua administração parenteral. O resultado final poderia ser traduzido pela inativação de um ou ambos princípios ativos associados a alterações visuais que poderiam evidenciar estas interações como floculação, precipitação, turvação ou alteração da cor.

Caso clínico 1[7]

Sr. J.P.M., gênero masculino, 68 anos, diabético do tipo I, foi internado com diagnóstico de pneumonia multilobar grave causada pela K. pneumoniae (diagnóstico microbiológico e clínico). Na internação seu pneumologista prescreveu cefalotina 500 mg, IV, 6/6 horas, associada à gentamicina, 1 mg/kg, IV, de 8/8 horas. O Farmacêutico Hospitalar na dispensação alertou a equipe de enfermagem para não misturar os dois antimicrobianos no mesmo frasco de infusão. Justifique a orientação Farmacêutica.

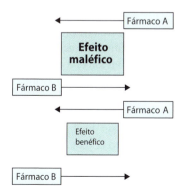

Figura 29.4 Interações medicamentosas antagônicas maléficas de acordo com as consequências da interação.

> 18/05/2006 - 21h17 – Folha de São Paulo -COTIDIANO
> Morre mulher que usou remédio antes de exame de direção
> PAULO PEIXOTO
> da Agência Folha, em Belo Horizonte
> Após dez dias internada, morreu na madrugada desta quinta-feira em Belo Horizonte (MG) a operadora de caixa Nadir Maria de Oliveira, 25, que teria feito uso de um medicamento como tranquilizante antes de realizar exame de direção para tirar a carteira de motorista. Durante todo o tempo em que esteve internada no hospital Odilon Behrens, na capital mineira, ela permaneceu em coma.
> O remédio tomado antes do exame do Detran foi o Propranolol, vendido nas Farmácias sem receita médica.

Figura 29.5 Notícia da Folha de São Paulo – COTIDIANO, publicada em 18/05/2006.

Interações medicamentosas de caráter farmacocinético

São interações medicamentosas que ocorreriam entre dois ou mais princípios ativos envolvendo os processos farmacocinéticos de absorção, distribuição, biotransformação e/ou excreção de fármacos.

Interações medicamentosas farmacocinéticas envolvendo a absorção de fármacos

A absorção de fármacos é um processo farmacocinético caracterizado pela passagem de um fármaco, desde seu local de administração (via de administração) até a intimidade da corrente sanguínea, transpondo, para isso, o epitélio celular do sítio de absorção (p. ex., as membranas celulares dos enterócitos caso a via tenha sido a oral) e o endotélio dos capilares da circulação local.

Classificação das vias de administração

Enteral: oral (*per os*, p.o.); retal.

Enteral transmucosa: sublingual ou perlingual.

Parenteral: intramuscular; intravenosa; intra-arterial; subcutânea; intradérmica; intracardíaca; intra-articular; intraperitoneal; raquidiana e epidedural.

Parenteral transmucosa: traqueobrônquica; conjuntival; rinofaríngea; genitourinária; alveolar (pulmonar); orofaríngea e genituinária.

Transcutânea ou pele.

Excepcionais: lesões cutâneas, cárie dental, membrana timpânica, intracraniana e umbilical.

Mecanismo envolvidos nas interações medicamentosas – absorção

A absorção de um princípio ativo pode ser alterada de inúmeras maneiras. O primeiro mecanismo pode envolver a adsorção (ligação, quelação e complexação) do princípio ativo. Quando um princípio ativo é adsorvido sobre um agente ligador (p. ex., carvão, colestiramina), ele deixa de ser facilmente absorvido e, como um complexo com o agente adsorvente, pode ser terapeuticamente ineficaz.[8]

Caso clínico 2[9]

Sra. T.F.A., gênero feminino, 61 anos, tem diagnóstico clínico de insuficiência cardíaca crônica classe funcional III precipi-

tada por um infarto agudo do miocárdio. Ela encontra-se em tratamento com associação contendo nebivolol, enalapril, furosemida, espironolactona e digoxina, todos administrados por via oral em esquemas e protocolos específicos. O último exame de ecocardiografia com doppler revelou uma fração de ejeção do ventrículo esquerdo (FEVE) preservada na ordem de 55% do esperado. Como a paciente era portadora de dislipidemia primária (hipercolesterolemia do tipo IIa) realizava tratamento com uma vastatina (sinvastatina), via oral, na dose de 80 mg. Nesta semana exames laboratoriais da fração LDL-C voltaram a alterar-se motivando o clínico a introduzir na terapêutica hipocolesterolêmica a resina de troca iônica colestiramina por via oral de 6/6 horas. Após duas semanas de tratamento global com todos os agentes a paciente voltou a queixar-se de intolerância à realização de atividades físicas habituais (andar, levantar-se da cadeira, vestir-se, tomar banho etc.) com a precipitação frequente de dispneia e tosse. Conduzida a nova consulta o cardiologista constatou que a paciente além das queixas clínicas estava exibindo sinais de hipervolemia (edema de membros superiores e inferiores). Realizando-se uma nova ecocardiografia com doppler chegou-se a uma fração de ejeção do ventrículo esquerdo diminuída (FEVE < 30% do esperado). Justifique farmacocineticamente a redução da eficácia no tratamento da insuficiência cardíaca crônica na paciente agora com os níveis de LDL-C normalizados.

O segundo mecanismo pode envolver alterações da motilidade gastrintestinal induzidas por princípios ativos. Como a maioria dos fármacos é absorvida no intestino delgado, onde a superfície de absorção é de aproximadamente 200 m² a diminuição ou o aumento da velocidade com que o princípio ativo atinge o intestino pode diminuir (p. ex., agentes anticolinérgicos antimuscarínicos, tais como escopolamina e homatropina que diminuem a velocidade de esvaziamento gástrico) ou aumentar a velocidade (embora, não afete a extensão) de absorção do fármaco (p. ex., os agentes pró-cinéticos, como a metoclopramida ou domperidona).

Caso clínico 3[10]

Sra. F.O.E., 33 anos, gênero feminino, com histórico de manifestações de cefaleia de grave intensidade, frequentemente incapacitantes para suas atividades cotidianas acompanhadas por sintomas gastrintestinais (náuseas e vômitos), manifestações neurológicas transitórias (hemianopsia, parestesia, paresia, ataxia) e fenômenos associados (foto e fonofobia), procurou atendimento médico especializado cujo resultado foi o diagnóstico clínico de enxaqueca. O protocolo clínico prescrito para crises incluiu a metoclopramida 10 mg, via oral, com intervalos de doses de 8 horas, para as náuseas e vômitos, associada ao analgésico convencional paracetamol 1.000 mg, via oral, com intervalos entre as doses deste último de 6 horas. A paciente em consulta de retorno ao neurologista informou que aparentemente quando administrava a metoclopramida previamente ao paracetamol o efeito analgésico precipitava-se mais rapidamente quando comparado somente a administração isolada do paracetamol. Haveria uma justificativa farmacocinética para a impressão da paciente?

O terceiro mecanismo que pode afetar a absorção de um fármaco interagente é o pH do trato gastrintestinal. A maioria dos fármacos empregados na terapêutica são ácidos orgânicos fracos (p. ex., hidroclorotiazida, ácido acetilsalicílico, ácido nicotínico etc.) ou bases orgânicas fracas (p. ex., codeína, sibutramina, cafeína, pseudoefedrina etc.) que, em determinada faixa de pH do fluído tecidual, podem ionizar-se reversivelmente, dando origem a formas polares que, por serem pouco lipossolúveis, podem exibir dificuldade para serem absorvidos pelo processo mais comum que é a difusão simples ou passiva.

Do ponto de vista prático fármacos ácidos em meio de pH ácido ionizam-se pouco ficando predominantemente na sua forma não ionizada que sendo lipossolúvel é melhor absorvida e fármacos básicos em ambiente de pH básico também prevaleceriam suas formas não ionizadas lipossolúveis, mais facilmente absorvidas por difusão simples ou passiva. As interações medicamentosas ocorreriam por esse mecanismo quando agentes administrados simultaneamente alterariam o pH do fluído gastrintestinal, por exemplo, os antiácidos orais que elevariam o pH gastrintestinal retardando a velocidade de absorção (embora, não afetando a extensão) de agentes de caráter ácido. Ainda, dentro desse contexto o pH dos fluidos teciduais pode ser importante para a dissolução de um princípio ativo (p. ex., o antifúngico cetoconazol depende do pH ácido do estômago para dissolver-se sendo que a administração de agentes antiácidos como o bicarbonato de sódio poderia interferir na dissolução do mesmo reduzindo a extensão de absorção do agente antifúngico).[8]

Caso clínico 4[5]

Sr. J.D.Z., gênero masculino, 55 anos, agricultor, com histórico de doença do refluxo gastresofágico (DRGE) fruto de sua obesidade e sob tratamento com omeprazol em altas doses diárias (40 mg/dia de manhã em jejum) foi trazido as pressas a uma unidade de pronto atendimento apresentando um quadro difuso de rigidez dos músculos do pescoço e face, seguido de hiper-reflexia e hiperexcitabilidade, a tal ponto que, o menor estímulo determinava convulsões generalizadas, contratura da coluna vertebral e mandíbula, na sala de pronto atendimento. O paciente exibia-se cianótico decorrente ao comprometimento da musculatura intercostal e diafragmática gemendo de dor a cada nova crise, quadro que se instalara 30 minutos após a ingestão de uma substância química (estricnina) empregada como raticida, no galpão de milho da chácara, e que sempre fora adquirida em uma casa agrícola de sua localidade. O paciente foi imediatamente hospitalizado e condutas clínicas incluíram a administração intravenosa de diazepam para combater o quadro convulsivo. O quadro de intoxicação do paciente poderia ter sofrido alguma interferência em função da terapia com o omeprazol?

Caso clínico 5[11]

Sra. R.O.A., gênero feminino, 55 anos, com histórico de diabetes tipo II em tratamento com metformina procurou clínica ginecológica especializada, queixando-se de prurido vulvar intenso, leucorreia, dispareunia, disúria, edema e eritema vulvovaginal. No exame físico da paciente foi possível observar a presença de lesões satélites vulvares na forma de escoriações. Exames de cultura foram positivas para espécie Candida albicans. O tratamento da candidíase consistiu na prescrição de cetoconazol por via oral, por 14 dias. Associada à prescrição do agente antifúngico, a paciente foi encaminhada a um serviço especializado em endocrinologia para o acompanhamento do quadro de diabetes. Após 10 dias de tratamento a paciente retornou à consulta ginecológica queixando-se do quadro clínico inicial de candidíase sem aparente melhora do quadro, apesar do tratamento oral com o antifúngico. A paciente, nessa nova consulta confidenciou ao médico que passara a utilizar, concomitantemente, preparados antiácidos orais não sistêmicos (hidróxido de magnésio e alumínio), pois a medicação antifúngica estaria precipitando desconforto abdominal. O uso dos antiácidos associados à medicação antifúngica poderia levantar hipótese de fator interagente responsável pela ineficácia da terapia antifúngica?

Um quarto mecanismo que pode afetar a absorção de um fármaco envolveria a atividade de proteínas carreadoras ou transportadoras, presentes nas membranas celulares dos enterócitos. A glicoproteína P abreviada por Pgp (azul) é uma proteína da membrana citoplasmática responsável pelo transporte ativo de uma ampla variedade de xenobióticos (p. ex., *fármacos*), através de várias membranas do intestino delgado. Tudo leva a crer que a função dessa glicoproteína seria de proteção, de modo que xenobióticos seriam transportados para longe dos tecidos (p. ex., do interstício intestinal para o lúmen intestinal) ou para o interior de sistemas excretores (p. ex., bile). Muitos fármacos foram identificados como substratos da Pgp, por exemplo, o digitálico digoxina. É importante ressaltar que a concentração da Pgp nos enterócitos aumenta ao longo do trajeto do trato gastrintestinal, atingindo uma concentração máxima no cólon. Contudo, *níveis importantes de Pgp também são observados no intestino delgado* (Figura 29.6).

A inibição da Pgp intestinal acarreta a redução das "defesas" e, consequentemente, aumento da absorção, enquanto a indução da função da Pgp acarreta aumento das "defesas" e, consequentemente, diminuição da absorção. Observa-se que muitos agentes aumentam ou diminuem a função da Pgp intestinal. Alguns exemplos de indutores da expressão dessa proteína carreadora seriam a dexametasona, nefazodona e a rifampicina. Exemplos de inibidores da função carreadora da Pgp intestinal incluiriam a amiodarona, eritromicina e o propranolol.[8]

Um quinto mecanismo de interações medicamentosas envolvendo a absorção de fármacos seria representada por enzimas oxidativas do citocromo P450 (esse tema está abordado adiante na biotransformação de fármacos). A CYP3A4 é uma isoforma das oxidases, que participa na biotransformação de uma série de princípios ativos medicamentosos. Essa enzima está situada nos enterócitos intestinais encontrando-se em concentrações progressivamente menores da porção proximal do intestino delgado (duodeno) até o cólon. Para princípios ativos, que são substratos para a ação enzimática da CYP 3A4 e que possuam uma alta taxa de *clearance* (depuração), a absorção oral pode ser limitada por esse metabolismo intestinal. A exemplo da Pgp, a função da isoenzima CYP 3A4 pode ser inibida ou induzida, resultando em uma diminuição ou aumento do substrato medicamentoso, disponível para absorção sistêmica.[8]

Existiria uma "cooperação" entre a Pgp intestinal e a enzima do CYP 3A4 ocorrendo de duas maneiras: 1) existiria uma importante sobreposição na extensa lista de medicamentos que atuam como substratos para essas proteínas e, por essa razão, substratos medicamentosos da CYP 3A4 também seriam frequentemente substratos da Pgp; e 2) o aumento da função da Pgp apresentaria uma quantidade maior de princípio ativo às células intestinais, aumentando o metabolismo e diminuindo sua absorção.[8]

O sexto mecanismo de interações medicamentosas interferindo na absorção de fármacos seria a supressão da microbiota intestinal. Os microrganismos simbióticos do intestino delgado e grosso produzem enzimas (hidrolases e redutases) que podem

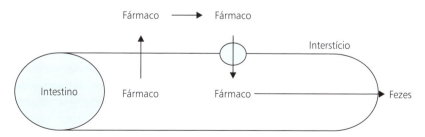

Figura 29.6 Ação da proteína carreadora Pgp intestinal no transporte reverso de um princípio ativo medicamentoso.

agir sobre substratos medicamentosos, antes deles sofrerem absorção, dando origem a metabólitos inativos, que são excretados nas fezes. O emprego de antimicrobianos pode alterar a microflora intestinal, interferir na absorção intestinal de alguns agentes que estariam passíveis de sofrer bioprocessamento prévio por enzimas dessa microbiota, resultando no aumento da biodisponibilidade oral. Por outro lado, a diminuição da microbiota oral também poderia diminuir o ciclo êntero-hepático de determinados princípios ativos bioprocessados que, deixando de ser reabsorvidos, teriam sua excreção fecal aumentada interferindo em sua atividade farmacológica.[8]

Caso clínico 6[12]

Sr. E.L.V., gênero masculino, 32 anos, com histórico de arritmia supraventricular (fibrilação atrial) controlada graças a terapia oral com digoxina procurou atendimento médico especializado queixando-se de febre, tosse, desconforto torácico e fraqueza levantando-se a hipótese diagnóstica de pneumonia. Aplicando-se o escore do índice de gravidade de uma pneumonia estratificou-se o paciente como do grupo II, sendo estabelecida a terapêutica ambulatorial com claritromicina, via oral, por sete dias. No sexto dia de tratamento com o agente antimicrobiano o paciente procurou atendimento cardiológico queixando-se de palpitações cardíaca, fraqueza, dispneia e tonturas. Na realização de eletrocardiograma observou-se ondas P com SÂP +30 a 90°, ciclo PP 100 bpm, complexos QRS com morfologia de BRD, eixo superior, ciclo RR de 27 bpm, ausência de enlace AV, ou seja, dissociação atrioventricular e reversão para ritmo sinusal com complexos QRS estreitos no final do D2 longo, traçado indicativo com bloqueio atrioventricular de 3° grau. Mediante os resultados interrompeu-se o tratamento com digoxina instituindo-se terapia específica antiarrítmica para o bloqueio atrioventricular. Justifique farmacocineticamente o surgimento do bloqueio atrioventricular decorrente a terapia associada entre a digoxina e a claritromicina.

Interações medicamentosas farmacocinéticas envolvendo a distribuição de fármacos

A distribuição de fármacos é um processo farmacocinético caracterizado pela saída de um fármaco da corrente para a intimidade dos tecidos transpondo os capilares teciduais (Figura 29.7).

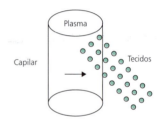

Figura 29.7 Distribuição tecidual de um princípio ativo graças ao gradiente de concentração plasmático.

Um princípio medicamentoso poderia ser encontrado de duas formas na corrente sanguínea: uma forma livre dissolvida no plasma e outra forma ligada a uma proteína plasmática.

Pode-se identificar vários subtipos de proteína plasmáticas, por exemplo: albumina (transporta fármacos fracamente ácidos); lipoproteínas (transportam fármacos como clorpromazina e imipramina); α1-glicoproteína ácida (transporta fármacos básicos); eritrócitos (transportam fármacos básicos); β-globulinas (transportam andrógenos e estrógenos); pré-albumina ligante da tiroxina (transporta hormônios tireoidianos) e transcortina (transporta glicocorticoides).[13]

A ligação dos fármacos às proteínas plasmáticas ocorrem por ligações iônicas (fracas), eletrostáticas (que orientam a atração inicial e a especificidade de orientação da molécula do fármaco para o sítio de união da molécula da proteína), ligações hidrofóbicas, pontes de hidrogênio e dipolo induzido (todas elas reforçando a ligação).[8]

O *fármaco livre na corrente sanguínea estaria passível de ser distribuído para os tecidos* para exercer sua ação farmacológica, biotransformado e excretado.

O principal mecanismo de interações medicamentosas envolvendo a distribuição de fármacos ocorreria pela afinidade de dois ou mais fármacos, pela ligação a mesma proteína plasmática, gerando, pela competição, o deslocamento de um ou ambos os princípios ativos para sua fração livre passível de ser distribuída.[13]

Do ponto de vista da interação medicamentosa, um fármaco com maior afinidade por um tipo de proteína plasmática pode deslocar um fármaco com menor afinidade pela mesma proteína plasmática e, portanto, aumentar a concentração livre deste incrementando sua distribuição tecidual consequentemente o efeito farmacológico sendo esse o primeiro mecanismo de interação envolvendo distribuição de fármacos[13] (Figuras 29.8 e 29.9).

O princípio, com cautela, tem sido frequentemente aplicado a medicamentos que são altamente ligados às proteínas plasmáticas, como alguns agentes anticoagulantes orais do grupo das cumarinas (p. ex., varfarina) ou antidiabéticos orais do grupo das sulfonilureias (p. ex., glibenclamida e clorpropamida) que apresentam baixo índice terapêutico, ou seja, a dose terapêutica está muito próxima à dose tóxica.

Caso clínico 7[14]

Sra. G.S.P, 58 anos, gênero feminino, dona de casa e com histórico de trombofilia (trombose venosa profunda) em tratamento com o anticoagulante oral cumarínico varfarina procurou serviço farmacêutico queixando-se de epistaxe persistente a mais de 6 horas. Na consulta a farmacêutica foi informada que a paciente estaria sob "tratamento" com um agente antimicrobiano obtido na "farmacinha doméstica" de uma vizinha para o combate de uma provável infecção urinária (cistite), e

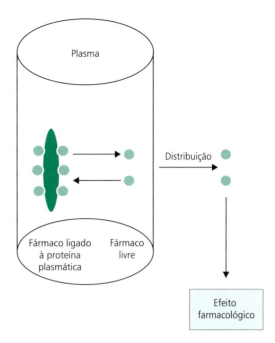

Figura 29.8 Comportamento farmacocinético de um princípio ativo na corrente sanguínea, de acordo com sua afinidade por uma proteína plasmática em específico (a proteína está representada pela figura em verde no plasma).

que o agente empregado seria o Bactrin® (sulfametoxazol associado ao trimetropim). Diante dos achados clínicos a Farmacêutica realizou a próprio punho uma carta de encaminhamento ao serviço de pronto socorro local que na entrada procedendo ao teste do tempo de protrombina e da relação normalizada internacional (RNI) confirmaram o quadro de hipoprotrombinemia. Justifique do ponto farmacocinético o encaminhamento da Farmacêutica com o episódio hemorrágico na Sra. G.S.P.

Interações medicamentosas farmacocinéticas envolvendo a biotransformação de fármacos

A biotransformação de fármacos é um processo farmacocinético caracterizado pela interação de substâncias químicas (fármacos)

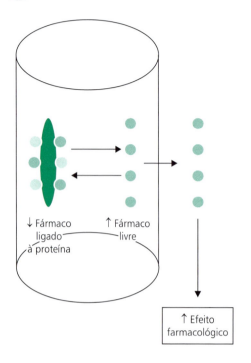

Figura 29.9 Comportamento farmacocinético de dois princípios ativos na corrente sanguínea que apresentam afinidade pela mesma proteína carreadora (o deslocamento do fármaco A de seu sítio de ligação à proteína plasmática pelo fármaco B poderia aumentar sua fração livre e, consequentemente, seu volume de distribuição tecidual com intensificação do efeito farmacológico).

com o organismo vivo intermediado por enzimas ou complexos enzimáticos presentes nos mais diversos órgãos ou tecidos, tais como: fígado, plasma, rins, pulmões e mucosa e luz intestinal.

As enzimas biotransformadoras de fármacos poderiam ser classificadas em microssomais (encontradas nos retículos endoplasmáticos celulares), não microssomais (encontradas no citosol das células e no plasma) e as enzimas oriundas da microbiota intestinal.

Vários seriam os objetivos da biotransformação de fármacos no organismo, podendo destacar-se a conversão de moléculas lipossolúveis em metabólitos hidrossolúveis, mais facilmente excretáveis e a conversão de pró-fármacos ou pró-drogas em metabólitos ativos.

Toda vez que se discute a biotransformação de fármacos aborda-se a eliminação de um princípio ativo do organismo (biotransformação e/ou excreção do mesmo), ou seja, a biotransformação de fármacos englobaria o *clearance* sistêmico de um agente no organismo:

$$\text{Clearance Sistêmico (CL)} = CL_{hepático} + CL_{renal} + CL_{outras\ vias} = L/h/70\ kg$$

$$\text{Clearance hepático} = \frac{\text{Taxa de eliminação hepática de um fármaco}}{\text{Concentração do fármaco no plasma}} = L/h/70\ kg$$

Concentração do fármaco no plasma

Quando se aborda o *clearance* hepático de qualquer agente farmacológico, analisa-se sua meia-vida biológica ($T_{1/2}$), pois o *clearance* sistêmico interfere diretamente com a meia-vida de um princípio ativo conforme a equação a seguir:

$$T_{1/2} = \text{logaritmo neperiano}\ (0,69) \times \frac{\text{Volume aparente de distribuição (Vda)}}{}$$

Clearance sistêmico

Portanto, qualquer interação medicamentosa que venha ocorrer envolvendo a biotransformação de fármacos poderia interferir com o tempo de permanência de um agente ou seu metabólito no organismo, pois o *clearance* sistêmico seria inversamente a $T_{1/2}$ de um fármaco.

As reações de biotransformação do ponto de vista químico seriam subdivididos em reações de fase I e reações de fase II.

As reações de fase I caracterizam-se pela capacidade de enzimas ou complexos enzimáticos introduzirem, ou retirarem ou substituírem radicais, ou funções orgânicas na molécula de um fármaco.

As reações de fase I poderiam se subdividir em reações de oxidação, redução e hidrólise.

As reações de oxidação seriam as mais importantes do grupo e ocorreriam por intermédio de enzimas conhecidas como oxidases ou enzimas do citocromo P450 ou mais modernamente como CYP. Elas introduziriam na molécula de um fármaco um átomo de oxigênio (oxidação do substrato) ou retirariam hidrogênio da molécula de um fármaco (desidrogenação do substrato). As oxidases (CYP) pertenceriam a uma grande família de isoformas que poderiam receber uma classificação específica. As enzimas do CYP podem ser responsáveis pela biotransformação (pelo menos parcialmente) de aproximadamente 75% de todos os fármacos, com a subfamília CYP 3A4 sendo responsável por cerca de 50% dessa atividade.[8]

Encontradas em animais as enzimas do CYP representam uma superfamília de proteínas metabolizadoras de xenobióticos (fármacos). Existem várias centenas de enzimas do CYP identificadas na natureza, cada uma delas sendo designada a uma família (1, 2, 3 etc.) e a uma subfamília (A, B, C, D etc.), de acordo com a similaridade na sequência de aminoácidos que ela compartilha com outras enzimas, e lhe é conferido um número específico (1, 2, 3 etc.). As subfamílias enzimáticas fundamentais dos seres humanos incluem a CYP1A, CYP2A, CYP2B, CYP2C, CYP2D, CYP2E e CYP3A.[8]

Cada isoenzima possui alguma seletividade, em relação a seus possíveis substratos medicamentosos. Por exemplo, a CYP 1A2 liga-se, preferencialmente, a moléculas de tamanho médio, planares e lipofílicas, enquanto a CYP2D6 liga-se, preferencialmente, a moléculas que possuem um átomo de nitrogênio básico.[8]

As enzimas do CYP podem ser tanto inibidas quanto induzidas por outros princípios ativos, levando ao aumento ou à diminuição da concentração sérica (juntamente com os efeitos associados), respectivamente.

O fenômeno de indução enzimática ocorre quando um princípio ativo provoca um aumento da quantidade de retículo endoplasmático liso em consequência do aumento da quantidade de enzimas afetadas do CYP nos tecidos. Essa "aceleração" dos sistemas enzimáticos do CYP pode levar dias para atingir sua atividade máxima e, da mesma forma, pode levar vários dias (até mesmo meses) para retornar ao normal após a interrupção do agente indutor.

A principal consequência do efeito indutor seria do aumento do *clearance* metabólico de um fármaco o que poderia diminuir sua $T_{1/2}$ reduzindo a concentração sanguínea e o tempo de permanência um princípio ativo no organismo consequentemente interferindo em sua eficácia[8] (equação a seguir).

$$\downarrow T_{1/2} = \frac{\text{logaritmo neperiano (0,69)} \times \text{Volume aparente de distribuição (Vda)}}{\uparrow \textit{Clearance} \text{ sistêmico}}$$

Entre os indutores clássicos pode-se destacar a carbamazepina (CYP1A2; 2B6; 2C8/9; 2C19; 3A4), o fenobarbital (CYP1A2; 2A6; 2B6; 2C8/9; 3A4), a fenitoína (CYP2B6; 2C8/9; 2C19; 3A4), a nevirapina (CYP2B6; CYP3A4); a primidona (CYP1A2; 2B6; 2C8/9; 3A4) e a rifampicina (CYP1A2; 2A6; 2B6; 2C8/9; 2C19; 3A4).

Portanto, se um indivíduo for usuário de fenobartbital, todas as rotas metabólicas descritas anteriormente (CYP1A2; 2A6; 2B6; 2C8/9; 3A4) poderiam estar com sua expressão enzimática aumentada para princípios ativos, substratos naturais dessas enzimas oxidativas do CYP gerando interações medicamentosas.

Caso clínico 8[15]

Sra. P.T.A., gênero feminino, 23 anos, universitária, noiva, estudando e residindo em república distante de sua cidade (1.200 km), e a mais de três meses sem ver seus entes queridos pessoalmente, procurou serviço de atenção farmacêutica queixando-se de náuseas e vômitos matutinos que, nas últimas semanas, vinham comprometendo suas atividades acadêmicas. Na anamnese a profissional farmacêutica descartando distúrbios gastrointestinais tomou ciência que a Sra. P.T.A. fazia uso regular de anticoncepcional oral a base de estrógeno. Uma observação digna de nota dada pela paciente é que a mesma teria feito uso por conta própria de um agente antimicrobiano (rifampicina) para tratar uma "provável" faringite infecciosa à quatro semanas. Tal medicação teria sido obtida da "farmacinha" de uma colega de república que tratara um quadro de tuberculose no passado. Diante das informações a Farmacêutica fez uma carta de encaminhamento para o serviço de ginecologia e obstetrícia local, o que deixou a Sra. P.T.A. muito contrariada pois seu intuito era sair medicada com um agente antiemético da Farmácia. Semanas após esse encontro a Sra. P.T.A. retornou à Farmácia para adquirir produtos de higiene pessoal e conversando com a Farmacêutica informou que estava grávida. Justifique farmacocineticamente a gravidez da Sra. P.T.A.

O fenômeno de inibição enzimática do CYP pode ocorrer por vários mecanismos. Mais comumente, um inibidor do CYP liga-se competitivamente (e reversivelmente) ao sítio ativo (catalítico) da enzima, consequentemente, impede que o substrato se ligue ao mesmo sítio, impedindo-o de ser metabolizado. Dados recentes demonstram que algumas enzimas do CYP podem possuir várias regiões de ligação em cada enzima. Cada região pode ligar-se preferencialmente a um diferente conjunto de substratos. Portanto, embora um princípio ativo certamente iniba o metabolismo de outro pelo CYP3A4, ele pode não inibir o metabolismo de outro medicamento pelo CYP3A4.[8]

Além da competição por um sítio enzimático, os medicamentos podem inibir a atividade enzimática ligando-se a outros sítios catalíticos das enzimas que não aquele ao qual o substrato se ligaria, por essa razão, produzem uma alteração na estrutura funcional ou física da enzima afetando sua atividade catalítica.

Caso clínico 9[16]

Sr. Z.K.G., gênero masculino, 62 anos, tabagista (> 20 cigarros/dia), portador de hipertrofia prostática benigna e com diagnóstico de DPOC grave (Volume Expiratório Forçado no 1° segundo (VEF1)/Capacidade Vital Forçada < 0,7; 30 ≤ VEF1 < 50% e índice de dispneia da Medical Research Council = 3) está sob tratamento com broncodilatador de longa duração (salmeterol), anticolinérgico antimuscarínico de longa duração (tiotrópio) e teofilina de liberação prolongada, esta última por via oral. O mesmo foi trazido por familiares a uma unidade de pronto atendimento exibindo náuseas, vômitos, dor abdominal, insônia, inquietação, taquicardia, hipotensão e tremores musculares. Os familiares informaram que aparentemente o paciente teria sofrido uma convulsão em casa. Diante dos achados clínicos e do histórico medicamentoso o plantonista levantou a hipótese de hiperteofilinemia, suspendendo temporariamente a medicação. Na alta hospitalar o paciente informou que na semana anterior teria realizado um tratamento antimicrobiano a base de um composto quinolônico (ciprofloxacino) para combater uma pielonefrite. Existe alguma correlação entre a medicação utilizada e o emprego do ciprofloxacino no quadro de hiperteofilinemia do paciente?

Um princípio ativo pode-se ligar irreversivelmente a uma enzima. Nessa caso, não é a concentração do substrato ativo no sítio enzimático que é importante e sim a quantidade do inibidor enzimático presente no tecido, pois uma vez o inibidor ligado esta interação não se desligará.

A principal consequência do efeito inibidor seria a diminuição do *clearance* metabólico de um fármaco, o que poderia aumentar sua $T_{1/2}$ incrementando sua concentração sanguínea e o seu tempo de permanência no organismo consequentemente interferindo na sua toxicidade (equação a seguir).

$$\uparrow T_{1/2} = \text{logaritmo neperiano } (0,69) \times \frac{\text{Volume aparente de distribuição (Vda)}}{\downarrow \text{Clearance sistêmico}}$$

Vários agentes apresentariam um perfil inibidor enzimático de rotas metabólicas no organismo como ácido mefenâmico (CYP2C8/9); ácido nalidíxico (CYP1A2); atazanavir (CYP3A4); cetoconazol (CYP1A2, 2C8/9; 3A4); ciprofloxacino (CYP1A2); claritromicina (CYP3A4); clorpromazina (CYP2D6); delavirdina (CYP2C8/9, 2C19, 2D6); fluconazol (CYP2C8/9, 2C19).

Caso clínico 10[17]

A fibrilação atrial (FA) é a arritmia sustentada mais frequente na prática clínica. Sua incidência e prevalência aumentam à medida que a população envelhece, dobrando a cada década de vida após os 50 anos de idade. A FA está associada ao aumento do risco de acidente vascular cerebral (AVC), insuficiência cardíaca e mortalidade total. O AVC é a terceira causa de óbito em países desenvolvidos, sendo a principal causa de incapacitação grave de longo prazo, gerando um impacto negativo nos custos do tratamento. Pelo menos um em cada cinco AVCs tem como causa a FA. Ademais, o AVC secundário a um evento tromboembólico em um paciente portador de FA, normalmente é mais grave e incapacitante que um AVC de origem isquêmica. Sr. F.K.H., gênero masculino, 58 anos, diabético do tipo II e com histórico de insuficiência cardíaca crônica classe funcional I e portador de fibrilação atrial está sob tratamento com metformina, enalapril, nebivolol e varfarina. Numa manhã destas procurou o serviço de atenção farmacêutica exibindo quadro de sangramento gengival e epistaxe persistentes. Na anamnese do paciente a Farmacêutica ficou sabendo que o mesmo na semana anterior passara a empregar por conta própria cimetidina (Tagamet®) para tratar uma gastrite crônica de origem "nervosa". Diante dos achados clínicos a Farmacêutica orientou o paciente interromper imediatamente a administração de cimetidina e, por meio de uma carta de encaminhamento o mesmo procurou uma unidade de pronto socorro que constatou um quadro de hipoprotrombinemia (a partir de achados dos testes de tempo de protrombina e relação normalizada internacional). Qual agente na terapêutica medicamentosa do paciente poderia ser responsabilizado pelo quadro pelo aumento da atividade anticoagulante da varfarina?

Interações medicamentosas farmacocinéticas envolvendo a excreção de fármacos

A excreção de fármacos é um processo farmacocinético caracterizado pela saída de um fármaco ou seu metabólito da intimidade da corrente sanguínea para fora do organismo.

Um fármaco ou seu metabólito poderiam ter como rota de saída do organismo através dos rins (urina), fígado (bile), pulmões (ar expirado), glândulas mamárias (leite materno) e glândulas sudoríparas (suor).

Toda vez que se discute a excreção de fármacos ou seus metabólitos aborda-se a eliminação de um princípio ativo do organismo (biotransformação e/ou excreção dele), ou seja, a excreção de fármacos englobaria o *clearance* sistêmico de um agente no organismo. Por exemplo, quando se fala de *clearance* renal podem-se tecer as seguintes considerações:

$$\textit{Clearance sistêmico (CL)} = CL_{hepático} + CL_{renal} + CL_{outras\ vias} = L/h/70\ kg$$

$$\textit{Clearance renal} = \frac{\text{Taxa de eliminação renal de um fármaco}}{\text{Concentração do fármaco}} = L/h/70\ kg$$

O *clearance* renal de agentes farmacológicos que sejam excretados pelos rins influenciaria na sua meia-vida biológica ($T_{1/2}$), pois o *clearance* sistêmico interferiria diretamente com a meia-vida de um princípio ativo conforme a equação a seguir:

$$T_{1/2} = \frac{\text{logaritmo neperiano } (0,69) \times \text{Volume aparente de distribuição (Vda)}}{\textit{Clearance} \text{ sistêmico}}$$

Portanto, qualquer interação medicamentosa que venha ocorrer envolvendo a excreção de fármacos por via renal, hepática ou pulmonar poderia interferir com o tempo de permanência de um agente ou seu metabólito no organismo, pois o *clearance* sistêmico seria inversamente proporcional a $T_{1/2}$ de um fármaco ou seu metabólito.

Existem vários mecanismos envolvidos na interação medicamentosa, envolvendo a excreção de fármacos.

O primeiro mecanismo[8] ocorreria nos rins pela influência do pH do filtrado tubular renal. A maioria dos fármacos empregados na terapêutica são ácidos orgânicos fracos (p. ex., hidroclorotiazida, ácido acetilsalicílico, ácido nicotínico etc.) ou bases orgânicas fracas (p. ex., codeína, sibutramina, cafeína, pseudoefedrina etc.) que em determinada faixa de pH do fluído tecidual podem ionizar-se reversivelmente dando origem a formas polares que por serem pouco lipossolúveis podem exibir dificuldade para serem reabsorvidos pelos túbulos renais pelo processo mais comum que é a difusão simples ou passiva.

Do ponto de vista prático fármacos ou metabólitos *ácidos em meio de pH ácido ionizam-se pouco ficando predominantemente na sua forma* molecular que sendo lipossolúvel é mais bem reabsorvida pelos túbulos renais e fármacos básicos em ambiente de pH básico também prevaleceriam suas formas moleculares lipossolúveis mais facilmente reabsorvidas ao longo dos túbulos renais por difusão simples ou passiva.

A indução de uma urina mais alcalina (p. ex., por meio do emprego de antiácidos sistêmicos como bicarbonato de sódio ou inibidores da anidrase carbônica como a acetazolamida) diminui a capacidade de princípios ativos de caráter básicos (p. ex., quinidina) permanecer nos túbulos renais e serem excretados para a urina, aumentando a reabsorção tubular renal passiva e, consequentemente, aumentando sua concentração sérica.

O oposto é verdadeiro, quando o filtrado tubular é ácido (p. ex., por meio do emprego de cloreto de amônio ou mandelato de metenamina) diminui a capacidade de princípios ativos de caráter ácido (p. ex., ácido salicílico) permanecer nos túbulos renais e serem excretados para a urina, aumentando a reabsorção tubular renal passiva e, consequentemente, sua concentração sérica. Esse mecanismo (alteração do pH urinário) não é uma grande preocupação no que diz respeito a interações medicamentosas indesejadas, mas tem sido explorado como um processo de desintoxicação para eliminar o excesso de fármacos do corpo.

Caso clínico 11[18]

M.G.A., gênero masculino, 37 anos, com histórico clínico de epilepsia (crises de grande mal) foi trazido por familiares apresentando inconsciência, bradicardia, bradipneia, hipotermia, pupilas midriáticas e não responsividade a estímulos externos. Na realização da gasometria constatou-se clinicamente acidose respiratória. Os parentes que acompanhavam o paciente traziam em mãos uma caixa vazia de Gardenal® (fenobarbital) com todos os seus blísteres violados dando a entender a ingestão intencional de vários comprimidos. Diante da hipótese diagnóstica de intoxicação aguda barbitúrica foram adotadas medidas de suporte ventilatório e circulatório junto com administração intravenosa de solução de bicarbonato de sódio a 10 % na dose de 1 mEq/kg, em 24 h com o monitoramento do pH sanguíneo. Diante de seus conhecimentos de farmacocinética justifique o emprego do bicarbonato de sódio no quadro de intoxicação do paciente.

Caso clínico 12[5]

Sr. M.L.D.T., gênero masculino, 2 anos, filho de agricultor, foi trazido às pres-

sas a uma unidade de pronto atendimento pelos familiares apresentando um quadro difuso de rigidez dos músculos do pescoço e face, seguido de hiper-reflexia e hiperexcitabilidade a tal ponto que o menor estímulo determinava convulsões generalizadas, contratura da coluna vertebral e mandíbula na sala de pronto atendimento. O paciente exibia-se cianótico decorrente ao comprometimento da musculatura intercostal e diafragmática gemendo de dor a cada nova crise, quadro que se instalara 30 minutos após a ingestão acidental de uma substância química (estricnina) empregada como raticida no galpão de milho da chácara e que sempre fora adquirida em uma casa agrícola de sua localidade. O paciente foi imediatamente hospitalizado e dentre várias condutas clínicas incluíram a administração intravenosa de cloreto de amônio (NH4Cl), que se nos rins dissocia-se em cátion lábil de amônio (NH4$^+$) e ânion fixo cloreto (Cl$^-$) e posteriormente em amônia (NH3) e cátion hidrogênio (H$^+$) acidificando a urina. Do ponto de vista farmacocinético justifique o emprego de cloreto de amônio na intoxicação pediátrica pela estricnina.

Caso clínico 13[19]

Sr. J.O.H., gênero masculino, 22 anos, jogador de futebol e principal estrela de uma equipe desportiva de expressão nacional tem jogo marcado para o domingo para uma grande final do campeonato brasileiro. Em razão de quadro leve de resfriado fez uso na véspera por conta própria (sexta-feira e sábado) de preparados antigripais a base de pseudoefedrina para combater a congestão nasal decorrente a viremia respiratória (rinite). No domingo de manhã na concentração seu preparador físico entrou em desespero ao deparar-se com a embalagem do preparado antigripal oral (Winter AP®) ingerido pelo atleta nos últimos três dias. Como era de fundamental importância a participação do mesmo no jogo da tarde daquele domingo orientou a atleta a ingerir ao longo do dia uma solução de água gelada misturada com bicarbonato de sódio e principalmente durante a partida com o objetivo de tentar burlar o exame antidoping caso o atleta fosse sorteado no fim da partida. Justifique do ponto farmacológico o procedimento de má fé adotado pela comissão técnica do clube.

O segundo mecanismo[8] renal que justificaria a possibilidade de interações medicamentosas seria a presença de proteínas carreadoras ou transportadoras de membrana nos túbulos contorcidos proximais e que seriam responsáveis pela secreção ativa tubular de princípios ativos da circulação dos capilares peritubulares para o interior dos túbulos renais (Figura 29.10). Essas proteínas carreadoras seriam específicas para cada tipo de substrato de acordo com suas características químicas (p. ex., ácidos orgânicos fracos, bases orgânicas fracas, glicosídeos cardíacos etc.).

A probenecida serve como um exemplo clássico de princípio ativo que altera a secreção ativa tubular de outros fármacos do plasma para o filtrado tubular renal, pela competição com outros princípios ativos (p. ex., penicilinas) por sítios de transporte ativo em células epiteliais tubulares proximais.

Caso clínico 14[20]

Sr. F.E.R.A.D., gênero masculino, 27 anos, noivo, universitário, procurou atendimento médico por exibir corrimento uretral purulento e disúria (dor ao urinar) que se iniciara há cinco dias. Interrogado, confidenciou ter tido relações sexuais na semana anterior com uma "garota de programa" quando participava de um congresso em uma cidade litorânea do nordeste não empregando preservativo. Não referiu outros dados relevantes. O exame clínico objetivo foi normal, não evidenciando lesões nos genitais externos. O exame bacterioscópico, realizado no momento da consulta, revelou abundantes cocos gram-negativos

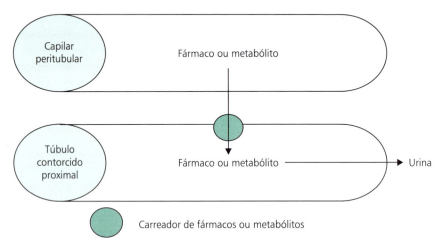

Figura 29.10 Transporte ativo de um fármaco pela proteína carreadora ou transportadora de membrana presente no epitélio do túbulo contorcido proximal (secreção ativa tubular).

que levantaram a hipótese da doença sexualmente transmissível blenorrágica. Além de medidas de abstinência sexual e exames para rastreamento do vírus HIV foi prescrito uma associação de penicilina + probenecida dentre as inúmeras disponíveis no mercado (Gonocilin®; Gonol®; Gonopac®; Gonorrel´s®; Probecilin®). O paciente angustiado revelou ainda que a dois dias tinha mantido relações sexuais com sua noiva. Justifique farmacocineticamente a associação entre as penicilinas com a probenecida.

Caso clínico 15[21]

Sr. C.I.F., gênero masculino, 52 anos, teve diagnóstico de tumor ósseo primário sem metástase óssea ou pulmonar. A análise microscópica da biópsia revelou células mesenquimais neoplásicas formadoras de tecido ósseo imaturo com matriz osteoide que confirmaram o diagnóstico de osteossarcoma. O esquema inicial de tratamento consistiu na administração de metrotexato na dose de 12 g/m^2 de superfície corpórea, com leucovorina de resgate (a leucovorina é uma forma reduzida dos folatos utilizada para reverter o bloqueio metabólico induzido pelo metotrexato em células normais), para obtenção de um pico de concentração sérica de 1 × 10^{-3} mol/L. O paciente em questão tinha histórico de gota estando sob tratamento com o agente uricosúrico probenecida oriundo de uma prescrição magistral. Após 72 horas de tratamento o paciente começou a exibir náuseas, vômitos, anorexia, estomatite, ulcerações e hemorragia gastrintestinal grave, tosse não produtiva, febre, dispneia e sinais de hipervolemia decorrente a alterações da função renal. Os níveis séricos monitorados do metrotexato revelaram 0,1 micromol sugerindo níveis tóxicos. Justifique farmacocineticamente a intoxicação do paciente.

O terceiro mecanismo[8] de interações medicamentosas afetando a excreção de fármacos pelos rins envolveria mecanismos fisiológicos de fluxo sanguíneo renal. O parênquima renal apresenta enzimas constitutivas do grupo das cicloxigenases (COX), nesse caso, a COX do subtipo 2 (COX-2) que fisiologicamente regularia a síntese de prostaciclinas (PGI2) envolvidas na arteriodilatação renal e, consequentemente, o aumento do fluxo sanguíneo nos rins.

Alguns princípios ativos poderiam aumentar ou diminuir o fluxo sanguíneo renal e, consequentemente, causar maior ou menor excreção renal, respectivamente. O anti-inflamatório não esteroidal (AINE) indometacina é um exemplo destes agentes que poderia diminuir a produção de prostaciclinas renais pela inibição da COX-2 interferindo no fluxo sanguíneo renal e excreção de algumas classes de agentes farmacológicos.

Interações medicamentosas de caráter farmacodinâmico

As interações medicamentosas farmacodinâmicas decorrem de efeito sinérgico ou antagônico entre fármacos coadministrados no sítio da atividade biológica ou biofase (receptor, enzima etc.), envolvendo os mecanismos pelos quais os efeitos desejados se processam e, assim, alterando a ação de um ou ambos os medicamentos. Um fármaco pode aumentar o efeito do agonista (sinergismo) por estimular a receptividade de seu receptor celular ou inibir enzimas que o inativam no local de ação. A diminuição de efeito (antagonismo) pode dever-se à competição pelo mesmo receptor, tendo o antagonista puro maior afinidade e nenhuma atividade intrínseca. Um exemplo de interação sinérgica benéfica no mecanismo de ação é o aumento do espectro bacteriano de amoxicilina associado ao clavulanato de sódio, em que este último inibiria betalactamases que inativariam a amoxicilina; assim como a associação de amoxicilina com a claritromicina no tratamento da úlcera péptica gástrica ou duodenal pela bactéria H. pylori. Já o antagonismo benéfico ocorre no uso de naloxona frente à toxicidade respiratória dos analgésicos opioides (p. ex., morfina) ou a vitamina K frente a casos hemorrágicos induzidos pela intoxicação por anticoagulantes cumarínicos como a varfarina.[1]

Caso clínico 16[5]

Sr. D.E.D., gênero masculino, 55 anos, com histórico de doença arterial coronária assintomática (achados ultrassonográficos) e portador de asma brônquica controlada graças à terapêutica de manutenção com formoterol associado com corticoide inalatório veio à consulta de rotina onde foi constatado quadro de hipertensão arterial sistêmica primária estágio I (PAS = 155 mmHg e PAD = 95 mmHg). Empregando-se a escala de risco cardiovascular global para doenças cardiovasculares estratificou-se o paciente com moderado risco cardiovascular sendo instituída a monoterapia inicial com um agente betabloqueador (carvedilol) associado a modificação dos hábitos de vida (atividade física regular, normopeso, redução da ingesta de sal de cozinha, dieta hipocalórica etc.). Ao chegar à sua Farmácia de confiança foi alertado por sua Farmacêutica sobre o risco do início de tratamento com o carvedilol tendo em vista o mesmo ser portador de doença asmatiforme. Mediante as orientações do profissional, o paciente retornou com uma ficha de encaminhamento farmacêutico ao médico prescritor, cujo conteúdo alertava sobre o risco da associação entre o carvedilol e o formoterol. Justifique farmacodinâmicamente a interferência da Farmacêutica na prescrição médica inicial anti-hipertensiva.

Caso clínico 17[5]

Sra. F.V.E., gênero feminino, 59 anos, viúva, com transtornos psiquiátricos (alcoolismo) foi encontrada em sua residência e trazida a sala de emergência apresentando inconsciência não responsiva a estímulos externos. Os familiares que a acompanhavam traziam em mãos uma caixa de Frontal® 1,0 mg (alprazolam) vazia com seus trinta blísteres violados dando a entender uma ingestão intencional de vários comprimidos desse agente. O clínico diante da hipótese diagnóstica de intoxicação por benzodiazepínico prescreveu flumazenil na dose inicial 0,2 mg, administrada por via IV, em 15 segundos. Como não se obteve um grau desejado de consciência após 60 segundos, foi administrada uma segunda dose (0,1 mg). Doses subsequentes de 0,1 mg foram necessárias repetidas em intervalos de 60 segundos, até 1 mg, em que a paciente começou a exibir um grau desejado de consciência. Justifique farmacologicamente o emprego do flumazenil.

Caso clínico 18[22]

Sra. J.U.N.T.A., gênero feminino, 59 anos, diabética tipo II, exibindo evidente quadro de obesidade (IMC = 31 kg/m^2) e portadora de hipertensão arterial sistêmica primária controlada graças a monoterapia com lisinopril (PAS = 125 mmHg e PAD = 80 mmHg) foi a consulta reumatológica em decorrência a dor e rigidez articular que estavam afetando suas noites de sono e suas atividades domésticas. Informou ainda que sentia crepitações audíveis e palpáveis das articulações periféricas de joelhos, ombros e cotovelos segundo a mesma manifestas na forma de rangidos ou estalidos. Diante dos achados clínicos levantou-se a hipótese diagnóstica de osteartite sendo prescrita terapêutica anti-inflamatória não esteroidal a base de indometacina para o controle da dor e da inflamação entre outros agentes. Após 4 semanas de tratamento a paciente referiu uma melhora clínica dos sinais e sintomas inflamatórios articulares, porém em uma consulta farmacêutica onde aferiu a PA ficou sabendo que a mesma estava novamente alterada (PAS = 150 mmHg e PAD = 95 mmHg). A terapêutica anti-inflamatória poderia ser responsabilizada pela queda da eficácia anti-hipertensiva com o lisinopril?

Caso clínico 19[8]

Sr. P.R.P., gênero masculino, 61 anos, diabético tipo II, asmático e pós-infartado está sob tratamento com o nitrato orgânico dinitrato de isossorbida, via oral. Ele tem um relacionamento estável e muito feliz com sua companheira de muitos anos. Ultimamente o mesmo tem percebido que infelizmente tem apresentado impotência sexual, por causa do distúrbio erétil. Nessa semana procurou atendimento na farmácia e conversando com um farmacêutico de confiança informou de seu problema afetivo, que, analisado pelo profissional farmacêutico emitiu um parecer preocupante, pois se o mesmo viesse a utilizar um agente inibidor da fosfodiesterase 5 como o sildenafil, tadalafil, vardenafil ou lodenafil correria um sério risco de sofrer um infarto agudo do miocárdio ou um acidente vascular cerebral isquêmico. Justifique o alerta dado pelo farmacêutico em decorrência da possibilidade de interação entre inibidores da fosfodiesterase do tipo 5 com os agentes antianginosos nitratos orgânicos.

Interações medicamentosas de efeito

Interações medicamentosas de efeito ocorrem quando dois ou mais fármacos em uso concomitante têm ações farmacológicas similares ou opostas, atuando em sítios e por mecanismos diferentes. Podem produzir sinergismo ou antagonismos sem modificar a farmacocinética ou o mecanismo de ação dos fármacos envolvidos (Tabela 29.1). Por exemplo, potencialização do efeito sedativo de hipnóticos benzodiazepínicos e anti-histamínicos pelo álcool etílico.[1]

Caso clínico 20[23]

Sr. S.O.N.C., gênero masculino, 63 anos, aposentado, foi trazido à unidade de pronto atendimento exibindo um quadro difuso de confusão mental, desorientação, fraqueza muscular que motivou a queda involuntária do mesmo na cozinha de sua cozinha com corte profundo na testa ao bater na quina da pia. O paciente era usuário crônico de diazepam (controle de transtorno de ansiedade generalizada) e neste domingo fizera ingestão de álcool etílico em um almoço de família precipitando a atual episódio. Justifique farmacologicamente o quadro clínico do paciente.

Interações medicamentosas com álcool etílico

Beber socialmente pertence ao comportamento de diversas sociedades. Deter-

Tabela 29.1 Exemplos de antagonismos de efeito

Tipo de fármaco	Efeito biológico	Tipo de fármaco	Efeito biológico
Histamina (agonista receptor H1)	Broncoconstrição	Salbutamol (agonista receptor β-2)	Broncodilatação
Fenilefrina (agonista receptor α-1)	Vasoconstrição	Ritodrina (agonista receptores β-1 e β-2)	Vasodilatação
Adrenalina (agonista receptores α-1, α-2, β-1 e β-2)	Cronotropismo e inotropismo positivo	Verapamil (bloqueador canais de cálcio)	Cronotropismo e inotropismo negativo
Fenilefrina (agonista receptor α-1)	Contração uterina	Salbutamol (agonista receptor β-2)	Relaxamento uterino
Metoclopramida (Antagonista receptor D-2)	Aumento do tônus e peristaltismo gástrico	Homatropina (antagonista receptor M-3)	Diminuição do tônus e peristaltismo gástrico
Fenilefrina (agonista receptor α-1)	Dilatação pupilar (midríase)	Pilocarpina (agonista receptor M-3)	Contração pupilar (miose)
Tropicamida (antagonista M-3)	Dilatação pupilar (midríase)	Carbacol (agonista receptor M-3)	Contração pupilar (miose)

Nota: M-3: receptor muscarínico do subtipo 3; D-2: receptor dopaminérgico do subtipo 2.

minar o limite entre o beber social, o uso abusivo ou nocivo de álcool e o alcoolismo (síndrome de dependência do álcool) é difícil, pois são pequenas as diferenças, que variam de pessoa para pessoa e de cultura para cultura. Estima-se que cerca de 10% das mulheres e 20% dos homens façam uso abusivo do álcool; 5% das mulheres e 10% dos homens apresentam a Síndrome de Dependência do Álcool ou alcoolismo. Sabe-se também que o álcool está relacionado com 50% dos casos de morte em acidentes automobilísticos, 50% dos homicídios e 25% dos suicídios. Frequentemente, pessoas portadoras de outras doenças mentais (ansiedade, pânico, fobias, depressão) apresentam também problemas relacionados com o uso de álcool. Relatou-se que o uso indiscriminado do álcool está ligado a mais de 60 diferentes doenças, que incluem problemas coronários, cirrose e câncer. O número de mortes e de incapacitados pelo consumo de álcool em todo o mundo equivale à soma dos casos provocados pela pressão alta e pelo fumo.[24]

O uso recreacional do álcool é prevalente, aumentando os riscos de potenciais interações com variados medicamentos, sejam os isentos de prescrição médica (MIP) ou dependentes de prescrição (tarjados). O álcool etílico também está contido em preparações de alguns medicamentos, por vezes em concentrações próximas às de um drinque de bebida alcoólica. Essas interações, muitas vezes despercebidas ou negligenciadas, têm maior destaque em crianças, gestantes e idosos, em razão das características farmacocinéticas e sensibilidades diferenciadas nesses indivíduos, bem como pelo uso de terapêutica múltipla (polifarmácia), quase uma constante na terapêutica medicamentosa moderna. Muitos mitos precisam ser diferenciados de fatos concretos sobre as interações entre medicamentos e álcool, embora as evidências clínicas relacionadas com esse tema sejam discretas.[23]

Um conceito arraigado entre os leigos é de que não se deva utilizar qualquer quantidade de bebida alcoólica durante o tratamento com agentes antimicrobianos, porque prejudicaria a eficácia deles. Em verdade, não há em geral interferência com a ação de antimicrobianos. Outras razões, no entanto, podem justificar esta recomendação. A primeira é que parece ser ilógico estar sob tratamento para uma moléstia infecciosa e empregar bebidas alcoólicas com objetivo recreacional, especialmente se houver risco ingestão excessiva.[23]

Sabe-se que existe uma relação entre uso excessivo de álcool, tabaco, cocaína e maconha e suscetibilidade aumentada a infecções. Essas substâncias deprimiriam o sistema imune, portanto, o álcool exerceria um efeito imunomodulador negativo.[23]

Assim, não é proibitivo o uso social de álcool, pois não está relacionado com a perda de eficácia dos antimicrobianos em geral. Porém, o uso excessivo estaria definitivamente desaconselhado em um paciente convalescendo de um estado infeccioso.[23]

A reação *dissulfiram-like* ou *antabus-like* seria outra contraindicação específica ao uso de bebidas alcoólicas, concomitante ao de alguns antimicrobianos, como metronidazol, cloranfenicol e sulfas, pois causariam reação similar ao dissulfiram, em presença de álcool.[23]

Farmacocinéticas

As principais interações medicamentosas com o álcool seriam de natureza farmacocinética, em que determinados princípios ativos medicamentosos poderiam interferir com o metabolismo intermediário dessa substância ou onde esta substância poderia induzir ou inibir o bioprocessamento de outros princípios ativos ou toxinas.

O álcool etílico por ser muito lipossolúvel é absorvido, predominantemente no intestino delgado. Sua biodisponibilidade oral é próxima a 100%. Os alimentos podem retardar o esvaziamento gástrico, reduzindo a velocidade de absorção e produzindo menor alcoolemia e, consequentemente, tendo impacto em seus efeitos no sistema nervoso central. Esse agente distribui-se amplamente no corpo, atingindo concentrações cerebrais semelhantes às plasmáticas.[23]

O bioprocessamento do álcool pela mucosa intestinal (enterócitos) e fígado (hepatócitos) envolve duas enzimas: a álcool desidrogenase e a aldeído desidrogenase. A primeira metaboliza o álcool a aldeído acético, substância neurotóxica e carcinogênica. Em uma segunda etapa, o aldeído acético transforma-se em ácido acético que, por sua vez, é facilmente convertido em água e dióxido de carbono (Figura 29.11).

Enzimas do sistema citocromo P_{450} (CYP2E1) e catalase também bioprocessariam o álcool em aldeído acético. Porém, CYP2E1 somente ativar-se-ia após ingestão de grande quantidade de álcool, e a catalase seria responsável pelo bioprocessamento de uma pequena fração de álcool ingerido.

Infelizmente, o álcool também pode interagir com lípides (ácidos graxos), formando ésteres que precipitam o dano hepático e pancreático. A eliminação é regida pela cinética de ordem zero, ou seja, o fígado só conseguiria metabolizar uma parcela fixa na unidade de tempo, aproximadamente 10 mL por hora, em média. Se o indivíduo ingeriu 40 mL, a meia-vida será de 2 horas. Para 80 mL, a meia-vida será de 4 horas.

O álcool etílico é considerado um indutor enzimático clássico, alterando a expressão ou a atividade de algumas enzimas ou sistemas enzimáticos envolvidos na biotransformação de vários princípios ativos. Em uso crônico, aumenta a expressão enzimática tecidual induzindo ao maior bioprocessamento de alguns fármacos. Um aspecto interessante é que no caso de alcoolemia elevada pela ingestão aguda excessiva de álcool etílico, haveria uma competição por sistemas detoxificadores hepáticos, com diminuição da biotransformação de determinados fármacos ou toxinas. Pode-se citar o tratamento com álcool etílico na intoxicação pelo metanol um conhecido agente utilizado como contaminante de bebidas alcoólicas. O álcool etílico agiria bloqueando a metabolização do metanol, inibindo a desidrogenase alcoólica impedindo a formação dos derivados tóxicos oriundos do metabolismo do metanol.[23]

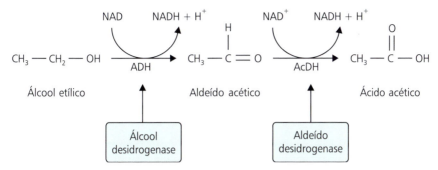

Figura 29.11 Esquema químico mostrando os mecanismos enzimáticos envolvidos no bioprocessamento do álcool etílico na mucosa gastrintestinal e fígado.

O álcool etílico pode induzir a enzima CYP2E1, responsável pela formação do metabólito hepatotóxico de paracetamol nessa rota oxidativa. Em função disso, por muito tempo, associou-se dano hepático a uso de paracetamol em pacientes alcoolistas. Porém, ensaios randomizados e controlados com placebo revelaram que a ingesta repetida de dose terapêutica de paracetamol durante 48 horas, por pacientes com alcoolismo grave, não produziu aumento das enzimas hepáticas aspartato-aminotransferase e alanina-aminotransferase, tempo de protrombina e outros parâmetros bioquímicos, nem manifestações clínicas adversas em comparação ao placebo[23].

Outros estudos demonstraram que, dose única de 1 a 2 gramas de paracetamol, administrada a pacientes alcoólicos para estudar a biotransformação, não precipitou dano hepático. Assim, o uso terapêutico de paracetamol em alcoolistas seria tolerável.[23]

Para controle de dor crônica nesses indivíduos, o paracetamol deve ser preferido ao uso prolongado de anti-inflamatórios não esteroides. Interação pouco comum é a que ocorre entre álcool e dissulfiram, caracterizada por rubefação, cefaleia, náuseas e vômitos, e taquicardia (reação Antabuse).

Com base nisso, o dissulfiram tem sido usado no manejo de pacientes com dependência alcoólica. Esse agente interfere no metabolismo do álcool por meio da inibição irreversível da enzima acetaldeído desidrogenase, levando ao aumento de acetaldeído, responsável pelos sintomas desagradáveis que tentam incutir no paciente uma resposta aversiva associada ao consumo de álcool e o mal-estar (Figura 29.12).

Caso clínico 21[25]

Sra. B.E.C., gênero feminino, 24 anos, universitária procurou serviço de atendimento médico queixando-se de uretrite, dificuldade para urinar, prurido genital e corrimento de odor desagradável. Na anamnese informou ter tido relação sexual com colega de classe sem a devida proteção. Resultados microbiológicos confirmaram tricomoníase. Além da abstinência sexual o tratamento consistiu na prescrição de metronidazol, 400 mg, 12/12hs, por sete dias, via oral. Como era uma acadêmica que gostava de frequentar festas de república naquela semana participou de um encontro de ex-alunos da Faculdade ingerindo uma grande quantidade de bebidas alcoólicas. Durante a festa começou a passar mal exibindo cefaleia, rubor cutâneo, fogachos, tonturas, fraqueza, palpitações cardíaca, náuseas e ansiedade que motivaram suas colegas abandonarem a festa conduzindo-a até uma unidade de pronto socorro local. Diante de seus conhecimentos de interações medicamentosas justifique o surgimento do mal estar da Sra. B.E.C.

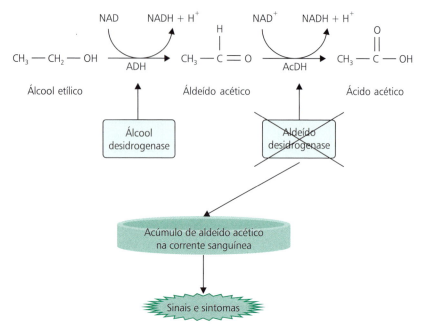

Figura 29.12 Consequência da inibição enzimática exercida por fármacos sobre a enzima aldeído desidrogenase no metabolismo intermediário do álcool etílico pelo fígado.

Na Tabela 29.2 a seguir, alguns exemplos de classes terapêuticas que podem interagir com o álcool etílico.

Interações medicamentosas com fitoterápicos

Em nosso país é muito frequente o emprego de plantas medicinais como forma de tratamento de diversas moléstias e distúrbios orgânicos. Nos últimos tempos essa prática tem crescido, tanto por pessoas saudáveis que buscam prevenir algumas doenças e melhorar seu bem-estar físico ou psíquico, como por pacientes que necessitam tratar morbidades específicas. As plantas medicinais também se configuram por muitos pacientes como um complemento ao tratamento com medicamentos sintéticos e, muitas vezes, não relatando este comportamento de automedicação ao profissional médico. A utilização de plantas medicinais geralmente com base nas propriedades terapêuticas popularmente conhecidas destas plantas. Em razão do fácil acesso, é uma crença muito comum pela população brasileira que as plantas medicinais, sendo produtos naturais, são destituídas de reações adversas, portanto, sendo mais seguras que fármacos sintéticos além de serem menos onerosas, fazendo com que haja um o consumo indiscriminado destas.

Infelizmente, o uso indiscriminado pode estar relacionado com a falta de conhecimento prévio da real atividade farmacológica destes produtos naturais e das possíveis interações com agentes de origem sintética que podem, muitas vezes, interferir no tratamento com fármacos tradicionais. Apesar dos avanços tecnológicos e do aumento das pesquisas químicas e farmacológicas das plantas, vulgarmente conhecidas como medicinais, muitas ainda não tem seus

Tabela 29.2 Agentes medicamentosos que podem precipitar o efeito *antabus-like* ou *dissulfiram-like*[23]

Grupo farmacológico	Fármacos
Anti-inflamatórios não esteroidais	Fenilbutazona
Antimicrobianos	Cefoperazona; cloranfenicol; griseofulvina; isoniazida; metronidazol; nitrofurantoína; sulfametoxazol
Nitratos orgânicos	Dinitrato de isossorbida, nitroglicerina
Antidiabéticos orais do grupo das sulfonilureias	Clorpropamida, glibenclamida

constituintes ativos elucidados estruturalmente, tampouco seus efeitos farmacológicos, toxicológicos e possíveis interações pesquisados.

As interações entre as plantas medicinais e fármacos podem causar alterações farmacológicas ou toxicológicas do princípio ativo sintético, o que pode levar a sinergismos ou antagonismos por interações farmacocinéticas, farmacodinâmicas ou de feito que podem resultar em efeitos farmacológicos ampliados ou reduzidos como discutidos anteriormente.

A maioria dos trabalhos citados na literatura versando sobre interações entre fármacos e plantas medicinais descreve interações de natureza farmacodinâmica e farmacocinética, como podem ser constatadas nas Tabelas 29.3 a 29.8, a seguir. Entre as plantas que apresentam interações farmacocinéticas com fármacos, a mais citada é o *Hypericum perforatum*, seguido de outras espécies menos investigadas.[26]

O presente capítulo irá se debruçar nas interações entre determinadas espécies de plantas medicinais e fármacos de ocorrência mais comum, relatada na literatura. As principais espécies naturais seriam a *Hypericum perforatum* L., *Gingko biloba* L. *Panax ginsemg.* C.A. Mayer, *Allium sativum* L., *Silybum marianum* (L) Gaertner e *Echinacea* spp.

Interações medicamentosas envolvendo alimentos

A via de administração mais utilizada em terapêutica é a via oral, por uma série de motivos como: maior segurança, comodidade e economia; estabelecimento de esquemas terapêuticos fáceis de serem cumpridos pelo paciente e absorção intestinal favorecida pela grande superfície de absorção, em razão das microvilosidades presentes nos enterócitos.

O grande problema da via oral decorre que alguns princípios ativos podem precipitar irritação da mucosa gastrintestinal, gerando desconforto abdominal motivando o paciente desinformado a ingerir muitas vezes um medicamento com alimentos, o que pode gerar interações de significado clínico.

As interações medicamento-alimento podem ocorrer negativamente por diminuição da velocidade do esvaziamento gástrico e consequente retardo na absorção intestinal, alteração do pH gástrico (neutralização do ácido clorídrico) com a ionização de fármacos ácidos o que pode retardar a sua absorção pelo intestino delgado, alteração do pH gástrico (neutralização do ácido clorídrico) que pode interferir com a solubilização de determinados princípios ativos pelo estômago impedindo sua absorção posterior no intestino delgado, adsorção de fármacos por constituintes alimentares e consequente excreção fecal, e alteração da biotransformação hepática de determinados princípios ativos medicamentosos.

Como se não bastasse as interações medicamento-alimentos, outra faceta também poderia ser constatada, ou seja, medicamentos interferindo com constituintes nutricionais e que poderia precipitar hipovitaminoses, distúrbios eletrolíticos e do metabolismo do cálcio

Tabela 29.3 Interações do fitoterápico *Hypericum perforatum* L[26]

Classe	Fármaco	Consequência	Mecanismo
Agentes antineoplásicos	Imatinib	↑ CL (43%); ↓ AUC; ↓ $T_{1/2}$ (30%); ↓ Cmáx	Indução enzimática
	Irinotecano	↓ níveis plasmáticos (42%); ↓ mielossupressão	Indução CYP2C9 e Pgp
Anticoagulantes	Fenprocumona	↓ AUC (17,4%)	Indução CYP1A2; 3A4 e 2C9
	Varfarina	↓ RNI	
Antivirais	Indinavir	↓ AUC (57%)	Indução CYP3A4
	Nevirapina	↑ CL oral (35%)	Indução CYP450
Contraceptivos orais	Etinilestradiol	↑ episódios de hemorragia intermenstrual; ↓ eficácia contracepção; gravidez indesejada	Indução CYP 3A4
Digitálicos	Digoxina	↓ 18% níveis plasmáticos; ↑ 1,4 vezes a expressão Pgp duodenal e 1,4 vezes CYP 3A4 hepático e duodenal	Indução Pgp e CYP 3A4 intestinal e CYP 3A4 hepático
Fármacos que atuam no SNC	Amitriptilina	↓ AUC (22%)	Indução Pgp ou CYP450
	Metadona	↓ *ratio* concentração-dose (47%)	Indução CYP450
	Midazolam	↑ CL oral; ↓BO	Indução CYP3A4
	Nefazodona	Náuseas, vômitos, cefaleias	Efeito serotoninérgico aditivo (síndrome da serotonina)
	Paroxetina	Incoerência, movimentos lentos e vacilantes, posteriormente náuseas, fraqueza e fadiga	
	Sertralina	Náuseas, vômitos, ansiedade, confusão, agitação	
Imunossupressores	Ciclosporina	Níveis subterapêuticos de ciclosporina e rejeição de transplante	Alteração da atividade da CYP450 e indução da Pgp intestinal
	Tacrolimus	↓ AUC (34%) e ↑ CL oral	Indução CYP3A4 e Pgp

[continua]

Tabela 29.3 Interações do fitoterápico *Hypericum perforatum* L[26] [continuação]

Classe	Fármaco	Consequência	Mecanismo
Outros agentes	Atorvastatina	↑ níveis séricos de LDL-C e colesterol total	Indução CYP3A4
	Fexofenadina	↑ Cmáx (45%); ↓ CL oral	Inibição da Pgp intestinal
	Ivabradina	↓ AUC e Cmáx do fármaco e metabólito	Indução CYP3A4
	Loperamida	Episódio agudo de delírio	Inibição da MAO
	Omeprazol	↓ biodisponibilidade do fármaco	Indução CYP2C19 e 3A4
	Sinvastatina	↓ AUC (48%) e ↓ AUC do metabólito ativo (62%)	Indução da CYP3A4 ou Pgp
	Teofilina	↓ níveis plasmáticos do fármaco	Indução CYP1A2
	Verapamil	↓ biodisponibilidade do fármaco	Indução CYP3A4
	Voriconazol	↑ dose diária ou falha na eficácia	Indução CYP2C19, 3A4 e 2C9

Nota: CL: *clearance*; AUC: área sobre a curva de concentração plasmática; BO: biodisponibilidade oral; *Ratio*: razão; Cmáx: concentração plasmática máxima; $T_{1/2}$: meia-vida biológica; RNI: relação normalizada internacional; LDL-C: lipoproteína de baixa densidade – colesterol.

Tabela 29.4 Interações do fitoterápico *Ginkgo biloba* L[26]

Classe	Fármaco	Consequência	Mecanismo
AINES	Ibuprofeno	Hemorragia intracerebral fatal	Efeito antiplaquetário aditivo
Diuréticos	Hidroclorotiazida	↑ PA	Inibição metabólica
Antidiabéticos		↓ AUC insulina	↑ CL metabólico hepático
Bloqueadores dos canais de cálcio	Nifedipino	↑ $C_{máx}$	Inibição da CYP3A4
Digitálicos	Digoxina	↑ AUC (21,9%)	Modulação Pgp
Fármacos que atuam no SNC	Alprazolam	↓ AUC (17%)	Absorção do fármaco é afetada
	Haloperidol	↑ eficiência e ↓ efeitos extrapiramidais	Modulação dos receptores do GABA
	Midazolam	↑ AUC (25%) e ↓ CL oral (25%)	Indução CYP3A4
	Trazodona	Coma, revertido por flumazenil	Indução CYP3A4

[continua]

Tabela 29.4 Interações do fitoterápico *Ginkgo biloba* L[26] [continuação]

Classe	Fármaco	Consequência	Mecanismo
Outros agentes	5-fluorouracil	↑ efeito do fármaco	-
	Clorozoxazona	↑ *ratio* de 6-hidroxilação (15%)	Indução CYP2E1
	Compostos paracetamol, ergotamina-cafeína	Hematomas subdurais; TH: 15 e 9,5 minutos	Inibição PAF
	Dapsona	↑ excreção urinária do 4-hidroxilado (43%)	Indução da N-acetiltransferase II
	Omeprazol	↓ *ratio* AUC omeprazol/5-hidroxiomeprazol	Indução CYP2C19

Nota: CL: *clearance*; AUC: área sobre a curva de concentração plasmática; *Ratio*: razão; Cmáx: concentração plasmática máxima; TH: tempo de hemorragia; PA: pressão arterial; PAF: fator de agregação plaquetária.

Tabela 29.5 Interações do fitoterápico *Panax ginseng* C.A. Mayer[26]

Classe	Fármaco	Consequência	Mecanismo
Anticoagulantes	Varfarina	↓ valores RNI de 3,0 para 1,5 ↓ RNI para 1,4; complicação da situação do paciente	Indução CYP2C9; possível efeito aditivo
Bloqueadores dos canais de cálcio	Nifedipino	↑ Cmáx (29%)	-
IMAO	Fenelzina	Efeitos aditivos a nível psicoativo, associados a cefaleias, insônia, tremores e irritabilidade visual	Mecanismo sinérgico relacionado com os efeitos psicoativos do *ginseng* em nível central (↑ AMPc)
Outros agentes	Álcool	↑ CL do álcool no sangue (35%)	Indução aldeído desidrogenase e álcool desidrogenase, ↓ esvaziamento gástrico

Nota: CL: *clearance*; Cmáx: concentração plasmática máxima; RNI: relação normalizada internacional.

Tabela 29.6 Interações do fitoterápico *Allium sativum* L[26]

Classe	Fármaco	Consequência	Mecanismo
Analgésico, antipirético	Paracetamol	↑ pico plasmático (1 mês); ↓ CL renal (2 meses); ↑ derivado glicurônico no plasma (3 meses); ↑ derivado sulfatado no plasma (1 mês após o tratamento)	-

[continua]

Tabela 29.6 Interações do fitoterápico *Allium sativum* L[26] [continuação]

Classe	Fármaco	Consequência	Mecanismo
Anticoagulantes	Varfarina	↑ TC e ↑ RNI	Efeito anticoagulante aditivo
Antivirais	Ritonavir	↓ AUC, ↑ toxicidade gastrintestinal grave	Inibição CYP3A4 e Pgp
	Saquinavir	↓ AUC (51%), ↓C8h (49%) e ↓ $C_{máx}$ (54%)	Alteração da biodisponibilidade, indução da Ggp
Outros agentes	Clorpropamida	Melhora da resposta hipoglicêmica à clorpropamida	Efeito aditivo na ação hipoglicêmica
	Clorozoxazona	↓ *ratio* 6-hidroxiclorzoxazona/ clorzoxazona (40%)	CYP2

Nota: TC: tempo de coagulação; Cmáx: concentração plasmática máxima; RNI: relação normalizada internacional; *Ratio*: razão; AUC: área sobre a curva de concentração plasmática; C8h: concentração plasmática durante 8 horas.

Tabela 29.7 Interações do fitoterápico *Silybum marianum* (L) Gaertner[26]

Classe	Fármaco	Consequência	Mecanismo
Antimicrobiano	Metronidazol	↑ CL do fármaco (29,51%) e metabólito (31,90); ↓ $T_{1/2}$; ↓ AUC; ↓ $C_{máx}$	Indução Pgp e CYP3A4
Antiviral	Indinavir	↓ AUC (9%) e C8h (25%)	Modulação ligeira a moderada da atividade CYP3A4 ou Pgp

Nota: CL: *clearance*; AUC: área sobre a curva de concentração plasmática; concentração plasmática máxima; $T_{1/2}$: meia-vida biológica; C8h: concentração plasmática durante 8 horas.

Tabela 29.8 Interações do fitoterápico *Echinacea* spp[26]

Classe	Fármaco	Consequência	Mecanismo
Estimulante do sistema nervoso central	Cafeína	↓CL oral	Inibição da CYP1A2
Fármacos que atuam no sistema nervoso central	Midazolam	↑CL sistêmico (34%); ↓AUC (23%); ↓BO (43%)	Indução CYP3A hepático e intestinal

Nota: CL: *clearance*; AUC: área sobre a curva de concentração plasmática; BO: biodisponibilidade oral.

ósseo e do ferro, por causa da alteração do pH (antiácidos orais); formação de complexos não absorvíveis (antiácidos orais, alguns antibióticos; agentes hipocolesterolêmicos); formação de uma barreira física pelo medicamento impedindo a absorção intestinal de nutrientes (laxantes); precipitação de sais biliares (alguns antibióticos); diminuição atividade da lípase pancreática (alguns antibióticos); esteatorreia (alguns antibióticos) aumento do transito intestinal com alteração das microvilosidades (laxantes); lesão da mucosa intestinal (alguns antibióticos).[27]

Nas Tabelas 29.9 e 29.10 a seguir relaciona-se as possíveis interações medicamentosas com alimentos e suas consequências.

Caso clínico 22[27]

Sra., V.I.P., 58 anos, gênero feminino, procurou atendimento ginecológico queixando-se de dor lombar e febre com queda do estado geral (fraqueza, desânimo). Diante da hipótese de infecção do trato urinário alto (pielonefrite) foi prescrito ciprofloxacino, via oral, para o tratamento ambulatorial por 14 dias. Previamente ao tratamento foi colhida a urina da paciente para a realização da urocultura que identificou a enterobactéria E. coli, muito sensível à quinolona selecionada para o tratamento de acordo com o resultado do antibiograma. Após 5 dias de tratamento a paciente foi internada às pressas com suspeita de quadro de septicemia decorrente a deterioração do quadro clínico renal. Os familiares que internaram a paciente informaram que a mesma passara a utilizar o medicamento prescrito com a ingestão simultânea de um copo de leite a fim de prevenir distúrbios gastrointestinais. Existe alguma correlação entre o tratamento quinolônico fracassado com a ingestão de dietética de leite?

Caso clínico 23[27]

Sr. M.A.P., gênero masculino, 61 anos, é portador de mal de Parkinson tratado com terapêutica a base de levodopa associada à carbidopa. Em recente retorno à consulta relatou estar apresentando importantes flutuações no estado clínico com períodos de melhora e piora na rigidez e tremores de extremidades que segundo o mesmo teriam aparecido após começar ingerir alimentos proteicos (carne de frango, boi e porco) com a levodopa a fim de prevenir desconforto gastrintestinal. A dieta poderia ser responsabilizada pelas flutuações clínicas do paciente?

Conclusões

Da teoria à prática clínica

A literatura é farta no que diz respeito às interações medicamentosas. Excelentes revisões sistêmicas podem auxiliar o clínico e o farmacêutico na tomada de decisão como o MICROMEDEX[28], *Drug Interactions Analysis and Management*[29] e *Drug Interaction Facts*.[30] Dentro desse escopo tais literaturas ao serem consultadas abordam as interações medicamentosas sob protocolos de análises discriminadas a seguir.

Gravidade de uma interação medicamentosa maléfica

Segundo esses autores o potencial de gravidade de uma interação seria particularmente importante, na avaliação do risco versus benefício na adoção de terapêuticas alternativas. Com apropriado ajuste de dosagem ou modificação no regime de administração, os efeitos negativos de muitas interações poderiam ser evitados. Os tutoriais na literatura de uma maneira geral poderiam elencar 5 graus de gravidade quando da associação de dois ou mais princípios ativos simultaneamente:

CONTRAINDICADA (CI): os efeitos são potencialmente ameaçadores à vida ou capazes de causar danos permanentes, estando contraindicada a associação medicamentosa.

MAIOR (M): os efeitos são potencialmente ameaçadores à vida ou capazes de

Tabela 29.9 Efeito de fármacos sobre constituintes alimentares[27]

Fármaco	Perda de nutrientes	Mecanismos/efeito
Antiácidos		
Hidróxido de alumínio Carbonato de cálcio Bicarbonato de sódio Trissilicato de magnésio Hidróxido de magnésio	Lipídeos, folatos, potássio, cálcio, fósforo	↑ pH, modificação da solubilidade; formação de complexos; ↓ absorção
Laxativos		
Óleo mineral	Caroteno, vitaminas lipossolúveis A, D, K, lipídeos dietéticos	Formação de barreira física para absorção; solubilização e sequestro de nutrientes; ↑ trânsito intestinal
Fenolftaleína	Vitaminas lipossolúveis A, E, K, D, cálcio e lipídeos dietéticos	↑ trânsito intestinal; ↓ tempo de permanência intestinal; ↓ vilosidades intestinais
Bisacodil	Lipídeos dietéticos, sódio, potássio, cálcio	↑ trânsito intestinal; ↓ tempo de permanência intestinal; ↓ absorção no cólon
Antibióticos		
Neomicina	Lipídeos dietéticos, sódio, potássio, cálcio, ferro, vitaminas B_{12} e B_6	Lesão da mucosa intestinal; ↓ vilosidades intestinais; precipitação de sais biliares; esteatorreia; ↓ atividade da lipase pancreática
Isoniazida	Lipídeos dietéticos, sódio, potássio, cálcio, ferro, vitaminas B_{12} e B_6	Lesão da mucosa intestinal; ↓vilosidades intestinais; precipitação de sais biliares; esteatorreia; ↓ atividade da lipase pancreática
Tetraciclinas	Cálcio, ferro	Formação de complexos inativos (quelatos) com íons de cálcio e ferro
Agentes hipocolesterolêmicos		
Colestiramina	Lipídeos dietéticos, ferro, vitaminas A, K, D, B_{12}	Redução do apetite; ligação com ácidos biliares e nutrientes; ↓absorção intestinal

Nota: ↓ diminui; ↑ aumenta.

Tabela 29.10 Efeito de alimentos/nutrientes, mecanismos/efeitos e recomendações terapêuticas[27]

Fármacos	Alimentos/nutrientes	Mecanismos/efeitos	Recomendações
Antimicrobianos			
Rifampicina	Refeição regular	Retardo do esvaziamento gástrico, a liberação e dissolução; ↓ absorção	Administrar 2 h antes ou 3 h após as refeições
Eritromicina-base e estearato	Refeição regular, dieta hiperlipídica	Retardo do esvaziamento gástrico, a liberação e dissolução; ↓ absorção	Administrar 2 h antes ou 3 h após as refeições ou utilizar preparações que não são afetadas pelos alimentos
Ampicilina	Refeição regular	Retardo do esvaziamento gástrico, ↓ absorção	Administrar 1 h antes ou 2 h após as refeições
Quinolonas (p. ex., ciprofloxacino, levofloxacino)	Leite e derivados, alimentos ricos em ferro, magnésio, zinco e cálcio	↓ absorção por formação de complexos inativos com cátions bivalente (quelatos)	Administrar 2 h antes ou 3 h após as refeições
Tetraciclinas (p. ex., oxitetraciclina, tetraciclina, limeciclina)	Refeição regular	Retardo do esvaziamento gástrico, a liberação e dissolução; barreira física; ↓ absorção	Administrar 2 h antes ou 3 h após as refeições
Griseofulvina	Leite e derivados, alimentos ricos em ferro, magnésio, zinco e cálcio	↓ absorção por formação de complexos inativos com cátions bivalentes(quelatos)	Administrar 2 h antes ou 3 h após as refeições
Isoniazida	Dieta hiperlipídica	↑ excreção de sais biliares; ↑ solubilidade; ↑ absorção	Administrar com as refeições
Cefalosporinas (p. ex., cefadroxil, cefalexina)	Refeição regular	Retardo do esvaziamento gástrico; ↑ pH gástrico; ↓ solubilidade e a ↓ absorção	Administrar em jejum
Agentes cardiovasculares			
Digoxina	Refeição regular	Alteração da motilidade e tempo de trânsito gastrintestinal, reduzindo e retardando o nível sérico do antibiótico	Administrar 2 h antes ou 3 h após as refeições
Captopril	Refeição regular	Altera tempo de trânsito gastrintestinal e a motilidade; ↓ velocidade de absorção	Administrar 2 h antes ou 3 h após as refeições; ↓ as reações adversas (náuseas e vômitos)

[continua]

Tabela 29.10 Efeito de alimentos/nutrientes, mecanismos/efeitos e recomendações terapêuticas[27] [continuação]

Fármacos	Alimentos/ nutrientes	Mecanismos/efeitos	Recomendações
Nifedipina	Refeição regular	↓ absorção; ↓ efeito terapêutico	Administrar 2h antes ou 3h após as refeições
Propranolol	Dieta hiperlipídica	↑ velocidade e a extensão da absorção; ↑ incidência de reações adversas (tonturas, cefaleia etc.)	Administrar fora do horário das refeições; ↓ reações adversas
Hidralazina	Dieta hiperproteica	Interfere com as reações de Fase I de biotransformação ↓; ↑ fluxo sanguíneo esplâncnico; ↑ absorção	Administrar 2 h antes ou 3 h após as refeições
Broncodilatadores			
Teofilina	Refeição regular	Interfere com as reações de fase I de biotransformação ↓; bloqueia a biotransformação enzimática no trato gastrintestinal; ↑ absorção	Administrar 2 h antes ou 3 h após as refeições
Teofilina	Dietas hiperproteicas e hipoglicídicas	↑ atividade do citocromo P450; ↓ $T_{1/2}$ do medicamento; ↓ tempo de efeito	Ingerir dieta equilibrada
Antiparkinsonianos			
Levodopa	Café, chá, outras bebidas contendo cafeína	Parte da cafeína é convertida em teofilina ↑ sua concentração sanguínea; saturação enzimática que prejudica as etapas de eliminação da teofilina	Ingesta moderada de cafeína
Analgésicos, antipiréticos e anti-inflamatórios			
Ácido acetilsalicílico	Dieta hiperproteica	Competição pela absorção por transporte ativo nos enterócitos; ↓ absorção; ↓ transporte ativo cerebral da levodopa	Monitorar a resposta clínica e evitar dietas hiperproteicas se oportuno

[continua]

Tabela 29.10 Efeito de alimentos/nutrientes, mecanismos/efeitos e recomendações terapêuticas[27] [continuação]

Fármacos	Alimentos/ nutrientes	Mecanismos/efeitos	Recomendações
Ibuprofeno	Refeição regular; leite; vegetais	Modificação do pH gástrico; ↓solubilidade; ↓velocidade e extensão da absorção	Apesar da diminuição da absorção, a recomendação clínica é de administrar com alimentos para ↓ a irritação gástrica
Paracetamol	Refeição regular	Retarda a absorção	Administrar com alimentos para ↓ irritação gástrica
Anticonvulsivantes			
Fenitoína	Dietas hiperlipídicas	↓ liberação e dissolução; ↓ velocidade e a extensão da absorção	Administrar 2 h antes ou 3 h após as refeições
Imunossupressores			
Metrotrexato	Refeição regular e dieta hiperlipídica	Retardo do esvaziamento gástrico; ↑ produção de bile; ↑ dissolução; ↑ absorção	Administrar com as refeições ou com leite para prevenir a irritação gastrintestinal
	Desjejum	↓ velocidade e a extensão da absorção	Administrar em jejum

Nota: ↓: diminuição; ↑: aumento; h: hora; $T_{1/2}$: meia-vida biológica.

causar danos permanentes, porém não sendo contraindicada a associação.

MODERADA (MOD): os efeitos podem causar a deterioração no estado clínico do paciente, ou tratamento adicional, ou hospitalização, ou prolongar a permanência do paciente em ambiente hospitalar.

MENOR (MEN): os efeitos são frequentemente discretos; precipitando consequências incômodas ou imperceptíveis ou que não afetam significativamente a terapêutica. Tratamento adicional comumente não é necessário.

DESCONHECIDA (D): teoricamente existe a possibilidade da interação, porém as manifestações orgânicas decorrentes são desconhecidas.

Documentação de uma interação medicamentosa maléfica

Existem mais de 18.000 interações medicamentosas são relatadas, porém nem todas apresentam um significado clínico ou foram comprovadas cientificamente. Portanto a documentação científica é um item importante que determina o grau de confiança que uma interação pode causar na alteração de uma resposta clínica a partir de estudos e publicações científicas. A documentação científica pode ser descrita em níveis segundo a literatura em:

EXCELENTE (EXC) ou ESTABELECIDA: interações em que as informações são comprovadas, por meio de vários estudos clínicos bem controlados.

BOA (B) ou PROVÁVEL: interações onde as informações são muito prováveis, mas não comprovadas clinicamente.

POBRE (P) ou SUSPEITA ou POSSÍVEL: interações que podem ocorrer de acordo com alguns dados da literatura, porém necessitando de estudos adicionais para sua comprovação ou interações que poderiam ocorrer, mas os dados da literatura são muito limitados.

DESCONHECIDA (DESC): interação duvidosa, não havendo evidências científicas de alterações clínicas.

Velocidade de manifestação da interação medicamentosa maléfica

A velocidade de instalação de uma interação medicamentosa poderia determinar a urgência na adoção de medidas que previnam complicações ao paciente polimedicado. Dois níveis de velocidade de instalação da interação podem ser adotados nos tutoriais:

RÁPIDA: o efeito da interação medicamentosa é evidente nas primeiras 24 horas da administração dos agentes interagentes. Medidas imediatas são necessárias para abolir ou reduzir ou atenuar os efeitos decorrentes da interação medicamentosa.

LENTA: o efeito da interação medicamentosa não é evidente nas primeiras 24 horas, podendo surgir dias ou semanas após a administração das drogas interagentes. Medidas imediatas não são necessárias para abolir ou reduzir ou atenuar os efeitos decorrentes da interação medicamentosa.

Conduta clínica diante de uma interação medicamentosa maléfica

A literatura pode designar também um *score* de indicadores de índices de risco diante a uma interação medicamentosa que tenha potencial maléfico sugerindo possíveis interferências no manejo da interação:

Índice de risco A: as informações obtidas na literatura não demonstram interações farmacêuticas, farmacodinâmicas, farmacocinéticas ou de efeito entre os agentes especificados.

Índice de risco B: as informações obtidas na literatura revelam que os agentes investigados podem interagir entre si, mas existe pouca ou nenhuma evidência de preocupação clínica diante da interação.

Índice de risco C: as informações científicas revelam que os agentes elencados podem interagir entre si significativamente do ponto de vista clínico. Os benefícios do uso associado desses dois agentes seria predominantemente benéfico. Nesse índice pode ser sugerido um plano de monitorização para se avaliar possíveis efeitos negativos que possam ser precipitados. O ajuste de dose de um ou de ambos os agentes pode merecer atenção.

Índice de risco D: as informações científicas revelam que os agentes elencados podem interagir entre si significativamente do ponto de vista clínico. Uma análise crítica deverá ser realizada para avaliar se os benefícios potenciais superam os efeitos deletérios, decorrentes à associação. Medidas como monitorização criteriosa do paciente, ajuste de dosagens ou a escolha de agentes alternativos podem ser opções racionais para uma decisão clínica nesse nível de índice de risco.

Índice de risco X: evitar a combinação, pois os efeitos deletérios potenciais superam quaisquer benefícios terapêuticos.

Referências

1. Hoefler R, Wannmacher L. Interações medicamentosas. Uso racional de medicamentos: temas selecionados/ Ministério da Saúde, Secretaria de Ciência, Tecnologia e Insumos Estratégicos. Brasília: Ministério da Saúde, 2012.
2. Portal Educação. Disponível em: http://www.portaleducacao.com.br/farmacia/artigos/14283/interacoes-medicamentosas#!1#ixzz3UH4C6QSc. Acesso em: 13/03/2015.
3. Rodrigues AT, Cruz AA, Marialva M et al. Perfil e manejo de interações medicamentosas potenciais teóricas em prescrições de UTI. R. Bras. Farm. Hosp. Serv. Saúde São Paulo 2011;2(2):15-9.

4. Passos MMB, Santos RC, Bergamini VG, Souza DC. Interações medicamentosas em pacientes internados na clínica médica de um hospital de ensino e fatores associados. Rev. Bras. Farm. 2012;93(4):450-56.
5. Brunton LL, Chabner BA, Knollmann BC (Coord.). As bases farmacológicas da terapêutica de Goodman & Gilman. 12. ed. Porto Alegre, RS: McGraw-Hill: AMGH, 2012.
6. Parfitt K (ed.). Martindale. The complete Drug Reference. 32. ed. London, Pharmaceutical Press, 1999. 2315p.
7. Silva DG et al. Antimicrobianos parenterais: guia de preparação e estabilidade. Revista SBRAFH. 2004;3:14-21.
8. Bachmann KA, Lewis JD, Fuller MA, Bonfiglio MF. Interações Medicamentosas. 2. ed. Barueri: Manole, 2006. 887p.
9. Brown DD, Juhl RP, Warner SL. Decreased bioavailability of digoxin due hypocholesterolemic interventions. Circulation. 1978;58:164.
10. Crome P, Kimber GR, Wainscott G et al. The effect of the simultaneous administration of oral metoclopramide on the absorption of paracetamol in healthy volunteers. Br. J. Clin. Pharmacol. 1981;11:430-1P.
11. Van der Meer JW, Keuning JJ, Scheijgrond HW et al. The influence of gastric acidity on the bioavailability of ketoconazole. J. Antimicrob. Chemother. 1980;6(4):552-4.
12. Ford A, Smith L, Baltch AL et al. Clarithromycin-induced digoxin toxicity in a patient with AIDS. Clin Infect Dis. 1995;21(4):1051-2.
13. Silva P. Farmacologia. 8. ed. Rio de Janeiro: Guanabara Koogan, 2010.
14. Greenlaw CW. Drug interaction between co-trimoxazole and warfarin. Am. J. Hosp. Pharm. 1979;36:1155-56.
15. Skolnik JL, Stoler BS, Katz DB et al. Rifampicin, oral contraceptives and pregnancy. JAMA. 1976;236:1382.
16. Raoof S, Wollschlager C, Khan FA. Ciprofloxacin increases serum levels of theophylline. Am. J. Med. 1987;82(Suppl 4A):115-8.
17. Silver BA, Bell WR. Cimetidine potentiation of the hypoprothrombinaemic effect of warfarin. Ann. Intern. Med. 1979;90:348.
18. Levy G, Lampman T, Kamath BL et al. Decreased serum salicylate concentration in children with rheumatic fever treated with antacid. N. Engl. J. Med. 1975;293:323.
19. Brater DC, Kaojarern S, Benet LZ et al. Renal excretion of pseudoephedrine. Clin. Pharmacol. Ther. 1980;28:690-4.
20. Waller ES, Sharanevych MA, Yakatan GJ. The effect of probenecid on nafcillin disposition. J. Clin. Pharmacol. 1982;22:875-8.
21. Aherne GW, Piall E, Marks V et al. Prolongation and enhancement of serum methotrexate concentrations by probenecid. Br. Med. J. 1978;1:1097-9.
22. Duffin D, Leahey W, Brennan G et al. The effects of indomethacin on the antihypertensive responses to enalapril and lisinopril. Br. J. Pharmacol. 1992;34:456.
23. Wannmacher L. Interações de medicamentos com álcool: verdades e mitos. Uso racional de medicamentos: temas selecionados/Ministério da Saúde, Secretaria de Ciência, Tecnologia e Insumos Estratégicos – Brasília: Ministério da Saúde, 2007.
24. Martins AO. Efeito do consumo de bebidas alcoólicas no organismo – uma revisão. Revista Eletrônica de Educação e Ciência. 2013;3(2):7-10.
25. Visapaa JP, Tillonen JS, Kaihovaara OS et al. Lack of dissulfirma-like reaction with metronidazole and ethanol. Ann. Pharmacother. 2002;36(6):971-4.
26. Dias MG, Salgueiro L. Interações entre preparações à base de plantas medicinais e medicamentos. Fitoterapia. 2009;9(1):5-22.
27. Moura MRL, Reyes FG. Interação fármaco-nutriente: uma revisão. Rev. Nutr. 2002;15(2):223-38.
28. MICROMEDEX. Healthcare Series Single Interactions. Disponível em: http://www.thomsonhc.com/hcs/librarian/PFDefaultActionId/hcs.Interactions.WordWheel. Acesso em: 01/06/2015.
29. Hansten PD, Horn JR. Drug Interactions Analysis and Management. St. Louis, Wolters Kluwer Health, Inc., 2015.
30. Trissel LA. Handbook on Injetable Drugs. 11. ed. Bethesda, American Society of Health-System Pharmacists, 2001.
31. Parfitt K (ed.). Martindale. The complete Drug Reference. 36. ed. London: Pharmaceutical Press, 2009. 3.694p.

Monitorização terapêutica de fármacos

Atecla Nunciata Lopes Alves
Maurílio Pacheco-Neto

A monitorização terapêutica de fármacos ou *therapeutic drug monitoring* (TDM) é uma disciplina da farmacocinética, cujo objetivo é individualizar a dose por meio do monitoramento das concentrações plasmáticas de um determinado fármaco ou seu metabólito, a fim de alcançar a máxima eficácia terapêutica e um mínimo de efeitos tóxicos e adversos. A TDM pode também indicar alterações no estado fisiopatológico do paciente ou mesmo interações medicamentosas que alterem a farmacocinética do fármaco em questão.

Historicamente, essa atividade se iniciou na década de 1950 do século XX, no tratamento de arritmias cardíacas com a utilização terapêutica da quinidina. Na década de 1960, com a evolução de técnicas analíticas e por consequência a possibilidade de um estudo mais apurado da farmacocinética dos fármacos, houve uma ampliação da utilização da TDM. Atualmente, a TDM se tornou uma ferramenta importante na decisão e gestão terapêutica de diversas terapias medicamentosas. A atividade de monitorização terapêutica é utilizada com sucesso para fármacos cuja concentração plasmática tem correlação com a concentração encontrada no sítio de ação do fármaco.

O planejamento de uma TDM se inicia com o estudo da fase pré-analítica (preparo do paciente, horário da coleta, jejum etc.), validação da metodologia da fase analítica, interpretação do resultado e ação para modificar ou manter uma terapia medicamentosa para o paciente. Para que esse planejamento seja adequado é primordial o conhecimento geral da farmacocinética do fármaco em questão e se há indicação para a TDM.[1-4]

Aspectos da farmacocinética

Para se obter os melhores resultados em uma terapia medicamentosa é fundamental compreender os processos de absorção, distribuição, biotransformação e excreção, envolvidos na administração de uma forma farmacêutica (Figura 30.1).

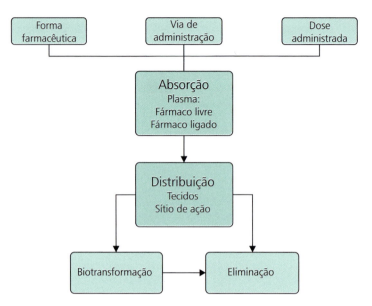

Figura 30.1 Esquema simplificado das principais etapas da farmacocinética de um fármaco. Via e dose de administração, absorção, distribuição, biotransformação e excreção.

Absorção

A fração de absorção de um fármaco é a proporção entre a quantidade de fármaco absorvida por via oral, em relação à quantidade absorvida por via intravenosa. Ela é dependente de uma série de fatores inerentes ao fármaco como propriedades físico-químicas, pH de absorção, fluxo de sangue no local da absorção, tempo de contato com a superfície e expressão da glicoproteína P (proteína de transporte transmembrana) (Figura 30.2). Na Figura 30.2 pode-se notar que quando o índice terapêutico é estreito, pequenas variações no grau de absorção do fármaco tem um significado clínico importante, uma vez que se pode atingir concentrações abaixo da concentração terapêutica ou concentrações tóxicas.

Na terapia medicamentosa com anticonvulsivantes a absorção oral pode estar alterada em algumas situações como:

- A presença de alimentos no estômago pode diminuir a absorção de ácido valproico, e a nutrição enteral por sonda nasogástrica pode diminuir a absorção de fenitoína.
- Diferenças na medicação no que se refere às formas comerciais podem apresentar diferente biodisponibilidade para fenitoína, carbamazepina e fenobarbital. A troca do excipiente em preparados de fenitoína pode aumentar, consideravelmente, as reações tóxicas pelo aumento da disponibilidade.
- Utilização de comprimidos de ácido valproico com revestimento entérico retarda a absorção em 1 a 2 horas, comparado com comprimidos sem revestimento.

O conhecimento da cinética do fármaco permite a escolha do momento ideal em que deve ser iniciada a TDM após o começo do tratamento.

Distribuição

A distribuição é o processo de transferência do fármaco que sai do leito intravascular e vai para o líquido extracelular (interstício) e daí para as células dos tecidos. Essa passagem do fármaco do interstício para a célula é dependente do fluxo sanguíneo cardíaco, permeabilidade capilar, fluxo sanguíneo dos teci-

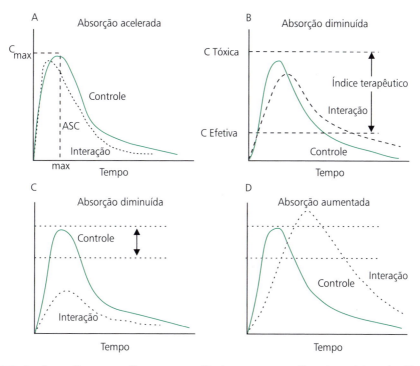

Figura 30.2 A absorção e o reflexo no perfil da concentração plasmática do fármaco. A linha sólida representa o controle e a pontilhada representa o efeito de interação. O índice terapêutico é a diferença entre a concentração tóxica e a concentração mínima efetiva. ASC – área sobre a curva concentração-tempo; $C_{máx}$ – concentração máxima atingida no plasma; $T_{máx}$ – tempo máximo para atingir $C_{máx}$.

dos, grau de ligação dos fármacos às proteínas plasmáticas e dos tecidos e da hidrofobicidade do fármaco.

O volume de distribuição (Vd) de um fármaco é uma medida que tem um significado aparente, em relação à concentração de fármaco que é distribuída nos volumes de compartimentos aquosos do organismo. Essa distribuição é dependente do comportamento do fármaco no compartimento plasmático e, intuitivamente, pode-se deduzir que quanto maior a facilidade de passagem de um fármaco do plasma para o interstício e para as células, maior o Vd do fármaco, o inverso também ocorre; se a passagem para o interstício é lenta menor é o Vd do fármaco.

Os antibióticos aminoglicosídeos que incluem a amicacina, arbecacina, gentamicina, canamicina, neomicina, netilmicina, paromomicina, rodostreptomicina, estreptomicina, tobramicina e apramicina se distribuem em cerca de 20% da água corporal (somatória da água plasmática e intersticial), que representa 14 L, em uma pessoa de 70 kg. O Vd é uma medida farmacocinética importante para auxiliar no cálculo da dose de carga. Como a depuração do fármaco geralmente é um processo de primeira ordem considera-se que uma fração constante do fármaco é eliminada por unidade de tempo. Se colocarmos a concentração C_o (concentração plasmática inicial) em um eixo Y e no eixo X o tempo como t_o (tempo inicial) podemos estimar o Vd como dose/C_o. Exemplificando: um fármaco que foi injetado 10 mg e a C_o foi de 1 mg/L, então, o Vd seria 10 mg/1 mg/L, ou seja, 10 L.

O Vd tem influência na meia-vida do fármaco (t 1/2), pois reflete a quantidade de fármaco que é ofertado por unidade de tempo ao fígado para metabolização e aos rins para eliminação. Se um Vd é muito alto significa que uma grande quantidade está distribuída nos líquidos extraplasmáticos, e menor quantidade é oferecida aos órgãos excretores. Assim qualquer fator que aumente o Vd pode aumentar a t 1/2 do fármaco e prolongar o tempo de janela terapêutica do fármaco.

Biotransformação

A transformação metabólica dos fármacos é catalisada por enzimas e é diretamente proporcional à concentração do fármaco livre, em uma cinética de primeira ordem, ou seja, cinética linear. Isso significa que uma fração constante do fármaco é biotransformada por unidade de tempo, isto é, a cada t 1/2 a concentração se reduz em 50% (Figura 30.3).

Os fármacos lipofílicos não conseguem ser eliminados diretamente pelos rins, sendo reabsorvidos nos túbulos renais. Para que ocorra a eliminação eles são biotransformados pelo fígado em substâncias mais hidrofílicas. No fígado ocorrem as reações de fase I (processos enzimáticos) e fase II (processos de conjugação) (Figura 30.4).

Na fase I as enzimas hepáticas, em geral do citocromo P450 (oxidases microssomais) retiram um grupo funcional apolar da molécula, tornando-a assim mais polar. Essa reação pode aumentar, diminuir ou alterar a atividade farmacológica da substância.

Esse complexo enzimático P450 é uma família de isoenzimas que apresenta uma grande variabilidade genética entre indivíduos e grupos raciais. Essas variações podem alterar o efeito terapêutico e o aparecimento de efeitos adversos. Alguns indivíduos não obtêm o benefício da codeína como analgésico, porque não têm a enzima o-desmetila para ativá-lo. Esse polimorfismo apresenta uma frequência entre 5 e 10 %, em brancos europeus e menor que 2 % em indivíduos do sudoeste asiático.

As enzimas do citocromo P450 são muito suscetíveis à indução e inibição enzimática. Esse mecanismo é o mais importante no que se refere à questão das interações far-

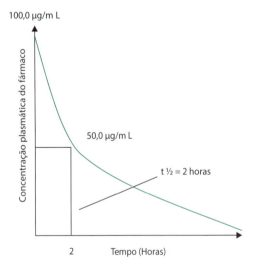

Figura 30.3 Representação esquemática do conceito meia-vida de um fármaco (t 1/2) em cinética de primeira ordem (concentração inicial de 100 µg/mL decaindo para 50 µg/mL em 2 horas).

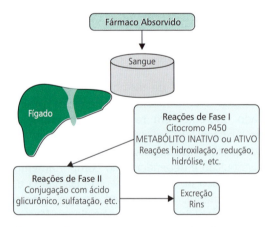

Figura 30.4 Reações gerais de biotransformação dos fármacos no organismo, demonstrando o fármaco absorvido para a corrente sanguínea e a biotransformação no fígado, tornando o metabólito inativo ou mesmo ativo, seguida da conjugação e excreção renal.

macocinéticas que podem modificar o efeito terapêutico esperado de um fármaco. O fenobarbital, a rifampicina e a carbamazepina podem aumentar a velocidade de síntese de algumas enzimas do citocromo P450. A consequência é um aumento na velocidade de biotransformação, com diminuição da concentração plasmática do fármaco, menor atividade do fármaco, se o metabólito originado for inativo, aumento da atividade se o metabólito for ativo e redução do efeito terapêutico do fármaco.

A inibição de enzimas do citocromo P450 induzida por fármacos pode levar a reações adversas graves. A forma mais comum de inibição é a que ocorre por competição enzimática. Um exemplo é a inibição de enzimas que biotransformam o anticoagulante varfarina pelo omeprazol. Quando esses fármacos são administrados concomitantemente a concentração plasmática de varfarina pode aumentar, bem como o risco iminente de hemorragias graves.

As reações de fase II consistem em reações de conjugação com um substrato endógeno como o ácido glicurônico, ácido sulfúrico, ácido acético que torna a substância mais hidrofílica, facilita a excreção renal e, na maioria das vezes, torna o fármaco inativo.

Excreção

A excreção pelos rins envolve três processos: filtração glomerular, secreção tubular proximal e reabsorção tubular distal. Os fármacos chegam aos glomérulos através das artérias renais e só atravessam a barreira glomerular aqueles que não estão ligados a albumina. Conclui-se, assim, que a velocidade de filtração glomerular e a porcentagem de ligação do fármaco às proteínas plasmáticas podem afetar essa velocidade de filtração.

Outras vias de eliminação dos fármacos incluem o intestino, a bile, o suor, o ar expirado e o leite materno. Os fármacos não absorvidos são eliminados pelo intestino, os gases anestésicos são eliminados no ar expirado pelos pulmões. A eliminação pelo leite materno é uma importante fonte de exposição do lactente, de fármacos ingeridos pela mãe.[3-6]

Fatores que justificam a monitorização terapêutica

Alguns critérios podem servir de orientação para a proposta de implantação da TDM para alguns fármacos como:

- Critérios farmacocinéticos: relatos de variações inter e intraindividuais na distribuição, biotransformação e excreção do fármaco, resultando em diferentes resultados para dose de exposição e concentração observada no plasma.
- Critérios farmacológicos: o conhecimento da relação entre a concentração do fármaco e sua atividade farmacológica permite que sejam estabelecidas faixas terapêuticas adequadas (Figura 30.5). O intervalo terapêutico refere-se à faixa de concentração, em que o fármaco exerce o efeito terapêutico esperado. Quando esse intervalo é muito estreito, pequenas variações na dose podem causar reações adversas graves. Nesse caso, o ajuste da dose terapêutica em função das concentrações observadas é de suma importância para manter o efeito terapêutico, afastar as reações adversas e para a adesão ao tratamento. De acordo com esse raciocínio,

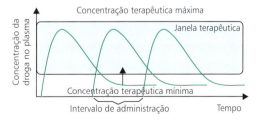

Figura 30.5 Representação esquemática da janela terapêutica de um fármaco, intervalo de administração e concentrações terapêuticas máxima e mínima.

para medicamentos com faixas terapêuticas estreitas é altamente recomendado a TDM.

O índice terapêutico (IT) é uma relação entre as concentrações plasmáticas terapêuticas e tóxicas (Figura 30.6). Medicamentos

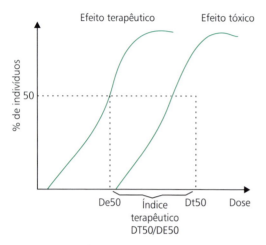

Figura 30.6 Índice terapêutico calculado pela razão entre a dose tóxica (DT50) e da dose eficaz (DE), ambas para 50% da população.

com IT alto apresentam uma faixa de concentração grande, em relação ao efeito terapêutico. Quanto maior for a distância numérica entre as duas, maior será o IT e mais seguro o uso do fármaco. Muitos fármacos apresentam IT < 5,0, considerado baixo e, nesses casos, a TDM é altamente recomendada em função da dificuldade de se manter as faixas terapêuticas evitando efeitos tóxicos (Tabela 30.1).

Na prática, a medida numérica do IT e a necessidade de monitorizar a concentração terapêutica são dependentes também de características que possam afetar a cinética do fármaco e a interação com outras medicações que estejam sendo administradas ao paciente. Esse assunto será discutido detalhadamente mais adiante neste capítulo.

- Critérios analíticos: possibilidade de validar um método para dosar o fármaco de forma rápida, sensível e precisa em um pequeno volume de amostra.[3,6]

Fatores que alteram a farmacocinética do fármaco

A variabilidade inter e intraindividual na cinética de um fármaco muitas vezes dificulta a interpretação adequada de um resultado. Existem diversos fatores que interferem na farmacocinética dos fármacos resultando em variabilidade intra e interindividual e dificultando a interpretação dos resultados. Essas alterações na cinética do fármaco podem ser provocadas pela presença de patologias, fatores genéticos e ou interações farmacológicas. Como consequência, podem ocorrer interferências na absorção, distribuição e/ou excreção dos fármacos com reflexos diretos na ação terapêutica.

Alguns fármacos apresentam diferentes comportamentos em função de características farmacocinéticas e, portanto, há necessidade de ajuste da dose. Para alguns fármacos o ajuste pode chegar até 180% a mais da dose preconizada, para alguns grupos de pacientes, como é o caso do antidepressivo amitriptilina.[3,5,7]

Genética

Existem diferenças enzimáticas na metabolização dos fármacos associadas ao padrão genético de expressão de enzimas metabolizadoras. A farmacogenética estuda o impacto dessas variantes genéticas em genes específicos, que determinam a expressão de algumas enzimas e o resultado em um tratamento farmacoterapêutico.

Os estudos de polimorfismos farmacogenéticos têm um papel relevante no desenvolvimento de novos fármacos durante o ajuste de dose e em um tratamento terapêutico. A Tabela 30.2 mostra alguns polimorfismos, cuja frequência e impacto devem ser considerados para a proposta de TDM e ajuste da dose terapêutica.

Tabela 30.1 Índices terapêuticos de alguns fármacos e a recomendação para TDM

TDM altamente recomendada	TDM recomendada	TDM opcional
IT < 5,0	5,0 < IT < 10,0	IT > 10,0
Amitriptilina	Barbitúricos	Paracetamol
Clordiazepóxido	Diazepam	Propoxifeno
Metadona	Digoxina	Nortriptilina
Procainamida	Imipramina	Hidrato de cloral

A tiopurina S-metiltransferase (TPMT) citada na Tabela 30.2 teve seu polimorfismo investigado por vários pesquisadores. Essa enzima é importante na utilização do fármaco azatioprina, utilizado na terapia medicamentosa de pacientes com doenças inflamatórias intestinais, leucemia linfoide aguda e imunossupressão pós-transplante. A variabilidade genética entre indivíduos de diferentes populações foi demonstrada em um estudo populacional e foram encontrados dois alelos selvagens e 16 mutantes para o gene que codifica a TPMT (Figura 30.7).

Aproximadamente 0,3% dos caucasianos apresentam atividade insignificante ou ausente dessa enzima; de 6 a 11% são heterozigotos e têm atividade intermediária, enquanto 84 a 94% são homozigotos para o alelo selvagem e apresentam atividade enzimática normal e alta. Como consequência dessas diferenças populacionais, a TDM tem um papel importante na prevenção dos efeitos tóxicos e no ajuste da dose terapêutica adequada.

Outro exemplo importante é a utilização de nortriptilina como antidepressivo, que pode apresentar uma série de sintomas de toxicidade à custa dos diferentes graus de metabolização nas diferentes populações, denominadas metabolizadores rápidos e lentos.

Tabela 30.2 Exemplos de enzimas com polimorfismos conhecidos e fármacos que são metabolizados por essas enzimas na fase I da biotransformação

Enzima ou complexo enzimático	Abreviação	Substratos em que o polimorfismo pode ser relevante
Butirilcolina esterase	BCHE	Procaína, succinilcolina
N-acetiltransferase tipo 2	NAT2	Isoniazida
Citocromo P450 2D6	CYP2D6	Amitriptilina, nortriptilina, clomipramina, desipramina, haloperidol, anfetaminas, propranolol, codeína, tamoxifeno
Citocromo P450 2C19	CYP2C19	Omeprazol, diazepam, amitriptilina, imipramina, fenitoína, primidona
Citocromo P450 2C9	CYP2C9	S-varfarina, tolbutamida, losartana, piroxicam
Tiopurina S-metil-transferase	TPMT	6-mercaptopurina, 6-tioguanina, azatioprina

Idade

O metabolismo hepático e a excreção renal se alteram com a idade. A função hepática é imatura no recém-nascido e evolui até a maturidade, quando volta a diminuir. Para recém-nascidos e prematuros deve-se empregar doses menores de antiepiléticos em função do peso. No recém-nascido, além de uma biotransformação deficiente há também uma hipoalbuminemia, que aumenta a fração livre ativa do fármaco. Em crianças maiores do que um ano a metabolização é muito eficiente e, às vezes, é necessário utilizar doses maiores de antiepiléticos em crianças entre 1 e 9 anos, do que em adultos. Essa capacidade metabolizadora diminui até 3 ou 4 anos e permanece constante até a idade adulta. Nos idosos essa atividade diminui novamente e muitos fármacos têm sua meia-vida aumentada.

Dieta

Observa-se que, para os imunossupressores, pode ocorrer interação com a dieta. O uso de suco de toranja (*grapefruit*) pode alterar o metabolismo de diversos fármacos, como no aumento da concentração plasmática de ciclosporina, pela inibição da CYP3A do cito-

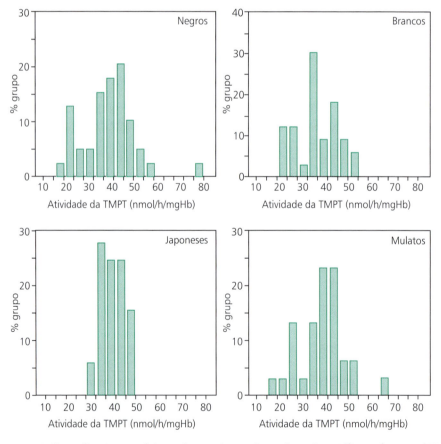

Figura 30.7 Polimorfismo genético da enzima tiopurina S-metiltransferase (TPMT) e diferentes grupos populacionais (Chocair modificado[8]).

cromo P450 e pelo aumento da absorção, via inibição da glicoproteína P do intestino.

Gravidez

No período gestacional alteram-se três parâmetros farmacocinéticos importantes: a diminuição de albumina sérica, que faz o transporte dos fármacos; o aumento da capacidade metabólica hepática no último trimestre; e o aumento do líquido corporal.

Doenças hepáticas

A hepatopatia crônica ou grave pode modificar os níveis séricos de diversos fármacos, como os antiepiléticos de três maneiras diferentes: diminuindo a capacidade metabólica do hepatócito e a necessidade de diminuir a dose do fármaco; diminuindo a capacidade de ligação do fármaco às proteínas séricas pela hipoalbuminemia e pela competição de ligação com substâncias endógenas, aumentando a concentração do fármaco livre na forma ativa; aumentando o volume de distribuição, por causa de ascite ou edema ocasionado pela insuficiência hepática.

Doenças renais

As patologias renais podem produzir alterações farmacocinéticas importantes pela diminuição da excreção renal do fármaco, alteração no volume de distribuição e depuração do fármaco.

Interações farmacológicas

Os níveis séricos dos fármacos podem se alterar significativamente pela administração simultânea de outros fármacos, em razão das interações farmacocinéticas. Os mecanismos mais conhecidos são a indução e a inibição enzimática.

Indução enzimática

As enzimas dependentes de CYP450 são um alvo importante de interações farmacocinéticas de fármacos. Uma dessas interações é a indução de algumas enzimas CYP. Alguns xenobióticos (substâncias que não são produzidas normalmente pelo organismo) podem induzir a atividade dessas enzimas, ativando a expressão de genes que as codificam. Alguns fármacos como a carbamazepina, fenobarbital e rifampicina são capazes de aumentar a síntese de uma ou mais isoenzimas CYP. O resultado é o aumento na velocidade de biotransformação de fármacos levando a reduções significativas nas concentrações plasmáticas deles e alteração no efeito farmacológico esperado.

A administração de fármacos antiepiléticos (fenobarbital, fenitoína, carbamazepina, primidona) e ingestão de álcool etílico, por exemplo, provocam a diminuição dos níveis dos fármacos e, assim, resultam na necessidade de aumentar a dose para se manter os níveis séricos e a eficácia terapêutica.

A fenitoína é um indutor da CYP3A. A ciclosporina é o substrato dessa enzima. Na presença de fenitoína os níveis de ciclosporina ficam diminuídos, em razão da indução do metabolismo da ciclosporina. Em pacientes transplantados a redução dos níveis de ciclosporina pela administração concomitante com a fenitoína pode levar a rejeição do órgão transplantado.

A administração de sirolimus e fármacos como rifampicina, carbamazepina, fenobarbital, fenitoína e rifabutina podem diminuir os níveis séricos de sirolimus pela indução enzimática da CYP3A.

Inibição enzimática

A inibição das enzimas da CYP é uma fonte importante de interação farmacocinética, que pode resultar em efeitos adversos graves. A forma mais comum de inibição é por competição com a mesma isoenzima. Assim, a administração concomitante desses fármacos, cuja metabolização compete pela mesma enzima, devem ser acompanhadas com uma

TDM programada, a fim de evitar reações adversas graves.

A terapia com azatioprina como imunossupressor pós-transplante renal, pode sofrer interferência na administração concomitante de alopurinol. Esse fármaco inibe a enzima xantina oxidase envolvida na farmacocinética da azatioprina e aumentando os níveis do metabólito ativo 6-mercaptopurina. Assim, a TDM deve ser uma atividade rotineira, quando ocorre a necessidade de administração concomitante ou quando se deseja o mesmo efeito terapêutico com concentrações menores de azatioprina.

Muitos dos fármacos comumente utilizados como imunossupressores em pacientes transplantados são modulados pela mesma enzima do citocromo P450 a CYP3A. São eles:

- Imunossupressores: ciclosporina, tacrolimus, sirolimus e metilpredinisolona;
- Antimicrobianos: clotrimazol;
- Medicações antiúlcera: ranitidina;
- Anti-hipertensivos bloqueadores dos canais de cálcio: verapamil, diltiazem;
- Agentes hipocolesterolêmicos: pravastatina;
- Antidepressivos tricíclicos: amitriptilina.

Assim, a administração concomitante desses fármacos, cuja metabolização compete pela mesma enzima deve ser acompanhada com uma TDM programada, a fim de evitar reações adversas graves.

Alguns fármacos, entretanto, têm a capacidade de inibir enzimas das quais nem são substratos, como é o caso do cetoconazol. Muitos fármacos são capazes de inibir uma ou mais vias CYP-dependentes da varfarina, anticoagulante. Se os dois fármacos são administrados concomitantemente a concentração de varfarina aumenta, o que aumenta a inibição da coagulação e o risco de hemorragias.

Os inibidores mais importantes da CYP são a eritromicina, o cetoconazol e o ritonavir, pois inibem várias isoenzimas do sistema CYP. A cimetidina bloqueia a biotransformação de teofilina, clozapina e varfarina. Substâncias naturais também podem inibir a biotransformação de fármacos, inibindo a CYP3A4. É o caso do suco de toranja (*grapefruit*) e fármacos como a nifedipina, claritromicina e sinvastatina, que são biotransformados por esse sistema, resultando em maior concentração plasmática, quando administrados concomitante com o suco de toranja, potencializando o efeito terapêutico ou resultando em um efeito tóxico.

A administração concomitante de antiepiléticos e fármacos como a isoniazida, a eritromicina e o ácido valproico induz o aumento dos níveis séricos de antiepiléticos, levando à necessidade de diminuição da dose administrada.

A eritromicina é um inibidor da CYP3A e a ciclosporina é o substrato dessa enzima. Na administração concomitante desses dois fármacos os níveis de ciclosporina ficam aumentados podendo levar a sintomas tóxicos graves.

Muitos fármacos que são administrados concomitantemente com os imunossupressores podem inibir o CYP3A, levando ao aumento dos níveis plasmáticos e a eventos tóxicos. A administração concomitante de sirolimus e fármacos como cetoconazol, metoclopramida, cimetidina, verapamil e nicardipina podem aumentar as concentrações de sirolimus no sangue.[3,6-9]

Planejamento da monitorização terapêutica

O planejamento da TDM para a utilização de um fármaco em uma determinada patologia é fundamental. Deve-se considerar que um paciente que utiliza um fármaco continuamente pode, geralmente, ter que utilizar fármacos concomitantes para aquela patologia ou mesmo estar com alterações hepáticas ou renais relevantes, e devem ser consideradas nos processos de metabolização e excreção do fármaco específico.

A qualidade da informação obtida sobre o fármaco e o paciente é de fundamental importância para que as concentrações obtidas nas análises sejam interpretadas adequadamente e permitam a otimização do tratamento farmacológico. É imprescindível que o profissional de saúde conheça detalhes sobre a farmacocinética do fármaco e os fatores que a modificam. Em função desse conhecimento é preciso determinar a questão pré-analítica que envolve a requisição do exame pelo clínico, a orientação do paciente e o momento da coleta.

A fase analítica envolve o conhecimento e validação de técnicas analíticas confiáveis e precisas, e a fase pós-analítica o resultado gerado e a interpretação deles. Esse resultado retorna ao clínico que, em função da informação, gera uma ação, determinando se as concentrações plasmáticas estão sendo mantidas, e se o paciente aderiu ao tratamento prescrito. O processo total de teste (TTP – *total testing processing*) se refere ao ciclo que descreve uma série de atividades, divididas em 10 etapas, que se iniciam com a solicitação de um exame até a interpretação e a decisão clínica do resultado do teste solicitado (Figura 30.8).

Fase pré-analítica

Amostragem e preparo do paciente

O momento da amostragem é importante para que a avaliação farmacocinética seja adequada. Os fármacos são, de maneira geral, administrados em intervalos regulares e as concentrações plasmáticas variarão em função do tempo. Na maioria das vezes são necessárias algumas doses para que o fármaco atinja um estado de equilíbrio (*steady-state*), quando os níveis plasmáticos oscilam de maneira constante entre as concentrações mínimas e máximas esperadas, para manter o intervalo de concentração terapêutico (Figura 30.9). Esse processo é dinâmico e dependente da absorção, distribuição, biotransformação e eliminação, já mencionadas anteriormente.

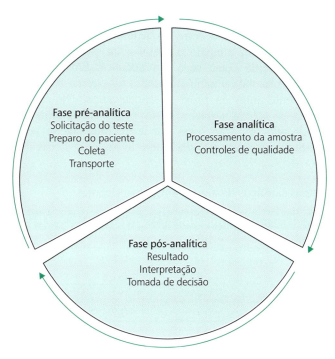

Figura 30.8 Ciclo das etapas analíticas ou TTP (*total testing processing*).

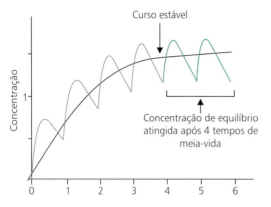

Figura 30.9 Concentração de equilíbrio ou *"steady state"* do fármaco no plasma.

Na prática, esse equilíbrio é atingido, geralmente após 4 ou 5 t 1/2.

Na terapia com anticonvulsivantes foram estudados parâmetros farmacocinéticos importantes para manejar a TDM, no que diz respeito à coleta e tempo de amostragem (Tabela 30.3).

Assim, na avaliação das concentrações plasmáticas do fármaco administrado, a amostra deve ser colhida no tempo em que as concentrações variam de forma constante entre o mínimo e o máximo. Uma vez atingido o estado de equilíbrio, geralmente coleta-se a amostra na concentração plasmática mínima (vale), isto é, imediatamente antes da próxima administração. Pode-se coletar também, algum tempo depois da administração, para determinar a concentração máxima atingida após a ingestão da medicação (pico). Em geral, a coleta é realizada no "vale", pois apresenta melhor correlação com a concentração plasmática de equilíbrio.

Recomenda-se anotar o horário de coleta após a administração do fármaco (concentração de máxima absorção – pico), ou antes da dose (concentração de mínima absorção – vale). É recomendável também anotar o horário da última dose, a via de administração e horário da coleta. Seria recomendável, ainda, a informação sobre o motivo da solicitação: confirmação, intoxicação, suspeita de interação com outros fármacos, estudo farmacocinético, ausência de resposta terapêutica (para avaliação de segurança ou eficácia), exame de urgência ou rotina.

É muito importante que o médico solicite o pedido e forneça as primeiras orientações ao paciente. O paciente ao agendar o exame também deve receber orientações claras sobre o horário da coleta do laboratório, que realizará a análise em função da terapia medicamentosa a que o paciente está submetido.

A amostra biológica (plasma, soro, sangue total, saliva, urina etc.) selecionada é a que apresenta melhor correlação com a resposta terapêutica. Em geral, as análises são realizadas no plasma e soro, obtidos de coleta de sangue venoso. No caso dos imunossupressores como ciclosporina, tacrolimus, sirolimus e everolimus que se acumulam nos eritrócitos, as análises são realizadas no sangue to-

Tabela 30.3 Parâmetros cinéticos de alguns anticonvulsivantes

Fármaco	F	Tmáx (h)	Vd (L/kg)	LP (%)	t 1/2 (h)
Fenobarbital	0,9-1,0	1-6	0,8	50	50-120
Fenitoína	0,9-1,0	3-12	0,8	70-99	6-60
Carbamazepina	> 0,7	2-8	1,0-1,8	75	10-20
Ácido valproico	> 0,95	1-4	0,2	80-95	5-20
Primidona	0,8-0,9	2-4	0,7	< 20	5-20
Etosuximida	1,0	1-3	0,7	< 5	20-50

F = fração de absorção; $T_{máx}$ = tempo par alcançar a concentração máxima; Vd = volume de distribuição; LP = % de ligação às proteínas plasmáticas; t 1/2 = tempo de meia-vida de eliminação.

tal, utilizando-se EDTA como anticoagulante (Tabela 30.4).

Considera-se que a fração do fármaco ligada às proteínas plasmáticas e o fármaco livre (farmacologicamente ativo) estão em equilíbrio na TDM. Em alguns casos, como na hipoalbuminemia, uremia e fármacos de uso concomitante que competem pelas proteínas plasmáticas, é necessária a dosagem da fração livre do fármaco. Deve-se suspeitar dessa situação, quando há fenômenos tóxicos com as dosagens dentro da faixa terapêutica. Em casos de desnutrição, insuficiência renal ou hepática esse fenômeno pode ocorrer e a concentração do fármaco pode atingir níveis tóxicos ou mesmo fatais.

Acondicionamento e armazenamento das amostras

Os tipos de tubos que podem ser utilizados na coleta devem ser padronizados. A utilização de tubo com gel para coleta de sangue

Tabela 30.4 Exemplos de fármacos, preparo do paciente, amostras e conservação de amostras, utilizadas em TDM

Fármaco	Jejum (h)	Amostra/tubo de coleta	Transporte e conservação
Imunossupressores			
6-tioguanina 6-mercaptopurina Ácido micofenólico Ciclosporina	N	Sangue total/EDTA	Até 7 dias/2-8°C
Sirolimus Tacrolimus	4	Sangue total/EDTA	Até 7 dias/2-8°C
Anticonvulsivantes			
Ácido valproico Carbamazepina Fenitoína Fenobarbital	N	Soro/tubo seco ou com gel	Até 48 h/15-25°C Até 7 dias/2-8°C Até 1 mês/- 7 a - 18°C
Antiarrítmicos			
Digoxina	N	Soro/tubo seco ou com gel	Até 48 h/15-25°C Até 7 dias/2-8°C Até 1 mês/- 7 a - 18°C
Antineoplásicos			
Metotrexato	N	Sangue total/EDTA	Até 7 dias/2-8°C/ protegidas da luz
Broncodilatadores			
Teofilina	N	Soro/tubo seco ou com gel	Até 48 h/15-25°C Até 7 dias/2-8°C Até 1 mês/- 7 a - 18°C
Antimicrobianos			
Vancomicina	N	Soro/tubo com ou sem gel	Até 48 h/15-25°C Até 7 dias/2-8°C Até 1 mês/- 7 a - 18°C

N = não é necessário jejum.

deve ser padronizada e testada a fim de verificar se interfere com o fármaco a ser analisado. O tipo de conservação pré-analítica também deve ser definido, e caso as amostras não sejam analisadas de imediato devem ser conservadas em geladeira (2 a 8°C) ou congeladas (-7 e -18°C), em razão da rápida degradação de alguns fármacos em temperatura ambiente (Tabela 30.4).

Fase analítica

Na década de 1970 houve um grande desenvolvimento de testes de imunoensaios voltados para a análise de fármacos para fins de monitorização terapêutica. As técnicas de imunoensaio se baseiam na reação antígeno anticorpo e as principais utilizadas para análises de fármacos são imunoprecipitação, imunoensaios de aglutinação, radioimunoensaio, enzimoimunoensaio, imunoensaios fluorescentes e quimioluminescentes.

Várias empresas voltadas para o desenvolvimento de *kits* analíticos comercializam uma série de testes com base na interação de um anticorpo desenvolvido contra diferentes classes de fármacos. A grande adesão a essa metodologia deve-se à facilidade de automação dessas técnicas, velocidade de execução dos testes e facilidade no treinamento de técnicos e pessoal especializado.

A principal desvantagem é a questão da especificidade relativa, em razão da possibilidade de reatividade cruzada de anticorpos utilizados nos imunoensaios. Os imunoensaios para dosagem de digoxina são afetados pela presença de espironolactona, componente de terapias tradicionais. Essas interferências geram resultados falsos-positivos, e devem ser confirmadas por outra metodologia mais sensível e específica.

Outro aspecto a ser considerado nas análises para TDM, por imunoensaios, é a possibilidade de interações medicamentosas. No caso de administração concomitante de carbamazepina e ácido valproico, aumenta a concentração do metabólito tóxico da carbamazepina, a 10,11-epóxido carbamazepina. Pelas técnicas de imunoensaio, esse metabólito tóxico não é dosado, podendo aparecer os efeitos adversos sem alterações nos níveis de carbamazepina.

Na década de 1980 iniciou-se a utilização de cromatografia líquida de alta eficiência e da cromatografia gasosa para a TDM, de alguns fármacos. A introdução dessas técnicas solucionou o problema da falta de especificidade e sensibilidade de alguns imunoensaios, mas, ainda havia o problema da questão do tempo total de análise e do treinamento do operador. As técnicas cromatográficas, de maneira geral, não possuem *kits* comerciais, com poucas exceções, e exigem treinamento de operadores especializados. Como vantagem, além da especificidade e sensibilidade, pode-se citar a possibilidade de análise concomitante de vários fármacos em uma mesma corrida analítica.

Esses métodos cromatográficos tem base na separação de substâncias por diferença de polaridade e afinidade, com o material da coluna cromatográfica e posterior identificação com detectores UV e fluorescência para HPLC e ionização de chama, nitrogênio-fósforo e captura de elétrons para CG.

A evolução contínua da tecnologia de análise de fármacos permitiu a introdução de técnicas cromatográficas com detecção por espectrometria de massas. As técnicas de espectrometria de massas têm base na relação massa/carga de compostos ionizáveis. Essa característica permite um aumento na especificidade. Atualmente, esse é o método "*gold standard*" para esse tipo de análises, pelo fato de que, nessa metodologia, praticamente não ocorre presença de interferentes, tornando a análise altamente sensível e específica.

Validação de metodologia

Para que um resultado apresentado seja confiável é necessário realizar a validação da metodologia a ser implantada e o controle utilizado para garantir a confiança nos resultados finais.

A Agência Nacional de Vigilância Sanitária (ANVISA)[11] elaborou e publicou as normas que devem ser aplicadas para esse fim. Essas normas englobam testes de linearidade, precisão, exatidão, limite de quantificação, recuperação, estabilidade, presença de interferentes nos testes etc.

Todos os testes de validação devem ser desenvolvidos na mesma matriz em que será realizada a análise. Ao validar uma metodologia para quantificar carbamazepina no soro deve-se utilizar soro isento do fármaco, para produzir os padrões a serem utilizados nos testes de validação.

A faixa de trabalho para os testes desenvolvidos, os níveis subterapêuticos, terapêuticos e tóxicos devem ser de conhecimento do operador que vai realizar a validação. Os testes de linearidade são realizados utilizando-se seis amostras em concentrações crescentes do analito, calculando-se o índice de regressão. Esse índice exprime a linearidade de um método, na faixa de concentração a ser utilizada, e os valores aceitáveis são acima de 0,98. As concentrações das amostras utilizadas para fazer os testes de linearidade devem englobar os níveis terapêuticos e subterapêuticos possíveis de serem encontrados nas amostras a serem analisadas.

Os testes de precisão garantem a capacidade do método em reproduzir e repetir resultados. São realizados com amostras do fármaco em três concentrações diferentes, que englobam a curva de linearidade. Consiste em realizar 20 análises no mesmo dia, e em cinco dias diferentes, nas concentrações determinadas. Calcula-se a média, o desvio-padrão e o coeficiente de variação (CV). O CV deve ficar abaixo de 15%, tanto na precisão intraensaio (análises realizadas no mesmo dia) como na interensaio (análises realizadas em dias diferentes).

Os testes de recuperação permitem verificar, em uma amostra de concentração conhecida, quanto há de recuperação da concentração inicial em função dos métodos utilizados para preparo e análise da amostra. A ANVISA recomenda uma recuperação entre 80 e 120%.

Para garantir que o método desenvolvido seja exato há necessidade de utilizar padrões referenciados de concentrações conhecidas ou participar de programas de controle externo interlaboratorial. Nesses programas os resultados obtidos são comparados com grupos de analistas que utilizam metodologias semelhantes.

A estabilidade da amostra também é um dado importante a ser verificado. Os testes realizados devem refletir a situação real pelas etapas em que amostra será submetida desde a coleta, separação de soro e realização da análise propriamente dita. Geralmente, envolvem testes de conservação das amostras em temperatura ambiente (15 a 25°C), geladeira (2 a 8°C) e freezer (abaixo de -8°C). Podem também ser incluídos testes de congelamento e descongelamento.

Os parâmetros descritos devem ser estabelecidos e documentados, mas durante a realização das análises também devem ser aplicadas formas de controles e faixas esperadas, a fim de garantir a confiabilidade durante a execução de rotinas de TDM.

Fase pós-analítica

Nessa fase os dados laboratoriais devem ser interpretados recorrendo-se a metodologia estatística que considere um modelo farmacocinético, que melhor descreva o comportamento da substância no organismo. Devem-se considerar parâmetros inerentes ao fármaco, como tempo de amostragem, via de administração, duração do tratamento etc., e parâmetros inerentes ao doente, como idade, peso, gênero, função renal, terapia farmacológica etc.

Na interpretação de resultados das concentrações plasmáticas de fármacos deve-se estar atento a possível(eis):

- Erros na administração da medicação;
- Diferenças nas disponibilidades farmacocinéticas;
- Coleta de amostra;
- Inadequado armazenamento de amostras;
- Inexistente ou inadequada validação do método analítico.

Na interpretação dos resultados obtidos deve-se revisar a rastreabilidade da amostra biológica; revisar a ficha do paciente com as características como nome, idade, peso, hábitos alimentares, uso de tabaco e/ou bebidas alcoólicas; verificar medicamentos utilizados (nome, via e horário da última dose etc.); treinamento dos operados e controles de qualidade utilizados na rotina.

A TDM deve ser interpretada levando em consideração todos os processos e etapas inter-relacionadas, e não pode ser vista apenas como um valor numérico. Um resultado de TDM pode levar a decisões com impacto positivo ou negativo para o paciente refletindo-se na eficiência econômica do sistema, como um todo.

- Amostra hemolisada, coagulada, volume insuficiente etc.;
- Tubo de coleta inadequado;
- Transporte e armazenamento inadequado.

Na fase de pré-análise ocorrem de 3 a 5% dos erros descritos por:
- Material extraviado do local de entrega;
- Alíquota e etiquetas trocadas;
- Centrifugação (tempo e velocidade) modificada, em relação ao preconizado para separar o soro de amostras de sangue;

Na fase analítica ocorrem apenas 7 a 13% dos erros descritos por:
- Problemas no equipamento de análise;
- Interferentes do teste (endógenos ou exógenos);
- Falhas não detectadas no controle de qualidade.

Na fase pós-analítica 13 a 20% dos erros são ocasionados por:
- Atraso ou erro na entrega do resultado;
- Interpretação equivocada do resultado;

Fatores de erros no processo total de um teste laboratorial

Uma série de erros pode ocorrer durante todo o processo, sendo que Plebani[12] compilou e estudou as principais causas (Figura 30.10), divididas em cinco fases: fase pré-analítica, fase de pré-análise, fase analítica, fase pós-analítica e fase pós-entrega do resultado.

Na fase pré-analítica ocorrem de 46 a 68% de erros relativos a:
- Solicitação imprópria do teste;
- Identificação do paciente e/ou amostra equivocada;
- Amostra coletada de cateter onde estão sendo administradas medicações ao paciente;

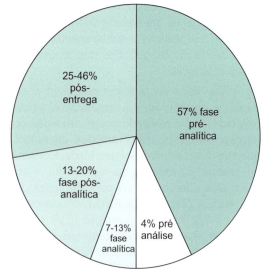

Figura 30.10 Média de erros laboratoriais nas diferentes fases do ciclo de execução de uma análise laboratorial.

- Tempo total entre a solicitação e entrega do resultado muito longo;
- Erros de transcrição;
- Falha em relatar e comunicar prontamente valores críticos, em tempo hábil de o clínico alterar o tratamento terapêutico prescrito.

Na fase seguinte, após a entrega do resultado, podem ocorrer de 25 a 46% dos erros, no que se refere a:
- Entrega atrasada ou errada ao médico ou paciente;
- Interpretação incorreta dos resultados;
- Seguimento inadequado do paciente.

Pelos estudos realizados, em relação à detecção das falhas durante o processo de realização de um exame laboratorial, observa-se que a maior parte dos erros pode ocorrer nas fases pré-analítica e pós-entrega. Apenas realizar a TDM e escolher um teste laboratorial confiável não é suficiente e determinante para o sucesso da terapia individualizada. É necessário o envolvimento e treinamento de toda a cadeia produtiva na realização do exame.

Considerações sobre terapias cujo uso da TDM tem benefício reconhecido

Na rotina hospitalar, muitas vezes a TDM não é implantada, em razão do custo de implantação de novas metodologias e a disponibilidade dos recursos financeiros. Existem poucos estudos de custo-efetividade, mas os benefícios diretos que podem ser citados seriam a redução dos custos gerados pelos efeitos adversos, redução da mortalidade e dias de internação.

O custo-efetividade na TDM de aminoglicosídeos é amplamente reconhecido com benefícios econômicos, redução de mortalidade e do risco de nefrotoxicidade. Essa situação pode ser observada em doentes com terapêutica concomitante com furosemida, vancomicina, cefalosporinas ou anfotericina B, doentes em unidades de terapias intensivas ou em tratamentos prolongados.

A TDM aplicada aos fármacos anticonvulsivantes clássicos, como fenobarbital, primidona, fenitoína, carbamazepina e ácido valproico é uma prática já bem estabelecida, por causa do conhecimento da variabilidade farmacocinética desses fármacos.

No caso de psicofármacos, especialistas recomendam a TDM para o lítio, amitriptilina, clomipramina, imipramina, nortriptilina clozapina, olanzapina, flufenazina e haloperidol, a cada 3 a 6 meses, para prevenir recaídas e evitar hospitalizações. Para outros psicofármacos, a TDM pode ser utilizada para avaliar a adesão terapêutica, identificar variações no metabolismo associadas a polimorfismos genéticos ou para avaliar potenciais interações farmacológicas.

No caso dos antidepressivos inibidores da receptação da serotonina, considerados de boa tolerabilidade e baixa toxicidade, a TDM pode ser vantajosa. Nesse caso, a utilização da monitorização para a citalopram, paroxetina e sertralina em pacientes idosos com depressão, permite redução de custos com a terapêutica pela redução da dose administrada.

Infelizmente, os estudos farmacoeconômicos da TDM ainda são raros ou inexistentes, para a maioria das terapias farmacológicas em que é recomendada a TDM.

Existem alguns estudos sendo realizados para comprovar a eficácia da TDM na terapia com o tamoxifeno. A resposta clínica ao tamoxifeno apresenta uma grande variação em mulheres tratadas de câncer de mama tipo hormônio receptor positivo. O principal metabólito ativo, o endoxifeno é produzido pelo metabolismo hepático, pelo complexo enzimático citocromo P450 (CYP): CYP2D6 e CYP3A. Após uma década de estudos tentando provar a associação entre variantes genéticas do CYP2D6 e a eficácia da terapia na prevenção de câncer de mama recorrente, ainda não existe uma concordância entre esses estudos. Entretanto, o metabolismo do tamoxifeno é complexo e envolve a participação de outras enzimas do citocromo P450. A utilização concomitante de outros fármacos pode interferir na resposta terapêutica esperada, por meio de mecanismos de indução e inibição, o que justificaria a utilização da TDM para uma terapia mais eficaz.

Outra questão, em que a TDM deve ser considerada, é no desafio do tratamento da tuberculose resistente a múltiplos fármacos. O uso de uma dose apropriada pode, nesses casos, melhorar o prognóstico do paciente e diminuir os custos de um tratamento desse tipo. Alguns pesquisadores sugerem a utilização de coleta de sangue total em papel de filtro, para análise em laboratório de referência. Esse tipo de material pode ser muito importante no transporte e armazenamento, facilitando uma ampla utilização da TDM e prevenindo a resistência aos fármacos utilizados no tratamento da tuberculose, em nível mundial.

Estudos farmacocinéticos na utilização de imatinibe em pacientes com tumor gastrintestinal estromal, demonstram um aumento significativo na depuração do fármaco, após os três primeiros meses de tratamento, resultando em uma diminuição de 30% na concentração terapêutica esperada para esse fármaco. Essa situação também justifica a utilização da TDM, a fim de acertar a faixa terapêutica conveniente e adequada para a terapia com imatinibe.

A farmacogenética e a farmacogenômica abrangem o estudo da herança genética individual associada à variação nas respostas aos fármacos. O fenótipo resultante pode significar desde uma resposta tóxica que ameace a vida do paciente até uma terapia ineficaz. Essas disciplinas têm avançado e estudos atuais englobam o metabolismo completo de fármacos e enzimas envolvidas. Essas variações influem na concentração do fármaco que alcança o sítio de ação onde exerce o efeito terapêutico. Hoje, esses estudos farmacogenômicos vêm sendo incorporados no processo de desenvolvimento de novos fármacos e na legislação governamental pertinente. Entretanto, uma série de desafios ainda têm que ser desvendados e esclarecidos, nesse campo da farmacogenômica.[10-17]

Referências

1. Roberts JA, Joynt GM, Choi GY et al. How to optimize antimicrobial prescriptions in the Intensive Care Unit: principles of individualized dosing using pharmacokinetics and pharmacodynamics. Int J Antimicrob Agents. 2012;39(3):187-192.
2. Oga S, Camargo MMA, Batistuzzo JAO. Fundamentos de Toxicologia. 3. ed. São Paulo: Atheneu; 2008. 677p.
3. Pacheco-Neto M, Alves ANL, Fortini AS et al. Monitorização terapêutica da azatioprina: uma revisão. J Bras Patol Med Lab. 2008;44(3):161-7.
4. Centro de Informação do Medicamento (CIM). Monitorização terapêutica de fármacos. Boletim do Centro de Informação do Medicamento (CIM). ROF 95, 2010.
5. Romero SA, Delgado RG, Quintana JAD, Ramírez IO. Monitorización de terapia de niveles de suero de antiepilépticos en atención primaria. Semergen. 2005;31(9):424-33.
6. Clark MA, Finkel R, Rey JA, Whaley K. Farmacologia ilustrada. 5. ed. Porto Alegre: Artmed; 2011. 571p. [Acesso em 22 de maio de 2015]. Disponível em: https://books.google.com.br/books?id=7F8GBwAAQBAJ&printsec=frontcover&hl=pt-BR#v=onepage&q&f=false.
7. Brockmöller J, Tzvetkov MV. Pharmacogenetics: data, concepts and tools to improve drug discovery and drug treatment. Eur J Clin Pharmacol. 2008;64:133-57.
8. Chocair PR, Duley J, Simmonds HA et al. Low-dose allopurinol plus azathioprine/cyclosporine/prednisolone, a novel immunosuppressive regimen. Lancet. 1993;342(8863):83-4.
9. Kayser MG. Monitorização terapêutica de sirolimus. Rev Bras Anal Clin. 2004;36(1):43-6.
10. Hawkins R. Managing the pré and post-analytical phases of the total testing process. Ann Lab Med. 2012;32(1):5-16.
11. Brasil. Ministério da Saúde. Agência Nacional de Vigilância Sanitária (ANVISA). Resolução RDC nº 27, de 17 de maio de 2012 Dispõe sobre os requisitos mínimos para a validação de métodos bioanalíticos empregados em estudos com fins de registro e pós-registro de medicamentos [portaria na internet]. Diário Oficial da União de 22 de maio de 2012. Disponível em: http://portal.anvisa.gov.br/wps/wcm/connect/564310004b60537e891f9baf8fded4db/RDC+27+12+-Valida%C3%A7%C3%A3o+de+M%C3%A9t

odos+Bioanal%C3%ADticos.pdf?MOD=AJPERES. Acesso em: 22 de maio de 2015.
12. Plebani M. the detection and prevention of errors in laboratory medicine. Ann Clin Biochem. 2010;47:101-10.
13. Zhi-Kang Y, Can L, Suo-Di Z. Guidelinesfor therapeutic drug monitoring of vancomycin: a systematic review. Plos One. 2014;9(6):1-8.
14. Binkhorst L, Mathijssen RHJ, Jager A, Van Gelder T. Individualization of tamoxifen therapy: much more than just CYP2D6 genotyping. Cancer Treatment Reviews. 2015;41:289-99.
15. Sotgiu G, Alffenaar JC, Centis R et al. Therapeutic drug monitoring: how to improve drug dosage and patient safety in tuberculosis treatment. Int J Infec Dis. 2015; 32:101-4.
16. Judson I. Therapeutic drug monitoring of Imatinib-new data strengthen the case. An Clin Cancer Res. 2012;18(20): 5517-19.
17. Weinshilboum RM, Wang L. Pharmacogenetics and pharmacogenomics: development, science and translation. Annu Rev Genomics Hum Genet. 2006; 7:223-45.

Promoção do uso racional de medicamentos

31

Maurílio Pacheco-Neto
Atecla Nunciata Lopes Alves
Larissa Helena Lobo Torres

O uso racional de medicamentos (URM) é uma questão fundamental, uma vez que a utilização correta de medicamentos, por parte de todos os profissionais e pacientes, contribui para o adequado tratamento das doenças e para a preservação da saúde pública. Neste capítulo será discutido o URM e como é possível promovê-lo. Ao final desta unidade, espera-se que o leitor seja capaz de:

- Definir e diferenciar o uso racional e o uso irracional de medicamentos;
- Discutir os critérios de avaliação do URM;
- Descrever as etapas do ciclo de uso dos medicamentos;
- Compreender os fatores que influenciam o uso irracional de medicamentos;
- Descrever as estratégias que podem promover o URM;
- Discutir a importância da adesão do paciente ao tratamento;
- Desenvolver estratégias para o URM no seu âmbito profissional.

Uso racional e uso irracional de medicamentos[1]

Segundo a Organização Mundial da Saúde (OMS), o URM acontece quando os pacientes recebem os medicamentos e as doses adequadas às suas próprias necessidades individuais, por um período correto e ao menor custo, tanto para eles quanto para a sociedade. Os sistemas de gestão de fármacos, que inclui as etapas de seleção, aquisição e distribuição, são precursores obrigatórios para o URM. Ao contrário, quando uma ou mais de uma dessas condições não são atendidas, ocorre o uso irracional de medicamentos, que acontece nas situações a seguir.

Subprescrição

Ocorre quando os medicamentos necessários não são prescritos ou a dose prescrita é insuficiente.

Excesso de prescrição

Ocorre quando o medicamento prescrito não é necessário para o paciente ou a quantidade de medicamento dispensada é exagerada.

Prescrição ou distribuição incorreta

Ocorre ao se prescrever o medicamento de maneira incorreta, dispensando o medicamento equivocadamente, em razão da prescrição preparada de forma inadequada ou de ajustes não feitos para condições médicas, genéticas ou ambientais do paciente.

Prescrição extravagante

Ocorre quando se prescreve um medicamento de marca, mais caro, existindo um medicamento genérico mais barato e de boa qualidade disponível ou trata-se os sintomas do paciente, em vez de tratar a doença, aumentando os custos do tratamento.

Prescrição múltipla

Ocorre quando a utilização de apenas um medicamento é suficiente para a obtenção de um efeito, no entanto dois ou mais medicamentos são prescritos para essa finalidade.

Prescrição em desacordo com as diretrizes clínicas

Ocorre quando o profissional que prescreve a medicação não segue as recomendações elaboradas por sociedades ou grupos de especialistas que objetivam a adequação do atendimento, de testes diagnósticos e de condutas terapêuticas, com base nas evidências científicas.

Instruções inadequadas ao paciente

Ocorre quando não são dadas as instruções adequadas ao paciente, resultando em uma baixa adesão ao tratamento, considerando-se que o paciente não é capaz de tomar os medicamentos da forma correta.

Automedicação

Ocorre quando há seleção e utilização dos medicamentos pelo indivíduo ou por um membro da família para tratar doenças ou sintomas autodiagnosticados ou autorreconhecidos.

Avaliação do uso racional de medicamentos[2-6]

Estima-se que em todo o mundo mais da metade de todos os medicamentos são prescritos, dispensados ou vendidos de forma inadequada. Além disso, estima-se que metade dos pacientes deixa de tomar a medicação conforme prescrito ou dispensado. No entanto, apesar do problema global do uso inadequado, poucos países monitoram o uso de medicamentos ou implementam medidas efetivas para corrigir a situação.

O URM deve ser avaliado observando-se os seguintes critérios:

- Foi entregue o medicamento correto para a devida indicação, isto é, existem subsídios científicos suficientes para a prescrição de determinada medicação;
- O medicamento é apropriado, considerando-se a eficácia, a segurança, a conveniência para o paciente e o custo;
- Foi prescrito/entregue na dosagem correta, com a administração adequada e pelo período correto de tratamento;

- O medicamento foi fornecido ao paciente apropriado, ou seja, não existem contraindicações, minimizando a probabilidade de reações adversas;
- Foi corretamente fornecido ao paciente, incluindo as informações adequadas sobre os medicamentos prescritos;
- O paciente está de acordo ou adere ao tratamento.

Componentes do uso racional de medicamentos

O URM depende de diferentes componentes, entre eles a correta prescrição. Há necessidade dos prescritores seguirem um procedimento padrão de prescrição, que se inicia com um diagnóstico definitivo para o problema a ser intervisto. O objetivo terapêutico deve ser definido. O médico deve decidir qual o tratamento necessário, com base em informações atualizadas sobre os medicamentos e as terapias disponíveis, para alcançar a meta desejada para cada paciente.

Quando é tomada a decisão de tratar o paciente com medicamentos, a escolha do melhor medicamento é realizada com base na eficácia, segurança, conveniência e custo do tratamento. A dose, a via de administração e a duração do tratamento são determinadas de acordo com o estado do paciente. Ao prescrever um medicamento, deve-se fornecer informações adequadas ao paciente, tanto sobre a medicação, quanto sobre a condição do paciente. Além disso decidir a forma de monitorar o tratamento, considerando os efeitos terapêuticos e/ou os possíveis efeitos adversos ao tratamento.

O medicamento deve, em seguida, ser dispensado ao paciente de modo seguro e higiênico, certificando-se de que o paciente compreenda a dosagem e a posologia. A adesão só acontecerá se o paciente entender e valorizar a necessidade de utilizar os medicamentos específicos para as indicações específicas.

Fatores que contribuem para o uso irracional de medicamentos[7,8]

Muitos fatores inter-relacionados podem influenciar o uso de medicamentos e contribuir para o uso irracional. Entre esses fatores destacam-se os a seguir.

Sistema de saúde

Entre os fatores que afetam o sistema de saúde podem ser incluídos o fornecimento confiável, a falta de medicamentos, os medicamentos vencidos e a indisponibilidade de medicamentos adequados. Tais ineficiências do sistema podem levar a uma falta de confiança no sistema pelo médico e pelo paciente. O paciente exige tratamento e o médico se sente obrigado a indicar o que está disponível, mesmo se o medicamento não for o mais correto para tratar a patologia diagnosticada.

Prescritor

O prescritor pode ser influenciado por fatores internos e externos. Ele pode ter recebido treinamento inadequado ou pode estar usando práticas de prescrição desatualizadas, por causa da falta da educação continuada. Pode haver falta de informações técnicas e objetivas sobre as medicações, e as informações fornecidas pelos representantes dos laboratórios farmacêuticos nem sempre são completas e confiáveis. Além disso, a experiência limitada do prescritor sobre a eficácia ou efeitos adversos dos medicamentos pode resultar em escolhas genéricas nem sempre aplicáveis.

Externamente, o número excessivo de pacientes, a pressão sofrida por colegas, pacientes e representantes das empresas complicam as decisões relativas à prescrição. Caso a renda do prescritor seja afetada por suas prescrições, o lucro pode afetar a escolha terapêutica do profissional.

Dispensador

O dispensador tem um papel crucial no processo terapêutico. A qualidade da dispensação pode ser afetada pela formação e supervisão do dispensador, e pelas informações disponíveis sobre os medicamentos. A ausência de suprimentos e infraestrutura adequada, o pouco tempo para a orientação dos pacientes, em razão da sobrecarga de funções e excesso de pacientes, bem como a má remuneração dos profissionais também pode ter um impacto negativo sobre a dispensação.

Paciente e comunidade

Entre os fatores que influenciam a adesão ao tratamento pelo paciente podem ser citados:

- Crenças culturais e religiosas;
- Habilidades de comunicação e atitudes do médico, do farmacêutico e dos demais profissionais de saúde;
- Tempo limitado disponível para consulta;
- Falta de informação impressa;
- Crenças da comunidade sobre a eficácia de certos medicamentos ou vias de administração (p. ex.: pode haver uma crença de que as injeções são mais poderosas do que as cápsulas ou que cápsulas são mais eficazes do que os comprimidos).

Embora o conhecimento e a experiência dos prescritores e dispensadores sejam aspectos importantes da interação entre os profissionais e os pacientes, esses não são os únicos fatores que contribuem para o uso irracional de medicamentos. Esses fatores variam para cada indivíduo e momento. Portanto, é improvável que qualquer intervenção única funcione em diferentes situações.

Estratégias para a promoção do uso racional de medicamentos[9,10]

O desenvolvimento de uma estratégia para promover o URM pode ser dividido em seis etapas subsequentes.

Identificar o problema e reconhecer a necessidade de uma ação

Dentro da unidade de saúde, deve haver um consenso sobre os problemas mais importantes relacionados com o uso de medicamentos. O reconhecimento dos principais problemas surge a partir de pesquisas de indicadores, análise dos gastos com medicamentos ou, infelizmente, de erros que prejudicaram os pacientes.

Só haverá sucesso na promoção do URM se todas as partes envolvidas, incluindo os prescritores, pacientes e gestores de serviços de saúde, reconhecerem que existe um problema. Se um médico influente ou um político se recusar a aceitar que existe um problema específico, será difícil intervir de maneira eficaz.

Identificar causas subjacentes e fatores motivacionais

Muitos fatores contribuem para o uso irracional de medicamentos. Esses fatores devem ser investigados e compreendidos antes da intervenção. Se essa etapa não for realizada é provável que a ação falhe.

Listar as intervenções possíveis

Ações educacionais, gerenciais e regulatórias podem ser usadas na resolução de problemas de uso irracional de medicamentos.

Avaliar os recursos disponíveis para a ação

Ao decidir qual a intervenção ou a combinação de intervenções mais adequadas para o caso, é importante fazer um balanço dos recursos disponíveis. Geralmente, os recursos limitantes são os humanos. Deve-se definir quem serão os responsáveis pela implementação da intervenção e se os profissionais têm tempo suficiente para trabalhar na proposta.

Tente identificar grupos ou indivíduos que apoiem a intervenção proposta. Quanto mais apoio e mobilização obtidos em torno da ação, maior a chance de sucesso.

Escolher uma intervenção ou uma combinação de intervenções

Entre os fatores a serem considerados ao se escolher uma intervenção devem ser incluídos:

- A eficácia com que ela aborda as causas subjacentes ao problema;
- A taxa de sucesso em situações semelhantes;
- O custo;
- Os recursos disponíveis para a intervenção;
- Independente da intervenção escolhida, ela deve ser testada antes em um projeto-piloto.

Monitorar o impacto e reestruturar a intervenção

Ao testar a intervenção é importante monitorá-la, como forma de avaliar a sua eficácia. Após a conclusão da intervenção, devem-se avaliar os resultados para decidir se a ação pode ou não ser expandida para envolver uma população maior. A eficácia de uma intervenção em uma pequena área com um número limitado de pessoas não garante o sucesso generalizado. Sempre que possível, deve ser usada uma combinação ou sequência de intervenções.

Promoção do uso clínico eficaz e economicamente eficiente de medicamentos

Uma vasta gama de intervenções pode ser utilizada para corrigir o uso irracional de medicamentos, entre elas podem ser incluídas as indicadas adiante.

Estratégias educacionais:

- Formação dos prescritores por meio de educação formal inicial;
- Educação continuada em serviço;
- Visitas de supervisão;
- Grupos de estudo, palestras, seminários e oficinas.

Materiais impressos:

- Literatura especializada e boletins clínicos;
- Orientações sobre o tratamento e formulários sobre os medicamentos;
- Materiais ilustrativos, como *flyers*, *folders* e cartazes.

Abordagens com base em contato direto:

- Programas de extensão educacional;
- Educação do paciente;
- Influência dos formadores de opinião.

Estratégias gerenciais:

- Seleção, aquisição e distribuição dos medicamentos;
- Limitação das listas de aquisições;
- Avaliação da utilização dos medicamentos;
- Comitês hospitalares e regionais sobre utilização de medicamentos;
- Informações sobre custos.

Abordagens na prescrição e dispensação:

- Formulários de solicitação de medicamentos;
- Diretrizes para diagnóstico e tratamento;
- Práticas de empacotamento e dispensação de medicamentos.

Financiamento:
- Definição do preço;
- Orçamento com base no volume da captação de recurso.

Estratégias regulatórias:
- Registro dos medicamentos;
- Limitação dos medicamentos listados;
- Restrições aos prescritores de medicamentos;
- Restrições aos dispensadores de medicamentos.

Melhoria da prescrição[11,12]

Para melhorar a prescrição é preciso inicialmente identificar a natureza e a dimensão do problema, o que pode ser feito por meio de levantamentos de prescrições, de revisão dos dados do sistema de gestão de medicamentos ou pela observação da prática diária.

Se uma investigação detalhada confirmar que o comportamento observado é um problema significativo no sistema de saúde, deve ser feito um esforço para definir de forma clara a origem das causas envolvidas. Pode-se, então, planejar as intervenções focadas em problemas específicos e dirigidas aos envolvidos, tais como: os prescritores, os dispensadores, os pacientes e a comunidade.

Muitas intervenções têm um impacto limitado com o passar do tempo, e apesar da ocorrência de melhora temporária, os prescritores podem voltar ao comportamento anterior, caso a intervenção não seja acompanhada. Para que uma intervenção seja eficaz, ela precisa ser focada nos prescritores que apresentam problemas específicos de prescrição. Por exemplo: é improvável que uma palestra sobre farmacologia seja eficaz na mudança de práticas de prescrição irracionais.

São considerados itens fundamentais para uma prescrição de medicamentos de qualidade: identificação do profissional que prescreve (nome, endereço e telefone); data da prescrição; nome do medicamento e dose (nome genérico e dosagem que o medicamento deve conter); forma farmacêutica e quantidade total (abreviatura padrão e quantidade total do medicamento); informações para o rótulo (quantidade de medicamento a ser tomado e frequência, duração do tratamento e letra legível); identificação do paciente (nome, endereço e idade), assinatura e registro no conselho do prescritor (Figura 31.1).

Melhoria da dispensação

Como mencionado, a dispensação é o processo de fornecimento do medicamento ao paciente com base em uma sequência lógica. Muitas vezes, essa atividade pode ser feita com sucesso por qualquer pessoa capaz de ler a prescrição, contar e manipular as embalagens. O resultado disso é que a distribuição frequentemente é delegada a qualquer indivíduo e executada sem treinamento ou supervisão. Essa situação é irracional e, potencialmente danosa.

Os erros mais comuns que podem ocorrer durante o processo de dispensação incluem:

- Interpretação errada do diagnóstico ou da prescrição;
- Seleção do medicamento errado no estoque;
- Embalagem e rotulagem inadequada;
- Contagem imprecisa dos medicamentos na embalagem;
- Falta de informações adequadas para a adesão do paciente ao tratamento.

Assim, a responsabilidade pela correção e qualidade dos medicamentos oferecidos reside, inteiramente, com a pessoa que os dispensa. Consequentemente, na maioria dos países, geralmente os farmacêuticos são os profissionais legalmente responsáveis pela dispensação de medicamentos. No entanto, em países e regiões com restrição de recursos, a falta de

Figura 31.1 Modelo de prescrição de medicamentos. Frente e verso.

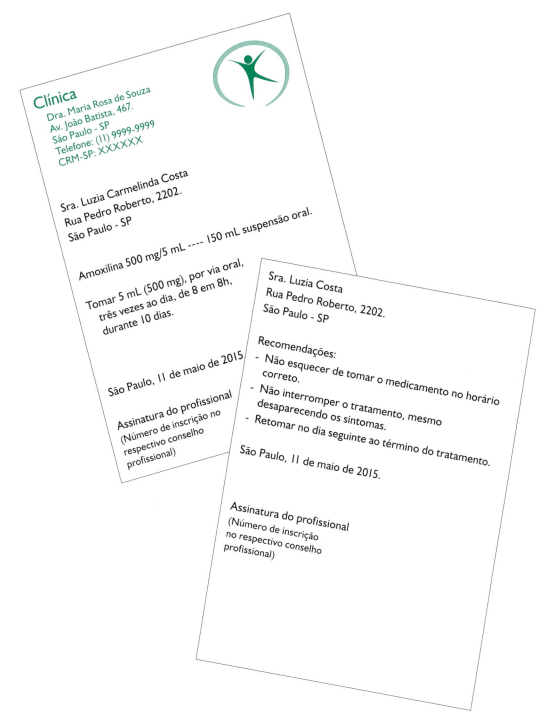

farmacêuticos qualificados ou dispensadores treinados é um obstáculo para o URM.

Além de ler, escrever, contar e embalar, o dispensador ou a equipe de dispensação, necessita de conhecimentos, habilidades e atitudes que incluem:

- O conhecimento sobre os medicamentos que estão sendo dispensados (uso, dose usual, posologia, precauções, efeitos colaterais, interações com outros fármacos, condições de armazenamento);
- Boa base em cálculos e habilidades aritméticas;
- Capacidade de avaliar a qualidade das preparações;
- Atributos de higiene, exatidão e honestidade;
- Atitudes e habilidades de comunicação.

O nível de formação necessária para a tarefa de dispensação é determinado de acordo com os medicamentos dispensados e, à medida que o cálculo e a preparação das formulações são exigidos.

É muito importante formar todos os responsáveis pela dispensação, a fim de assegurar que eles distribuam corretamente os medicamentos prescritos. Em uma unidade de saúde primária, onde os medicamentos utilizados e o número de pacientes são pequenos, a formação pode ser básica. Em uma unidade altamente estruturada, é desejável que os assistentes empregados possuam níveis mais elevados de formação. No entanto, o trabalho deve estar sob a orientação e supervisão do profissional farmacêutico. Dispensadores em farmácias comunitárias também devem ser treinados de acordo com os princípios do URM. Onde os farmacêuticos são escassos, eles devem ser empregados como instrutores e supervisores, em vez de técnicos que executem as tarefas da rotina da dispensação.

As boas práticas de dispensação são ameaçadas quando uma multidão de pacientes exige atenção imediata. Velocidade e precisão devem ser cuidadosamente equilibradas, durante o processo de distribuição. Nesse ponto, o tratamento do paciente, está nas mãos do distribuidor. Na dispensação, a precisão é mais importante do que a velocidade.

Uma boa maneira de reduzir o tempo de distribuição é melhorar a segurança, a rotulagem e a pré-embalagem dos medicamentos mais usados, a fim de agilizar a dispensação. Outra forma de evitar erros quando se trabalha sob pressão é organizar o trabalho de modo que mais de uma pessoa esteja envolvida no processo de dispensação de cada prescrição, já que nesse caso se introduz um sistema de conferência.

Entre as técnicas úteis para se garantir a qualidade na dispensação podem ser incluídas:

- A prática de registrar os medicamentos liberados;
- A manutenção de uma lista diária de medicamentos em estoque para informar aos prescritores que produtos estão disponíveis, garantindo que apenas eles sejam prescritos;
- Um sistema de dupla prescrição, segundo o qual duas prescrições separadas são feitas: uma para medicamentos que estão disponíveis na farmácia no sistema público, e uma para aqueles que não estão;
- O agendamento eficiente dos pacientes para fazer o melhor uso possível da equipe, como mais funcionários nos horários de pico;
- A participação dos profissionais da farmácia em comitês hospitalares para identificar e resolver o fluxo de pacientes, comunicação e outros problemas;
- A inspeção regular usando uma lista de verificação pode melhorar a dispensação de um serviço de saúde.

Melhoria do acesso a informações sobre os medicamentos e a terapia

O acesso às informações atualizadas, clinicamente relevantes, independentes e imparciais sobre os medicamentos é essencial para URM. Os prescritores, dispensadores e usuários de medicamentos necessitam de informações objetivas.

Um determinado sistema de saúde pode garantir medicamentos da mais alta qualidade, mas se esses medicamentos não são usados corretamente, podem ter benefícios insignificantes ou mesmo efeitos adversos. Embora o acesso à boa informação sobre os fármacos não garanta o uso adequado dos medicamentos, certamente é um requisito básico para a tomada de decisões corretas. As informações necessárias sobre os medicamentos variam de acordo com os envolvidos, profissionais e pacientes. Médicos e farmacêuticos têm acesso a todas as informações relacionadas com:

- Medicamentos genéricos e de marca;
- Indicações e contraindicações para o uso;
- Alternativas de escolha de medicamentos e terapia;
- Dosagem;
- Precauções na utilização;
- Interações medicamentosas;
- Efeitos secundários;
- Efeitos adversos;
- Características clínicas e tratamento em casos de sobredose;
- Disponibilidade e custo do ciclo de tratamento.

Os pacientes necessitam de instruções básicas para utilizar os medicamentos prescritos e esperam que as informações fornecidas sejam claras e abrangentes. A identificação e o acesso às diferentes fontes de informação sobre os fármacos são atividades importantes de um programa de gestão de medicamentos. Quando a limitação dos recursos financeiros disponíveis não permitirem acesso a todos os sistemas de informações necessários, deve-se considerar um serviço centralizado de informações sobre medicamentos. O papel do centro é manter-se atualizado com relação à literatura técnica especializada e disseminar as informações relevantes. As fontes de informação sobre medicamentos podem ser classificadas em três categorias, conforme a seguir.

Fontes primárias

As fontes primárias são as bases de todas as outras informações sobre medicamentos. Elas incluem as publicações de revistas sobre temas relacionados com os medicamentos, bem como relatórios de ensaios clínicos, relatos de casos e investigações farmacológicas.

Fontes secundárias

As fontes secundárias funcionam como um guia ou revisão da literatura primária. Incluem artigos de revisão, metanálises, índices, resumos e reimpressões de textos completos.

Fontes terciárias

As fontes terciárias ou gerais apresentam informações em um formato condensado. Incluem manuais, formulários, manuais de tratamento padrão, livros, boletins e compêndios sobre medicamentos. É aconselhável obter a edição mais atual disponível, quando utilizar fontes terciárias.

É importante ressaltar que todas as fontes de informação apresentam limitações. Por essa razão os responsáveis pelas informações sobre medicamentos devem utilizá-las com cautela.

Estratégias para incentivar o uso adequado dos medicamentos[13,14]

O uso incorreto dos medicamentos pode acarretar graves consequências sobre a saúde e a economia, impactando cada paciente e também a comunidade. A informação pública e a educação relacionada com o uso de medicamentos são elementos-chave para o URM.

As estratégias para incentivar o uso adequado dos medicamentos pelos consumidores podem ser públicas ou centradas no paciente. A abordagem pública proporciona à comunidade, informações gerais sobre a importância dos medicamentos e sobre como tomar as melhores decisões na manutenção e na busca da saúde. A abordagem centrada no paciente se concentra em um paciente específico que já tenha recebido a prescrição de um tratamento.

Educação da população

A educação da população para o uso adequado dos medicamentos pode ser realizada das seguintes formas:

- Campanhas para promoção dos valores e dos benefícios dos medicamentos;
- Capacitação do consumidor para entender o que é uma prescrição correta, e quais perguntas devem ser feitas aos profissionais;
- Informar aos mais jovens sobre a ação e o uso de medicamentos, delineando o consumidor adulto;
- Identificação de um problema específico de saúde pública, relacionado com o uso de medicamentos;
- Fornecimento de informações sobre medicamentos pela rede privada de farmácias.

O fornecimento de informações não muda, necessariamente, o comportamento das pessoas. Em geral, as mudanças de comportamento das pessoas exigem uma estratégia em longo prazo, realizada após uma análise cuidadosa da situação e a identificação de problemas prioritários, com conhecimento do contexto social em que a estratégia será realizada.

É necessária a identificação dos grupos-alvo e realização de teste prévio do material culturalmente específico. Esses materiais devem ser sempre avaliados com relação ao seu impacto, não só sobre o conhecimento adquirido, como também sobre a real mudança de comportamento.

Educação do paciente

A fim de concluir o processo de distribuição, é preciso garantir a adesão do paciente. Se a doença foi diagnosticada corretamente, se a prescrição e a dispensação estão devidamente preenchidas, é preciso que o paciente tome os medicamentos conforme as instruções.

A adesão ao tratamento pode ser definida como o grau em que os pacientes seguem as orientações profissionais, e tomam os medicamentos prescritos conforme as instruções. A maioria dos estudos sobre a adesão ao tratamento de pacientes ambulatoriais mostram baixas taxas de sucesso. Os erros mais comumente encontrados são pacientes que tomaram o medicamento errado ou o medicamento correto em doses ou intervalos equivocados. Muitas vezes, esses problemas são resultados de falhas na interpretação da prescrição.

Entre os fatores que afetam a adesão do paciente ao tratamento medicamentoso vale a pena destacar:

- Pacientes que são doentes crônicos e que têm que utilizar medicamentos por um longo período;
- Atitudes inadequadas e baixa capacidade de comunicação dos dispensadores;
- Prescrições múltiplas e com doses frequentes;
- Receio do paciente em perguntar;
- Tempo inadequado de consulta;
- Falta de acesso a informações impressas em linguagem simples, como folhetos ou rótulos adequados;
- Impossibilidade de pagar pelos medicamentos prescritos;
- Complexidade e duração do tratamento.

A adesão aumenta em locais em que há o acompanhamento do paciente e são realizadas visitas domiciliares ou onde os pacientes possam fazer visitas de retorno ao seu profissional de saúde. A adesão também é maior quando os medicamentos são prescritos por profissional de saúde atencioso, familiar e bem quisto, que demonstra acreditar que o tratamento prescrito é realmente o melhor para a condição diagnosticada. Também há aumento de adesão se o número de medicamentos e de dosagens for pequeno, e os efeitos adversos forem mínimos.

Indicadores do uso racional de medicamentos[15-19]

Previamente ao início do desenvolvimento de qualquer atividade de promoção do URM deve-se descrever e quantificar os problemas a serem solucionados. Alguns métodos estão bem estabelecidos para esse fim.

Uma das formas de se avaliar a situação é a realização de um levantamento das prescrições, da assistência aos pacientes e dos serviços de saúde, utilizando-se os indicadores da OMS. Esses indicadores quantitativos são amplamente aceitos como um padrão internacional de identificação de problemas relacionados com o uso de medicamentos, e já foram utilizados em dezenas de países em desenvolvimento. Os indicadores podem ser utilizados para: comparar diferentes regiões e instituições de saúde; medir o impacto das intervenções de promoção do URM; fins de gerenciamento, supervisão e auditoria. Uma avaliação com base em indicadores pode ser seguida por estudos mais detalhados sobre medicamentos e procedimentos específicos.

Indicadores de prescrição

Número médio de medicamentos por consulta

Mensura o nível de politerapia. É calculado pelo total de medicamentos prescritos, divididos pelo número total de consultas em um determinado período de tempo. Não se considera se o paciente realmente recebeu o medicamento.

Porcentagem de medicamentos prescritos pelo nome genérico

Calcula a tendência das prescrições de medicamentos genéricos. É definido como o número de medicamentos prescritos pelo nome genérico, dividido pelo número total de medicamentos prescritos, e multiplicado por 100.

Porcentagem de antibióticos prescritos

Avalia a antibioticoterapia. É calculado dividindo-se o número de receitas em que foi prescrito, pelo menos um antibiótico, pelo total de receitas e multiplicando-se por 100.

Porcentagem de injetáveis prescritos

Verifica o uso de medicamentos injetáveis. É calculado dividindo-se o número de receitas em que foi prescrito, pelo menos um injetável, pelo total de receitas e multiplicando-se por 100.

Porcentagem de medicamentos prescritos pertencentes à Relação Nacional de Medicamentos Essenciais (Rename)

Determina a conformidade do serviço com a Política Nacional de Medicamentos. É calculado dividindo-se o total de medicamentos, que constam na Rename, pelo total de medicamentos prescritos e multiplicando-se por 100.

Indicadores de assistência ao paciente

Tempo médio de consulta

Mensura o tempo médio que os prescritores dedicam aos pacientes durante os processos de consulta e de prescrição. É calculado dividindo-se o tempo total para uma série de consultas pelo número de consultas realizadas.

Tempo médio de dispensação

Calcula o tempo médio que os responsáveis pela dispensação dos medicamentos dedicam aos pacientes, ou seja, o tempo médio decorrido entre a chegada do paciente ao balcão de dispensação e sua saída. O tempo de espera não está incluído. É calculado dividindo-se o tempo total para distribuição de fármacos a uma série de pacientes pelo número de atendimentos.

Porcentagem de medicamentos dispensados

Avalia o grau em que as unidades de saúde são capazes de fornecer os medicamentos que foram prescritos. É calculado dividindo-se o número de medicamentos fornecidos na unidade de saúde pelo número total de medicamentos prescritos e multiplicando-se por 100.

Porcentagem de medicamentos devidamente rotulados

Verifica o grau em que os responsáveis pela dispensação registram as informações essenciais nas embalagens dos medicamentos distribuídos. É calculado dividindo-se o número de embalagens de medicamentos contendo, pelo menos, o nome do paciente, o nome do medicamento e, quando o medicamento deve ser tomado, pelo número total de pacotes de medicamentos distribuídos e multiplicando-se por 100.

Conhecimento da dosagem correta pelos pacientes

Mede a eficácia das informações sobre a posologia dos medicamentos que os pacientes recebem. É calculado dividindo-se o número de pacientes que podem comunicar de forma adequada o esquema de dosagem para todos os medicamentos, pelo número total de pacientes entrevistados e multiplicando-se por 100.

Indicadores de serviços de saúde

Disponibilidade de cópia da lista de medicamentos essenciais

Avalia a medida de conformidade dos serviços de saúde indicando a presença de cópias da lista de medicamentos do Rename, disponíveis nas unidades. É calculado como sim ou não, disponível ou indisponível.

Disponibilidade de medicamentos essenciais

Mensura a disponibilidade de medicamentos essenciais que constam na lista de medicamentos do Rename, disponíveis nas unidades. É calculado dividindo-se o número de medicamentos realmente disponíveis em estoque pelo número total de medicamentos da lista e multiplicando-se por 100.

Referências

1. WHO. The rational use of drugs. Report of the Conference of Experts. Geneva, World Health Organization, 1985. Disponível em: http://apps.who.int/medicinedocs/documents/s17054e/s17054e.pdf.
2. WHO. Promoting rational use of medicines: Core components. WHO Policy Perspectives on Medicines, No. 5. Geneva, World Health Organization, 2002. Disponível em: http://apps.who.int/medicinedocs/pdf/h3011e/h3011e.pdf.
3. WHO. Medicines use in primary care in developing and transitional countries: fact book summarizing results from studies reported between 1990 and 2006. Geneva: World Health Organization, 2009. Disponível em: http://www.who.int/medicines/publications/primary_care_8April09.pdf.
4. Holloway KA, Henry D. WHO essential medicines policies and use in developing and transitional countries: an analysis of reported policy implementation and medicines use surveys. Plos Med, 2014; 11(9):e1001724.

5. Sabaté E. Adherence to long-term therapies. Evidence for action. Geneva: World Health Organization, 2003.
6. WHO. Using indicators to measure country pharmaceutical situations: Fact book on WHO Level I and Level II monitoring indicators. Geneva, World Health Organization, 2006. Disponível em: http://www.who.int/medicines/publications/WHOTCM2006.2A.pdf.
7. Soleymani F, Ahmadizar F, Meysamie A, Abdollahi MJ. A survey on the factors influencing the pattern of medicine's use: Concerns on irrational use of drugs. Res Pharm Pract. 2013;2(2):59-63.
8. Vance MA, Millington WR. Principles of irrational drug therapy. Int J Health Serv. 1986;16(3):355-62.
9. WHO. Management Sciences for Health. MDS-3: Managing access to medicine and health technologies. Arlington, VA: 2012. Management Sciences for Health. Disponível em: http://apps.who.int/medicinedocs/documents/s19630en/s19630en.pdf.
10. Le Grand A, Hogerzeil HV, Haaijer-Ruskamp FM. Intervention research in rational use of drugs: a review. Health Policy Plan. 1999; 14(2):89-102.
11. de Vries TPGM, Henning RH, Hogerzeil HV, Fresle DA. Guide to Good Prescribing: a practical manual. Geneva: World Health Organization Action Programme on Essential Drugs; 1994. Disponível em: http://apps.who.int/medicinedocs/en/d/Jwhozip23e.
12. Obua C, Ogwal-Okeng J, Waako P. Impact of an educational intervention to improve prescribing by private physicians in Uganda. East African Medical Journal. 2004;S17-S24.
13. Quick JD, Laing RO, Ross-Degnan DG. Intervention research to promote clinically effective and economically efficient use of pharmaceuticals: The international network for rational use of drugs. J Clin Epidemiol. 1991; 45(2):57-65.
14. Holloway KA, Karkee SB, Tamang A et al. Community intervention to promote rational treatment of acute respiratory infection in rural Nepal. Trop Med Int Health, 2009;14(1):101-10.
15. WHO. How to investigate drug use in health facilities (selected drug use indicators). WHO/DAP/93.1. Geneva: World Health Organization; 1993.
16. Hogerzeil HV, Bimo, Ross-Degnan D et al. Field tests for rational drug use in twelve developing countries. Lancet. 1993; 342:1408-10.
17. Arhinful DK, Das AM, Hadiyono JP et al. How to use qualitative methods to design interventions. Washington DC: INRUD, December 1996.
18. WHO. How to investigate drug use in communities. WHO/DAP/92.3. Geneva: World Health Organization, 1992.
19. Brasil. Ministério da Saúde. Secretaria de Ciência, Tecnologia e Insumos Estratégicos. Departamento de Assistência Farmacêutica e Insumos Estratégicos. Rename 2008. 6. ed. Brasília: Ministério da Saúde, 2008.

32 Exames genéticos e suas implicações na efetividade e na toxicidade de fármacos

Paulo Caleb Júnior de Lima Santos
Leiliane Rodrigues Marcatto
Alexandre da Costa Pereira

As pesquisas na área de farmacogenômica estão bem avançadas para diversos medicamentos. Elas indicam que as diferenças genéticas individuais podem influenciar significativamente na efetividade e na toxicidade dos fármacos. É cada vez mais provável que, durante os próximos anos, mudanças importantes ocorrerão na forma como se avalia e se trata os pacientes. A utilização dessas novas ferramentas não deve ser entendida como um evento isolado, mas sim como parte de um processo de avaliação individual, que envolve não apenas o médico, mas o laboratório clínico e os demais profissionais e especialistas envolvidos no cuidado ao paciente.

Farmacogenômica

A farmacogenômica é um campo da farmacologia que identifica o efeito da variação genética sobre a farmacocinética ou a farmacodinâmica do fármaco. O objetivo da medicina personalizada com a farmacogenômica consiste na combinação da informação genética com outros fatores individuais para adequar as estratégias preventivas e terapêuticas, a fim de melhorar a eficácia medicamentosa e diminuir a frequência dos efeitos adversos. E, desse modo, melhorar significativamente a sobrevida do paciente e diminuir as frequências de eventos e de hospitalização.

A farmacogenômica pode ser dividida, didaticamente, em duas áreas: a dos polimorfismos genéticos, que alteram a farmacocinética de fármacos (absorção, transporte, metabolismo, distribuição e eliminação); e a dos polimorfismos que afetam a farmacodinâmica. Os polimorfismos mais conhecidos e estudados são os relativos às famílias de enzimas metabolizadoras responsáveis por participar da biotransformação hepática de variados fármacos, o sistema citocromo P450 (CYP450).

Exames genéticos ou biomarcadores farmacogenômicos

Na página *online* da agência norte-americana FDA (Food and Drug Administration), na seção de "*Science and Research (Drugs)*", há indicações de que as bulas de alguns medicamentos devem conter informações sobre os respectivos biomarcadores genéticos. Essas informações na bula podem também descrever a alteração acarretada:

- Variabilidade da resposta clínica;
- Risco de eventos adversos;
- Dosagem específica para determinado genótipo;
- Genes-alvo do fármaco com possibilidade polimórfica.

As tabelas a seguir mostrarão dezenas de medicamentos com informações farmacogenômicas, de acordo com as áreas terapêuticas. A Tabela 32.1 mostra medicamentos da área cardiovascular, e que as informações genéticas podem ser descritas em diversas seções da bula.

Serão abordados alguns fármacos que apresentam potencial farmacogenômico significante na prática clínica.

Agentes anticoagulantes

A anticoagulação com a varfarina é uma modalidade terapêutica importante para pacientes considerados de risco de doença tromboembólica, e esse fármaco foi importantíssimo para o desenvolvimento potencial da farmacogenômica. Historicamente, a varfarina é conhecida pela sua faixa terapêutica estreita e com difícil ajuste de dose-resposta. Pesquisas recentes revelam que cerca de 20% dos indivíduos com ancestralidade europeia são portadores de, pelo menos, um alelo va-

Tabela 32.1 Exemplos de medicamentos com informações farmacogenômicas disponíveis segundo o FDA na área cardiovascular

Fármaco(s)	Gene(s) envolvido(s) e subgrupo referenciado	Seções da bula
Carvedilol Metoprolol Propranolol	CYP2D6 (metabolizadores lentos)	Interações medicamentosas, farmacologia clínica
Clopidogrel	CYP2C19 (metabolizadores lentos e intermediários)	Advertência na embalagem, dosagem, cuidados e precauções, interações medicamentosas, farmacologia clínica, estudos clínicos
Prasugrel	CYP2C19 (metabolizadores lentos)	
Hidralazina	NAT1-2 (acetiladores lentos)	Farmacologia clínica
Quinidina	CYP2D6 (metabolizadores lentos)	Precauções
Varfarina	CYP2C9 (metabolizadores lentos e intermediários) VKORC1 (portadores do alelo A para o polimorfismo rs9923231)	Dosagem, interações medicamentosas, farmacologia clínica

Fonte: FDA (http://www.fda.gov/Drugs/ScienceResearch; acesso em maio de 2015).

riante dos dois polimorfismos mais frequentes na enzima CYP2C9, que causa sensibilidade ao fármaco. Essa enzima do CYP450 é metabolizadora de fase I, que inativa o fármaco no fígado.[1]

O genótipo selvagem (chamado também de referência ou normal) é identificado como alelo CYP2C9*1. Além dele, a enzima pode evidenciar dois alelos variantes relativamente comuns, CYP2C9*2 e CYP2C9*3, com a alteração de propriedades catalíticas, acarretando diminuição da funcionalidade enzimática. A variante CYP2C9*2 é caracterizada pela substituição Arg144Cys, em razão do polimorfismo c.C416T no éxon 3, do gene CYP2C9; e a variante CYP2C9*3 pela substituição Ileu359Leu, em consequência do polimorfismo c.A1061T no éxon 7. Alelos variantes são mais comuns entre os pacientes que requerem baixas doses de varfarina, comparados àqueles que requerem doses usuais. Além disso, os portadores dos alelos polimórficos podem manifestar maior frequência de sangramento e de elevação no valor de INR no início do tratamento.[2]

A enzima vitamina K epóxido redutase (VKORC1) é um cofator essencial na formação dos fatores II, VII, IX e X ativados pela carboxilação. Polimorfismos no gene VKORC1 (especialmente o c.G1639A, rs9923231) podem resultar em maior resposta indicada pelo INR, exigindo menores doses.[3]

Desse modo, indica-se que os genótipos para CYP2C9 e para VKORC1 são úteis na estimativa da dose inicial da varfarina, e a genotipagem pode se tornar mais comum na avaliação inicial dos pacientes usuários de varfarina. Em 2007, a agência regulamentadora de fármacos dos Estados Unidos, a FDA, indicou que doses iniciais menores devem ser consideradas em pacientes portadores de variantes alélicas e, essas informações devem ser introduzidas no produto. Também, o FDA elaborou uma tabela a fim de, caso os genótipos estejam disponíveis, sugerir a dose inicial de varfarina (Tabela 32.2).

Agentes antiplaquetários

O clopidogrel é uma pró-droga inativa que inibe o ADP induzido e, por conseguinte, apresenta a ação de antiagregação plaquetária. É prescrito, principalmente, para pacientes com síndromes coronárias agudas e requer metabolização hepática pela ativação das isoenzimas do citocromo P450, em particular, a isoenzima CYP2C19.

Vários estudos têm mostrado associação entre os polimorfismos do gene CYP2C19 e a atividade da enzima. A variação genética mais comum, designada CYP2C19*2 (c.G681A), conduz a defeito de *splicing*, que afeta a funcionalidade da enzima, porém outras alterações também são relatadas com perda de função.

A variante alélica CYP2C19*2 é associada aos níveis mais elevados da agregação plaquetária ADP induzida, em pacientes tratados com clopidogrel e, consequentemente, maior risco de eventos cardiovasculares adversos, tais como ocorrência de trombose de *stent*.[4] Ao contrário, a variante alélica CYP2C19*17 (c.C806T; região 5'-UTR do gene), associa-se ao aumento da função da enzima. Assim, os indivíduos portadores dessa variante genética evidenciam melhor a prevenção de eventos trombóticos; mas, por outro lado, maior risco de sangramentos.[5]

Alguns estudos concluíram que a genotipagem dos polimorfismos do gene CYP2C19 podem contribuir para individualização e otimização do tratamento com o clopidogrel. E que, uma maior dose de clopidogrel em pacientes portadores de variantes de perda de função pode acarretar em melhora na resposta antiagregante plaquetária.[6,7] Desse modo, a terapêutica personalizada para o clopidogrel pode ser viável e aplicável.

Betabloqueadores

Estudos atuais determinaram fatores genéticos associados à resposta farmacológica aos betabloqueadores, principalmente ao metoprolol, ao carvedilol e ao propranolol.

Tabela 32.2 Dose inicial de varfarina de acordo com genótipos para os genes *CYP2C9* e *VKORC1* segundo o FDA

VKORC1	CYP2C9					
	*1/*1	*1/*2	*1/*3	*2/*2	*2/*3	*3/*3
GG	5-7 mg	5-7 mg	3-4 mg	3-4 mg	3-4 mg	0,5-2 mg
GA	5-7 mg	3-4 mg	3-4 mg	3-4 mg	0,5-2 mg	0,5-2 mg
AA	3-4 mg	3-4 mg	0,5-2 mg	0,5-2 mg	0,5-2 mg	0,5-2 mg

O metoprolol é um β1-bloqueador seletivo e apresenta uma modesta atividade inversa (ou seja, diminui a atividade espontânea do receptor na ausência de um agonista); enquanto o carvedilol é um betabloqueador não seletivo, não apresenta nenhuma atividade inversa e dissocia-se lentamente do receptor. Os dois fármacos acarretam resultados clínicos semelhantes no tratamento de insuficiência cardíaca, diminuindo a mortalidade de pacientes com essa patologia.[8]

A maioria dos betabloqueadores é parcialmente ou totalmente metabolizada pela enzima CYP2D6. Foram descritas mais de 50 polimorfismos funcionais no gene *CYP2D6* e estes são divididos em alelos que causam atividade enzimática diminuída, normal ou ultrarrápida. Os mais importantes polimorfismos nulos são os conhecidos como CYP2D6*3, *4, *5 e *6, enquanto os polimorfismos comuns com a atividade reduzida são os CYP2D6*10, CYP2D6*17 e CYP2D6*41.[9]

Os metabolizadores lentos são os indivíduos com genótipo homozigoto para a variante de perda de função; metabolizadores normais são aqueles com duas cópias funcionais ou ao menos uma cópia; enquanto os metabolizadores intermediários são aqueles com o genótipo heterozigoto para uma variante de perda de função ou homozigoto para a variante de diminuição de função. Essas classificações variam de acordo com autores e variações analisadas. É conhecido que metabolizadores lentos são encontrados em maior frequência na Europa, e metabolizadores rápidos principalmente encontrados na Oceania e Norte da África ou em populações com grandes percentagens destas ancestralidades.

Aproximadamente 80% do metoprolol são seletivamente metabolizados pela enzima CYP2D6. Assim, as variantes genéticas alteram a concentração plasmática do fármaco, sendo até seis vezes maiores em metabolizadores lentos e 2,5 vezes maiores em metabolizadores intermediários, comparados com os metabolizadores normais. Os metabolizadores lentos apresentam ainda cinco vezes mais risco de efeitos adversos no tratamento.[10]

Com relação ao carvedilol, variações genéticas no gene *CYP2D6* também são associadas ao metabolismo e, as concentrações plasmáticas são 2 a 3 vezes maiores nos metabolizadores lentos.[11]

Com evidências posteriores e adicionais, os genótipos para os principais polimorfismos do gene *CYP2D6* poderão estimar a dose ou a escolha personalizada na prática médica dos betabloqueadores e, no futuro, contribuir para o manejo clínico de pacientes com insuficiência cardíaca.

A Tabela 32.3 mostra alguns medicamentos das áreas de psiquiatria e de neurologia, as informações genéticas relacionadas e as seções da bula que podem receber essas informações.

A seguir, serão detalhados alguns antidepressivos tricíclicos (ADT), alguns antidepressivos inibidores seletivos da recaptação de serotonina (ISRS), carbamazepina e fenitoína.

Tabela 32.3 Exemplos de medicamentos com informações farmacogenômicas disponíveis segundo o FDA, nas áreas de psiquiatria e de neurologia

Fármaco(s)	Gene(s) envolvido(s) e subgrupo referenciado	Seções da bula
Amitriptilina Clomipramina Imipramina Nortriptilina	CYP2D6 (metabolizadores lentos)	Precauções
Aripiprazol	CYP2D6 (metabolizadores lentos)	Dosagem, farmacologia clínica, interação medicamentosa
Carbamazepina	HLA-B e HLA-A (pacientes com alelos HLA-B*1502 e HLA-A*3101)	Advertência na embalagem, cuidados e precauções
Citalopram	CYP2D6 (metabolizadores lentos) CYP2C19 (metabolizadores lentos)	Dosagem, precauções, interações medicamentosas, farmacologia clínica
Fluoxetina Fluvoxamina Paroxetina	CYP2D6 (metabolizadores lentos)	
Clobazam	CYP2C19 (metabolizadores lentos)	Dosagem, uso em populações específicas, farmacologia clínica
Clozapina	CYP2D6 (metabolizadores lentos)	Dosagem, uso em populações específicas, farmacologia clínica
Diazepam	CYP2C19 (metabolizadores lentos)	Farmacologia clínica
Fenitoína	HLA-B (pacientes com alelo HLA-B*1502)	Cuidados
Galantamina	CYP2D6 (metabolizadores lentos)	Farmacologia clínica
Modafinil	CYP2D6 (metabolizadores lentos)	Precauções, farmacologia clínica
Risperidona	CYP2D6 (metabolizadores lentos)	Farmacologia clínica
Venlafaxina	CYP2D6 (metabolizadores lentos)	Precauções

Fonte: FDA (http://www.fda.gov/Drugs/ScienceResearch; acesso em maio de 2015).

Antidepressivos tricíclicos

Os antidepressivos tricíclicos (ADT) são inibidores de recaptação de serotonina e norepinefrina e são usados, principalmente, para o tratamento da depressão, de dores neuropáticas e de transtorno obsessivo-compulsivo. Os ADT são divididos em dois grupos: as aminas terciárias e as aminas secundárias. Ambas são metabolizadas pelas enzimas CYP2D6 e CYP2C19. Os pacientes com metabolizadores lentos ou ultrarrápidos das enzimas CYP2D6 e CYP2C19, podem apresentar concentrações plasmáticas dos ADT fora da faixa terapêutica recomendada, aumentando, assim, o risco de eventos adversos ou da não efetividade do tratamento. O gene *CYP2D6* é altamente polimórfico e os alelos mais relatados são caracterizados por grupos funcionais como: alelos funcionais (CYP2D6*1 e *2), alelos preditores de função reduzida (CYP2D6*10, *17 e *41) e alelos nulos (CYP2D6*3, *4, *5 e *6). O gene *CYP2C19* também é altamente polimórfico e o alelo mais comum que causa diminuição de função é o CYP2C19*2.

As recomendações para amitriptilina e nortriptilina, com base no fenótipo predito por variantes *CYP2D6* para um metabolizador ultrarrápido, é evitar o uso de ADT, em razão da potencial falta de eficácia da farmacoterapia. Porém, indica-se ser substituído por um medicamento não metabolizado pela CYP2D6 e, se necessário o uso, considera-se um aumento na dose inicial e realiza-se monitorização terapêutica. Para um metabolizador intermediário é recomendada a diminuição de 25% na dose inicial e realizar a monitorização terapêutica. Para um metabolizador lento é recomendado evitar o uso de ADT. Mas, se for necessário o uso de ADT, considera-se redução de 50% na dose inicial do medicamento, monitorizando a terapia com diretrizes de ajuste de dose.[12-14]

Inibidores seletivos da recaptação de serotonina

Os inibidores seletivos da recaptação de serotonina (ISRS) são os medicamentos de primeira linha para os tratamentos de depressão, transtorno de ansiedade, transtorno de estresse pós-traumático e transtorno obsessivo-compulsivo. A faixa terapêutica dos ISRS é larga para os tratamentos de depressão e de ansiedade, mas para o tratamento de transtorno obsessivo-compulsivo, geralmente, é necessária uma maior dose, fazendo um balanço entre o risco e o benefício.

As enzimas CYP2D6 e a CYP2C19 atuam no metabolismo dos ISRS. Além disso, o citalopram, a fluoxetina, a fluvoxamina e a paroxetina são fortes inibidores da CYP2D6 e somente o citalopram é um forte inibidor da CYP2C19.

Para o citalopram recomenda-se dose máxima de 20 mg/dia, em pacientes metabolizadores lentos. Para a fluvoxamina recomenda-se a monitorização da terapia para pacientes metabolizadores lentos ou quando é utilizado concomitantemente um inibidor da CYP2D6. Já a fluoxetina e a paroxetina podem interagir com medicamentos que são metabolizados pela CYP2D6.[13]

Carbamazepina e fenitoína

A carbamazepina é utilizada, principalmente, para o tratamento da epilepsia e do transtorno do espectro bipolar. Diretrizes apoiam e recomendam fortemente a genotipagem do HLA-B*1502 para os pacientes de ancestralidade asiática, que farão uso da terapia com carbamazepina. Essa recomendação é em razão do grande risco e potencialmente fatal das reações dermatológicas, síndrome de Stevens-Johnson e necrose epidérmica tóxica. O polimorfismo HLA-B*1502 é encontrado em maior frequência na população asiática e em menor frequência nas populações europeia, hispânica, ameríndia e africana. Esse alelo aparece em conjunto com dois polimorfismos (rs2844682 e rs3909184) que resulta em uma alteração no sistema imune, causando citotoxicidade. Para pacientes HLA-B*1502 positivos que receberam carbamazepina por um período superior a três meses, a retirada do medicamento é opcional, porque o risco é maior no primeiro mês de uso. Outro alelo variante HLA-A*3101 foi identificado primeiramente em chineses e posteriormente em japoneses, europeus e coreanos. Esse alelo variante também pode resultar nessas reações e síndromes.

As recomendações da carbamazepina servem também para a fenitoína. No entanto, a associação do HLA-B*1502 e o risco são mais complexos no uso da fenitoína. Um estudo caso-controle identificou outras variantes (HLA-B*1301, Cw*0801 e DRB1*1602), que podem estar relacionadas com a indução desses efeitos pela fenitoína.[13,15-17]

A Tabela 32.4 mostra alguns medicamentos das áreas de oncologia e de hematologia, as informações genéticas relacionadas e as seções da bula que podem receber essas informações.

A seguir serão detalhados cetuximabe, alguns inibidores de tirosina quinase (ITQ) e tamoxifeno.

Cetuximabe

O cetuximabe é indicado para o tratamento de pacientes com carcinomas de pescoço e cabeça, e para o tratamento de câncer colorretal metastático RAS não mutado e com expressão do receptor do fator de crescimento epidérmico (EGFR). Há biomarcadores considerados emergentes para o câncer de cólon. De acordo com o FDA, os principais são: a expressão do gene *EGFR* e a mutações no gene *KRAS*.

EGFR é um receptor transmembrana e o anticorpo monoclonal antiEGFR, como o cetuximabe, compete inibindo o EGFR e impedindo a ligação com endógenos ligantes. O efeito colateral comum da terapia antiEGFR (*rash*) pode ser utilizado como preditor de resposta positiva. O KRAS é o único biomarcador preditivo para o anticorpo monoclonal anti-EGFR no câncer colorretal. Aproximadamente 40% dos cânceres de cólon apresentam-se positivos para mutações no gene *KRAS*, e são resistentes ao anticorpo monoclonal antiEGFR.[18]

Inibidores de tirosina quinase (ITQ)

A leucemia mieloide crônica (LMC) é geneticamente caracterizada pela translocação entre os cromossomos 9 e 22 [t(9;22)(q34;q11)], que constitui o marcador conhecido como cromossomo Philadelphia e encontra-se presente em 95% dos casos de LMC. Essa caracterização proporciona importante contribuição na decisão no início do tratamento e está associada ao prognóstico do paciente.

A translocação resulta na fusão dos genes BCR e ABL, que possuem atividade constitutiva tirosina quinase. As diretrizes recomendam que a terapia de primeira linha para a LMC com cromossomo Philadelphia positivo seja com os ITQ (imatinibe, dasatinibe e nilotinibe).

Os portadores de LMC com cromossomo Philadelphia positivo, tratados com ITQ atingiram maior sobrevida. Com o sucesso dessa terapia, a atenção sugerida agora é na resposta molecular mensurando a redução dos níveis dos transcritos de BCR-ABL. A monitorização molecular é feita pela mensuração dos níveis do RNAm BCR-ABL para acessar a resposta à terapia, mensurar o resíduo mínimo da doença e realizar o sequenciamento do *BCR-ABL* para detectar mutações que causam resistência aos ITQ.[18-22]

Tamoxifeno

Os tumores da mama que apresentam receptor de estrogênio (RE) positivo do subtipo luminal A são os mais frequentes. O RE regula o fenótipo do câncer de mama luminal e, assim, o tamoxifeno, um modulador seletivo do RE, é utilizado no tratamento do câncer de mama. De 30 a 40% dos tumores RE positivos exibem resistência ao tamoxifeno, após exposição prolongada. Mutações do domínio de ligação ao ligante ESR1 foram identificadas no hormônio de resistência, no câncer de mama metastizado. O RE positivo tem o melhor valor preditivo de sobrevida da doença.

O receptor de progesterona (RP) positivo indica uma função intacta da via de resposta do estrogênio, porém, principalmente a expressão do gene *PGR* é um indicador prognóstico de benefício ao tamoxifeno. Altas expressões de RE e RP são preditivas de benefícios para terapia hormonal. A terapia hormonal para pacientes com RE positiva é

Tabela 32.4 Exemplos de medicamentos com informações farmacogenômicas disponíveis, segundo o FDA nas áreas de oncologia e de hematologia

Fármaco(s)	Gene(s) envolvido(s) e subgrupo referenciado	Seções da bula
Capecitabina	DPYD (deficiência de DPD - diidropirimidina desidrogenase)	Contraindicações, precauções, informação ao paciente
Cetuximabe	EGFR (análise da expressão de EGFR)	Indicações, dosagem, precauções, reações adversas, estudos clínicos, farmacologia clínica
	KRAS (presença de mutações)	
Cisplatina	TPMT (metabolizadores lentos ou intermediários)	Reações adversas
Dasatinibe	BCR/ABL1 (Cromossomo de Philadelphia positivo)	Indicações, dosagem, precauções, reações adversas, interações medicamentosas, estudos clínicos
Imatinibe	BCR/ABL1 (Cromossomo de Philadelphia positivo)	
Nilotinibe	BCR/ABL1 (Cromossomo de Philadelphia positivo) UGT1A1 (pacientes com o alelo UGT1A1*28)	
Eltrombopag	FV (deficiência do FV de Leiden) SERPINC1 (deficiência da antitrombina III)	Precauções
Fluorouracil	DPYD (deficiência de DPD)	Precauções
Irinotecano	UGT1A1 (pacientes com o alelo UGT1A1*28)	Dosagem, precauções, farmacologia clínica
Mercaptopurina	TPMT (metabolizadores lentos ou intermediários)	Dosagem, precauções, reações adversas
Rituximabe	MS4A1 (CD20 positivo)	Indicações, precauções, farmacologia clínica, reações adversas
Tamoxifeno	ESR1, PGR (receptor positivo)	Indicações, reações adversas, farmacologia clínica, precauções

Fonte: FDA (http://www.fda.gov/Drugs/ScienceResearch; acesso em maio de 2015).

recomendada por diretrizes independentemente do nível de RE.[18,23,24]

A Tabela 32.5 mostra medicamentos de diversas áreas, as informações genéticas relacionadas e as seções da bula que podem receber essas informações.

A seguir, serão detalhadas evidências científicas do efeito de alterações genéticas nos fármacos: estatinas, codeína e tramadol, e inibidores da bomba de prótons (IBP).

Estatinas e mutações no gene LDLR

A hipercolesterolemia familiar (HF) é uma doença autossômica dominante causada por mutações no gene do receptor da LDL (lipoproteína de baixa densidade). O aumento significativo do LDL-C é um dos sinais da HF. As estatinas, inibidores competitivos da HMG-CoA redutase, são os fármacos de primeira linha para o tratamento hipolipemiante e para reduzir o risco cardiovascular, e a mortalidade de pacientes com HF. Sabe-se que a variabilidade interindividual altera a resposta ao tratamento e que a identificação de marcadores genéticos possibilita uma resposta mais efetiva.

Existe associação dos tipos e da localização das mutações no gene *LDLR* com a funcionalidade proteica. Assim, é possível classificá-las em: mutação nula (para as classes I e IIa, e grandes rearranjos ou deleções), mutação defeituosa (para as classes IIb, III, IV e V, e pequenas deleções e inserções) ou sem nenhuma mutação identificada. Alguns estudos demonstram que pacientes com mutação nula têm maiores concentrações basais de LDL-C, maiores concentrações de LDL-C após o tratamento com medicamentos, menor proporção de pacientes com LDL-C dentro do alvo terapêutico, maiores frequências de eventos cardiovasculares e de doença cardiovascular prematura, comparados com pacientes que têm mutação defeituosa.[25-27] Em suma, maior atenção e tratamento farmacológico mais potente devem ser realizados com pacientes com mutação nula no gene *LDLR*.

Codeína e tramadol

A codeína e o tramadol são analgésicos opioides indicados para o alívio de dores mode-

Tabela 32.5 Exemplos de medicamentos com informações farmacogenômicas disponíveis segundo o FDA

Fármaco(s)	Área	Gene(s) envolvido(s) e subgrupo referenciado	Seções da bula
Pravastatina Rosuvastatina	Endocrinologia	LDLR (portadores de mutações da hipercolesterolemia familial)	Indicações, dosagem, cuidados e precauções, farmacologia clínica, estudos clínicos, reações adversas
Codeína Tramadol	Analgesia	CYP2D6 (metabolizadores lentos e ultrarrápidos)	Precauções, informação ao paciente, advertência na embalagem
Dapsona	Dermatologia Infectologia	G6DP (deficiência na G6PD)	Precauções, informação ao paciente
Esomeprazol Lansoprazol Omeprazol Pantoprazol Rabeprazol	Gastroenterologia	CYP2C19 (metabolizadores intermediários e lentos)	Interações medicamentosas, farmacologia clínica

Fonte: FDA (http://www.fda.gov/Drugs/ScienceResearch; acesso em maio de 2015).

rada a grave. A codeína é bioativada em morfina pela enzima CYP2D6, fazendo com que a sua propriedade analgésica esteja na conversão de morfina para morfina-6-glicuronídeo. O tramadol é extensivamente metabolizado por inúmeras vias, incluindo a via mediada pela enzima CYP2D6 e formando o metabólito ativo o-desmetiltramadol. Polimorfismos no gene *CYP2D6* podem acarretar efeitos na farmacocinética e na farmacodinâmica desses medicamentos.

Em pacientes metabolizadores lentos para CYP2D6 que usam codeína ou tramadol, podem-se observar menores concentrações plasmáticas de metabólitos ativos e, consequentemente, menores efeitos analgésicos, comparados os metabolizadores normais. Para pacientes metabolizadores ultrarrápidos, é possível observar efeitos analgésicos mais rápidos, porém com maior possibilidade de toxicidade após a administração, comparado com os metabolizadores normais.

Algumas recomendações para o uso de codeína são: para os pacientes metabolizadores ultrarrápidos é necessária a escolha de outro analgésico não afetado pela CYP2D6, como a morfina ou analgésicos não opioides; para os metabolizadores intermediários é necessária monitorização da terapia, se não houver uma resposta satisfatória é oferecido um analgésico alternativo; e para metabolizadores lentos é necessário evitar o uso de codeína e escolher um analgésico alternativo (morfina ou um medicamento não opioide). Para o tramadol recomenda-se: para os intermediários, utilizar analgésicos alternativos; e para os metabolizadores ultrarrápidos é indicado uma redução de 30% na dose inicial ou utilizar analgésicos alternativos.[2,8-31]

Inibidores da bomba de prótons (IBP)

Suprimem fortemente a secreção do ácido gástrico, sendo assim, essenciais na eficácia do tratamento das doenças relacionadas com desordens do ácido gástrico, como no refluxo gastroesofágico, na doença de úlcera péptica e na síndrome de Zollinger-Ellison. Muitas dessas doenças necessitam de um tratamento em longo prazo, que aumenta o potencial de interações medicamentosas nos pacientes.

Os IBP são predominantemente metabolizados pelas enzimas CYP2C19 e CYP3A4. Um estudo investigou as diferenças entre os IBP e relataram que elevando o pH, os IBP podem modificar a liberação intragástrica de outros fármacos, e também podem influenciar na absorção e no metabolismo pela interação p-glicoproteína pela adenosina trifosfato dependente ou com o sistema de enzima do citocromo p450 (CYP). Observaram que o omeprazol tem efeito potencial para interações medicamentosas pela CYP2C19 e pela CYP3A4, enquanto o pantoprazol apresenta menor interação do que o omeprazol.

Além disso, os IBP são indicados para o tratamento da infecção por *Helicobacter pylori*, em combinações com antibióticos. Como resultado da via de metabolização dos IBP, o polimorfismo no gene *CYP2C19* tem um impacto na farmacocinética do fármaco e na sua eficácia clínica, demonstrando diferenças na área sob a curva, na concentração máxima e na depuração entre os metabolizadores lentos e normais do gene *CYP2C19*.

Quando há alelos variantes *CYP2C19*, o lansoprazol diminui a depuração do tacrolimus, aumentando a concentração plasmática desse medicamento. E a fluvoxamina (inibidor da CYP2C19) tem um efeito significativo no metabolismo do lansoprazol, aumentando a concentração plasmática nos metabolizadores normais, porém não em metabolizadores lentos. Essas variações na farmacocinética do medicamento podem acarretar diferenças em seus efeitos clínicos.[29,32-35]

Referências

1. Billeci AM, Agnelli G, Caso V. Stroke pharmacogenomics. Expert Opin Pharmacotherapia. 2009;10(18):2947-57.
2. Takahashi H et al. Comparisons between in-vitro and in-vivo metabolism of (S)-warfarin: catalytic activities of cDNA-expressed CYP2C9, its Leu359 variant and their

mixture versus unbound clearance in patients with the corresponding CYP2C9 genotypes. Pharmacogenetics. 1998;8(5):365-73.

3. Becquemont L. Evidence for a pharmacogenetic adapted dose of oral anticoagulant in routine medical practice. Eur J Clin Pharmacol. 2008;64(10):953-960.

4. Mega JL et al. Cytochrome p-450 polymorphisms and response to clopidogrel. N Engl J Med. 2009;360(4):354-62.

5. Sim SC et al. A common novel CYP2C19 gene variant causes ultrarapid drug metabolism relevant for the drug response to proton pump inhibitors and antidepressants. Clin Pharmacol Ther. 2006;79(1):103-13.

6. Gladding P et al. Pharmacogenetic testing for clopidogrel using the rapid INFINITI analyzer: a dose-escalation study. JACC Cardiovasc Interv. 2009;2(11):1095-101.

7. Gladding P et al. The antiplatelet effect of higher loading and maintenance dose regimens of clopidogrel: the PRINC (Plavix Response in Coronary Intervention) trial. JACC Cardiovasc Interv. 2008;1(6):612-19.

8. Azuma J, Nonen S. Chronic heart failure: beta-blockers and pharmacogenetics. Eur J Clin Pharmacol. 2009;65(1):3-17.

9. Ingelman-Sundberg M, Sim SC, Gomez A, Rodriguez-Antona C. Influence of cytochrome P450 polymorphisms on drug therapies: pharmacogenetic, pharmacoepigenetic and clinical aspects. Pharmacol Ther. 2007;116(3):496-526.

10. Poole-Wilson PA et al. Comparison of carvedilol and metoprolol on clinical outcomes in patients with chronic heart failure in the Carvedilol Or Metoprolol European Trial (COMET): randomised controlled trial. Lancet. 2003;362(9377):7-13.

11. Giessmann T et al. CYP2D6 genotype and induction of intestinal drug transporters by rifampin predict presystemic clearance of carvedilol in healthy subjects. Clin Pharmacol Ther. 2004;75(3):213-22.

12. Hicks JK et al. Clinical Pharmacogenetics Implementation Consortium guideline for CYP2D6 and CYP2C19 genotypes and dosing of tricyclic antidepressants. Clin Pharmacol Ther. 2013;93(5):402-8.

13. Drozda K, Muller DJ, Bishop JR. Pharmacogenomic testing for neuropsychiatric drugs: current status of drug labeling, guidelines for using genetic information, and test options. Pharmacotherapy. 2014;34(2):166-184.

14. Swen JJ et al. Pharmacogenetics: from bench to byte--an update of guidelines. Clin Pharmacol Ther. 2011;89(5):662-73.

15. Leckband SG et al. Clinical Pharmacogenetics Implementation Consortium guidelines for HLA-B genotype and carbamazepine dosing. Clin Pharmacol Ther. 2013;94(3):324-28.

16. Gonzalez-Galarza FF, Christmas S, Middleton D, Jones AR. Allele frequency net: a database and online repository for immune gene frequencies in worldwide populations. Nucleic Acids Res. 2011;39(Database issue):D913-919.

17. Hung SI et al. Common risk allele in aromatic antiepileptic-drug induced Stevens-Johnson syndrome and toxic epidermal necrolysis in Han Chinese. Pharmacogenomics. 2010;11(3):349-56.

18. Kalia M. Biomarkers for personalized oncology: recent advances and future challenges. Metabolism. 2015;64 (3 Suppl 1):S16-21.

19. Akwaa F, Liesveld J. Surrogate end points for long-term outcomes in chronic myeloid leukemia. Leuk Lymphoma. 2013;54(10):2103-11.

20. Colburn WA. Optimizing the use of biomarkers, surrogate endpoints, and clinical endpoints for more efficient drug development. J Clin Pharmacol. 2000;40(12 Pt 2):1419-27.

21. Cross NC, White HE, Muller MC et al. Standardized definitions of molecular response in chronic myeloid leukemia. Leukemia. 2012;26(10):2172-5.

22. Branford S. Continued therapeutic response monitoring in optimal responders with CML. Clin Adv Hematol Oncol. 2012;10(12):819-21.

23. Rangel LB, Taraba JL, Frei CR et al. Pharmacogenomic diversity of tamoxifen metabolites and estrogen receptor genes in Hispanics and non-Hispanic whites with breast cancer. Breast Cancer Res Treat. 2014;148(3):571-80.

24. Chung C, Christianson M. Predictive and prognostic biomarkers with therapeutic targets in breast, colorectal, and non-small cell lung cancers: a systemic review of current development, evidence, and recommendation. J Oncol Pharm Pract. 2014;20(1):11-28.

25. Alonso R et al. Cardiovascular disease in familial hypercholesterolaemia: influence of low-density lipoprotein receptor mutation type and classic risk factors. Atherosclerosis. 2008;200(2):315-321.

26. Mata N et al. Clinical characteristics and evaluation of LDL-cholesterol treatment of the Spanish Familial Hypercholesterolemia Longitudinal Cohort Study (SAFEHEART). Lipids Health Dis. 2011;10:(94).

27. Santos PC et al. Presence and type of low density lipoprotein receptor (LDLR) mutation influences the lipid profile and response to lipid-lowering therapy in Brazilian patients with heterozygous familial hypercholesterolemia. Atherosclerosis. 2014;233(1):206-10.

28. Crews KR et al. Clinical Pharmacogenetics Implementation Consortium guidelines for cytochrome P450 2D6 genotype and codeine therapy: 2014 update. Clin Pharmacol Ther. 2014;95(4):376-82.

29. Samer CF, Lorenzini KI, Rollason V et al. Applications of CYP450 testing in the clinical setting. Mol Diagn Ther. 2013;17(3):165-84.

30. Overholser BR, Foster DR. Opioid pharmacokinetic drug-drug interactions. Am J Manag Care. 2011;17 Suppl 11:S276-87.
31. Stamer UM, Musshoff F, Kobilay M et al. Concentrations of tramadol and O-desmethyltramadol enantiomers in different CYP2D6 genotypes. Clin Pharmacol Ther. 2007; 82(1):41-7.
32. Blume H, Donath F, Warnke A, Schug BS. Pharmacokinetic drug interaction profiles of proton pump inhibitors. Drug Saf. 2006;29(9):769-84.
33. Yasui-Furukori N, Saito M, Uno T et al. Effects of fluvoxamine on lansoprazole pharmacokinetics in relation to CYP2C19 genotypes. J Clin Pharmacol. 2004;44(11):1223-9.
34. Uno T, Shimizu M, Yasui-Furukori N et al. Different effects of fluvoxamine on rabeprazole pharmacokinetics in relation to CYP2C19 genotype status. Br J Clin Pharmacol. 2006;61(3):309-14.
35. Wedemeyer RS, Blume H. Pharmacokinetic drug interaction profiles of proton pump inhibitors: an update. Drug Saf. 2014;37(4):201-11.

A importância do exercício físico como tratamento não farmacológico

33

Rafael de Oliveira Alvim
Natan Daniel da Silva Junior
Marcel da Rocha Chehuen

As doenças cardiovasculares são a principal causa de morte no mundo.[1] No Brasil são responsáveis por cerca de 30% de todas as mortes em indivíduos com idade acima de 30 anos.[2] O aparecimento dessas doenças é predisposto pela presença dos fatores de risco cardiovascular, que podem ser classificados em não modificáveis, como o sexo, idade e a hereditariedade; e em modificáveis, como o tabagismo, a hipertensão arterial, o diabete melito, a obesidade, a dislipidemia e o sedentarismo.[3]

Apesar da influência negativa desses fatores na saúde e na qualidade de vida da população, a prevalência deles vem aumentando nas últimas décadas[1], o que decorre, pelo menos em parte, do grande avanço tecnológico e da crescente industrialização, o que tem levado a população a adotar um estilo de vida sedentário associado às modificações nutricionais e ao hábito de fumar.[4] Com relação à prevalência do sedentarismo, nos Estados Unidos, mais de 60% dos adultos são considerados sedentários,[5] enquanto no Brasil[6] e em São Paulo,[7] respectivamente, a prevalência do sedentarismo é de 46% e 69% em adultos.

No intuito de melhorar a saúde e a qualidade de vida da população em países industrializados, diversos órgãos como o Centro de Controle de Doenças[5] e o American College of Sports Medicine (ACSM),[8] nos Estados Unidos, têm buscado estratégias e realizado campanhas para a mudança de comportamento da população. No Brasil, o Ministério da Saúde lançou em 2011, o Plano Nacional de Ações Estratégicas para o Enfrentamento das Doenças Crônico Degenerativas, que incluem as doenças cardiovasculares, tendo como meta reduzir em 2%, até 2022, as mortes prematuras decorrentes destas doenças.[9] Cabe ressaltar que a prática regular de exercícios físicos é uma das principais estratégias de intervenção descritas nesse programa.

Já está bem estabelecido que o exercício físico, ou seja, qualquer atividade física estruturada que visa atingir algum objetivo funcional ou morfológico é considerada uma importante estratégia de tratamento não farmacológico tanto na prevenção primária, ou seja, no tratamento dos fatores de risco cardiovasculares modificáveis (hipertensão arterial, diabete melito, obesidade e dislipidemia), quanto na prevenção secundária, ou seja, no tratamento das doenças cardiovasculares.[8]

De modo geral, existem dois tipos básicos de tratamento dos fatores de risco cardiovasculares modificáveis, o medicamentoso e o não medicamentoso. O tratamento não medicamentoso se dá pela mudança no estilo de vida como: a terapia alimentar, a cessação do tabagismo e a prática de exercício físico regular. De forma recorrente, os exercícios físicos aeróbicos, ou seja, aqueles que trabalham grandes grupos musculares de forma rítmica usando o oxigênio no processo de geração de energia, como a caminhada, a bicicleta e a natação são os mais recomendados. Já os exercícios físicos resistidos, ou seja, aqueles que trabalham determinado grupo muscular sem uso de oxigênio (anaeróbicos) durante um curto e rápido período de tempo e contra alguma forma de resistência graduável (exercícios de musculação), vêm como coadjuvante tanto na prevenção primária quanto na prevenção secundária.[8]

Assim, este capítulo abordará os efeitos gerais da prática de exercícios físicos aeróbicos e resistidos sobre a hipertensão arterial, o diabete melito, a obesidade e a dislipidemia.

Exercício físico e hipertensão arterial

A hipertensão arterial é uma condição clínica multifatorial, caracterizada pela manutenção de níveis elevados de pressão arterial (PA).[10,11] Os indivíduos são considerados hipertensos quando possuem pressão arterial sistólica (PAS) e/ou diastólica (PAD) superior a 140 e 90 mmHg, respectivamente.[10,11]

Efeito agudo do exercício físico

Após uma sessão de exercício físico há uma queda da PA para valores inferiores ao momento pré-exercício e daqueles obtidos em uma sessão controle, portanto, sem a realização de exercício. Esse fenômeno denomina-se hipotensão pós-exercício e é encontrado após a realização de uma sessão de exercício aeróbico ou resistido.[12]

Em pacientes hipertensos, a hipotensão pós-exercício físico aeróbico é, em média, de 15 e 4 mmHg, respectivamente, para PAS e PAD.[13] Esse efeito hipotensor pós-exercício pode perdurar por várias horas, tendo sido registrado em um estudo, uma queda da PA por até 16 horas.[14] A hipotensão é mais evidenciada após exercícios de maior duração, menor intensidade, e que utilizem maior grupamento muscular.[15]

Recentemente, tem sido reportado o papel de uma sessão de exercício físico resistido na redução dos níveis de PA. A magnitude dessa hipotensão têm variado entre 12 e 23 mmHg e 6 e 14 mmHg, respectivamente, para a PAS e PAD.[16,17] Enquanto, com relação à duração da hipotensão pós-exercício resistido, a maioria dos estudos com indivíduos hipertensos não medicados relataram redução da PA por até 60 minutos após uma sessão.[17] Entretanto, um estudo que avaliou mulheres hipertensas, em tratamento com captopril, demonstrou que a hipotensão pós-exercício pode perdurar por até 10 horas.[16]

Os mecanismos responsáveis pela hipotensão pós-exercício ainda não são totalmente claros. Entretanto, podem-se destacar os mecanismos hemodinâmicos, visto que a PA pode ser influenciada tanto pelo débito cardíaco quanto pela resistência vascular periférica. Sendo a maioria dos estudos relatando uma redução da resistência vascular periférica. Entretanto, nos hipertensos, a diminuição da PA ocorre pela redução do débito cardíaco, decorrente da redução do volume sistólico. Contudo, novos estudos precisam elucidar esses mecanismos.[18]

Finalmente, agregando todos esses achados, torna-se evidente a relevância clínica da hipotensão pós-exercício no tratamento de pacientes hipertensos.[13]

Efeito crônico do exercício físico

Um programa regular de exercício físico aeróbico também gera um importante efeito hipotensor em indivíduos hipertensos, redução da PA clínica e ambulatorial. Essa diminuição é, em média, de 8 e 5 mmHg, respectivamente, para a PAS e PAD.[19] Esse efeito hipotensor é semelhante ao encontrado durante a utilização de anti-hipertensivos em monoterapia, e também, em outras medidas terapêuticas não medicamentosas, tais como redução da ingestão de sal, redução do peso corporal e modificações do padrão alimentar.[10,11] Essa queda nos níveis da PA é extremamente significativa, pois uma redução de 3 mmHg na PAS reduz em 5% o risco de doença arterial coronariana, em 8% o risco de acidente vascular encefálico e em 4% o risco de mortalidade geral.[20]

Outro importante benefício crônico da prática de exercício físico aeróbico, em indivíduos hipertensos, é a redução dos níveis da PA durante a realização do exercício aeróbico máximo e submáximo, realizado tanto na mesma intensidade absoluta quanto relativa.[13] Assim, a prática regular de exercício físico aeróbico diminui as chances de eventos cardiovasculares durante as sessões de exercícios.

Diversos mecanismos fisiológicos podem explicar a redução da PA após a prática regular de exercício físico aeróbico, dentre eles, destacam-se os mecanismos hemodinâmicos, que sabidamente, são associados às modificações neurais, hormonais, endoteliais, estruturais e funcionais.[13]

Em pacientes hipertensos, o exercício resistido é recomendado pelo ACSM como complemento ao exercício físico aeróbico, por causa dos seus benefícios periféricos,[13] visto que ainda não há consenso sobre o efeito hipotensor do exercício resistido em indivíduos hipertensos.

Exercício físico e diabete melito tipo 2

O diabetes melito tipo 2 (DM2) é uma síndrome de etiologia múltipla, caracterizada por hiperglicemia, decorrente da incapacidade da insulina em exercer seus efeitos de modo adequado nos tecidos periféricos. O aumento na incidência de DM2 é decorrente da alta prevalência da obesidade e do sedentarismo, que sabidamente são associados à urbanização.[21]

Exercício físico e prevenção

A prevenção do DM2 promovida pela prática de exercício físico se deve, principalmente, à redução da resistência insulínica que, sabidamente, tem um papel de destaque na fisiopatologia do DM2.

Estudos têm demonstrado o papel da mudança no estilo de vida na prevenção do DM2. Um relevante estudo envolvendo 522 indivíduos com sobrepeso e intolerância à glicose, constatou que um programa de exercício físico moderado, associado à redução de 5% do peso corporal e dieta com baixo nível de gordura resultou em uma diminuição de 58% no risco de desenvolvimento de DM2.[22] O efeito isolado do exercício físico na prevenção do DM2 também tem sido evidenciado. Em outro importante estudo realizado na população chinesa durante um seguimento de seis anos, foi constatado que o programa de exercício físico foi mais eficiente na redução do risco para DM2 quando comparado à dieta (46% *versus* 31%, respectivamente).[23] A eficácia da mudança no estilo de vida também foi testada e comparada com o uso isolado de fármaco hipoglicemiante na prevenção do DM2. Um estudo multicêntrico envolvendo 3.234 indivíduos com intolerância à glicose demonstrou que a mudança no estilo de vida (perda de peso > 7% da massa corporal associada a 150 minutos de atividade física/semana) reduziu a incidência de DM2 em 58%, enquanto o uso preventivo da metformina teve uma eficiência de 31%.[24]

Conforme apresentado anteriormente, o exercício físico se mostra muito eficaz na prevenção do DM2, portanto, sua prática deve ser estimulada, principalmente, em populações que apresentem fatores de risco associados ao DM2.

Efeito agudo do exercício físico

A fisiopatologia do DM2 é relacionada, principalmente, com uma elevada resistência à insulina, seguida de hiperinsulinemia e deficiência na síntese de glicogênio muscular. Portanto, qualquer aumento na sensibilidade periférica à insulina, pode gerar benefícios no controle glicêmico de pacientes diabéticos.

Nos últimos anos tem havido bastante interesse na investigação do efeito de uma sessão de exercício físico na atenuação da resistência à insulina. De fato, estudos têm indicado que, após uma sessão de exercício aeróbico, a sensibilidade à insulina permanece aumentada por até 24 hora.[25] Resultados semelhantes também são encontrados após uma sessão de exercício físico resistido.[26]

O incremento na sensibilidade à insulina resultante de uma sessão de exercício aeróbico, em pacientes com DM2, pode ser decorrente do aumento da translocação do GLUT4 até a membrana plasmática,[27] maior atividade da proteína quinase estimulada por AMP (AMPK),[28] aumento da fosforilação em tirosina do receptor de insulina e seu substrato (IRS-1)[29] e elevação da expressão proteica do receptor de insulina.[30]

O conteúdo de glicogênio muscular adequado é essencial na realização de inúmeras atividades relacionadas com o trabalho, esporte e lazer. Na literatura, tem sido bem estabelecido que pacientes diabéticos apresentam menores reservatórios de glicogênio muscular quando comparados com os indivíduos não diabéticos.[31] A melhora na sensibilidade à insulina, estimulada por uma sessão de exercício físico, contribui para a elevação dos estoques de glicogênio muscular, possivelmente, por causa da maior atividade da enzima glicogênio sintase.[31] Entretanto, é importante ressaltar que essa melhora na sensibilidade à insulina, decorrente do exercício físico, não restaura integralmente as reservas de glicogênio muscular em pacientes com DM2.

Efeito crônico do exercício físico

O efeito de um programa regular de exercício físico (aeróbico e resistido) no tratamento do DM2 tem sido amplamente investigado nos últimos anos. Estudos têm demonstrado que pacientes portadores de DM2, quando submetidos a um programa regular de exercício físico, apresentam melhora no controle glicêmico[32,33] e atenuação das disfunções associadas ao DM2.[34,35]

O controle glicêmico pode ser determinado, por meio da hemoglobina glicada que, sabidamente, estima o nível médio da glicose sanguínea nos últimos 2 a 3 meses. Nas últimas décadas, tem sido demonstrado o efeito do treinamento físico na melhora do controle glicêmico, no qual, verificou-se uma redução de 10 a 20% dos valores basais de hemoglobina glicada.[32] A perda de peso resultante de um programa de exercício físico poderia dificultar a interpretação dos resultados, visto que o emagrecimento está associado ao aumento da sensibilidade à insulina. Entretanto, uma relevante metanálise envolvendo 14 estudos, demonstrou que ambos os tipos de exercícios físicos (aeróbico e resistido) foram eficazes em reduzir os níveis de hemoglobina glicada, mesmo na ausência de perda de peso, em pacientes com DM2.[33]

A melhora do controle glicêmico está intimamente relacionada com o aumento da sensibilidade à insulina decorrente da prática regular de exercício físico. Estudos experimentais têm indicado que, após um programa de exercício físico, há aumento da expressão proteica de GLUT4,[36] aumento na expressão e atividade da fosfatidilinositol 3-kinase (PI3K),[27] aumento na oxidação de ácidos graxos livres[27] e incremento da atividade de glicogênio sintase.[37] Portanto, todos esses fatores são importantes no aumento da sensibilidade à insulina, que ainda colaboram de forma importante com o melhor controle glicêmico observado em pacientes com DM2, submetidos a um programa regular de exercício físico.

Além dos benefícios no controle glicêmico, a prática regular de exercício físico também se mostra efetivo em atenuar diversas disfunções associadas ao DM2. Estudos demonstram que pacientes com DM2, quando submetidos a um programa regular de exercício físico, apresentam melhora na função endotelial[38] e controle autonômico cardíaco,[39] redução da PA,[35] redução do estresse oxidativo,[34] melhora do perfil lipídico[34] e atenuação do processo inflamatório.[40] Portanto, a soma de todos esses benefícios, irá contribuir para a redução do risco cardiovascular inerente ao paciente com DM2.

Exercício físico e obesidade

A obesidade é uma condição patológica caracterizada pelo excesso de gordura corporal (índice de massa corporal acima de 30 kg/m²) decorrente de um balanço energético positivo, isto é, ingestão calórica superior à soma do gasto energético, derivado do metabolismo basal, atividade física e termogênese. Nos últimos anos diversos estudos têm demonstrado que a obesidade aumenta significativamente o risco de doenças cardiovasculares, diabetes, hipertensão, dislipidemia, distúrbios do aparelho locomotor e depressão.[41] A epidemia global da obesidade resulta da interação entre fatores genéticos e ambientais.[42] Dentre os diversos fatores ambientais associados ao excesso de peso corporal destacam-se: o consumo elevado de alimentos supercalóricos e com grande aporte de gorduras, e a manutenção de um estilo de vida sedentário.

Controle de peso

O tratamento da obesidade tem sido com base em três diferentes estratégias: técnicas cirúrgicas que otimizam grande perda de peso em um curto período de tempo; tratamento farmacológico que age reduzindo o apetite e aumentando o metabolismo; e o tratamento não farmacológico constituído, principalmente, de dieta hipocalórica e exercício físico. Apesar do grande esforço em estabelecer melhores tratamentos para obesidade, os resultados não são muito animadores, visto que a maioria das estratégias falha em demonstrar benefícios na manutenção da perda de peso em longo prazo.

Apesar da relevância das estratégias cirúrgicas e farmacológicas no tratamento da obesidade, abordaremos, neste capítulo, somente estratégias relacionadas com o papel do exercício físico na perda de peso corporal de indivíduos com sobrepeso e obesos.

O ACSM recomendou em 2009 que o exercício físico aeróbico de intensidade moderada e volume entre 150 e 250 min/semana é efetivo na prevenção do ganho de peso. Entretanto, o mesmo consenso recomendou um volume de, pelo menos, 200 a 300 min/semana, para que haja efetiva perda de peso.[43] Apesar das recomendações do ACSM, diversos estudos[44,45] têm mostrado que o exercício físico, de forma isolada, não apresenta grande efetividade na perda de peso durante um programa de emagrecimento. Uma importante metanálise[46] demonstrou que o exercício físico isolado não foi eficaz na perda de peso, embora tenha sido importante na manutenção dele nos 12 meses subsequentes. Em contrapartida, quando combinado à dieta, o exercício físico demonstra ser uma importante ferramenta na redução e manutenção do peso corporal. Outra metanálise[47] envolvendo 493 estudos demonstrou que indivíduos que faziam dieta e exercício físico apresentavam melhor resultado na perda de peso, quando comparados com os indivíduos que só faziam dieta.

A restrição calórica por meio de uma dieta equilibrada apresenta resultados mais significativos na perda de peso, quando comparada com o exercício físico isolado.[48] Uma explicação racional para tais achados é que o exercício físico produz um gasto energético adicional; entretanto, ele pode ser facilmente compensado pelo consumo alimentar. Uma sessão de atividade física leve/moderada (caminhada) gera um déficit calórico de 200 a 330 kcal/h. Levando em consideração que um pacote de biscoito recheado tem aproximadamente 800 kcal, torna-se clara a teoria de que o consumo alimentar pode facilmente repor as calorias perdidas durante uma sessão de exercício físico.

Portanto, conforme descrito anteriormente, o exercício físico demonstra ser um importante componente no tratamento não farmacológico da obesidade, em razão da sua importância na manutenção do peso corporal em longo prazo e de sua eficácia quando combinado à dieta hipocalórica em um programa de emagrecimento.

Massa magra e metabolismo de repouso

Conforme mencionado, o exercício físico quando realizado de forma isolada não é tão eficaz em promover uma perda de peso significativa durante um programa de emagrecimento; entretanto, é eficiente na preservação da massa magra e manutenção do metabolismo de repouso, ambas reduzidas por dieta hipocalórica.

Nos últimos anos tem havido relevante interesse na determinação do papel do exercício físico no metabolismo de repouso, de pessoas submetidas às dietas hipocalóricas. Entretanto, as diferenças metodológicas referentes ao volume e a intensidade do treinamento contribuem para que os resultados sejam controversos.[49] Com relação ao papel do exercício físico na manutenção da massa magra, os resultados são mais consistentes. Em uma importante metanálise, Ballor e Poehlman[50] demonstraram que um programa de exercício físico foi eficaz em minimizar a perda de massa magra resultante de dietas hipocalóricas, prescritas em programas de emagrecimento.

Durante o processo de emagrecimento é importante que haja perda ponderal sem que se tenha redução da massa magra e do metabolismo de repouso, pois isso possibilita ao organismo manter um gasto energético basal relativamente elevado e permite um maior consumo alimentar sem que haja balanço energético positivo. Fisiologicamente, alguns estudos associam a manutenção e/ou minimização da redução do metabolismo de repouso ao maior *turnover* de noradrenalina, desencadeado pela prática regular de exercício físico.[49]

Exercício físico e dislipidemia

A dislipidemia é uma doença que se caracteriza pela alteração na concentração plasmática dos lípides e/ou das lipoproteínas. Os principais lípides de importância clínica e fisiológica são: o colesterol total (CT) (precursor de hormônios esteroides, ácidos biliares e vitamina D); os triglicérides (TG) (forma de armazenamento energético no organismo); os ácidos graxos e os fosfolípides (estrutura básica das membranas celulares). Já as lipoproteínas, podem ser classificadas baseando-se na ordem decrescente de densidade das moléculas em: quilomícrons (grande tamanho), lipoproteína de muito baixa densidade (VLDL), lipoproteína de intermediária densidade (IDL), lipoproteína de baixa densidade (LDL) e lipoproteína de alta densidade (HDL) (pequeno tamanho).[51]

No Brasil, estima-se que 38% dos homens e 42% das mulheres com idade superior a 35 anos possuam CT > 200 mg/dL,[51] enquanto em 44 países, estima-se que mais de 59% dos indivíduos com idade superior a 45 anos portadores de fatores de risco ou doenças cardiovasculares possuam CT > 200 mg/dL.[52] Esse fato torna-se importante, pois o aumento de 36 mg/dL acima dos valores de normalidade do CT, eleva em 72, 144 e 54% o risco de desenvolver doença cardiovascular total, doença arterial coronariana e infarto agudo do miocárdio, respectivamente.[51]

Efeito do exercício físico

Baseando-se nas informações da V Diretriz Brasileira de Dislipidemia e Prevenção da Aterosclerose,[51] os maiores ganhos do exercício físico aeróbico são observados nas concentrações de TG e HDL, enquanto os menores ganhos são observados nas concentrações de CT e LDL; entretanto, os resultados ainda são controversos, pois essas respostas são dependentes de alguns fatores intervenientes, como a população estudada, as concentrações iniciais e as características do exercício aeróbico.

Com relação a estudos populacionais, uma metanálise,[53] envolvendo homens com idade superior a 18 anos, observou diminuição significante de 9 e 2%, nas concentrações de TG e CT, respectivamente, e aumento de 3% na concentração de HDL. Entretanto, não houve alterações nos níveis de LDL após o treinamento aeróbico. Contudo, em indivíduos idosos, uma relevante metanálise[54] observou diminuição significativa de 1 e 3% nas concentrações de LDL e CT, respectivamente, e aumento de 6% na concentração de HDL. Entretanto, os níveis de TG não se alteraram após o treinamento aeróbico. Em indivíduos com sobrepeso e obesos, uma metanálise[55] observou diminuição significantiva de 2 e 11% nas concentrações de CT e TG, respectivamente, contudo, sem alterações nos níveis de LDL e HDL após o treinamento aeróbico.

Outro fator que influencia a resposta do exercício aeróbico nas concentrações dos lípides são as concentrações iniciais dos indivíduos, ou seja, quanto maiores forem as concentrações iniciais de HDL e TG maiores serão as respostas do exercício aeróbico.[56] Já com relação às características do exercício aeróbico, a realização do exercício aeróbico com maior volume, ou seja, maior duração[57] e/ou maior frequência semanal[58] e, secundariamente o exercício com maior intensidade[57,59] são responsáveis pelos maiores benefícios nas concentrações de LDL e HDL.

Com relação aos efeitos dos exercícios resistidos no tratamento da dislipidemia, seus benefícios isolados não estão totalmente claros; entretanto, a combinação das duas estratégias (exercício aeróbico + resistido) parece ser bem vantajosa, pois o volume de treinamento parece ser o principal responsável pela alteração do perfil lipídico.[60] De fato, uma importante metanálise demonstrou que o exercício resistido diminuiu, principalmente, a concentração do LDL e do CT[59] na população geral, enquanto a combinação do exercício aeróbico com o resistido diminuiu a concentração de LDL e HDL.

Cabe ainda ressaltar que as alterações do perfil lipídico com o exercício aeróbico são potencializadas quando combinados à dieta e, consequentemente, com a diminuição da massa corporal.[55] De modo que o exercício aeróbico associado à dieta promoveu ganhos superiores quando comparado somente à dieta, no aumento do HDL e diminuição do TG, tanto em homens quanto em mulheres.[61] Adicionalmente, uma revisão observou que a combinação do exercício aeróbico com a dieta diminuiu as concentrações de TG, LDL e CT em 4 a 18%, 7 a 15 e 7 a 18%, respectivamente, e aumentou o HDL em 5 a 14%.[62]

Avaliação pré-participação

Como alguns pacientes podem apresentar a associação dos fatores de risco cardiovascular e, consequentemente, alguma doença cardiovascular, a avaliação pré-participação é uma etapa fundamental para aqueles que pretendem iniciar a prática de exercício físico. Nessa triagem é necessário que os pacientes sejam submetidos a uma avaliação clínica e cardiológica antes de iniciar o programa de exercício físico. A avaliação clínica é importante no diagnóstico e tratamento de problemas ortopédicos e lesões de órgãos-alvo, resultantes do mau controle glicêmico e dos elevados níveis da PA. Com relação à avaliação cardiológica, o teste ergométrico em esteira rolante tem sido uma ferramenta amplamente utilizada no diagnóstico de comorbidades cardiovasculares associadas ao DM2, hipertensão arterial, obesidade e dislipidemia.

Prescrição de exercício físico aeróbico e resistido

Exercício físico aeróbico

Obesos: privilegiar atividades de baixo impacto (natação, bicicleta, caminhada em esteira).

Hipertensos: sempre possibilitar a medida da PA, via esfigmomanômetro. Não indicar exercícios na água para pacientes que não estejam bem controlados.

- Frequência semanal: 3 a 5 dias

Deve-se iniciar com três sessões/semanais e ir aumentando gradualmente.

A realização de atividades em dias alternados tem igual efeito, porém, com menor risco de lesões.

- Duração: 30 a 60 minutos

Deve-se iniciar com 30 minutos e ir aumentando gradualmente.

Obesos: atividade com maior volume (tempo) representa maior gasto calórico.

Hipertensos: atividade com maior volume resulta em maior redução pressórica.

Dislipidêmicos: atividade com maior volume resulta em maiores benefícios.

- Intensidade: escala de cansaço subjetivo de Borg (12 a 16) ou 50% a 70% da frequência cardíaca de reserva calculada pela fórmula de Karvonen: $FC_{alvo} = (FC_{Máx} - FC_{Rep}) \times \% + FC_{Rep}$

Em que: FC_{alvo} = frequência cardíaca alvo; $FC_{Máx}$ = frequência cardíaca máxima atingida no teste ergométrico ou calculada pela fórmula da idade (220 – idade); FC_{Rep} = frequência cardíaca de repouso.

Exercício físico resistido

- Frequência semanal: 2 a 3 dias.
- Duração: 15 a 20 minutos.
- Intensidade: 1 a 3 séries, com 8 a 10 exercícios, realizando de 10 a 15 repetições.

Hipertenso: realizar a atividade até a fadiga moderada (diminuição da velocidade de movimento) e com uma intensidade baixa, aproximadamente 50% de uma repetição máxima, utilizando intervalos de recuperação mais longos entre as séries e os exercícios (1 a 2 minutos).

Cuidados durante a prática

Antes de iniciar a sessão de exercício físico é necessário assegurar que alguns cuidados sejam verificados e que algumas variáveis sejam monitoradas durante e após a sessão de exercício físico.

Em hipertensos, devem-se ter os seguintes cuidados:

1. Conferir se a medicação foi utilizada corretamente;
2. Verificar se há presença de alguma lesão de órgão alvo;
3. Antes de iniciar o exercício, verificar se a PAS e a PAD estão abaixo de 160 e 105 mmHg, respectivamente;
4. Na presença de algum sintoma, interromper o exercício físico;

5. Caso os valores da PAS e/ou PAD ultrapassem a 180 e 105 mmHg, respectivamente, a intensidade do exercício deverá ser reduzida;

6. Se os valores de PAS e/ou PAD ultrapassarem a 220 e 105 mmHg, respectivamente, a sessão de exercício deverá ser interrompida.

Em diabéticos com controle glicêmico instável, torna-se importante o monitoramento da glicemia nos momentos que antecedem o exercício físico. Em pacientes insulinodependentes, a dose da insulina deve ser ajustada de acordo com os dias e horários dos exercícios físicos. Além disso, deve-se verificar se a glicemia está inferior a 80 mg/dL ou superior a 300 mg/dL, nesses casos o exercício físico deverá ser cancelado. Na presença de níveis glicêmicos entre 80 e 100 mg/dL, é aconselhável a ingestão de carboidrato antes do início das atividades. Em uso de insulina é importante não fazer exercício físico durante o seu pico de ação. Além disso, deve-se evitar a aplicação de insulina em regiões que serão mais solicitadas durante o exercício físico. Devem-se verificar constantemente as condições do pé, e sempre orientar o uso de meias sem costura e calçados confortáveis. Pacientes diabéticos com neuropatia devem evitar exercícios intensos, em razão do aumento da proteinúria. Além disso, na presença de retinopatia devem-se evitar exercícios de alta intensidade, pois o aumento demasiado da PA pode exacerbar os danos vasculares na retina.

Em obesos, as disfunções osteomioarticulares são muito comuns, portanto, é preciso que haja cuidados adicionais, a fim de evitar agravamento das lesões, possibilitando, assim, maior adesão aos programas de emagrecimento.

Considerações finais

Considerando todas as informações expostas neste capítulo, é possível concluir que o exercício físico é uma ferramenta fundamental na prevenção e tratamento dos fatores de risco cardiovasculares modificáveis tais como: hipertensão arterial, diabete melito, obesidade e dislipidemia. Além disso, é importante ressaltar que um programa de exercício físico, para esses pacientes, deve contemplar exercícios aeróbicos associados aos exercícios resistidos.

Finalmente, para que se tenha segurança durante as sessões de exercício físico, recomenda-se que os pacientes sejam submetidos a uma avaliação clínica e cardiologia, e que a glicemia e a PA sejam monitoradas antes e durante cada sessão de exercício físico. Além disso, cabe ressaltar que a prescrição e a supervisão do exercício físico sempre devem ser realizadas por um profissional de educação física capacitado.

Referências

1. Go AS, Mozaffarian D, Roger VL et al. Heart disease and stroke statistics – 2014 update: a report from the American Heart Association. Circulation. 2014;129(3):e28-e292.
2. Mansur AP, Favarato D. Mortality due to cardiovascular diseases in Brazil and in the metropolitan region of São Paulo: a 2011 update. Arq Bras Cardiol. 2012;99(2):755-61.
3. Cannon CP. Cardiovascular disease and modifiable cardiometabolic risk factors. Clin Cornerstone. 2007;8(3):11-28.
4. Iser BP, Yokota RT, de Sa NN et al. Protection from chronic diseases and the prevalence of risk factors in Brazilian state capitals – main results from Vigitel 2010. Cien Saude Colet. 2012;17(9):2343-56.
5. CDC. Centers For Disease Control And Prevention, 2000.
6. IBGE. Instituto Brasileiro de Geografia e Estatísitica. Plano Nacional de Saúde. Dados sobre exercício físico, Indicadores sociais [on-line] [Internet]. 2013.
7. Mello MT, Fernandes AC, Tufik S. Epidemiological survey of the practice of physical exercise in the general population of São Paulo city – Brazil. Rev Bras Med Esporte. 2000;6(4):119-24.
8. Medicine ACoS. ACSM's Guidelines for exercise testing and prescription. Philadelphia: Lippincott Willians & Wilkins; 2010.
9. Ministério da Saúde. Secretaria de Vigilância em Saúde. Departamento de Análise de Situação de Saúde. Plano

de ações estratégicas para o enfrentamento das doenças crônicas não transmissíveis (DCNT) no Brasil 2011-2022/ Saúde Md, editor, 2011.
10. Hipertensão SBd. VI Diretrizes Brasileiras de Hipertensão. Revista Hipertensão. 2010;13(1):1-68.
11. Mancia G, Fagard R, Narkiewicz K et al. 2013 ESH/ESC guidelines for the management of arterial hypertension: the Task Force for the Management of Arterial Hypertension of the European Society of Hypertension (ESH) and of the European Society of Cardiology (ESC). Eur Heart J. 2013;34(28):2159-219.
12. Whelton SP, Chin A, Xin X, He J. Effect of aerobic exercise on blood pressure: a meta-analysis of randomized, controlled trials. Ann Intern Med. 2002;136(7):493-503.
13. Pescatello LS, Franklin BA, Fagard R et al. American College of Sports Medicine position stand. Exercise and hypertension. Med Sci Sports Exerc. 2004;36(3):533-53.
14. Taylor-Tolbert NS, Dengel DR, Brown MD et al. Ambulatory blood pressure after acute exercise in older men with essential hypertension. Am J Hypertens. 2000;13(1 Pt 1):44-51.
15. Gomes Anunciação P, Doederlein Polito M. A review on post-exercise hypotension in hypertensive individuals. Arq Bras Cardiol. 2011;96(5):e100-9.
16. Melo CM, Alencar Filho AC, Tinucci T et al. Postexercise hypotension induced by low-intensity resistance exercise in hypertensive women receiving captopril. Blood Press Monit. 2006;11(4):183-9.
17. Queiroz AC, Sousa JC, Cavalli AA et al. Post-resistance exercise hemodynamic and autonomic responses: Comparison between normotensive and hypertensive men. Scand J Med Sci Sports. 2014.
18. Brito LC, Queiroz AC, Forjaz CL. Influence of population and exercise protocol characteristics on hemodynamic determinants of post-aerobic exercise hypotension. Braz J Med Biol Res. 2014;47(8):626-36.
19. Cornelissen VA, Smart NA. Exercise training for blood pressure: a systematic review and meta-analysis. J Am Heart Assoc. 2013;2(1):e004473.
20. Whelton PK, He J, Appel LJ et al. Primary prevention of hypertension: clinical and public health advisory from The National High Blood Pressure Education Program. JAMA. 2002;288(15):1882-8.
21. Kim HJ, Lee JS, Kim CK. Effect of exercise training on muscle glucose transporter 4 protein and intramuscular lipid content in elderly men with impaired glucose tolerance. Eur J Appl Physiol. 2004;93(3):353-8.
22. Tuomilehto J, Lindstrom J, Eriksson JG et al. Prevention of type 2 diabetes mellitus by changes in lifestyle among subjects with impaired glucose tolerance. N Engl J Med. 2001;344(18):1343-50.
23. Pan XR, Li GW, Hu YH et al. Effects of diet and exercise in preventing NIDDM in people with impaired glucose tolerance. The Da Qing IGT and Diabetes Study. Diabetes Care. 1997;20(4):537-44.
24. Knowler WC, Barrett-Connor E, Fowler SE et al. Reduction in the incidence of type 2 diabetes with lifestyle intervention or metformin. N Engl J Med. 2002;346(6):393-403.
25. Braun B, Zimmermann MB, Kretchmer N. Effects of exercise intensity on insulin sensitivity in women with non-insulin-dependent diabetes mellitus. J Appl Physiol. (1985). 1995;78(1):300-6.
26. Fenicchia LM, Kanaley JA, Azevedo JL et al. Influence of resistance exercise training on glucose control in women with type 2 diabetes. Metabolism. 2004;53(3):284-9.
27. Hawley JA, Lessard SJ. Exercise training-induced improvements in insulin action. Acta Physiol, (Oxf). 2008;192(1):127-35.
28. Sriwijitkamol A, Coletta DK, Wajcberg E et al. Effect of acute exercise on AMPK signaling in skeletal muscle of subjects with type 2 diabetes: a time-course and dose-response study. Diabetes. 2007;56(3):836-48.
29. De Angelis K, Senna S, Irigoyen MC, Cestari IA. Diabetes-induced alterations in latissimus dorsi muscle properties impair effectiveness of dynamic cardiomyoplasty in rats. Artif Organs. 2004;28(4):326-31.
30. Henriksen EJ. Exercise training and the antioxidant alpha-lipoic acid in the treatment of insulin resistance and type 2 diabetes. Free Radic Biol Med. 2006;40(1):3-12.
31. Perseghin G, Price TB, Petersen KF et al. Increased glucose transport-phosphorylation and muscle glycogen synthesis after exercise training in insulin-resistant subjects. N Engl J Med. 1996;335(18):1357-62.
32. American Diabetes A. Physical activity/exercise and diabetes. Diabetes Care. 2004;27 Suppl 1:S58-62.
33. Boule NG, Haddad E, Kenny GP et al. Effects of exercise on glycemic control and body mass in type 2 diabetes mellitus: a meta-analysis of controlled clinical trials. JAMA. 2001;286(10):1218-27.
34. Iborra RT, Ribeiro IC, Neves MQ et al. Aerobic exercise training improves the role of high-density lipoprotein antioxidant and reduces plasma lipid peroxidation in type 2 diabetes mellitus. Scand J Med Sci Sports. 2008;18(6):742-50.
35. Lee S, Kuk JL, Katzmarzyk PT et al. Cardiorespiratory fitness attenuates metabolic risk independent of abdominal subcutaneous and visceral fat in men. Diabetes Care. 2005;28(4):895-901.
36. Goodyear LJ, Kahn BB. Exercise, glucose transport, and insulin sensitivity. Annu Rev Med. 1998;49:235-61.

37. Christ-Roberts CY, Pratipanawatr T, Pratipanawatr W et al. Exercise training increases glycogen synthase activity and GLUT4 expression but not insulin signaling in overweight nondiabetic and type 2 diabetic subjects. Metabolism. 2004;53(9):1233-42.
38. De Filippis E, Cusi K, Ocampo G et al. Exercise-induced improvement in vasodilatory function accompanies increased insulin sensitivity in obesity and type 2 diabetes mellitus. J Clin Endocrinol Metab. 2006;91(12):4903-10.
39. Zoppini G, Cacciatori V, Gemma ML et al. Effect of moderate aerobic exercise on sympatho-vagal balance in Type 2 diabetic patients. Diabet Med. 2007;24(4):370-6.
40. Kadoglou NP, Iliadis F, Angelopoulou N et al. The anti-inflammatory effects of exercise training in patients with type 2 diabetes mellitus. Eur J Cardiovasc Prev Rehabil. 2007;14(6):837-43.
41. Pinheiro A, Freitas S, Corso A. Uma abordagem epidemiologica da obesidade. Rev Nutr. 2004;17:523-33.
42. Kopelman PG. Obesity as a medical problem. Nature. 2000;404(6778):635-43.
43. Donnelly JE, Blair SN, Jakicic JM et al. American College of Sports Medicine Position Stand. Appropriate physical activity intervention strategies for weight loss and prevention of weight regain for adults. Med Sci Sports Exerc. 2009;41(2):459-71.
44. Donnelly JE, Jacobsen DJ, Heelan KS et al. The effects of 18 months of intermittent vs. continuous exercise on aerobic capacity, body weight and composition, and metabolic fitness in previously sedentary, moderately obese females. Int J Obes Relat Metab Disord. 2000;24(5):566-72.
45. Donnelly JE, Hill JO, Jacobsen DJ et al. Effects of a 16-month randomized controlled exercise trial on body weight and composition in young, overweight men and women: the Midwest Exercise Trial. Arch Intern Med. 2003;163(11):1343-50.
46. Franz MJ, VanWormer JJ, Crain AL et al. Weight-loss outcomes: a systematic review and meta-analysis of weight-loss clinical trials with a minimum 1-year follow-up. J Am Diet Assoc. 2007;107(10):1755-67.
47. Miller WC, Koceja DM, Hamilton EJ. A meta-analysis of the past 25 years of weight loss research using diet, exercise or diet plus exercise intervention. Int J Obes Relat Metab Disord. 1997;21(10):941-7.
48. Weinstock RS, Dai H, Wadden TA. Diet and exercise in the treatment of obesity: effects of 3 interventions on insulin resistance. Arch Intern Med. 1998;158(22):2477-83.
49. Poehlman ET, Melby CL, Goran MI. The impact of exercise and diet restriction on daily energy expenditure. Sports Med. 1991;11(2):78-101.
50. Ballor DL, Poehlman ET. A meta-analysis of the effects of exercise and/or dietary restriction on resting metabolic rate. Eur J Appl Physiol Occup Physiol. 1995;71(6):535-42.
51. Cardiologia SBd. V Diretriz Brasileira de Dislipidemias e Prevenção da Aterosclerose. Arq Bras Cardiol. 2013;101(4 supl.1):1-22.
52. Bhatt DL, Steg PG, Ohman EM et al. International prevalence, recognition, and treatment of cardiovascular risk factors in outpatients with atherothrombosis. JAMA. 2006;295(2):180-9.
53. Kelley GA, Kelley KS. Aerobic exercise and lipids and lipoproteins in men: a meta-analysis of randomized controlled trials. J Mens Health Gend. 2006;3(1):61-70.
54. Kelley GA, Kelley KS, Tran ZV. Exercise, lipids, and lipoproteins in older adults: a meta-analysis. Prev Cardiol. 2005;8(4):206-14.
55. Kelley GA, Kelley KS, Vu Tran Z. Aerobic exercise, lipids and lipoproteins in overweight and obese adults: a meta-analysis of randomized controlled trials. Int J Obes (Lond). 2005;29(8):881-93.
56. Tran ZV, Weltman A, Glass GV, Mood DP. The effects of exercise on blood lipids and lipoproteins: a meta-analysis of studies. Med Sci Sports Exerc. 1983;15(5):393-402.
57. Kraus WE, Houmard JA, Duscha BD et al. Effects of the amount and intensity of exercise on plasma lipoproteins. N Engl J Med. 2002;347(19):1483-92.
58. Duncan GE, Anton SD, Sydeman SJ et al. Prescribing exercise at varied levels of intensity and frequency: a randomized trial. Arch Intern Med. 2005;165(20):2362-9.
59. Tambalis K, Panagiotakos DB, Kavouras SA, Sidossis LS. Responses of blood lipids to aerobic, resistance, and combined aerobic with resistance exercise training: a systematic review of current evidence. Angiology. 2009;60(5):614-32.
60. Pitsavos C, Panagiotakos DB, Tambalis KD et al. Resistance exercise plus to aerobic activities is associated with better lipids' profile among healthy individuals: the ATTICA study. QJM. 2009;102(9):609-16.
61. Wood PD, Stefanick ML, Williams PT, Haskell WL. The effects on plasma lipoproteins of a prudent weight-reducing diet, with or without exercise, in overweight men and women. N Engl J Med. 1991;325(7):461-6.
62. Varady KA, Jones PJ. Combination diet and exercise interventions for the treatment of dyslipidemia: an effective preliminary strategy to lower cholesterol levels? J Nutr. 2005;135(8):1829-35.

A importância da nutrição clínica como tratamento não farmacológico

34

Ângela Cristine Bersch Ferreira
Jacqueline Tereza da Silva
Tatiane Mieko de Meneses Fujii

O papel da alimentação no desenvolvimento, prevenção e tratamento de doenças é bastante complexo, pois envolve não apenas questões biológicas, mas também questões comportamentais, socioculturais, econômicas e ambientais. A epidemiologia nutricional é a ciência que estuda a relação entre a dieta e a saúde, que surgiu séculos atrás, na eminência do entendimento de que a alimentação poderia influenciar a ocorrência de doenças. Inicialmente, os estudos eram voltados às patologias desenvolvidas a partir da carência de nutrientes, por exemplo, desnutrição energético-proteica, hipovitaminose A, anemia ferropriva, dentre outras. Atualmente, a epidemiologia nutricional tem investigado a influência da dieta no desenvolvimento de doenças crônicas não transmissíveis (DCNT). Embora as doenças cardiovasculares (DCV) e o câncer recebam maior atenção, outras doenças parecem estar relacionadas com a dieta, incluindo malformação congênita, condições degenerativas dos olhos, fraturas e até mesmo doenças infecciosas, influenciadas pelo estado nutricional do indivíduo.[1]

O estado nutricional é a condição de saúde de um organismo em aspectos influenciados pela dieta. Em outras palavras, é o resultado do balanço entre as necessidades fisiológicas de energia e nutrientes e a sua ingestão. O estado nutricional adequado possibilita a manutenção da composição corporal, do metabolismo e funcionamento do organismo. Por outro lado, desequilíbrios no estado nutricional, provocados por deficiências ou excessos de nutrientes, podem predispor o indivíduo a complicações na saúde. A desnutrição, por exemplo, está associada à maior risco de infecção, dificuldade na cicatrização de feridas, falência respiratória, insuficiência cardíaca, e caquexia. O sobrepeso e a obesidade, por outro lado, são considerados fatores de risco para o desenvolvimento de DCNT e alguns agravos à saúde, tais como hipertensão arterial, diabete melito tipo 2, doença isquêmica do coração, acidente vascular cerebral, neoplasias malignas, dentre outros.[2,3]

A nutrição clínica tem papel fundamental na evolução do paciente hospitalizado, podendo contribuir com a recuperação da saúde, bem como reduzir complicações e o tempo de internação. No ambiente hospitalar, a nutrição tem por finalidade não apenas oferecer uma alimentação equilibrada, garantindo a quantidade necessária de nutrientes para o bom funcionamento do organismo, mas busca também oferecer nutrientes que possam auxiliar na recuperação da saúde e potencializar os tratamentos oferecidos. O nutricionista é o profissional responsável por diagnosticar o estado nutricional, por meio da avaliação de fatores como peso e composição corporal, níveis plasmáticos de determinados nutrientes e ingestão alimentar. Esse profissional também é responsável por definir as necessidades nutricionais e garantir que elas sejam supridas por meio do consumo de alimentos e, quando necessário, de suplementos alimentares.

O conhecimento científico utilizado como evidência para a determinação das necessidades nutricionais e a elaboração de guias e/ou recomendações alimentares é com base na associação entre alimentos ou nutrientes na incidência de DCNT, conforme descrição detalhada no tópico a seguir. Durante muito tempo, a epidemiologia nutricional estudou o impacto de nutrientes isolados no processo saúde-doença. Embora essa abordagem seja útil para revelar o papel de certos nutrientes e alimentos no desenvolvimento de doenças, ela é considerada reducionista, pois apresenta certas limitações, uma vez que os indivíduos não ingerem nutrientes ou alimentos isolados, mas sim uma combinação deles. Além disso, é importante levar em consideração que os componentes da dieta interagem entre si, o que pode dificultar a investigação do impacto de um único fator dietético na saúde de indivíduos e populações. Por essa razão, nas últimas duas décadas, o padrão alimentar surgiu como uma alternativa a essa abordagem. O padrão alimentar resume a complexidade da dieta considerando a sinergia e interação entre os nutrientes e os alimentos que a compõem, além de representar hábitos alimentares próprios de determinadas culturas e regiões.[4,5]

Fora do ambiente hospitalar, o tratamento e a prevenção das DCNT exigem não somente a adesão ao tratamento farmacológico, mas também modificações no estilo de vida (MEV), tais como cessação do tabagismo, prática de atividade física e adoção de hábitos alimentares saudáveis. Nesse sentido, o padrão alimentar merece destaque, uma vez que a alimentação é considerada como um dos fatores modificáveis mais importantes para o risco de DCNT. Contudo, a aderência às MEV é baixa, especialmente quando se referem aos hábitos alimentares, sendo necessárias estratégias que facilitem e estimulem a adesão. Uma dessas estratégias pode ser a adoção de padrões alimentares que consigam simultaneamente respeitar os hábitos e cultura da população e oferecer proteção à saúde.[6,7]

Para a Organização Mundial da Saúde (OMS), o consumo de pelo menos 400 g de frutas, legumes e verduras (FLV) diariamente, divididos em cinco porções de 80 g, já representa alguma. Porém, o consumo de FLV em diversos países parece ser insuficiente para garantir proteção contra as doenças crônicas.[8] Em contrapartida, alguns padrões alimentares específicos de determinadas regiões estão sendo associados à prevenção e tratamento dessas doenças, especialmente as DCV, conforme mostra a Tabela 34.1.

Tanto no Brasil quanto no mundo, as DCV são a primeira causa de morte, e também a principal responsável pela carga global de doenças. Por esse motivo, diversas estratégias têm sido elaboradas para aumentar a adesão à MEV, associadas à prevenção dessas doenças, sobretudo quando diz respeito à alimentação. Os padrões alimentares associados à redução do risco cardiovascular são denominados cardioprotetores. Dentre eles, a Dieta

Mediterrânea ganha destaque, não apenas na redução do risco cardíaco, mas na prevenção e tratamento de outras DCNT. Ele é caracterizado pelo baixo teor de gordura saturada e pelo alto consumo de FLV, peixes, azeite de oliva e pelo consumo moderado de vinho. A maior adesão a esse padrão foi associada à menor ocorrência de DCNT.[9,10] Porém, a baixa adesão a esse padrão, em países fora da região mediterrânea, é considerada um obstáculo para a prevenção dessas doenças.

Outro padrão alimentar considerado cardioprotetor é o DASH (Dietary Approaches to Stop Hypertension), o qual recomenda um plano alimentar com baixo teor de gordura total, saturada, colesterol e sódio, enfatizando o consumo de FLV, leite e derivados desnatados, bem como o de alimentos fonte de magnésio e potássio.[11,12] Tanto o padrão alimentar DASH quanto o Mediterrâneo são adotados como referência pelas diretrizes brasileiras para controle dos fatores de risco cardiovascular, porém apresentam características alimentares diferentes dos hábitos e costumes brasileiros, o que pode limitar a adesão a esses padrões dietéticos no Brasil.

Levando em conta essa baixa adesão, o Instituto de Pesquisa do Hospital do Coração (IP-HCor) em parceria com o Programa de Apoio ao Desenvolvimento Institucional do SUS (PROADI-SUS) do Ministério da Saúde (MS), propôs a Dieta Cardioprotetora Brasileira (DICA Br). A principal característica desse novo padrão alimentar é o desdobramento das recomendações nutricionais para o controle dos fatores de risco em dietas factíveis aos brasileiros, respeitando questões como: renda, hábitos culturais, preferência e acesso. Outra característica importante é a utilização da bandeira do Brasil como recurso mnemônico para a orientação dietética, visando facilitar e estimular a adesão.

Em 2011, um ensaio-piloto clínico randomizado foi realizado para testar a eficácia da DICA Br na redução da pressão arterial, glicemia e índice de massa corporal (IMC). Participaram do estudo 122 indivíduos com 45 anos ou mais e doença aterotrombótica, os quais foram acompanhados durante 12 semanas em um dos três grupos:

1. DICA Br e contato semanal com nutricionista;

2. Orientação alimentar usualmente dada a pacientes com DCV e contato semanal com nutricionista;

3. Orientação alimentar usual para DCV e contato mensal com nutricionista. A orientação alimentar usual contempla as recomendações das diretrizes brasileiras para tratamento de DCV, adotando alimentos típicos da dieta mediterrânea. O principal achado desse estudo foi o de que a DICA Br parece ser mais eficaz na redução da pressão arterial, glicemia de jejum, peso corporal e IMC, em pacientes com doença cardiovascular prévia, em comparação com as dietas usualmente propostas no Brasil.[13]

Os resultados do estudo-piloto impulsionaram o desenvolvimento de um estudo maior, um ensaio clínico randomizado multicêntrico nacional, cujo objetivo é avaliar a efetividade da DICA Br na redução de eventos cardiovasculares (parada cardíaca, infarto agudo do miocárdio, acidente vascular cerebral, revascularização do miocárdio, amputação por doença arterial periférica, angina ou óbito por causas cardíacas) e fatores de risco para DCV (IMC maior que 25 kg/m², circunferência da cintura maior que 94 cm para homens e maior que 80 cm para mulheres, hipertensão arterial, hiperglicemia, hipercolesterolemia, hipertrigliceridemia) em 2.500 indivíduos com história prévia de doença cardiovascular. Os participantes serão acompanhados por um período médio de 36 meses e os resultados do estudo deverão ser publicados no início de 2018.

Tabela 34.1 Padrões alimentares associados à prevenção de DCV

Estudo Desenho Referência	País População Tempo de seguimento	Padrão alimentar	Resultados
The Lyon Heart Study Ensaio clínico randomizado[14]	França 605 adultos com até 70 anos e histórico de infarto 46 meses	Padrão alimentar mediterrâneo *versus* Dieta ocidental	Menores taxas de mortalidade cardiovascular e infarto não fatal no grupo que recebeu o padrão mediterrâneo
PREDIMED Ensaio clínico randomizado multicêntrico[15]	Espanha 7.447 indivíduos sem histórico de DCV (homens 55 e 80 anos, mulheres 60 a 80 anos) 4,8 anos	Padrão alimentar mediterrâneo *versus* Dieta hipolipídica	Redução no risco de eventos cardiovasculares maiores entre os que receberam o padrão mediterrâneo
Nurse's Health Study Coorte[16]	EUA 88.517 enfermeiras com idade entre 30 e 55 anos 24 anos	Padrão alimentar DASH	Maior adesão ao padrão DASH foi associado à menor risco de doença coronariana e acidente vascular cerebral
DICA Br piloto Ensaio clínico randomizado[13]	Brasil 122 adultos em prevenção secundária de doença cardiovascular 12 semanas	Rico em FLV, leguminosas, leite e iogurte desnatado. Consumo moderado de cereais, oleaginosas e óleos vegetais. Baixo consumo de carnes, queijos e ovos *versus* orientação de alta SUS	Maior redução da pressão arterial, glicemia de jejum, peso e IMC
DICA Br nacional Ensaio clínico randomizado	Brasil 2.500 adultos em prevenção secundária de doença cardiovascular 36 meses	Rico em FLV, leguminosas, leite e iogurte desnatado. Consumo moderado de cereais, oleaginosas e óleos vegetais. Baixo consumo de carnes, queijos e ovos *versus* orientação de alta SUS	Ainda não publicados

Nutrientes, alimentos, grupos de alimentos e seus papéis na saúde-doença

As calorias que ingerimos são provenientes de três macronutrientes: carboidratos, proteínas e lipídeos. Os carboidratos e proteínas, contribuem com 4 kcal/g do alimento e os lipídeos com 9 kcal/g. Ainda temos o álcool, que não é considerado um nutriente, mas também contribui com as calorias da dieta (7 kcal/g).

Em um primeiro momento, podemos entender que a função dos macronutrientes seja exclusivamente fornecer calorias ao nosso organismo. Porém, cada um deles interage da sua forma, influenciando e modulando nosso metabolismo, o que traduz a sua função nutricional, além de fornecimento de energia. É assim que observamos, por exemplo, a diferença entre carboidratos ingeridos a partir de um alimento refinado ou de um integral; uma proteína de alto ou baixo valor biológico; de um ácido graxo saturado ou insaturado.

Um ponto importante que deve ser considerado é que dificilmente ingerimos os macronutrientes isolados. Alguns alimentos são fonte exclusiva de carboidrato (açúcar), ou de lipídio (óleos). Mas, nos alimentos/preparações geralmente encontramos estes macronutrientes juntos. Em proporções diferentes, mas juntos, além de micronutrientes e compostos bioativos. É este mosaico de macro e micronutrientes e compostos bioativos que caracterizam o alimento. Além disso, como mencionado anteriormente, também pode-se dizer que, dificilmente ingerimos os alimentos isoladamente. O alimento está dentro de um contexto, dentro de um padrão alimentar. E, é a combinação desses alimentos que caracteriza a nossa dieta.

Assim, na nutrição estudamos os nutrientes (macro e micro) e compostos bioativos de forma isolada (como estes interagem, modulam e influenciam nosso metabolismo), os alimentos (como determinados alimentos fonte ou ricos em determinado nutriente ou composto bioativo influenciam nosso metabolismo) e o padrão alimentar (como a combinação de determinados alimentos influencia nosso metabolismo).

A necessidade de ingestão de cada nutriente varia de indivíduo para indivíduo. De maneira geral, a necessidade pode ser maior a depender do peso corporal, da fase de crescimento (tanto de energia, macro e micronutrientes), da gestação e lactação (tanto de energia, macro e micronutriente), do envelhecimento (principalmente, micronutrientes e proteína), do gênero (as necessidades do homem é maior que a da mulher, mas se pensamos em peso, se forem equivalentes, as necessidades se assemelham), do período entre a menarca e menopausa (ferro). De maneira geral, as necessidades se comportam dessa forma. O objetivo dessa generalização é assegurar que a quantidade de nutriente recomendada seja suficiente para proteger e nutrir a maior parte da população. E, embora as recomendações dietéticas vigentes sejam abrangentes, no sentido de atender as necessidades gerais para determinados grupos (crianças/adultos/idosos; homens/mulheres), cabe ressaltar que a variabilidade genética garante ao indivíduo o aporte nutricional personalizado, ou seja, de acordo com as variações presentes no genoma, a necessidade de ingestão de determinado nutriente pode ser distinta entre as pessoas.

A seguir, discutiremos um pouco sobre os principais nutrientes e compostos ativos que contribuem com o binômio saúde-DCNT.

Ácidos graxos e hipercolesterolemia

Além de importante fonte de energia, os ácidos graxos (AG) são veículos de vitaminas lipossolúveis (A, D, E, K). O grau de saturação (número de ligações duplas entre os átomos de carbono) do ácido graxo define a principal classificação desse macronutriente: saturado, monoinsaturado e poli-insaturado.

Os ácidos graxos saturados (AGS) foram amplamente estudados nas últimas décadas, em razão do seu impacto no aumento do colesterol de baixa densidade (LDL) e no aumento do risco de doenças cardiovasculares[17], por reduzirem receptores hepáticos de LDL. O consumo de 1% do valor calórico total da dieta de ácido graxo saturado está associado ao aumento de 1,3 a 1,7 mg/dL do colesterol LDL.[18]

Outro mecanismo de ação dos AGS é via indução do NF-κB (fator nuclear kappa B), importante fator de transcrição associado a proteínas pró-inflamatórias e, por isso, relacionado não só com as doenças cardiovasculares, como também com a patogênese de diferentes doenças crônicas não transmissíveis. Resumidamente, o NF-κB é estimulado a partir da ligação de um ligante num receptor celular, por exemplo, o ácido graxo suturado ao receptor do tipo Toll-4 (TLR-4). O NF-κB também é ativado a partir de citocinas inflamatórias, como o fator de necrose tumoral (TNF-α), ao se ligar ao seu receptor celular, representado pelo TNFR (Figura 34.1).

Especificamente, o ácido graxo saturado palmitato parece desempenhar importante influência sobre o aumento da ativação do NFkB, o que acarreta no aumento da expressão e secreção de citocinas pró-inflamatórias, tais como a interleucina-6 (IL-6) e TNF-α, as quais estão associadas ao aumento do risco cardiovascular (aterosclerose). Indivíduos com altas concentrações de IL-6 têm risco até duas vezes maior de desenvolver novo evento (como IAM ou angina instável para pacientes em prevenção secundária).[19] Essa citocina também está mais elevada em idosos com DCV, os quais, quando comparados com idosos com concentrações menores de IL-6, apresentam risco até quatro vezes maior de morte.[20]

O AGS ainda pode induzir a resistência à insulina, que está intimamente associada à patogênese da síndrome metabólica e, por consequência, às doenças cardiovasculares. Isso em razão de sua ação de inibição sobre o receptor ativado por proliferadores de peroxissoma do tipo gama (PPAR-γ), um fator de transcrição que promove a expressão e síntese de proteínas anti-inflamatórias tais como a adiponectina.

Em razão dos seus efeitos sobre o risco cardiovascular, há necessidade de limitarmos seu consumo. Porém, ao se restringir a ingestão do ácido graxo, é necessário substituir essa fonte calórica por outro macronutriente. Foi observado que se substituído por carboidratos simples, o impacto no risco para doença cardiovascular poderia até aumentar.[17] Assim, atualmente as recomendações estão focadas não somente no alertar a redução na ingestão de ácidos graxos saturados, como também em orientar como reduzir essa ingestão,

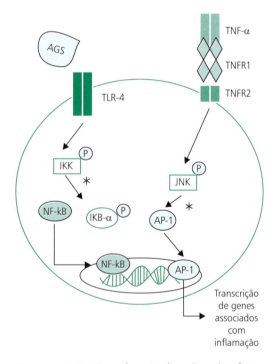

Figura 34.1 Vias de sinalização do fator nuclear kappa B para induzir o processo inflamatório. Os pontos das vias sinalizados (*) se referem aos locais onde os compostos bioativos da dieta tem potencial de regulação.

substituindo por qual nutriente. A substituição do saturado pelo ácido graxo poli-insaturado, parece ser a melhor conduta. Estudos observam que, com essa intervenção (substituição de 5% do valor calórico total da saturada pela poli-insaturada) há a diminuição do LDL, aumento da razão HDL/LDL e diminuição da razão colesterol total/HD, corroborando com a redução de 10% do risco cardiovascular.[21] Enfim, a recomendação de ingestão de AGS é de que não ultrapasse 10% do valor calórico total da dieta. Essa recomendação é específica para indivíduos sem comorbidades ou risco cardiovascular. Para aqueles com risco cardiovascular, a recomendação é de que não ultrapasse 7% do valor calórico total da dieta.

Discussões mais atuais se baseiam no tipo de AGS ingerido e nos seus diferentes impactos na saúde. Isso porque, dependendo do tipo de ácido graxo, o efeito na saúde pode ser oposto. Por exemplo, observa-se que o AGS láurico tem maior impacto no aumento do LDL, já o AGS esteárico, tem repercussão inversa, apresentando efeitos benéficos, reduzindo o LDL.[22] Porém, os alimentos são compostos por complexas combinações de nutrientes, sendo inviável a recomendação de padrões alimentares a partir de um único tipo de ácido graxo saturado. Porém, é possível recomendar a adesão a padrões alimentares com menor ou maior teor de determinados ácidos graxos e orientar a substituição de um padrão alimentar rico em ácido graxo saturado por um rico em poli-insaturado.

As principais fontes alimentares de AGS são as gorduras animais como as carnes, leites e derivados. Também, alguns vegetais como o coco, o abacate e o cacau são fontes desse ácido graxo. O coco ou o óleo de coco foram destaque de muitas discussões nesses últimos anos, por causa de um suposto efeito emagrecedor. Entretanto, destaca-se que o coco é fonte natural de ácido graxo saturado, mais especificamente o AGS láurico, aquele que tem impacto negativo nas concentrações de LDL. Já o cacau é composto pelo ácido graxo saturado palmítico e esteárico, além de monoinsaturado. O esteárico tem efeito neutro sobre o metabolismo do colesterol; entretanto, o chocolate que compramos em supermercados contém outros ingredientes que precisam ser levados em consideração, tais como o leite (fonte de ácido graxo mirístico e láurico, que tem impacto no metabolismo do colesterol, aumentando suas concentrações) e em alguns casos, a gordura vegetal hidrogenada (fonte de gordura trans).

Além do AGS, outro lipídio com impacto nocivo para a colesterolemia é o ácido graxo trans (AGT). Essa gordura é proveniente do processo de hidrogenação de óleos vegetais. Existem ácidos graxos trans na natureza, tais como o ácido graxo vaccênico, encontrado em leites e derivados de animais ruminantes, por ser sintetizado a partir de fermentação de bactérias em ruminantes. Entretanto, já se sabe que esse tipo de ácido graxo trans não está associado ao aumento no risco cardiovascular, mas sim aos AGT produzidos industrialmente. A presença de 2% do valor calórico total da dieta (VCT) de ácidos graxos trans aumenta em 24 a 34% o risco para IAM. Ainda, a substituição de 2% do VCT de ácidos graxos trans por insaturados pode reduzir o risco relativo para doença cardiovascular em 53%.[23]

Isso porque o AGT não só está associado ao aumento do LDL, tal como o AGS, como também está associado à redução do HDL. O mecanismo pelo qual o AGT aumenta o LDL e reduz o HDL não é esclarecido; entretanto, sabe-se que este induz o aumento do catabolismo da apo A1, da atividade da proteína transferidora de ésteres de colesterol (CETP) e do aumento da quantidade de ácidos graxos livres, por reduzir a expressão de proteínas estimuladoras de acilação que relaciona-se com a captação de triacilglicerois (TAG) pelo adipócito. Sua associação às doenças cardiovasculares sobrepõe sua atividade sobre a colesterolemia, tendo efeito direto no endotélio vascular. Verifica-se que indivíduos que consomem dietas ricas em ácidos graxos trans apresentam maior concentração plasmática de proteína C reativa, interleucina-6, E-selectina, molécula de adesão intracelular-1 (ICAM-1) e molécula de adesão celular vascular – 1 (VCAM-1).

O AGT pode ser encontrado em alimentos cujo ingrediente gordura vegetal hidrogenada tenha sido utilizado. Tais como bolachas recheadas, sorvetes, alimentos industrialmente congelados, chocolates e algumas margarinas. Após a identificação dos efeitos do consumo dessa gordura, muitas campanhas para redução no seu consumo foram realizadas e hoje a indústria alimentícia visa reduzir sua utilização na fabricação dos alimentos.

Os ácidos graxos insaturados são conhecidos pelos seus efeitos benéficos na proteção cardiovascular. Tanto o monoinsaturado (apenas uma instauração na cadeia de carbonos) quanto os poli-insaturados (mais de uma instauração na cadeira de carbonos). Os poli-insaturados são representados pelos ácidos graxos da série ômega-6 e ômega-3, ambos essenciais ao ser humano. Isto é, não são sintetizados pelo nosso organismo, sendo necessário ingerirmos diariamente quantidades suficientes destes ácidos graxos. Na família ômega-3 encontramos o alfalinolênico, ácido eicosapentaenoico (EPA) e o ácido docosaexaenoico (DHA). Já na família ômega-6 o linoleico e o araquidônico.

A família ômega-6 é precursora de prostaglandinas das séries 1 e 2 e leucotrienos das séries 2, 3 e 4. Já a família ômega-3 é precursora de prostaglandinas da série 3 leucotrienos da série 5. A série par de prostaglandinas participa de inúmeros processos inflamatórios no organismo, que são os da família ômega-6. Contudo, os seus correspondentes da família ômega-3 possuem propriedades anti-inflamatórias. Assim, propõe-se que a família ômega-6 esteja associada a desordens imunológicas, doenças cardiovasculares e inflamatórias, sendo importante reduzir o seu consumo e elevar os AG da família ômega-3, para elevar a produção de prostanoides da série 3. Por isso a razão entre a ingestão de ômega-6/ômega-3 se torna tão importante.

Outro mecanismo pelo qual a família ômega-3 é notoriamente conhecida por ser anti-inflamatória é pelo seu impacto na redução da atividade do NFkB e proteína ativadora-1 (AP-1), que culmina na menor síntese de proteínas inflamatórias, além estimular a ativação de PPAR.

Quanto à atividade dos poli-insaturados na colesterolemia, entendemos que estes tenham atividade de diminuir a produção hepática de VLDL, o precursor do LDL; por aumentar a quantidade de receptores hepáticos de LDL e também por estimular a hidrólise de apo B-100, reduzindo a trigliceridemia.

Dentre os poli-insaturados, o mais abundante na natureza são os da série ômega-6, como o linoleico, presentes em óleos vegetais como milho e girassol. Já os da série ômega-3 tais como o alfalinolênico, é encontrado na linhaça, soja e canola. Já o ácido graxo eicosapentaenoico e o ácido docosaexaenoico são encontrados em gordura de peixes de águas frias e profundas. O consumo de quatro porções de peixes (100 g) na semana está associada a uma maior redução da doença coronariana (RR 0,79; 95% IC 0,70 a 0,89).[24] Segundo as recomendações da I Diretriz Brasileira sobre o Consumo de Gorduras e Saúde Cardiovascular, pelo menos duas refeições, a base de peixe, por semana, como parte de uma dieta saudável, devem ser recomendadas para diminuir o risco cardiovascular (prevenção secundária).[25] A razão ideal é aquela que se aproxima do 1; entretanto, está longe de ser real, visto que em alguns países a razão pode chegar a 50/1. A partir da concepção de que deveríamos diminuir a ingestão de AG da família ômega-6, iniciou-se um culto errado sobre os AG ômega-6. Uma recente revisão sistemática com metanálise mostra que o ômega-6 também tem efeitos redutores sobre o colesterol, sendo, portanto, também benéfico para a colesterolemia. A substituição de 10% de calorias provenientes de AGS por ômega-6 associa-se a uma redução de 18 mg/dL no LDL.

Os alimentos notoriamente conhecidos como fonte de ácidos graxos monoinsaturados são o azeite de oliva, nozes e castanhas. Os efeitos desse ácido graxo estão intimamente relacionados com a melhora na resistência a insulina,[26] aumento de incretinas (GLP-1)[27] e redução no *clearance* de insulina.[28] Os efeitos desse ácido graxo no risco cardiovascular são consequências do seu efeito sobre a função endotelial, adesão monocitária, inflamação e agregação plaquetária, mas a principal evidencia se faz no seu efeito hipocolesterolêmico. Assim, recomenda-se a ingestão de 15% do valor calórico total da dieta de ácidos graxos monoinsaturados para redução do risco cardiovascular.

Fibras e diabete melito

Fibra dietética é designada à parte não digerível de um vegetal. Isto é, resiste ao processo de digestão sendo fermentado no intestino grosso. Classificamos as fibras de acordo com sua solubilidade: fibras solúveis e insolúveis. A recomendação é de pelo menos 25 g/d. No Brasil o consumo de fibras tem diminuído por causa da mudança no quadro socioeconômico, o que acarreta no estilo de vida e hábito alimentar dos indivíduos. Uma alimentação que antes era rica em frutas, vegetais folhosos, arroz e feijão hoje foi substituída por padrões alimentares ricos em farinha refinada como biscoitos doces, chocolates, sanduíches e pizza.

- Fibras solúveis: pectinas, gomas, β-glucano, mucilagens (como o *psyllium*, um polissacarídeo viscoso) e polissacarídeos de armazenagem. Importantes fontes de fibra solúvel: aveia e frutas
- Fibras insolúveis: celulose, as hemiceluloses e a lignina. Importantes fontes de fibra insolúvel: leguminosas e cereais integrais.

Dentre as propriedades das fibras, está seu efeito sobre a glicemia pós-prandial. Fibras solúveis têm o efeito de retardar o esvaziamento gástrico, diminuindo a absorção de glicose e consequentemente reduzindo a glicemia pós-prandial.

O controle glicêmico é o principal objetivo no tratamento do diabetes. Em razão de resultados animadores com fibras dietéticas e controle glicêmico, postula-se a necessidade de incrementar o cardápio do paciente diabético com muita fibra. Comparada com uma dieta isocalórica, porém pobre em fibras (15 g/d), uma dieta rica em fibras (50 g/d) parece reduzir significativamente a glicemia pós-prandial, hemoglobina glicosilada e número de episódios de hipoglicemia.[29] As principais fibras solúveis por trás deste benefício são a β-glucano, *psyllium*. Outro estudo mostra que 12 semanas de dieta hipocalórica com mais de três porções de grãos integrais por dia versus uma dieta hipocalórica isenta de grãos integrais foi significante na redução do peso corporal e resposta inflamatória (redução de proteína C reativa).[30]

Segundo a American Diabetes Association (2007) refere que indivíduos com alto risco de desenvolver diabetes tipo 2 e indivíduos portadores de diabetes tipo 1 devem ser encorajados a ingerir a recomendação de 14 gramas de fibra/1.000 kcal em alimentos contendo grãos integrais.[31]

As fibras insolúveis estão associadas ao aumento do volume fecal e aceleram o trânsito intestinal. Refeições com alto teor de fibras insolúveis não têm demonstrado resultados consistentes em relação ao seu possível benefício nas respostas pós-prandiais de glicose e insulina. Em contrapartida, as fibras solúveis como o β-glucano, *psyllium* e a goma-guar, em quantidades suficientes, diminuem os níveis de glicose e insulina pós-prandiais em indivíduos saudáveis.

Os benefícios parecem não ser restritos aos diabéticos; entretanto, ainda existem dúvidas quanto ao efeito preventivo das fibras sobre a incidência de DM.

A metodologia de avaliação do impacto da fibra dietética na patogênese do diabete melito é muito heterogênea, por isso a dificuldade de conclusão sobre seu real benefício (tempo te intervenção, quantidade, indivíduos avaliados – se diabéticos, não diabéticos, obesos, eutróficos, adultos, homens, mulheres etc.).

Compostos bioativos e câncer

O câncer também é uma importante causa de mortalidade em países desenvolvidos e em desenvolvimento. Apesar do incessante estudo e pesquisa na área, os pacientes oncológicos permanecem no sofrimento pelo mau prognóstico e pelos efeitos colaterais dos tratamentos atuais. Por isso mais e mais pesquisas visam encontrar novos agentes anticancerígenos com melhor eficácia e menos efeitos colaterais. De acordo com estudos experimentais, muitas plantas medicinais parecem ter efeito anticancerígeno, antiproliferativo, pró-apoptótica, antimetastático e antiangiogênica por causa de seu composto fotoquímico. No entanto, apenas um número pequeno foi testado em pacientes oncológicos e existe evidência limitada para a sua eficácia clínica. Além disso, com relação a alguns fitoquímicos, apenas efeitos benéficos sobre os sintomas ou na qualidade de vida têm sido relatados, sem existir qualquer resultado positivo sobre sua ação antitumoral. Na Tabela 34.2, a seguir, disponibilizamos uma relação de estudos sobre importantes compostos bioativos na oncogênese.

Interação fármaco-nutriente

A cinética da interação fármaco-nutriente se refere ao estudo da absorção, distribuição, metabolismo e excreção dos mesmos. Enquanto o processo de absorção envolve o transporte do fármaco e do nutriente até chegar à circulação e, posteriormente, sua distribuição para tecidos-alvo, o metabolismo é o processo que requer a atuação de enzimas específicas para que o composto se torne mais ativo, sendo que após desempenhar sua função, ocorre a remoção de seus metabólitos, principalmente em nível renal.[41]

Do ponto de vista clínico, é importante considerar o tipo de interação que envolve a resposta terapêutica, uma vez que pode alterar a biodisponibilidade da droga, desde a não eficácia do fármaco até levar a sua toxicidade.[42] Existem quatro tipos de interações aceitas no estudo entre fármaco-nutriente e estão descritas na Tabela 34.3.

Em sua grande maioria, os fármacos administrados via oral são absorvidos por difusão passiva, no entanto, os nutrientes têm preferência pelo transporte ativo. Consequentemente, a absorção do fármaco pelo trato gastrintestinal (TGI) e sua absorção, dependem de fatores como:[44]

- Modificações no pH: Após o consumo de alimentos, o pH estomacal sofre alterações, passando de 1,5 para 3,0 e isso pode afetar a desintegração de cápsulas e comprimidos e, consequentemente, afetar a absorção do princípio ativo.
- Velocidade do esvaziamento gástrico: Refeições sólidas, ácidas, gordurosas, quentes, hipertônicas ou com volume de líquido superior a 300 mL, podem reduzir a velocidade do esvaziamento gástrico, o que aumentaria a absorção dos fármacos levando, possivelmente, a toxicidade.
- Aumento da atividade peristáltica intestinal: O aumento da motilidade intestinal pode contribuir para reduzir a biodisponibilidade intestinal dependendo da característica de cada droga administrada.
- Competição por sítios de absorção: Os nutrientes podem competir com sítios de absorção dos fármacos e isso dependerá da afinidade de cada substância com esse sítio.
- Fluxo sanguíneo esplânico (FSE): O aumento do FSE pós-prandial pode levar ao aumento da disponibilidade sistêmica de alguns fármacos, tais como os betabloqueadores. Portanto, como a ingestão de alimentos favorece o aumento do FSE, especialmente dietas hiperproteicas ou hiperlipídicas devem ser revistas com cautela.

Tabela 34.2 Relação de fitoquímicos e seu efeito em pacientes com câncer

Fitoquímico	Pacientes	Desenho do estudo	Intervenção	Resultado
Allium sativum[33]	Pacientes com câncer colorretal, fígado ou pâncreas (não é possível fazer cirurgia) (n = 50)	Ensaio clínico randomizado	Grupo 1: quatro cápsulas/dia por 12 semanas. Cada cápsula contendo 500 mg de extrato de alho envelhecido Grupo: placebo Tempo de intervenção: seis meses	Aumento no número e atividade de células natural-killer
Allium sativum[34]	Pacientes com adenoma colorretal (n = 51)	Ensaio clínico randomizado	Grupo 1: seis cápsulas/dia Cada cápsula contendo 2,4 mL de alho Grupo: seis cápsulas/dia Cada cápsula contendo 0,16 mL de alho Tempo de intervenção: 12 meses	Inibe o tamanho e número de colônia de adenoma no grupo com alta dose de extrato
Curcumina[35]	Pacientes com câncer de pâncreas (n = 21)	Ensaio clínico não randomizado – Fase II	8 g/d curcumina oral por um mês	Um paciente apresentou estabilização da doença por mais de 18 meses e um apresentou regressão do tumor. A curcumina reduziu, significativamente, a ativação do NF-κB
Chá verde[36]	Paciente com neoplasia prostática avançada (n = 60)	Ensaio clínico randomizado	Grupo 1: 600 mg/dia de catequinas (oral) Grupo 2: placebo Tempo de intervenção: 12 meses	Após 1 ano apenas um tumor foi diagnosticado do grupo 1 (incidência de 3%). No grupo 2 foram nove (incidência de 30%). Houve melhora significativa na qualidade de vida no grupo 1

[continua]

Tabela 34.2 Relação de fitoquímicos e seu efeito em pacientes com câncer [continuação]

Fitoquímico	Pacientes	Desenho do estudo	Intervenção	Resultado
Chá verde[37]	Paciente com adenocarcinoma de próstata (n = 130 casos e 274 controles, pacientes hospitalizados sem câncer)	Caso-controle	Consumo usual de chá verde. Entre os casos, 55,4% tomavam chá usualmente. Entre os controles, 79,9%	O risco de câncer de próstata diminui com o aumento na frequência, duração, e quantidade de chá verde consumido
Resveratrol[38]	Pacientes com câncer colorretal e metástase hepática (n = 9)	Ensaio clínico randomizado – Fase I	Grupo 1. Seis pacientes com 5 g/dia Grupo 2. Três pacientes com placebo Tempo de intervenção: 14 dias	Apoptose aumentou em 39% não tecido hepático maligno
Resveratrol[39]	Paciente com adenocarcinoma colorretal (n = 20)	Pré e pós-tratamento	0,5 ou 1 g/d de resveratrol Tempo de tratamento: oito dias antes da cirurgia de ressecção	Redução em 5% (p = 0,05) na proliferação das células tumorais
Viscum album[40]	Paciente com câncer de mama (n = 272)	Ensaio clínico randomizado multicêntrico	Grupo 1. Placebo Grupo 2. Extrato aquoso 0,5 mL (10-70 ng/mL) duas vezes ao dia Tempo de tratamento: 15 semanas	Melhora na qualidade de vida e aumento no número de células T-*helper*

Fonte: Adaptado de Hosseini e Ghorbani, 2015.[32]

- Complexação: O mecanismo de complexação pode reduzir a disponibilidade dos fármacos, por exemplo, podem-se destacar os minerais Ca^{2+}, Mg^{2+}, Fe^{2+} e Fe^{3+}, uma vez que são capazes de formar quelatos não absorvíveis.
- Estado nutricional: A eficácia da resposta terapêutica pode estar associada ao estado nutricional individual, já que podem ocorrer implicações no processo de absorção, distribuição, biotransformação e excreção do fármaco. O estado nutricional pode tanto influenciar na resposta à terapia medicamentosa como pode sofrer os efeitos dela, como, por exemplo, o uso crônico de medicamentos que pode depletar certos nutrientes, como ocorre com o uso prolongado de furosemida que leva à perda de potássio, magnésio, cálcio e zinco.

Portanto, as interações entre fármacos e nutrientes podem alterar a biodisponibilida-

Tabela 34.3 Tipos de interação fármaco-nutriente

Tipos de interação	Descrição
Tipo 1	Interações entre fármacos e nutrientes associadas à hidrólise, à oxidação, à neutralização, à precipitação ou à complexação.
Tipo 2	Interações que afetam a absorção. Podem variar entre aumento ou redução da biodisponibilidade da droga, podendo alterar a função enzimática ou mecanismos de transporte, responsáveis pela biotransformação.
Tipo 3	Interações que afetam de modo sistêmico ou fisiológico e podem ocorrer após o processo absortivo, desde o trato gastrintestinal até a circulação sistêmica.
Tipo 4	Interações que afetam a eliminação ou *clearance* das drogas ou de nutrientes, envolvendo a absorção, distribuição, metabolismo e eliminação de fármacos.

Fonte: Adaptado de Genser, 2008.[43]

de, a ação e ainda potencializar a toxicidade de determinadas drogas, sendo que os efeitos colaterais diversos resultantes do consumo de alimentos junto com fármacos dependerão do tipo de substância administrada.[45]

No ambiente hospitalar, os fármacos mais envolvidos com interações medicamentosas e com maiores incidências nas prescrições são: furosemida, captopril, digoxina e propranolol, tornando-se risco de morte para o paciente quando não são bem monitorados.[46]

Todavia, quando se trata de pacientes hospitalizados, por causa da demanda de atendimentos, a interação fármaco-nutriente nem sempre é considerada. Nesse sentido, um estudo conduzido por Lopes e colaboradores em hospital secundário mantido pelo SUS, em Picos (Piauí), a coleta dos dados de 60 pacientes assistidos pela instituição permitiu a análise dos prontuários e mostrou que dentre todas as 82 medicações prescritas no período analisado, 16 tinham potencial de interação com algum nutriente, resultando em 60 possíveis interações. Quanto aos fármacos administrados para controle das doenças cardiovasculares, os pesquisadores encontraram interações para o captopril, o carvedilol, a amilorida, a digoxina, a nifepidina e o propranolol.[47]

Pacientes em terapia de nutrição enteral (TNE) e administração de fármacos via sonda podem apresentar prejuízos na saúde. A TNE compreende a ingestão controlada de nutrientes, de forma isolada ou combinada, sendo utilizada para substituir ou complementar a nutrição via oral, em pacientes subnutridos, visando atender às necessidades nutricionais.[48]

Estudos mostram que a preparação de fármacos para serem administrados por sonda deve considerar a forma de apresentação (sendo a líquida mais adequada), a viscosidade, a osmolaridade e os excipientes existentes na formulação.[49,50]

A TNE e as interações físico-químicas com fármacos podem afetar a biodisponibilidade das drogas por fatores como a presença de alimentos no estômago, tipo de material da sonda, modo de preparo de determinados medicamentos, levando-se em consideração o tipo de revestimento e o efeito na eficácia da terapia medicamentosa.[51]

A subnutrição, comum em pacientes acamados, está associada à farmacocinética e, em relação ao padrão de dieta, o aumento do consumo de proteínas e o baixo consumo de carboidratos podem favorecer a velocidade do metabolismo do fármaco, por atuar na atividade do citocromo P450, enquanto micronutrientes como o zinco, o magnésio, o ácido ascórbico e a riboflavina parecem alterar o metabolismo hepático dos fármacos, por atuarem em nível de enzimas de fase I e fase II, no processo de biotransformação.[45]

As enzimas produzidas a partir do gene do citocromo P450 estão envolvidas na síntese e metabolismo de várias moléculas químicas, exercendo papel na síntese de hormônios esteroides, colesterol, ácidos graxos e ácidos biliares. Além disso, as enzimas do citocromo P450 também são responsáveis por metabolizar fármacos e outros metabólitos provenientes do metabolismo celular. Estima-se que existam cerca de 60 genes de CYP (nomenclatura para o gene da citocromo P450) em humanos.

O citocromo P540 está presente no retículo endoplasmático e nas mitocôndrias. Variantes genéticas, denominadas polimorfismos, podem afetar a função de algumas enzimas e dependendo do gene, a resposta para o metabolismo do fármaco poderá variar de lento a rápido.

Determinados fármacos podem interagir de modo distinto com os alimentos.[41] Na Tabela 34.4, lista-se algumas das possíveis interações.

Nutrientes e compostos bioativos podem ainda atuar sobre a expressão de algumas CYP. Um exemplo de fármacos inclui a varfarina que é um anticoagulante conhecido mundialmente e interage com o ciclo da vitamina K. O Índice Internacional Normalizado (INR) é utilizado para monitorar a indicação de terapia com anticoagulantes, uma vez que o INR se refere ao tempo de protrombina com o tempo de tromboplastina. A interação entre a nutrição enteral ou nutrientes específicos como a vitamina K, com o uso de varfarina, pode ocorrer.[52]

Para se conhecer a dose ideal de varfarina, a fim de se predizer ou evitar essa interação, seria necessário considerar fatores genéticos, tais como os genótipos de cada indivíduo para a CYP2C9, uma vez que é capaz de influenciar o metabolismo desse anticoagulante.[53]

Mesmo apresentando interações com o metabolismo de vitamina K e vitamina E, a CYP4F2 pode ter um efeito mais discreto sobre a metabolização de varfarina. A varfarina também pode interagir com outros nutrientes como ômega-3, flavonoides como a *cranberry*, além do alho e do gengibre, os quais podem diminuir a agregação plaquetária, aumentando o risco de hemorragias.[52]

Frutas e hortaliças possuem compostos bioativos que podem interagir com algumas CYP, podendo modificar a resposta de algumas drogas. A Tabela 34.5 exemplifica alguns fitoquímicos encontrados, e seus alvos moleculares.

Assim como as CYP podem participar da metabolização de vários fármacos, o conhecimento das possíveis interações poderá auxiliar no melhor direcionamento da prescrição dietética, de modo a contribuir para a eficácia da terapia medicamentosa.

Considerações finais

Com relação às doenças crônicas não transmissíveis, especialmente, às doenças cardiovasculares, estudos mostram a eficácia no estilo de vida, com destaque para a alimentação e nutrição, tanto no tratamento quanto na prevenção dessas doenças.

Para tanto, é importante considerar o indivíduo de forma holística, avaliando suas preferências e aversões alimentares para que tudo seja considerado no plano alimentar sugerido, visando que, sendo de forma factível, as mudanças proporcionem em curto, médio e longo prazos os efeitos benéficos da adoção de hábitos saudáveis, oferecendo-os a oportunidade de elaborar e aderir ao padrão de dieta saudável.

Tabela 34.4 Principais interações fármaco-nutriente

Agentes	Interações com nutrientes
Inibidores de ECA: • Captopril • Enalapril	Ferro, alumínio e magnésio podem reduzir a absorção do fármaco.
Inibidor de agregação plaquetária: • Ácido acetilsalicílico	Hidratação adequada; aumento do consumo de alimentos fontes de vitamina C e folato. Evitar o consumo de alho, gengibre e *ginkgo biloba*.
Bloqueadores de receptores de angiotensina: • Losartana • Valsartana	Redução do consumo de sódio pode ser necessária.
Betabloqueadores: • Propanolol • Carvedilol	Redução do consumo de sódio pode ser necessária.
Bloqueadores de canais de cálcio: • Verapramil • Diltiazen	Redução do consumo de sódio pode ser necessária.
Diurético tiazídico: • Hidroclorotiazida	Redução do consumo de sódio e aumento do consumo de potássio e magnésio. Suplementação de cálcio e de vitamina D pode aumentar o risco de hipercalcemia.
Diuréticos de alça: • Furosemida	Aumento do consumo de potássio e de magnésio. A redução do sódio pode ser recomendada.
Diuréticos poupadores de potássio: • Espirolactona	Evitar o consumo em excesso ou suplementação de potássio. A redução de sódio pode ser necessária.
Glicosídeos cardíacos: • Digoxina	Consumo adequado de potássio, sódio, magnésio e cálcio. A suplementação de cálcio e de vitamina D pode provocar arritmias. Evitar erva-de-são-joão.
Estatinas: • Lovastatina • Pravastatina • Atorvastatina • Rosuvastatina	Redução do consumo de lipídeos e de colesterol. O consumo de fibras deve ser distante do horário de administração do fármaco para não interferir na absorção. Precaução com suplementação de niacina.
Derivados de ácido fíbrico: • Fenofibrato • Clofibrato	Redução no consumo de lipídeos e de colesterol.
Inibidor da absorção de colesterol: • Ezetimiba	Redução do consumo de lipídeos e de colesterol.
Anticoagulantes: • Varfarina	Monitoramento do consumo de vitamina K. Evitar doses elevadas de vitamina A e E, além do consumo de cebola, abacate, alho, gengibre e *ginkgo biloba*.

Tabela 34.5 Relação de fitoquímicos encontrados em algumas frutas e hortaliças e seus alvos moleculares

Frutas e hortaliças	Principais compostos bioativos	Alvos moleculares
Grapefruit	Quercetina, narangerina, kaempferol	Inibe a CYP3A4 e a CYP1A2
Laranja	Tangeritina	Inibe a CYP3A4
Tangerina	Tangeritina, quercetina	Inibe a CYP3A4
Uvas	Resveratrol	Inibe a CYP3A4 e a CYP2E1
Cranberry	Quercetina e carotenoides	Inibe a CYP3A e a CYP2C9
Romã	Ácido elágico, taninos, pectina, antocianinas	Inibe a CYP3A
Maçã	Taninos, quercetina, saponinas	Inibe a CYP1A1
Manga	Taninos, antocianinas, carotenoides, lecitina	Inibe a CYP1A1, CYP1A2, CYP3A1, CYP2C6 e CYP2E
Framboesa	Ácido elágico, quercetina, antocianinas, kaempferol, catequinas	Inibe a CYP3A
Brócolis	Isotiocianato, 3 indol carbinol, sulforafano, glicosinolato	Inibe a CYP1A1, CYP2B1/2, CYP3A4, CYP2E1
Couve-flor	Isotiocianato, 3 indol carbinol, sulforafano, glicosinolato	Inibe a CYP1A1, CYP2B1/2, CYP3A4, CYP2E1
Espinafre	Flavonoides, ácido α-lipoico, luteína, zeaxantina, betaína	Inibe a CYP1A2
Tomate	Licopeno, quercetina, kaempferol	Inibe a CYP1A1 e CYP1B1
Cenoura	β-caroteno, quercetina	Inibe a CYP2E1

Fonte: Adaptado de Rodriguez-Fragoso et al., 2011.[54]

A atenção à interação fármaco-nutriente também é uma questão importante a ser considerada, uma vez que pode ter efeitos negativos para o estado nutricional individual, potencializando o *status* de doença, situação que incessantemente buscamos evitar, seja com melhorias dos fármacos, com ações de prevenção ou estudos clínicos a fim de melhorar assistência aos pacientes com suscetíveis ou em situação de risco.

Referências

1. Willett W. Nutritional Epidemiology. 2nd ed. New York: Oxford University Press; 1998. 514p.
2. Waitzberg DL, Caiaffa WT, Correia MI. Hospital malnutrition: the Brazilian national survey (IBRANUTRI): a study of 4000 patients. Nutrition, 2001;17(7-8):573-80.
3. Acuña K, Cruz T. Nutritional assessment of adults and elderly and the nutritional status of the Brazilian population. Arq Bras Endocrinol Metabol, 2004;48(3):345-61.
4. Jacques PF, Tucker KL. Are dietary patterns useful for understanding the role of diet in chronic disease? Am J Clin Nutr, 2001;73(1):1-2.
5. Bach A, Serra-Majem L, Carrasco JL et al. The use of indexes evaluating the adherence to the Mediterranean diet in epidemiological studies: a review. Public Health Nutr. 2006;9(1A):132-46.
6. WHO. Adherence to long term therapies: evidence for action. Geneva: World Health Organization, 2003.
7. Janssen V, De Gucht V, Dusseldorp E, Maes S. Lifestyle modification programmes for patients with coronary heart disease: a systematic review and meta-analysis of randomized controlled trials. Eur J Prev Cardiol. 2013;20(4):620-40.
8. WHO. Fruit and vegetable promotion initiative: a meeting report, 25-27/08/03. Geneva: World Health Organization, 2003 2003/00PY – 2003. Report No.

9. Panico S, Mattiello A, Panico C, Chiodini P. Mediterranean dietary pattern and chronic diseases. Cancer Treat Res. 2014;159:69-81.
10. Sofi F, Macchi C, Abbate R, Gensini GF, Casini A. Mediterranean diet and health status: an updated meta-analysis and a proposal for a literature-based adherence score. Public Health Nutr. 2014;17(12):2769-82.
11. Salehi-Abargouei A, Maghsoudi Z, Shirani F, Azadbakht L. Effects of Dietary Approaches to Stop Hypertension (DASH)-style diet on fatal or nonfatal cardiovascular diseases – incidence: a systematic review and meta-analysis on observational prospective studies. Nutrition, 2013;29(4):611-8.
12. Shirani F, Salehi-Abargouei A, Azadbakht L. Effects of Dietary Approaches to Stop Hypertension (DASH) diet on some risk for developing type 2 diabetes: a systematic review and meta-analysis on controlled clinical trials. Nutrition. 2013;29(7-8):939-47.
13. Weber B, Galante AP, Bersch-Ferreira AC et al. Effects of Brazilian Cardioprotective Diet Program on risk factors in patients with coronary heart disease: a Brazilian Cardioprotective Diet randomized pilot trial. Clinics (Sao Paulo), 2012;67(12):1407-14.
14. de Lorgeril M, Salen P, Martin JL et al. Mediterranean diet, traditional risk factors, and the rate of cardiovascular complications after myocardial infarction: final report of the Lyon Diet Heart Study. Circulation 1999;99(6):779-85.
15. Estruch R, Ros E, Salas-Salvadó J et al. Primary prevention of cardiovascular disease with a Mediterranean diet. N Engl J Med, 2013;368(14):1279-90.
16. Fung TT, Chiuve SE, McCullough ML et al. Adherence to a DASH-style diet and risk of coronary heart disease and stroke in women. Arch Intern Med, 2008;168(7):713-20.
17. Zelman K. The great fat debate: a closer look at the controversyquestioning the validity of age-old dietary guidance. J Am Diet Assoc, 2011;111(5):655-8.
18. Van Horn L, McCoin M, Kris-Etherton PM et al. The evidence for dietary prevention and treatment of cardiovascular disease. J Am Diet Assoc. 2008;108(2):287-331.
19. Ridker PM, Rifai N, Stampfer MJ, Hennekens CH. Plasma concentration of interleukin-6 and the risk of future myo- cardial infarction among apparently healthy men. Circulation. 2000b;101:1767–72.
20. Volpato S, Guralnik JM, Ferrucci L et al. Cardiovascular disease, interleukin-6, and risk of mortality in older women: the Women´s I lealth and Aging Study. Circulation. 2001;103:947-53.
21. Mozaffarian D, Micha R, Wallace S. Effects on coronary heart disease of increasing polyunsaturated fat in place of saturated fat: a systematic review and meta-analysis of randomized controlled trials. Plos Med, 2010;7(3):e1000252.
22. Micha R, Mozaffarian D. Saturated fat and cardiometabolic risk factors, coronary heart disease, stroke, and diabetes: a fresh look at the evidence. Lipids. 2010;45(10):893-905.
23. Mozaffarian D, Aro A, Willett WC. Health effects trans-fatty acids: experimental and observational evidence. Eur J Clin Nutr. 2009;63(Suppl 2):S5-21.
24. Leung Yinko SS, Stark KD, Thanassoulis G, Pilote L. Fish consumption and acute coronary syndrome: a meta-analysis. Am J Med, 2014 Sep;127(9):848-57.e2. doi: 10.1016/j.amjmed.2014.04.016. Epub 2014 May 4.
25. Xiao C, Giacca A, Carpentier A, Lewis GF. Differential effects of monounsaturated, polyunsaturated and saturated fat ingestion on glucosestimulated insulin secretion, sensitivity and clearance in overweight and obese, non-diabetic humans. Diabetologia. 2006;49(6):1371-9.
26. Astrup A. Weight loss with a low-carbohydrate, Mediterranean, or low-fat diet. N Engl J Med. 2008;359(20):2169-70.
27. Paniagua JA, de La Sacristana AG, Sánchez E et al. A MUFA-rich diet improves posprandial glucose, lipid and GLP-1 responses in insulin-resistant subjects. J Am Coll Nutr. 2007;26(5):434-44.
28. Xiao C, Giacca A, Carpentier A, Lewis GF. Differential effects of monounsaturated, polyunsaturated and saturated fat ingestion on glucosestimulated insulin secretion, sensitivity and clearance in overweight and obese, non-diabetic humans. Diabetologia, 2006;49(6):1371-9.
29. Giacco R, Parillo M, Rivellese AA et al. Long term dietary treatment with increased amounts of fiber rich low glicemic index natural foods improves blood glucose control and reduces the number of hypoglycemic events in type 1 diabetic patients. Diabetes Care. 2000;23:,1461-6.
30. Bell LP, Hectorne K, Reynolds H et al. Cholesterol-lowering effects of psyllium hydrophilic mucilloid. Adjunct therapy to a prudent diet for patients with mild to moderate hypercholesterolemia. JAMA. 1989;261(23):3419-23.
31. American Diabetes Association. Nutrition Recommendations and Interventions for Diabetes: A position statement of the American Diabetes Association. Diabetes Care. 2007;30:48-65.
32. Hosseini A, Ghorbani A. Cancer therapy with phytochemicals:evidence from clinical studies. Avicenna J Phytomed. 2015;5(2):84-97.

33. Ishikawa H, Saeki T, Otani T et al. Aged garlic extract prevents a decline of NK cell number and activity in patients with advanced cancer. J Nutr. 2006;136: 816S–820S.
34. Tanaka Sh, Haruma K, Yoshihara M et al. Aged Garlic Extract Has Potential Suppressive Effect on Colorectal Adenomas in Humans. J Nutr. 2006;136: 821S-826S.
35. Dhillon N, Aggarwal BB, Newman RA et al. Phase II trial of curcumin in patients with advanced pancreatic cancer. Clin Cancer Res. 2008;14: 4491-9.
36. Bettuzzi S, Brausi M, Rizzi F et al. Chemoprevention of human prostate cancer by oral administration of green tea catechins in volunteers with high-grade prostate intraepithelial neoplasia: a preliminary report from a one-year proof- of-principle study. Cancer Res. 2006;66: 1234-40.
37. Xie LP, Lee AH, Binns CW.Protective effect of green tea against prostate cancer: a case-control study in southeast China. Int Journal Cancer. 2004;108:130-5.
38. Howells LM, Berry DP, Elliott PJ et al. Phase I randomized double-blind pilot study of micronized resveratrol (SRT501) in patients with hepatic metastases--safety, pharmacokinetics, and pharmacodynamics. Cancer Prev Res. 2011;4:1419-25.
39. Patel KR, Brown A, Jones DJL et al. Clinical pharmacology of Resveratrol and its metabolites in colorectal cancer patients. Cancer Res. 2010;70:7392-9.
40. Semiglasov VF, Stepula VV, Dudov A. The standardised mistletoe extract PS76A2 improves QoL in patients with breast cancer receiving adjuvant CMF chemotherapy: a randomised, placebo-controlled, double-blind, multicentre clinical trial. Anticancer Res. 2004;24:1293-1302.
41. Martins C, Moreira AM, Pierosan AR. Interações droga-nutriente. 2. ed. Nutroclínica: Curitiba-Paraná, 2003. 280p.
42. Custodio JM, Wu CY, Benet LZ. Predicting drug disposition, absorption/elimination/transporter interplay and the role of food on drug absorption. Adv Drug Deliv Rev. 2008; 60:717-33.
43. Genser D. Food and drug interaction: consequences for the nutrition/health status. Ann Nutr Metab. 2008;52 Suppl 1:29-32.
44. Muntané J. Regulation of drug metabolism and transporters. Curr Drug Metab. 2009;10:932-95.
45. Moura MRL, Reys FGR. Interação fármaco-nutriente: uma revisão. Rev. Nutr. Campinas 2002;15(2):223-8.
46. Sehn R, Camargo AL, Heineck I, Ferreira MBC. Interações medicamentosas potenciais em prescrições de pacientes hospitalizados. Infarma. 2003;15(9-10).
47. Lopes, EM, Carvalho RBN, Freitas RM. Análise das possíveis interações entre medicamentos e alimento/nutrientes em pacientes hospitalizados. Einstein. 2010;8 (3Pt 1):298-302.
48. Ministério da Saúde. Regulamento Técnico para a Terapia de Nutrição Enteral. Resolução ANVS/DC/MS nº 63/2000 de 06 de julho de 2000. Brasília; 2000.
49. Praxedes MFS, Telles Filho PCP. Identificação de erros no preparo e administração de medicamentos pela equipe de enfermagem e das ações praticadas pela instituição hospitalar. Cogitare Enferm. 2008;13(4):514-9.
50. Williams NT. Medication administration through enteral feeding tubes. Am J Health-Syst Pharm. 2008; 65(24):2347-57.
51. Silva RF, Novaes MRCG. Interactions between drugs and drug-nutrient in enteral nutrition: a review based on evidences. Nutr Hosp. 2014 Sep 1;30(3):514-8.
52. Boullata JI, Hudson LM. Drug-nutrient interactions: a broad view with implications for practice. J Acad Nutr Diet. 2012 Apr;112(4):506-17.
53. Ingelman-Sundberg M, Sim SC, Gomez A, Rodriguez-Antona C. Influence of cytochrome P450 polymorphisms on drug therapies: pharmacogenetic, pharmacoepigenetic and clinical aspects. Pharmacol Ther. 2007 Dec;116(3):496-526.
54. Rodríguez-Fragoso L, Martínez-Arismendi JL, Orozco-Bustos D et al. Potential risks resulting from fruit/vegetable-drug interactions: effects on drug-metabolizing enzymes and drug transporters. J Food Sci. 2011 May;76(4):R112-24.

Índice Remissivo

A

Abatacepte
 descrição, 284, 286
Absorção de fármacos, 436
Ação(ões)
 de acompanhamento de resultados de farmacoterapia, 45
 de aconselhamento ao usuário, 45
 de atenção farmacêutica, 3
 de conciliação de medicamentos, 44
 de revisão da farmacoterapia, 44
 para avaliação e promoção da adesão terapêutica, 45
Acarbose
 efetividade e ação, 131
Acesso
 enteral, avaliação, 426
 venoso
  avaliação do, 425
  no paciente, esquema de possibilidades, 425
Ácido
 acetilsalicílico, 85
  efeito alimento/nutrientes, mecanismos/efeitos e recomendações terapêuticas, 463
 clorídrico, neutralização do, 455
 graxos, hipercolesterolemia e, 529
 hialurônico, 270
 úrico
  finalidades e interpretações do exame, 105
  níveis séricos de, 270
 valproico, 309
  parâmetro cinético da, 478
Acompanhamento farmacoterapêutico, 5
 método Dáder de, 109-120
Acreditações, 423
Adalimumabe, descrição, 284, 286
Adstringentes, 80, 83
Afenicóis, farmacologia e orientações de uso dos, 236
Aferição(ões)
 de determinados parâmetros fisiológicos e bioquímicos do usuário, 20
 de parâmetros fisiológicos e bioquímicos, 20
Agente(s)
 hipocolesterolêmicos, efeito sobre constituintes alimentares, 461
 medicamentosos que podem precipitar o efeito *antabus-like* ou *dissulfiram-like*, 455
 nefrotóxicos, 401
 viscossuplementadores, 270

Agitação, 302
Agomelatina, 304
Agranulocitose, 320
Alanina aminotransferase, finalidades e interpretações do exame, 106
Álcool
 bioprocessamento do, pela mucosa intestinal e fígado, 452
 etílico, 452
  interação medicamentosa com, 450
 interações medicamentosas com o, 452
Alcoolismo, 451
Alfabloqueador, 169
 possíveis alterações laboratoriais causadas pelos, 192
Alimentação, papel no desenvolvimento, prevenção e tratamento de doenças, 525
Alimentos, interações medicamentosas envolvendo, 455
Allium sativum, efeito em pacientes com câncer, 535
Allium sativum L, interações do, 458
Alopurinol, no tratamento da gota, 289
Aminoácido, 81
Aminoglicosídeo, farmacologia e orientações de uso dos, 236
Amitriptilina
 características, 252
 medicamento com informações farmacogenômicas, 505
Amostra
 acondicionamento das, 479
 armazenamento das, 479
Amoxicilina
 efeitos adversos, 228
 indicadores farmacocinéticos e de segurança, 227
 interações medicamentosas, 229
 posologia, 228
 segurança, 228
 uso, 228
Ampicilina
 efeito alimento/nutrientes, mecanismos/efeitos e recomendações terapêuticas, 462
 efeitos adversos, 229
 em paciente com mononucleose, 229
 indicadores farmacocinéticos e de segurança, 227
 posologia, 229
 segurança, 229
 uso, 229
Análogo de GLP-1, efetividade e ação, 131
Analgésicos, 82
 não opioides, 247
  características, 248
 opioides, 250

Análogos de insulina, características farmacocinéticas, 130
Anamnese farmacêutica, 8
Anemia por deficiência de ferro
  acompanhamento farmacoterapêutico, 385
  atenção farmacêutica na, 377
  causas, 378
  diagnóstico, 379
  e anemia de doença crônica, diagnóstico diferencial, 379
  exames laboratoriais, 379
  falha do tratamento, causas, 387
  ferro endovenoso, 383
  segurança do tratamento medicamentoso, 387
  sinais e sintomas clínicos, 378
  tratamento da, 382
  tratamento de acordo com o grupo populacional, 383
Anlodipino, possíveis alterações laboratoriais causadas pelo, 193
Ansiedade, 310
Antabus-*like*, 452
Antagonismo, 449
  de efeito, exemplos, 451
Antagonista(s)
  adrenérgicos, 168
  da enzima conversora de angiotensina, 170
  de renina, 170
  de vitamina K, 199
  do sistema renina-angiotensina, 169, 170
Antitabágico, 82
Antiácidos, 80
  efeito sobre constituintes alimentares, 461
Antiacneicos tópicos, 80
Antibacterianos tópicos, 80
Antibiótico(s)
  atenção farmacêutica no uso de, 225-242
  classificação conforme mecanismo de ação, 226
  efeito sobre constituintes alimentares, 461
  indicadores farmacocinéticos e de segurança, 227
  inibidores da síntese proteica bacteriana, 233
Antibioticoterapia
  eficácia da, avaliação, 227
  história da, 225
Anticoagulação
  com varfarina, ficha de paciente com informações relevantes na, 206
  oral, atenção farmacêutica na
    ajuste de dose da varfarina, 205
    avaliação laboratorial no uso da varfarina, 201
    características farmacológicas e indicações de varfarina, 199
    características farmacológicas e indicações de varfarina, 199
    genética, 207
    qualidade da anticoagulação com varfarina, 202
Anticoagulantes, interações com nutrientes, 539
Anticonvulsivantes, parâmetros cinéticos de alguns, 478
Antidepressivo(s), 310
  evento adverso com risco aumentado para ocorrência ou agravamento em, 355
  tricíclicos, 303
Antidiabéticos orais e parenterais disponíveis no Brasil, mecanismo de ação e efetividade, 131
Antieméticos, 80
Antiespasmódico, 80
Antiflatulento, 81
Antiflebite, 81
Antifúngico, 82
Anti-helmínticos, 82
Anti-hemorroidários, 82
Anti-histamínicos, 80, 219
  no hipertireoidismo, 219

Anti-inflamatório(s), 81
  esteroides, 272, 276
  não esteroides, mecanismo de ação, 276
Antimicóticos, 82
Antimicrobiano, avaliação do uso, 427
Antiparasitário oral, 82
Antipirético, 82, 251
Antiparasitários tópicos, 82
Antipsicótico(s)
  atípicos, 309
  efeitos adversos, 319
  evento adverso com risco aumentado para ocorrência ou agravamento em, 355
Antisseborreicos, 80
Antisséptico(s), 81
  bucofaríngeos, 80
  da pele e mucosos, 80
  nasais, 80
  oral, 80
  urinários, 80
  vaginais tópicos, 81
Antitabagismo, atenção farmacêutica ao paciente em tratamento, 363
Antitérmico, 82
Anvisa (Agência Nacional de Vigilância Sanitária), 17
Apixabana, 199, 209
Apolipoproteína B, 179
Aripiprazol, medicamento com informações farmacogenômicas, 505
Artrite reumatoide
  fisiopatologia da, 268
  recomendações internacionais para tratamento de, 269
Aspartato aminotransferase, finalidades e interpretações do exame, 106
Assistência farmacêutica domiciliar, 19
Associações medicamentosas, 79
Ataque de pânico, 312
  sintomas, 312
Atenção
  conceito central, 12
  farmacêutica
    ao paciente com hipotireoidismo, 220
    ao paciente em tratamento antitabagismo, 363
    ao pacientes em uso abusivo de medicamentos psicotrópicos, 351
    dispositivos contemplados nas atualizações do Código de Ética Farmacêutica, relacionados à, 33
    ética profissional e, 32
    evolução, 41
    experiências brasileiras em, 407-412
    experiências internacionais em, 413-422
    importância dos exames laboratoriais na, 99
    na esquizofrenia, 316
    na hipertensão arterial, 161-172
    na nefropatia, 400
    nas enfermidades psiquiátricas, 301-336
    nas hepatotoxicidades medicamentosas, 395
    no Brasil, 4, 410
    no *diabetes mellitus*, 123-144
    no mundo, perspectiva, 419
    no transtorno bipolar do humor, 307
    no transtorno obsessivo-compulsivo, 314
      algoritmo para o tratamento farmacológico, 315
    no uso de antibióticos, 225-242
    protocolos para as atividades relacionadas à, 20
    resultados, 12
Atendimento farmacêutico, 5

Atividade
  biológica, 449
  no escopo da Resolução CFF 585/13, 9
Atribuições clínicas do farmacêutico, regulamentação das, 43
Atribuições no escopo da Resolução CFF 585/13, 9
Automedicação, 488
Avaliação
  da farmacoterapia, processo, 116
  técnica, 425
Azitromicina
  efeitos adversos, 234
  indicadores farmacocinéticos e de segurança, 227
  interações medicamentosas, 234
  pediatria, 234
  posologia, 234
  segurança, 234
  uso, 234

B

Benzoato de benzila, 71, 75
Benzodiazepínico(s), 310
  evento adverso com risco aumentado para ocorrência ou agravamento em, 355
Betabloqueador, 5, 169
  de canal de cálcio, 169
  efeitos adversos, 169
  interações com nutrientes, 539
  no hipertireoidismo, 219
  possíveis alterações laboratoriais causadas pelos, 191
Betametasona, descrição da, 279, 281
Biguanida metformina, efetividade e ação, 131
Biofase, 449
Biomarcadores farmacogenômicos, 502
Bioprocessamento do álcool, mecanismos enzimáticos envolvidos no, 453
Biotransformação
  das drogas, 393
  de fármacos, 470
    interações medicamentosas farmacocinéticas envolvendo a, 441
  meia-vida de um, conceito, 470
  reações de, 442
Bloqueador(es)
  de canais de cálcio, interações com nutrientes, 539
  de receptores de angiotensina, interações com nutrientes, 539
  de receptores de angiotensina, 170
  dos canais de cálcio, possíveis alterações laboratoriais causadas pelos, 193
Boas práticas, regulamento técnico das, 19
Bupropiona, 304
Butirofenômicos, 318

C

Calorias, 529
Canagliflozina, efetividade e ação, 131
Câncer, compostos bioativos e, 534
Capacidade total de ligação do ferro, finalidades e interpretações do exame, 106
Capecitabina, medicamento com informações farmacogênicas, 508
Captopril
  efeito alimento/nutrientes, mecanismos/efeitos e recomendações terapêuticas, 462
  possíveis alterações laboratoriais causadas pelo, 192

Carbamazepina, 309
  medicamento com informações farmacogenômicas, 505
  parâmetro cinético da, 478
Carbapenêmico, farmacologia e orientações de uso, 231
Carboximaltose
  férrica, 385, 388
  férrica endovenosa
    dose cumulativa de acordo com o peso corporal do paciente e do valor de Hb circulante, 386
    orientações práticas para o uso, 386
Carminativo, 81
Catártico, 83
Cefaclor
  efeitos adversos, 230
  indicadores farmacocinéticos e de segurança, 227
  interações medicamentosas, 230
  posologia, 230
  segunda geração, 230
  uso, 230
Cefalexina
  efeitos adversos, 230
  indicadores farmacocinéticos e de segurança, 227
  interações medicamentosas, 230
  posologia, 230
  primeira geração, 230
  segurança, 230
  uso, 230
Cefalosporina
  efeito alimento/nutrientes, mecanismos/efeitos e recomendações terapêuticas, 462
  farmacologia e orientações de uso, 229
Ceftriaxona
  efeitos adversos, 231
  indicadores farmacocinéticos e de segurança, 227
  interações medicamentosas, 231
  posologia, 231
  segurança, 231
  terceira geração, 231
  uso, 231
Cenário clínico hospitalar brasileiro, contextualização do, 424
Ceratolítico, 83
Certificações, 423
Certolizumabe pegol, descrição, 284, 286
Cervedilol, medicamento com informações farmacogênicas, 502
Cetuximabe, medicamento com informações farmacogênicas, 508
Chá verde, efeito em pacientes com câncer, 535, 536
Cicatrizante, 83
Ciclo
  da vitamina K, 200
  das etapas analíticas, 477
Ciclotimia, 307
Cinésica, 62
Ciprofloxacino
  efeitos adversos, 239
  indicadores farmacocinéticos e de segurança, 227
  interações medicamentosas, 239
  posologia, 239
  segurança, 239
  uso, 239
Cisplatina, medicamento com informações farmacogênicas, 508
Cistatina C, 402
Citalopran, medicamento com informações farmacogenômicas, 505
Clearance
  da creatinina, 402
  hepático, 442
  sistêmico, 442

Clindamicina
  efeitos adversos, 235
  indicadores farmacocinéticos e de segurança, 227
  interações medicamentosas, 236
  posologia, 235
  segurança, 235
  uso, 235
Clobazam, medicamento com informações farmacogenômicas, 505
Clomipramina, medicamento com informações farmacogenômicas, 505
Clopidogrel, medicamento com informações farmacogênicas, 502
Cloranfenicol
  efeitos adversos, 237
  indicadores farmacocinéticos e de segurança, 227
  interações medicamentosas, 237
  posologia, 237
  segurança, 237
  uso, 237
Cloridrato de bupropiona, 368, 372
Clorpromazina, 317
Clorpropamida, efetividade e ação, 131
Clozapina, medicamento com informações farmacogenômicas, 505
Codeína
  características, 252
  medicamento com informações farmacogênicas, 509
Código de ética farmacêutica, 32
Colagogo, 83
Colchicina, no tratamento da gota, 289
Colerético, 83
Colesterol, total e frações, finalidades e interpretações do exame, 103
Colestiramina, efeito sobre constituintes alimentares, 461
Colite pseudomembranosa, vancominicina para o tratamento de, 232
Complexação, 536
Complexo de ferro polimaltosado, 380, 387
Comportamento(s)
  que parecem ser preditivos do uso não médico de opioides, 357
  sugestivo de farmacodependência, 358
Composto(s)
  bioativos, câncer e, 534
  com ferro para uso EV disponível no Brasil, comparação entre os dois, 388
  de ferro para uso endovenoso, 383
Comunicação
  farmacêutico-paciente
    efetiva, 57
  háptica, 63
  objética, 61
  para farmacêuticos, habilidade de, 55-66
  persuasiva, 60
  terapêutica
    dispensação e, 346
    estratégias durante a dispensação, 347
Concentração de equilíbrio, 478
Contato visual, 62
Convulsões, 320
Corticosteroide não esteroides, mecanismo de ação, 276
COX-1 (enzimas ciclo-oxigenase), 247
Creatinina, 401
  clearance de, 402
  depuração de, 402
  finalidades e interpretações do exame, 106
  interferentes na dosagem de, 403
Critério de seleção de pacientes, 7

Cuidado(s)
  conceito central, 12
  do paciente, atribuição do farmacêutico, 424
  farmacêutico(s)
    aspectos legais, 15-29
    conceito, 43
    legislação e, 18
    no *diabetes mellitus*, 145-160
  relacionado ao medicamento, 12
Curcumina, efeito em pacientes com câncer, 535

D

Dabigatrana, 199, 209
Dapsona, medicamento com informações farmacogênicas, 509
Dasatinibe, medicamento com informações farmacogênicas, 508
DASH (*Dietary Approaches to Stop Hipertension*), 167
Declaração de Serviço Farmacêutico, 20
Declaração de Tóquio, 42
Deficiência de ferro, 377
  causas da, 378
  tratamento de acordo com o grupo populacional, 382
Deltametrina, 71, 75
Dependência à nicotina, 366
  questionário de Fagerstrom para avaliação da, 370
Depressão(ões), 308
  acompanhamento farmacêutico de pacientes com, 304
    avaliação da efetividade, 305
    avaliação da necessidade, 305
    avaliação da segurança, 306
  atenção farmacêutica nas, 301
  tratamento medicamentoso, 303
Derivado de ácido fíbrico, interações com nutrientes, 539
Descongestionante nasal tópico, 83
Desvenlafaxina, 304
Dexametasona, descrição da, 278, 280
Diabetes
  mellitus/melito, 123
    atenção farmacêutica no, 123-144
    busca de pacientes com, recomendações da American Diabetes Association, 128
    cuidados farmacêuticos, 145-160
    farmacêutico no tratamento e manejo do, 126
    fibras, 533
    gestacional, 128
    objetivos do tratamento, 139
    padrão de secreção de insulina/concentração plasmática de glicose em indivíduo que não apresenta, 130
    prevalência, 125
    serviços de educação em recomendações da Sociedade Brasileira de Diabetes e da American Diabetes Association, 127
    tipo 1 assintomático, 128
    tipo 2
      assintomático, 128
      exercício físico e, 515
      recomendações gerais para terapia medicamentosa no, 132
Diazepam, medicamento com informações farmacogenômicas, 505
Dieta do Mediterrâneo, 167
Difenilbutilpiperidínicos, 318
Digoxina, efeito alimento/nutrientes, mecanismos/efeitos e recomendações terapêuticas, 462
Discinesia tardia, 319
Dislipidemia
  acompanhamento da eficácia e segurança do tratamento medicamentoso, 181

Índice Remissivo 547

atenção farmacêutica em paciente com, 173-187
diagnóstico, 174
exames laboratoriais no cenário das, 193, 195
exercício físico e, 518
tratamento, 178
   estatinas, 178
   ezetimiba, 179
   fibratos, 179
   niancina, 179
   resinas, 178
Dispensação, 19
de antidiabéticos, 137
de medicamentos isentos de prescrição médica, 79
de psicofármacos, 327
   avaliação econômica, 338
   etapas da, fluxograma, 341
   legislação que regulamenta a, 342
   requisitos legais para, 342
melhoria, 492
método da, 340
orientação farmacêutica no balcão, 337
Distribuição incorreta, 488
Distúrbio da glândula tireoide, 211
atenção farmacêutica aos pacientes com, 211-224
Diurético(s), 168
de alça, 168
   interações com nutrientes, 539
   possíveis alterações laboratoriais causadas pelos, 191
efeito anti-hipertensivo dos, 168
efeitos adversos, 168
poupadores de potássio, 190
   interações com nutrientes, 539
   possíveis alterações laboratoriais causadas pelos, 191
tiazídico, interações com nutrientes, 539
DMARD (*disease-modifying anti-rheumatic drugs*), 269, 277
biológicos
   descrição dos, 284
   mecanismos de ação, 286
convencionais, descrição dos, 282
mecanismo de ação, 277
Documentação de uma interação medicamentosa maléfica, 464
Doença(s), 67
cardiovasculares, 162
padrões alimentares associados à prevenção de, 528
Dopagliflozina, efetividade e ação, 131
Dor
aguda, 243
crônica, 243
fisiopatologia da, 243
forte, 244
   opioides fortes associados ou não, para tratamento, 244
instalada, tratamento, 250
leve, 244
   analgésicos simples e anti-inflamatórios não opioides para terapêutica, 244
moderada, 244
   opioide fraco, para tratamento, 244
rápida, 243
tratamento, princípios gerais do, 244
Doxiciclina
indicadores farmacocinéticos e de segurança, 227
interações medicamentosas, 234
posologia, 234
segurança, 234
uso, 234
Droga antitireoidianas, 218
candidatos ideais para tratamento com, 218

forma e horário de administração, orientações farmacêuticas, 222
Droperidol, 318
Duloxetina, 304

E

Echinacea spp, interações do, 459
Ectoparasiticida, 82
Educação popular, 48
Efeito
antabus-like, agentes medicamentosos que podem precipitar o, 455
de fármacos sobre constituintes alimentares, 461
dissulfiram-like, agentes medicamentosos que podem precipitar o, 455
Efetividades farmacológicas, 102
Eltrombopag, medicamento com informações farmacogênicas, 508
Enalapril, possíveis alterações laboratoriais causadas pelo, 192
Endocardite bacteriana, amoxicilina na, 228
Energia, perda de, 302
Enfermidades psiquiátricas, atenção farmacêutica nas, 301-336
Entrevista farmacêutica, exemplo de algoritmo de, 95
Enxaqueca
acompanhamento farmacoterapêutico na, 251
com aura, 246
fármacos utilizados no tratamento da, características, 253-259
fisiopatologia da, 245
informações do paciente e dos problemas de saúde, formulário, 260
medicamentos utilizados, formulário, 261
orientações fornecidas ao paciente com, 261
sem aura, 245
tratamento, princípios gerais do, 246
Enxofre, 71, 75
Enzima(s), 80
biotransformadoras de fármacos, 442
com polimorfismos conhecidos, 473
do CYP, 443
do sistema citocromo P450, 452
microssomais, 442
não microssomais, 442
oriundas da microbiota intestinal, 442
Episódio depressivo maior, critérios diagnósticos para o, 302
Eritromicina
efeitos adversos, 233
em pediatria, 233
interações medicamentosas, 233
posologia, 233
segurança, 233
uso, 233
Eritromicina, 226
indicadores farmacocinéticos e de segurança, 227
Eritromicina-base e estearato, efeito alimento/nutrientes, mecanismos/efeitos e recomendações terapêuticas, 462
Erros laboratoriais, média de, 482
ESBL (*extended spectrum beta-lactamases*), 231
Escabicida, 82
Escabiose, 68
características, 69
interações medicamentosas no tratamento, 74
orientações que devem ser dadas aos pacientes para, 71
reações adversas, 74
Escada analgésica, 244
Escala de avaliação de mania de Bech-Rafaelsen, 331
Escore HAS-BLED, 201

Escuta, 58
Esomeprazol, medicamento com informações farmacogênicas, 509
Esquizofrenia
  antipsicóticos convencionais ou típicos na, 317
  atenção farmacêutica na, 316
  seguimento farmacoterapêutico em, 319
  tratamento farmacológico, 317
Estado situacional
  como avaliação da farmacoterapia, exemplo, 118
  exemplo, 114
Estandartização de Bech-Rafelsen Mania Scale
  quando comprada à Clinical Global Impression Scale, 334
Estatina
  contraindicações, precauções e possíveis interações dos, 183
  forma e horário de administração, 181
  interações com nutrientes, 539
  mecanismo de ação e atividade farmacológica, 178
Etanercepte, descrição, 284, 285
Ética profissional, atenção farmacêutica e, 32
Etossuximida, parâmetro cinético da, 478
Euforia, 308
Eupépticos, 80
Eutireoidismo, 218
Exame(s)
  genéticos, 502
  laboratoriais
    finalidades e interpretações, 103
    importância na atenção farmacêutica, 99
    interferência medicamentosa em, 101
    RDC 585/13 do CFF e o, 101
    significado clínico dos, 102
Excreção
  das drogas, 393
  dos fármacos pelos rins, 471
Exenatida, efetividade e ação, 131
Exercício físico
  aeróbico, 520
  diabete melito tipo 2 e, 515
  dislipidemia e, 518
  hipertensão arterial e, 513
  importância como tratamento não farmacológico, 513
  obesidade e, 517
  prescrição, 520
  resistido, 520
Ezetimiba
  forma e horário de administração, 181
  mecanismo de ação e atividade farmacológica, 178

F

Fadiga, 302
Falsificação de medicamentos, crime de, 17
Farmacêutico
  atividades clínicas do, 9
  atribuições clínicas
    relativas ao cuidado à saúde, 21
    do profissional, 39-79
    relacionadas à comunicação e educação em saúde, 47
    relativas ao cuidado à saúde, 46
  atuação na perspectiva do cuidado, 43
  clínico
    hospitalar, 423
    responsabilidades do, 45
  industrial, 16
  missão do, 3
  na farmácia, 16

na gestão do conhecimento, 49
no processo de comunicação e educação à saúde, 45
no tratamento e manejo do *diabetes mellitus*, 126
papel social do, reconfiguração do, 40
Resolução que regulamenta atribuições do, 9
trabalho do, 34
Farmácia, 19
  classificação, 88
  clínica, 3, 9
    em hospitais, experiências das, 423-430
  com manipulação, 88
  sem manipulação ou drogaria, 88
Fármaco(s)
  antitabagismo, segurança cardiovascular dos, 372
  capazes de produzir lesões hepáticas, 396
  distribuição do, 468
  efeitos sobre os constituintes alimentares, 461
  etapas da farmacocinética de um, 468
  excreção de, 399, 445
    interações medicamentosas farmacocinéticas envolvendo a, 445
  farmacocinética do fatores que alteram, 472
  janela terapêutica de um, 471
  monitoração terapêutica de
    farmacocinética, aspectos da, 467
    fatores que justificam, 471
    planejamento, 476
    processo total de um teste laboratorial, fatores de erros no, 482
  monitoramento sérico de, 427
  nefrotóxicos, 401
  no plasma, concentração do, 442
  perfil da concentração plasmática do, absorção e reflexo no, 469
  preparo do paciente, amostras e conservação de amostra, em TDM, 479
  que atuam no DNA bacteriano, 238
  que são metabolizados por enzimas com polimorfismos conhecidos, 473
  utilizados no tratamento da enxaqueca, características, 253-259
  volume de distribuição de um, 469
Farmacocinética
  de(o) fármaco
    etapas, 468
    fatores que alteram a, 472
  papel hepático na, 393
Farmacodependência
  atenção farmacêutica na, 356
  efeitos tóxicos agudos decorrentes dos medicamentos envolvidos em, 355
Farmacogenômica, 501
Fármaco-nutriente, interação, 534
  tipos, 537
Farmacoterapia
  do paciente esquizofrênico, fatores que influenciam a resposta à, 321
  problemas relacionados à, lista de, 263
Fator nuclear kappa B, vias de sinalização para induzir o processo inflamatório, 530
Febre
  em crianças, terapia medicamentosa na diminuição da, 245
  fisiopatologia da, 244
  tratamento, princípios gerais, 245
Fenitoína
  efeito alimento/nutrientes, mecanismos/efeitos e recomendações terapêuticas, 463

medicamento com informações farmacogenômicas, 505
parâmetros cinéticos do, 478
Fenobarbital, parâmetros cinéticos do, 478
Fenolftaleína, efeito sobre constituintes alimentares, 461
Fenotiazínicos, 317
Ferripolimaltose, 380
Ferro
  absorção de, 377
  aminoquelado, 380, 381, 388
  carbonila, 380, 381, 388
  compostos de, 379
  deficiência de, 377
  endovenoso
    contraindicações, advertências e precauções com o uso de, 389
    indicações de tratamento com, 384
  sérico, finalidades e interpretações do exame, 105
Fibra(s)
  diabete melito e, 533
  dietética, 533
  insolúveis, 533
Fibratos
  contraindicações, precauções e possíveis interações dos, 183
  forma e horário de administração, 181
  mecanismo de ação e atividade farmacológica, 178
Ficha
  de acompanhamento de atenção farmacêutica, 207
  de paciente com informações relevantes na anticoagulação com varfarina, 206
  farmacoterapêutica, 6
  para acompanhamento da posologia do paciente, 207
Fisiologia renal, 398
"Fissura", 366
Fitoquímico
  efeito em pacientes com câncer, 535
  encontrados em algumas frutas e hortaliças, 540
Fitoterápico, interações medicamentosas com, 454
Flufenazina, 317
Fluidificantes nasais, 80
Fluorouracil, medicamento com informações farmacogênicas, 508
Fluoxetina, medicamento com informações farmacogenômicas, 505
Flushing, 181
Fluvoxamina, medicamento com informações farmacogenômicas, 505
Fobia social, 313
Fosfatase alcalina, 398
Fumarato, 379
Função
  endócrina, 398
  homeostática, 399
  renal, avaliação e monitoramento, 401

G

Gabapentina, 309
Galantamina, medicamento com informações farmacogenômicas, 505
Gene *LDLR*, estatinas e mutações no, 509
Gentamicina
  efeitos adversos, 236
  indicadores farmacocinéticos e de segurança, 227
  interações medicamentosas, 236
  nefrotoxicidade e, 236
  posologia, 236
  segurança, 236
  uso, 236
Ginkgo biloba L, interações do, 457
Glibenclamida, efetividade e ação, 131
Glicemia normal, 125
Glicerina, finalidades e interpretações do exame, 103
Gliclazida, efetividade e ação, 131
Glicopeptídeo, farmacologia e orientações de uso, 232
Glicose
  em um indivíduo que não apresenta *diabetes mellitus*, padrão de secreção de insulina/concentração plasmática de, 129
  plasmática, valores para diagnóstico de *diabetes mellitus*, 125
Glicosídeos cardíacos, interações com nutrientes, 539
Glimepirida, efetividade e ação, 131
Glinidas, efetividade e ação, 131
Gluconato, 379
Glucosamina, uso por pessoas com osteoartrite, 270
Golimumabe, descrição, 285
Gota
  acompanhamento farmacoterapêutico na, 288
  fisiopatologia da, 270
  intervenções farmacêuticas, lista de, 295
  medicamentos utilizados no tratamento da, 289
  problemas relacionados à farmacoterapia, lista de, 294
  tratamento, princípios gerais do, 271
  uso dos medicamentos para
    medidas de efetividade no, 292
    questões relacionadas ao, 293
  uso dos medicamentos para, medidas de efetividade no, 292
Griseofulvina, efeito alimento/nutrientes, mecanismos/efeitos e recomendações terapêuticas, 462

H

Habilidade
  de comunicação para farmacêuticos, 55-66
  casos, 55
  de comunicação, no balcão da farmácia, 346
Haloperidol, 318
Hemoglobina
  finalidades e interpretações do exame, 105
  glicada, finalidades e interpretações do exame, 103
Hepatopatia induzida pelos fármacos, 394
Hepatotoxicidade
  classificação laboratorial das, 398
  dose-dependente, 394
  fatores de risco para, 397
  induzida por fármacos, 393
  medicamentosas, 394
    atenção farmacêutica nas, 395
Hidralazina, 170
  efeito alimento/nutrientes, mecanismos/efeitos e recomendações terapêuticas, 463
  medicamento com informações farmacogênicas, 502
  possíveis alterações laboratoriais causadas pela, 192
Hidrocloroquina, descrição da, 282
Hipercolesterolemia, ácidos graxos e, 529
Hipersônia, 302
Hipertensão arterial
  adesão ao tratamento, 171
  atenção farmacêutica na, 161-172
  diretrizes de tratamento, 166
  epidemiologia, 161

exercício físico e, 514
fisiopatologia, 162
sistêmica, exames laboratoriais no cenário da, 190
tratamento, 165-167
Hipertireoidismo, 212
   atenção farmacêutica ao paciente com, 220
   eficácia do tratamento medicamentoso, acompanhamento farmacêutico, 221
   primário, 217
   tratamento, 217
      anti-histamínicos, 219
      betabloqueadores, 219
      crianças e adolescentes, 219
      drogas antitireoidianas, 218
      iodo radioativo, 217
      orientações sobre a forma e horário de administração dos medicamentos, 222
Hipolipemiantes
   ajuste de dose aos pacientes com insuficiência renal, 184
   causas e possíveis soluções para ineficácia terapêutica relacionada com a não adesão, 185
   contraindicações, precauções e possíveis interações dos, 183
   interações medicamentosas com o uso de, 182
   mecanismos de ação e atividades farmacológica dos, 178
   sugestão de ajuste posológico de acordo com a função renal, 185
Hipotireoidismo, 211, 212
   ação farmacêutica ao paciente com, 214
   eficácia do tratamento medicamentoso, acompanhamento farmacêutico, 215
   subclínico, 213
   tratamento, 212
Home care, 5
Homeostase da secreção tireoidiana, 211
Hormônio
   estimulante da tireoide, 211
Hormônio estimulante da tireoide, finalidades e interpretações do exame, 104
Humor
   deprimido, 302
   expansivo, 308
Hypericum perforatum L, interações do, 456

I

Ibuprofeno, 85
   descrição do, 273
   efeito alimento/nutrientes, mecanismos/efeitos e recomendações terapêuticas, 463
Idoso, vancomicina em, 232
Imatinibe, medicamento com informações farmacogênicas, 508
Imidazólicos, farmacologia ae orientações de uso dos, 238
Imipeném
   efeitos adversos, 232
   em pediatria, 232
   indicadores farmacocinéticos e de segurança, 227
   interações medicamentosas, 232
   posologia, 232
   segurança, 232
   uso, 231
Imipramina, medicamento com informações farmacogenômicas, 505
Impregnação, 320
Indicador(es)
   de assistência ao paciente, 497
   de prescrição, 497
   de serviços de saúde, 498

do uso racional de medicamentos, 497
Índice terapêutico, 472
   de alguns fármacos e a sua recomendação para TDM, 473
Indução enzimática, 443, 444
Inflamação, grupos farmacológicos para combater, 268
Informação
   do paciente e dos problemas de saúde, formulário, 260
   sobre os medicamentos e a terapia, melhoria do acesso a, 494
Inibição enzimática exercida pelos fármacos, consequência, 454
Inibidor(es)
   adrenérgico de ação central, possíveis alterações laboratoriais causadas pelos, 191
   da alfa-glicosidase, efetividade e ação, 131
   da bomba de prótons, 510
   da COX-2, 270
   da DPP-4, efetividade e ação, 131
   da enzima conversora de angiotensina, possíveis alterações laboratoriais causadas pelos, 192
   da MTP, 179
   da PCSK9, 179
   da síntese
      da parede celular, 226
      de apoliproteína B, 179
      de folato bacteriano, 226
      proteica bacteriana, 226
         farmacologia e orientações de uso, 233
   de absorção de colesterol, interações com nutrientes, 539
   de agregação plaquetária, interações com nutrientes, 539
   de apetite, uso irracional dos, 352
   de ECA, interações com nutrientes, 539
   de recaptação de noradrelina e dopamina, 304
   duais, 304
   seletivos da recaptação de serotonina, 303
   SGLT2, efetividade e ação, 131
Insônia, 302
Instituições acreditadas pela Joint Comission International, gráfico, 424
Instruções inadequadas ao paciente, 488
Insuficiência renal, ajuste de dose de hipolipemiantes aos pacientes com, 184
Insulina, 123
   características farmacocinéticas, 130
Insulinoterapia, 123
Interação(ões)
   de medicamentos, epidemiologia, 432
   do fitoterápico
      Allium sativum L, 458
      Echinacea spp, 459
      Ginkgo biloba L, 457
      Hypericum perforatum L, 456, 457
      Panax ginseng C.A. Mayer, 458
      Silybum marianum, 459
   fármaco-nutrientes, 534
      principais, 539
      tipos, 537
   medicamento-alimento, 455
   medicamentosa(s)
      antagônicas, 434, 435
      classificação, 433
      com fitoterápicos, 454
      com o álcool, 450, 452
      de acordo com os medicamentos envolvidos, 435
      de caráter farmacêutico, 435
      de caráter farmacocinético, 436
      de caráter farmacodinâmico, 449
      de efeito, 450
      envolvendo a excreção de fármacos, 445

Índice Remissivo 551

envolvendo alimentos, 455
farmacocinética envolvendo a biotransformação de
   fármacos, 441
farmacocinéticas envolvendo a absorção de fármacos, 436
maléfica, 460
   conduta clínica diante de uma, 465
   documentação de uma, 464
   velocidade de manifestação da, 465
no meio hospitalar, 427
segundo as consequências resultantes, 433
sinérgicas
   benéficas, 433
   maléficas, 434
plantas medicinais e fármacos, 455
Intervenção(ões)
em saúde, 5
farmacêutica, 5, 264
Iodo
forma e horário de administração, orientações
   farmacêuticas, 222
radioativo, 217
Iridotecano, medicamento com informações
   farmacogênicas, 508
Isoniazida
efeito alimento/nutrientes, mecanismos/efeitos e
   recomendações terapêuticas, 462
efeito sobre constituintes alimentares, 461
ISRS (inibidores seletivos da receptacão de serotonina), 303

L

Labilidade, 308
Laboratório clínico, gestão de qualidade no, 100
Lamotrigina, 309
Lansoprazol, medicamento com informações
   farmacogênicas, 509
Laxante, 83
Laxativos, efeito sobre constituintes alimentares, 461
LDL-C, meta primária de acordo com om risco
   cardiovascular, 175
Legislação, cuidados farmacêuticos e, 18
Lei dos genéricos, 18
Lesão
celular, 272
hepática
   fármacos capazes de produzir, 396
   possíveis vias de, 395
Levodopa, efeito alimento/nutrientes, mecanismos/efeitos e
   recomendações terapêuticas, 463
Levomepromazina, 317
Levotiroxina, 212
alterações na farmacocinética da, 214
nos casos de hipotireoidismo
   dosagem recomendada, 213
   efeitos adversos, 214
novas formulações, 216
sódica, 212
Linagliptina, efetividade e ação, 131
Lincosamina, farmacologia e orientações de uso das, 235
Liotironina, 212
Liraglutida, efetividade e ação, 131
Lista de Grupos e Indicações Terapêuticas Especificadas, 78
L-T4, ver Levotiroxina sódica
Lubrificante, 83

M

Macrolídeos, farmacologia e orientações de uso dos, 233
Males menores, modelo de algoritmo para, 96
Manguito, tamanho de acordo com a circunferência do braço
   do paciente, 164
Mecanismos homeostáticos, 399
Medicalização, 338
Medicamento(s)
analgésicos opioides, características dos, 252, 253
anti-inflamatório,
   esteroide, descrição, 278
   não esteroides, descrição dos, 273-275
avaliação do uso de, 51
classificação dos resultados negativos associados ao, 117
com informações farmacogenômicas, 509
   disponíveis nas áreas de psiquiatria e de neurologia, 505
   exemplos, 502
   nas áreas de oncologia e hematologia, 508
com monitoramento sérico nos hospitais, 428
componentes do uso racional de, 489
cuidados relacionados ao, 12
falcificados, 16
   escândalo dos, 17
homeopáticos, 79
isento de prescrição, 68, 77
   médica, dispensação, 79
modificadores de doenças reumáticas, 277
promoção do uso clínico eficaz e economicamente
   eficiente de, 491
psicoativos, consequência do uso irracional de, 354
psicotrópico(s)
   propaganda de, 354
   uso abusivo de, 351
que podem apresentar interações com varfarina, 206
reações adversas a, 427
segundo a Sobrevime, 40
uso adequado dos, estratégias para incentivar o, 495
uso irracional, 487
   fatores que contribuem, 489
uso racional, 487
   avaliação do, 488
   componentes do, 489
utilizados
   formulário, 261
   no tratamento da gota, 289
Meloxicam, descrição do, 273
Membrana sinuvial, 269
Menorragia, 378
Mercaptopurina, medicamento com informações
   farmacogênicas, 508
Metabolização das drogas, 393
Metilprednisolona, descrição da, 278, 280
Metimazol, 218
   efeitos colaterais, 220
   mecanismo de ação, 220
   vantagens e desvantagens, 220
Metoclopramida, características, 252
Método(s)
cromatográficos, 480
Dáder
   de acompanhamento farmacoterapêutico
      aspectos relacionados com a fase de estudo, 114
      resumo da fase de avaliação, 117

entrevistas sucessivas, 119
estado situacional, 112
fase de avaliação, 114
fase de estudo, 113
fase de intervenção, 115
oferta do serviço, 110
plano de atuação, 115
primeira entrevista, 111
Metodologia, validação de, 480
Metoprolol, medicamento com informações farmacogênicas, 502
Metotrexato
  descrição da, 283
  efeito/alimento/nutrientes, mecanismos/efeitos e recomendações terapêuticas, 463
Metronidazol
  efeitos adversos, 239
  indicadores farmacocinéticos e de segurança, 227
  interações medicamentosas, 239
  posologia, 239
  segurança, 239
  uso, 239
Milnaciprano, 304
Mineral, 81
Minoxidil, 170
  possíveis alterações laboratoriais causadas pela, 192
MIP (medicamentos isentos de prescrição), 77
Mipomersen, 179
Mirtazapina, 304
Modafinil, medicamento com informações farmacogênomicas, 505
Modelo de prescrição de medicamentos, 493
Moléstia, 67
Monossulfiram, 71
Morfina, características, 252
MTP (*microsomal transfer protein*), 179

N

Naproxeno, descrição do, 273
Nateglinida, efetividade e ação, 131
Nefropatia, atenção farmacêutica na, 400
Neomicina, efeito sobre constituintes alimentares, 461
Neurotoxicidade, 319
Niacina
  contraindicações, precauções e possíveis interações dos, 183
  forma e horário de administração, 181
  mecanismo de ação e atividade farmacológica, 178
Nicotina
  de uso oral, 368
  dependência à, 366
  transdérmica, 368
Nifedipina, efeito alimento/nutrientes, mecanismos/efeitos e recomendações terapêuticas, 463
Nifedipino, possíveis alterações laboratoriais causadas pelo, 193
Nilotinibe, medicamento com informações farmacogênicas, 508
Nitroglicerina, 170
Nortriptilina, medicamento com informações farmacogênomicas, 505
Notificação
  de receita A, 343, 344
  de receita B, 343, 344
Nutrição clínica, importância como tratamento não farmacológico, 525

O

Obesidade, exercício físico e, 517

Oculésica, 62
Óleo mineral, efeito sobre constituintes alimentares, 461
Oligúria, 399
Omeprazol, medicamento com informações farmacogênicas, 509
Ondas gliais, 245
Opioide(s)
  comportamentos que parecem ser preditivos do uso não médico de, 357
  evento adverso com risco aumentado para ocorrência ou agravamento em, 355
Orientação farmacêutica, 70
Osteoartrite
  fisiopatologia da, 269
  tratamento, princípios gerais do, 269
OTC (*Over The Couter*), 77
Oxidação do substrato, 443

P

Paciente
  compliance do, 8
  esquizofrênico, fatores que influenciam a resposta à, 321
Panax ginseng C.A. Mayer, interações do, 458
Pannus, 269
Pantoprazol, medicamento com informações farmacogênicas, 509
Paracetamol, 85
  efeito alimento/nutrientes, mecanismos/efeitos e recomendações terapêuticas, 463
Parkinsonismo, 320
Paroxetina, 313
PCSK9 (*protein convertase subtilis inkexin type* 9), 179
Pediatria
  azitromicina em, 234
  ceftriaxona em, 231
  eritromicina em, 233
  vancomicina em, 232
Penfluridol, 318
Penicilina, farmacologia e orientações de uso, 228
Perfil lipídico
  classes de medicamentos e suas alterações no, 180
  para crianças e adolescentes, valores referenciais desejáveis do, 194
  para adulto > 20 anos, valores referenciais e de alvo terapêutico conforme risco cardiovascular, 194
  para crianças e adolescentes, valores referenciais desejáveis, 175
Perguntas que podem facilitar a abordagem, 69
Permetrina, 71, 75
Pharmaceutical Care, 3
PHO-9, 322
Pictogramas, 64
Pimozida, 318
Pipotiazina, 317
Pirâmide de criticidade do paciente em hospital terciário, 425
Plantas medicinais e fármacos, interações entre, 455
Polimorfismo genético da enzima tiopurina S-metiltransferase, 474
Política Nacional de Assistência Farmacêutica, 17
Poliúria, 399
Prasugrel, medicamento com informações farmacogênicas, 502
Prednisolona, descrição da, 278, 280
Prednisona, descrição da, 279, 281
Prescrição
  avaliação da, 425
  de medicamentos, modelo, 493
  em desacordo com as diretrizes clínicas, 488
  etapas do processo de, 93

excesso de, 488
extravagante, 488
farmacêutica, 89, 92
  no Brasil, 87
  prática da, 23
incorreta, 488
medicamentosa, contendo antidiabéticos, 134
melhoria, 492
múltipla, 488
Pressão arterial, 162
  classificação de acordo com os valores encontrados nas medidas, 166
  medida da, 163
Prevastatina, medicamento com informações farmacogênicas, 509
Primidona, parâmetro cinético da, 478
Princípio ativo
  comportamento farmacocinético de um, 441
  distribuição tecidual de um, 440
  na corrente sanguínea, comportamento farmacocinético de dois, 442
Prisão de ventre, 83
Probenecida no tratamento da gota, 289
Problema
  de saúde, 68
  relacionado com medicamento, 4
  relacionados à farmacoterapia, lista de, 263
Processo
  de seguimento farmacoterapêutico, 5
  inflamatório
    fisiopatologia do, 267
    sintomático, anti-inflamatórios não esteroides e, 268
    tratamento, princípios gerais do, 268
    vias de sinalização do fator nuclear kappa B para induzir, 530
Programa Nacional de Qualificação da Assistência Farmacêutica, 18
Promoção da saúde, 5
Prontuário, evolução farmacêutica, 427
Propaganda de medicamentos psicotrópicos, 354
Propiltiouracil, 218
  comparação com o metimazol, vantagens e desvantagens, 220
  efeitos colaterais, 220
  mecanismo de ação, 220
  vantagens e desvantagens, 220
Propranolol
  características, 252
  efeito alimento/nutrientes, mecanismos/efeitos e recomendações terapêuticas, 463
  medicamento com informações farmacogênicas, 502
Proteína
  C retiva, finalidades e interpretações do exame, 105
  carreadora
    Pgp intestinal, 439
    transporte ativo de um fármaco pela, 448
Protocolo(s)
  clínicos, participação do farmacêutico em, 423
  de sedação e analgesia, 429
  de tromboembolismo venoso, 429
  para atividades relacionadas à atenção farmacêutica, 20
Proxêmica, 61
Proxetina, medicamento com informações farmacogênomicas, 505
Psicofármacos
  como dispensar, 339
  escrituração e armazenamento dos, 345
  utilizados no tratamento de doenças psiquiátricas, regras de prescrição e dispensação de, 343

Psicose, 317
Psicotrópicos, pacientes em uso abusivo de, atenção farmacêutica aos, 351

Q

Qualidade de vida, 13
Questionário
  de Fagerstrom para avaliação da dependência à nicotina, 370
  sobre a saúde do paciente, 322
Quinidina, medicamento com informações farmacogênicas, 502
Quinolonas
  efeito alimento/nutrientes, mecanismos/efeitos e recomendações terapêuticas, 462
  farmacologia e orientações de uso das, 239

R

Rabeprazol, medicamento com informações farmacogênicas, 509
Radioiodo, 217
Reação(ões)
  adversas a medicamentos, 6
  Antabuse, 453
  de biotransformação, 442, 470
  de oxidação, 443
  dissulfiram-like, 452
Recaída, 301
Receita
  de controle especial, 344
  de prescrição farmacêutica de MIP, modelo, 94
Receituário de controle especial, 343
Reconciliação medicamentosa, 428
Recorrência, 301
Recuperação, 301
Reforço
  negativo, 366
  positivo, 366
Reidratante oral, 83
Relaxante muscular, 83
Remissão, 301
Repaglinida, efetividade e ação, 131
Repositor de nicotina, 368
  cloridrato de bupropiona, 372
  nicotina de uso oral, 371
  nicotina transdérmica, 371
  tartarato de vareniclina, 372
Resina(s)
  contraindicações, precauções e possíveis interações dos, 183
  forma e horário de administração, 181
  mecanismos de ação e atividade farmacológica, 178
Resposta(s)
  ao tratamento, 301
  empática, 58
  inflamatórias, 267
Resveratrol verde, efeito em pacientes com câncer, 536
Retardo psicomotor, 302
Rifampicina, 215
  efeito alimento/nutrientes, mecanismos/efeitos e recomendações terapêuticas, 462
Risco
  cardiovascular
    global para homens
      atribuição de pontos de acordo com o, 177
      em 10 anos, 177
    global para mulheres
      atribuição de pontos de acordo com o, 176

em 10 anos, 176
valores referenciais e de alvo terapêutico conforme avaliação de, 175
hepático, monitoramento laboratorial dos, 396
hepático e renal
atenção farmacêutica, 393
exames laboratoriais no monitoramento de, 393
Risperidona, medicamento com informações farmacogenômicas, 505
Rituximabe
descrição, 285
medicamento com informações farmacogênicas, 508
Rivaroxabana, 209
RNI (razão normalizada internacional), 202
valores para o monitoramento da, 204
Rosuvastatina, medicamento com informações farmacogênicas, 509
Rubefacientes, 83

S

Sacarato férrico, 383, 388
endovenoso, orientações práticas para uso do, 384
Sais ferrosos, 379, 387
Sala de cuidados, 19
Sangramento do trato gastrintestinal, investigação, 389
Saúde-doença, nutrientes, alimentos, grupos de alimentos e seus papéis na, 529
Saxagliptina, efetividade e ação, 131
Sedação, 320
Seguimento farmacêutico
fases do método Dáder, 110
processo de, esquema, 110
Segurança do paciente, medidas que contribuem para promoção da, 93
Seleção de pacientes, critérios de, 7
Semiologia farmacêutica, 67
Serviço
de educação em *diabetes mellitus*, recomendações da Sociedade Brasileira de Diabetes e da American Diabetes Association, 127
farmacêuticos
regulamentação sanitária dos, 20
no escopo da Resolução CFF 585/13, 9
Silybum marianum, interações do, 459
Sinais, 68
Síndrome
de abstinência por benzodiazepínicos
sinais e sintomas, 312
de dependência do álcool, 451
do ovário policístico, 309
do pânico, 312
fase aguda, tratamento medicamentoso, 312
metabólica, 184
neuroléptica maligna, 320
Sinergismo, 449
Sinovite, 268
Sintomas, 67
Sitagliptina, efetividade e ação, 131
Situação de encaminhamento ao médico, 70
Smart drug, 352
Sobrevime (Sociedade Brasileira de Vigilância de Medicamentos), 40
Steady state do fármaco no plasma, 478
Subprescrição, 487
Sulfametoxazol, indicadores farmacocinéticos e de segurança, 227

Sulfametoxazol+ trimetoprima
efeitos adversos, 238
interações medicamentosas, 238
posologia, 238
segurança, 238
uso, 238
Sulfassalazina, descrição da, 283
Sulfato, 379
de condroitina, uso por pessoas com osteoartrite, 270
ferroso, 380
Sulfoureia, efetividade e ação, 131
Sumário de urina, 402
Sumatriptana, características, 257
Suplemento de ferro, comparação entre os principais, 380

T

T3, ver Liotironina
Tabagismo
acompanhamento farmacoterapêutico no processo da cessação, 369
mecanismos envolvidos na patogênese associada ao, 366, 367
tratamento, questões relacionadas com, 373
tratamento farmacológico, 367
cloridrato de bupropiona, 368
nicotina de uso oral, 368
nicotina transdérmica, 368
recomendações, 372
repositores de nicotina, 368
tartarato de vareniclina, 368
Tabagismo, 363
ações de combate ao, 364
mecanismo envolvidos na patogênese associada ao, 366
prevalência, 365
riscos cardiovasculares associados ao, 364
Tamoxifeno, medicamento com informações farmacogênicas, 508
Tartarato de vareniclina, 368, 372
Taxa de filtração glomerular, 401
TDM (*therapeutic drug monitoring*), 467
Tempo de protombina, 201
finalidades e interpretações do exame, 104
Teofilina, efeito alimento/nutrientes, mecanismos/efeitos e recomendações terapêuticas, 463
Terapêutica antimicrobiana, 226
Terapia
combinada, 132
de reposição de nicotina, 367
tripla, metformina + 2 medicamentos, 132
Teste
de precisão, 481
de recuperação, 481
laboratorial, fatores de erros no processo total de um, 482
Tetraciclina
efeito alimento/nutrientes, mecanismos/efeitos e recomendações terapêuticas, 462
efeito sobre constituintes alimentares, 461
farmacologia e orientações de uso das, 234
Tiazídicos
possíveis alterações laboratoriais causadas pelos, 191
segurança dos, 190
Tiazolidinediona, efetividade e ação, 131
Tiomidas, 218
Tiopurina S-metiltransferase, 473
polimorfismo genético da, 474
Tioridazina, 317
Tiroxina, finalidades e interpretações do exame, 104

Tocilizumabe, descrição, 285
Tolerância à glicose, diminuída, 125
Tônicos orais, 83
Topiramato, 309
   características, 257
Toque
   efetivo, 63
   instrumental, 63
   terapêutico, 63
Total Testing Processing (TTP), 477
Tramodol, medicamento com informações farmacogênicas, 509
Transaminase
   glutâmico oxalacética, finalidades e interpretações do exame, 106
   glutâmico pirúvica, finalidades e interpretações do exame, 106
   valores de referência das, 397
Transporte ativo de um fármaco, 448
Transtorno(s)
   ansioso(s)
      atenção farmacêutica em, 310
      seguimento farmacoterapêutico de pacientes com, 314
   bipolar, sintomas, 308
   bipolar do humor
      acompanhamento farmacoterapêutico do paciente com, 310
      atenção farmacêutica no, 307
      sintomas, 308
      tratamento medicamentoso, 308
   de ansiedade generalizada, 310
      sintomas, 311
   obsessivo compulsivo, atenção farmacêutica no, 314
   psiquiátricos em que a psicose é um sintoma, 317
Transtorno, 68
Tratamento
   farmacológico antitabagismo, 371
   não farmacológico
      importância da nutrição clínica como, 525
      importância do exercício físico como, 513
Trazodona, 304
Triancinolona, descrição da, 279, 281
Triglicerídeos, finalidades e interpretações do exame, 103
Tri-iodotironina, finalidades e interpretações do exame, 104
Trimetoprima, indicadores farmacocinéticos e de segurança, 227

U

Umectantes nasais, 80
Ureia, 401
   interferentes na dosagem de, 403
Uso
   irracional de medicamentos, 487
      componentes do, 489
      fatores que contribuem para
         dispensador, 490
         paciente e comunidade, 490
         prescritor, 489
         sistema de saúde, 489
   racional de medicamentos, 487
      avaliação, 488
      componentes, 489
      estratégias para a promoção do, 490
      indicadores do, 497
Uso racional *versus* uso abusivo de medicamentos, 351

V

Validação de metodologia, 480
Vancomicina
   efeitos adversos, 232
   em idosos, 232
   em pediatria, 232
   indicadores farmacocinéticos e de segurança, 227
   interações medicamentosas, 232
   para o tratamento de colite pseudomembranosa, 232
   posologia, 232
   segurança, 232
   uso, 232
Varfarina
   ajuste de dose da, 205, 208
   avaliação farmacoterapêutica da, 201
   dose inicial de acordo com genótipos para os genes *CYP2C9* e *VKORC1*, 504
   indicações, 200
   mecanismo de ação, 199, 200
   medicamento com informações farmacogênicas, 502
   medicamentos que podem apresentar interações com a, 206
   monitoramento tarapêutico da, 203, 204
   qualidade da anticoagulação com, 202
Variação circadiana, 308
Vasculites, 219
Vasodilatador direto, 170
   possíveis alterações laboratoriais causadas pelos, 192
Venlafaxina, 304
   medicamento com informações farmacogenômicas, 505
Verapamil
   características, 257
   possíveis alterações laboratoriais causadas pelo, 193
Vildagliptina, efetividade e ação, 131
Viscum album, efeito em pacientes com câncer, 536
Vitamina, 812
Volume de distribuição de um fármaco, 469